M. Strobel   H.-W. Stedtfeld   H. J. Eichhorn
Diagnostik des Kniegelenkes

Springer-Verlag Berlin Heidelberg GmbH

Michael Strobel
Hans-Werner Stedtfeld
Heinz Jürgen Eichhorn

Diagnostik des Kniegelenkes

Geleitwort von E. Brug

Mit 410 meist farbigen Abbildungen in
847 Einzeldarstellungen und 116 Tabellen

Dritte, korrigierte und erweiterte Auflage

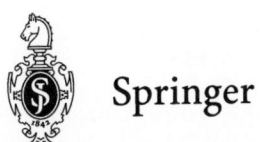 Springer

Priv.-Doz. Dr. med. Michael Strobel
Orthopädische Gemeinschaftspraxis
Hebbelstr. 14a, 94315 Straubing und
Belegabteilung für Arthroskopische
Chirurgie und Orthopädie,
Elisabeth-Krankenhaus
94315 Straubing

Priv.-Doz. Dr. med. Hans-Werner Stedtfeld
Städtisches Klinikum, Zentrum Chirurgie,
Fachabteilung Unfallchirurgie, Flurstr. 17
90419 Nürnberg

Dr. med. Heinz Jürgen Eichhorn
Orthopädische Gemeinschaftspraxis
Hebbelstr. 14a, 94315 Straubing und
Belegabteilung für Arthroskopische
Chirurgie und Orthopädie,
Elisabeth-Krankenhaus
94315 Straubing

1. Auflage erschienen im Hans Marseille Verlag GmbH, München (1988)
ISBN 978-3-662-06598-3

ISBN 978-3-662-06598-3   ISBN 978-3-662-06597-6 (eBook)
DOI 10.1007/978-3-662-06597-6

Die Deutsche Bibliothek – CIP-Einheitsaufnahme
Strobel, Michael: Diagnostik des Kniegelenkes : mit 116 Tabellen / Michael Strobel ; Hans-Werner Stedtfeld ;
Heinz Jürgen Eichhorn. – 3., korrigierte und erw. Aufl. – Berlin ; Heidelberg ; New York ; Barcelona ; Budapest ;
Hong Kong ; London ; Mailand ; Paris ; Tokyo : Springer, 1995
ISBN 978-3-662-06598-3
NE: Stedtfeld, Hans-Werner:; Eichhorn, Heinz-Jürgen

Umschlaggestaltung: Springer-Verlag, Design & Production
Gesamtherstellung: Appl, Wemding
SPIN 10073966   24/3133 – 5 4 3 2 1 0 – Gedruckt auf säurefreiem Papier

Geleitwort

Nach dem Erscheinen der 2. Auflage, die durch Übersetzungen in die englische und japanische Sprache weltweite Verbreitung gefunden hat, haben die Autoren – mittlerweile international anerkannte Meister der Knietraumatologie und -orthopädie – der ständig zunehmenden Bedeutung des akuten und chronischen Knieschadens Rechnung getragen und die „Diagnostik des Kniegelenkes" ein weiteres Mal entsprechend der fortschreitenden Verfeinerung und Differenzierung der diagnostischen Möglichkeiten unter beträchtlicher Umfangsvermehrung aktualisiert.

Zu der in ihrer Vollständigkeit einmaligen Systematik der manuellen Untersuchungsverfahren, die anhand einer bestechenden farbfotografischen Analyse von Kniegelenkpräparationen schon in den Vorauflagen vollständig und einprägsam erlernbar bzw. nachvollziehbar dargestellt waren, wird nun die reiche Erfahrung von jährlich fast 4000 Knieeingriffen am „Straubinger Kniezentrum" eingebracht. Dieses schlägt sich in den zahlreichen operationstechnischen Hinweisen zur Vermeidung von verfahrensimmanenten Fehlern nieder wie z. B. der Fehlplazierung von Bohrkanälen bei den Bandplastiken.

Breiter Raum wird dem am „Wohlbefinden des Kniegelenkes" wesentlich beteiligten Femoropatellargelenk mit einer analysierenden und somit überzeugenden Kritik an den tuberositasversetzenden Operationen eingeräumt.

Die MR-Tomographie, deren Stellenwert sich trotz der „schönen Bilder" an der Effizienz der gekonnten klinischen Untersuchung orientieren muß, bleibt im wesentlichen den Fällen vorbehalten, in denen die klinischen Untersuchungstechniken versagen oder unzureichend sind.

Völlig neu sind ein Isokinetikkapitel sowie ein neu gestaltetes Kapitel über die apparativen Untersuchungsverfahren, um die Stabilität bzw. Laxizität des verletzten Kniegelenkes eindeutig zu quantifizieren.

Dem Arthroskopieboom wird durch ein wesentlich erweitertes Arthroskopiekapitel Rechnung getragen, in dem zahlreiche technische Neuerungen, ebenso wie optische Einstellungen von bisher unbekannter Deutlichkeit, vorgestellt werden.

So repräsentiert die 3. Auflage in Text und Bild einen Standard, der dieses Werk zum Klassiker der „Diagnostik des Kniegelenkes" macht – hierzu sind Verlag und Autoren zu beglückwünschen.

Münster, August 1995

Univ.-Prof. Dr. med. E. BRUG
Direktor der Klinik und Poliklinik
für Unfall- und Handchirurgie
Westfälische Wilhelms-Universität
Münster

Vorwort zur dritten Auflage

Die 2. Auflage des Buches war ein überraschend großer Erfolg, so daß die gesamte Auflage bereits nach 18 Monaten komplett vergriffen war. Dies unterstreicht den Bedarf an einem Grundlagenbuch über die klinische Diagnostik, mit der detaillierten Darstellung der verschiedenen Testverfahren sowie deren Einstufung hinsichtlich der diagnostischen Wertigkeit. Im Vergleich zur 2. Auflage wurden zahlreiche therapeutische Hinweise hinzugefügt. Hierbei war es nicht das Ziel, einzelne Operationstechniken zu beschreiben, sondern nach der Diagnostik einer Erkrankung bzw. Verletzung im Zusammenhang mit der Analyse der resultierenden pathomorphologischen Veränderungen das therapeutische Management darzustellen. Hierbei wird besonderer Wert auf die kritische Abwägung zwischen dem morphologischen und funktionellen „klinischen" Befund gelegt. Nicht jede nachgewiesene morphologische Veränderung darf therapeutische („operative") Konsequenzen nach sich ziehen. Erst nach dem Ausschluß von funktionellen Störungen, wie z. B. Insertionstendinosen, Muskelverkürzungen oder induzierten Schmerzsyndromen darf eine operative Therapie erfolgen.

Unser besonderer Dank gilt Herrn Helmut Hoffmann für die großzügige und gleichzeitig äußerst kompetente Unterstützung bei der Erstellung des Beitrages über die isokinetischen Testverfahren. Herrn Dr. H. Neumann danken wir für das Korrekturlesen.

Frau P. Flechtner danken wir für das Schreiben des Manuskriptes mit den scheinbar nie endenden Korrekturen.

Unser Dank gilt nicht zuletzt wiederum dem Springer-Verlag für die bewährte harmonische Zusammenarbeit sowie die großzügige Ausstattung dieser 3. Auflage.

Straubing und Nürnberg, August 1995

Michael Strobel
Hans-Werner Stedtfeld
Heinz Jürgen Eichhorn

Vorwort zur zweiten Auflage

Das Kniegelenk steht einerseits wegen der großen Verletzungs- und Erkrankungshäufigkeit, andererseits, da es anatomisch und biomechanisch äußerst komplex aufgebaut ist, wie kein anderes Gelenk des Menschen im Mittelpunkt der Diagnostik von Traumatologen und Orthopäden, aber auch von Sportmedizinern und praktischen Ärzten.

Neue wissenschaftliche Erkenntnisse in Biomechanik, Pathophysiologie und Diagnostik führten in den letzten Jahren zu einer bedeutenden Weiterentwicklung und Änderung traditioneller Ansichten. So findet sich eine fast nicht mehr zu überschauende Literaturfülle mit sich oft widersprechenden Angaben, sei es bei der Diagnostik, der Einteilung oder der Therapie von Verletzungen, Erkrankungen und posttraumatischen Folgezuständen. Aber auch das anatomische Wissen wurde enorm bereichert, da zahlreiche anatomische Strukturen in ihrer Funktion neu beschrieben wurden.

In der Diagnostik des Kniegelenkes sind zahlreiche differenzierte Tests und Untersuchungsverfahren bekannt, die in ihrer diagnostischen Wertigkeit aber unterschiedlich beurteilt werden müssen.

Den Verletzungen des Kapsel-Band-Apparates ist diagnostisch besonderes Augenmerk zu schenken, da sie sehr häufig sind, ihre Erkennung und Differentialdiagnostik aber komplex ist. Zum Leidwesen vieler Untersucher bestehen gerade auf diesem Gebiet hinsichtlich Einteilung der Verletzungen und Beurteilung der diagnostischen Tests große Unterschiede. Aus dieser „diagnostischen Verunsicherung" resultieren Fehler, die zu chronischen, schwer therapierbaren und nicht selten irreversiblen Schädigungen des gesamten Gelenkes führen können. Bereitet schon die eindeutige Diagnose vielfach Probleme, so bestehen im therapeutischen Vorgehen erst recht größte Meinungsverschiedenheiten. Allein zur Rekonstruktion des vorderen Kreuzbandes wurden bisher über 300 verschiedene Verfahren beschrieben – es existiert ganz offensichtlich kein allgemein anerkanntes „Verfahren der Wahl".

Bei der Diagnostik von Meniskusverletzungen und von Erkrankungen des Femoropatellargelenkes gilt es neue Erkenntnisse zu berücksichtigen. Nicht alle morphologischen Veränderungen im Femoropatellargelenk dürfen aggressive therapeutische Maßnahmen nach sich ziehen. Besonders das häufige femoropatellare Schmerzsyndrom, oft noch als Chondropathie oder retropatellarer Knieschmerz bezeichnet, muß in der Differentialdiagnostik bei Schmerzen im Kniebereich immer berücksichtigt werden. Frakturen im Kniebereich (Femurkondylen, Tibiakopf und Patella) bieten dagegen in diagnostischer Hinsicht kaum Schwierigkeiten, da sie durch die verschiedensten Röntgentechniken hinreichend genau darstellbar sind.

Dieses Buch soll dem Untersucher als Nachschlagewerk und „diagnostischer Begleiter" sowohl bei der allgemeinen und speziellen klinischen Diagnostik als auch bei den verschiedenen Röntgentechniken, den apparativen diagnostischen

Verfahren und der diagnostischen Arthroskopie dienen. Darüber hinaus wird an zahlreichen Stellen auf therapeutische Konsequenzen, Fehlermöglichkeiten und neueste Behandlungskonzepte hingewiesen.

Unser ganz besonderer Dank gilt Herrn Dr. A. Menschik (Wien) für die großzügige Unterstützung sowie für zahlreiche wertvolle Hinweise und nicht zuletzt für die Durchsicht des Kapitels Biomechanik – Biometrie.

Herrn Prof. Dr. M. Reiser (Institut für klinische Radiologie, Westfälische Wilhelms-Universität, Münster) danken wir für die tatkräftige und freundschaftliche Unterstützung bei der Zusammenstellung der Kapitel über die Röntgenuntersuchung und die MR-Tomographie. Herr Prof. Dr. P. E. Peters (Direktor des Institutes für klinische Radiologie der Westfälischen Wilhelms-Universität, Münster) stellte uns die zahlreichen Röntgenaufnahmen zur Verfügung. Ihm gilt unser aufrichtiger Dank.

Herrn Prof. Dr. H. Bünte (Direktor der Klinik und Poliklinik für allgemeine Chirurgie der Westfälischen Wilhelms-Universität, Münster) danken wir für die großzügige Unterstützung bei der Planung dieses Buches, ohne die es nicht hätte realisiert werden können.

Herrn Dr. Sciuk (Klinik und Poliklinik für Nuklearmedizin der Westfälischen Wilhelms-Universität, Münster) sind wir für die Durchsicht des Kapitels über die Szintigraphie zu Dank verpflichtet.

Unserem Freund Dr. Hans Pässler (Bopfingen) danken wir für die Unterstützung und die großzügige Überlassung einzelner Abbildungen.

Herrn Dr. H. Neumann, Frau U. Strobel, Herrn Dr. U. Sulkowski und Herrn T. Westphal danken wir für das Lesen der Korrekturen, Frau Ch. Werfs und Frau M. Wiewer für das Schreiben des Manuskriptes sowie Herrn Eschkötter (Photoabteilung des Klinikums) für die hervorragende photographische Dokumentation der klinischen Untersuchung und zahlreicher klinischer Befunde.

Dem Springer-Verlag danken wir für die aufgeschlossene und harmonische Zusammenarbeit sowie für die exzellente Ausstattung dieses Buches.

Münster, September 1990   Michael Strobel
                                                 Hans-Werner Stedtfeld

Inhaltsverzeichnis

Anatomie, Propriozeption und Biomechanik

Allgemeine klinische Diagnostik

Spezielle klinische Diagnostik

Spezielle diagnostische Verfahren

Terminologie und Definitionen

Anatomie, Propriozeption und Biomechanik

1 Anatomie, Propriozeption und Biomechanik

Das Verständnis der normalen und pathologischen Anatomie ist für die Diagnostik des Kniegelenkes und im Falle einer Operation von grundlegender Bedeutung [34, 77, 235, 285, 313, 321, 451, 452, 466, 470].

Die anatomische Darstellung der Kniestabilisatoren sollte nicht dazu führen, sie isoliert zu betrachten, da auch bei vermeintlich einfachen Verletzungen nur sehr selten isolierte Kapsel-Band-Anteile betroffen sind. Vielmehr sollte eine komplexe Betrachtungsweise der funktionell und anatomisch eng miteinander verbundenen Bandstrukturen angestrebt werden. Die Unterscheidung von anatomischen Komplexen und Funktions- bzw. Stabilisierungseinheiten ist für die Denkweise bei Diagnostik und Therapie von Bandverletzungen sehr nützlich. Bei chronischen Instabilitäten sind nicht nur die primär verletzten Bänder insuffizient, sondern die gesamte für die Stabilisierung in der betroffenen Richtung bzw. Ebene verantwortliche Funktionseinheit ist gelockert [470, 491, 492].

Dieses Kapitel gibt einen Überblick der aktuellen funktionellen Knieanatomie. Zur Verdeutlichung und zum besseren Verständnis wurden anatomische Präparationen an Kniegelenken photographisch dokumentiert. Sämtliche Photos beziehen sich auf ein **rechtes** Kniegelenk.

1.1
Einteilung

Das Kniegelenk verbindet als größtes Gelenk des menschlichen Körpers Tibia und Femur miteinander. Es mag verwundern, daß in Anbetracht der großen Kräfte und der extrem langen Hebelarme die knöchernen Gelenkanteile nahezu vollkommen inkongruent zu sein scheinen

(s. Abschn. 1.9). Das Kniegelenk verfügt demnach über keine primäre knöcherne Führung wie etwa das Hüftgelenk [67, 466]. Die Stabilisierung erfolgt vielmehr durch ligamentäre und muskuläre Strukturen (Abb. 1-1). Man unterscheidet vielfach noch „aktive (dynamische)" und „passive (statische)" Stabilisatoren. Zu den aktiven Stabilisatoren werden die Muskel-Sehnen-Einheiten, zu den passiven Stabilisatoren werden Ligamente, Menisken und knöcherne Strukturen gezählt [296, 466].

Die gebräuchlichste Einteilung der Kniestabilisatoren stammt von Nicholas [479] (Tabelle 1-1). Daneben existieren differenziertere Einteilungen von James [321] sowie von Wagner u. Schabus [680].

Wir unterscheiden neben den knöchernen Strukturen (Femur, Tibia und Patella) 5 verschiedene Funktionskomplexe (ventral, zentral, medial, lateral und dorsal).

1.2
Knöcherne Strukturen

1.2.1
Femur

Die das distale Femurende bildenden Kondylen gleichen 2 nebeneinander stehenden Rädern, die sich in ventraler Richtung nähern (Abb. 1-2). Zwischen ihnen befindet sich die Fossa intercondylaris, deren Dach mit der Schaftachse einen nach dorsal offenen Winkel von 40° bildet. In Streckstellung liegt das vordere Kreuzband dem First der Fossa intercondylaris an und begrenzt so das Streckausmaß des Kniegelenkes [355, 470, 487, 488] (vgl. Abb. 1-10 a).

Die Form der Fossa intercondylaris wird bei

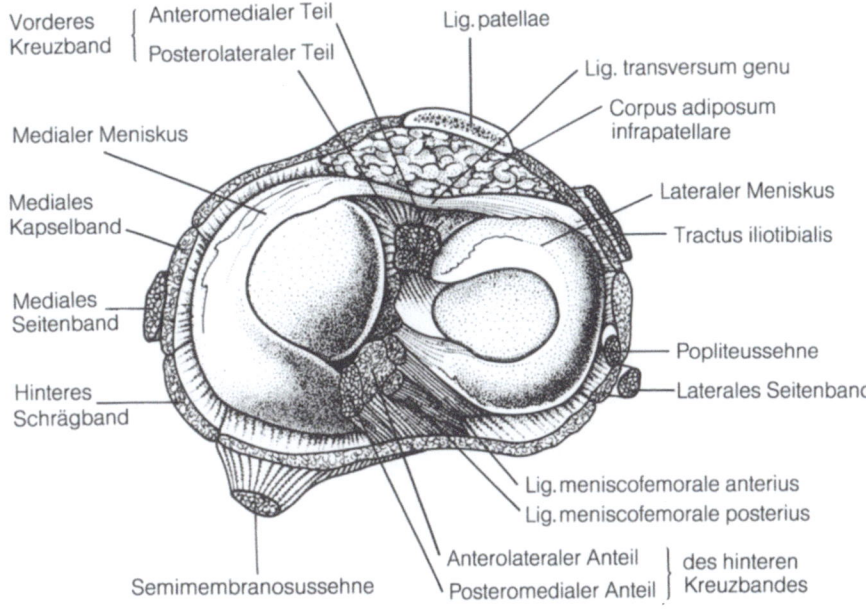

Abb. 1-1. Horizontalschnitt proximal der Meniskusebene

Tabelle 1-1. Einteilung der Kniestabilisatoren. (Nach Nicholas [479])

Medialer Komplex
   Lig. collaterale mediale
   Dorsomediale Kapsel
   M. semimembranosus
   Pes anserinus

Lateraler Komplex
   Tractus iliotibialis
   Lig. collaterale laterale
   M. popliteus
   M. biceps femoris

Zentraler Komplex
   Vorderes Kreuzband
   Hinteres Kreuzband
   Medialer Meniskus
   Lateraler Meniskus

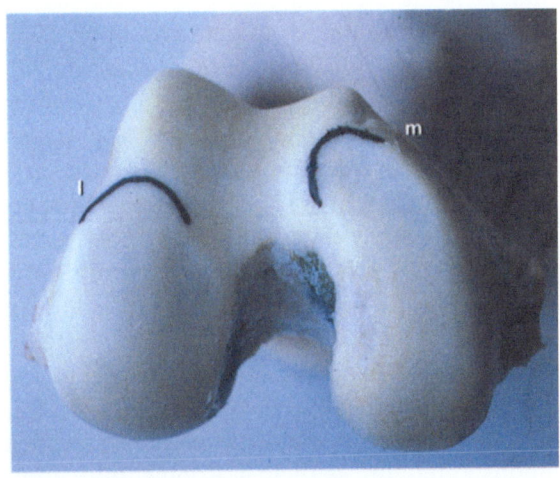

Abb. 1-2. Ansicht von ventral, Grenzrinnen (Sulcus condylopatellaris) schwarz markiert, medialer *(m)* und lateraler Femurkondylus *(l)*

entsprechendem Verletzungsmechanismus auch für eine Verletzung des vorderen Kreuzbandes mitverantwortlich gemacht, ein Zusammenhang, den schon Palmer [513] vermutete. Er stellte fest, daß das vordere Kreuzband dann verletzungsanfällig ist, wenn es über den medialen Rand des lateralen Femurkondylus bei gebeugtem Kniegelenk gedehnt wird. Dies erklärt auch Rupturen des vorderen Kreuzbandes nach an-

geblichen Bagatellverletzungen. Mit der Form der Notch haben sich daher zahlreiche Untersucher beschäftigt [252 a, 280 b, 381 a, 574 a].

Computertomographische Untersuchungen zeigten einen signifikant größeren lateralen Femurkondylus bei Patienten mit beidseitigen Kreuzbandrupturen [252 a]. In prospektiven Untersuchungen konnte die Einengung der Notch mit Rupturen des vorderen Kreuzbandes signifikant korreliert werden [381 a]. Sportler mit einer Notchstenose weisen ein erhöhtes Risiko auf, sich bei Nichtkontaktsportarten das vordere Kreuzband zu verletzen [381 a].

Einengungen der Notch sind nicht nur als normale anatomische Varianten einzustufen, sondern sie besitzen auch pathologische Wertigkeit bei Insuffizienzen des vorderen Kreuzbandes. Sie müssen als arthrogener Versuch, die Instabilität zu kompensieren, interpretiert werden. Dies trifft nicht nur auf Verletzungen des vorderen, sondern auch auf Verletzungen des hinteren Kreuzbandes zu. Daher ist bei Kreuzbandrekonstruktionen meist auch eine operative Erweiterung der Notch (Notchplastik) notwendig (s. auch Abschn. 1.4.1).

Die mit der Tibia artikulierenden Gelenkflächen gehen nach ventral kranial in die Facies patellaris über. Sie werden durch die sog. Grenzrinnen (Sulcus condylopatellaris) getrennt (Abb. 1-2 und 1-3), die sich am medialen Kondylus als konkave, unregelmäßig ausgeprägte Impression im kranialen Drittel, am lateralen Kondylus als regelmäßig vorhandene konstante Einsattelung im mittleren Gelenkflächendrittel darstellen [536]. Entstehung und unterschiedliche Ausprägung der medialen und lateralen Grenzrinne erklären sich aus biomechanischen Gegebenheiten. In Extension stößt der laterale Femurkondylus schon bei Beginn der Schlußrotation auf den lateralen Meniskus. Der mediale Kondylus gleitet dagegen noch bis zur endgradigen Streckung über den medialen Meniskus hinweg [470]. Daher zeigt sich die mediale Impression wesentlich inkonstanter. Im seitlichen Röntgenbild erleichtert die Identifizierung der Grenzrinnen die Seitenunterscheidung der Femurkondylen [307, 536] (vgl. Abb. 1-45 und 1-46).

1.2.2
Patella

Die Patella ist als größtes Sesambein des menschlichen Körpers in die Sehne des M. quadriceps femoris eingelagert, die zu ca. 50% an der kranial gelegenen Basis der Patella inseriert. Die restlichen Fasern ziehen ventral über die Kniescheibe hinweg, um anschließend direkt in

das Lig. patellae einzustrahlen [264]. Die Patella weist eine bis auf die Apex patellae überknorpelte Rückfläche auf, die mit der Facies patellaris femoris (Trochlea femoris) bis zu einer Flexion von 90° artikuliert [264]. Auf der Patellarückfläche unterscheidet man eine kleinere, meist konvexe mediale von einer größeren, konkaven lateralen Facette, die dem lateralen Femurkondylus anliegt (Abb. 1-3) [167, 348]. Die Facetten sind durch einen First, die Crista mediana retropatellaris, getrennt. In etwa 70% findet man auf der medialen Facette noch einen weiteren First (Crista retropatellaris medialis secunda), der di-

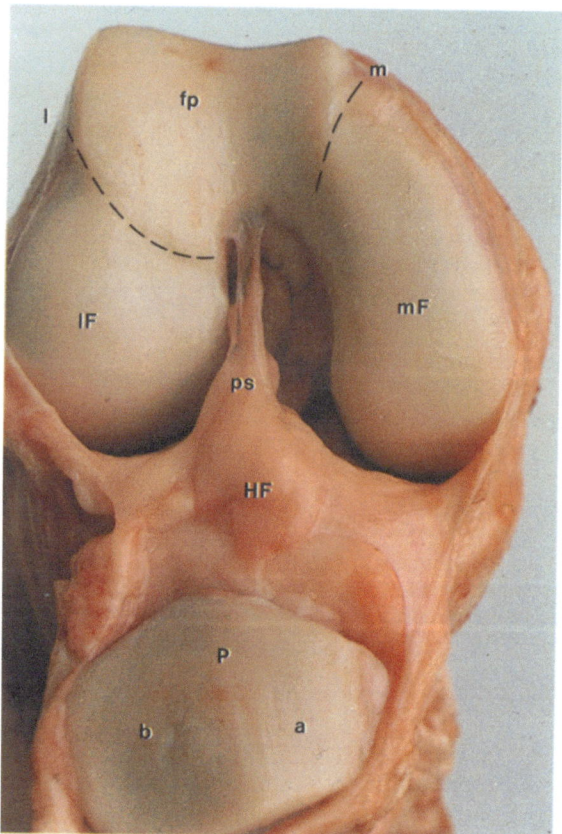

Abb. 1-3. Ansicht von ventral, 90° gebeugt, Patella mit Lig. patellae nach Durchtrennung der Quadrizepssehne nach ventral abgeklappt, Ansicht in die Gelenkhöhle. Medialer Femurkondylus *(mF)*, lateraler Femurkondylus *(lF)*, Facies patellaris *(fp)*, Grenzrinnen (Sulcus condylopatellaris, *gestrichelte Linie*), Impressionen der Grenzrinnen im medialen *(m)* und lateralen *(l)* Femurkondylus, Hoffa-Fettkörper *(HF)*, Plica infrapatellaris *(ps)*, Patellafirst *(P)*, mediale Facette *(a)*, laterale Facette *(b)*

stal stärker ausgeprägt ist als proximal [675]. Dieser First teilt die Facette mehr oder weniger deutlich in 2 Bereiche, wovon der ganz medial gelegene, variabel ausgeprägte Anteil als „Odd-Facette" bezeichnet wird [26, 217, 264, 703] und in 70% der Fälle den proximalen Patellaanteil erreicht [675].

Die aktive und passive Verspannung der Patella erfolgt in vertikaler Richtung durch den M. quadriceps femoris und die Retinacula longitudinalia mediale und laterale, in horizontaler Richtung durch die variabel ausgeprägten Strukturen des M. vastus medialis obliquus, den M. vastus lateralis mit seiner inkonstant vorhandenen distalsten Muskelportion und die Retinacula transversalia mediale und laterale (Abb. 1-4 und 1-5) [658]. Somit ist der kompli-

zierte Patellagleitweg durch längs- und querverlaufende Muskel-Sehnen-Einheiten in nahezu allen Ebenen gesichert.

1.2.3 Tibia

Das Tibiaplateau weist sowohl eine dorsale Abknickung um durchschnittlich 3–0° (Retroversio tibiae) als auch eine Dorsalversetzung gegenüber dem Tibiaschaft (Retropositio tibiae) auf [42, 67]. Die Eminentia intercondylaris, die in ihrer Funktion als fixierter zentraler Drehpfeiler zwischen Femur und Tibia an den Seiten von einer sehr widerstandsfähigen und dicken Knorpelschicht umgeben ist, unterteilt das Tibiapla-

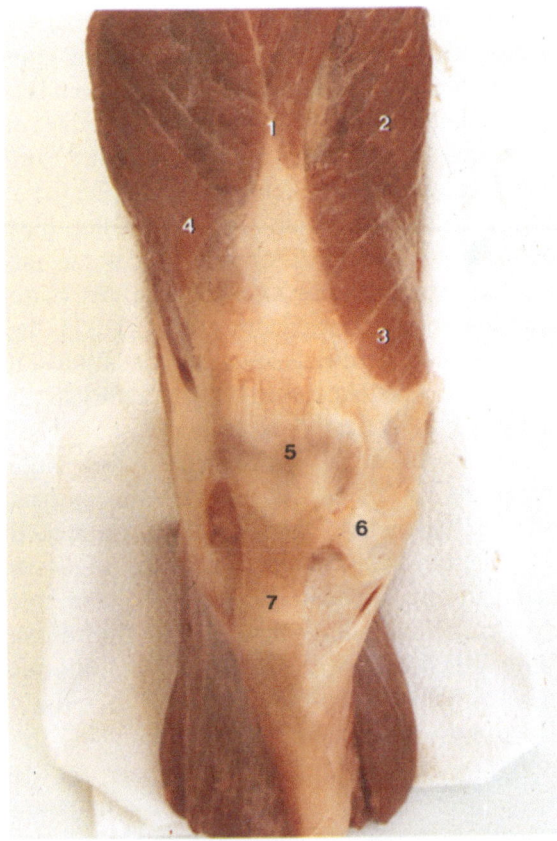

Abb. 1-4. Ansicht von ventral, 80° gebeugt, Fascia lata abpräpariert. M. rectus femoris *(1)*, M. vastus medialis *(2)*, M. vastus medialis obliquus *(3)*, M. vastus lateralis *(4)*, Patella *(5)*, Lig. patellotibiale mediale (Retinaculum transversale mediale) *(6)*, Lig. patellae *(7)*

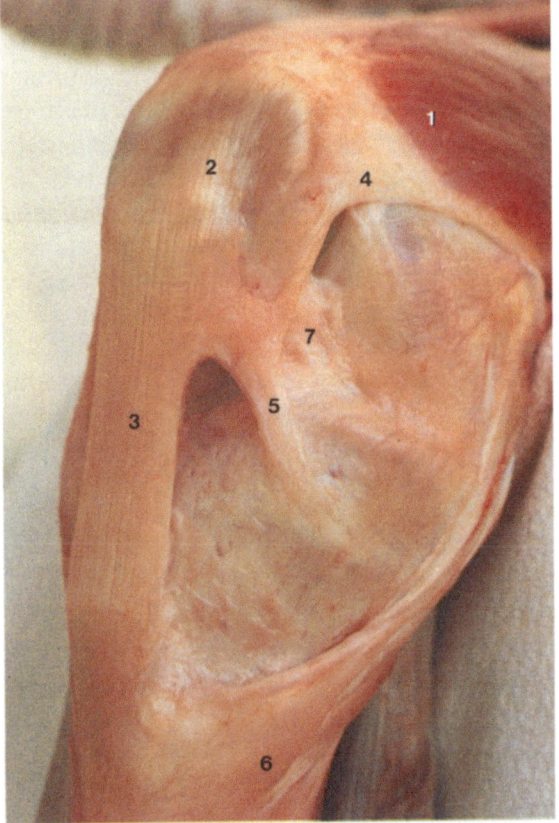

Abb. 1-5. Ansicht von ventromedial, 80° gebeugt, Fascia lata und Retinaculum longitudinale med. abpräpariert. M. vastus medialis obliquus *(1)*, Patella *(2)*, Lig. patellae *(3)*, Lig. patellofemorale mediale *(4)*, Lig. patellotibiale mediale *(5)*, Pes anserinus *(6)*, Hoffa-Fettkörper *(7)*

teau in ventral und dorsal davon gelegene Flächen (Area intercondylaris anterior und posterior) und in das mediale und laterale Tibiaplateau. Gegenüber dem in sagittaler Richtung konkaven medialen Plateau ist das laterale in sagittaler Richtung konvex geformt und kürzer [167, 255, 341, 444]. Ein weiterer Unterschied ist die dorsale Plateaubegrenzung. Das mediale Plateau weist einen scharfkantigen Übergang auf. Das laterale Plateau geht dagegen in einen gleichmäßigen Bogen auf die Tibiarückseite über [307].

1.3
Ventraler Komplex (Tabelle 1-2)

1.3.1
M. quadriceps femoris

Der M. quadriceps femoris entwickelt sich beim Menschen parallel mit dem aufrechten Gang und wird deshalb als dessen Grundpfeiler angesehen [167, 173]. Er ist mit seinen 5 Anteilen der kräftigste aktive Kniestabilisator (Abb. 1-4). Der M. rectus femoris ist als einziger Muskelanteil zweigelenkig, da er von der Spina iliaca anterior inferior entspringt. Die übrigen eingelenkigen Anteile entspringen in unterschiedlicher Höhe vom Femurschaft [42, 67]. Die distalste Muskelportion des M. vastus medialis sowie Muskelfasern, die von der Sehne des M. adductor magnus

Tabelle 1-2. Strukturen des ventralen Komplexes

M. quadriceps femoris
– M. vastus lateralis
– M. vastus intermedius
– M. rectus femoris
– M. vastus medialis
– M. vastus medialis obliquus

Lig. patellae
Corpus adiposum infrapatellare (Hoffa-Fettkörper)
Retinaculum mediale
Retinaculum laterale

entspringen, strahlen in einem steilen Winkel in die Patella ein und werden deshalb gesondert als M. vastus medialis obliquus bezeichnet (Abb. 1-4) [680].

Der distale Muskelanteil unterscheidet sich funktionell und anatomisch vom mehr kranial gelegenen M. vastus medialis. Die Unterschiede bestehen in der Faserrichtung zur Femurschaftachse (M. vastus medialis ca. 17°, M. vastus medialis obliquus ca. 50°) und den unterschiedlichen Muskelansätzen und -ursprüngen [572]. In ca. 2/3 der Fälle besteht sogar eine anatomische Abgrenzung durch einen oberflächlich verlaufenden Ast des N. femoralis oder durch ein Faszienblatt [572].

Der Hauptanteil des M. vastus lateralis ist dagegen mehr kranial lokalisiert und strahlt etwa 5–6 cm kranial des Patellaoberrandes in die Ansatzsehne ein. Die am weitesten kaudalwärts gelegenen, wenn auch sehr variabel ausgeprägten Anteile entspringen von der Hinterfläche des Tractus iliotibialis und ziehen mit einer kurzen Sehne zum lateralen Patellarand [658]. Bei Frauen setzt der distale Muskelanteil am oberen lateralen Patellarand an, bei Männern liegt der Ansatz dagegen mehr gleichmäßig proximal und distal am oberen lateralen Patellarand [243]. Wegen ihres sehr schrägen Verlaufs werden diese Muskelanteile entsprechend dem M. vastus medialis obliquus auf der Medialseite als M. vastus lateralis obliquus bezeichnet [243, 573]. Sie begünstigen bei Insuffizienz der medialen Muskulatur eine Patellaluxation bzw. verstärken die Störung des Patellagleitvorgangs [243].

Neben seiner Hauptfunktion, der Kniestreckung, ist der M. quadriceps femoris dynamischer Partner des hinteren Kreuzbandes. Er trägt demnach auch wesentlich zur sagittalen Stabilisierung des Kniegelenkes bei [296, 466, 470, 572]. Durch ihre anatomische Anordnung bilden die Mm. vasti medialis und lateralis eine zügelähnliche Rotationssicherung, wie durch elektromyographische Untersuchungen bestätigt wurde [579]. Darüber hinaus ist der M. quadriceps in der Lage, den Bandapparat über seine Verbindungen zu den Retinacula vorzuspannen und ihn so vor abrupten Krafteinwirkungen zu schützen [470, 579].

Da besonders Sportler eine gute Rotationssicherung und den die Gelenkbänder schützenden Vorspanneffekt benötigen, sind die Mm. vasti medialis und lateralis bei ihnen gewöhnlich kräftig ausgebildet. Eine Atrophie des M. vastus medialis findet sich bei Patienten mit einer Insuffizienz des vorderen Kreuzbandes oder einer älteren Meniskusläsion [33, 470], aber auch bei zahlreichen anderen Knieerkrankungen. Diese Atrophie ist somit Hinweis auf eine ernste Schädigung [610] (s. Kap. 2.2.3).

Der M. quadriceps steht mit den benachbarten Strukturen über zahlreiche propriozeptive Reflexe in Verbindung (s. Abschn. 1.8). Selbst eine Varisierung oder Valgisierung im Kniegelenk wirkt sich auf die Tonisierung der Mm. vasti aus [513]. Bei der Prüfung der Aufklappbarkeiten in leichter Flexion zeigt sich, daß bei einer medialen Aufklappung (Valgusstreß) die Patella nach medial, bei der lateralen Aufklappung (Varusstreß) entsprechend nach lateral gezogen wird [470]. Die durch den einwirkenden Streß entstandene Dehnung der einzelnen Vastusanteile bewirkt deren Kontraktion und sichert somit die Zentralisierung der Patella. Fiele bei den sehr häufigen Valgusbewegungen diese reflektorische mediale Zügelung aus, könnten vermehrt Patellaluxationen auftreten. Die wechselnden Kontraktionen der Mm. vasti bewirken eine abwechselnde Druckerhöhung im medialen bzw. lateralen femoropatellaren Gleitlageranteil [470], die der Knorpelernährung („Massage des Knorpels") dienen. Darum führen Muskelimbalancen, wie z. B. bei Achsfehlstellungen, aber auch eingreifende Knieoperationen mit ausgedehnten Arthrotomien (Unterbrechung der Propriozeption zwischen Patella und Vastusmuskulatur) zu einseitigen retropatellaren Druckerhöhungen mit konsekutiver Knorpelschädigung (s. Abschn. 1.8).

1.3.2
Retinaculum mediale und laterale

Von den Mm. vasti medialis und lateralis ausgehend ziehen Faserzüge parallel zum Lig. patellae zur Tibia (Retinaculum longitudinale mediale und laterale). Diese auch als Reservestreckapparat bezeichneten Strukturen erstrecken sich auf der Medialseite zwischen Lig. patellae und medialem Seitenband, auf der Lateralseite zwischen Tractus iliotibialis und Lig. patellae. Von den oberflächlichen longitudinalen Faserzügen wird eine tiefe, querverlaufende Schicht, die Retinacula transversalia mediale und laterale, unterschieden. Die transversale Schicht wirkt als passive ventrale Zugverspannung und weist deutliche Faserzüge auf, die als Ligg. patellofemoralia mediale und laterale sowie als Ligg. patellotibialia mediale und laterale isoliert darstellbar sind [658] (Abb. 1-5 und 1-6).

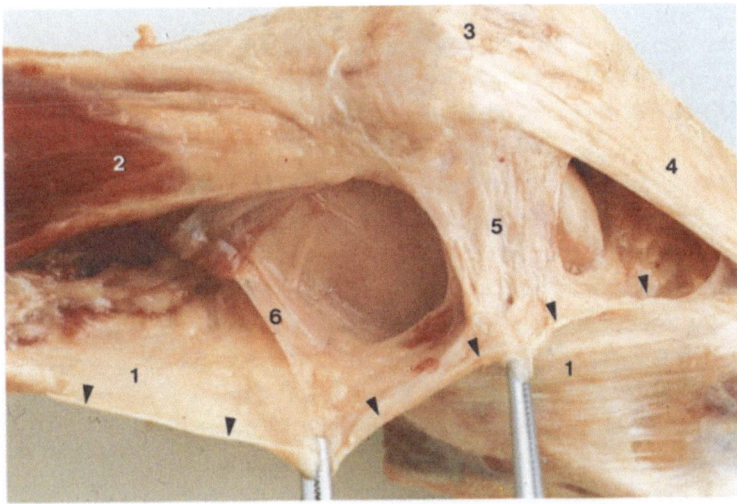

Abb. 1-6. Ansicht von lateral, 30° gebeugt, Tractus iliotibialis an seiner ventralen Kante gelöst (▼ ▼ ▼) und nach lateral gehalten. Tractus iliotibialis (1), M. vastus lateralis (2), Patella (3), Lig. patellae (4), Lig. patellofemorale laterale (5), Kaplan-Fasern (oberflächlicher distaler Anteil. 6)

1.3.3
Hoffa-Fettkörper (Corpus adiposum infrapatellare)

Zwischen Lig. patellae und ventraler Gelenkkapsel liegt das Corpus adiposum infrapatellare (Hoffa-Fettkörper) (Abb. 1-3), dem meistens keine spezielle Funktion zugeschrieben wird. Nach Müller [467, 470] wirkt es unter Kontraktion des M. quadriceps als bremsendes Element bei Belastungsspitzen.

Da der Hoffa-Fettkörper u. a. für die Blutversorgung des vorderen Kreuzbandes mitverantwortlich ist, spielt er für die Revaskularisierung eines autologen Transplantates oder nach Kreuzbandnaht bei zahlreichen Bandrekonstruktionen eine wichtige Rolle [18, 470], so daß das mittlere Patellasehnendrittel auch als vaskulär am Hoffa-Fettkörper gestieltes Transplantat Anwendung fand [39].

Ein am Hoffa-Fettkörper gestieltes Transplantat wird heute nicht mehr verwendet. In den letzten Jahren hat sich zunehmend die freie Transplantation des mittleren Drittels des Lig. patellae als Ersatzmaterial für das vordere Kreuzband (bone-tendon-bone) durchgesetzt.

Nach arthrotomischen oder arthroskopisch gestützten Operationen können zahlreiche Probleme am Hoffa-Fettkörper auftreten. Nach ausgedehnten medialen Arthrotomien (Payr-Schnittführung) sind nicht selten ausgedehnte Fibrosierungen und Vernarbungen der medialen Anteile des Hoffa-Fettkörpers zu finden. Die Patienten klagen über ausgeprägte, anteromedial lokalisierte Schmerzen, die sehr schwer zu therapieren sind. In diesen Fällen kommt die arthroskopische Lösung von Adhäsionen im vorderen Kniebereich in Betracht. Nach ausgedehnten iatrogenen Schädigungen des Hoffa-Fettkörpers bleiben nicht selten therapieresistente Schmerzzustände zurück. Auf eine komplette Resektion als Therapiemaßnahme sollte auch nach Ausschöpfung der konservativen Möglichkeiten (medikamentöse Therapie, Lokalbehandlung mit nichtsteriodalen Antiphlogistika, lokale Injektionen, Querfriktionen etc.) unbedingt verzichtet werden. In Frage käme lediglich eine partielle Resektion, wenn lokalisierte Fibrosierungen, z.B. mit einer MR-Tomographie, nachgewiesen werden können (s. Abb. 2-24 c). Bei Re-

konstruktionen des vorderen Kreuzbandes in der arthroskopisch gestützten Technik wird das Gelenk durch den Entnahmedefekt aus dem Lig. patellae nach Spaltung des Hoffa-Fettkörpers erreicht. Durchtrennungen des Fettkörpers im mittleren Anteil scheinen wesentlich besser toleriert zu werden, Fibrosierungen und Probleme mit dem Hoffa-Fettkörper treten hiernach selten auf. Möglicherweise sind die lateralen und medialen Anteile des Fettkörpers wesentlich empfindlicher.

Eine Immobilisation des Gelenkes im Rahmen einer konservativen oder operativen Therapie führt ebenfalls zu Veränderungen des Hoffa-Fettkörpers. Tierexperimentell konnten Muneta et al. [472 b] nachweisen, daß die Immobilisation nach einer Rekonstruktion des vorderen Kreuzbandes ausgeprägte Proliferationen im Bereich des Hoffa-Fettkörpers hervorruft. Darüber hinaus bestanden ausgeprägte Adhäsionen zum rekonstruierten vorderen Kreuzband. Derartige Adhäsionen konnten in der Gruppe, in der eine sofortige Mobilisation erfolgte, nicht nachgewiesen werden.

1.4
Zentraler Komplex (Tabelle 1-3)

Das vordere und hintere Kreuzband sind die zentralen passiven Führungselemente (pivot-central) des Kniegelenkes und wesentlich am Zustandekommen der physiologischen Roll-Gleit-Bewegung beteiligt [278]. Ist das vordere Kreuzband verletzt, kommt es zur experimentell bestätigten Desintegration des Roll-Gleit-Vorgangs [707] und zur konsekutiven Schädigung des Gelenkes, speziell der Meniskushinterhör-

Tabelle 1-3. Strukturen des zentralen Komplexes

Vorderes Kreuzband (Lig. cruciatum anterius)
Hinteres Kreuzband (Lig. cruciatum posterius)
Lig. meniscofemorale anterius (Humphrey)
Lig. meniscofemorale posterius (Wrisberg)
Medialer Meniskus
Lateraler Meniskus

ner und des Gelenkknorpels sowie schließlich auch zu radiologischen Veränderungen (s. Abb. 3-65 u. 3-66) [10, 22, 29, 33, 73, 105, 235, 306, 318, 491, 492, 494].

Beide Kreuzbänder bilden biomechanisch als ebene überschlagene Viergelenkkette das kinematische Grundgerüst des Kniegelenkes [448, 450, 470] (Abb. 1-7). Dieses vereinfachte Modell wird der komplexen Biomechanik des Kniegelenkes aber nur unzureichend gerecht, da nur die Kreuzbänder als biomechanische Faktoren berücksichtigt werden. Daher beschrieb Menschik 1974 [450] erstmals die Burmester-Kurve, die sowohl Kreuz- als auch Seitenbandverlauf in einen kinematischen Zusammenhang bringt (Abb. 1-8) (s. Abschn. 1.9). Danach bedingen sich Seiten- und Kreuzbandverlauf gegenseitig. Die Frage von Müller [470], ob nicht das vordere Kreuzband mit seinem komplizierten Faserverlauf selbst dem System einer kinematischen Viergelenkkette untergeordnet werden kann, deutet auf die Komplexität der Biomechanik, speziell der des vorderen Kreuzbandes hin.

Beide Kreuzbänder (Abb. 1-9) sind entwicklungsgeschichtlich von dorsal in das Kniegelenk eingewandert und daher nur von ventral von der Membrana synovialis bedeckt. Sie liegen demnach intraartikulär, aber extra(retro-)synovial. Ventral des vorderen Kreuzbandes findet sich eine variabel ausgeprägte Synovialfalte, die Plica infrapatellaris, die, falls sie hypertrophiert ist, besonders bei arthroskopischer Betrachtung

dem vorderen Kreuzband zum Verwechseln ähnlich sehen kann (vgl. Abb. 11-50).

1.4.1
Vorderes Kreuzband

Das vordere Kreuzband entspringt in einem ca. 15–20 mm länglich ovalen Ursprungsareal vom dorsalen Bereich der Innenseite des lateralen Femurkondylus. Es zieht nach ventral distal medial zur Area intercondylaris anterior, wo es zwischen den vorderen Meniskusinsertionen knapp ventral des Tuberculum intercondylare mediale ansetzt (Abb. 1-10 a).

Man unterscheidet funktionell 2 Fasersysteme: *anteromediale* Fasern und *posterolaterale* Fasern. Die Fasersysteme verwringen sich während ihres ca. 3–4 cm langen Verlaufs so miteinander, daß eine dreieckige Form der Insertionsfläche in der Area intercondylaris anterior resultiert. Hier liegen die längeren anteromedialen Fasern ventral, die kürzeren posterolateralen Fasern dagegen dorsal. Die anteromedialen Fasern entspringen bei gestrecktem Kniegelenk im Ursprungsgebiet des vorderen Kreuzbandes am weitesten kranial, die posterolateralen dagegen am weitesten kaudal [680]. Präparatorisch lassen sich die Fasersysteme nur willkürlich voneinander abgrenzen. Arnoczky [16], Kennedy [355] und Odensten [500] fanden weder makro-

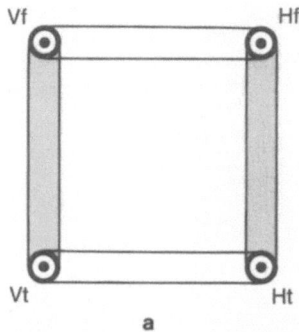 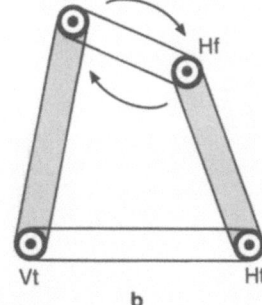 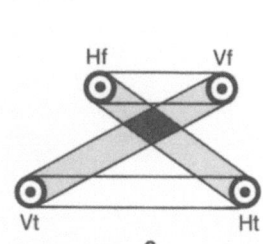

Abb. 1-7 a–c. Kinematisches Modell der ebenen überschlagenen Viergelenkkette, das nur vorderes *(VfVt)* und hinteres *(HfHt)* Kreuzband berücksichtigt. Verständlich wird das Prinzip der ebenen „überschlagenen" Viergelenkkette, wenn man sie aus dem ungekreuzten Zustand (**a**) nach entsprechender Längenkorrektur der Kreuzbänder (**b**) ableitet. Nach dem „Überschlagen" *(Pfeile)* erhält man eine überschlagene Viergelenkkette (**c**), wobei die Strecke VtHt dem Abstand der Ansatzpunkte der Kreuzbänder auf dem Tibiaplateau, die Strecke HfVf dem Abstand der femoralen Insertionsareale entsprechen

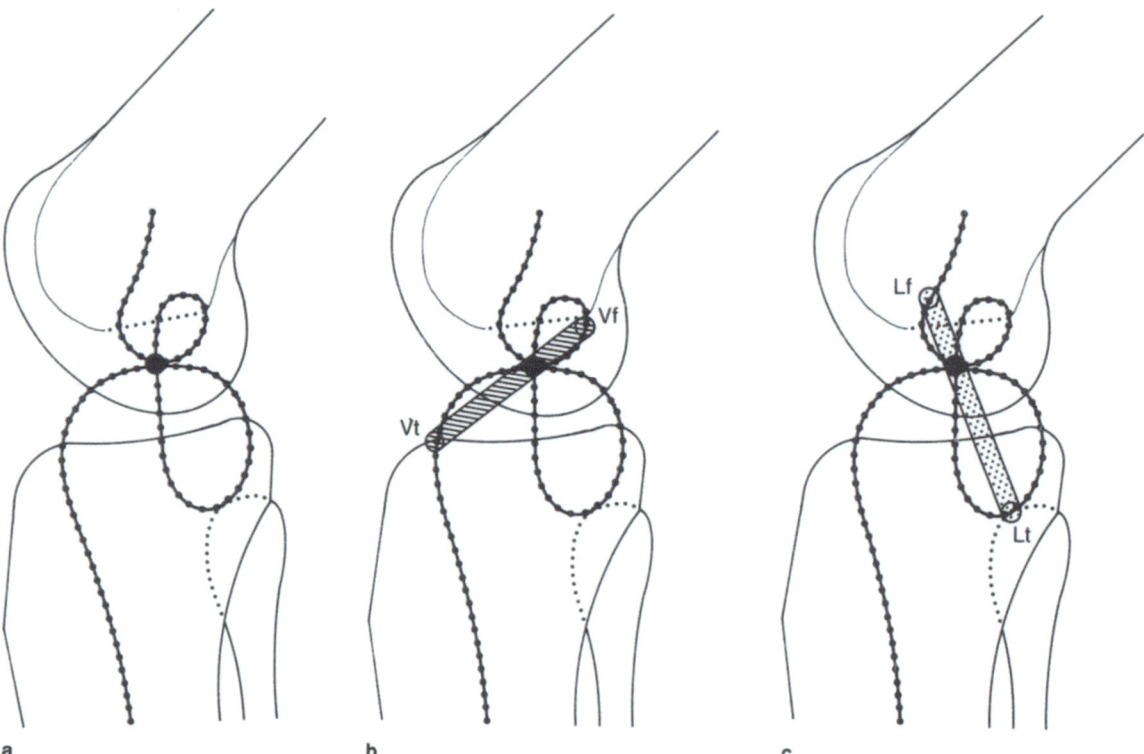

a   b   c

Abb. 1-8 a-c. Konstruktion der Burmester-Kurve (schematisch) (**a**), die Kreuzbandverlauf (z.B. vorderes Kreuzband – VfVt) (**b**) und Seitenbandverlauf (z.B. laterales Seitenband – LfLt) (**c**) berücksichtigt. Sämtliche Ursprungs- und Ansatzpunkte liegen auf der Burmester-Kurve. Kreuz- und Seitenbänder verlaufen durch das Momentanzentrum des Bewegungssystems (•)

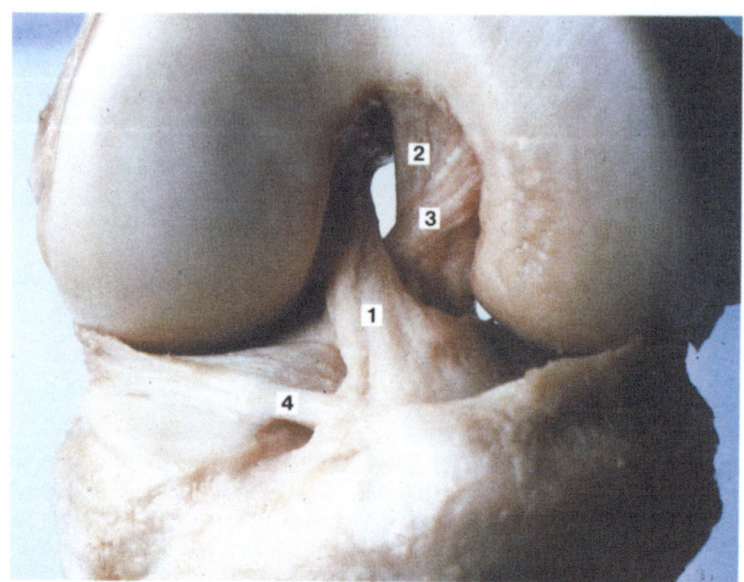

Abb. 1-9. Ansicht von ventral, leicht gebeugt. Ventrale Kapsel, Retinakula, Patella und synovialer Kreuzbandüberzug abpräpariert. Vorderes Kreuzband *(1)*, hinteres Kreuzband *(2)*, Lig. meniscofemorale anterius (Humphrey) *(3)* und Lig. transversum genu (inkonstant) *(4)*

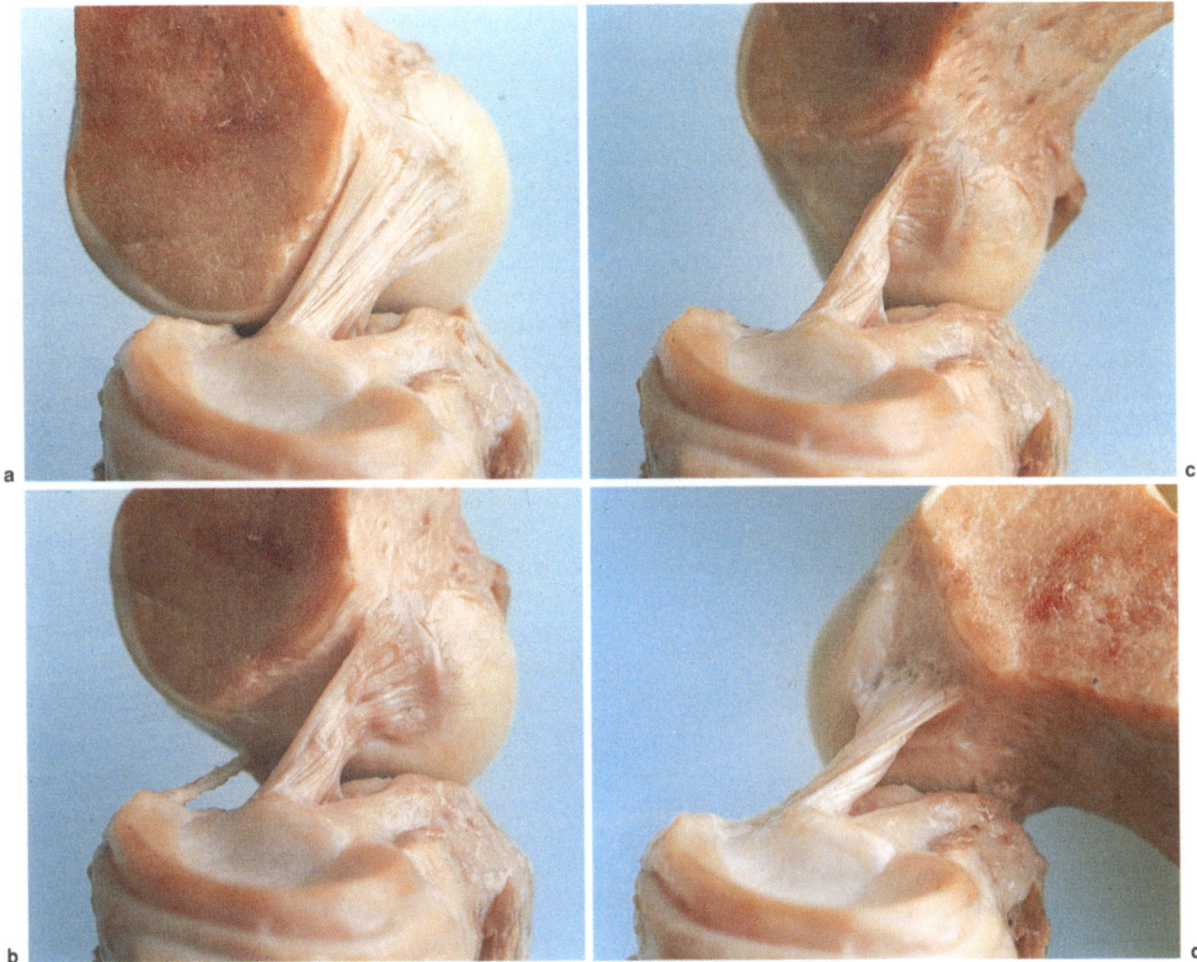

Abb. 1-10 a-d. Ansicht von medial, medialer Femurkondylus entfernt, Verhalten des vorderen Kreuzbandes in verschiedenen Beugegraden: Extension (**a**), 30° Flexion (**b**), 60° Flexion (**c**) und 120° Flexion (**d**)

skopisch noch mikroskopisch eine Unterteilung in verschiedene Bündel.

In Extension liegt das vordere Kreuzband dem First der Fossa intercondylaris an und begrenzt damit die Extension (Abb. 1-10 a). Mit zunehmender Flexion kommt es zur Verwringung der Kreuzbandfasern, wobei sich die posterolateralen unter den anteromedialen Fasern hindurchdrehen [191, 487] (Abb. 1-10 b bis 1-10 d). Aus dem nach proximal gefächerten Band entsteht unter steigender Flexion ein rundlicher Strang. Van Dijk [674] zeigte, daß die Fasern des vorderen Kreuzbandes in Extension nicht, wie man leicht annehmen könnte, parallel verlaufen, sondern eine Außentorsion von 46° aufweisen.

Mit zunehmender Flexion vergrößert sich der Torsionswinkel auf 105° bei 90° Flexion, was sich auch makroskopisch in der zunehmenden Verwringung zeigt (Abb. 1-10 d). Neuere Untersuchungen lassen vermuten, daß es sich bei der Faseranordnung im vorderen Kreuzband um eine Anordnung nach dem Prinzip des Scherengitters handelt [14]. Mit dieser Faseranordnung ist es möglich, Spannungsunterschiede besser auszugleichen. Bei einer streng parallelen Faserausrichtung wären dagegen große Spannungsunterschiede nicht zu vermeiden.

Betrachtet man die einzelnen Faserbündel isoliert als biomechanische Strukturen, so entsteht aus einer ungekreuzten Viergelenkkette in

Extension (Fasern sind nicht gekreuzt, Abb. 1-10 a) mit zunehmender Flexion eine gekreuzte Viergelenkkette (Überkreuzung der Fasern, Abb. 1-10 d). Es gelten aber auch hier die von Menschik [448, 450] angegebenen Einschränkungen bezüglich der direkten Übertragung der mechanischen Viergelenkkette auf ligamentäre, d. h. biologische Strukturen. Die Bewegung dürfte nur in einer Ebene stattfinden, und es müßte eine starre Verbindung der jeweiligen Eckpunkte (Ansatz- und Ursprung der Kreuzbänder) bestehen. Diese Voraussetzungen sind aber nur andeutungsweise erfüllt, denn Bewegungen finden nicht nur in einer Ebene statt. Je nach Flexionsstellung sind zudem unterschiedliche Fasern angespannt.

Es existieren unterschiedlichste Meinungen, welche Fasersysteme in Flexion und welche in Extension angespannt sind [42, 167, 209, 279, 311, 467]. Ebenso wie bei den anteromedialen Fasern differieren die Meinungen über die Spannungszustände der posterolateralen Fasern [167, 279, 311, 466, 488]. Die unterschiedlichen, teilweise sogar widersprüchlichen Ergebnisse der In-vitro-Spannungsuntersuchungen dürften aus den verschiedenen Untersuchungsbedingungen (Gelenkstellung, Krafteinwirkung, Meßapparatur) resultieren. Die klinische Relevanz der Spannungsuntersuchungen und des Faserverlaufs der Anteile des vorderen Kreuzbandes erklärt sich daraus, daß die Strukturen in den Gelenkstellungen den größten Stabilisierungseffekt aufweisen, in denen ihr Spannungszustand maximal ist.

Dem anatomischen Verlauf der Bandfasern muß speziell bei einer Rekonstruktion des vorderen Kreuzbandes Rechnung getragen werden. Der Positionierung des tibialen, besonders aber die Wahl des femoralen Ansatzes (Bohrkanals) haben wesentlichen Einfluß auf das Spannungsverhalten des gewählten Kreuzbandtransplantates [254, 500]. Zwischen endgradiger Kniebeugung und Überstreckung wurde bei der „extraanatomischen" femoralen Over-the-top-Fixierung eine durchschnittliche Längenänderung von 10 mm und eine Spannung von bis zu 200 N verzeichnet. Demgegenüber treten bei einer transossären, streng anatomischen Lokalisation Auslenkungen von nur 1–3 mm und Spannungen bis zu 45 N auf. Bei jeder operativen Bandre-

konstruktion sollte man daher einen möglichst isometrischen Bandverlauf anstreben. Nur so ist eine ausreichende Stabilität bei gleichzeitig voller Gelenkbeweglichkeit und Schonung der Kreuzbandplastik vor exzessiven Längenänderungen und Spannungsspitzen zu erreichen [500].

Gerade bei der Kreuzbandrekonstruktion von chronischen Instabilitäten ist die Bestimmung der tibialen und femoralen Insertionspunkte nicht immer einfach. Die Kreuzbandstümpfe sind häufig atrophiert oder bereits während einer Voroperation entfernt worden. Grundvoraussetzung zur Erzielung eines isometrischen Bandverlaufs ist aber die Festlegung der optimalen Insertionspunkte, mit deren Bestimmung sich zahlreiche Untersuchungen beschäftigt haben [15, 64, 185, 218, 223, 226, 261, 497].

Man sollte bedenken, daß das vordere Kreuzband kein einfacher „dünner Strick" ist, sondern vielmehr eine komplexe anatomische Struktur. Es existiert demnach, zumindest theoretisch, eine Gruppe von *Isometriepunkten*, so daß man besser von *Isometrieflächen* sprechen sollte [64].

Ein ausreichender isometrischer Bandverlauf ist dann erreicht, wenn sich die Distanz zwischen der tibialen und femoralen Insertion beim Flexionsvorgang von 0° auf 90° nicht um mehr als 1,5–2 mm ändert [64, 218, 226, 261]. Spezielle Apparaturen zur Bestimmung des günstigsten Isometriepunktes wurden bereits entwickelt [218].

Die femoralen isometrischen Punkte für das vordere Kreuzband liegen auf der Innenseite des lateralen Femurkondylus ca. 5 mm posterosuperior von der Mitte des normalen anatomischen Ursprungs [218] bzw. im Bereich des Ansatzes der anterosuperioren Fasern [497]. Eine Orientierung an der „Over-the-top"-Position ist ebenfalls möglich. Daher weisen zahlreiche Zielgeräte für die Plazierung des femoralen Bohrkanals bei der Bandrekonstruktion einen Haken auf, der an die Over-the-top-Position gehalten oder dort „eingehakt" wird.

Der Vergleich von femoraler und tibialer Insertion hinsichtlich des isometrischen Bandverlaufs zeigt, daß die femorale Insertion von größerer Bedeutung als die tibiale Insertion ist [64, 223]. Die tibiale Insertion ist dagegen v. a. für die Länge des Kreuzbandtransplantates und dessen Orientierung im Gelenk maßgebend [223].

Aus den Ergebnissen der zahlreichen experimentellen Untersuchungen zur Ermittlung der optimalen Isometrieareale läßt sich folgendes schließen:

1. Es existiert kein einheitlicher isometrischer Punkt. Die Ergebnisse der Untersuchungen variieren oft beträchtlich, was nicht nur auf die unterschiedlichen experimentellen Untersuchungsbedingungen zurückzuführen ist. Demnach besitzt jedes Kniegelenk seine eigenen isometrischen Punkte, was nicht verwunderlich ist. Schließlich unterscheiden sich die Kniegelenke individuell auch in ihrer knöchernen Dimensionierung und ihrer Bandstärke (dickes Kreuzband – dünnes Kreuzband) beträchtlich voneinander.
2. Für die isometrische Rekonstruktion des vorderen und auch des hinteren Kreuzbandes ist insbesondere die Position der femoralen Insertion entscheidend.
3. Ein möglichst isometrischer Bandverlauf ist für die Haltbarkeit des Transplantates, die erreichbare Stabilität und somit für das Operationsergebnis mitentscheidend.

Als praktische Konsequenz ergibt sich, daß bei jeder Kreuzbandrekonstruktion der Verlauf des Transplantates beachtet werden muß. Dazu müssen die Bohrkanäle exakt plaziert werden. Vielfach wird eine Isometriebestimmung gefordert, bevor die Bohrkanäle gelegt werden. In leichenexperimentellen Untersuchungen konnten Colville u. Bowman [95a] belegen, daß sich die Isometriewerte von einzelnen Punkten (Punktisometrie) beträchtlich von der endgültigen Isometrie des Transplantates unterscheiden. Ursache kann eine exzentrische Plazierung des Transplantates innerhalb der Knochenkanäle oder der anatomisch unterschiedlich ausgebildete Ansatz des Lig. patellae an der Patellaspitze sein [95a].

Die Überprüfung der Isometrie erfolgt daher besser nach Einzug des Transplantates durch einen einfachen *Isometrietest,* indem das schon im femoralen Kanal fixierte Transplantat vom Untersucher unter Zug gesetzt wird. Vorher muß geprüft werden, ob sich dieser Zug auch wirklich über den im tibialen Bohrkanal liegenden Kno-

chenblock über die Haltefäden auf das Transplantat fortsetzt. Ist dies der Fall, kann der Operateur bei gebeugtem Kniegelenk die Durchzugsfäden so fassen, daß ein Finger direkt am Austritt des tibialen Kanals liegt. Durch Beugen und Strecken des Kniegelenkes zwischen 0 und 90° wird dann die Isometrie des eingezogenen Transplantates bestimmt. Erfolgt eine Längenänderung (Pumpen) von mehr als 2 mm, sollte eine Nachkorrektur erfolgen.

Eine zu weit ventrale Anlage des tibialen Bohrkanals muß unbedingt vermieden werden, da hieraus ein Streckdefizit resultiert.

Howell et al. [291c] untersuchten mit Hilfe der MR-Tomographie die Positionierung des tibialen Bohrkanals in Abhängigkeit vom Dach der Fossa intercondylaris (Notch). Hierbei zeigt sich, daß bei Positionierung des tibialen Bohrkanals im anterioren Ansatzbereich des vorderen Kreuzbandes eine Notchplastik von ca. 5–6 mm notwendig ist. Eine zentrale Positionierung des Bohrkanals erfordert dagegen nur eine Notchplastik von 3 mm, um ein Impingement des Transplantates am Dach der Fossa zu verhindern. Wird der Bohrkanal so plaziert, daß er ca. 3 mm hinter dem Zentrum der normalen Insertion des vorderen Kreuzbandes liegt, ist nur eine minimale oder gar keine Notchplastik erforderlich. Um ein Impingement des Transplantates bei einer Rekonstruktion zu vermeiden, ist in den meisten Fällen eine Notchplastik erforderlich. Je weiter anterior der tibiale Bohrkanal plaziert wird, um so ausgedehnter muß die Notchplastik ausgeführt werden.

Howell et al. [291d] wiesen ebenfalls nach, daß eine Transplantatinsuffizienz bzw. -ruptur eng mit der Position des tibialen Kanales korreliert. Bei über 30 % der Kniegelenke, bei denen der tibiale Kanal zu weit anterior positioniert wurde, d. h. ein Impingement des Transplantates zu verzeichnen war, versagten die Kreuzbandtransplantate. Die geringste Versagerquote zeigte sich bei den Kniegelenken, bei denen sich bei maximal gestrecktem Kniegelenk der Austritt des tibialen Bohrkanals posterior der anterioren Verlängerung der Blumensaat-Linie befand [291d]. Deshalb empfehlen Howell u. Barad [291e] auch eine Röntgenaufnahme in Hyperextension bzw. maximaler Extension (s. Abb. 1-50b). Hiermit kann der Austrittspunkt des tibialen Bohrkanals präoperativ bestimmt bzw. kontrolliert werden. Ein zu weit anterior plazierter tibialer Bohrkanal führt zudem über repitive Traumen des Transplantates an der Notch zu Heilungsstörungen, die sich als Transplantatruptur oder als Elongation zeigen können.

Aus diesen Gründen sollte schon intraoperativ mit einem *Impingementtest* geprüft werden, ob das Transplantat mit der Notch in Kontakt gerät. Bei der passiven Extension sollte eine Distanz von 3 mm zwischen der anterioren Portion der Notch und dem Transplantat eingehalten werden, um ein Impingement des Transplantates zu vermeiden, wenn das Kniegelenk gestreckt wird [718 d]. Ist diese Distanz kleiner oder läßt sich das Kniegelenk nach Einzug des Transplantates nicht komplett strecken, sollte die Notchplastik unbedingt erweitert werden.

Bei der Plazierung des tibialen Bohrkanals darf sich der Operateur nicht durch den Ansatz des vorderen Kreuzbandes irritieren lassen. Die anterioren Fasersysteme des vorderen Kreuzbandes inserieren relativ variabel in der Area intercondylaris anterior. Mitunter bestehen Verbindungen zum Vorderhorn des Außenmeniskus, seltener zu dem des Innenmeniskus. Außerdem spreizt sich das vordere Kreuzband zur tibialen Insertion hin auf. Somit ist die Ansatzfläche auf der Tibia wesentlich größer als der Querschnitt des Kreuzbandes. Orientiert man sich an der Insertion der anterioren Fasern, liegt der tibiale Bohrkanal viel zu weit anterior. Eine weitere Schwierigkeit tritt auf, wenn noch ein relativ großer Stumpf des Kreuzbandes steht und dieser bei der Plazierung des Bohrkanals als Orientierungshilfe, wie oft vorgeschlagen, verwendet wird. Hierbei ist zu bedenken, daß die Stelle, an der der Bohrer die Tibia verläßt (Austrittspunkt), wesentlich weiter anterior liegt als vermutet, wie Jackson u. Glasser [305 a] eindrucksvoll zeigten (Abb. 1-11 a).

Aus diesen Gründen sollte die anteriore Begrenzung des Stumpfes des vorderen Kreuzbandes nicht als primäre Orientierung herangezogen werden. Eine wesentlich sicherere und konstantere Orientierung stellt das hintere Kreuzband dar. Morgan u. Galinet (zit. nach [305 a]) konnten zeigen, daß bei 90° gebeugtem Kniegelenk die tibiale Insertion (zentrale Insertion)

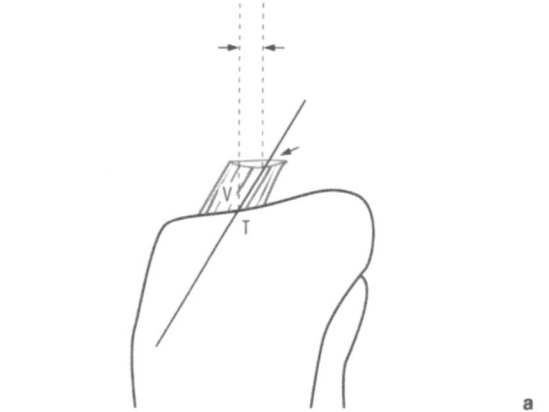

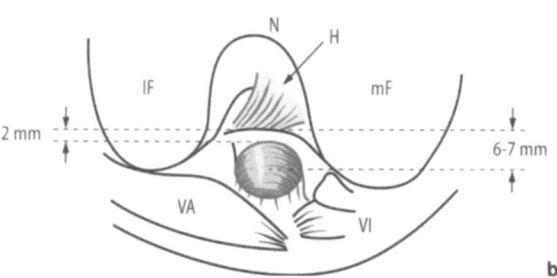

Abb. 1-11 a, b. Plazierung des tibialen Bohrkanals. Der Austrittspunkt des Bohrkanals an der Tibia *(T)* liegt weiter anterior als die Stelle, an der der Bohrer den Stumpf des vorderen Kreuzbandes *(V)* verläßt *(Pfeil)* **(a).** Lage des tibialen Bohrkanals in Verhältnis zum hinteren Kreuzband. Medialer Femurkondylus *(mF),* lateraler Femurkondylus *(IF),* Vorderhorn des Außenmeniskus *(VA),* Vorderhorn des Innenmeniskus *(VI),* hinteres Kreuzband *(H),* Notch *(N)* **(b).** (Mod. nach [305 a])

des vorderen Kreuzbandes konstant 7 mm anterior der anterioren Fasern des hinteren Kreuzbandes liegt. Diese Distanz ist von der Größe des Kniegelenkes relativ unabhängig (Abb. 1-11 b). Daher wurden bereits Zielgeräte, die sich am hinteren Kreuzband orientieren, zur Plazierung des tibialen Bohrkanals entwickelt.

Zusammenfassend werden 4 Orientierungspunkte bei der Plazierung des tibialen Bohrkanals angegeben [305 a]:

1. Vorderhorn des Außenmeniskus
2. Tuberculum intercondylare mediale
3. Hinteres Kreuzband
4. Stumpf des vorderen Kreuzbandes

Orientiert man sich an diesen Punkten, insbesondere am hinteren Kreuzband, lassen sich die möglichen Folgen einer zu weit anterioren Plazierung des tibialen Bohrkanals vermeiden.

1.4.2
Hinteres Kreuzband

Das hintere Kreuzband entspringt von der Innenfläche des medialen Femurkondylus [209, 296]. Es zieht entgegengesetzt dem vorderen Kreuzband, das in einem Winkel von 90° gekreuzt wird, zur Area intercondylaris posterior und der Tibiarückfläche (Abb. 1-12). Die Ursprungsfläche am medialen Femurkondylus liegt, im Gegensatz zum vertikal verlaufenden Ursprungsbereich des vorderen Kreuzbandes, in Extension horizontal (Abb. 1-12b und 1-15a) [209, 680].

Ein langes, kräftiges anterolaterales und ein kürzeres posteromediales Fasersystem werden unterschieden [42, 167, 209, 311, 470, 569, 680].

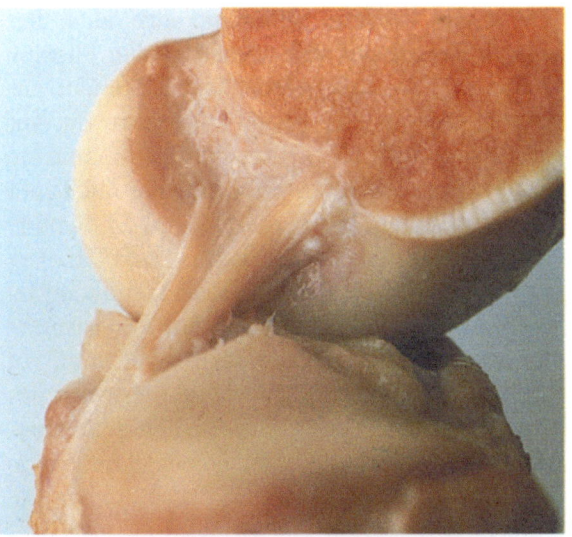
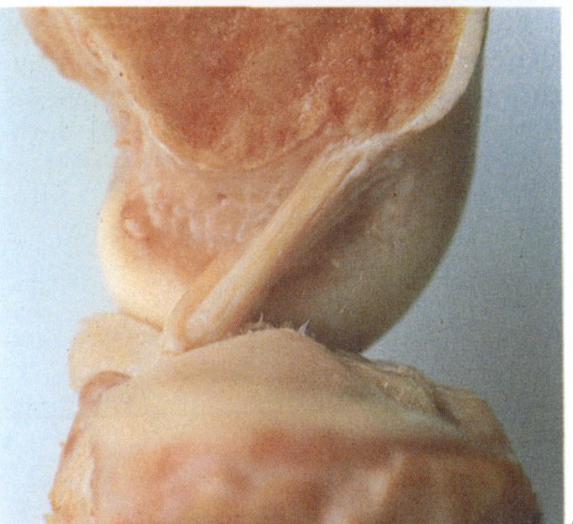
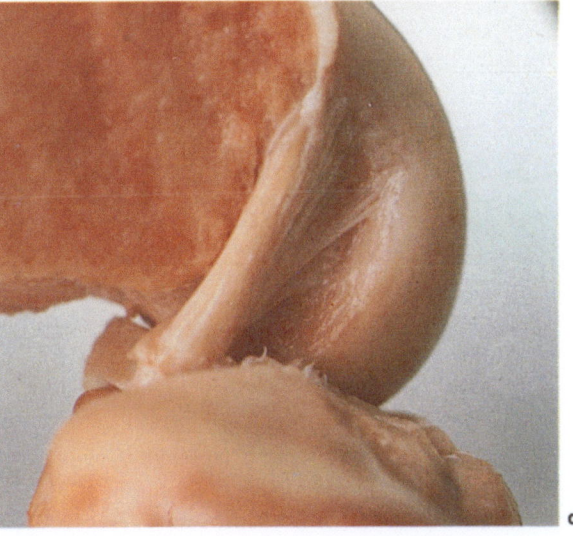

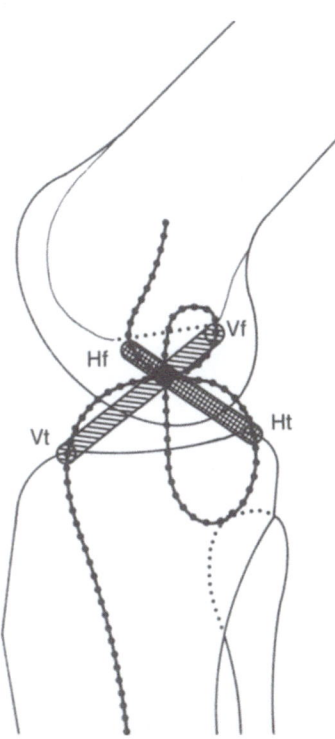

Abb. 1-12 a–d. Verlauf des hinteren Kreuzbandes *(HfHt)* auf der Burmester-Kurve (**a**). Ansicht von lateral, lateraler Femurkondylus und lateraler Meniskus entfernt. Verhalten der Fasern des hinteren Kreuzbandes in verschiedenen Beugegraden: In Extension nach proximal gefächerte anterolaterale und posteromediale Fasern (**b**), mit zunehmender Flexion von 40° (**c**) und 120° (**d**) unterkreuzen die posteromedialen die anterolateralen Fasern und liegen ab 90° Flexion mehr ventral

Wie das vordere, verwringt sich auch das hintere Kreuzband mit zunehmender Flexion (Abb. 1-12), so daß wieder das kinematische Prinzip der Viergelenkkette anwendbar ist. Aus der ungekreuzten Viergelenkkette in Extension (Fasern parallel, Abb. 1-12b) entsteht auch hier eine überschlagene Viergelenkkette in Flexion (Faserbündel überkreuzt, Abb. 1-12d). Im Gegensatz zum vorderen Kreuzband fällt die in Extension bestehende Außenrotation der Fasersysteme von ca. 50° bei zunehmender Flexion auf 30° Innenrotation ab [674]. Auch dies zeigt das funktionell entgegengesetzte Verhalten der beiden Kreuzbänder, die sich jedoch gemeinsam der Kinematik des Kniegelenkes unterordnen (Abb. 1-13).

Da das hintere Kreuzband die kräftigste ligamentäre Struktur des gesamten Kniegelenkes ist, wird es auch als der „zentrale Stabilisator des Kniegelenkes" angesehen [278, 294, 296]. Hugh-ston [296] bezeichnet es als „Schlüssel zum Kniegelenk" und macht es zur Grundlage seiner Klassifizierung von Kapsel-Band-Instabilitäten (s. Abschn. 3.11).

Auch bei der Rekonstruktion des hinteren Kreuzbandes ist ein isometrischer Verlauf des Transplantates anzustreben. Der isometrische femorale Bereich liegt posterosuperior im normalen Ansatzbereich des hinteren Kreuzbandes. Untersuchungen von Grood et al. [226] zeigen, daß kein absolut isometrischer Punkt existiert. Der tibiale isometrische Insertionsbereich liegt dort, wo der posterolaterale Faseranteil inseriert. Mit einer modifizierten „over-the-back"-Position läßt sich auch ein isometrischer Bandverlauf erreichen. Wie auch beim vorderen Kreuzband kommt der femoralen Insertion die entscheidende Bedeutung zur Erreichung eines isometrischen Bandverlaufs zu.

Eine zu weit anteriore Positionierung des femoralen Bohrkanales führt zu sehr großen Kraftänderungen im Transplantat, eine zu distale Positionierung des Bohrkanales hat dagegen einen minimaleren Effekt [23b]. Die größte Kraftänderung, bezogen auf die Bewegung zwischen 0° und 90°, wurde in den Extrempositionen, die geringste zwischen 45° und 75° nachgewiesen. Bach et al. [23b] empfehlen daher für Frührehabilitation und passive Bewegungsübungen, z.B. auf einer Motorschiene, diesen Bewegungsraum, um den Streß auf das Transplantat zu minimieren.

1.4.3
Lig. meniscofemorale anterius und posterius

Das hintere Kreuzband wird unregelmäßig von 2 Bändern begleitet, die beide, falls vorhanden, von der Innenfläche des medialen Femurkondylus entspringen. Das Lig. meniscofemorale anterius (Humphrey) zieht ventral über das hintere Kreuzband hinweg und inseriert am Hinterhorn des Außenmeniskus. Es war bei unseren Präparationen oft als kräftiger, eigenständiger Strang zu finden (Abb. 1-14). Heller [268] beschreibt es dagegen als eng mit dem hinteren Kreuzband verwachsene Struktur, die sich in 35% findet, in nur 6% konnte er beide Bänder nachweisen

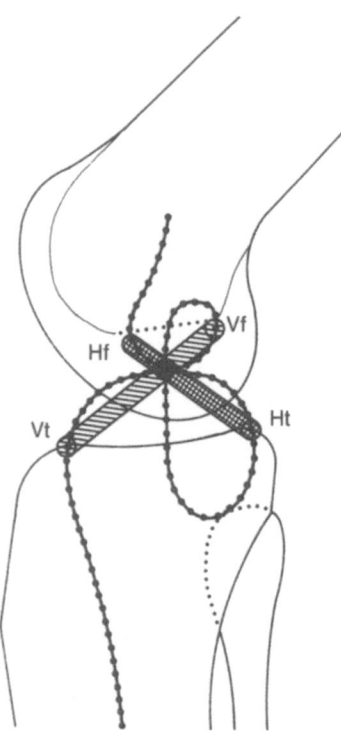

Abb. 1-13. Ursprungs- *(HfVf)* und Ansatzareale *(HtVt)* der Kreuzbänder sind auf der Burmester-Kurve lokalisiert. Der Kreuzungspunkt liegt im Momentanzentrum des Bewegungssystems *(●)*

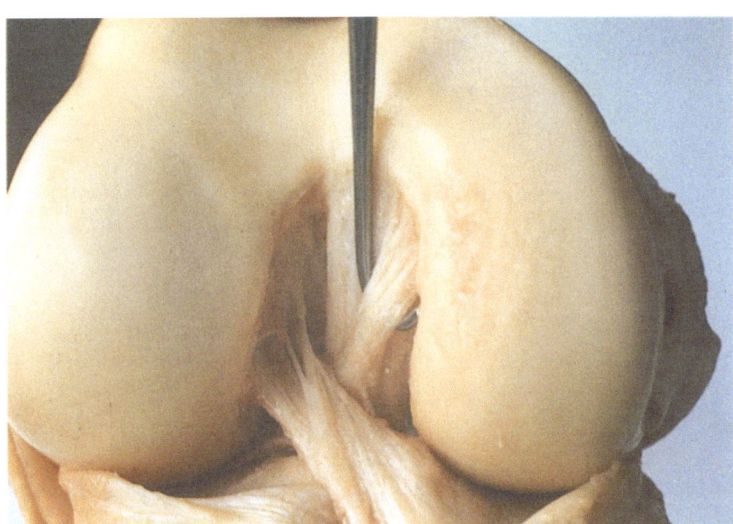

Abb. 1-14. Linkes Knie von ventral, Synovialüberzug abpräpariert. Lig. meniscofemorale anterius (Humphrey) mit dem Tasthaken unterfahren

[268]. Eigene Untersuchungen zeigen, daß das Lig. meniscofemorale anterius bei 72%, das Lig. meniscofemorale posterius bei 78% der Kniegelenke vorhanden ist.

Dorsal vom hinteren Kreuzband verläuft das Lig. meniscofemorale posterius (Wrisberg) zum Hinterhorn des Außenmeniskus [268]. Die variable, teils sehr kräftige Ausprägung dieses Bandes veranlaßte Robert 1855 [554] dazu, es als „hinteres gekreuztes Band" zu bezeichnen. Das anatomische hintere Kreuzband wurde von ihm dagegen als „mittleres gekreuztes Band" beschrieben. Sind beide meniskofemoralen Bänder vorhanden, was wir in 61% fanden, umspannen sie das hintere Kreuzband schlingenartig (Abb. 1-15).

In Flexion spannt sich das anteriore (Abb. 1-15 b), in Extension das posteriore (Abb. 1-15 a), unter Innenrotation des Unterschenkels spannen sich dagegen beide meniskofemoralen Bänder an. Ihre Funktion liegt in der Stabilisierung des Außenmeniskushinterhorns, dessen Einklemmung sie verhindern [268, 680] (Abb. 1-15 b).

1.4.4
Menisken

Der geringe Flächenkontakt von Femurkondylen und Tibiaplateau wird durch die faserknor-

peligen Menisken z. T. ausgeglichen. Sichel- bzw. C-förmig liegen sie auf dem medialen bzw. lateralen Tibiaplateau, sind im Querschnitt keilförmig und werden von der Basis aus, die mit der Gelenkkapsel verwachsen ist, ernährt [167, 168, 311, 680] (Abb. 1-16).

Der Innenmeniskus wird vom R. articularis der A. genus descendens und der A. genus superior medialis versorgt, der Außenmeniskus von der A. genus inferior lateralis. Die dorsalen Meniskusbereiche erhalten ihre Versorgung von direkten Ästen aus der A. poplitea und der A. genus media. Zahlreiche Untersuchungen zeigen, daß die Blutversorgung der Vorder- und Hinterhörner besonders ausgeprägt ist, die Versorgung der Pars intermedia ist dagegen vor allem auf die basisnahe Zone beschränkt [17, 40, 46]. Gleiche Ergebnisse erbrachte die Laser-Doppler-Flowmetrie. Der höchste Blutflow wurde im Vorder- und Hinterhornbereich sowie basisnah registriert [641].

Elektronenmikroskopisch konnte Bird [46] kleine Meniskuskanäle nachweisen. Diese Kanäle sollen zwischen 2 Kollagenbündeln liegen, die wiederum die Gefäßstrukturen umgeben, um möglicherweise ein Transsudat aus den Gefäßen aufzunehmen und dieses an die Faserknorpelzellen des Meniskus weiterleiten. Es ist vorstellbar, daß dieser intrameniskeale Flüssigkeitsstrom von gefensterten Arterien über das sinuoide Kanalsystem zur Meniskusoberfläche

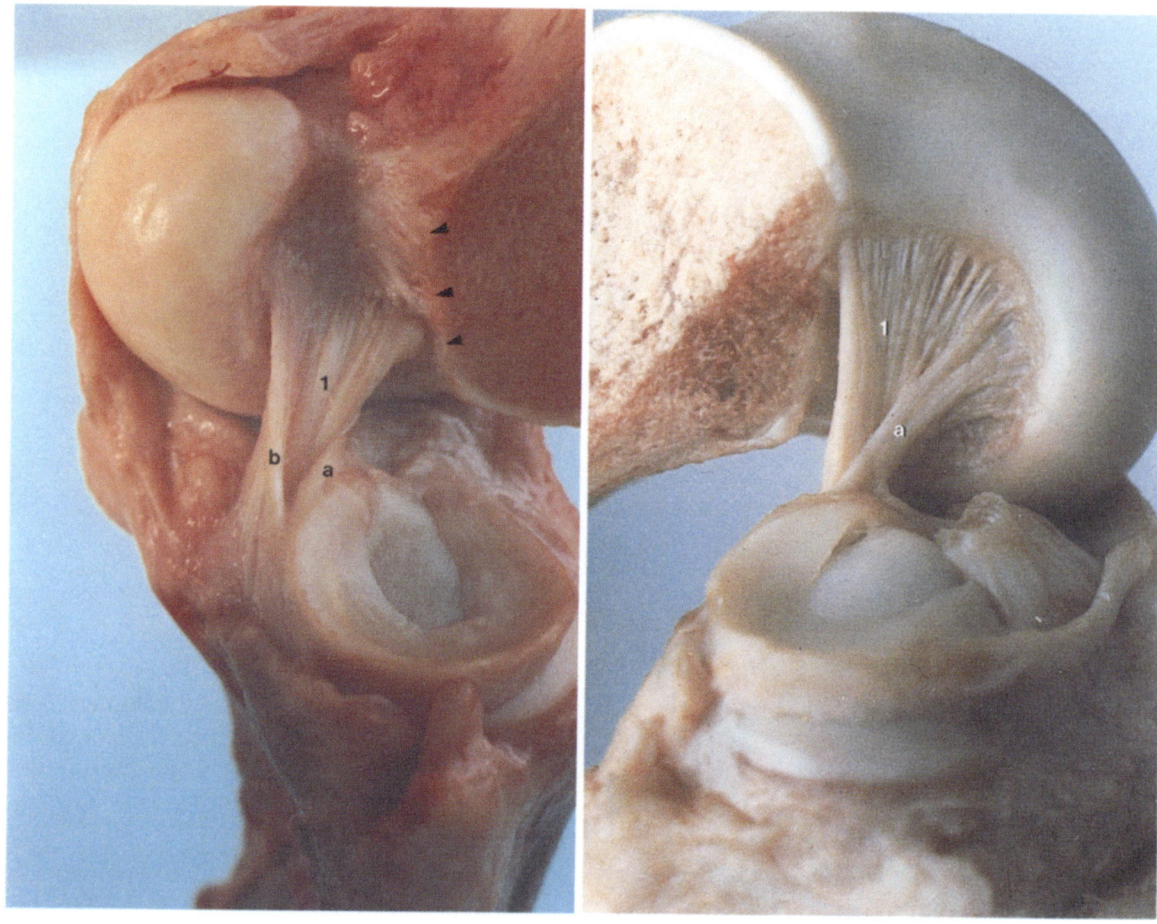

Abb. 1-15 a, b. Ansicht von dorsolateral in Extension (**a**) und von lateral in Flexion (**b**), laterale Kapsel-Band-Strukturen und lateraler Femurkondylus entfernt. First der Fossa intercondylaris *(▼ ▼ ▼)*, hinteres Kreuzband *(1)*, Lig. meniscofemorale anterius (Humphrey) *(a)*, Lig. meniscofemorale posterius (Wrisberg) *(b)*

eine Ernährungsfunktion für den Meniskus darstellt. Ebenso ist eine Polsterungsfunktion im Sinne eines „Wasserkissens" denkbar [46]. Weitere Untersuchungen sind aber zur endgültigen Klärung notwendig.

1.4.4.1
Medialer Meniskus

Der mediale Meniskus verläuft von der Area intercondylaris anterior (Vorderhornbereich) zur Area intercondylaris posterior (Hinterhornbereich). Im mittleren Drittel ist die Meniskusbasis besonders fest mit der faserverstärkten medialen Kapsel verbunden, die ihrerseits durch einen Schleimbeutel vom medialen Seitenband ge-

trennt ist. Das dorsale Meniskusdrittel weist starke Verbindungszüge zum hinteren Schrägband (posterior oblique ligament) [295] und zum M. semimembranosus [680] auf (Abb. 1-16). Diese enge ligamentäre Verbindung erklärt die geringe Mobilität und die u. a. daraus resultierende erhöhte Verletzungshäufigkeit des medialen Meniskus.

1.4.4.2
Lateraler Meniskus

Der laterale Meniskus weist in der Aufsicht eine mehr rundliche Form auf. Er entspringt mit dem Vorderhorn etwas lateral des Ansatzes des vorderen Kreuzbandes, zu dem manchmal faserar-

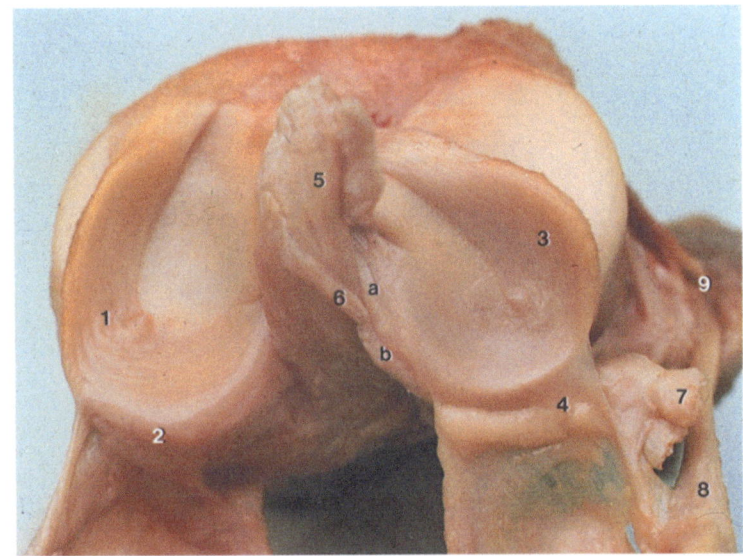

Abb. 1-16. Ansicht von kranial nach Entfernung der Femurkondylen. Medialer Meniskus *(1)* mit Verbindungszügen zur dorsomedialen Kapsel *(2)*, lateraler Meniskus *(3)* mit Faserzügen zur dorsolateralen Kapsel *(4)*, hinteres Kreuzband *(5)*, Lig. meniscofemorale *(6)* ant. *(a)* und post. *(b)*, Sehne des M. popliteus *(7)*, laterales Seitenband *(8)*, Fibulaköpfchen *(9)*

tige Verbindungen bestehen [168, 311]. Im weiteren Verlauf ist er nur vereinzelt mit lateralen Kapsel-Band-Strukturen verbunden. So bestehen Verbindungen an den Stellen, wo die Sehne des M. popliteus von kaudal kommend nach ventral-kranial an der Meniskusbasis vorbeizieht (Hiatus popliteus). Die Verbindungszüge des Hinterhornbereichs zu den Ligg. meniscofemoralia und dem hinteren Kreuzband wurden bereits beschrieben (Abb. 1-15) und müssen bei einer Außenmeniskusresektion, besonders bei diskoiden Meniskusformen (Scheibenmeniskus), beachtet werden.

Zwischen den Meniskusvorderhörnern verläuft inkonstant und variabel ausgeprägt das Lig. transversum genu, dem aber keine wesentliche Funktion zugeschrieben wird (s. Abb. 1-9).

Sowohl der mediale als auch der laterale Meniskus sind entscheidende Stabilisierungselemente des Kniegelenkes, zumal sie rund 45 % des Körpergewichtes tragen (Tabelle 1-4) [311]. Bei Flexion gleiten beide Menisken nach dorsal, bei Extension nach ventral [1, 42, 65, 67, 168, 311, 680] (Abb. 1-17). Sie dienen der Verteilung von Synovialflüssigkeit sowie dem Abbremsen und Auffangen von Rotationsbewegungen bzw. Belastungsspitzen [279, 467].

Tabelle 1-4. Funktion der Menisken

1. Puffer zwischen Femur und Tibia
2. Druckentlastung des Knorpels
3. Umwandlung von Druck- und Zugspannung
4. Vergrößerung der femorotibialen Kontaktfläche
5. Stabilisierung
6. Ernährung der Knorpelflächen
7. Verstärkung des medialen Seitenbandes
8. Propriozeption
9. Begrenzung von Hyperflexion und Hyperextension

1.5
Medialer Komplex (Tabelle 1-5)

Mediale und laterale Strukturen zeigen einen dreischichtigen Aufbau mit einer oberflächlichen (Fascia lata), einer mittleren (Seitenbänder) und einer tiefen Schicht (Kapselbänder). Zudem wird beim medialen und lateralen Komplex eine Drittelung der Kapsel-Band-Strukturen in ein ventrales, mittleres und dorsales Drittel vorgenommen (Abb. 1-18) [173, 321, 466, 680, 689].

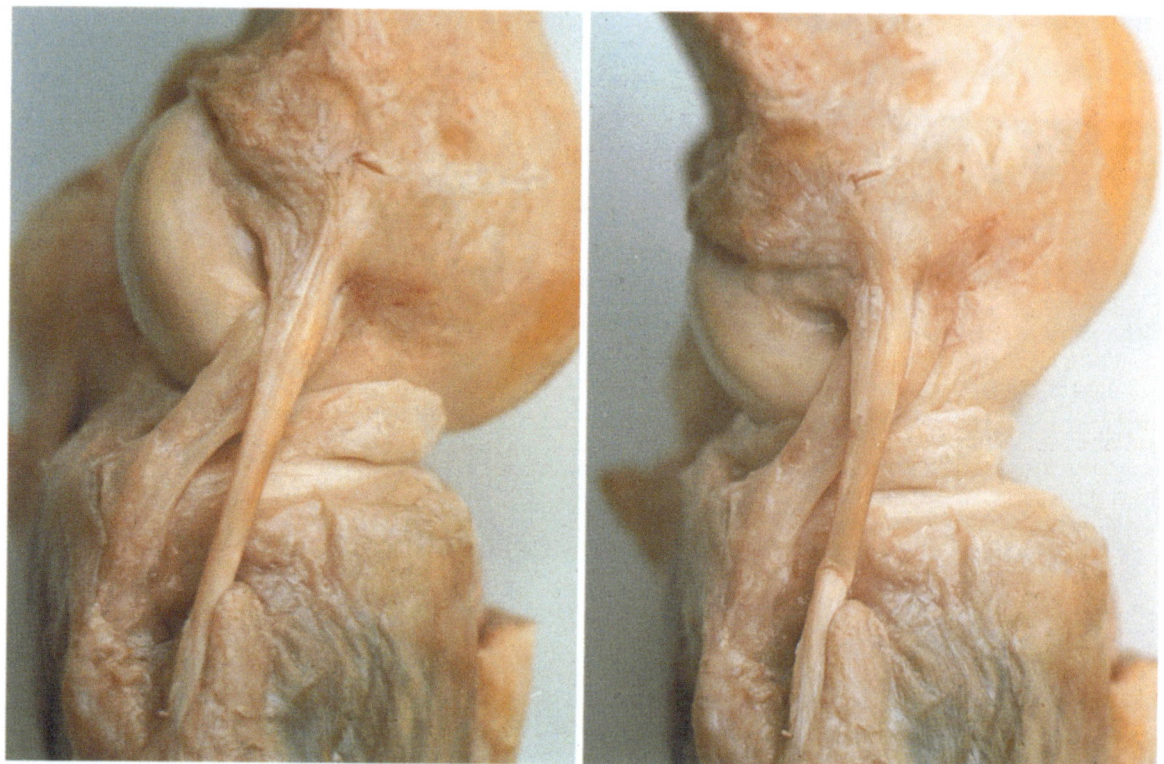

Abb. 1-17 a, b. Ansicht von lateral in Streckstellung (**a**) und 45° Flexion (**b**). Der laterale Meniskus liegt in Extension ventral (**a**) und wandert mit zunehmender Flexion nach dorsal

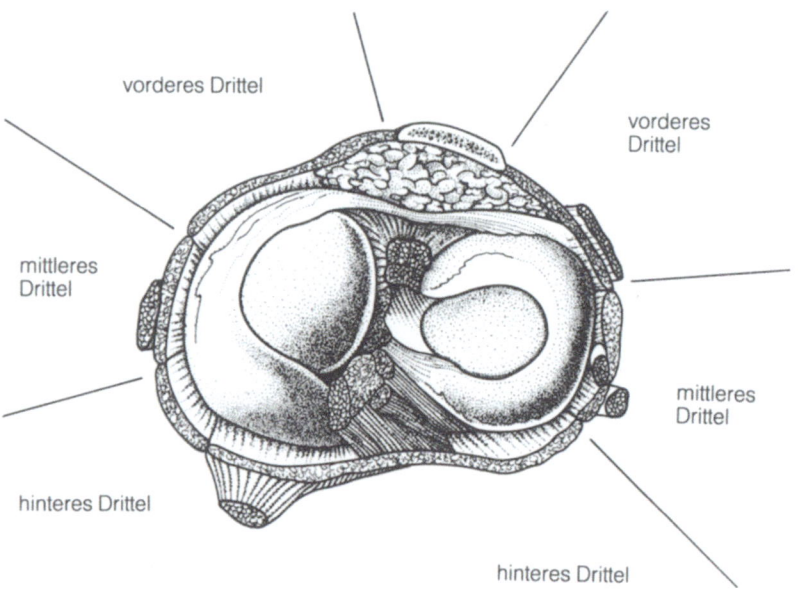

vorderes Drittel

vorderes Drittel

mittleres Drittel

mittleres Drittel

hinteres Drittel

hinteres Drittel

Abb. 1-18. Horizontalschnitt proximal der Meniskusebene, Drittelung der medialen und lateralen Gelenkseite (vgl. Abb. 1-1)

Tabelle 1-5. Anatomische Strukturen des medialen Komplexes

Retinaculum mediale
Mediales Seitenband
Mediales Kapselband
Hinteres Schrägband (posterior oblique ligament)
M. semimembranosus
Pes anserinus

- M. semitendinosus
- M. gracilis
- M. sartorius

1.5.1
Mediales Seitenband
(Lig. collaterale mediale)

Das mediale Seitenband (Lig. collaterale mediale) ist die dominierende ligamentäre Struktur der Medialseite. Es entspringt vom Epicondylus femoris medialis, ventral des Tuberculum adductorium, und setzt nach einem 9–11 cm langen Verlauf an der medialen Tibiakante, bedeckt von der Muskelgruppe des Pes anserinus, an (Abb. 1-19) [1, 42, 66, 67, 167, 680, 688]. Ventral besteht eine Verbindung zum Retinaculum mediale, nach dorsal geht es in das hintere Schrägband bzw. die dorsomediale Kapselschale über [174] (Abb. 1-20).

Die dorsalen proximalen Faserzüge strahlen direkt von kranial, die dorsalen distalen Züge dagegen erst nach Umbiegen über die Semimembranosussehne in das hintere Schrägband ein (Abb. 1-20). Mit diesem setzen sie an der Tibiahinterkante und dem medialen Meniskushinterhorn an.

Während der Flexion verlieren die dorsalen Faserzüge nur wenig an Spannung, da sich der gesamte mediale Bandbereich inklusive des hinteren Schrägbandes quasi selbst nachspannt (Abb. 1-21). Die Selbstspannung beruht sowohl auf dem länglich-oval konfigurierten Ursprungsbereich am medialen Epikondylus [311] und der Verbindung zum medialen Meniskus als auch auf der topographischen Lage auf der gemeinsamen Flexionsachse mit vorderem und hinterem Kreuzband. Dieser Zusammenhang wird aus der Burmester-Kurve als kinematische Notwendigkeit ableitbar (Abb. 1-22) [449, 470].

Durch einen Schleimbeutel ist das mediale Seitenband vom daruntergelegenen Kapselband, das erst nach Abpräparation des medialen Seitenbandes sichtbar wird, und dem Innenmeniskus getrennt (Abb. 1-23). Es kann somit bei Flexion reibungsarm gegenüber der medialen Kapselschicht nach dorsal gleiten.

Die Funktion des medialen Seitenbandes liegt in der Stabilisierung gegen Valguskräfte in Extension, besonders aber in Flexion, sowie gegen Außenrotationskräfte. Hieraus ergibt sich, daß bei der klinischen Untersuchung das mediale Seitenband durch Valgusstreß (mediale Aufklappbarkeit) in leichter Flexion (etwa 20°) und

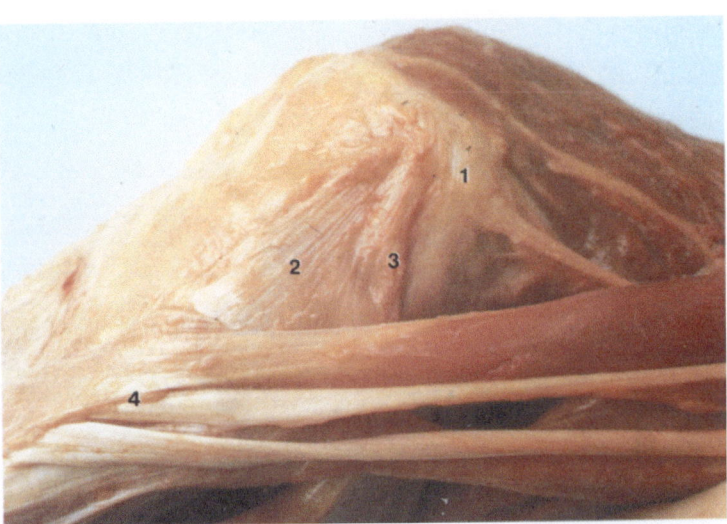

Abb. 1-19. Ansicht von medial, 90° gebeugt, Fascia lata abpräpariert, Tuberculum adductorium *(1)*, mediales Seitenband *(2)* mit dreieckiger Gestalt. Nach dorsal setzt es sich in das hintere Schrägband *(3)* fort; Pes anserinus *(4)*

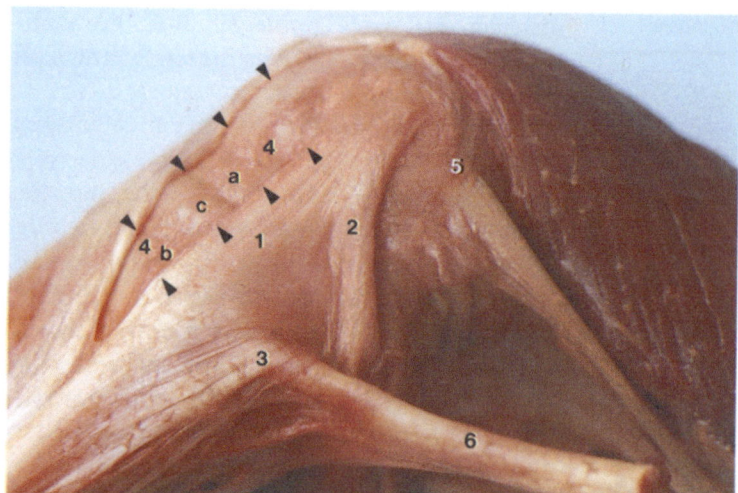

Abb. 1-20. Ansicht von medial, 90° gebeugt, nach Abpräparation des Pes anserinus, mediales Seitenband *(1)* im Faserverlauf gespalten *(▼ ▼ ▼ ▼)* mit dorsalen proximalen Ausläufern zum hinteren Schrägband *(2)* und dorsalen distalen Ausläufern zum hinteren tibialen Schrägband *(3)*, mediales Kapselband *(4)* mit meniskofemoralem *(a)* und meniskotibialem Anteil *(b)*, Vorwölbung durch medialen Meniskus *(c)*, Tuberculum adductorium *(5)*, Sehne des M. semimembranosus *(6)*

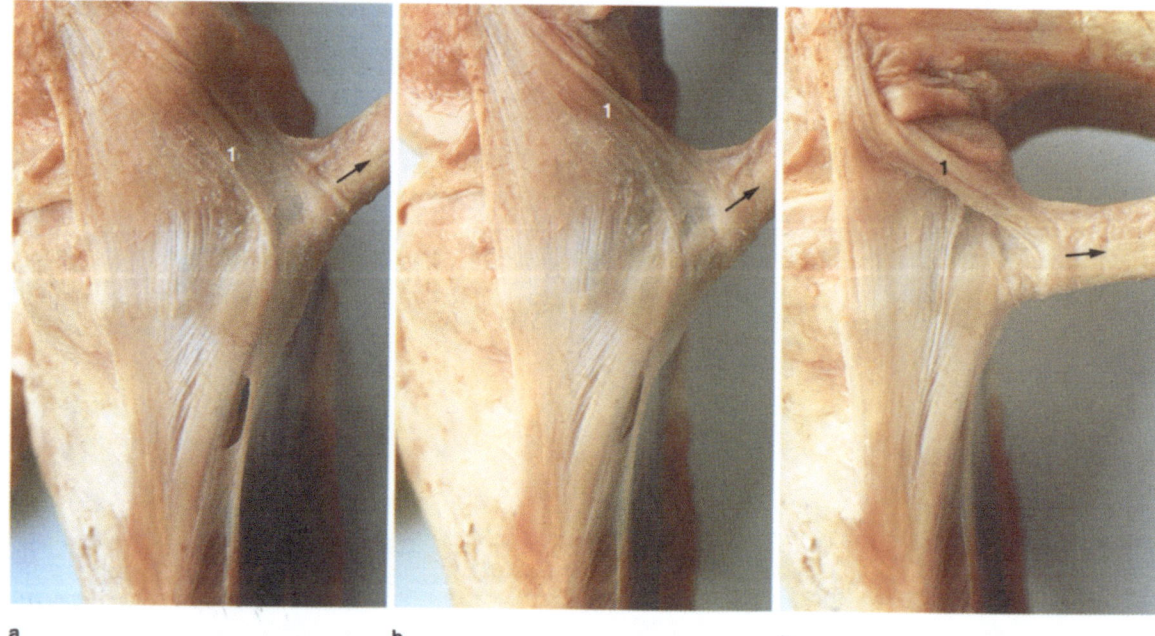

a   b   c

Abb. 1-21 a–c. Ansicht von medial nach Entfernung des Pes anserinus in Extension (**a**), 30° Flexion (**b**) und ca. 100° Flexion (**c**). Sehne des M. semimembranosus *(Pfeil)* nach dorsal gehalten. Es zeigt sich die Aufwicklung der dorsomedialen Kapsel *(1)* und des hinteren Schrägbandes (posterior oblique ligament)

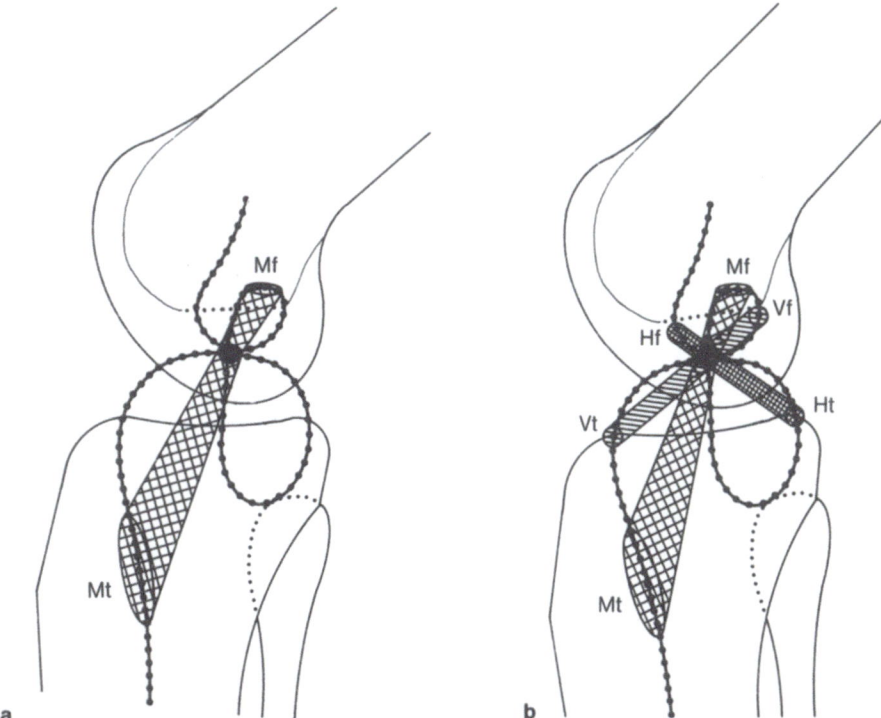

Abb. 1-22 a, b. Verlauf des medialen Seitenbandes *(MfMt)*, Ansatz- und Ursprungsflächen befinden sich auf der Burmester – Kurve **(a)**. Vorderes *(VfVt)*, hinteres *(HfHt)* Kreuzband und mediales Seiten- band *(MfMt)* liegen auf der Burmester-Kurve **(b)** mit einem ge- meinsamem Schnittpunkt im Momentanzentrum *(●)* des Bewe- gungssystems (schematisch)

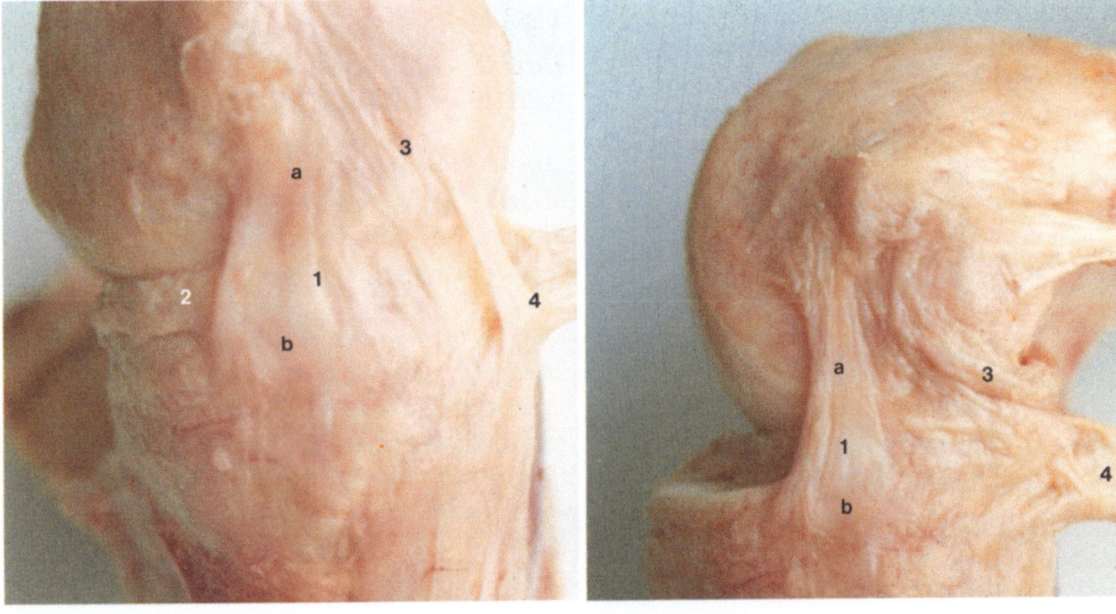

Abb. 1-23 a, b. Ansicht von medial nach Abpräparation des media- len Seitenbandes, Extension **(a)** und 90° Flexion **(b)**. Das mediale Kapselband *(1)* mit seinen meniskofemoralen *(a)* und meniskotibia- len *(b)* Anteilen ist sowohl mit dem Innenmeniskus *(2)* als auch mit der dorsomedialen Kapsel *(3)*, die vom M. semimembranosus *(4)* to- nisiert wird, verbunden

Außenrotation des Unterschenkels geprüft wird. Die Kreuzbänder werden durch die Außenrotation entspannt und tragen somit weniger zur primären medialen Stabilisierung bei.

Aufgrund der Anatomie des medialen Seitenbandes sowie seiner Lage ist es verständlich, daß Rekonstruktionen am medialen Seitenband oft zu unbefriedigenden Ergebnissen führen. Das segelförmige mediale Seitenband kann durch keine noch so penible Operationstechnik so rekonstruiert werden, daß es wieder seinen normalen „Abrollmechanismus" erreicht. Insbesondere gilt dies für den Übergangsbereich zwischen medialem Seitenband und dorsomedialer Kapsel (s. Abb. 1–21). Darüber hinaus liegt das mediale Seitenband weiter dorsal als man vermutet, so daß zahlreiche Gleitschichten für eine operative Freilegung durchtrennt werden müssen.

Die komplexe Anatomie einerseits und die andererseits häufig nach Rupturen des medialen Seitenbandes leider noch erfolgende Ruhigstellung über mehrere Wochen oder die operativen Nähte des medialen Seitenbandes, die im Vergleich zur Rekonstruktion des vorderen Kreuzbandes eine scheinbar relativ einfache Operation darstellen, führen nicht selten zu „katastrophalen" Ergebnissen. Das traumatisierende Freilegen der gesamten Gelenkinnenseite beim frisch verletzten Kniegelenk kann ausgedehnte Verkalkungen des medialen Seitenbandkomplexes verursachen oder zumindest begünstigen. Diese Verkalkungen können wiederum die Beweglichkeit gravierend einschränken und damit die gesamte Kniefunktion erheblich reduzieren (s. Abb. 2–51 a, b).

1.5.2
Mediales Kapselband

Im Gegensatz zum funktionell nicht so bedeutsamen ventralen Kapseldrittel und dem eng mit dem hinteren femoralen Schrägband (s. unten) verwachsenen dorsalen Kapseldrittel kommt dem faserverstärkten medialen Drittel eine höhere Bedeutung zu (Abb. 1-20 und 1-23). Es wird daher als mediales Kapselband bezeichnet. Da es fest mit der Meniskusbasis verwachsen ist, unterscheidet man einen meniskofemoralen von

einem meniskotibialen Anteil [279, 295]. Der Faserverlauf entspricht dem des medialen Seitenbandes.

Das in Extension gespannte Kapselband [354] verliert bei geringgradiger Flexion an Spannung. Weitere Flexion führt jedoch wieder zum Spannungsanstieg durch die zunehmende Entfernung von Ursprung und Ansatz, bedingt durch die Kondylenform und die Dorsalwanderung des medialen Meniskus (Abb. 1-23).

Das mediale Kapselband stabilisiert demnach in Extension und höhergradiger Flexion gegen Valgus- und Außenrotationskräfte [311, 416]. Seine funktionelle Wertigkeit wird in der Literatur unterschiedlich beurteilt. Während Kennedy u. Fowler [354] ihm eine wichtige Rolle bei der Stabilisierung der medialen Gelenkseite zuschreiben, besitzt es für Warren et al. [688, 689] und Hertel [279] nur eine untergeordnete Stabilisierungsfunktion. Eigene Untersuchungen zeigen keinen Anstieg der medialen Aufklappbarkeit oder der vorderen Schubladenbewegung nach isolierter Durchtrennung des medialen Kapselbandes.

1.5.3
Hinteres Schrägband
(posterior oblique ligament)

Das hintere Schrägband, in seiner funktionellen Wertigkeit erstmals von Hughston u. Eilers [295] beschrieben, bildet die Verbindung zwischen medialen und dorsalen Strukturen (Abb. 1-24). Es darf nicht mit dem Lig. popliteum obliquum, dem schrägen Kniekehlenband, verwechselt werden.

Das hintere Schrägband, auch als Lig. collaterale mediale posterius, hinteres Innenband oder hinteres mediales Kapseleck bezeichnet, entspringt vom Tuberculum adductorium und verläuft mit 3 Faserzügen nach distal [420] (Abb. 1-24).

1. Der *Hauptfaserzug* zieht zur Tibiahinterkante und zum medialen Meniskus [295, 311];
2. ein *medialer Faserzug* zieht zur Sehne des M. semimembranosus;

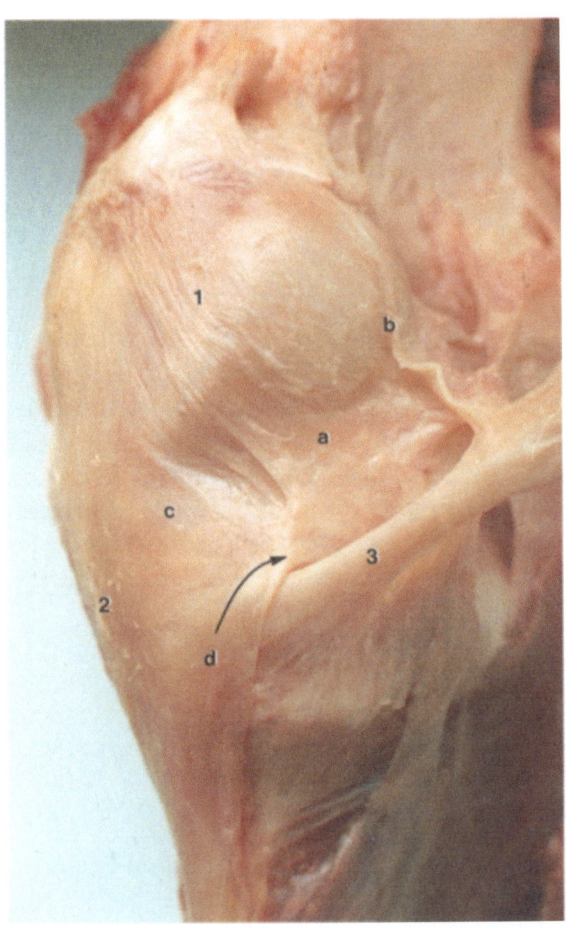

Abb. 1-24. Ansicht von dorsomedial, Extension, hinteres Schräg-band *(1)* mit Hauptfaserzug *(a)* und lateralen Fasern *(b)*, mediales Seitenband *(2)* mit dorsalen proximalen Ausläufern *(c)*, hinterem tibialen Schrägband *(d)*, das ringbandartig *(Pfeil)* über die Sehne des M. semimembranosus *(3)* hinwegzieht und gemeinsam mit dem hinteren Schrägband dorsal am medialen Tibiakopf inseriert

3. ein *lateraler Faseranteil* ist gemeinsam mit der Sehne des M. semimembranosus an der Bildung des Lig. popliteum obliquum betei-ligt.

Das hintere Schrägband stabilisiert gegen Außenrotations- und Valguskräfte sowohl in Ex-tension, gemeinsam mit dem medialen Seiten-band, als auch in Flexion, da es durch den M. se-mimembranosus dynamisiert wird [174, 295, 420, 680]. Es sichert das Kniegelenk in sagittaler Richtung zusammen mit dem vorderen Kreuz-band, dem medialen Seitenband und dem In-

nenmeniskushinterhorn und ist bei der antero-medialen Instabilität häufig mitverletzt [285, 296, 311, 354, 409, 479].

Neben dem hinteren Schrägband (posterior oblique ligament) unterscheiden wir ein „hinte-res tibiales Schrägband", das von den dorsodi-stalen Fasern des medialen Seitenbandes gebil-det wird und ringbandartig über die Sehne des M. semimembranosus hinwegzieht (Abb. 1-24). Diese kräftige, bei allen Kniepräparaten anzu-treffende Struktur ist in ihrer Funktion in der Literatur bisher noch nicht hinreichend be-schrieben und untersucht worden. Eine Haupt-funktion dürfte in der Aufrechterhaltung der in-nenrotatorischen Funktion des M. semimem-branosus in den extensionsnahen Gelenkstel-lungen liegen. Untersuchungen über den hier-mit postulierten propriozeptiven Regelkreis lie-gen aber noch nicht vor.

1.5.4
M. semimembranosus

Der zweigelenkige M. semimembranosus zählt zur ischiokruralen Muskelgruppe, entspringt vom Tuber ischiadicum und setzt mit 5 Faserzü-gen an den dorsomedialen Bandstrukturen an (Abb. 1-25):

1. *Hauptfaserzug* zum medialen Tibiakondylus, unter dem medialen Seitenband.
2. *Medialer Faserzug* zur dorsalen Kapsel, zum hinteren Schrägband und Innenmeniskushin-terhorn [295, 321]. Durch die Verbindung zum Meniskus verhindert er dessen Einklem-mung, indem er ihn bei Flexion nach dorsal zieht (Abb. 1-26). Die dorsale Kapsel wird ver-stärkt und gespannt (Abb. 1-27).
3. *Lateraler Faserzug* zum Lig. popliteum obli-quum (Abb. 1-27 und 1-28).
4. *Fasern zur Dorsalseite* des medialen Tibia-kondylus.
5. *Kaudale Faserzüge* zur Faszie des M. popli-teus, zum Periost der dorsalen und dorsome-dialen Tibiafläche.

Der M. semimembranosus bestimmt mit seinem komplexen Ansatz die Stabilisierung der dorso-medialen Gelenkecke. Da seine Sehnenfasern mit zahlreichen dorsalen und dorsomedialen

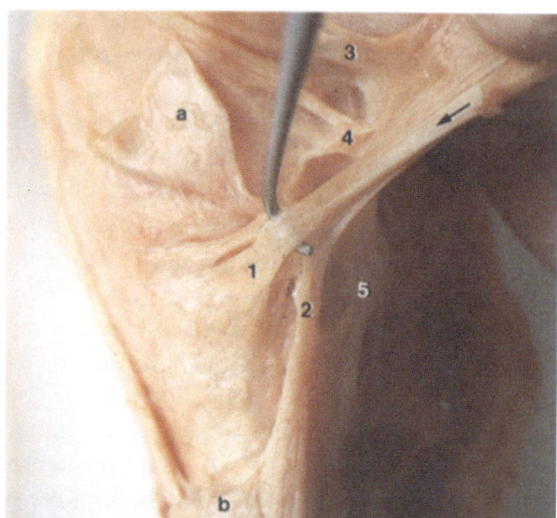

Abb. 1-25. Ansicht von dorsomedial, mediales Seitenband durchtrennt, Stümpfe nach proximal *(a)* und distal *(b)* geklappt, Ansätze des M. semimembranosus *(Pfeil)* zur Medialseite *(1,* mit Haken unterfahren) und zur Dorsalseite *(2)* des medialen Tibiakondylus, zum Lig. popliteum obliquum *(3),* zur dorsalen Kapsel und zum hinterem Schrägband *(4),* zur Aponeurose des M. popliteus und der Tibiarückfläche *(5)*

Bandstrukturen in Verbindung stehen bzw. an ihrer Bildung beteiligt sind, stehen diese unter seinem dynamisierenden Einfluß und dürfen daher nicht als rein „passive" Stabilisatoren eingestuft werden (Abb. 1-27 und 1-28).

1.5.5
Pes anserinus

M. sartorius, M. semitendinosus und M. gracilis bilden die mehrschichtig an der medialen Tibiaseite kaudal der Tuberositas tibiae ansetzende Muskelgruppe des Pes anserinus (s. Abb. 1-19). Sie bewirkt gemeinsam mit dem M. semimembranosus eine mediale Stabilisierung und die Innenrotation des Unterschenkels [42, 67, 167, 467].

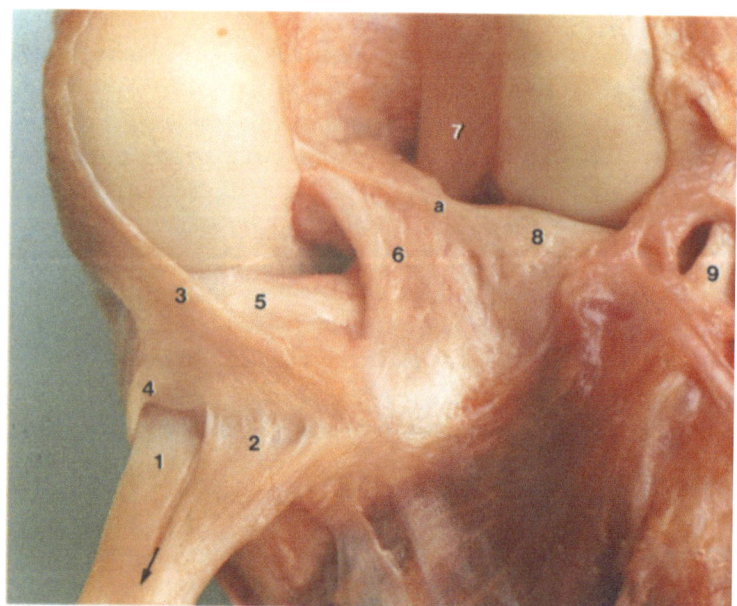

Abb. 1-26. Ansicht von dorsal, M. semimembranosus *(Pfeil)* nach dorsal abgeklappt mit Ansätzen am dorsalen Rand des medialen Tibiakondylus *(1),* in Richtung des medialen Meniskus *(2).* Einstrahlungen des hinteren Schrägbandes *(3)* und des hinteren tibialen Schrägbandes *(4)* in Richtung des medialen Meniskus *(5).* Hinteres Kreuzband *(6)* mit Lig. meniscofemorale posterius (a) und Verbindung zum Außenmeniskushinterhorn *(8),* vorderes Kreuzband *(7),* Sehne des M. popliteus *(9)*

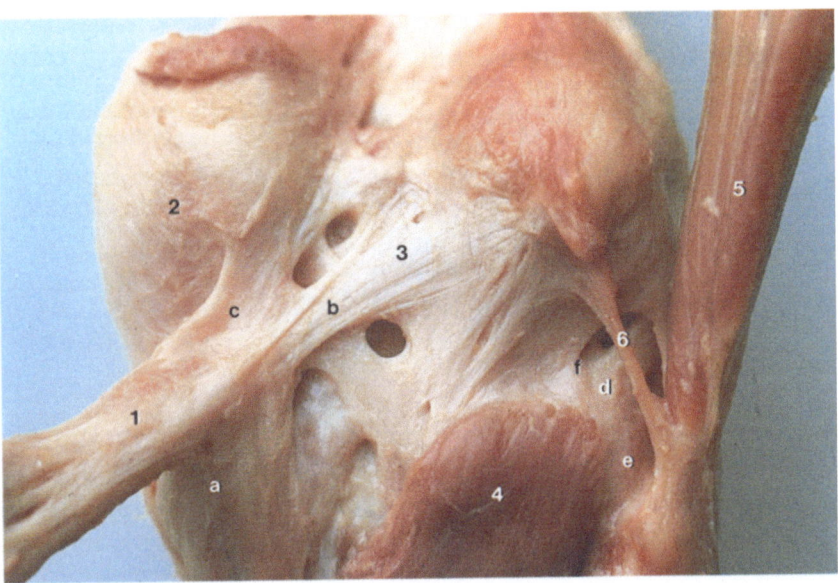

Abb. 1-27. Ansicht von dorsal, Extension, M. gastrocnemius abgetragen. M. semimembranosus *(1)* mit Ansätzen an die Medial- und Dorsalseite des medialen Tibiakondylus *(a)*, zum Lig. popliteum obliquum *(b)* und zum hinteren Schrägband *(c)*. Hinteres Schrägband *(2)* und Lig. popliteum obliquum *(3)*, welches die Fortsetzung der Hauptfasern des M. semimembranosus darstellt *(b)*, sind neben dem Lig. popliteum arcuatum *(6)* wichtige dorsomediale und dorsolaterale Stabilisatoren. Der M. popliteus *(4)* ist über Verbindungszüge der Sehne *(d)* mit dem Fibuläköpfchen *(e)*, den dorsolateralen Kapsel-Band-Strukturen *(f)* und dem Außenmeniskus verbunden. M. biceps femoris *(5)*

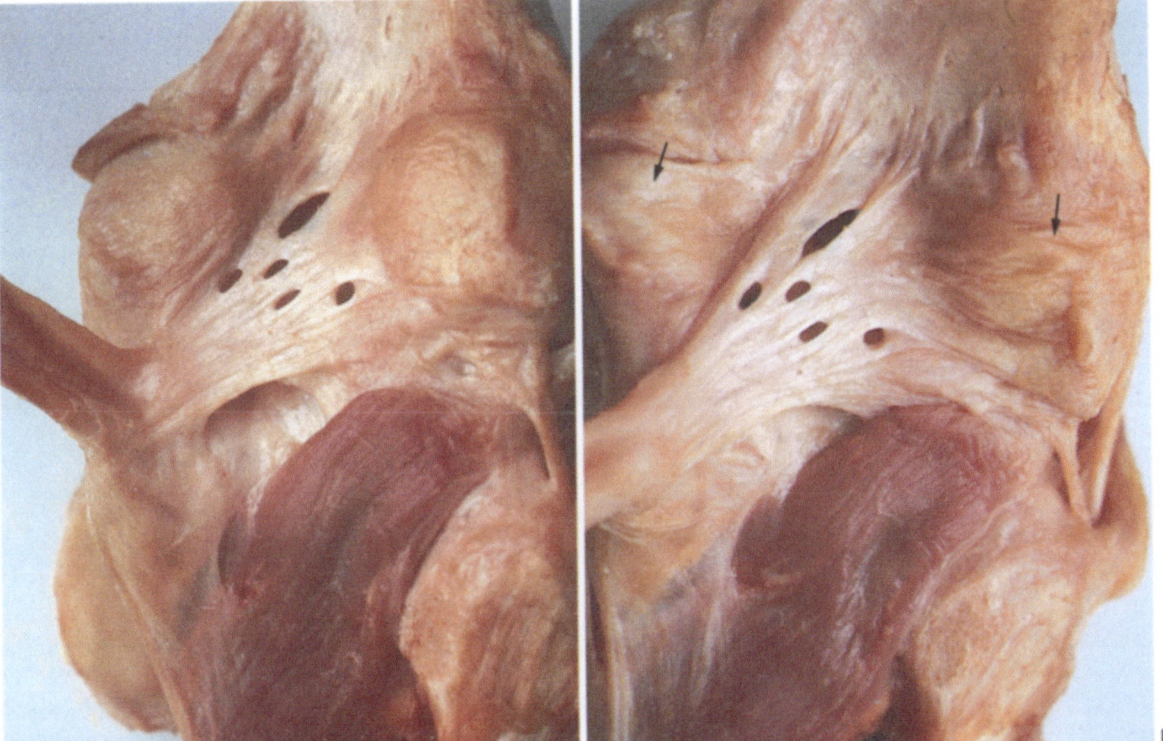

Abb. 1-28 a, b. Ansicht von dorsal nach Abpräparation des M. gastrocnemius in Extension (**a**) und leichter Flexion (**b**). Beim Flexionsvorgang lockern sich die dorsalen Kapsel-Band-Strukturen *(Pfeile)*, die in enger anatomischer Verbindung zum M. semimembranosus stehen

1.6
Dorsaler Komplex (Tabelle 1-6)

1.6.1
Dorsale Kapsel

Die dorsale Kapsel wird wie der mediale und laterale Kapselapparat in Drittel eingeteilt. Man unterscheidet ein mediales, laterales und medianes Drittel.

Die medialen und lateralen Anteile bedecken kappenförmig die Femurkondylen von dorsal und dienen den beiden Köpfen des M. gastrocnemius als Ursprungsareale.

Da die dorsale Kapsel in Extension angespannt ist, stabilisiert sie in dieser Stellung gegen Valgus-, Varus-, Hyperextensions- und Rotationskräfte [173, 279, 321] (Abb. 1-27 und 1-28 a). Wird das Kniegelenk gebeugt, erschlafft die Kapsel; die primäre seitliche Stabilisierung wird von den Seitenbändern übernommen (Abb. 1-28).

1.6.2
Lig. popliteum obliquum

Das Lig. popliteum obliquum verstärkt die dorsale Kapsel und verläuft zwischen dem lateralen Ansatz des M. semimembranosus und den Femurkondylen. Zahlreiche, von dorsal sichtbare Aussparungen im Band- und dorsalen Kapselbereich dienen dem Durchtritt von Nerven und Blutgefäßen (Abb. 1-28).

Das Lig. popliteum obliquum ist, da sehr kräftig ausgebildet, eine wichtige Verstärkung der dorsalen Kapsel. In Streckstellung ist es angespannt, in Flexion dagegen entspannt (Abb. 1-28). In Streckstellung verhindert es die mediale und laterale Aufklappung des Gelenkes. Obwohl es sich bei Flexion entspannt, trägt es auch in dieser Stellung noch zur Gelenkstabilisierung bei, da es vom M. semimembranosus dynamisiert werden kann.

Tabelle 1-6. Anatomische Strukturen des dorsalen Komplexes

Dorsale Kapsel
– Lig. popliteum obliquum
– Lig. popliteum arcuatum

M. semimembranosus
M. popliteus
M. gastrocnemius
M. biceps femoris

1.6.3
Lig. popliteum arcuatum

Das variabel ausgeprägte Lig. popliteum arcuatum überspannt fächerförmig den dorsolateralen Gelenkbereich [1, 42, 167, 343] (Abb. 1-29). Es setzt sich parallel zum lateralen Seitenband nach dorsal fort.

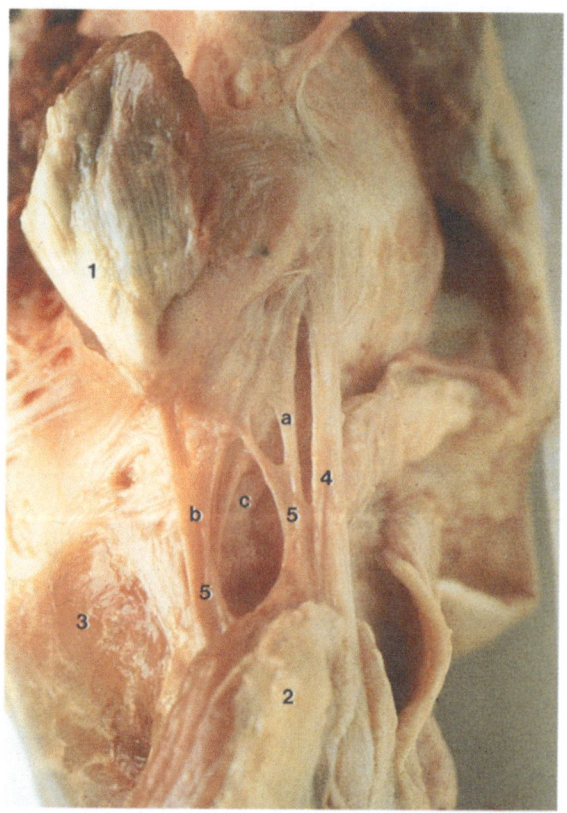

Abb. 1-29. Ansicht von lateral, lateraler Anteil des M. gastrocnemius *(1)* nach oben, M. biceps femoris *(2)* nach unten geklappt. M. popliteus *(3)*. Laterales Seitenband *(4)*, dorsal davon das variabel ausgeprägte Lig. popliteum arcuatum *(5)* mit lateralen *(a)* und dorsalen *(b)* Faserzügen. Sehne des M. popliteus *(c)*, die das Lig. popliteum arcuatum und das laterale Seitenband unterkreuzt

Man unterscheidet einen lateralen von einem dorsalen Faseranteil, der vom Fibulaköpfchen aus zu den unter dem lateralen Gastroknemiuskopf gelegenen Kapselstrukturen zieht [173, 321]. Letzterer verläuft unmittelbar über der Sehne des M. popliteus zur dorsalen Tibiakante und dorsalen Kapsel [167, 621] (Abb. 1-30). Variabel ausgeprägte Verbindungszüge bestehen zum lateralen Meniskus, zur Sehne des M. popliteus und zur dorsalen Kapsel (Abb. 1-31).

Obwohl das Lig. popliteum arcuatum präparatorisch isoliert darstellbar ist, gehört es funktionell – wie auch das laterale Seitenband, der M. popliteus und das dorsale Drittel der lateralen Kapsel – zum *Arkuatumkomplex,* der die posterolaterale Gelenkecke gegen Varus- und Außenrotationskräfte stabilisiert [296, 321, 621].

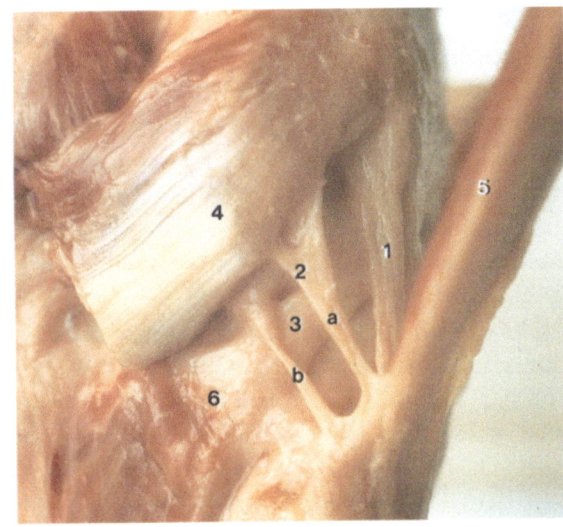

Abb. 1-30. Ansicht von dorsolateral, laterales Seitenband *(1)*, Lig. popliteum arcuatum *(2)* mit lateralen *(a)* und dorsalen *(b)* Faserzügen, Sehne des M. popliteus *(3)*, lateraler Anteil des M. gastrocnemius *(4)*, M. biceps femoris *(5)*, Muskelbauch-Sehnen-Übergang des M. popliteus *(6)*

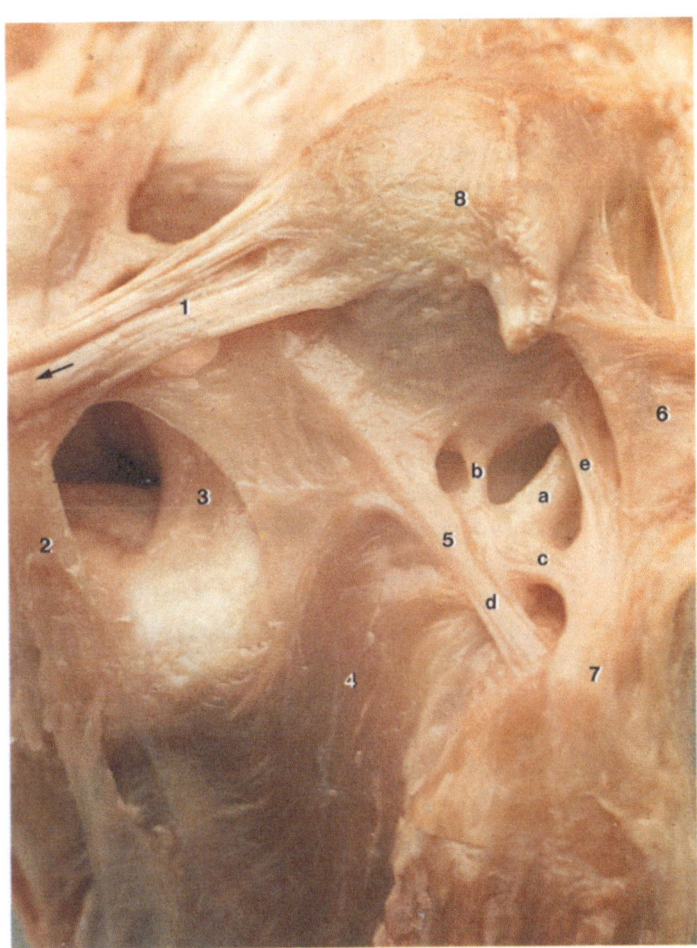

Abb. 1-31. Ansicht von dorsal in Extension nach Abpräparation des M. gastrocnemius. M. semimembranosus *(Pfeil)* mit Ausläufern in das Lig. popliteum obliquum *(1)* und zum dorsomedialen Tibiakopfanteil *(2)*. Ansatz des hinteren Kreuzbandes *(3)*. Der M. popliteus *(4)* zieht mit seiner Hauptsehne *(a)* zum lateralen Femurkondylus, mit Faserzügen aber auch zu dorsolateralen Kapselanteilen *(b)* und zum Fibulaköpfchen *(c, 7)*. Lig. popliteum arcuatum *(5)* mit dorsalen *(d)* und lateralen *(e)* Faserbündeln. Der M. biceps femoris *(6)*, nach lateral weggehalten, setzt am Fibulaköpfchen *(7)* an. Er weist Verbindungszüge zum lateralen Femurkondylus in Richtung des lateralen Gastroknemiusursprungs *(8)* auf

1.6.4
M. popliteus

Der M. popliteus entspringt mit seiner Sehne ventral-distal des femoralen Ursprungs des lateralen Seitenbandes. Die Sehne läuft durch eine Impression am lateralen Femurepikondylus, medial des lateralen Seitenbandes, nach dorsal (Abb. 1-17, 1-27, 1-31 bis 1-33) [42, 67, 95, 616]. In Höhe des lateralen Meniskus zieht sie durch den sog. Hiatus popliteus, der vom ventrokaudal gelegenen Fasciculus inferior und dem dorsokranial gelegenen Fasciculus superior begrenzt wird. Die Popliteussehne ist über beide Fasciculi mit dem lateralen Meniskus verbunden (Abb. 1-34 und 1-35). Sie liegt jedoch nicht intraartikulär, sondern ist auf der Medialseite von der Synovialmembran bedeckt [95]. Kurz nach dem Durchtritt durch den Hiatus popliteus, dessen Länge durchschnittlich 1,3 cm beträgt, wird die femorale Ursprungssehne durch Faserzüge vom Fibulaköpfchen, von dorsolateralen Gelenkstrukturen (Lig. popliteum arcuatum) und dem lateralen Meniskus verstärkt [32, 95, 278, 384] (Abb. 1-31 und 1-33). Der Muskelbauch des M. popliteus befindet sich auf der Dorsalseite der Tibia, wo er auch ansetzt.

Neben der innenrotatorischen Funktion kommt dem M. popliteus eine bedeutende Rolle bei der Entriegelung der Schlußrotation zu. Wegen seiner anatomischen Lage ist er befähigt, dem Knie eine innenrotatorische Richtung beim Verlassen der Schlußrotationsstellung zu geben [321, 384, 466]. Bedingt durch die enge Verbindung zum lateralen Meniskus kann er diesen aktiv kontrollieren und dessen Einklemmung entgegenwirken [32, 95, 384] (Abb. 1-34 und 1-35). Über die Verbindung zum Lig. popliteum arcuatum, das er ebenfalls tonisieren kann, bewirkt er eine dorsolaterale Gelenkstabilisierung (Abb. 1-31) [152, 383]. Experimentelle Untersuchungen zeigen seine bedeutende Stabilisierungsfunktion gegen Varuskräfte im Beugungsbereich von 0–90°. Bei intakter Popliteussehne kann keine ausgeprägte posterolaterale Instabilität entstehen [483]. Nach elektromyographischen Untersuchungen von Peterson et al. [523] ist der M. popliteus wesentlich am Zustandekommen des aktiven Pivot-shift-Zeichens beteiligt (s. Abb. 3-54). Funktionell zählt der M. popliteus zum be-

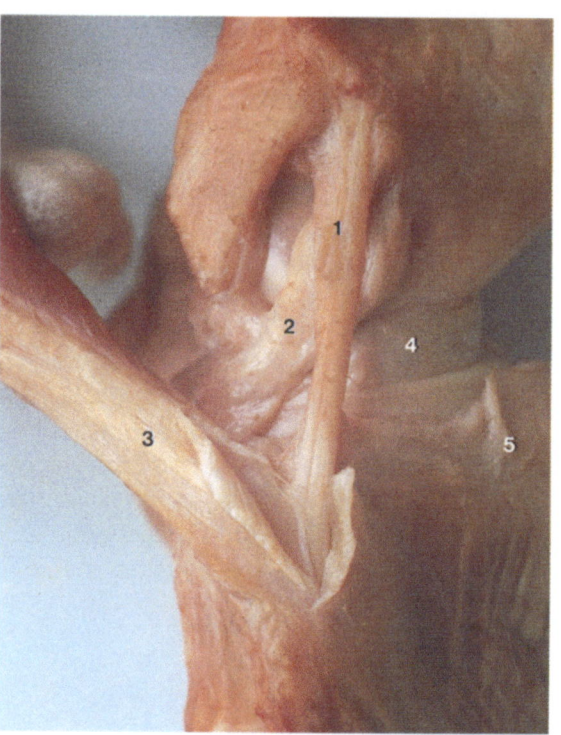

Abb. 1-32. Ansicht von lateral. Das laterale Seitenband *(1)* wird im kranialen Drittel von der Sehne des M. popliteus *(2)* unterkreuzt, im kaudalen Drittel vom M. biceps femoris (gespalten) *(3)* umfaßt; lateraler Meniskus *(4)*, Ansatz des Tractus iliotibialis *(5)*

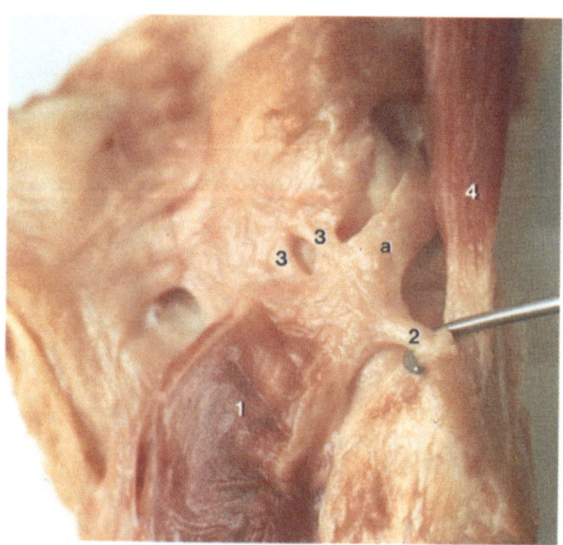

Abb. 1-33. Ansicht von dorsolateral. Der M. popliteus *(1)* zieht mit seiner Hauptsehne *(a)* in Richtung des lateralen Femurkondylus. Verbindungen zum Fibulaköpfchen *(2,* mit Tasthaken unterfahren*)* und zu den dorsolateralen Bandstrukturen *(3).* M. biceps femoris *(4)*

reits erwähnten Arkuatumkomplex. Die femorale Insertion liegt auf der Burmester-Kurve (Abb. 1-36), was bei der operativen Versorgung posterolateraler Verletzungen berücksichtigt werden sollte.

Funktionell wurde der M. popliteus sicherlich viele Jahre vernachlässigt [152]. Bedenkt man aber seine vielfältigen Funktionen und die Probleme, die sich bei seiner operativen Rekonstruktion ergeben, speziell wenn es sich um veraltete Verletzungen handelt, wird seine Bedeutung für die Kniestabilisierung deutlich. Nicht zuletzt deshalb zählen die posterolateralen Instabilitäten mit Verletzung des M. popliteus und des hinteren Kreuzbandes zu den am schwierigsten zu therapierenden Kniebandverletzungen überhaupt.

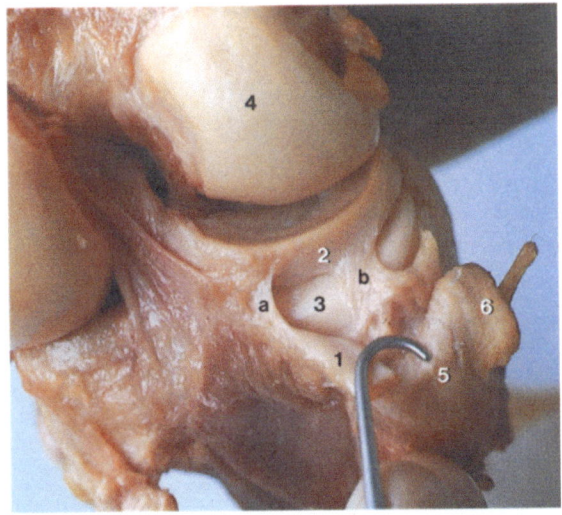

Abb. 1-34. Ansicht von dorsolateral nach Entfernung der dorsolateralen Kapsel. Sehne des M. popliteus (*1*, mit dem Tasthaken nach dorsal gehalten) mit den Verbindungszügen Fasciculus superior (*a*) und inferior (*b*), lateraler Meniskus (*2*); laterales Tibiaplateau (*3*), Femurkondylus (*4*), Fibulaköpfchen (*5*), M. biceps femoris (*6*)

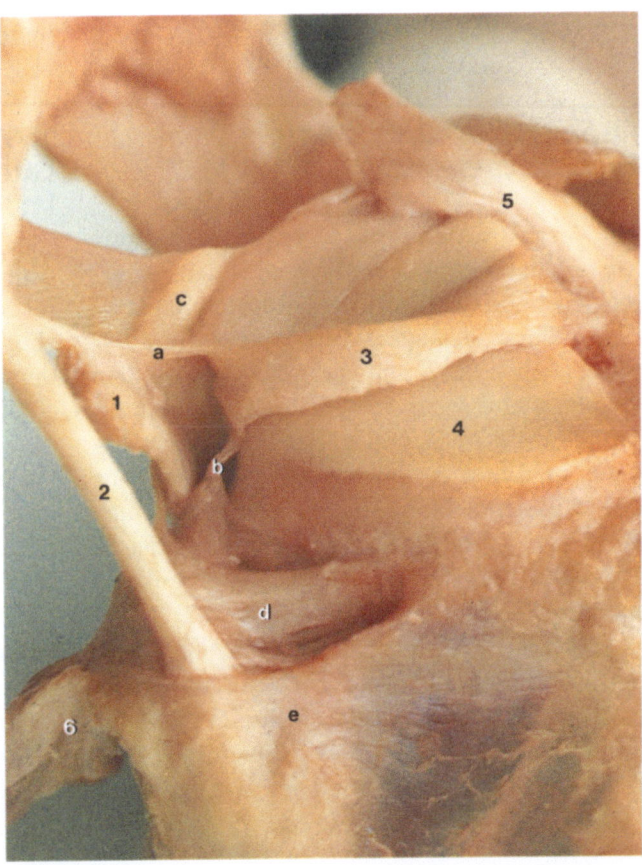

Abb. 1-35. Ansicht von lateral, lateraler Femurkondylus entfernt. Die Sehne des M. popliteus (*1*) verläuft unter dem lateralen Seitenband (*2*), Fasciculus superior (*a*) und inferior (*b*) in Verbindung mit dem lateralen Meniskus (*3*), der wiederum engen Kontakt mit der dorsolateralen Kapsel (*c*) aufweist. Laterales Tibiaplateau (*4*), vorderes Kreuzband (*5*), Ansatz des M. biceps femoris (*6*) am Fibulaköpfchen mit einem tiefen (*d*) und einem oberflächlichen (*e*) Ansatz

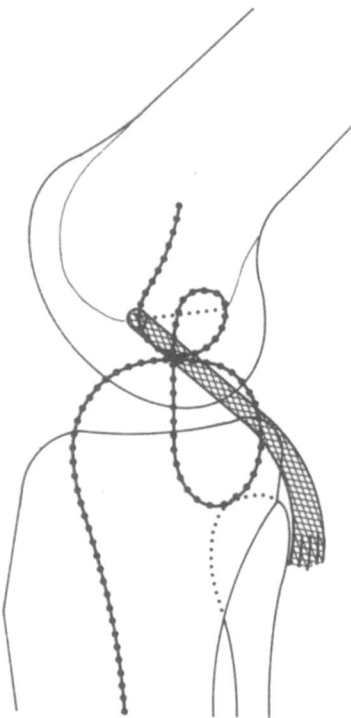

Abb. 1-36. Verlauf des M. popliteus auf der Burmester-Kurve

Tabelle 1-7. Anatomische Strukturen des lateralen Komplexes

Retinaculum laterale
Laterales Seitenband
Laterales Kapselband
Tractus iliotibialis
– Lig. tractotibiale
– Kaplan-Fasern

Arkuatumkomplex
M. biceps femoris

1.7
Lateraler Komplex (Tabelle 1-7)

Wie die medialen, so weisen auch die lateralen Kapsel-Band-Strukturen eine Dreischichtung auf [173]. In der oberflächlichen Schicht verlaufen die Fascia lata, der Tractus iliotibialis und der M. biceps femoris, in der mittleren das laterale Seitenband und in der tiefen Schicht das laterale Kapselband und die Gelenkkapsel.

1.6.5
M. gastrocnemius

Der M. gastrocnemius entspringt zweiköpfig von den dorsokranialen Anteilen beider Femurkondylen und dem medialen und lateralen Drittel der dorsalen Kapsel. Er begrenzt die Fossa poplitea nach distal und verbindet sich mit dem M. soleus zum M. triceps surae. Zusammen mit der Sehne des M. plantaris setzt er am Tuber calcanei an. Unter der medialen Ursprungssehne des M. gastrocnemius findet sich oftmals eine Bursa; im lateralen Gastroknemiuskopf ist in etwa 30% der Fälle eine Fabella (Sesambein) eingelagert [42].

Exakte Untersuchungen über eine stabilisierende Wirkung auf das Kniegelenk sind nicht bekannt. Der Muskel übt aber durch seine enge Verbindung zu Anteilen des Arkuatumkomplexes eine aktive Stabilisierung der dorsalen Region, hier besonders der lateralen Gelenkseite aus [317, 621].

1.7.1
Laterale Gelenkkapsel, laterales Kapselband

Im Gegensatz zur medialen ist die laterale Kapsel schwächer und dünner ausgebildet. Sie ist aber, ebenso wie die der Medialseite, fest mit dem Meniskus verwachsen.

Das ventrale Kapseldrittel erstreckt sich zwischen der Lateralseite des Lig. patellae und dem Ventralrand des Tractus iliotibialis [173] und wird durch das Retinaculum longitudinale laterale und durch Fasern, die sich vom Tractus iliotibialis abspalten, verstärkt.

Vom Tractus iliotibialis bis in Höhe des lateralen Seitenbandes verläuft das mittlere Kapseldrittel, bei dem meniskofemorale und meniskotibiale Anteile unterschieden werden. Dieser mittlere Kapselanteil enthält mehr Fasern als der ventrale und wird, entsprechend dem medialen Kapselband auf der Medialseite, als laterales Kapselband bezeichnet.

1.7.2
Laterales Seitenband
(Lig. collaterale laterale)

Das im Querschnitt stielrunde, 5–7 cm lange laterale Seitenband zieht vom lateralen Femurkondylus schräg nach distal-dorsal zum Fibulaköpfchen [1, 65, 67, 167] (Abb. 1-17, 1-35, 1-37 und 1-38).

Zwischen lateraler Kapsel und lateralem Seitenband besteht ein ca. 1 cm breiter Spalt, durch den die Sehne des M. popliteus verläuft. Dorsale Faserzüge des lateralen Seitenbandes verschmelzen mit der tiefen Kapselschicht zum bereits beschriebenen, variabel ausgeprägten Lig. popliteum arcuatum, das daher im angloamerikanischen Sprachraum auch als „short fibular collateral ligament" bezeichnet wird [1, 343] (s. Abb. 1-29 und 1-31).

Der Verlauf des lateralen Seitenbandes entspricht dem des hinteren Kreuzbandes, der des medialen Seitenbandes mehr dem des vorderen Kreuzbandes [448, 450] (Abb. 1-39).

Die Funktion des lateralen Seitenbandes wird in der Literatur unterschiedlich beurteilt. Einerseits wird es als einer der wichtigsten lateralen Kniestabilisatoren angesehen [343, 479], andererseits wird ihm keine wesentliche Stabilisierungsfunktion zugeschrieben [167, 279, 321], wie auch eigene Untersuchungen zeigen.

Im distalen Anteil wird das laterale Seitenband vom M. biceps femoris, dem wichtigsten

aktiven Stabilisator der lateralen Gelenkseite, umfaßt (s. Abb. 1-32 und 1-38).

1.7.3
Tractus iliotibialis

Mit ringförmig angeordneten Fasern umschließt die Fascia lata schlauchartig die Oberschenkelmuskulatur. Auf der Lateralseite findet sich eine ausgeprägte Verstärkung mit längsverlaufenden Fasern, die als Tractus iliotibialis bezeichnet wird und zusammen mit dem M. tensor fasciae latae von der Spina iliaca anterior superior entspringt (s. Abb. 1-6 und 1-37).

Distal teilen sich die Fasern in einen vorderen, mittleren und hinteren Anteil [255, 651]. Die vorderen Fasern strahlen in das laterale Retinakulum ein, die dorsalen verlaufen mit Ausläufern des M. biceps femoris in die Fascia cruris, und der mittlere Anteil dieser sog. „Trifurkation" des Tractus iliotibialis zieht über den Kniegelenkspalt nach distal und setzt am ventrolateral gelegenen Tuberculum Gerdy an (Abb. 1-37).

Proximal des Kniegelenkes bestehen kräftige Verbindungszüge zwischen Tractus iliotibialis und Femurschaft, die nach ihrem Erstbeschreiber als „Kaplan-Fasern" bezeichnet werden [342] (s. Abb. 1-6). Untersuchungen dieser distalen femoralen Fixation des Tractus iliotibialis zeigen ein Fasersystem mit 3 Anteilen. Ein suprakondylärer Ansatz verläuft schräg nach di-

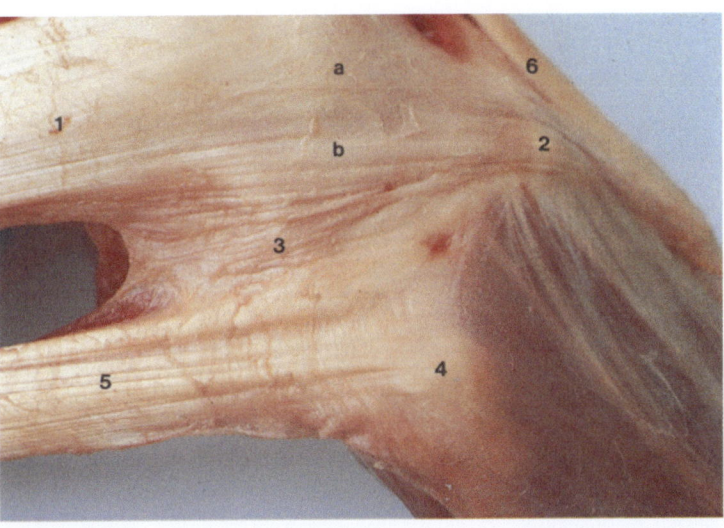

Abb. 1-37. Ansicht von lateral, ca. 30° Flexion, nach Abpräparation der Oberschenkelfaszie, Ansatz des Tractus iliotibialis (1) mit anterioren (a) und mittleren (b) Faseranteilen am Tuberculum Gerdy (2), Vorwölbung des lateralen Seitenbandes (3), Fibulaköpfchen (4), M. biceps femoris (5), Lig. patellae (6)

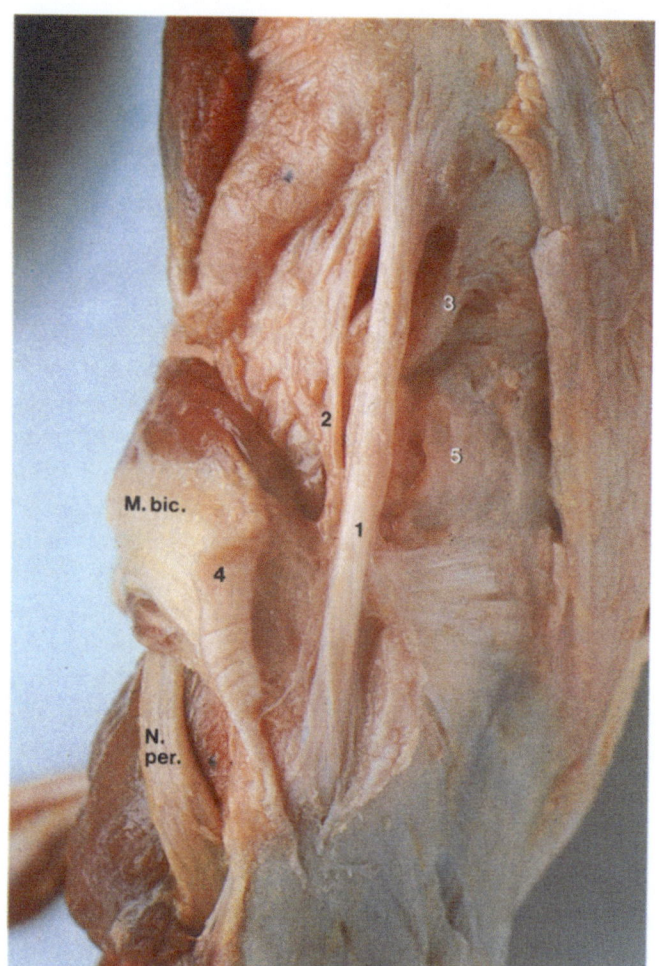

Abb. 1-38. Ansicht von lateral, Extension, laterales Seitenband *(1),* Lig. popliteum arcuatum *(2)* und Sehne des M. popliteus *(3),* die unter dem kranialen Anteil des lateralen Seitenbandes verläuft. Die oberflächliche Schicht *(4)* des M. biceps femoris*(M. bic.)* wurde gespalten. Ventraler Anteil der lateralen Kapsel *(5).* Die enge topographische Beziehung von M. biceps femoris *(M. bic.)* und N. peronaeus *(N. per.)* muß bei jeder operativen Versorgung der posterolateralen Gelenkseite berücksichtigt werden

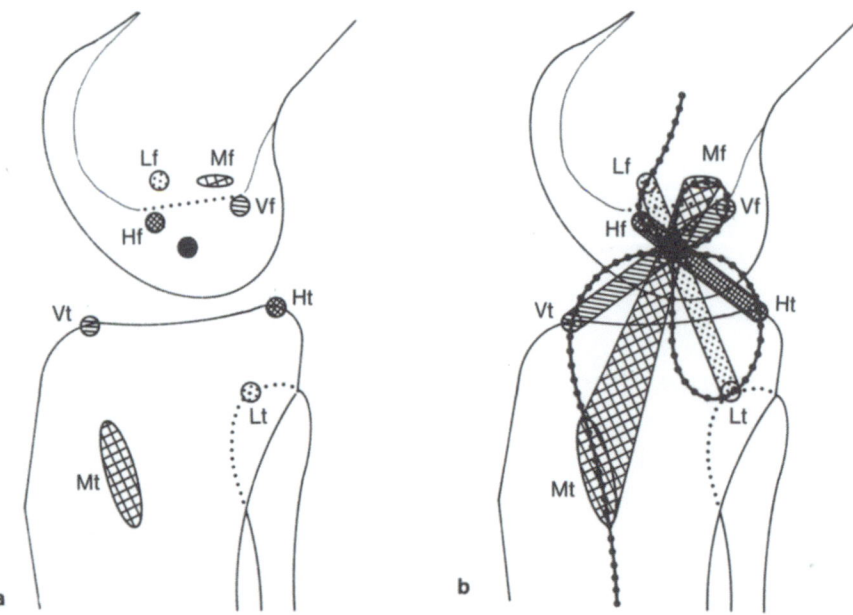

Abb. 1-39 a, b. Ursprungs- und Ansatzareale des medialen *(Mf, Mt)* und lateralen *(Lf, Lt)* Seitenbandes sowie des vorderen *(Vf, Vt)* und hinteren *(Hf, Ht)* Kreuzbandes sind scheinbar regellos am Femur *(f)* und an der Tibia *(t)* um den gemeinsamen Kreuzungspunkt (●) lokalisiert (**a**). Sämtliche Ursprünge und Ansätze ordnen sich aber der Burmester-Kurve unter (**b**)

stal und inseriert suprakondylär am Femur. Ein weiteres Faserbündel zeigt einen queren Verlauf und verbindet den oberflächlichen Traktus mit dem dorsolateralen Femur. Ein drittes, bogenförmig verlaufendes Fasersystem erstreckt sich zwischen Tuberculum Gerdy und dorsolateralem Femur [398]. Abstandsmessungen zwischen dem Tuberculum Gerdy und den 3 verschiedenen femoralen Insertionen des Traktus ergaben nur für die dorsale bogenförmige Insertion über den Bewegungsumfang des Kniegelenkes ein isometrisches Verhalten [398]. Dieses unterschiedliche Verhalten der 3 Fasersysteme erklärt vermutlich die häufige Lockerung einer operativen Traktopexie.

In Extension gleitet der Traktus nach ventral, in Flexion nach dorsal, wobei die Mobilität des Traktus durch die Kaplan-Fasern eingeschränkt wird. Der Traktus ist über die Kaplan-Fasern am Femurschaft und über seinen Ansatz am Tuberkulum Gerdy proximal und distal des Gelenkspaltes fixiert. Der zwischen femoraler und tibialer Fixation liegende Traktusteil steht damit nicht mehr unter dem Einfluß des M. tensor fasciae latae und kann daher als eigenständiger Bandanteil angesehen werden. In letzter Zeit hat sich der Begriff „Lig. tractotibiale", „iliotibiales Band" oder „laterales anteriores femorotibiales Seitenband" für diese Struktur eingebürgert [255, 470, 651].

Der Tractus iliotibialis, der parallel mit der Entwicklung des aufrechten Ganges entstand, wirkt als laterale iliofemorale Zuggurtung [342]. Wichtiger als die durch die Verbindung zum M. tensor fasciae latae auffallende aktive dynamische Funktion ist die statische, die laterale Gelenkseite stabilisierende Funktion durch das iliotibiale Band [255, 321, 342, 651]. Es verhindert die laterale Aufklappung, die Innenrotation sowie eine vordere Schubladenbewegung in 90° Flexion und Innenrotation des Unterschenkels. Der ventrale, zur Patella ziehende Faserzug, auch als iliopatellares Band bezeichnet, verhindert die mediale Subluxation der Patella [651]. Eine besondere Bedeutung kommt dem iliotibialen Band beim Pivot-shift-Test zu (s. Kap. 3.4).

Von Biedert et al. [43 a] konnten freie Nervenendigungen vom Typ 4 A, die Schmerz leiten, in signifikanter Zahl im distalen Bereich des Trac-

tus iliotibialis, hier besonders in der tiefen Schicht mit einem Maximum an den Insertionsbereichen am distalen Femur und an der Tibia, nachgewiesen werden. In der tiefen Schicht war die Zahl der Rezeptoren höher als in der oberflächlichen [43 a]. Das Vorhandensein dieser Rezeptoren mag einerseits die Empfindlichkeit des Tractus iliotibialis und dessen Schmerzhaftigkeit nach Kapsel-Band-Rekonstruktionen, wenn eine Längsspaltung des Traktus erfolgt, erklären, andererseits aber auch die ausgedehnte Beschwerdesymptomatik im anterolateralen Gelenkbereich, z. B. beim lateralen Hyperpressionssyndrom (s. Kap. 2.4.4.2).

1.7.4
M. biceps femoris

Der M. biceps femoris entspringt mit dem Caput longum vom Tuber ischiadicum, mit dem Caput breve vom mittleren Anteil der Linea aspera des Femurs. Die Endsehne zieht nach distal-ventral und umschlingt das kaudale Drittel des lateralen Seitenbandes. Man unterscheidet eine oberflächliche, lateral gelegene, eine mittlere, das laterale Seitenband umschlingende, und eine tiefe, medial des Seitenbandes gelegene Schicht [427] (Abb. 1-38).

Der oberflächliche Ansatz fächert sich seinerseits in 3 Richtungen auf. Nach ventral strahlen Fasern in die Fascia cruris und zum Tuberculum Gerdy [427, 680]. Die mittleren Fasern ziehen mit der Hauptverlaufsrichtung des Muskels und gehen in die Faszien der Mm. peronaei über, während die dorsalen Fasern in die Faszien der Wadenmuskulatur einstrahlen (Abb. 1-37). Die mittlere Ansatzschicht umhüllt das laterale Seitenband von medial und lateral und setzt gemeinsam mit ihm am Fibulaköpfchen an. Die tiefe Schicht teilt sich in einen ventralen, am Tuberculum Gerdy ansetzenden, und einen dorsalen, medial des Seitenbandes am Fibulaköpfchen inserierenden Abschnitt [427] (Abb. 1-38).

Entsprechend dem M. semimembranosus auf der dorsomedialen Gelenkseite stabilisiert der M. biceps den dorsolateralen Gelenkanteil, hemmt die Innenrotation und bewirkt eine Außenrotation des Unterschenkels.

1.8
Propriozeption

Die Kapsel-Band-Strukturen der Gelenke haben nicht nur die Aufgabe der rein mechanischen Stabilisierung, sondern sie besitzen auch eine neuromuskuläre Funktion. Zur Wahrnehmung dieser Funktion enthalten sie kleine nervöse Endkörperchen (Rezeptoren), wie Krause bereits 1874 [374] nachweisen konnte [62, 89, 94, 171, 222, 230, 498, 604]. Diese Rezeptoren, auch *Propriorezeptoren* genannt, stellen ein peripheres inneres Sinnesorgan des jeweiligen Gelenkes dar.

Die Propriorezeptoren verschiedener Gelenksysteme arbeiten eng zusammen. Die Reizaufnahme beginnt meist an der Haut; so erlaubt der Hautkontakt z. B. mit Händen und Füßen Informationen über den Druck an den entsprechenden Berührungsstellen und damit auch über die Position der Extremität im Raum. Externe Verbände, wie z. B. ein Tapeverband oder eine elastische Kniebandage, wirken über die Aktivierung dieser Hautrezeptoren. Muskel- und Sehnenrezeptoren registieren dagegen Spannungen und Muskellängen. Diese Größen müssen permanent registriert und bei Bedarf nachgestellt werden, um das Gleichgewicht und einen reibungslosen Bewegungsablauf zu gewährleisten. Gleichzeitig tragen die Muskel- und Sehnenrezeptoren über diesen Steuerungsmechanismus auch zur Gelenkstabilisierung bei.

Kapsel- und Ligamentrezeptoren informieren über Gelenkstellung und Bewegung. Spannungsänderungen werden durch Gelenkbewegungen, aber auch durch externe Einflüsse (Verletzungsmechanismus) verursacht. Gleichzeitig arbeiten die Haut-, Muskel-, Sehnen- und Ligamentenrezeptoren eng mit den übrigen Sinnesorganen (Augen, Ohren) zusammen [186 a].

1.8.1
Einteilung

Die Propriorezeptoren werden nach histologischen Kriterien in freie (marklose) und korpuskuläre Rezeptoren (z. B. Ruffini-Körperchen, Va-ter-Pacini-Körperchen, Meißner-Körperchen, Krause-Kolben, Merkel-Scheiben) unterteilt.

Je nach Funktion unterscheidet man:

- Mechanorezeptoren (Berührung, Druck, Dehnung),
- Chemorezeptoren (pH-Milieu, Hormonkonzentration),
- Schmerzrezeptoren,
- Thermorezeptoren,
- Osmorezeptoren.

Diese detaillierte Einteilung darf aber nicht den Eindruck erwecken, als ob die Spezifität der jeweiligen Rezeptoren bereits vollständig aufgedeckt wäre. Auch ist noch nicht endgültig geklärt, ob jeder Rezeptortyp nur eine oder mehrere Reizqualitäten aufnehmen kann. Da sich aber meist zahlreiche verschiedene Rezeptoren in einem sehr kleinen Bereich befinden, kann man von einem hohen Spezialisierungsgrad ausgehen [653].

Nach umfangreichen Untersuchungen an Katzenkniegelenken teilen Freeman u. Wyke [183] die Gelenkrezeptoren in 4 Typen ein. Diese Rezeptorverteilung dürfte in Grundzügen auch für das menschliche Kniegelenk zutreffen.

Typ I: Ruffini-Körperchen
Diese Rezeptoren sind in der Außenschicht der Capsula fibrosa in Gruppen angeordnet. Sie werden von terminalen Ästen eines markhaltigen afferenten Axons versorgt.

Bei den Typ-I-Rezeptoren handelt es sich um statische und dynamische Mechanorezeptoren mit niedriger Reizschwelle. Dehnung ist der entsprechende Reiz [183]. Sie sollen die statische Gelenklage sowie intraartikuläre und atmosphärische Druckveränderungen, die Richtung, den Ausschlag und die Schnelligkeit einer aktiven oder passiven Gelenkbewegung anzeigen. Da die Axone, die die Ruffini-Körperchen versorgen, keine Äste an andere Rezeptoren abgeben, geht man von einer hohen Spezifität aus. Typ-I-Rezeptoren treten auch in Sehnen und Aponeurosen auf, die in die Gelenkkapsel einstrahlen. Ebenso werden sie an der Oberfläche von Ligamenten und Insertionszonen der Menisken gefunden.

Typ II: Vater-Pacini-Körperchen
Diese Rezeptoren kommen in der fibrösen Kapsel aller Gelenke vor, besonders in der Umgebung von Blutgefäßen. Sie registrieren Beschleunigung und Verlangsamung der Gelenkbewegung.

Typ III: Golgi-Körperchen
Die Golgi-Körperchen zählen zu den größten in Ligamenten vorhandenen Rezeptoren. Sie sind langsam adaptierende Mechanorezeptoren und liegen plattenartig an der Ligamentoberfläche, wobei ihre Längsausdehnung parallel zur Längsrichtung der Ligamente verläuft. Ihre Versorgung erhalten sie durch markhaltige afferente Fasern, die ihre Myelinscheide bei Eintritt in das Endorgan verlieren [183, 653].

Typ IV: Marklose Nervenendigungen
Bei diesem Rezeptortyp handelt es sich meist um gitterartig verzweigte marklose Nervenfilamente und freie Nervenendigungen ohne korpuskuläre Bindungen. Sie befinden sich in der fibrösen Kapsel im perivaskulären Gewebe und in den Fettpolstern. Freie Nervenendigungen sind aber auch in den Gelenkligamenten anzutreffen.

Die plexusartigen Nervenfilamente sind vermutlich Schmerzrezeptoren [653]. Sie befinden sich in der Membrana synovialis, im Meniskus und in den Ligamenten.

1.8.2
Lokalisation von Propriorezeptoren am Kniegelenk

Die ersten Untersuchungen über Propriorezeptoren an Kniegelenken wurden an Katzen vorgenommen. Grundlegende Arbeiten stammen von Andrew [11], Boyd [61, 64], Freeman u. Wyke [183] und Gardner [200].

1.8.2.1
Vorderes Kreuzband

Nachdem schon Mechanorezeptoren im vorderen Kreuzband der Katze morphologisch nachgewiesen wurden [183, 199, 200], gelang dieses am menschlichen vorderen Kreuzband erstmals

Schultz et al. 1984 [583]. Es fanden sich fusiforme Nervenendigungen mit einem einzigen Axon sowie Golgi-Sehnenorgane (Typ-III-Rezeptoren). Die Rezeptoren waren an der Bandoberfläche lokalisiert, um eine möglichst große Potentialänderung bei Flexions- und Rotationsänderungen zu erhalten. Die peripher gelegenen Bandfasern des Kreuzbandes reagieren bei Bewegungen des Kniegelenkes am deutlichsten mit Anspannung und Erschlaffung.

Zimny et al. [723] fanden ein ausgedehntes intraligamentäres Netzwerk von Rezeptoren im menschlichen vorderen Kreuzband. Zusätzlich zu den frei endenden Nervenfasern konnten sie Ruffini-Körperchen und Pacini-Körperchen (Typ-II-Rezeptoren) nachweisen. Die größte Rezeptorendichte wurde am proximalen und distalen Ende des Kreuzbandes gefunden [585, 723]. Demgegenüber konnten Cerulli et al. [88, 89] v. a. freie Nervenendigungen und einige korpuskuläre Rezeptoren im mittleren Banddrittel und an der femoralen Insertion nachweisen.

Obwohl man annehmen mußte, daß diese Rezeptoren mit den Synergisten des vorderen Kreuzbandes (ischiokrurale Muskulatur) in Verbindung stehen, konnten erstmals Grüber et al. 1986 [229] einen Reflexbogen zwischen dem vorderen Kreuzband und der ischiokruralen Muskulatur elektrophysiologisch nachweisen. Die irreversible Unterbrechung dieses als LCA-Reflex bezeichneten Fremdreflexes bei Ruptur des vorderen Kreuzbandes ist wahrscheinlich eine Hauptursache für die oft unbefriedigenden Ergebnisse, selbst nach möglichst anatomischer Rekonstruktion des vorderen Kreuzbandes.

Alle Untersuchungen zur Propriozeption des vorderen Kreuzbandes zeigen, daß das vordere Kreuzband nicht nur eine rein mechanische Stabilisierungs-, sondern auch eine wichtige propriozeptive Steuerungsfunktion besitzt [88, 89]. Die Ruptur des vorderen Kreuzbandes führt daher nicht nur zu einem Stabilitätsverlust und zur Desintegration des Roll-Gleit-Mechanismus, sondern auch immer zum *irreversiblen Verlust der propriozeptiven Schutzfunktion.*

Welche klinischen Konsequenzen sind hieraus zu ziehen? Bei jeder Rekonstruktion des vorderen Kreuzbandes bleibt zu bedenken, daß nur der rein mechanische Teil der Funktion des vorderen Kreuzbandes ersetzbar ist. Die propriozeptive Funktion ist dagegen endgültig zerstört und kann durch keine therapeutische Maßnahme wieder aufgebaut werden. Man kann aber vermutlich noch verbliebene Rezeptoren erhalten. Wir streben bei jungen Patienten dagegen die Erhaltung eines möglichst großen Bandstumpfes an, um ihn anschließend auf das Transplantat, das aber etwas dünner gewählt wird (6–8 mm), aufzulegen. Damit können vermutlich einige Propriorezeptoren im Bereich der tibialen Insertion bei Bewegungen wieder unter Spannung gesetzt werden und noch eine restliche propriozeptive Schutzfunktion wahrnehmen. Auf die Problematik des tibialen Bandstumpfes bei der Plazierung des tibialen Bohrkanals wurde bereits hingewiesen (s. Abb. 1-11 a).

Feagin [159] empfiehlt das Operationsverfahren nach Wittek älteren Patienten, Patienten die z. Z. eine definitive Bandrekonstruktion nicht durchführen lassen können oder wollen, aber auch bei Jugendlichen mit noch offenen Epiphysenfugen. Bei dieser Technik näht man das rupturierte vordere Kreuzband auf das hintere Kreuzband auf, um von hier aus wieder seine Ernährung zu gewährleisten. Dieser Eingriff ist auch über eine kleine Arthrotomie (ca. 5 cm) oder sogar arthroskopisch durchführbar. Das Verfahren nach Wittek stellt sicherlich keine definitive Maßnahme dar. Das Ziel dürfte dabei nicht nur ein Stabilitätsgewinn sein. Vielmehr ist anzunehmen, daß die Propriorezeptoren durch die Refixation, wenn auch an der nicht-anatomischen Stelle, weiterhin bei den normalen Kniebewegungen unter Zug geraten und damit wichtige Schutzreflexe für das Kniegelenk sichern.

Ein nicht seltener Zufallsbefund bei Arthroskopien ist das komplett auf dem hinteren Kreuzband aufliegende und dort festgewachsene vordere Kreuzband nach konservativer Therapie einer nicht erkannten Ruptur des vorderen Kreuzbandes. Es ist denkbar, daß diese Patienten durch die Ruptur des vorderen Kreuzbandes in ihrer Kniefunktion nicht so stark beeinträchtigt sind wie die Patienten, bei denen das vordere Kreuzband keine neue Insertion nach der Ruptur gefunden hat. Weitere Untersuchungen sind hierzu noch notwendig.

1.8.2.2
Mediales Seitenband

Bei isolierten Läsionen des medialen Seitenbandes tritt häufig am Tag nach der Verletzung eine schmerzhafte Streckhemmung auf. Palmer [514] reizte das mediale Seitenband am femoralen Ansatz und provozierte damit eine kräftige Kontraktion des M. semimembranosus, des M. sartorius und des M. vastus medialis. Dieser multisynaptische Fremdreflex zeigt, daß im Bereich des femoralen Ursprungs Propriorezeptoren vorhanden sind. Werden diese Rezeptoren gereizt, verhindern die synergistischen Muskeln (s. oben) reflektorisch eine Überdehnung des Bandes. Auch eine erstgradige oder zweitgradige Bandläsion im insertionsnahen Bereich führt zur Reizung der Rezeptoren und damit auch zur erhöhten Kontraktion der entsprechenden Muskeln mit dem klinisch sichtbaren Resultat der schmerzhaften Streckhemmung (Pseudoeinklemmung, s. S. 81).

1.8.2.3
Menisken

Cerulli et al. [87, 88] konnten in menschlichen Menisken erstmals Propriorezeptoren vom Golgi-Typ sowie frei und korpuskulär endende Nervenfasern nachweisen. Die größte Anzahl frei endender Nervenfasern wurde im basisnahen Drittel, korpuskuläre Rezeptoren (Golgi-Körperchen, Ruffini-Körperchen, Pacini-Körperchen) wurden v. a. im Bereich der Vorder- und Hinterhörner nachgewiesen. Demnach besitzen die Menisken ebenfalls nicht nur eine rein passive Gelenkfunktion, sondern eine in ihrer Bedeutung noch nicht einschätzbare propriozeptive Schutzfunktion. Diese Tatsache mag die essentielle funktionelle Bedeutung der Menisken für das Kniegelenk unterstreichen und Anlaß geben, verletzte Menisken nicht „einfach zu entfernen", sondern zu refixieren oder nur partiell zu resezieren. Auf jeden Fall sollte eine Restbasis, die zahlreiche Propriorezeptoren aufweist, erhalten werden.

1.8.3
Therapeutische Konsequenzen

Propriorezeptoren sind in allen wichtigen Kapsel-Band-Strukturen des Kniegelenkes enthalten. Demzufolge darf das therapeutische Denken nicht allein auf die mechanische Bandfunktion beschränkt sein. Der Kapsel-Band-Apparat kann schließlich exzessive Belastungen und Gewalteinwirkungen nur deshalb unverletzt überstehen, weil die über die propriozeptive Gegensteuerung innervierte synergistische Muskulatur exzessive Banddehnungen verhindern hilft.

Das therapeutische Handeln muß daher auch die *propriozeptive Schutzfunktion* berücksichtigen. Bei Knieoperationen, insbesondere bei Bandrekonstruktionen, wird das Gelenk leider noch viel zu häufig über eine sehr ausgedehnte Arthrotomie eröffnet. Zur Erzielung einer möglichst „optimalen Übersicht" wird die Patella auch heute noch komplett nach lateral luxiert und der M. vastus medialis obliquus komplett oder partiell von der Patella desinseriert. Es wird zwar immer darauf geachtet, möglichst keine stabilisierenden Strukturen zu verletzen, die Propriozeption der Gelenkkapsel wird aber vernachlässigt. Dieses rein mechanistische Denken hat zu „gewaltigen" Operationen geführt. Ganze Kniegelenke wurden zur Naht einzelner Bandstrukturen regelrecht skelettiert. Bei chronischen Kapsel-Band-Läsionen wurden zahlreiche Bandanteile von ihren Insertionen abgelöst, versetzt und/-oder umgelenkt. Nach Rekonstruktion des vorderen Kreuzbandes sind daher oft erschreckend ausgedehnte Narben, nicht selten medial- und lateralseitig, Beleg dieser skelettierenden Vorgehensweise (Abb. 1-40).

Um das vordere Kreuzband zu erreichen, ist aber nur eine kleine Arthrotomie notwendig. Ebenso sind die iatrogene Patellaluxation nach lateral und die Desinsertion des M. vastus medialis obliquus überflüssig. Über eine begrenzte Arthrotomie von 4–6 cm Länge erhält man eine ausreichende Übersicht (Abb. 1-41 a, b). Die Entwicklung der arthroskopischen Techniken hat dazu geführt, daß Kreuzbänder arthroskopisch genäht oder ersetzt werden können. Bei entsprechender arthroskopischer Technik sind lediglich 2 kleine punktförmige Gelenkinzisionen notwendig. An den extraartikulären femoralen und tibialen Fixationspunkten des Bandes sind etwas größere Inzisionen unumgänglich (Abb. 1-41 c).

Die häufig beklagten, postoperativ langanhaltenden Schwellneigungen und Schmerzen im Femoropatellargelenk nach großzügigen Arthrotomien bei gleichzeitig nicht befriedigenden Operationsergebnissen sowie neue Aspekte in der Ligamentheilung haben dazu geführt, daß sich bei der Therapie von Bandverletzungen zu-

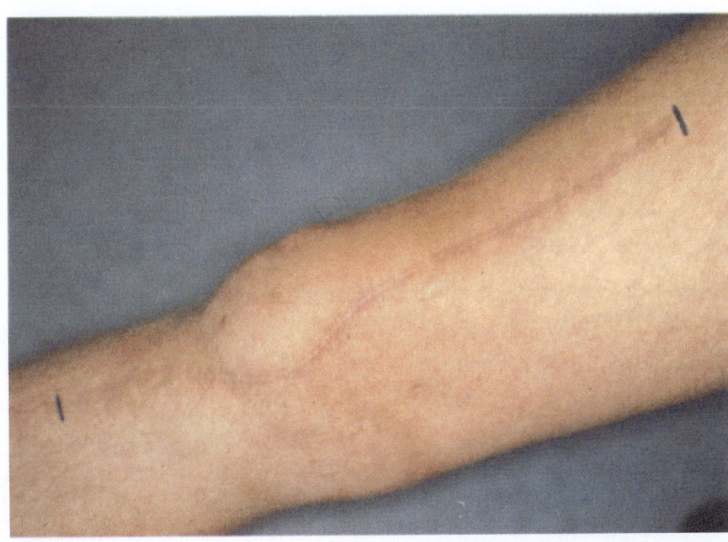

Abb. 1-40. Über 50 cm (!) lange Narbe nach arthrotomischer Rekonstruktion des vorderen Kreuzbandes

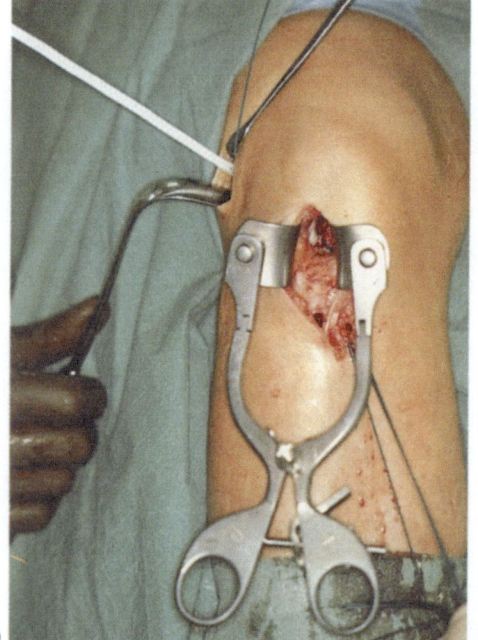

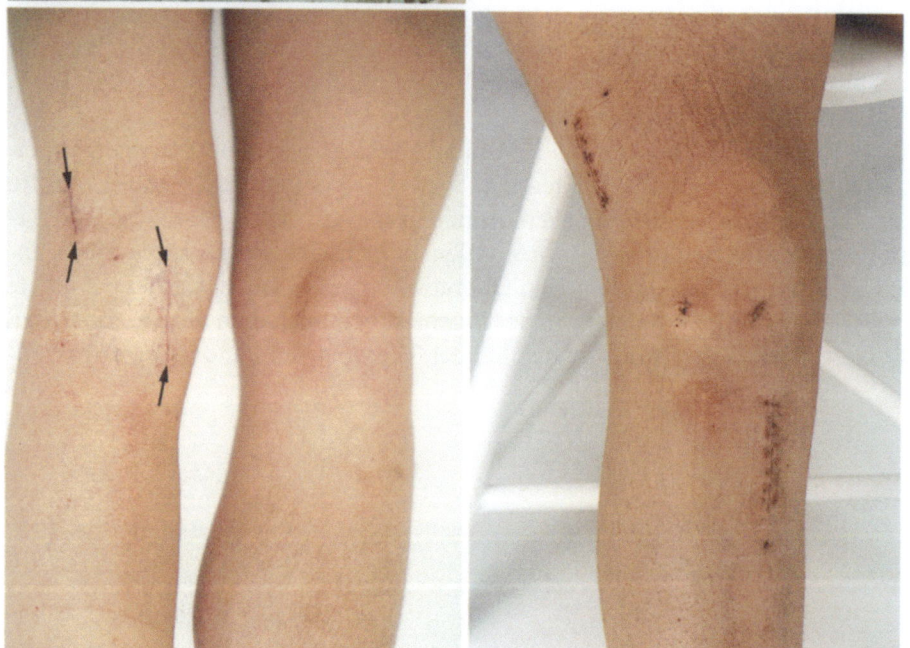

Abb. 1-41 a–c. Autologe Rekonstruktion des vorderen Kreuzbandes, z.B. mit dem mittleren Teil des Lig. patellae (Knochen-Ligament-Knochen) über eine sehr kleine Arthrotomie (5–6 cm). Die Arthrotomie erfolgt nach partieller Resektion des Hoffa-Fettkörpers durch die Ligamententnahmestelle hindurch. Das Einziehen des Augmentationsbandes (z.B. Kennedy-LAD, s. Abb. **a**) und des entnommenen Lig.-patellae-Anteils in das Gelenk sowie die femorale Fixation des Knochenblocks im femoralen Bohrkanal erfolgen über eine 2–3 cm lange Inzision etwas proximal des lateralen Femurkondylus (**a**). Die medialen und lateralen Retinakula werden bei dieser Arthrotomietechnik nicht durchtrennt. 21 Tage nach der Operation (**b**). Kleinste Narben nach arthroskopischer Rekonstruktion des vorderen Kreuzbandes (10. postoperativer Tag) (**c**)

nehmend eine funktionelle und damit mehr *biologische Denkweise* durchsetzt. Ausgedehnte, das Kniegelenk „verstümmelnde" Arthrotomien mit Zerstörung der Propriorezeptoren werden vermieden.

Je größer die Arthrotomie, desto mehr Propriorezeptoren werden zerstört.

Die operative Freilegung von anatomischen Strukturen wäre nur dann sinnvoll, wenn beabsichtigt wird, die rupturierten Bandanteile mit einer Naht zu versorgen. Es stellt sich aber die Frage, ob ein solches Vorgehen gerechtfertigt ist.

Zahlreiche Arbeitsgruppen haben sich daher experimentell mit den Faktoren, die die Bandheilung beeinflussen, beschäftigt [6 a, 77 a, 106 b,

217a, 385a, 716a, b]. Gamble et al. [197] konnten nachweisen, daß durch Immobilisation die Ligamente von einem anabolen in einen katabolen Zustand überführt werden.

In tierexperimentellen Untersuchungen wurde gezeigt, daß Bänder, die unter Mobilisation ausheilen, eine signifikant höhere Bandfestigkeit aufweisen, als Bänder unter Immobilisation [77a]. Ein für die Bandheilung möglicherweise fördernder Faktor ist zudem die Applikation von nichtsteroidalen Antirheumatika in den ersten Tagen nach der Bandverletzung, wie ebenfalls tierexperimentell nachgewiesen werden konnte [106b].

Für die Bandheilung unter Mobilisation ist es jedoch wesentlich von Bedeutung, ob nur periphere Bandstrukturen oder ob auch zentrale verletzt sind. Tierexperimentell zeigten Woo et al. [716c], daß bei isolierter Verletzung des medialen Seitenbandes oder bei einer Verletzung des medialen Seitenbandes zusammen mit einer partiellen Verletzung des vorderen Kreuzbandes nach 12 Wochen die gleiche Bandinstabilität im Reißtest nachzuweisen war, wie in der Kontrollgruppe mit intakten Bandverhältnissen. Das Band heilte dabei unter Mobilisation. War dagegen das vordere Kreuzband komplett durchtrennt, zeigte sich nach Abschluß des Beobachtungszeitraumes eine erhöhte mediale Aufklappbarkeit sowie eine wesentlich höhere Rate von degenerativen Knorpelveränderungen [716c]; zu ähnlichen Ergebnissen kam auch die Arbeitsgruppe von Dahners [385a]. Dahners [107] stellte darüber hinaus in experimentellen Untersuchungen fest, daß Ligamente, die unter Mobilisation heilen, größer, stärker, steifer, kollagenhaltiger und zellreicher sind bei gleichzeitig besserer Kollagenausrichtung.

Gomez et al. [217a] untersuchten sogar den Einfluß von direktem Streß auf die Heilung des Seitenbandes. Hierbei zeigte sich, daß der Einfluß von geringem Streß (Varus-, Valgusstreß) den Heilungsprozeß fördert. Es sind jedoch weitere Untersuchungen nötig, um die optimale Streßstärke und den Zeitpunkt, in dem der Streß auf das heilende Band einwirkt, zu ermitteln [217a].

Obwohl tierexperimentelle Untersuchungen bekanntlich nur bedingt auf den Menschen übertragbar sind, kann man jedoch aus den beschriebenen Untersuchungen gewisse therapeutische Konsequenzen ziehen. Bei isolierter Verletzung des medialen Seitenbandes führt sicherlich die konservative funktionelle Therapie zu einem guten Ausheilungsergebnis, wie Studien von Ballmer u. Jakob [25a], Kannus [340a] und Mok [461b] zeigen. Liegen dagegen komplexe Bandverletzungen vor, z.B. eine Ruptur des vorderen Kreuzbandes und eine Läsion der gesamten medialen Kapsel, ist durch eine rein funktionelle konservative Therapie kein absolut zufriedenstellendes Ergebnis zu erwarten. Wie schon die klassischen Untersuchungen von O'Donoghue [503] zeigten, heilen experimentell gesetzte Rupturen des vorderen Kreuzbandes unter Ruhigstellung nicht aus. Zu gleichen Ergebnissen kamen auch Hefti et al. [260b] nach tierexperimentellen Untersuchungen bei Hasen. Nach kompletter Ruptur des vorderen Kreuzbandes kann keine Regeneration erwartet werden. Lediglich nach partiellen Rupturen zeigt sich eine sehr langsame, wenngleich auch inkomplette Regenerationstendenz [260b].

Im eigenen Patientengut (Straubing) von nunmehr über 2000 operativ versorgten Rupturen des vorderen Kreuzbandes zeigt sich, daß es bei einer verzögert primären Therapie (s. unten) manchmal doch zu einem Wiederanwachsen des Kreuzbandstumpfes über ein Narbengewebe an den lateralen Femurkondylus kommt. Diese Narbenbildung ist nach unseren Untersuchungen bei ca. 10–15 % der Patienten zu finden. 6–8 Wochen nach der Verletzung ist zwar immer noch ein positiver Lachman-Test (s. Kap. 3.3.3) nachzuweisen, dieser ist jedoch mit einem festen Anschlag zu verzeichnen, für den die Narbe, die sich gebildet hat, verantwortlich ist. Ist der Patient subjektiv mit seinem Knie zufrieden (kein Instabilitätsgefühl, keine Schmerzen und keine Bewegungseinschränkungen) kann auch auf eine Arthroskopie verzichtet werden, es sollte jedoch in regelmäßigen Abständen (alle 2–3 Mon.) eine Stabilitätskontrolle erfolgen. Zeigen sich bei der Arthroskopie 6–8 Wochen nach dem Trauma keine frischen oder veralteten Instabilitätszeichen (Knorpelschaden am medialen Femurkondylus, Läsion der „Meniskusrampe", inkompletter inferiorer Längsriß des Innenmeniskushinterhorns, Riß am Außenmeniskushinterhorn, Auffaserung des Außenmeniskusvorderhorns), ist eine funktionelle Therapie zu empfehlen (s. auch Kap. 3.17, 11.6.6.2). Arthroskopisch kann bei Bedarf der vernarbte Ursprungsbereich des vorderen Kreuzbandes zur weiteren Narbenbildung angefrischt werden (s. Abb. 11-53). Treten bei Belastung (tägliche Aktivität, Sport) jedoch Beschwerden (Unsicherheitsgefühl, Schmerzen, Schwellung) auf, ist die Rekonstruktion des vorderen Kreuzbandes zu empfehlen.

Das Ausmaß der vorderen Schubladenbewegung wird mit dem KT-1000 (s. Abb. 9-8 und 9-9) 3 und 6 Monate nach der arthroskopischen Narbeninduktion kontrolliert. Zeigt sich dabei ein Anstieg der Tibiaverschiebung um mehr als 2 mm, ist davon auszugehen, daß sich die Narbe lockert. In Abhängigkeit vom klinischen Befund muß dem Patienten dann die Kreuzbandrekonstruktion empfohlen werden.

Da die operative Versorgung von Kreuzbandrupturen nicht völlig unproblematisch ist, wird immer wieder auch über konservative Behandlungsversuche von Kreuzbandrupturen berichtet [10 d, e, 56 a, 73 a, 208 a, 360 a, 491]. Folge dieser Behandlung ist bei bis zu 100 % aller Patienten ein Gefühl der Unsicherheit [10 e, 29 a, 208 a, 491]. Bonamo et al. [56 a] und Buckley et al. [73 a] stellten eine hohe Inzidenz von belastungsabhängigen Schmerzen bei diesen Patienten fest. Insbesondere Patienten, bei denen ein positiver Pivot-shift-Test auszulösen ist, oder Patienten mit wiederholten Verletzungen und Arthroskopien sowie mit muskulären Defiziten müssen vermehrt mit Beschwerden rechnen [56 a]. Arthrotische Veränderungen sind, je nach dem Alter der Ruptur, bei vielen Patienten zu finden. Eigene Untersuchungen an 560 Patienten mit einer Ruptur des vorderen Kreuzbandes zeigen höhergradige Knorpelläsionen bei 98 % der Patienten, deren Verletzung mehr als 10 Jahre zurücklag.

Aber auch nach der Rekonstruktion des Kreuzbandes können degenerative Veränderungen auftreten, obwohl die Operation zu stabilen Verhältnissen geführt hat. Cameron et al. [80 a] untersuchten daher biochemische Mediatoren, Zytokine genannt, in Kniegelenken mit einer Insuffizienz des vorderen Kreuzbandes. In der Synovialflüssigkeit von Kniegelenken mit chronischer Insuffizienz des vorderen Kreuzbandes

wurden knorpelkatabole Zytokine, immunmodulierende Zytokine und protektive Zytokine bestimmt. In der akuten Phase nach der Verletzung waren hohe Konzentrationen an immunmodulierenden und protektiven ·Zytokinen zu verzeichnen. Der Gehalt an knorpelkatabolen Zytokinen folgte jedoch keinem einheitlichen Trend. Die Synovialflüssigkeit von Kniegelenken mit chronischer Insuffizienz des vorderen Kreuzbandes wies relativ hohe Spiegel auf, ebenso die Gruppe mit frischen Kreuzbandverletzungen. Die wichtigen protektiven Zytokine waren jedoch nicht mehr nachweisbar. Möglicherweise liegt im Vorhandensein von knorpelkatabolen Zytokinen bei gleichzeitigem Fehlen von protektiven Zytokinen die Ursache, daß degenerative Veränderungen trotz Rekonstruktion des vorderen Kreuzbandes auftreten können [80 a]. Weitere Untersuchungen sind hierzu aber noch erforderlich. Möglicherweise können auch·pharmakologische Wirkstoffe entwickelt werden, die die knorpelkatabolen Zytokine hemmen bzw. die protektiven Zytokine unterstützen bzw. substituieren, um degenerative Veränderungen zu mildern, aufzuhalten oder ihnen sogar vorzubeugen.

Bei allen Kapsel-Band-Verletzungen des Kniegelenkes sollte daher unbedingt eine funktionelle Therapie ohne lange Immobilisation des Gelenkes erfolgen. Dies gilt sowohl für das konservative als auch für das operative Vorgehen. Tierexperimentell untersuchten Muneta et al. [472 b] den Effekt der Immobilisation nach Rekonstruktion des vorderen Kreuzbandes. Histologisch zeigte sich eine schnellere Regeneration der rekonstruierten vorderen Kreuzbänder in der Gruppe mit limitierter Bewegung ohne ausgeprägte Nekrosezeichen. Darüber hinaus konnte mikroangiographisch die schnellere Vaskularisation in dieser Gruppe nachgewiesen werden. Die Vergleichsgruppen, die komplett oder für 4 Wochen immobilisiert wurden, zeigten ausgedehntere Nekrosen und eine langsamere Vaskularisation des Transplantates.

Der Vergleich von zurückhaltenden und aggressiven Rehabilitationsprogrammen ergab, daß die sofortige Freigabe der Kniebewegung und eine frühe Vollbelastung nicht zu einer vermehrten anterioren Tibiabewegung führen, wie

Untersuchungen von Barbar-Westin u. Noyes [26a] zeigten. Pathologische Tibiaverschiebungen traten typischerweise nach der zweiten Rehabilitationsphase mit intensivem Krafttraining oder nach der Wiederaufnahme der sportlichen Aktivität auf.

Neben der gewählten Operationstechnik ist auch der Zeitpunkt des Eingriffes für den Erfolg der operativen Maßnahme von entscheidender Bedeutung. So wird heute die verzögert primäre Versorgung von Rupturen des vorderen Kreuzbandes favorisiert [461a, 590a, 690a] (s. Kap. 3.16).

1.9
Biomechanik und Biometrie

Das oberste Ziel aller Organ- und auch Stoffwechselfunktionen ist auf Bewegung hin gerichtet. Zentrales Nervensystem, Muskulatur, Kreislauf und Atmung arbeiten zusammen, um nur dieses eine Ziel zu erreichen. Mit anderen Worten: Ohne Bewegung wären alle Organfunktionen ohne Sinn.

Das menschliche Kniegelenk ist das Resultat einer Gelenkentwicklung, die sich über 400 Millionen Jahre erstreckt [141]. Trotz aufwendiger Untersuchungen wissen wir aber über die inneren Beziehungen der biologischen Bewegungssysteme (Gelenke) erschreckend wenig. Man muß demnach versuchen, die inneren Gesetzmäßigkeiten zu entdecken. Wie weit wir noch vom eigentlichen Wesen der gesetzmäßigen Erfassung von Gelenkbewegungen entfernt sind, zeigt der weithin bekannte Lehrsatz aus der Anatomie und Biomechanik: „Die Funktion prägt die Anatomie der Gelenke, daher kann man aus der Anatomie auf die Funktion schließen." Diese „mittelalterliche Denkweise" haben viele Mediziner, Biologen, aber auch Physiker und Mathematiker verinnerlicht [455].

Es hat bisher zahlreiche Versuche gegeben, den Bewegungsablauf von Gelenken mit der klassischen Geometrie aufzuklären. Diese Versuche endeten fast alle mehr oder weniger erfolglos. Knese faßte 1950 das bisher Erreichte resignierend zusammen: „Die Gelenkkörper, gemeint ist das Kniegelenk, können damit auf gar keinen Fall unter ein geometrisches Prinzip gestellt werden." (aus [454]). Der Biomechaniker Wolfgang Baumann formulierte 1985 in einem Artikel über „Gehmaschinen" das Dilemma der heutigen Biomechanik sehr treffend: „Wir wissen sehr viel über Bewegung, über Gehen und Laufen, speziell im Sport. Aber genau genommen wissen wir noch gar nichts. Die inneren Prinzipien der Bewegung sind uns ein Rätsel" (nach Menschik [455]).

Sicherlich liegt ein Grundproblem auch darin, daß die Wissenschaftler auf der einen Seite zu sehr Mediziner und zu wenig Mathematiker und Philosophen oder – anders herum – zu sehr Mathematiker und Physiker und zu wenig Mediziner waren.

Die grundlegendsten Weiterentwicklungen und die bisher umfangreichste Beschreibung von biologischen Bewegungssystemen, speziell dem Kniegelenk, verdanken wir dem Wiener *Alfred Menschik*. In ihm vereinigen sich sowohl die Interessen eines knieinteressierten Arztes, als auch die eines Mathematikers, Physikers und Philosophen in einer Person. So ist es im wesentlichen Menschik zu verdanken, daß die Biomechanik des Kniegelenkes nicht auf dem Stadium der überschlagenen ebenen Viergelenkkette stehengeblieben ist (vgl. Abb. 1-7). Schließlich handelt es sich hierbei nur um ein zweidimensionales Modell in einer Ebene, in dem nur die beiden Kreuzbänder berücksichtigt werden, die Seitenbänder aber unbeachtet bleiben.

1.9.1
Grundüberlegungen

Zuerst muß der gedankliche Hintergrund bereitet werden, um sich von den veralteten Vorstellungen zu lösen. Hierzu folgende Feststellungen Menschiks [455]:

1. Keine ernstzunehmende Wissenschaft aus der theoretisch-physikalischen und der naturwissenschaftlichen Disziplin zweifelt daran, daß das Lebendige und damit auch wir selbst aus unserer Raum-Zeit-Welt hervorgegangen sind. Es kann daher keine eigene Physik für das Lebendige mit eigenen Gesetzmäßigkeiten geben. Wäre dies der Fall, wäre eine

„Oberphysik" erforderlich, die beide Systeme (Raum-Zeit-Welt / Physik des Lebendigen) in Beziehung zueinander setzt. Demnach ist der Begriff der Biomechanik auch irreführend, da es nur eine Mechanik gibt. Besser man spricht von mechanischen Gesetzmäßigkeiten in der Biologie.

2. Immer wiederkehrende Bewegungen, egal ob in der Technik oder bei einem biologischen System, sind an bestimmte Gesetzmäßigkeiten gebunden. Das heißt, ohne diese geometrisch-kinematischen Gesetzmäßigkeiten wären immer wiederkehrende reproduzierbare Bewegungen sowohl in der Technik als auch beim Lebewesen nicht denkbar.

3. Gelenke, so auch das Kniegelenk, sind optimierte Bewegungssysteme. Diese können erst dann analysiert werden, wenn man das elementare Grundprinzip des Gelenkes entdeckt hat.

Gleichzeitig besteht die Problematik, daß die Geometrie die Gesetzmäßigkeiten der räumlichen Bewegungen bisher nur in Ansätzen entdeckt hat. Hierfür ist u.a. ursächlich ein „menschliches Problem" verantwortlich. Mathematiker erkennen zwar die interessante Problematik von biologischen Bewegungssystemen, sehen darin aber kein eigentliches geometrisches Problem. Eine der Ursachen hierfür liegt wiederum in der Deutung der Mediziner, die die Gelenke als „Gebilde der Weisheit der Natur" oder als „eine Konstruktion Gottes" bezeichnen. Diese Denkweise führt aber nicht zum Erkennen des elementaren Problems. Man muß sich bewußt machen, daß das Erscheinungsbild, das „Wie", seine Ursachen in einem „Was" hat. Dieses erscheint zwar auf den ersten Blick abstrakt, kann aber durch einige Beispiele leicht verständlich gemacht werden. Ein historisches Beispiel ist der Astronom Kepler (1571–1630). Aus heutiger Sicht ist Kepler z.T. gescheitert. Er beschrieb zwar die Planetenbewegung mit mathematischen Formeln, erkannte also das „Wie". Die Ursache dieser Bewegung, das „Was", schrieb er der göttlichen Intuition zu. Etwa 100 Jahre später klärte Newton (1686) mathematisch-physikalisch durch das Gesetz der Gravitation die Ursache der Planetenbewegung, also das „Was", und hat damit das „dualistische Denkprinzip"

der mittelalterlichen Physik beendet. Das Ziel der Erkundung von biologischen Bewegungssystemen muß der Eruierung der Ursache der Bewegung, dem „Was", gewidmet werden [454].

Nach Menschik [454] führt aber nur eine Analyse des „Was" zur wirklichen Erkennung eines unbekannten Bewegungssystems. Fragt man: „Warum bewegt sich das Knie?", erhält man sicherlich häufig die Antwort, „weil sich die Muskulatur kontrahiert". Ähnlich wäre die Frage bei einem anderen, bekannten Bewegungssystem, z.B. einem Auto. Fragt man: „Warum fährt das Auto?" erhält man sicherlich häufig die Antwort: „Weil das Gaspedal niedergetreten wird." Diese Antwort würde man zwar als richtig akzeptieren, befriedigend ist sie aber keinesfalls. Die Ursache, das „Was" der Bewegungssyteme wird aus keiner der Antworten ersichtlich.

Von diesen Grundüberlegungen geleitet, entwickelte Menschik [448–454] seine Biometrie. Der bisher von der Biomechanik eingeschlagene Weg hat, wie sich gezeigt hat, nicht zu wesentlichen Erfolgen geführt.

Nachdem Menschik 1974 den ersten Teil seiner Ergebnisse über die „Mechanik des Kniegelenkes" publizierte, erschienen in den folgenden Jahren die Teile II und III. In Teil III [450] beschreibt Menschik, wie er nach einem Hinweis von Herrn Dr. Jank, einem Mitarbeiter des II. Geometrischen Institutes (Leitung: Prof. Wunderlich) der Technischen Hochschule Wien, die bisher gefundenen kinematischen Zusammenhänge zwischen Kreuz- und Kollateralbändern zuordnen konnte bzw. welches kinematische Gesetz hinter seinen empirisch gefundenen Daten stand. Bereits vor über 100 Jahren hatte sich der Mathematiker L. Burmester mit inhaltlich ähnlichen Problemstellungen beschäftigt. Menschik [450] schreibt: „Burmester klärte damals die Frage nach jenen Punkten der Gangebene, die sich bei einem gegebenen ebenen Zwangslauf im Augenblick gerade im Scheitel ihrer Bahn befinden, d.h. in diesem Augenblick auf Kreislinien laufen. Burmester nannte die so entstandene Kurve „Kreis-Punkt-Kurve". Die heutige Geometrie spricht von der sog. „Scheitelkubik."

Daraufhin konstruierte Menschik in Zusammenarbeit mit Jank diese *Scheitelkubik* für das Kniegelenk.

In der Folgezeit brachte der Schweizer Werner Müller [470] Menschiks Berechnungen und Überlegungen einem breiteren Kreis „knieinteressierter" Kollegen näher. Müller verstand es, klinische und kinematische Phänomene im gegenseitigen Zusammenhang darzustellen und aus ihnen wichtige diagnostische und therapeutische Konsequenzen abzuleiten.

Im Jahre 1987 veröffentlichte Menschik sein Buch *Biometrie, das Konstruktionsprinzip des Kniegelenkes, des Hüftgelenkes, der Beinlänge und der Körpergröße* [454], in dem er seine Erkenntnisse, Berechnungen und Beweise zusammenfassend darstellt. Der von Menschik geprägte Begriff der „Biometrie" darf dabei nicht mit der Kinematik oder der Biomechanik gleichgesetzt werden. Die Biometrie beschreibt vielmehr Verfahren zur kräftefreien konstruktiven Ermittlung biologischer Bewegungssysteme. Sie stellt damit eine wesentliche Erweiterung der reinen Bewegungsgeometrie (= Kinematik) dar. Die Biomechanik, die sich mit der Erforschung des Phänomens „Bewegung" beschäftigt, sieht ihre Aufgabe v. a. darin, die Bewegung zu beobachten und entsprechend aufzuzeichnen. Die Ergebnisse werden dann mathematisch analysiert. Die eigentliche Frage nach der Ursache der Bewegung bleibt dabei aber unberücksichtigt. So stellt Menschiks Biometrie die z. Z. wegweisende Analyse des biologischen Bewegungssystems „Kniegelenk" dar.

1.9.2
Analyse eines unbekannten biologischen Bewegungssystems

Der immer wiederkehrende Bewegungsablauf des Kniegelenkes ist nur möglich, wenn definierte physikalische Gesetzmäßigkeiten existieren, welche die Bewegungen bestimmen. Werden z. B. alle Weichteile bis auf die Kreuz- und Seitenbänder von einem Kniepräparat entfernt und bewegt man das Knie immer noch weiter, so bleibt der Zwangslauf dieses Systems konstant erhalten. Die Durchtrennung von beiden Seitenbändern führt zur seitlichen Lockerheit, der Zwangslauf bleibt aber trotzdem erhalten. Trennt man dagegen die Kreuzbänder durch, tritt das bekannte Schubladenphänomen auf,

der Bewegungsablauf ist desintegriert. Daraus kann man folgern, daß die Kreuzbänder eine physikalische Grundbedingung für den zwanghaften Bewegungsablauf des Kniegelenkes sind.

Dieser Erkenntnis folgend ist die überschlagene Viergelenkkette eine erste geometrische Konstruktion, die diesen Gegebenheiten Rechnung trägt.

Fixiert man nun den Oberschenkel (Femur) und bewegt die Tibia als Ansatzpunkt der beiden Kreuzbänder, so umschwenkt die Tibia die Femurkondylen (Abb. 1-42). Das bewegte System, in diesem Fall die Tibia, wird als „Gangsystem", das ruhende System (Femur) als „Rastsystem" bezeichnet. Die Verbindung der Drehzentren (Kreuzungspunkte der Kreuzbänder) ergibt eine Kurve (Rastpolkurve). Bewegt sich der Oberschenkel und ist der Unterschenkel entsprechend fixiert, erhält man die sog. „Gangpolkurve" als Verbindung der Kreuzungspunkte beider Kreuzbänder (Abb. 1-42).

Bei diesen Bewegungen haben die beiden Gelenkflächen aber trotz ihrer unterschiedlichen Größe gleichviele Kontaktpunkte. Diese Kontaktpunkte befinden sich in Extension mehr ventral und wandern mit zunehmender Flexion nach dorsal. Wegen der unterschiedlichen Dimensionierung muß es daher neben einer Rollbewegung auch eine Gleitbewegung geben.

Es wird deutlich, daß neben den beiden Kreuzbändern auch die Form der Gelenkflächen für den Zwangslauf des Kniegelenkes von großer Bedeutung sind. Oft wird vom Kniegelenk behauptet, die beiden Gelenkflächen seien „völlig inkongruent" und daß trotzdem eine Bewegung möglich ist, sei „die Weisheit der Natur" bzw. „der Wille Gottes". Die Gelenkflächen sind aber kein biologisches Problem, sondern nach Menschik [454] vielmehr eine mathematisch-geometrische Konsequenz.

Betrachtet man die Bewegungen (Abb. 1-42 und 1-43), hüllen sich die Gelenkflächen gegenseitig ein. Daher ersetzt man den Begriff der Gelenkfläche auch durch den Begriff der „Hüllfläche". Demnach sind die beiden wichtigsten Parameter der Gelenkführung die beiden Kreuzbänder und die Hüllflächen.

Betrachtet man das Kniegelenk so, daß die Kreuzbandursprünge und ihre Ansätze bei der Projektion auf eine Ebene (z. B. ein Zeichen-

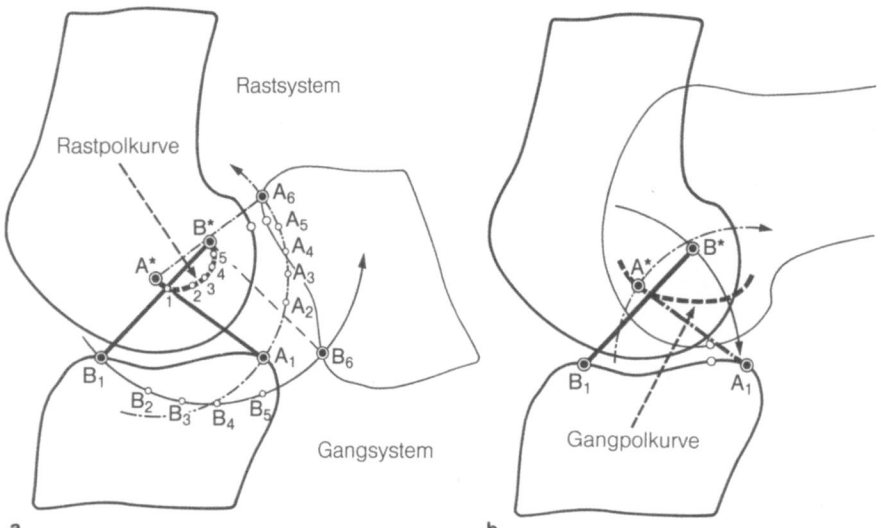

Abb. 1-42 a, b. Rastpolkurve (**a**) und Gangpolkurve (**b**), (Erläuterungen s. Text). (Aus [454])

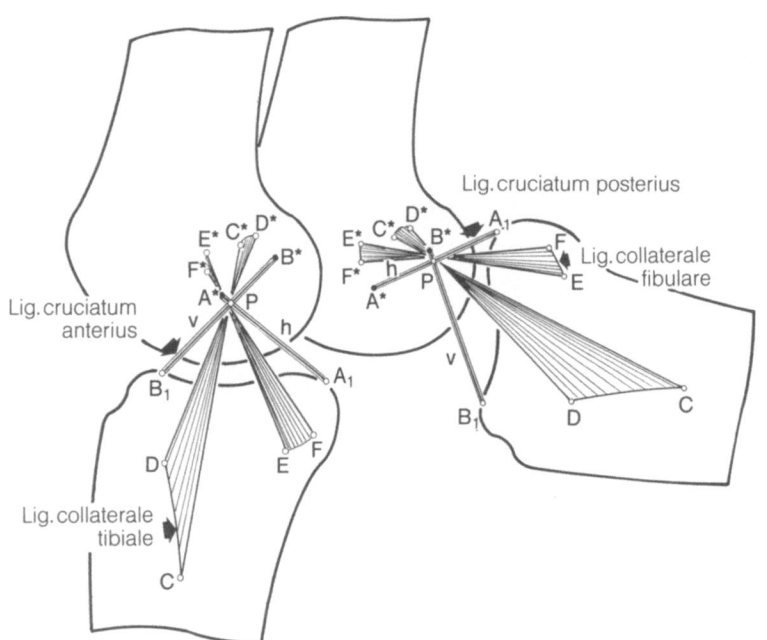

Abb. 1-43. Beuge-Streck-Bewegung des Kniegelenkes. Im Kreuzungspunkt von Seiten- und Kreuzbändern befindet sich das Momentandrehzentrum P. (Aus [454])

blatt) auf Kreislinien laufen, dann beschreiben alle Punkte dieses bewegten Systems (Unterschenkel) Kurven 6. Ordnung (Tabelle 1-8). Hält man den Unterschenkel in einer bestimmten Stellung fest, z. B. bei einer Flexion von 45°, so liegen alle Scheitelpunkte der Bahnkurven auf der Scheitelkubik (Burmester-Kurve des Gangsy-

stems). Die Krümmungsmittelpunkte der Scheitelkreise, die die Scheitelstellen der Punktbahnen in diesem Augenblick der Bewegung vierpunktig berühren, liegen auf einer Kurve, die als Angelkubik (Burmester-Kurve im Rastsystem) bezeichnet wird. Die entsprechenden Verbindungsgeraden der Scheitelstellen und ihrer

Tabelle 1-8. Parameter der Gelenkform

1. Abstand der Drehpunkte der Kreuzbänder in der Frontalebene
2. Räumliche Versetzung der Ansatzpunkte der Kreuzbänder zueinander
3. Länge der Kreuzbänder
4. Längendifferenz der Kreuzbänder
5. Länge des Tibiaplateaus
6. Form des Tibiaplateaus
7. Zusatzbewegungen der Kreuzbänder, z.B. bei der Schlußrotation

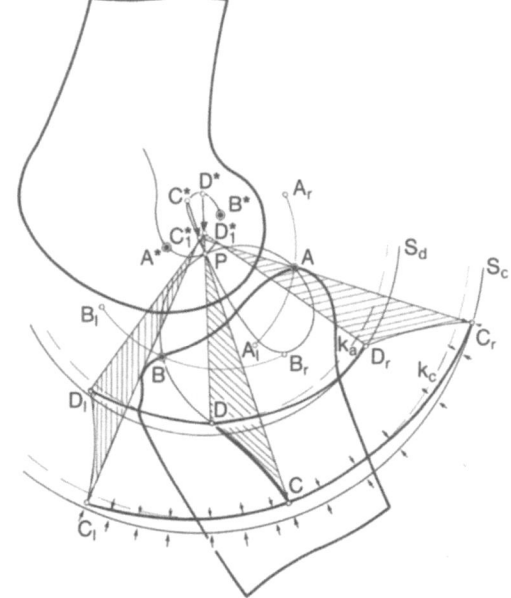

Abb. 1-44. Lockerung des medialen Seitenbandes in mittleren Flexionsstellungen. In Extension *(dl, cl)* und starker Flexion *(dr, cr)* ist der Bandapparat dagegen angespannt. (Aus [454])

Krümmungsmittelpunkte gehen durch das momentane Bewegungszentrum. In diesem System sind aber auch die beiden Seitenbänder berücksichtigt. Alle Fasern des medialen und lateralen Seitenbandes sind realisierte „Verbindungsgeraden" (Abb. 1-43).

Geht man von den anatomischen Gegebenheiten aus, so scheinen die Ursprungs- und Ansatzareale der Kreuz- und Seitenbänder mehr oder weniger zufällig lokalisiert zu sein (Abb. 1-39 a). Sämtliche Ursprünge lassen sich aber der geometrisch-kinematischen Gesetzmäßigkeit der Burmester-Kurve (Abb. 1-39 b und 1-43) unterordnen. Bei der Beuge-Streck-Bewegung zeigt sich, daß sich das Momentandrehzentrum P immer im Kreuzungspunkt der beiden Kreuzbänder und Seitenbänder befindet (Abb. 1-43).

Bei der Bewegung (Streckung/Beugung) beschreiben die Insertionspunkte der Bänder Kreislinien, die auf die Bahnkurven auflaufen. Hierdurch wird das Kniegelenk in der Streck- und Beugephase gefestigt, in der mittleren Beugestellung tritt dagegen eine Lockerung der Bänder auf (Abb. 1-44).

Dieses kinematische Prinzip mit den genannten Abhängigkeiten gilt für alle Gelenke, die über Kreuzbänder verfügen [448, 450]. Der eigentliche Zwangslauf des Kniegelenkes kommt jedoch erst durch die ebenfalls mit ihren Ursprungs- und Ansatzpunkten auf der Burmester-Kurve lokalisierten Seitenbänder zustande (Abb. 1-44).

Die beschriebene Biomechanik vermag noch weitere interessante Phänomene zu erklären. Da die Flexionsachse während Flexion und Extension wandert, ändert sich damit die Länge von Kraft- und Hebelarm. Technisch betrachtet handelt es sich demnach um ein „stufenloses Getriebe", was sich im täglichen Leben daran zeigt, daß man mit fast gleichbleibender Muskelkraft aus der Hockstellung kontinuierlich den Stand erreichen kann, ohne dabei einen Punkt mit sehr großer Kraftanstrengung überwinden zu müssen. Es besteht ein idealer Abbrems- und Federungsmechanismus, der mit einem „einfachen Scharniergelenk" keinesfalls möglich wäre [450].

Menschik [450] sieht ferner in der Mechanik der Viergelenkkette eine intraartikuläre Volumenstabilisierung. Die notwendige Volumenverschiebung bei Flexion von der Ventralseite zur Dorsalseite stellt somit ein „Synoviapumpensystem" dar, das die Schmierung des Gelenkes gewährleistet und somit der Ernährung des Knorpels dient. Dieser wird zudem durch die ständige, von der Flexion abhängige Veränderung der femoralen und tibialen Kontaktpunkte geschont.

Betrachtet man die 4 Bänder des Kniegelenkes (Kreuz- und Seitenbänder) als ein Vierstabgetriebe, so läßt dieses Getriebe Beuge-, Streck- und Rotationsbewegungen zu. Wird ein 5. Stab in diese Vierergruppe eingeführt, resultiert die

Fixierung des Systems genau in der Stellung, bei der der zusätzliche Stab eingeführt wird. Die Natur hat als reversiblen und vom Individuum kontrollierbaren „5. Stab" den M. quadriceps mit Patella und Lig. patellae vorgesehen. Bei Anspannung des M. quadriceps wird das Gelenk aus kinematischen Gründen in der entsprechenden Flexionsstellung fixiert, d. h. bei angespanntem M. quadriceps kann das Kniegelenk nicht weiter gebeugt werden [450].

1.10
Röntgenanatomie

Für die eindeutige anatomische Zuordnung von knöchernen Absprengungen und Veränderungen sowie bei Ausmeßverfahren z. B. für gehaltene Röntgenaufnahmen ist die Kenntnis der Röntgenanatomie unumgänglich.

1.10.1
Anteriorer-posteriorer Strahlengang

Beide Femurkondylen sind von unterschiedlicher Größe. Der größere mediale Kondylus weist eine regelmäßigere Form auf als der kleinere laterale. Letzterer zeigt auf der Lateralseite eine kleine Impression, die der Sehne des M. popliteus als knöchernes Gleitlager dient. Kranial des medialen Epikondylus liegt das Tuberculum adductorium, das sich als knöcherne Vorwölbung zeigt.

Die Eminentia intercondylaris, deren Tuberculum mediale in nahezu 80% der Fälle höher als das laterale ist [327], sowie die gegenüber der medialen höher gelegene laterale tibiale Gelenkfläche erleichtern die Seitenlokalisation.

Der zwischen Femur und Tibia befindliche strahlendurchlässige Raum entspricht dem Knorpelüberzug der femorotibialen Gelenkflächen. Die Bezeichnung dieses Raums als Gelenkspalt ist ein eingebürgerter radiologischer Fehlbegriff [367].

Das Fibulaköpfchen wird wegen der dorsolateralen Position des proximalen fibulotibialen Gelenkes zu etwa 1/3 vom lateralen Tibiakondy-

lus verdeckt. Zu 10–33% [42, 67, 470] befindet sich im lateralen Kopf des M. gastrocnemius eine Fabella, die sich auf den lateralen Femurkondylus projiziert.

Im allgemeinen ist die eindeutige anatomische Identifizierung im a.-p.-Strahlengang unproblematisch.

1.10.2
Seitlicher Strahlengang

Im Gegensatz zur a.-p.-Aufnahme ist die Zuordnung der entsprechenden Strukturen im seitlichen Röntgenbild schwieriger [307] (Abb. 1-45).

Ein einfaches, teilweise aber schwer auszumachendes Seitendifferenzierungsmerkmal ist die Randunschärfe des kassettenfernen Kondylus

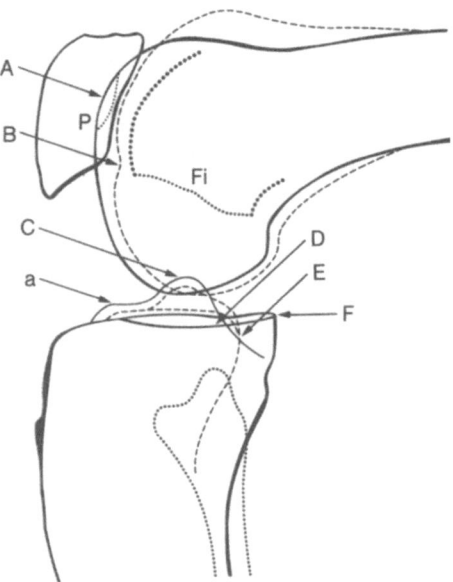

Abb. 1-45. Anatomische Strukturen des Röntgenbildes (seitlicher Strahlengang), 90° Flexion, Neutralrotation des Unterschenkels; laterale Strukturen *(gestrichelt)*, Fibula *(punktiert)*, mediale Strukturen *(volle Linie)*, Patella *(P)*, wichtige Orientierungspunkte *(A–F)*: Grenzrinne des medialen Femurkondylus, bei 90° mehr kranial gelegen *(A)*; Grenzrinne am lateraler Femurkondylus bei 90° Flexion mehr kaudal gelegen und als konstante Einsattelung zu erkennen *(B)*; Tuberculum intercondylare mediale (höher) *(C)*; konkave Form des medialen Tibiaplateaus *(D)*; Übergang des Tuberculum intercondylare laterale auf die Tibiarückseite (gleichmäßiger Bogen) *(E)*; Übergang des medialen Tibiaplateaus auf die Tibiarückseite (winkelig) *(F)*; First der Fossa intercondylica (Blumensaat-Linie) *(Fi)*; Tuberculum intercondylare tertium (variabel) *(a)*

(meistens medialer Femurkondylus) [647]. Als weiteres Unterscheidungsmerkmal dienen die sog. Grenzrinnen (limiting groove, Sulcus condylopatellaris) (s. Abb. 1-2, 1-3 und 1-45), die in den Stirnflächen der Femurkondylen liegen und als Abdrücke der Meniskusvorderhörner aufgefaßt werden [167, 307, 470, 536]. Am medialen Femurkondylus findet sich die Grenzrinne im kranialen Drittel. Sie ist dort als konkave unregelmäßige Impression ausgebildet und teilweise nur als leichte Aufhellungszone zu erkennen. Die laterale Grenzrinne liegt, bedingt durch den kleineren lateralen Meniskus, im mittleren Drittel des Femurkondylus und ist als relativ konstante Einsattelung zu erkennen [307, 536]. Die Grenzrinnen sind in 10% der Fälle nicht ausgeprägt, bei Kindern und Jugendlichen sind sie

noch nicht vorhanden [647]. Besonders ausgeprägt ist die Grenzrinne bei Patienten mit einer Insuffizienz des vorderen oder hinteren Kreuzbandes. Bei Extension kommt es dann zur abrupten Abknickung und nicht zur Weiterführung der normalen Roll-Gleit-Bewegung [690] (Abb. 1-46). Für die unterschiedliche Ausprägung der medialen und lateralen Grenzrinne sind demnach auch biomechanische Gegebenheiten verantwortlich. Die immer kaudale und ventrale Lage eines Kondylus kann als Unterscheidungsmerkmal nicht herangezogen werden, da die Position stark von der Lagerung und vom Strahlengang abhängt [536, 647].

Das Dach der Fossa intercondylaris stellt sich als eine mit einem Winkel von 40° zur Femurschaftachse geneigte Verdichtungslinie dar, die

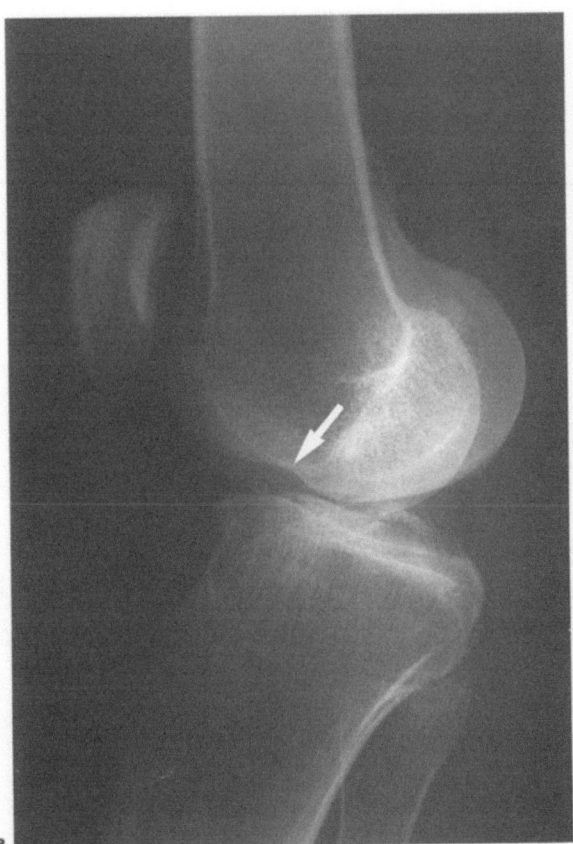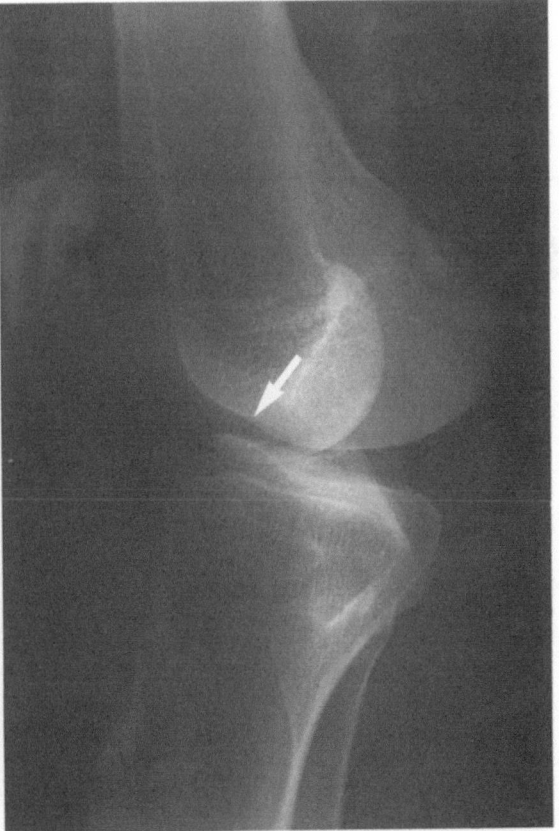

Abb. 1-46 a, b. Tiefe Grenzrinne am lateralen Femurkondylus bei ausgeprägter Hyperextension, bedingt durch eine chronische posteriore Instabilität und einer gleichzeitig bestehenden konstitutionellen Hyperlaxizität (**a**). Das kontralaterale Knie ist ebenfalls überstreckbar, die laterale Impression ist aber deutlich kleiner ausgeprägt (**b**)

auch als Blumensaat-Linie bezeichnet wird [54]. Eine Fabella liegt, falls vorhanden, dem lateralen Femurkondylus von dorsal her an.

Im Gegensatz zu den Unterscheidungsmerkmalen der Femurkondylen muß bei Betrachtung des Tibiakopfes die rotationsbedingte Lageveränderung der Kondylen nicht nur bei gehaltenen Röntgenaufnahmen, sondern auch bei Nativaufnahmen beachtet werden. Zur Seitenbestimmung sind die dorsalen Plateaubegrenzungen von besonderem Interesse.

Das mediale Tibiaplateau ist konkav und in seitlicher Projektion länger als das konvexe laterale Tibiaplateau [167, 168, 307, 341, 536]. Die dorsalen Plateaubegrenzungen weisen charakteristische Unterschiede auf. Das mediale Plateau geht scharfkantig auf die Tibiarückseite über, das laterale Plateau verläuft dagegen in einem gleichmäßigen konvexen Bogen auf die Tibiarückseite und geht nach dorsolateral in das Dach des proximalen fibulotibialen Gelenkes über [307, 447]. Das Tuberculum intercondylare laterale kann wegen seiner dorsalen Lage und seiner Beteiligung am gleichmäßigen konvexen Übergang auf die Tibiarückseite ebenfalls als Unterscheidungshilfe herangezogen werden (vgl. Abb. 1-45).

Die mediale Tibiaplateauhinterkante stellt sich bei wechselnder Rotation relativ gleichförmig dar. Bei starker Außenrotation kann die eindeutige Identifizierung schwierig sein, wenn das mediale Plateau, bedingt durch die kaudalere Lage, vom lateralen Plateau überdeckt wird (Abb. 1-47, 30° Außenrotation). Dagegen variiert das Aussehen der dorsalen lateralen Plateaubegrenzung stark in Abhängigkeit von der Rotation. In Außenrotation erscheint das lateral gelegene, variabel ausgeprägte Dach des proximalen fibulotibialen Gelenkes als dorsale Begrenzung des lateralen Tibiaplateaus, bei Innenrotation zeigt sich der gleichmäßig konvexe Übergang des Tuberculum intercondylare laterale auf die Tibiarückseite [307] (Abb. 1-47, 30° Innenrotation).

Ein variabel ausgeprägtes Tuberculum intercondylare tertium tritt nach Jonasch [326] bei 6% der Kniegelenke im Bereich der Area intercondylaris anterior auf.

Das mediale Tibiaplateau kann an den spitz nach ventral zusammenlaufenden Plateaurandlinien identifiziert werden. Auf der Lateralseite ist eine derartige Differenzierung nicht möglich.

Die Facies femoris der Patella ist meist leicht konkav gewölbt und infolge der Überlagerung mit dem medialen und lateralen Patellafacettenrand doppelt konturiert. Über beide ragt nach dorsal die Kontur des Patellafirstes hinaus. Die Patellarückfläche weist häufig eine in ihrer pathologischen Bedeutung unterschiedlich interpretierte Eindellung auf, die als Haglund-Delle bezeichnet wird [26].

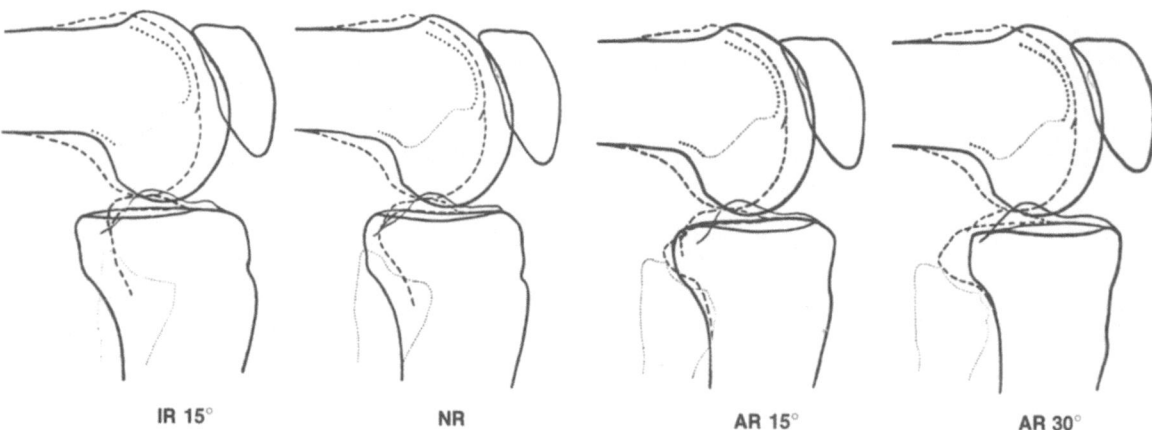

Abb. 1-47. Rotationsstudie, seitlicher Strahlengang. (Nach [624])

1.10.3
Tangentialer Strahlengang (Defiléaufnahme)

Hier zeigt sich der radiologische Gelenkspalt des Femoropatellargelenkes. Anhand der längeren lateralen Patellafacette ist die Seitenlokalisation leicht möglich. Die mediale Patellafacette ist dagegen sehr variabel ausgeprägt (vgl. Kap. 5 und 6, s. Abb. 6-22).

1.11
Angeborene Fehl- und Mißbildungen ligamentärer Strukturen

Selten sind nicht alle ligamentären Strukturen des Kniegelenkes angelegt worden. Wenn ein inadäquates oder überhaupt kein Trauma bei einem Kind oder Jugendlichen zu einem instabilen Kniegelenk mit positiven Laxizitätstests (s. Kap. 3) führt, sollte auch an eine Fehlbildung

oder ein kongenitales Fehlen ligamentärer Strukturen gedacht werden (Abb. 1-48).

Bekannt sind kongenitale Aplasien
1. des vorderen Kreuzbandes [122, 575, 652],
2. des vorderen und hinteren Kreuzbandes [336].

Sehr selten findet man eine angeborene Kniegelenkluxation, bei der auch eine familiär-konstitutionelle Komponente beschrieben wird (Abb. 1-49) [177]. Bei allen kongenitalen Störungen sollte nach Begleitschäden gesucht werden, da häufig Tibia- und Fibuladysplasien, Luxationen der Patella, Femurdysplasien, Fußdeformitäten, Skoliosen und kongenitale Hüftluxationen gleichzeitig vorliegen [177, 652]. Auf den Röntgenübersichtsaufnahmen kann eine Hypoplasie oder sogar eine Aplasie der Eminentia intercondylaris auf eine angeborene intraartikuläre Fehlbildung, z. B. einen Scheibenmeniskus hinweisen [122]. Auch im Zusammenhang mit angeborenen Erkrankungen und Chromosomenstörungen treten Kniegelenkstörungen auf (Tabelle 1-9).

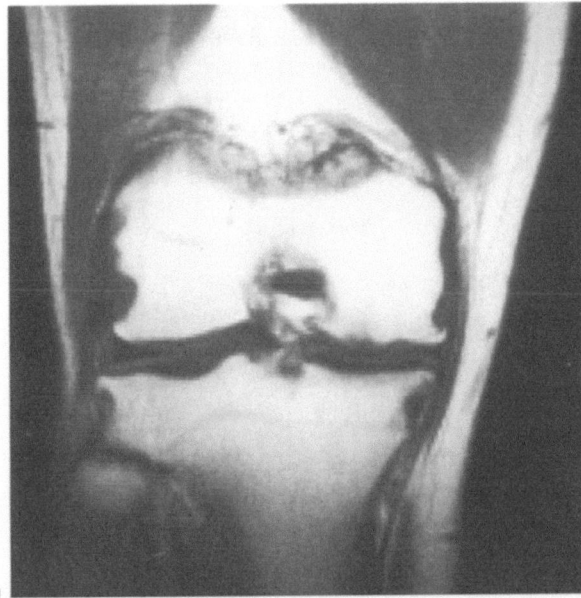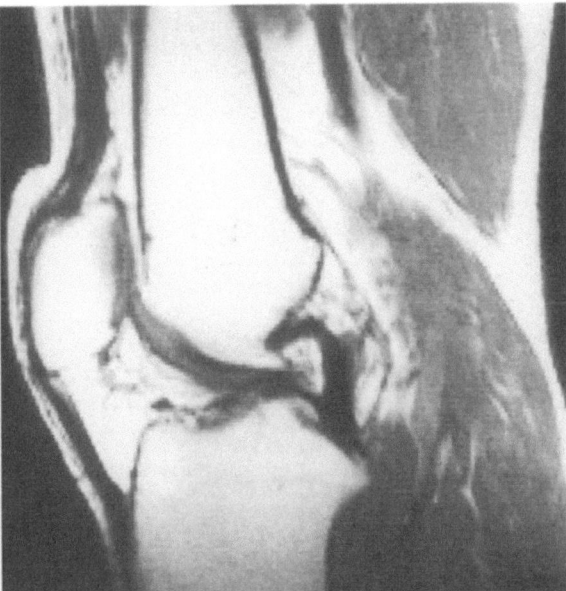

Abb. 1-48 a, b. Kongenitale Aplasie des vorderen Kreuzbandes. Der Patient (29 J.) hat wegen des Kniegelenkes nie Sport treiben können. Bei stärkerer Beanspruchung verspürte er ständig ein Unsicherheitsgefühl. Im MRT zeigen sich ausgeprägte arthrotische Veränderungen mit degenerativen Randausziehungen in beiden Gelenkkompartimenten (**a**). In der sagittalen Schichtebene findet sich ein riesiger Osteophyt (**b**), der die Notch einengt

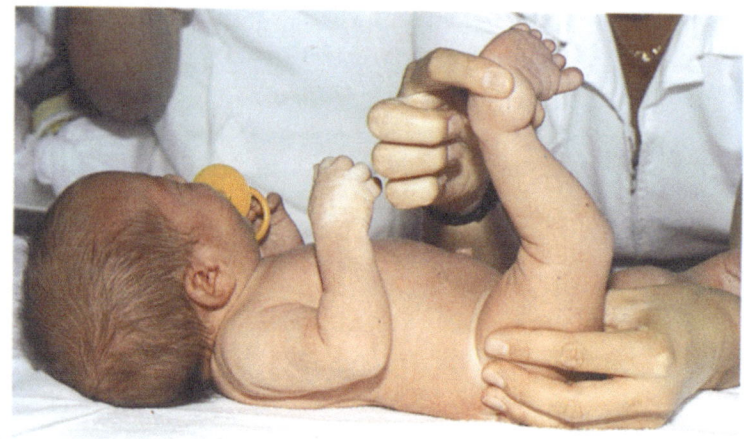
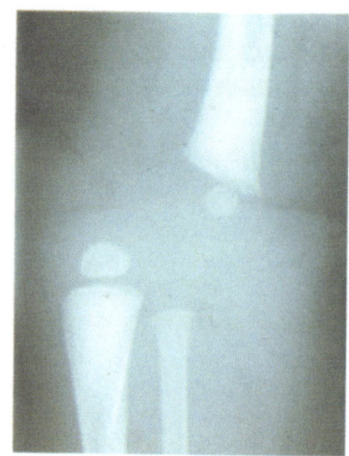
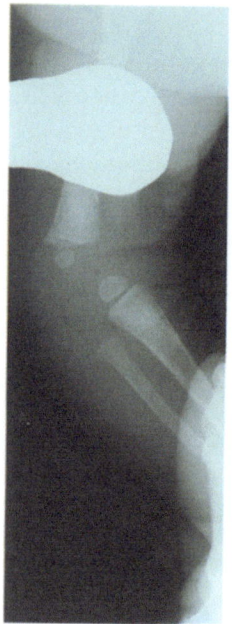
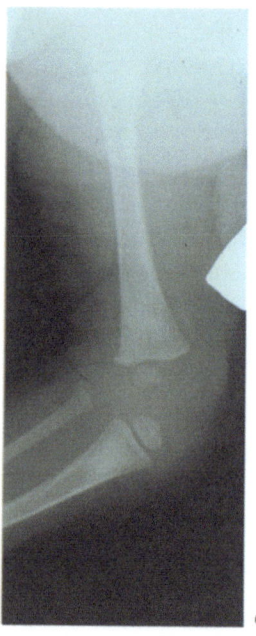

Abb. 1-49 a-d. Angeborene Knieluxation beidseits. Deutlich überstreckbares Kniegelenk und Klumpfüße (**a**), Röntgenbefund (**b**). Die gehaltenen Röntgenaufnahmen der medialen und lateralen Aufklappbarkeit (**c** und **d**) zeigen eine maximale laterale und mediale Aufklappung des Gelenkspaltes

1.12 Schlußfolgerungen

Die anatomischen Gegebenheiten zeigen, daß fast alle Bandstrukturen über Verbindungszüge mit Muskel- und Sehneneinheiten verbunden sind. Die eindeutige Trennung von aktiven (dynamischen) und passiven (statischen) Stabilisatoren ist somit nicht möglich. Müller [470] spricht in diesem Zusammenhang vom „Prinzip der Dynamisierung" von Gelenkbändern, Bonnel et al. [59] von einer „dreidimensionalen aktiven Rotationsstabilisierung". Bis auf die Kreuzbänder besitzen alle übrigen Strukturen Verbindungszüge zu Muskel-Sehnen-Einheiten: lateraler Meniskus und Lig. popliteum arcuatum zum M. popliteus, Lig. popliteum obliquum, mediales Seitenband, medialer Meniskus und dorsomediale Kapsel zum M. semimembranosus etc. Damit gewinnen die am Kniegelenk ansetzenden Muskeln an funktioneller Bedeutung. Sie dienen nicht nur der Bewegung, sondern auch der direkten und indirekten Kniestabilisierung, indem

Tabelle 1-9. Kniegelenkstörungen bei angeborenen Erkrankungen und Syndromen

Spina bifida
- Genu recurvatum
- Streckkontraktur

Osteogenesis imperfecta
Ullrich-Turner-Syndrom
Blount-Syndrom
- Genu varum

Bonnevie-Ullrich-Syndrom
Larsen-Syndrom
- Überstreckbarkeit der Gelenke

Fevre-Languepin-Syndrom
- Pterygium genu

Dreyfus-Syndrom
- Überstreckbarkeit der Gelenke
- Patella bi- und multipartita
- Genu valgum

Klippel-Trenaunay-Syndrom
- Beugekontrakturen

Hoffa-Kastert-Syndrom (Morbus Hoffa)
- Lipomatöse Entartung des Corpus adiposum mit strangartigen intraartikulären Adhäsionen

Madelung-Deformität
Morquio-Syndrom
Pseudo-Fröhlich-Syndrom
Hyperzystinuriesyndrom
- Genu valgum

Waardenburg-Syndrom (Zephalosyndaktylie)
- Gelenkkontrakturen

Rubinstein-Taybi-Syndrom
- Kniedeformitäten

sie einen Vorspanneffekt bewirken, der die Bänder vor Belastungsspitzen und damit vor Zerreißungen schützt. Daher muß bei jeder Kapsel-Band-Rekonstruktion der muskuläre Zustand mit berücksichtigt werden; ggf. sollte vorher eine intensive krankengymnastische Behandlung zum Muskelaufbau erfolgen.

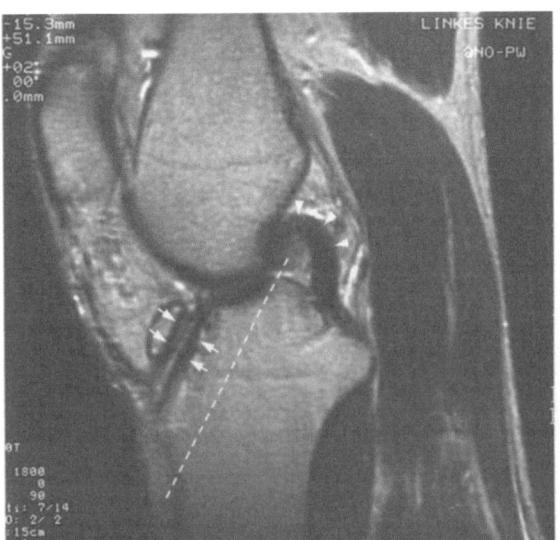

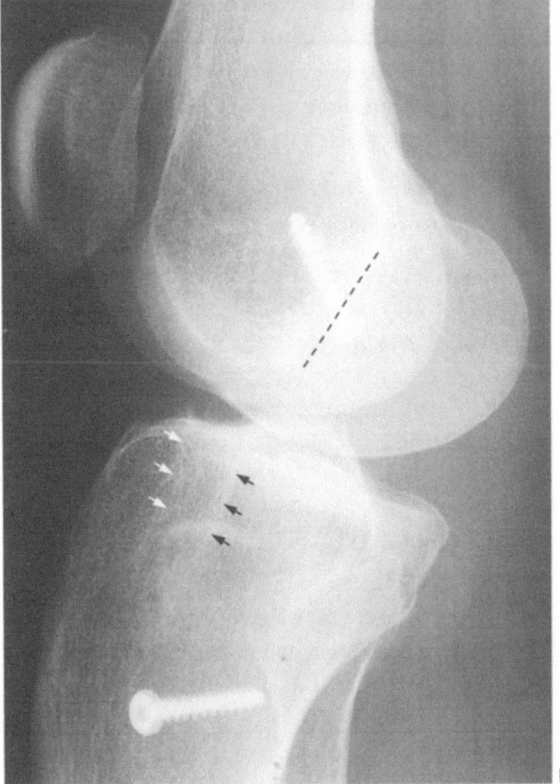

Abb. 1-50 a,b. Zu weit anterior plazierter tibialer Bohrkanal bei der Rekonstruktion des vorderen Kreuzbandes. Die MR-Tomographie zeigt den genauen Verlauf des tibialen Bohrkanals *(Pfeile)*. Der richtige Verlauf des Bohrkanals liegt wesentlich weiter dorsal *(gestrichelt)*. Der Patient berichtete über ein lange bestehendes Streckdefizit nach der Operation, welches aber ca. 8 Monate nach der Operation verschwunden ist. Seit dieser Zeit, die mit der Insuffizienz bzw. Ruptur der Kreuzbandplastik gleichzusetzen ist, bemerkte der Patient wieder ein Instabilitätsgefühl. Die Insuffizienz des vorderen Kreuzbandes zeigt sich ebenfalls am „Kinking" des hinteren Kreuzbandes *(Pfeilspitzen)* (**a**). Seitliche Röntgenaufnahme in maximaler Streckung 6 Monate nach arthroskopischer Rekonstruktion des vorderen Kreuzbandes. Es bestehen Schmerzen im vorderen Gelenkbereich und ein Streckdefizit von 10° bei gleichzeitig deutlich positivem Lachman-Test mit festem Anschlag. Der tibiale Bohrkanal liegt sehr weit anterior *(Pfeile)*. Als Orientierung dient die Verlängerung der Blumensaat-Linie (entspricht dem Dach der Fossa intercondylaris) *(gepunktet)*. Das Streckdefizit erklärt sich aus dem zu weit anterior gewählten Bohrkanal, der zur partiellen Insuffizienz des Transplantates geführt hat. Die rupturierten Fasern liegen häufig in der Area intercondylaris anterior und verstärken somit ihrerseits das Streckdefizit (**b**)

Eine operativ-rekonstruktive Maßnahme am Knie ist immer unter Berücksichtigung der anatomischen und kinematischen Gesetzmäßigkeiten zu planen und unter Erhaltung der Propriorezeptoren durchzuführen. Neue oder veränderte Parameter dürfen nicht in das kinematische System eingeführt werden. Erfolgen nach überholter chirurgischer Denkweise Bandfixationen oder Bandversetzungen an „extraanatomische Punkte", so resultieren oft Bewegungseinschränkungen oder es verbleiben Instabilitäten.

Gleiches gilt bei Bandrekonstruktionen für die Wahl, d.h. die Plazierung der Bohrkanäle. Die klinische Relevanz dieser theoretischen Anforderungen zeigt sich immer dann besonders deutlich, wenn sie nicht befolgt wurden. Dies findet sich leider nicht selten bei zahlreichen vorderen und auch hinteren Bandrekonstruktionen (Abb. 1-50 und 1-51).

Die Anatomie der Kapsel-Band-Strukturen des Kniegelenkes macht die enge Verbindung zwischen muskulären, tendinösen und ligamentären Funktionseinheiten deutlich. In Anbetracht dieses komplexen Systems darf das therapeutische Handeln nicht allein auf das rupturierte Band ausgerichtet sein. Vielmehr sollte das Kniegelenk in seiner Gesamtheit als „Gelenk" betrachtet werden. Ziel der Therapie ist somit nicht nur die Wiedererlangung stabiler Verhältnisse, sondern v. a. die Wiederherstellung der *vollständigen Gelenkfunktion*.

Kein Patient ist mit einem Kniegelenk zufrieden, das zwar stabil, aber nicht beweglich ist.

Somit stellen Bewegungseinschränkungen, insbesondere Streckdefizite, heute den wesentlichsten Anteil von postoperativen Komplikationen und Problemen nach operativer Versorgung von Kapsel-Band-Läsionen dar. Aus diesem Grunde muß alles versucht werden, diese Streckdefizite zu verhindern. Dies hat u.a. dazu geführt, die Streckung nach Bandrekonstruktionen möglichst schnell wieder freizugeben bzw. obligatorisch schon intraoperativ zu prüfen. In der Nachbehandlung nach Rekonstruktion des vorderen Kreuzbandes werden zunehmend unmit-

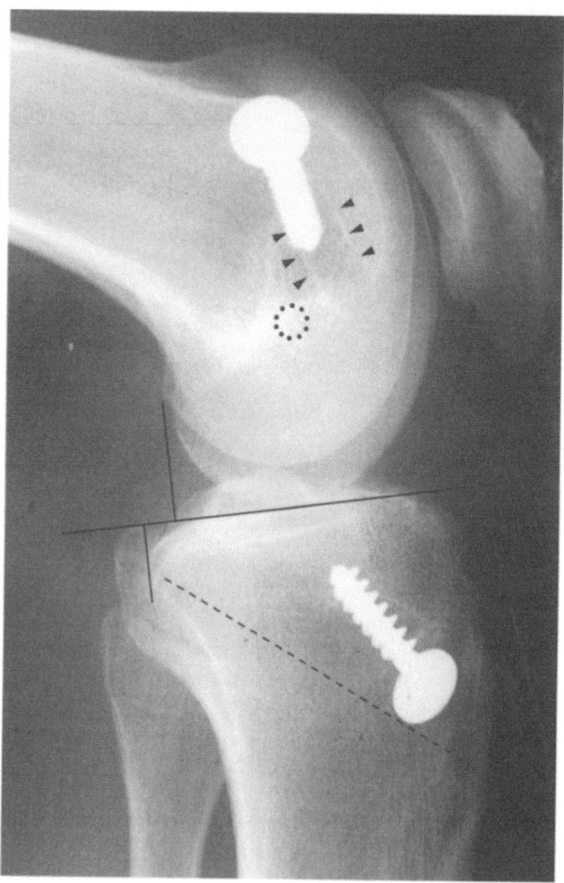

Abb.1-51. Fehlposition des tibialen und femoralen Bohrkanals bei einer Rekonstruktion des hinteren Kreuzbandes. Der tibiale Bohrkanal erreicht das Tibiaplateau im Bereich der Eminentia intercondylaris und nicht, wie anzustreben gewesen wäre, auf der Hinterseite der Tibia *(gestrichelt)*. Der femorale Bohrkanal ist ebenfalls zu weit anterior positioniert *(Pfeile)*. Eine Insertion im anatomischen Ursprungsbereich *(Kreis)* wäre günstiger gewesen. Die Aufnahme wurde als gehaltene hintere Röntgenaufnahme in 90° Flexion angefertigt. Die posteriore Tibiaverschiebung (11 mm) ist Ausdruck der Insuffizienz des hinteren Kreuzbandes

telbar postoperativ sog. „Null-Grad-Schienen" oder „Hyperextensionsschienen" eingesetzt, um ein Streckdefizit erst gar nicht entstehen zu lassen. Gleichzeitig wird der Zeitpunkt der Operation so terminiert, daß durch das Operationstrauma bedingte intraartikuläre Verwachsungen mit der Folge einer Arthrofibrose mit großer Sicherheit vermieden werden [461a, 590a, 690a].

Allgemeine klinische Diagnostik

2 Allgemeine klinische Diagnostik

Die klinische Diagnostik gliedert sich in:

I. Anamnese

II. Allgemeine klinische Diagnostik
   - Inspektion
   - Funktionsprüfung
   - Palpation

III. Spezielle klinische Diagnostik
   - Kapsel-Band-Apparat
   - Meniskus
   - Femoropatellargelenk

Durch die sorgfältige klinische Untersuchung bei gleichzeitig ausführlicher Anamneseerhebung können nahezu alle extra- und intraartikulären Verletzungen und Erkrankungen erfaßt werden. Ziel der Diagnostik ist die Bestimmung von Art und Ausmaß der Verletzung bzw. Erkrankung [34, 235]. Erst nach Ausschöpfung der nichtinvasiven Untersuchungsmöglichkeiten kommt eine Arthroskopie als weitere ergänzende diagnostische Maßnahme in Betracht. Eine diagnostische Arthrotomie ist obsolet. Selbst mit einer ausgedehnten medialen oder lateralen Arthrotomie ist nicht der gesamte Gelenkbinnenraum beurteilbar, was hingegen arthroskopisch leicht möglich ist. Man muß aber zugeben, daß die Zahl der diagnostischen Arthroskopien reduziert werden könnte, wenn der ausführlichen Anamneseerhebung und sorgfältigen klinischen Untersuchung mehr Beachtung geschenkt würde.

Für die gesamte allgemeine und spezielle klinische Untersuchung empfiehlt sich nicht nur aus Dokumentationsgründen die Verwendung eines standardisierten Untersuchungsbogens.

2.1 Anamnese

Schon mit der Anamneseerhebung können die meisten Kniegelenkerkrankungen erkannt und die weiteren adäquaten diagnostischen und therapeutischen Maßnahmen eingeleitet werden. Neben den wichtigsten Unfalldaten (Tabelle 2-1) werden Begleiterkrankungen und sonstige vorliegende körperliche Gebrechen erfragt, da auch diese Kniebeschwerden hervorrufen oder das therapeutische Vorgehen modifizieren können.

Zu den wichtigsten Fragen der Anamnese zählen:

1. Wie kam es zur Verletzung?

Die häufigste Ursache für Knieverletzungen sind verschiedene Sportarten (Abb. 2-1) (Tabelle 2-2) [285, 378, 466, 626]. Oft werden diese Sportarten aber von nur unzureichend trainierten „Freizeitsportlern" ausgeübt. Durch ungenügende Vorbereitung, mangelhafte Bewegungskoordination bei gleichzeitig schwachem Muskelmantel sind diese Sporttreibenden besonders verletzungsgefährdet. Für die gehäuft auftretenden Sportverletzungen wird aber auch die geringe

Tabelle 2-1. Wesentliche anamnestische Fragen

1. Unfallzeitpunkt?
2. Unfallmechanismus?
3. Verhalten nach dem Unfall (Gehfähigkeit?, Sportfähigkeit?, Auftreten einer Schwellung?)
4. Schmerzen (Seit wann?, Lokalisation?, erstes Auftreten?)
5. Jetzige Beschwerden (Schmerzen?, Giving-way?, Blockierung?, Schnappen?, Reibegeräusche?)
6. Bisherige Behandlung nach der Verletzung (Immobilisation?, Operation?, intraartikuläre Injektionen?)
7. Frühere Kniegelenkverletzungen (Operation?, frühere Beschwerden?)

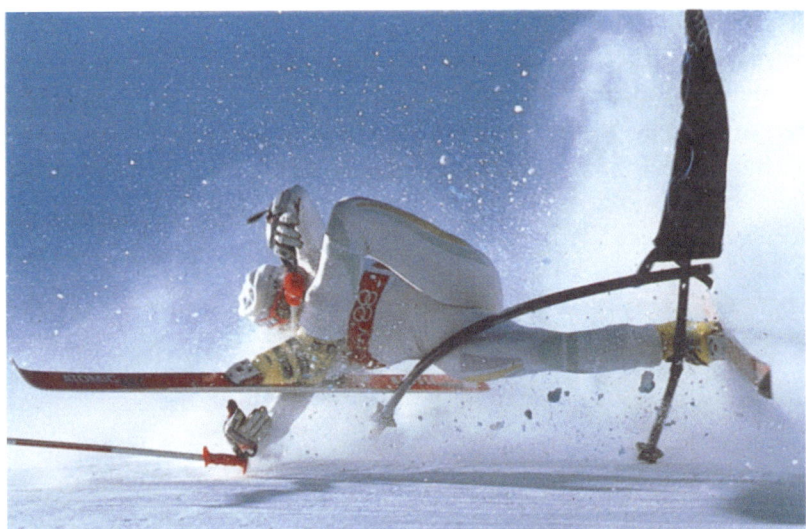

Abb. 2-1. Sturz einer Skirennläuferin beim Riesenslalom (Olympische Spiele 1988, Calgary, Kanada). Komplexe Verletzung des linken Kniegelenkes. (Foto: H. Rauchensteiner)

Tabelle 2-2. Sportarten, die häufig zu Knieverletzungen führen

1. Fußball
2. Skilauf
3. Leichtathletik (Sprung- und Laufdisziplinen)
4. Tennis
5. American Football
6. Rugby
7. Reiten
8. Turnen
9. Kampfsportarten (Judo, Karate)
10. Basketball
11. Volleyball
12. Squash

Geschwindigkeit der Ligament-Muskel- und Sehnenreflexe diskutiert [531].

In manchen Sportarten ist die Entwicklung einer neuen, speziellen Technik mit einem Anstieg von Knieverletzungen verbunden. Ein Beispiel ist die Skatingtechnik beim Skilanglauf (Siitonen-Schritt), bei der es vermehrt zu Dehnungen und Irritationen des medialen Kapsel-Band-Apparates kommt. Andere Sportarten beinhalten sogar in normalen Spielzügen „knieverletzende Bewegungsabläufe". So gilt der Sprung in das gestreckte Bein von vorne oder von hinten beim Rugby oder American Football, der auch außerhalb Amerikas immer größeren Zulauf gewinnt, als normaler Spielzug, um einen Gegner zu Fall zu bringen.

Auto- und Motorradunfälle führen meist zu schweren, nicht nur das Kniegelenk betreffenden komplexen Traumen [475, 679].

Von den echten Unfällen sind die scheinbaren, ohne entsprechenden Mechanismus entstandenen „Unfälle" zu trennen. Bei normalen Bewegungsabläufen können Patellaluxationen, bei degenerativer Vorschädigung Läsionen der Menisken und des Kapsel-Band-Apparates auftreten [202, 234, 257, 610]. Die exakte anamnestische Differenzierung von „echten" und „falschen" Unfällen ist versicherungsrechtlich von großer Bedeutung.

2. Kausalität?
Der Frage, ob der vom Patienten geschilderte Unfallmechanismus zur vorliegenden Gelenkverletzung geführt haben kann, muß ebenfalls Beachtung geschenkt werden. Gerade bei den zahlreichen Meniskusverletzungen bestehen z. T. erhebliche degenerative Vorschädigungen, so daß oft schon leichte Traumen (Gelegenheitsursache) zu Meniskusrupturen führen. Bei versicherungsrechtlichen Fragestellungen ist es häufig Aufgabe eines Gutachters, die Kausalität endgültig zu beurteilen.

3. Vorschäden am Kniegelenk? Bisherige Operationen? Bisherige Therapie?
Die Kenntnis vorbestehender Kniegelenkerkrankungen, möglicherweise vorangegangener Operationen und der bisherigen Therapie ist für

das weitere diagnostische und therapeutische Vorgehen von großer Bedeutung. Zahlreiche Patienten berichten über komplette Meniskusentfernungen, eine Operation, die früher leider viel zu häufig vorgenommen und als „allgemein üblich" betrachtet wurde. Liegt die Meniskusentfernung längere Zeit zurück, muß z. T. mit erheblichen degenerativen Knorpel- und Knochenveränderungen im entsprechenden Gelenkkompartment gerechnet werden.

Ebenso wird nach zurückliegenden Verletzungen und Schwellungen gefragt. Die gezielte Frage nach einer früheren Punktion ergibt nicht selten, daß ein Erguß bestanden hat und sogar ein blutiger Gelenkerguß abpunktiert wurde, das Bein aber anschließend nur im Gipsverband für 4 oder 6 Wochen ruhiggestellt wurde. Es muß hierbei an eine vorbestehende Teil- oder Komplettruptur des vorderen Kreuzbandes gedacht werden. Dem aktuellen Trauma ist dann nicht die alleinige Ursache für den bestehenden Knieschaden zuzuschreiben.

4. Funktion des Kniegelenkes vor der Verletzung?

Vorbestehende Gelenkschädigungen werden erfaßt und dabei gleichzeitig die Erwartungshaltung des Patienten vor weiteren diagnostischen und therapeutischen Maßnahmen eingeschätzt (Tabelle 2-3). Ein Spitzensportler wird die volle funktionelle Belastbarkeit des Kniegelenkes anstreben, ein älterer Patient mit degenerativen Vorschäden ist dagegen oft schon damit zufrieden, wieder schmerzfrei oder schmerzärmer gehen zu können. Manchmal berichten Patienten, „geknackt hat es schon immer", „richtig gehen konnte ich in den letzten Jahren sowieso nicht mehr" (degenerative Veränderungen) oder „teilweise hatte ich das Gefühl, daß sich im Knie etwas bewegt oder manchmal einklemmt" (Meniskusläsion, freier Gelenkkörper), so daß eine Vorschädigung als gegeben anzusehen ist.

2.1.1
Unfallzeitpunkt

Der Zeitraum zwischen Trauma und Untersuchung sollte bei frischen Verletzungen möglichst kurz gehalten werden. Optimal ist die Un-

Tabelle 2-3. Fragen zum Funktionszustand des Kniegelenkes vor der Verletzung

1. Sport möglich (Welche Sportart?, wie oft?)
2. Laufen möglich (Wieviel Meter?)
3. Gehen möglich (Wieviel Meter?)
4. Unsicherheitsgefühl (Wann?, wie oft?)
5. Intraartikuläre Geräuschphänomene (Welche?, wie oft?, wann?)
6. Einklemmungserscheinungen (Wie oft?, wann?)
7. Schmerzen (Wann?, wie oft?)
8. Früherer Kniegelenkerguß (Wann?, nach einer Verletzung?)

tersuchung innerhalb der ersten 6 h nach einem Trauma.

Sind mehr als 8–12 h vergangen, bestehen häufig so starke Schmerzen, daß die Untersuchung durch die reflektorische Muskelanspannung und die Schonhaltung des Gelenkes erheblich behindert wird. Schon kleinste Manipulationen und Stellungsänderungen können dann große Schmerzen verursachen. Auch die Punktion eines möglicherweise bestehenden Gelenkergusses führt bei diesen Patienten nur bedingt zur Schmerzlinderung.

Ist es am Unfalltag oder am ersten Tag nach dem Unfall nicht möglich, eine Diagnose zu stellen, muß man dies nicht unbedingt bei der ersten Untersuchung, z. B. im nächtlichen Notdienst, erzwingen. Man sollte aber unbedingt bestrebt sein, innerhalb einer Woche eine definitive Diagnose zu stellen, da innerhalb dieser Zeitspanne eine Rekonstruktion verletzter, versorgungspflichtiger Strukturen operationstechnisch einfacher und in der Regel erfolgreicher ist.

Untersuchungen von Mohtadi et al. [461a], Shelbourne et al. [590d] und Wasilewski et al. [690a] zeigen, daß nach primärer Rekonstruktion des vorderen Kreuzbandes häufig mit intraartikulären Verwachsungen und Bewegungseinschränkungen zu rechnen ist. Aus diesem Grunde wird heute die verzögerte Rekonstruktion des vorderen Kreuzbandes nach 6–8 Wochen empfohlen. Dies darf jedoch nicht Anlaß sein, die Diagnose einer Kapsel-Band-Läsion hinauszuzögern. Frische Verletzungen, wie z. B. eine Ruptur des hinteren Kreuzbandes, eine Ruptur des M. popliteus oder eine distale Ruptur des medialen Seitenbandes, sollten dagegen innerhalb der ersten 10–14 Tage versorgt werden.

Bei der ersten Untersuchung sollte man, auch wenn der Patient über starke Schmerzen klagt, eine Verdachtsdiagnose formulieren. Der Patient wird wenige Tage später unter günstigeren Bedingungen nach Rückgang der akuten Schmerzsymptomatik und der Abwehrspannung erneut untersucht. Keinesfalls darf man den Patienten aus den Augen verlieren. Kommt es innerhalb einer Woche nicht zur Reduktion der Schmerzen, ist bei negativem Röntgenbefund und dem Verdacht auf eine schwerwiegende intraartikuläre Verletzung eine MR-Tomographie indiziert.

Ohne sichere Diagnose ist eine Ruhigstellung für länger als 6 Tage nicht zulässig.

Bei offenen Verletzungen mit Knochenbeteiligung wird das Infektionsrisiko durch eine große Zeitspanne zwischen Trauma und Therapiebeginn beträchtlich erhöht. Hautverletzungen (Schnitt- und Rißwunden), meist präpatellar lokalisiert, werden nach 8 h nicht mehr mit Naht, sondern wegen der Infektionsgefahr mit einem Feuchtverband versorgt. Besteht eine Bursabeteiligung, wird die Bursa exzidiert, die Wunde ausreichend drainiert und das gesamte Bein auf einer Schiene ruhiggestellt.

Liegt die Verletzung längere Zeit zurück, z. B. eine Kapsel-Band-Verletzung mehrere Wochen

oder Monate, muß mit einer sekundären Schädigung primär nicht beteiligter Strukturen (Knorpel, Meniskus, mediale und laterale Bandstrukturen) gerechnet werden [267, 352, 357, 650].

2.1.2 Unfallmechanismus

Eines der vorrangigen Ziele der Anamneseerhebung ist die Rekonstruktion des Unfallmechanismus, da typische Verletzungsmechanismen charakteristische Verletzungsmuster nach sich ziehen [234, 287, 466, 470].

Die genaue Analyse des Unfallmechanismus sollte folgende Fragen klären:

1. Direktes oder indirektes Trauma?
Direkte Verletzungen hinterlassen meist lokale Hautveränderungen wie Prellmarken, Hämatome oder Hautabschürfungen, die bei indirekten Traumen (z. B. Verdrehung des Unterschenkels) in der Regel fehlen (Abb. 2-2, s. auch Abb. 2-15).

2. Richtung, aus der die traumatisierende Kraft einwirkte?
Ein von lateral einwirkendes Trauma führt neben der direkten Hautschädigung auf der Lateralseite oft zur indirekten Läsion medialer

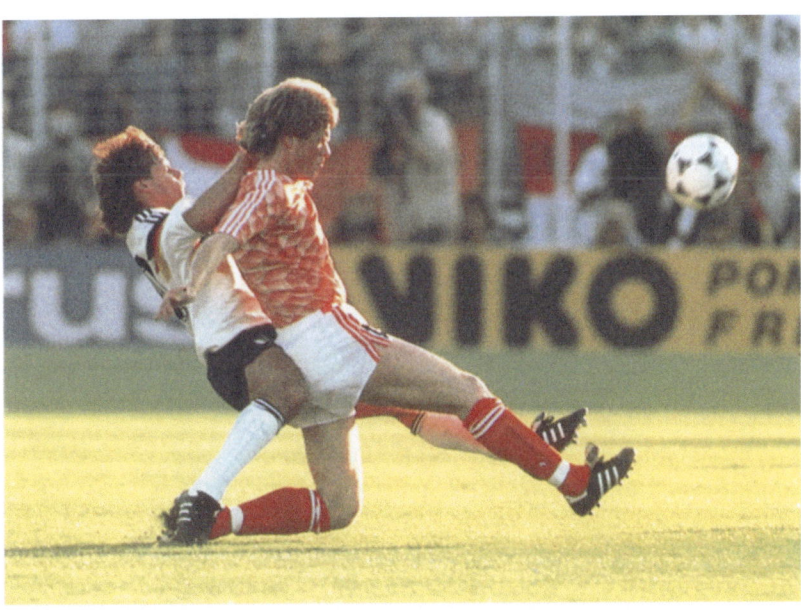

Abb. 2-2. Häufig wirken beim Sport direkte und indirekte Kräfte auf das Kniegelenk ein. (Foto: S. Simon)

Bandstrukturen. Ein von ventral einwirkendes Trauma führt dagegen neben indirekten Läsionen dorsaler und zentraler Gelenkstrukturen zu direkter Schädigung präpatellarer und prätibialer Weichteile (Prellmarken, Hämatome, Hautabschürfungen) (vgl. Abb. 2-10 und 2-26 b).

3. Kraftgröße?
Je größer die Krafteinwirkung, desto mehr Kapsel-Band-Strukturen sind verletzungsgefährdet. Bänder können aber auch übermäßige Krafteinwirkungen unverletzt überstehen, wenn der Krafteinstrom aus einer Richtung und nur über eine sehr kurze Zeit erfolgte [470].

4. Geschwindigkeit der einwirkenden Kraft?
Hönigschmied [289] fand bereits 1893 in experimentellen Untersuchungen bei langsamer Krafteinwirkung knöcherne Bandausrisse, bei schnellerer dagegen intraligamentäre Rupturen. Diese Tatsache wird verständlich, da sich kurzzeitig einwirkende Kräfte nicht verteilen können und dadurch die Reißfestigkeit der Bänder überschritten wird. Bei langsamer Einwirkung wird die Kraft dagegen bis zu den Insertionsstellen am Knochen fortgeleitet, die Knochenfestigkeit wird überschritten, und die Bänder reißen knöchern aus. Indirekte Traumen bei Kindern und Jugendlichen führen in der Regel zu knöchernen Bandausrissen.

5. Stellung des Kniegelenkes während der Verletzung?
Der Spannungszustand des Kapsel-Band-Apparates hängt in erster Linie von der Gelenkstellung ab. Bei einem Trauma werden primär die Strukturen geschädigt, die für die Stabilisierung in dieser Gelenkstellung verantwortlich sind. Führt ein Verletzungsmechanismus z. B. zur forcierten Außenrotation, werden zuerst die Strukturen, die das Kniegelenk gegen die Außenrotation sichern, verletzt. Man kann sich daher leicht unter Kenntnis der funktionellen Anatomie und einwirkenden Kraftkomponenten das resultierende Verletzungsmuster ableiten. Kurze Bandanteile reißen aufgrund ihrer zur Gesamtbandlänge proportionalen Elastizitätsreserve zuerst.

Schnelle Richtungswechsel während des Laufens (Cutting Mechanismus) sind bei allen Ballsportarten (Basketball, Fußball, Tennis, Squash) erforderlich. Man unterscheidet einen Sidestep-Cut, der zur Verletzung der medialen Gelenkstrukturen führen kann, von einem Cross-over-Cut, bei dem Strukturen der lateralen Gelenkseite verletzt werden können [12].

Autounfälle führen häufig zu Armaturenbrettverletzungen (dashboard-injury). Neben der Höhe des Armaturenbrettes und der Aufprallgeschwindigkeit ist auch die anschließende Drehbewegung des Unterschenkels für das Ausmaß der Verletzung verantwortlich [475].

Für Motorradfahrer ist es bei einer drohenden Kollision essentiell, die kinetische Energie von Fahrzeug und Fahrer möglichst schnell auf Null zu reduzieren. Der durch den Abbremsvorgang nicht beseitigte Energieanteil wirkt zum Zeitpunkt des Unfalles als Deformations- und Zertrümmerungsarbeit [679]. Als Kraftaufnehmer dienen neben der Fahrzeugkarosserie die am weitesten vorne befindlichen Körperanteile, beim Sitzenden die gebeugten Kniegelenke, die dann als Stoßdämpfer und Auffangpuffer dienen (s. Abb. 2-9).

Motorradunfälle führen daher oft zu komplexen Bandschäden, manchmal in Kombination mit Frakturen, möglicherweise sogar Becken- und Azetabulumfrakturen sowie Schädel-Hirn-Verletzungen jeglichen Schweregrades. Man sollte daher auch bei einer leicht durch die eindeutige klinische Symptomatik ins Auge fallenden Schädelverletzung, Femurschaft- und/oder Unterschenkelfraktur an eine Kniebeteiligung denken [683].

Bei Hyperextensionstraumen reißen häufig das vordere Kreuzband und/oder Anteile der dorsalen Kapsel. Auch knöcherne und subchondrale Impressionen kommen vor. Findet sich bei der Röntgenuntersuchung eine Impression im Bereich der Grenzrinne, sollte immer eine gezielte Diagnostik des Kapsel-Band-Apparates mit der Fragestellung einer Ruptur des vorderen Kreuzbandes erfolgen (Abb. 2-3).

Die wichtigsten Unfallmechanismen mit möglicher Verletzungsstruktur zeigt Tabelle 2-4 [56, 128, 149, 234, 285, 327, 402, 428, 486, 664, 666, 667, 686, 708].

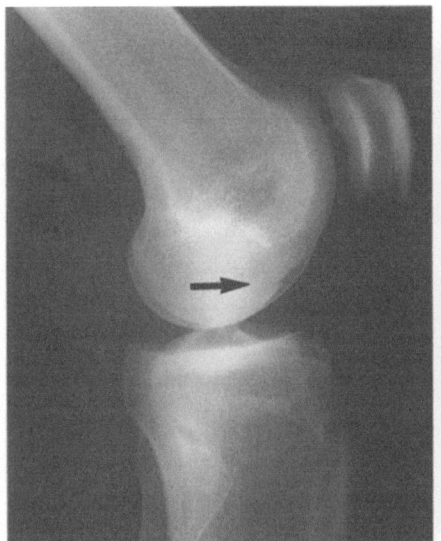
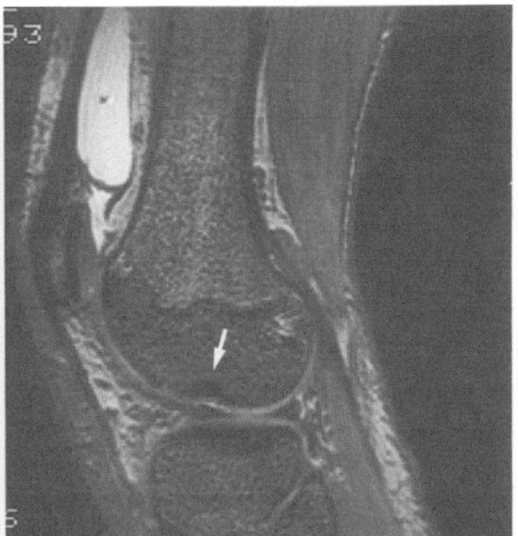

a

b

Abb. 2-3 a, b. Im Bereich der lateralen Grenzrinne findet sich eine Impression der Kortikalis (lateral notch fracture) (**a**). Die MR-Tomographie zeigt eine kleine chondrale Impression mit subchondralem Kontusionsherd (Einblutung) (**b**). Der positive Lachman-Test bestätigte die aufgrund des radiologischen Befundes erhobene Verdachtsdiagnose einer Ruptur des vorderen Kreuzbandes

Tabelle 2-4. Typische Unfallmechanismen mit resultierender Verletzungsstruktur

1. Hyperextension
   – Dorsale Instabilität
   – Isolierte Ruptur des vorderen Kreuzbandes
   – Vorderes Kreuzband und dorsale Kapsel

2. Hyperflexion
   – Meniskusverletzung (Hinterhorn)
   – Ruptur des vorderen Kreuzbandes

3. Forcierte Innenrotation
   – Meniskusverletzung (Außenmeniskus)

4. Forcierte Außenrotation
   – Meniskusverletzung (Innenmeniskus)
   – Mediales Seitenband, evtl. vorderes Kreuzband
   – Patellaluxation

5. Varustrauma
   – Laterale Instabilität

6. Valgustrauma
   – Mediale Instabilität (häufig)

7. Flexion – Varus – Innenrotation
   – Anterolaterale Instabilität

8. Flexion – Valgus – Außenrotation (häufigstes Trauma)
   – Anteromediale Instabilität

9. Armaturenbrettverletzung
   – Isolierte Ruptur des hinteren Kreuzbandes
   – Hinteres Kreuzband und dorsale Kapsel
   – Posterolaterale Instabilität
   – Posteromediale Instabilität
   – Patellafraktur
   – Proximale Tibiafraktur
   – Tibiakopffraktur
   – Azetabulum- und Beckenfrakturen

2.1.3
Einklemmungen

Einklemmungen sind ein häufiges Symptom bei Knieverletzungen und stehen sogar oft im Vordergrund der Beschwerden. Dauerhaft bestehende werden von intermittierend auftretenden Einklemmungen unterschieden. Tritt die Einklemmung unmittelbar posttraumatisch auf, ist ihre Differenzierung von der akuten Streckhemmung schwierig, teilweise sogar nicht möglich.

Für intermittierende Einklemmungserscheinungen sind verschiedene Ursachen verantwortlich (Tabelle 2-5, Abb. 2-4 a, b).

Tabelle 2-5. Ursache für intermittierende Einklemmungserscheinungen

1. Meniskusläsion (Korbhenkel, Meniskuszunge)
2. Freier Gelenkkörper (Knorpel, osteochondrales Fragment)
3. Vergrößerte Zotte des Hoffa-Fettkörpers
4. Arthrotischer Exophyt (selten)
5. Komplett- oder Teilruptur des vorderen Kreuzbandes (rupturierte Anteile verhalten sich wie eine Meniskuszunge)
6. Patellasubluxationen
7. Plicasyndrom (hypertrophierte Plica mediopatellaris)
8. Chondromatose
9. Villonoduläre Synovitis
10. Anomalie des Außenmeniskus (Scheibenmeniskus)

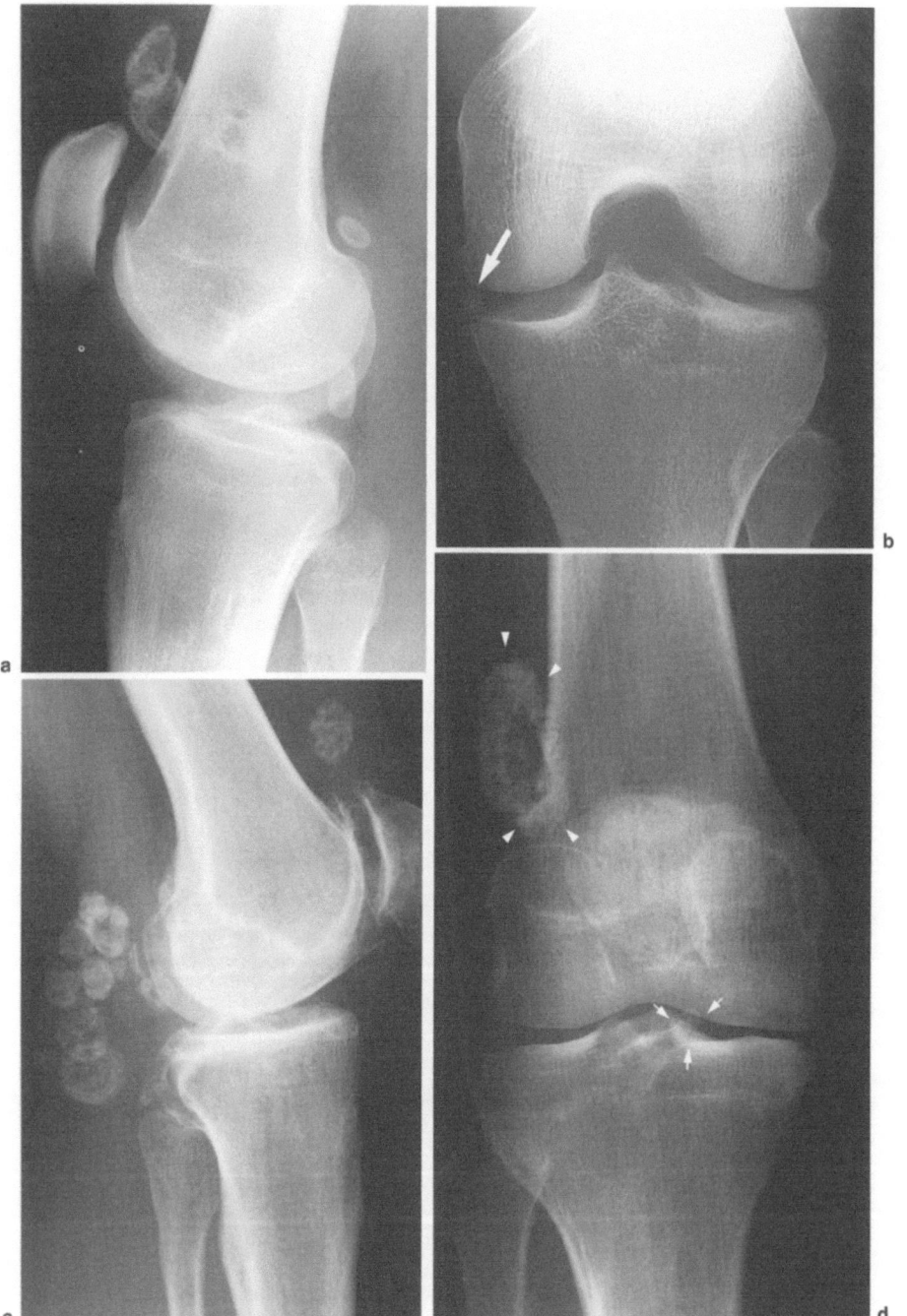

Abb. 2-4 a-d. Mehrere große freie Gelenkkörper bei Chondromatose (**a**). Kleiner, leicht zu übersehender freier Gelenkkörper im medialen Gelenkspalt (**b**). Ein freier Gelenkkörper befindet sich im oberen Rezessus, multiple Gelenkkörper sind im dorsalen Gelenkbereich lokalisiert. Arthroskopisch ließ sich bei dieser Patientin lediglich der freie Gelenkkörper im oberen Rezessus entfernen. Die dorsal gelegenen Gelenkkörper waren nicht von intraartikulär her zu extrahieren, da sie nicht unmittelbar im intraartikulären Raum lagen (**c**). Riesiger freier Gelenkkörper *(Pfeilspitzen),* der beinahe die Dimension einer Patella aufweist, im oberen Rezessus. Der kleine freie Gelenkkörper im dorsomedialen Gelenkbereich *(Pfeil)* verursachte bei dem Patienten die Einklemmungserscheinungen (**d**)

Sind freie Gelenkkörper radiologisch sichtbar, können hieraus schon einige Schlüsse gezogen werden. Multiple große freie Gelenkkörper in den hinteren Gelenkregionen führen eher selten zu Einklemmungserscheinungen. Sie können in einer zystischen Formation, ähnlich einer Baker-Zyste, liegen und somit arthroskopisch nicht zu entfernen sein, da sie sich nicht unmittelbar im Gelenk befinden (Abb. 2-4 c). Kleinere Gelenkkörper im oberen Rezessus oder im medialen bzw. lateralen Gelenkspalt (Abb. 2-4 b) führen häufiger, riesige Gelenkkörper (Abb. 2-4 d) dagegen seltener zu Einklemmungserscheinungen. Letztere sind so groß, daß sie selten in den femorotibialen Gelenkspalt, häufiger in den femoropatellaren Gelenkspalt bzw. den oberen Rezessus gelangen. Die Patienten können einen großen Gelenkkörper meist selbst lokalisieren.

Bei der Interpretation der Röntgenbilder ist eine Fabella im lateralen Kopf des M. gastrocnemius, ein alter knöcherner Ausriß des hinteren Kreuzbandes, eine abgerundete Verkalkung in der dorsalen Kapsel bzw. im Bereich des hinteren Kreuzbandes oder ein alter knöcherner Ausriß des Innenmeniskushinterhorns nicht mit einem freien Gelenkkörper zu verwechseln. Auf den Patellatangentialaufnahmen ist häufig im femoropatellaren Gelenkspalt eine kalkdichte Struktur zu erkennen, die bei genauer Analyse und beim Vergleich mit der seitlichen Standardröntgenaufnahme als Ausziehung der Tuberositas tibiae, z. B. bei einem Morbus Osgood Schlatter, zu interpretieren ist.

Ein negativer Röntgenbefund schließt einen freien Gelenkkörper aber nicht aus, da dieser zum überwiegenden Anteil auch aus röntgennegativen chondralen Anteilen bestehen kann.

Nach Patellaluxationen zeigen sich auf den Tangentialaufnahmen häufig knöcherne Aussprengungen aus der medialen Patellafacette, die als freie Gelenkkörper oder ausgesprengte Anteile interpretiert werden. Bei der Arthroskopie zeigt sich dann oft, daß diese Fragmente nicht im intraartikulären Raum, sondern im Ansatzbereich des medialen Retinakulums lokalisiert sind. Die endgültige Diagnose kann bei negativem Röntgenbefund und unauffälligen Meniskustests oft nur durch eine Arthroskopie gesichert werden.

2.1.4
Schnappendes Kniegelenk

Gegenüber einer Streckhemmung und einer intermittierenden Einklemmung (vgl. Tabelle 2-5) ist das schnappende bzw. schnellende Knie abzugrenzen (Tabelle 2-6). Von einem Schnappen spricht man dann, wenn das Knie während der Beuge- und Streckbewegung plötzlich kurzzeitig blockiert. Die Blockade wird meist unter einem hörbaren Knacken oder Schnappen überwunden. Demgegenüber ist bei einer Einklemmungserscheinung von dem Moment der Einklemmung an keine weitere Kniebewegung mehr möglich. Erst nach einem Schütteln oder einer bestimmten Bewegung ist das Knie wieder frei beweglich.

Das Phänomen des schnappenden Kniegelenkes tritt in verschiedenen Lebensabschnitten auf. Häufig findet man es im frühen Kindesalter (2. bis 3. Lebensjahr), ohne daß dem Schnappen jedoch ein pathologischer Wert zugeordnet werden kann. Das Schnappen ist meist mit starken Geräuschen verbunden, die die Eltern aufmerksam werden lassen. Bei der klinischen Untersuchung zeigt sich häufig ein laxer Bandapparat. Bisweilen ist es bei Kindern und Kleinkindern auch möglich, einen positiven Pivot-shift-Test auszulösen bzw. das Kniegelenk, so scheint es, fast zu subluxieren. Hierbei werden von den Kindern meist keine Schmerzen angegeben. Ein derartiges Schnappen verschwindet in der Regel spontan ohne ärztliche Maßnahmen. Im Zweifelsfall sollte der Befund nach 1 Jahr, ansonsten bei Beschwerden, kontrolliert werden.

Diese Phänomene sind vom angeborenen „schnappenden Kniegelenk" zu unterscheiden.

Tabelle 2-6. Mögliche intraartikuläre Ursachen des schnappenden Kniegelenkes

1. Scheibenmeniskus
2. Meniskusläsion
3. Patellasubluxation
4. Fixierter freier Gelenkkörper
5. Alte Teilruptur des vorderen Kreuzbandes
6. Meniskusganglion
7. Vergrößerte Synoviazotte
8. Ganglion auf dem vorderen oder hinteren Kreuzband (selten)
9. Zyklopssyndrom

Hierbei subluxiert die Tibia nach anterior, wenn das Kniegelenk gestreckt wird. Aus der subluxierten Stellung kommt es mit zunehmender Flexion zur spontanen Reposition. Als Ursache liegt häufig eine kongenitale Knieluxation vor, wobei die Kniebeugung nicht durch eine Quadrizepsfibrose eingeschränkt wird. Angeborene Syndrome (Larsen-Syndrom, Catell-Manzke-Syndrom) sind oft gleichzeitig vorhanden [163 a]. Als Therapie wird eine extraartikuläre Tenodese, z. B. mit einem Streifen aus dem Tractus iliotibialis, empfohlen. In den meisten Fällen kann das Schnappen des Kniegelenkes dadurch verhindert werden, der Lachman-Test bleibt jedoch weiterhin positiv ohne festen Anschlag [163 a].

Ein Schnappen führt meist erst im Jugendalter oder nach Beendigung des Wachstums zu Beschwerden.

Für ein schnappendes Knie können zahlreiche intraartikuläre Veränderungen verantwortlich sein (Tabelle 2-6). Extraartikuläre Ursachen liegen vor, wenn z. B. Sehnen über Exostosen am medialen Tibiaplateau (M. semitendinosus, M. sartorius) oder über das Fibulaköpfchen (M. biceps femoris) hinwegschnappen. Beim sog. *Schnappsyndrom der Sehne des M. semitendinosus* liegt das Schnappen medialseitig. Dieses tritt über dem medialen Femurkondylus bei einer Flexion von 20–30° auf und kann sowohl durch aktive als auch durch passive Bewegungen ausgelöst werden [412]. Ein Schnappen auf der Lateralseite kann durch Osteophyten am lateralen Tibiaplateau oder Femurkondylus verursacht werden. Der Tractus iliotibialis „schnappt" dann bei jedem Bewegungszyklus über den störenden Osteophyten. Differentialdiagnostisch ist auch eine sog. „schnappende Hüfte" abzugrenzen, da hierbei die Beschwerden manchmal in das Kniegelenk projiziert werden.

Strukturveränderungen der Sehnen oder ihres Gleitgewebes können ebenfalls zum ruckartigen schnellenden Bewegungsphänomen führen. Die Gastroknemiusköpfe, der Ansatz des M. semimembranosus und die sich im Pes anserinus vereinigenden Sehnen können durch entzündliche Prozesse in den umgebenden Schleimbeuteln fibrinöse Auflagerungen und stufenartige Verdickungen aufweisen, so daß ein Schnappen resultiert [613]. Die Sehnen des M.

semitendinosus und des M. sartorius können an einer vergrößerten Bursa anserina, die dann wie eine Sperrleiste wirkt, am normalen Gleitvorgang gehindert werden. Nach Operationen (Osteosynthesen am Tibiakopf oder am distalen Femurbereich) kann der Gleitvorgang von Sehnen und Kapsel-Band-Apparat durch hervorstehendes Osteosynthesematerial oder durch die hierdurch provozierte Ausbildung von Pseudobursen behindert werden. Die häufigste Ursache für ein schnappendes Knie ist aber in der angeborenen Anlagestörung eines Scheibenmeniskus oder in einer Meniskusläsion zu suchen.

2.1.5
Schmerzen

Der Schmerz ist das häufigste Symptom von Erkrankungen oder Verletzungen des Kniegelenkes. Hierbei gilt **nicht**:

großer Schmerz = große Verletzung,
kleiner Schmerz = kleine Verletzung.

Häufig bewirken Kapsel-Band-Verletzungen mit keiner oder mit nur geringer Bandzerreißung länger anhaltende Schmerzen, die kaum erklärlich scheinen. Bedenkt man aber, daß besonders Teilrupturen und Banddehnungen zu Einblutungen in das Bandgewebe führen, so daß feine, in den Bändern verlaufende Nervenfasern irritiert werden, sind starke Schmerzzustände gerade nach sog. „kleineren Verletzungen" erklärlich. Bei einer kompletten Bandruptur fließt das Blut dagegen aus den verletzten Bandgefäßen in das Gelenk (Hämarthros) oder/und in das subkutane Fettgewebe ab; die feinen sensiblen Nervenfasern zerreißen. Eine intraligamentäre Hämatombildung mit Kompression und Dehnung der feinen Nerven entsteht nicht. Wegen der Nervendurchtrennung wird der Schmerz nicht weitergeleitet. Daher stehen bei komplexen Bandzerreißungen eher die Instabilität, bei Quetschungen, Prellungen und Teilrupturen eher der Schmerz im Vordergrund der Beschwerden.

Das erste Auftreten der Schmerzen (unmittelbar posttraumatisch, mehrere Stunden oder erst mehrere Tage nach der Verletzung) sowie die Schmerzqualität (stechend, schneidend, ziehend, brennend, pochend) und das zeitliche Auftreten (nachts, nach Belastung, intermittierend, ohne zeitlichen Zusammenhang) liefern weitere diagnostische Hinweise. Bei der Schmerzanalyse sollten nach Frisch [186 a] verschiedene Schmerzmuster unterschieden werden:

1. Gelenkschmerz

Der Schmerz kommt von der Synovialmembran und der Gelenkkapsel. Inwieweit der Schmerz von subchondralen und ossären Schichten bzw. vom Periost kommt, ist nicht eindeutig geklärt. Ligamente und Kapselgefäße weisen ebenfalls Schmerzrezeptoren auf. Degenerative und entzündliche Gelenkschmerzen lassen sich unterscheiden.

Degenerative Gelenkschmerzen: Charakteristisch ist der morgendliche Anlaufschmerz bzw. der Schmerz nach längerem Verharren in einer Position. Belastungsschmerzen und Schmerzen nach längerer Aktivität kommen ebenfalls vor. In den Spätstadien finden sich auch Ruhe- und Nachtschmerz. Der Schmerzcharakter ist dumpf bis bohrend, akute scharfe Schmerzen können bei Einklemmungserscheinungen (Meniskusriß, Knorpelabsprengung) ebenfalls auftreten.

Entzündliche Gelenkschmerzen: Heftiger Dauerschmerz als Ruhe- und Nachtschmerz mit Verschlimmerung zum Morgen hin mit Morgensteifigkeit. Der Schmerzcharakter ist heftig, scharf bis bohrend, manchmal auch pulsierend. Bei gleichzeitig vorliegendem Knochenprozeß findet sich ein dumpfer Schmerz, bei Beteiligung des Periostes eher ein scharfer Entzündungsschmerz.

2. Muskelschmerz

Rezeptorenschmerz aus Muskelfasern und Sehnenansätzen. Nicht selten besteht ein Anlaufschmerz nach längerer Bettruhe oder nach längerer einförmiger Haltung oder Belastung (Beruf, längeres Sitzen). Der Schmerz ist diffus, dumpf, manchmal ziehend, bohrend, kann aber auch als reißend empfunden werden; viele Patienten beschreiben auch einen stechenden Schmerz.

3. Bänderschmerz

Rezeptorenschmerz aus Sehnen und Bandansätzen, aber auch von den Insertionsstellen von Sehnen und Bändern, oft mit Ausstrahlung in die zugehörige Muskulatur. Sie treten nach einförmigen Haltungen, z. B. längerem Sitzen, auf. Der Charakter kann von diffus über dumpf bis ziehend, bohrend zum reißenden Schmerz reichen. Die Schmerzen lassen sich durch Dehnung der betroffenen Bänder bzw. Sehnen provozieren; sie lassen sich aber lindern, manchmal sogar aufheben, wenn der Sehnenansatz, z. B. durch manuelle Kompression des gelenkfern gelegenen Sehnenanteils gegen den Knochen oder durch Ruhigstellung, entlastet wird.

Andere Schmerztypen, wie Nerven-, Gefäß- und vertebragene Schmerzen, sind bei Kniegelenkerkrankungen seltener anzutreffen [186 a].

Den wichtigsten diagnostischen Anhalt liefern die genaue Lokalisation und Palpation der Schmerzpunkte und -areale (s. Abschn. 2.4.4).

2.1.5.1 Algodystrophie (Sudeck-Dystrophie)

Schildert der Patient nach einem Trauma oder nach einer Operation stärkste Schmerzen mit brennendem Hitzegefühl, muß dies an eine Algodystrophie denken lassen [48, 55, 97, 134, 236, 350, 506, 584]. Ein auslösendes Ereignis findet sich anamnestisch in allen Fällen, wobei aber die Stärke des Traumas sehr unterschiedlich sein kann. Auch Bagatelltraumen können zur Ausbildung einer Algodystrophie führen.

Für diese Erkrankung ist eine Vielzahl von Termini gebräuchlich (Morbus Sudeck, Algodystrophie, Sudeck-Dystrophie, posttraumatische Osteoporose, posttraumatische Dystrophie, Reflexdystrophie, posttraumatische Knochenatrophie, sympathische Reflexdystrophie). Im angloamerikanischen Raum hat sich die Bezeichnung *reflex sympathetic dystrophy* eingebürgert. Im folgenden werden wir die Termini *Algodystrophie* und *Sudeck-Dystrophie* verwenden.

Die diagnostischen Kriterien einer Sudeck-Dystrophie sind:

1. Schädigendes Ereignis in der Anamnese (z. B. Patellafraktur, Arthroskopie, banales Trauma).
2. Wechsel von Charakter und Lokalisation des primären posttraumatischen Schmerzes.
3. Auftreten einer Trias von *autonomen, motorischen* und *sensiblen* Störungen mit den Kardinalsymptomen einer streckseitig betonten Weichteilschwellung, verminderter Kraftentwicklung und Spontanschmerzen.
4. Störung der arteriellen Perfusion (Temperaturseitendifferenz).

In vielen Fällen wird jedoch zu spät an eine Algodystrophie des Kniegelenkes gedacht. Sind erst einmal radiologische Veränderungen wie die typische fleckförmige Entkalkung eingetreten, so sind bleibende Funktionseinbußen trotz intensiver therapeutischer Bemühungen nicht immer zu vermeiden. Die Diagnosestellung ist aber besonders in der Frühphase der Erkrankung schwierig. Hilfreich sind neben den klinischen Zeichen (s. oben) ein 3-Phasen-Knochenszintigramm mit ^{99m}Tc.

Das Kniegelenk ist mit 10% aller Sudeck-Erkrankungen das am vierthäufigsten betroffene Gelenk [214]. Seltener sind alle knöchernen Gelenkanteile gleichzeitig befallen. Häufiger sind einzelne Strukturen (Patella, medialer oder late-

raler Femurkondylus) betroffen (Abb. 2-5). In der Regel geht die Algodystrophie mit eine Quadrizepsatrophie einher [48].

Die Therapie besteht primär aus krankengymnastischen aktiven und passiven Übungen im schmerzfreien Bereich oder einer Stehtherapie (standing stress therapy) bei Patienten mit ausgeprägter Schmerzsymptomatik, die keine andere Bewegungstherapie tolerieren. Die Physiotherapie kann medikamentös z. B. durch Kalzitonin (z. B. Karil) und/oder durch α-Rezeptoren-Blockaden (Sympathikusblockade mit Guanethidin) unterstützt werden. Gleichzeitig sollte eine gezielte psychologische Betreuung der Patienten angestrebt werden. Die wichtigsten Maßnahmen zur Vorbeugung einer Sudeck-Dystrophie sind nach wie vor eine möglichst schmerzlose Diagnostik und Therapie, insbesondere aber die schonende Nachbehandlung des Patienten.

2.1.5.2
Schmerzursachen außerhalb des Kniegelenkes

Bei unklaren Knieschmerzen sind Erkrankungen anderer Genese auszuschließen. Bei älteren Patienten sind oft arthrotische Veränderungen

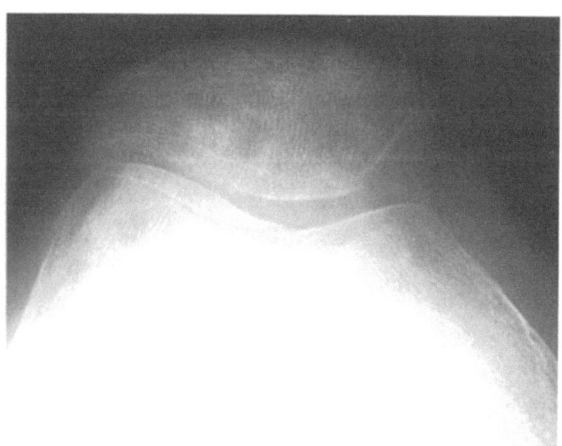

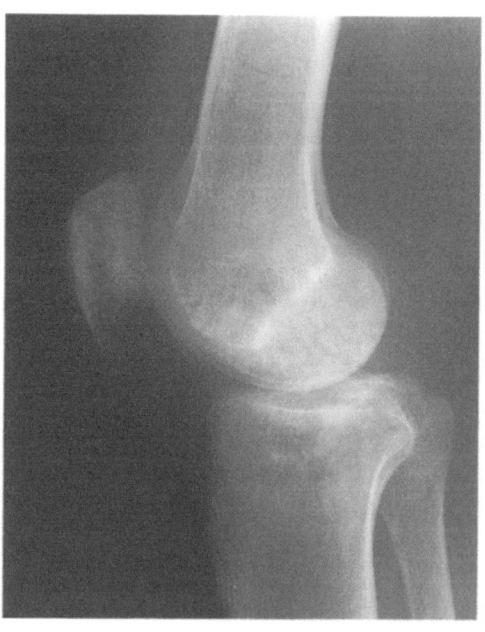

Abb. 2-5 a, b. Sudeck-Dystrophie. Lokalisiertes Auftreten an der Patella und den Femurkondylen nach einer diagnostischen Arthroskopie (**a**). Befall des ganzen Gelenkes nach stumpfem Trauma (**b**)

der Hüftgelenke und der Lendenwirbelsäule für die Kniebeschwerden verantwortlich. Aber auch zahlreiche andere Erkrankungen können zu Schmerzen im Kniebereich führen (Tabellen 2-7 und 2-8). Neben den häufigsten Ursachen für chronische Gelenkschmerzen, wie beispielsweise die verschiedenen Typen der rheumatischen Erkrankungen, müssen auch seltene Ursachen differentialdiagnostisch berücksichtigt werden.

Im Zusammenhang mit Darminfektionen durch Yersinia pseudotuberculosis, Campylobacter jejuni, Shigellen oder Salmonellen sind Arthritiden bekannt geworden. Die Yersiniose ist die häufigste enterale Infektionskrankheit, bei der neben einer Gastroenterokolitis, Adenitis mesenterica und einem Erythema nodosum auch Polyarthritiden, meist an Knie- und Sprunggelenken, auftreten.

Bei 60 % der Aids-Patienten sind ebenfalls rheumaähnliche Gelenkbeschwerden anzutreffen. Deshalb sollte bei unklaren Gelenkbeschwerden auch eine HIV-Untersuchung mit in die differentialdiagnostischen Überlegungen einfließen.

Bei der Lyme-Arthritis wird der Erreger (Borrelia burgdorferi) durch Zecken übertragen. Ebenso können Virusinfektionen wie Röteln, Hepatitis B, Mumps, Masern sowie eine Infektion mit Coxsackie-, Echo- und Herpesviren zu Knieschmerzen führen.

Auch nach Impfungen (Rötelnimpfung, Zeckenimpfung) können Arthritiden auftreten. Durch Viren ausgelöste Arthritiden lassen sich durch Bestimmung des Titers, evtl. aber auch erst durch den Titerverlauf, diagnostizieren bzw. ausschließen.

Stoffwechselstörungen, z. B. die Arthritis urica (Harnsäuregicht) sind häufig. Der erste Gichtanfall ist meist monoartikulär und tritt in der Regel nachts, z. B. nach einer vermehrten Anstrengung, nach übermäßigen Alkoholgenuß und ausgedehntem „reichlichem" Essen, auf. Meist ist primär das Großzehengrundgelenk, seltener das obere Sprung- und Kniegelenk betroffen. Die Diagnose läßt sich an Hand der typischen Anfallsymptomatik sichern. Im Blut sind die Harnsäurewerte erhöht, sie liegen in seltenen Fällen aber auch im Normbereich. Radiologisch sind nur in fortgeschrittenen Stadien Veränderungen zu erkennen.

Bei der Pseudogicht sind Kalziumpyrophosphatkristalle im Meniskus und/oder im Gelenkknorpel eingelagert. Das Kniegelenk ist am häu-

Tabelle 2-7. Mögliche Ursachen von Schmerzen im Kniegelenk [262]

1. Tumoren
   - Gutartig (Lipome, Hämangiome, Chondrome, Xanthome etc.)
   - Bösartig (Synovialom, Osteosarkom, Chondrosarkom etc.)
2. Nervenkrankheiten (Tabes)
3. Colitis ulcerosa
4. Whipple-Krankheit
5. Hämochromatose
6. Hämophilie
7. Endokrine Erkrankungen (Hyperparathyreoidismus, Akromegalie, Schilddrüsenerkrankung)
8. Cushing-Syndrom (oder langanhaltende Kortisontherapie)
9. Paraneoplastischer Prozeß (z.B. bei Bronchialkarzinom)
10. Panchondritis (selten)

Tabelle 2-8. Ursache für Schmerzen des Kniegelenkes. (Nach [262])

I. Infektionskrankheiten ohne Erregernachweis im Gelenk
    - Hepatitis epidemica
    - Masern
    - Scharlach
    - Gonorrhö
    - Brucellosen
    - Salmonellen
    - Tuberkulose
    - Rheumatische Arthritis
    - Reiter-Syndrom
    - Löfgren-Syndrom (akuter Morbus Boeck)
    - Herpesvirus
    - Borellien

II. Entzündliche rheumatische Erkrankungen
    - Sekundäre chronische Arthritis
    - Chronische Polyarthritis
    - Kollagenosen
    - Morbus Bechterew
    - Reiter-Syndrom
    - Sjögren-Syndrom

III. Stoffwechselerkrankungen
    - Arthritis urica
    - Hyperlipidämie
    - Alkaptonurie

figsten betroffen. Es treten chronische Gelenkbeschwerden mit Ergüssen auf. Seltener sind
gichtähnliche Anfälle, die dann aber auch von
Fieber, BSG-Beschleunigung und Beeinträchtigung des Allgemeinbefindens begleitet sein
können. Häufig sind Verkalkungen, bevorzugt
im Bereich der Menisken, radiologisch nachzuweisen.

Neben Schmerzursachen, die aus Kniegelenk-
schäden resultieren, müssen auch fortgeleitete
Schmerzen aufgrund von Haltungsfehlern,
Wirbelsäulendeformitäten, Beckenschiefstand,
Beinlängenverkürzung und Fußdeformitäten
ausgeschlossen werden.

Insbesondere bei Patienten mit einem femoropatellaren Schmerzsyndrom (s. Kap. 5.1)
müssen wirbelsäuleninduzierte Kniebeschwerden ausgeschlossen werden. Anamnestisch geben diese Patienten sehr häufig wechselnde Beschwerden an. Diese sind zum Teil lateral, zum
Teil mehr medial lokalisiert, mal ist das rechte,
mal das linke Knie betroffen. Derartig wechsel-
hafte Beschwerden sollten an wirbelsäuleninduzierte Kniebeschwerden denken lassen.

Nicht selten fällt es den Patienten schwer,
Schmerzen im Kniegelenk exakt zu lokalisieren, auch wenn sie von Knieerkrankungen
herrühren. Daher sollten auch Erkrankungen
der Spinalwurzeln S1 und S2 sowie der Ileosa-
kralgelenke berücksichtigt werden. Gelegentlich
sind Knieschmerzen das einzige und erste Symptom einer Wurzelkompression von S1 oder
S2. Bei einem primären posterolateralen Band-
scheibenvorfall nehmen die Kniebeschwerden
im Gehen und im Sitzen meist zu. Auch Husten
und Niesen führen zur Verstärkung des Schmerzes oder zu seiner Provokation. Bei der Spon-
dylarthritis ankylopoetica (Morbus Bechterew)
findet man ebenfalls diese Schmerzsymptomatik. Hierbei sind die Beschwerden im Liegen und
in den frühen Morgenstunden am größten und
nehmen trotz körperlicher Anstrengung nicht
zu.

Auch retroperitoneale Raumforderungen
(Blutung, Tumor, Abszeß) können zu langanhaltenden therapieresistenten Knieschmerzen
führen [631]. Die Sensibilitätsprüfung am Oberschenkel zeigt hierbei oft einen verminderten
oder gar kompletten Sensibilitätsverlust.

Eine Gefahr besteht darin, sich leicht mit der
Diagnose „Gonarthrose" oder „zunehmender
Knieverschleiß" zufrieden zu geben, besonders
dann, wenn entsprechende radiologische Befunde vorliegen.

Treten Schmerzen bei älteren Patienten auf,
müssen differentialdiagnostisch auch Streßfrakturen, die auch bei Sportlern anzutreffen sein
können [568a], ausgeschlossen werden. Es sind
nicht nur Streßfrakturen von Tibia und Femur,
sondern auch der Patella bekannt [648a].

2.1.5.3
Kindlicher Knieschmerz

Besondere Beachtung verdient der kindliche
Knieschmerz (Tabelle 2-9), der allzu leicht als
Überlastungs- oder Wachstumsschmerz abgetan
wird, wenn er nach einer scheinbar banalen Verletzung länger als erwartet bestehen bleibt. Bei
Kindern können die Schmerzen sogar nach kon-
tralateral ausstrahlen [77].

Da folgenschwere Erkrankungen für Knieschmerzen im Kindesalter verantwortlich sein
können, bedarf der spontan auftretende Knieschmerz oder der nach einem Bagatelltrauma

Tabelle 2-9. Differentialdiagnose des kindlichen Knieschmerzes
(nach Deigentesch). (Aus [77])

1. Appendizitis
2. Brodie-Abszeß
3. Osteomyelitis
4. Tumoren (Osteochondrom, Chondromyxofibrom, Osteoid-
   osteom, Osteoklastom, fibröse Dysplasie, Ewing-Sarkom,
   Fibroosteosarkom, solitäre Knochenzysten)
5. Synovitis villonodularis
6. Beinlängendifferenz (Long-leg-Arthropathie)
7. Aseptische Knochennekrosen
   – Morbus Blount (proximale Tibiaepiphyse)
   – Sinding-Larson-Johannson-Syndrom (Patellaspitze)
   – Patellabasis
   – Morbus Osgood-Schlatter (Tuberositas tibiae)
   – Morbus Perthes (Hüfte)
8. Epiphysiolysis capitis femoris
9. Osteochondrosis dissecans der Hüfte
10. Hüftgelenkdysplasie
11. Rheumatische Systemerkrankungen
12. Maligne Systemerkrankungen (z.B. Leukose)

langanhaltende Knieschmerz der sorgfältigen differentialdiagnostischen Abklärung. Eingeschlossen wird *immer* eine Blutuntersuchung, da der unklare Gelenkschmerz ein erster Hinweis auf eine rheumatische oder maligne Systemerkrankung (z. B. eine Leukose) sein kann.

2.1.5.4
Chronische Knieschmerzen

Patienten mit unklaren, lange bestehenden Schmerzen im Bereich des Kniegelenkes müssen mit größter Sorgfalt untersucht werden. Keinesfalls darf man im Falle einer fehlgeschlagenen konservativen lokalen (z. B. Krankengymnastik, Bestrahlungen) oder operativen Therapie die Behandlung resigniert abschließen. Dieses erst recht nicht, solange keine definitive Diagnose

gestellt werden kann. Die Patienten gehen dann von Arzt zu Arzt, ihr Beschwerdbild wird für die nachbehandelnden Ärzte immer unglaubwürdiger. Schließlich werden sie als Simulanten abgestempelt und zum Psychologen oder Psychiater geschickt. Eine derartige Diagnostik und Therapie kann für den Patienten jedoch fatal enden (Abb. 2-6). Es ist sicherlich unbestritten, daß in einigen Fällen auch psychosomatische Störungen zu Kniebeschwerden führen können. Von „psychisch bedingten" Kniebeschwerden sollte man aber erst nach sicherem Ausschluß einer organischen Schmerzgenese ausgehen. Zur Diagnostik sollten alle zur Verfügung stehenden Untersuchungsverfahren genutzt werden. Die Ganzkörperknochenszintigraphie ist in diesem Zusammenhang ein probates Suchverfahren nach lokalen Herden außerhalb des Kniegelenkes.

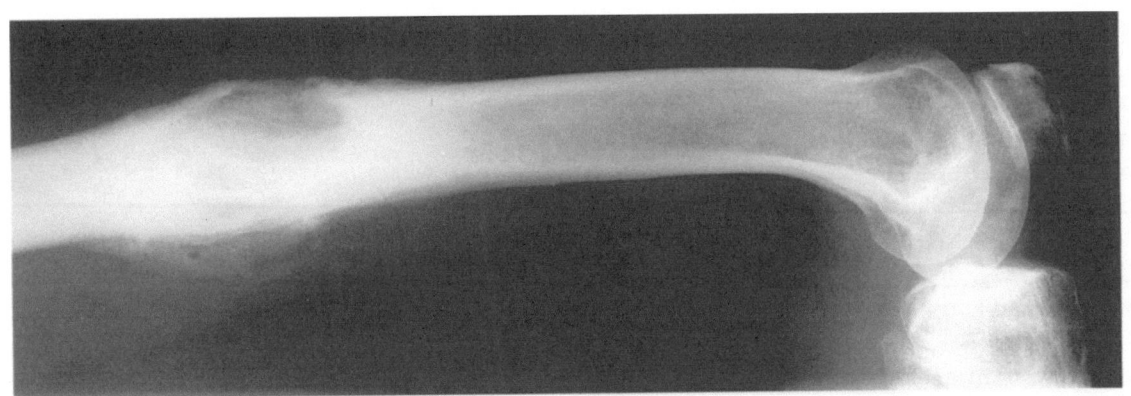

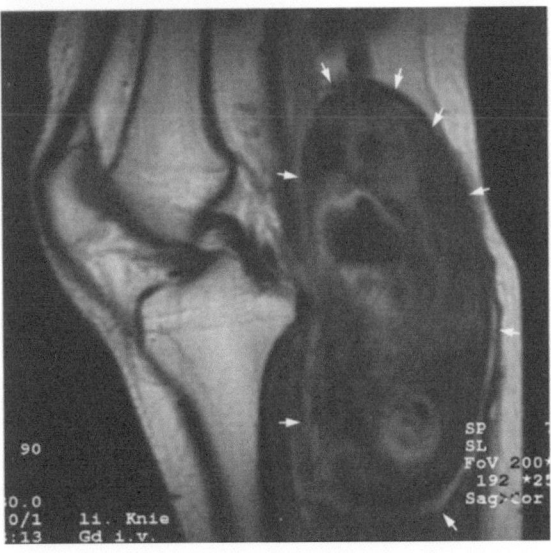

Abb. 2-6a, b. 27jährige Patientin mit malignem Knochentumor (Osteosarkom) im mittleren Femurdrittel. Anamnestisch berichtete die Patientin über Knieschmerzen, die seit 3 Jahren von 2 Hausärzten, 5 Orthopäden, 2 Neurologen, 1 Chirurgen und 2 Internisten erfolglos behandelt wurden. Das Kniegelenk wurde mehrmals geröntgt. Schließlich wurde die Patientin zum Psychiater geschickt. Erst nach Auftreten einer deutlichen Schwellung am Oberschenkel traute sich die als „Simulantin" abgestempelte Patientin erneut zum Arzt (**a**). 32jährige Patientin mit neurogenem Tumor im Bereich der Kniekehle *(Pfeile).* Die sehr derbe Schwellung war 4 Jahre lang vom Hausarzt als Baker-Zyste konservativ mit Salbenverbänden und Ruhigstellung behandelt worden (**b**)

Therapieresistente Beschwerden sollten daher zur interdisziplinären Zusammenarbeit mit Abdominalchirurgen, Neurologen, Urologen, Radiologen, Gynäkologen und Nuklearmedizinern führen, um Erkrankungen, an die der Orthopäde, Traumatologe und Sportmediziner primär nicht denkt, auszuschließen (s. Tabellen 2-7 und 2-8).

2.1.6
Giving-way-Phänomen

Zahlreiche Patienten klagen über ein spontanes Wegknicken („Einsacken", „Einknicken") im Kniegelenk, das oft mit heftigen Schmerzen einhergeht. Für dieses Phänomen hat sich die Bezeichnung „Giving-way" durchgesetzt. Die Patienten knicken ohne erkennbaren Grund im Kniegelenk ein oder stürzen sogar manchmal zu Boden. Dabei bleibt oft unklar, ob zuerst der Schmerz und dann das Wegknicken, oder ob der Schmerz dem Umknicken folgte.

Bei der Schilderung eines „Giving-way", das leicht den Verdacht auf eine Bandläsion aufkommen läßt, sind die anderen möglichen Ursachen abzugrenzen (Tabelle 2-10). Tritt ein Giving-way beim Bergauf- oder Bergabgehen auf, liegt der Verdacht eines retropatellaren Schadens nahe. Resultiert es dagegen aus einem Richtungswechsel und kommt es zu einer Blockierung, die sich aber in Sekundenbruchteilen wieder aufhebt, muß am ehesten an eine Bandläsion (Insuffizienz des vorderen Kreuzbandes), eine

Tabelle 2-10. Mögliche Ursachen eines Giving-way

1. Bandläsion
2. Meniskusläsionen
3. Plicasyndrom
4. Patellaluxation
5. Femoropatellares Schmerzsyndrom
6. Retropatellararthrose
7. Femorotibialarthrose
8. Freie Gelenkkörper
9. Scheibenmeniskus
10. Vergrößerte Zotte des Hoffa-Fettkörpers
11. Quadrizepsatrophie (z.B. nach längerer Gipsimmobilisation)
12. Psychogen (selten)

Meniskusläsion oder eine Patellasubluxation gedacht werden [12, 405].

Bei der Eruierung des Giving-way-Phänomens sollten die Patienten nicht nur nach einer Instabilität befragt werden, da sich viele Patienten hierunter nichts Konkretes vorstellen können. Die Frage, ob sich der Patient „auf sein Knie verlassen kann", trifft den Sachverhalt wesentlich besser. Bei einer Insuffizienz des vorderen Kreuzbandes beschreiben viele Patienten ein „inneres Unsicherheitsgefühl" im Kniegelenk. Sie geben an, daß sie sich „nicht voll auf ihr Knie verlassen können" und mitunter das Gefühl haben, als wenn der Unterschenkel „nach vorne weggeht". Seltener beschreiben sie das Gefühl, daß das Kniegelenk nach hinten durchsackt. Man könnte annehmen, daß das Gefühl „nach hinten durchzusacken" mit einer Ruptur des hinteren Kreuzbandes zusammenhängt, häufiger findet sich dieses aber bei Rupturen des vorderen Kreuzbandes. Patienten mit einer dekompensierten Insuffizienz des hinteren Kreuzbandes klagen dagegen eher über ein „wackeliges" oder global lockeres Kniegelenk.

2.2
Inspektion

Die Inspektion des Patienten beginnt schon beim Eintreffen in der Klinik bzw. Praxis. Bei Unfallopfern werden zuerst die vitalen Funktionen erfaßt. Bei polytraumatisierten Patienten steht die Erkennung und Behandlung lebensgefährdender Zustände im Vordergrund (intrazerebrale, intrathorakale und intraabdominelle Blutungen, Frakturen im Thorax- und Beckenbereich, Frakturen von Femur, Tibia und Humerus).

Das weitere Vorgehen ist vom Befund abhängig. Liegt eine offene Knieverletzung vor, unterscheidet sich das Vorgehen wesentlich von dem bei einer geschlossenen Knieverletzung (s. unten).

Kommt der Patient zu Fuß, wird zuerst, ohne daß der Patient es bemerkt, das Gangbild beurteilt (Hinken? Gehhilfe? Abrollen des Fußes?). Nach einer Begutachtung für Berufsgenossenschaften oder Versicherungen ändert sich das Gangbild sogar manchmal nach Beendigung der Untersuchung.

Die Inspektion wie auch die weitere klinische Untersuchung werden in einem Untersuchungsraum bei entkleideten Beinen vorgenommen.

2.2.1
Offene Verletzungen

Besteht eine offene Kniegelenkverletzung oder eine offene Fraktur des Femurs, der Patella und/oder des Tibiakopfes, wird die Wunde nicht in der Ambulanz, sondern erst im Operationssaal inspiziert. In der Ambulanz wird sie steril abgedeckt, falls dies noch nicht geschehen ist. Zuvor sollte der Befund photodokumentiert werden, und zwar am besten durch 1 oder 2 Polaroidphotos. Das weitere Vorgehen kann dann gezielt mit Hilfe der Photos diskutiert werden. Aus Gründen der Kontaminationsgefahr ist ein wiederholtes Öffnen des Verbandes, der am Unfallort oder in der Ambulanz steril angelegt wurde, zu vermeiden. Anschließend wird der Patient schnellstmöglich auf die Operation vorbereitet (Abb. 2-7 bis 2-9, Tabelle 2-11).

Auf die Stabilitätsprüfung und eine ausgiebige Palpation wird verzichtet; beides erfolgt bei anästhesierten Patienten unter sterilen Bedingungen im Operationssaal.

Das therapeutische Vorgehen hat je nach Schwere der Verletzung das Ziel, das Bein zu erhalten, eine Infektion zu verhüten und/oder den entstandenen Hautdefekt zu decken (Tabelle 2-11). Handelt es sich um eine stark verschmutzte oder um eine veraltete, insuffizient versorgte offene Verletzung (Abb. 2-8), erweist sich die primäre Anlage einer Spül-Saug-Drainage als vorteilhaft. Wie auch bei intra- und periartikulären Infektionen nach Injektion, Arthroskopie oder Punktion, ist die intravenöse, systemische Gabe eines potenten Breitbandantibiotikums obligat.

Bei offener Zertrümmerung der gelenkstabilisierenden Knochen- und Kapsel-Band-Strukturen ist die Anlage eines externen Monofixateurs indiziert. Aus Gründen der Pflegeerleichterung und Immobilisation wird dieser bei ausgedehnten offenen Frakturen des Ober- und/oder

Unterschenkels mit Kniebeteiligung gelenkübergreifend angelegt (Abb. 2-7 c). Oft sind mehrere operative Maßnahmen notwendig.

Ist der Hautdefekt geschlossen, womit erst nach mehreren Wochen zu rechnen ist, wird zuerst die Beweglichkeit des Kniegelenkes wiederhergestellt, ggf. ist eine offene oder – wenn nur irgend möglich – arthroskopische Arthrolyse erforderlich. Vor der forcierten Narkosemobilisation ohne vorherige arthroskopische Durchtrennung der intraartikulären Verwachsungsstränge (arthroskopische Arthrolyse) kann in diesem Zusammenhang nur gewarnt werden. Eine Bandrekonstruktion ist, falls notwendig, erst dann möglich, wenn adäquate Hautverhältnisse (Vollhautsituation) vorliegen.

Komplette Knieluxationen (Abb. 2-7) führen nicht immer, wie man annehmen könnte, zu ausgeprägten Instabilitäten, da ein großer Teil des Kapsel-Band-Apparates als Einheit erhalten bleibt: Er wird quasi wie eine Kapuze vom Femur bzw. Tibiakopf ausgerissen und wächst auch als Einheit wieder an [470].

Bei präpatellaren Wunden ist eine Bursabeteiligung auszuschließen. Ist die Bursa eröffnet (Abb. 2-10), wird sie bei der Primärversorgung in toto entfernt. Bei stark verschmutzten präpatellaren Wunden mit und ohne Bursaeröffnung muß eine regelmäßige Wundkontrolle gewährleistet sein. Die „bagatellisierende Therapie" kann hier zu tiefgreifenden Schädigungen, z. B. einer Osteitis der Patella, führen.

2.2.2
Schwellung – Erguß

Neben einer globalen Kniegelenkschwellung, meist ein akuter, unmittelbar posttraumatisch aufgetretener Gelenkerguß, der leicht inspektorisch zu erkennen ist (Abb. 2-11 und 7-16 a), können an zahlreichen Stellen lokalisierte Schwellungen auftreten. Diese sind meist erst in Verbindung mit der Palpation und der speziellen Diagnostik differenzierbar (Abb. 2-12). Aus Gründen der Systematik sind sie tabellarisch aufgeführt (Tabellen 2-12 bis 2-15).

Lokale Schwellungen sollten unbedingt differentialdiagnostisch abgeklärt werden. Läßt sich die lokale Schwellung nicht eindeutig zu be-

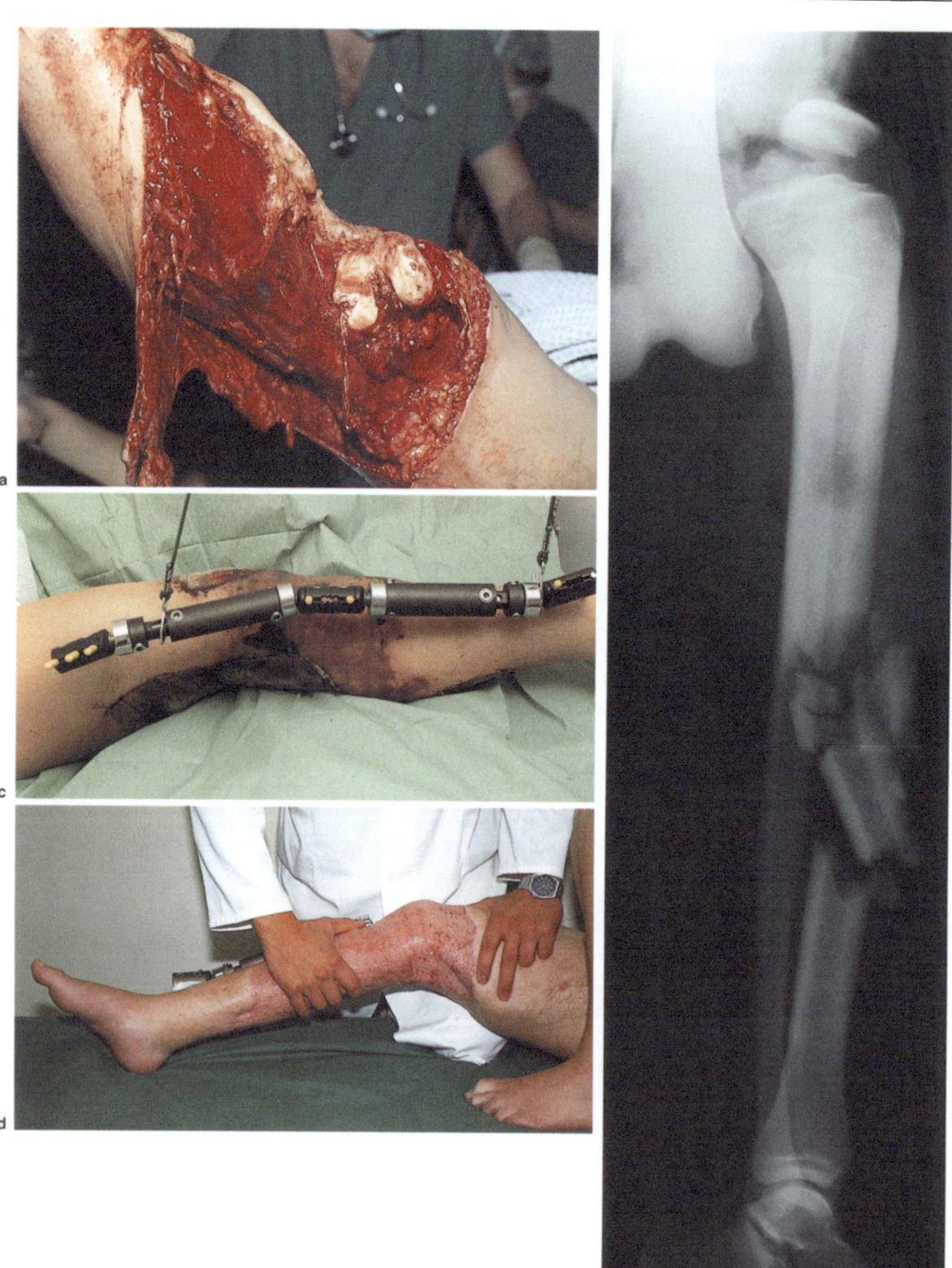

Abb. 2-7 a-d. Komplette drittgradig offene Knieluxation mit Unterschenkel-
trümmerfraktur und Decollement bei einer 19jährigen Patientin. Posttraumatischer Zustand mit sichtbaren Femurkondylen (**a**), Röntgenbefund (**b**), postoperativer Zustand nach 10 Tagen (**c**), nach 6 Monaten (**d**) ist eine aktive Flexion bis
70° möglich bei gleichzeitig ausreichender Stabilität (Lachman-Test gering positiv)

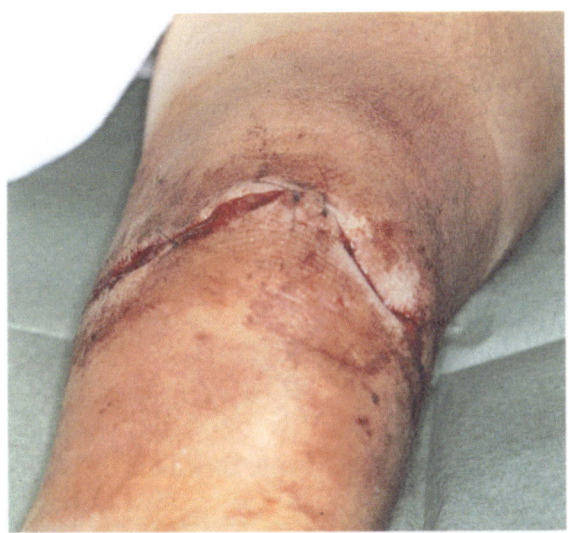

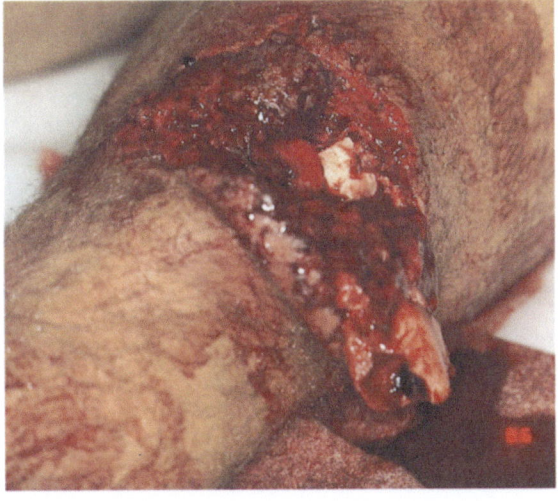

Abb. 2-9. 21jähriger Motorradfahrer mit drittgradig offener Kniegelenkverletzung (Patellatrümmerfraktur, Abscherfrakturen am medialen und lateralen Femurkondylus). Im Wundbereich fanden sich intraoperativ Grasbüschel, Glassplitter und eine lebende Raupe

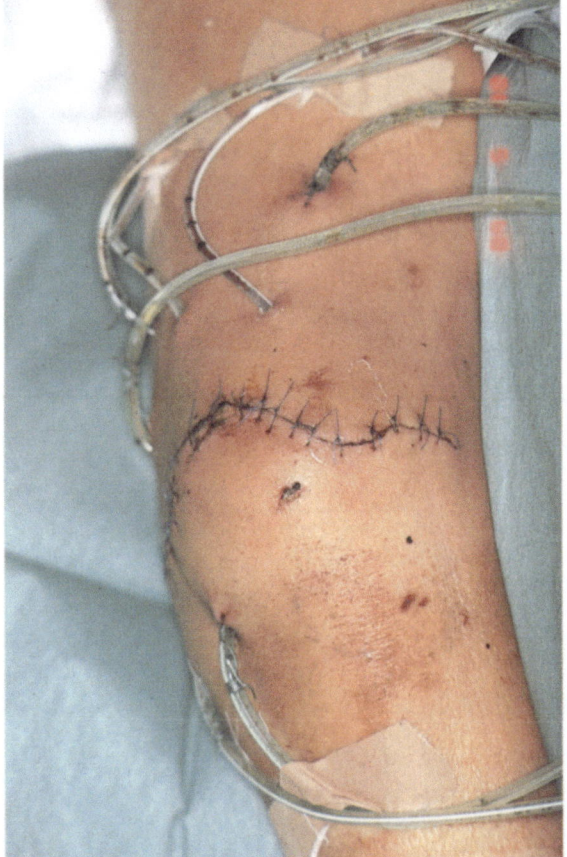

Tabelle 2-11. Vorgehen bei schwerer offener Kniegelenkverletzung

1. Kreislaufstabilisierung
2. Begleitverletzungen ausschließen;
   Röntgenaufnahme: Becken, Lendenwirbelsäule, Thorax, Schädel
3. Sofortige Operationsvorbereitung
4. Operation
   Ziel 1: Beinerhaltung
   Ziel 2: Infektionsverhinderung
   Ziel 3: Deckung des Hautdefektes

kannten Ursachen zuordnen, muß die Differenzierung forciert werden. In Zweifelsfällen ist eine MR-Tomographie angezeigt (Abb. 2-12 c, s. auch Abb. 2-6 b).

Abb. 2-8 a, b. 5 Tage alte, primär insuffizient mit adaptierenden Nähten versorgte, drittgradig offene Knieverletzung nach Motorradunfall (22jähriger Patient). Bei der stationären Übernahme bestanden septische Temperaturen, Leukozytose und lokale Infektionszeichen (**a**). Nach Wundrevision und partieller Synovektomie Anlage einer Spül-Saug-Drainage (**b**). 30 Tage nach dem Unfall bestanden bei noch endgradig eingeschränkter Beweglichkeit reizlose Narbenverhältnisse

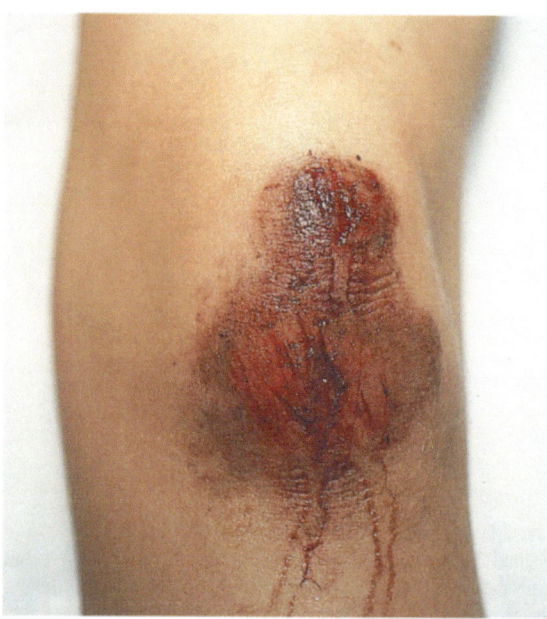

Abb. 2-10. Präpatellare Schürfwunde. Häufigste (!!) Knieverletzung. Hier muß immer eine Eröffnung der Bursa praepatellaris ausgeschlossen werden

Abb. 2-11. Verstrichene Konturen des linken Kniegelenkes nach 3 Tage zurückliegendem Trauma. Präpatellar findet sich eine kleine, nicht abgeheilte Schürfwunde, deren Abheilung vor der definitiven operativen Versorgung oder einer Arthoskopie abgewartet werden sollte
▼

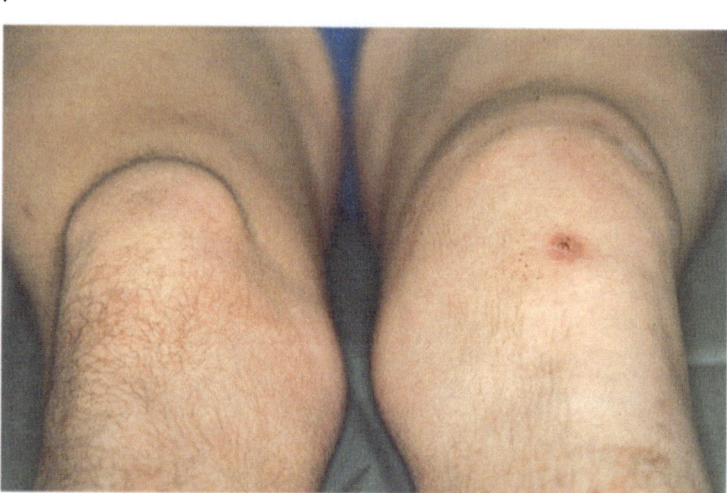

Tabelle 2-12. Ursachen einer lokalen Schwellung auf der Ventralseite

1. Bursitis praepatellaris
2. Bursitis infrapatellaris
3. Morbus Osgood-Schlatter
4. Vergrößerter Hoffa-Fettkörper
5. Meniskusganglien
6. Tumoren
7. Lipome
8. Synovialom
9. Sehnenscheidenfibrom (selten)

Tabelle 2-13. Ursachen einer lokalen Schwellung auf der Lateralseite

1. Außenmeniskusganglion
2. Vergrößerter Hoffa-Fettkörper
3. Baker-Zyste dorsal des Ansatzes des M. biceps femoris
4. Tumoren
5. Degenerative ossäre Veränderungen

Tabelle 2-14. Ursachen einer lokalen Schwellung auf der Medialseite

1. Degenerative Gelenkerkrankungen
   (Osteophyten mediales Tibiaplateau, medialer Femurkondylus)
2. Meniskuszunge
3. Verknöcherung im Ursprungsgebiet des medialen Seitenbandes
   (Stieda-Pelligrini-Schatten)
4. Meniskusganglion (selten)
5. Bursitis im Ansatzbereich des Pes anserinus
   (flukturierende Schwellung distal des Gelenkspaltes ohne Bewegungseinschränkung, Schmerzprovokation durch Beugung und Innenrotation)
6. Tumoren
7. Gichtknoten

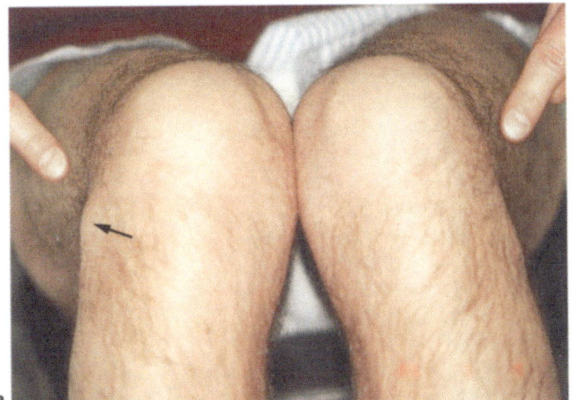

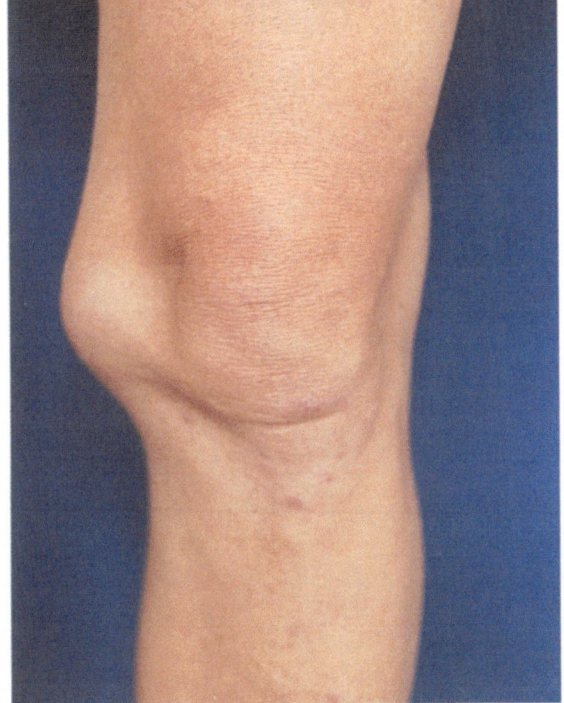

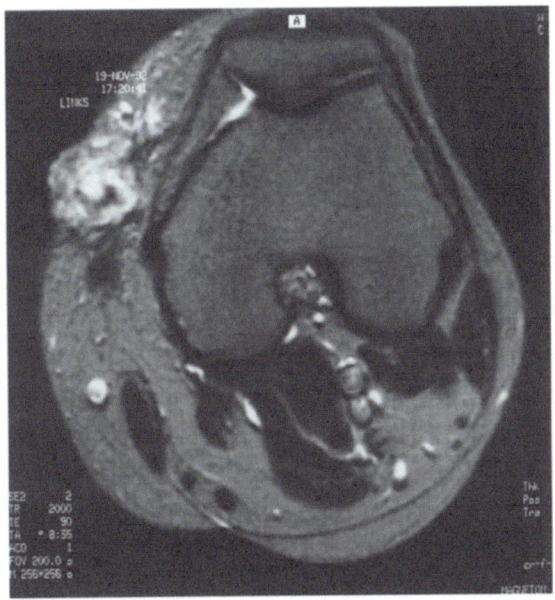

Abb. 2-12 a–c. Außenmeniskusganglion rechts (**a**). Tumor (Gichttophus) in Höhe des medialen Gelenkspaltes (**b**). Eine unmittelbar unter der Haut liegende lokale Schwellung im medialen Kniegelenkbereich führte zur Indikation der MR-Tomographie. Hierbei zeigt sich ein der Haut anliegender, in die Umgebung infiltrierender maligner Tumor (**c**)

Tabelle 2-15. Ursachen einer lokalen Schwellung auf der Dorsalseite

1. Baker-Zyste
2. Lipom
3. Aneurysma (selten)
4. Muskelhernie (M. semimembranosus, M. biceps femoris)
5. Tumoren (z. B. kartilaginäre Exostose, Liposarkom)
6. Tumorkalzinose

2.2.3
Muskelatrophie

Die sorgfältige Inspektion zeigt bei länger zurückliegenden Verletzungen des Kapsel-Band-Apparates, Meniskusläsionen und langdauernder Immobilisation oft eine Atrophie des M. quadriceps, besonders des Vastus-medialis-Anteils. Zippel [724] sieht in der Atrophie des M. quadriceps das wichtigste und zugleich häufigste Merkmal einer älteren Meniskusläsion.

Nach Smillie [610] ist die Quadrizepsatrophie regelmäßige Begleiterscheinung jeder Kniebinnenverletzung, der M. vastus medialis wird von ihm sogar als der „Schlüssel zum Kniegelenk" angesehen. Erste Anzeichen einer Muskelatrophie sind daher zuerst in seinem Bereich festzustellen. Lokalisierte Atrophien zeigen sich inspektorisch deutlicher, (Abb. 2-13) als es die Messung des Muskelumfangs zu erkennen gibt. Für eine Atrophie des M. quadriceps sind verschiedene Ursachen bekannt (Tabelle 2-16).

Da Atrophien des M. vastus medialis besonders ausgeprägt nach Läsionen des vorderen Kreuzbandes auftreten [33, 513] und auch nach einer alloplastischen oder autologen Kreuzbandplastik oft nur schwer wieder auftrainierbar sind, zeigt dies, daß der propriozeptive Feedbackmechanismus irreversibel zerstört ist.

Jede Atrophie des M. vastus medialis vermindert die mediale Patellazügelung mit der Folge

Tabelle 2-16. Ursachen einer Quadrizepsatrophie

1. Meniskusläsionen
2. Schmerzhafte Streckhemmung
3. Insuffizienz des vorderen Kreuzbandes
4. Retropatellararthrose
5. Plicasyndrom
6. Patellaluxationen
7. Femoropatellares Schmerzsyndrom
8. Längere Immobilisierung
9. Chronische Schmerzzustände
10. Algodystrophie (Sudeck)
11. Neurogen
12. Reflektorisch bei länger bestehendem Kniegelenkerguß

eines relativen Übergewichts des M. vastus lateralis und verstärkter Lateralisation der Patella [276, 524]. Dies kann sich klinisch in einem lateralen Hyperkompressionsyndrom äußern.

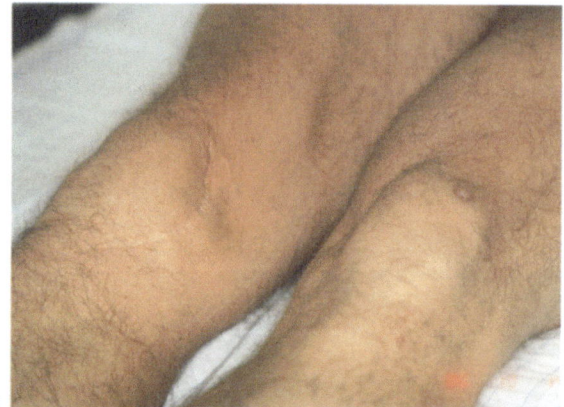
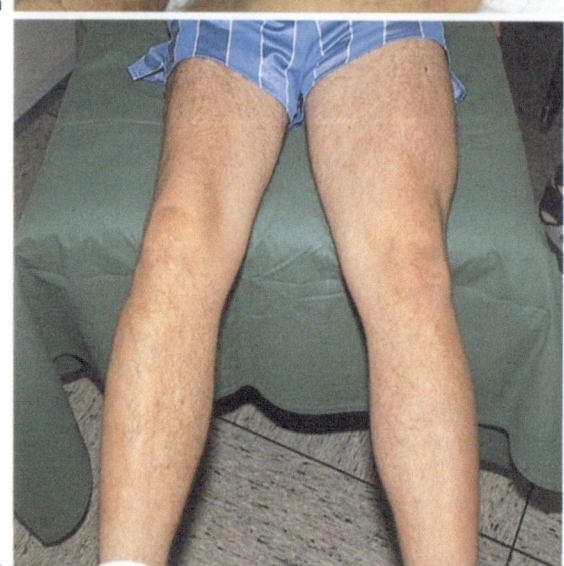
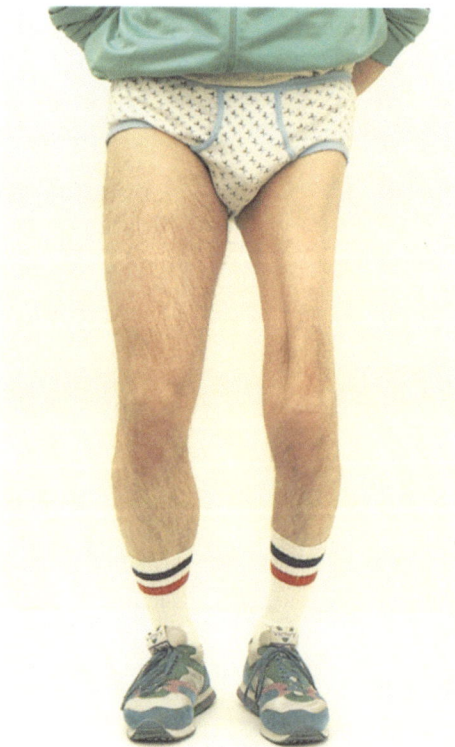

Abb. 2-13 a-c. Lokalisierte Atrophie des M. vastus medialis rechts nach Knietrauma mit Ruptur des vorderen Kreuzbandes, Zustand nach arthrotomischer Refixation (**a**). Generelle Quadrizepsatrophie rechts nach Immobilisation und schmerzbedingter Schonhaltung über 12 Wochen (**b**). Ausgeprägte Quadrizepsatrophie bei Neurofibrom des N. femoralis (**c**)

Nicht nur wegen der günstigeren Ligamentheilung unter dosierter Mobilisation (s. Kap. 1.8.3), sondern auch wegen der möglichen Folgen einer Muskelatrophie, wird eine funktionelle Kniebehandlung nach konservativen oder operativen Maßnahmen angestrebt.

Funktionelle Kniebehandlung bedeutet Mobilisation!

Jede längere Ruhigstellung des Kniegelenkes führt zur Kapselschrumpfung. Folge der entstehenden Bewegungseinschränkung sind Knorpelernährungsstörungen und die Entwicklung einer Chondromalazie.

In diesem Zusammenhang wird auf die krankengymnastische Übungsbehandlung bei Quadrizepsatrophie hingewiesen. Unter Kräftigungsübungen des M. quadriceps sollte nicht das aktive Strecken des Kniegelenkes aus höhergradiger Beugung gegen Widerstand verstanden werden. Oft wird noch ein Sandsack oder eine Hantel bei 90° gebeugtem Knie am Fuß fixiert und der Patient aufgefordert, das Kniegelenk zu strecken. Durch den langen Hebel des Unterschenkels treten enorme Anpreßdrücke im femoropatellaren Gleitlager bis zu über 1000 kg/cm² auf. Kräftigungsübungen der Quadrizepsmuskulatur werden daher nur aus einer leichten Beugestellung heraus ausgeführt. Bei einer Insuffizienz des vorderen Kreuzbandes wird v. a. die ischiokrurale Muskulatur auftrainiert, die über den von Grüber et al. [229] nachgewiesenen LCA-Reflex (Lig.-cruciatum-anterior-Reflex) mit dem vorderen Kreuzband in Verbindung steht. In allen Flexionsgraden wird die Spannung des vorderen Kreuzbandes durch Anspannung der ischiokruralen Muskulatur reduziert [546]. Ein Spannungsanstieg ist dagegen durch eine Quadrizepskontraktion besonders im Bewegungsbereich von 0–45° zu verzeichnen, wie Arms [15] und Renström [546] nachwiesen. Nach einer operativen Rekonstruktion des vorderen Kreuzbandes sind daher in der frühen Rehabilitationsphase intensive Quadrizepsübungen nicht indiziert [275, 285 a, 335, 470, 546], da der M. quadriceps in den extensionsnahen Gelenkstellungen antagonistisch zum vorderen Kreuzband wirkt. Durch seine Kontraktion werden die aktive extensionsnahe vordere Schublade bzw. ein aktives Pivoting ausgelöst

[285 a]. Diese Zeichen dienen vielmehr der Diagnostik eines insuffizienten vorderen Kreuzbandes (s. Kap. 3.9.2 und 3.9.6, vgl. Abb. 3-47, 3-48 und 3-54). Eine Elongation des vorderen Kreuzbandes tritt nicht nur bei isometrischen Anspannungsübungen des M. quadriceps in extensionsnahen Gelenkstellungen, sondern am stärksten beim Bergablaufen, hier speziell in den anteromedialen Bandanteilen auf [275].

Wie „schädigend" der M. quadriceps auf das vordere Kreuzband wirken kann, zeigen isolierte Rupturen des vorderen Kreuzbandes nach Maximalkontraktion des M. quadriceps z. B. bei Skirennläufern, die sich nach der Zieldurchfahrt aus der tiefen Hocke abrupt aufgerichtet haben [470].

Eine muskuläre Kompensation einer Ruptur des vorderen Kreuzbandes kann es damit nicht geben. Mit jeder Quadrizepskontraktion wirkt eine anterior gerichtete Kraft in der extensionsnahen Gelenkstellung auf die proximale Tibia [285 a]. Durch die Desintegration des Gelenkmechanismus entstehen konsekutiv, auch wenn der Patient sich subjektiv unbeeinträchtigt fühlt, Knorpelläsionen am medialen und/oder lateralen Femurkondylus, Lockerungen im Bereich des Innenmeniskushinterhornes bis hin zu komplexen Rupturen, aber auch Läsionen am Außenmeniskushinterhorn (Abb. 2-14).

Man könnte annehmen, daß durch eine reflektorische Anspannung der Ischiokruralmuskulatur (wichtigster Agonist des vorderen Kreuzbandes) eine muskuläre Stabilisierung bei Ruptur des vorderen Kreuzbandes zu erzielen ist. Untersuchungen von Beard et al. [34 b] fanden eine doppelt so hohe Latenz der reflektorischen Kontraktion der Ischiokruralmuskulatur bei Patienten mit rupturiertem vorderen Kreuzband im Vergleich zur gesunden Kontrollgruppe. Diese verspätet eintretende reflektorische Kontraktion konnte von einer anderen Arbeitsgruppe nicht bestätigt werden [323 a]. Daher sind noch weitere Untersuchungen notwendig.

Bei Patienten mit Ruptur des vorderen Kreuzbandes fand sich aber eine reflektorische Hemmung des M. quadriceps [610 a], und zwar insbesondere im Frühstadium nach der Ruptur. Bei Patienten mit mehr als 2 Jahre zurückliegender Ruptur des vorderen Kreuzbandes (chronische Verletzung), oder bei denen eine Rekonstruk-

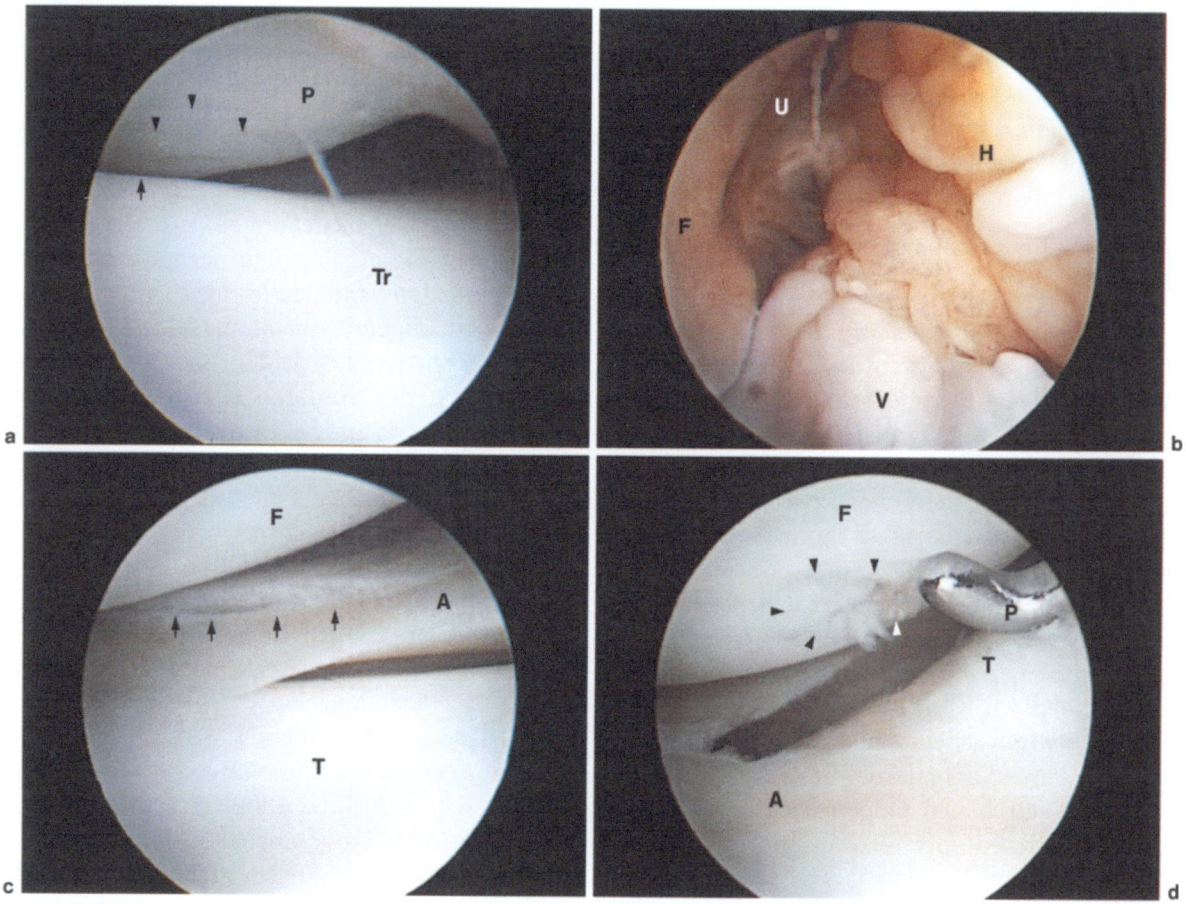

Abb. 2-14 a-d. 32 jähriger Patient mit 4 Jahre alter Ruptur des vorderen Kreuzbandes. Die subjektiven Beschwerden bestanden lediglich in Schmerzen mit intermittierendem Einklemmungsgefühl im lateralen Gelenkbereich. Bei der Arthroskopie zeigt sich eine Lateralisation der Patella. Retropatellar finden sich feine querverlaufende Knorpelfissuren *(Pfeilspitzen)*. Der Aufsetzpunkt der Patella *(P)* auf der Trochlea femoris *(Tr)* liegt sehr lateral *(Pfeil)* **(a)**. In der Area intercondylaris zeigten sich Reste des vorderen Kreuzbandes *(V)*. Der Ursprungsbereich *(U)* auf der Innenseite des lateralen Femurkondylus *(F)* ist leer. Darüber hinaus zeigt sich eine Synovialitis, die auch auf den Fettkörper über dem Ursprungsbereich des hinteren Kreuzbandes *(H)* übergreift **(b)**. Im lateralen Gelenkkompartment zeigt sich ein Längsriß *(Pfeile)* des Außenmeniskus *(A)*, lateraler Femurkondylus *(F)*, laterales Tibiaplateau *(T)* **(c)**. Ein Knorpelschaden *(Pfeilspitzen)* fand sich im Bereich der Grenzrinne am lateralen Femurkondylus *(F)*. Tasthaken *(P)* **(d)**

tion des vorderen Kreuzbandes durchgeführt worden war, war diese reflektorische Hemmung nicht nachzuweisen [610 a]. Diese Untersuchungen zeigen, daß Patienten mit einer Ruptur des vorderen Kreuzbandes in den ersten Monaten nach der Verletzung nicht in der Lage sind, die volle Leistungsfähigkeit des M. quadriceps zu erzielen.

Die reflektorische Quadrizepshemmung ist auch pathomechanisch zu verstehen, da sie für das Kniegelenk eine Schutzfunktion darstellt. Bei rupturiertem oder insuffizientem Kreuz-

band führt jede verstärkte Quadrizepskontraktion in extensionsnaher Stellung zu einer anterioren Tibiaverschiebung. Diese Tibiaverschiebung stellt das wesentliche mechanische Korrelat der Verletzung dar. Die reflektorische Quadrizepshemmung kann daher auch als ein Schutzmechanismus vor diesen gefährlichen extensionsnahen anterioren Tibiasubluxationen verstanden werden.

Eine Ruptur des vorderen Kreuzbandes ist muskulär nicht kompensierbar.

Auch durch Orthesen (Kniebraces) ist eine Reduzierung der Tibiaverschiebung, resultierend aus der Ruptur des vorderen Kreuzbandes, nur bedingt möglich. Die beste Stabilisierung fand sich experimentell bei einer Kombination von Tapeverband und Kniebrace [10 c]. Damit läßt sich die pathologische Tibiaverschiebung zwar verringern, jedoch nicht ganz beseitigen.

Zum Wiederaufbau atrophierter Muskulatur nach Kreuzbandoperationen werden vielfach isokinetische Trainingssysteme eingesetzt. Kaufman et al. [350 a] konnten an einem biomechanischen Modell nachweisen, daß es durch isokinetische Übungen zu exzessiv erhöhten Drücken im tibiofemoralen und patellofemoralen Gelenk kommt. Eine anterior gerichtete Kraft entsprechend der Auslösung einer vorderen Tibiaverschiebung entsteht während Extensionsübungen von weniger als 40° bei einer Belastung von maximal 1/3 des Körpergewichtes. Aus diesem Grund sollte im Rahmen der Nachbehandlung von Kapsel-Band-Verletzungen innerhalb der ersten 8 Wochen sehr zurückhaltend mit isokinetischen Übungen, wenn überhaupt, umgegangen werden. Isokinetischen Testapparaturen sollten u. E. lediglich zur Überprüfung des muskulären Zustandes frühestens 8–10 Wochen nach erfolgter Rekonstruktion des vorderen Kreuzbandes eingesetzt werden (näheres s. Kap. 10.4).

Um exzessive femoropatellare Drücke und eine zu starke Elongation bzw. Belastung des rekonstruierten vorderen Kreuzbandes zu vermeiden, empfehlen sich Übungen im sog. geschlossenen System [718 c] (s. Kap. 10.4).

Ebenso werden sog. „koaktivierte Bewegungen", bei denen gleichzeitig eine Kontraktion der Ischiokruralmuskulatur und des M.quadriceps erfolgt, empfohlen.

Untersuchungen von Ohkoshi et al. [506 a] und More et al. [465 a] zeigen, daß Kniebeugen unter Vollbelastung nur mit gleichzeitiger Kontraktion von Quadrizeps- und Ischiokruralmuskulatur möglich sind. Hierbei kommt es nur zu minimalen Verschiebungen der Tibia und damit nur zu sehr geringen Kräften, die auf das Transplantat nach einer Kreuzbandrekonstruktion wirken. Kniebeugen bis 60° können daher schon einige Tage nach einer Rekonstruktion des vorderen Kreuzbandes vom Patienten

durchgeführt werden, ohne daß das Transplantat gefährdet wird [465 a, 506 a, 718 c] (s. Kap. 10.5.6).

2.2.4 Hautveränderungen

Aus der Lokalisation von Hautwunden, Prellmarken und Hämatomen wird auf Art und Richtung der einwirkenden Kraft geschlossen (Abb. 2-15). Man findet oberflächliche Hautabschürfungen, tiefe Riß- und Schnittwunden, aber auch ausgedehnte Weichteildefekte. Das therapeutische Vorgehen ist wesentlich vom Zustand, Alter und Ausmaß der Hautverletzungen abhängig. Findet sich eine nicht abgeheilte, noch verschorfte Wunde, wird wegen des bestehenden Infektionsrisikos ein operativer Eingriff, selbst eine Arthroskopie, bis zur vollständigen Abheilung verschoben. Besteht eine sezernierende Wunde, wird diese zuerst definitiv chirurgisch versorgt, eine Gelenkfistel wird exzidiert und ggf. eine arthroskopische oder permanente (Spül-Saug-Drainage) Kniegelenkspülung durchgeführt (Abb. 2-16).

Trophische Störungen, wie sie bei arteriellen Durchblutungsstörungen, einem postthrombotischen Syndrom oder Varikose vorliegen, werden erfaßt und bei der weiteren Therapie berücksichtigt (Abb. 2-17 a). Aus diesen Gründen sollte möglicherweise auf eine länger andauernde Ruhigstellung des Beines verzichtet werden. Aber auch maligne Tumoren können bei entsprechender Indolenz des Patienten zu großflächigen Hautveränderungen führen (Abb. 2-17 b). Finden sich systemische Erkrankungen mit Hautaffektionen, wie eine Psoriasis (Abb. 2-18), eine Hypercholesterinämie (Abb. 2-19) oder eine Follikulitis im Oberschenkelbereich, wird geprüft, ob sich hieraus therapeutische Konsequenzen (Verschiebung der Operation, Kontraindikation für operatives Vorgehen) ergeben oder ob die Erkrankungen(z. B. Psoriasis arthropathica) selbst für die Gelenkbeschwerden verantwortlich sein können.

Vor Operationen sollte man sich *immer* (!) am Abend vor oder am Morgen des Operationstages von der Intaktheit der Hautverhältnisse überzeugen. Auch durch zu enge oder schlecht sit-

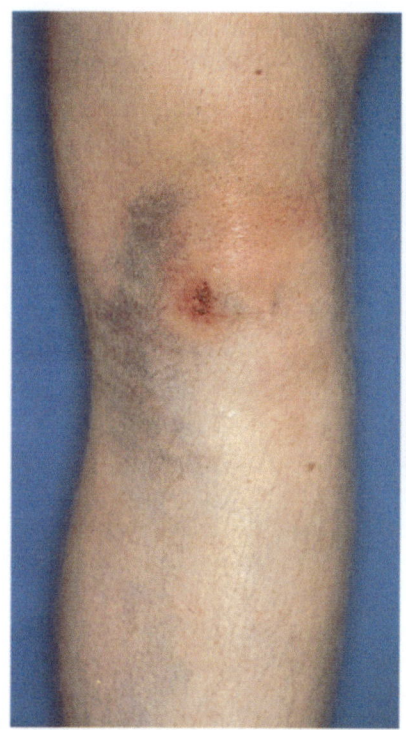
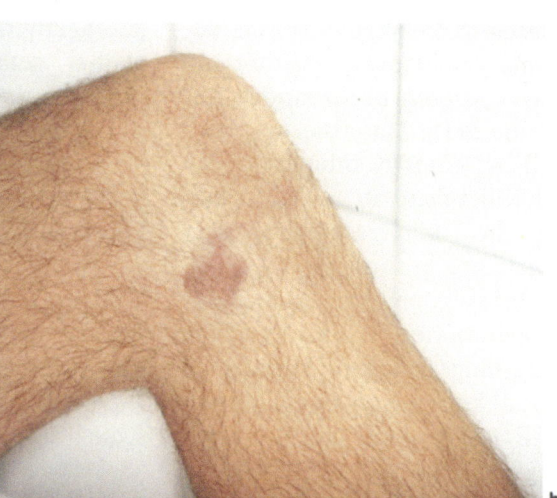

Abb. 2-15 a, b. Medialseitiges Hämatom, kleine präpatellare Schürfwunde und diffuse präpatellare Rötung. Gleichzeitig bestand eine inguinale Lymphknotenschwellung als Ausdruck einer Bursitis praepatellaris (**a**). Kleines, umschriebenes Hämatom auf der Medi-alseite nach direktem lateralen (!) Trauma als Hinweis auf eine Ruptur des medialen Bandapparates. Klinisch fand sich eine mittelgradige mediale Aufklappbarkeit in 20°-Flexion (**b**)

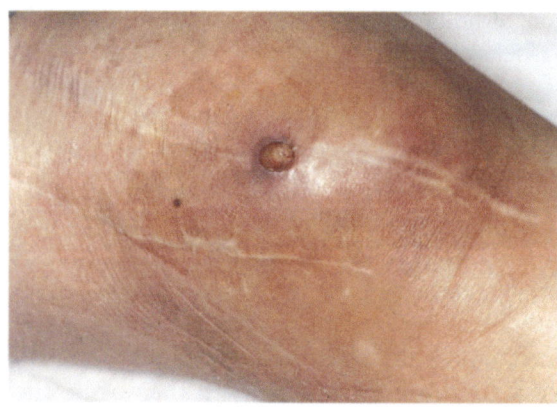

Abb. 2-16. Sezernierende Fistel bei chronischem Gelenkinfekt nach totaler Knieprothese

zende Kompressionsbandagen, Pflaster-, Gips- oder Tapeverbände können Hautaffektionen, Blasenbildungen und Druckstellen hervorgerufen werden, die eine Verlegung des Operationstermins (erhöhtes Infektionsrisiko) sinnvoll erscheinen lassen (Abb. 2-20).

2.2.5
Streckhemmung

Eine Behinderung der Streckung kann akut posttraumatisch oder langsam progredient auftreten. Besteht eine intermittierende kurzzeitige Streckhemmung, bezeichnet man diese auch als Gelenksperre oder „schnellendes" oder „schnappendes" Knie [610, 613] (s. Abschn. 2.1.4, vgl. Tabelle 2-6).

Die mögliche Genese der akut auftretenden Streckhemmung ist vielfältig (Tabelle 2-17). Meniskusläsionen sind die häufigste Ursache.

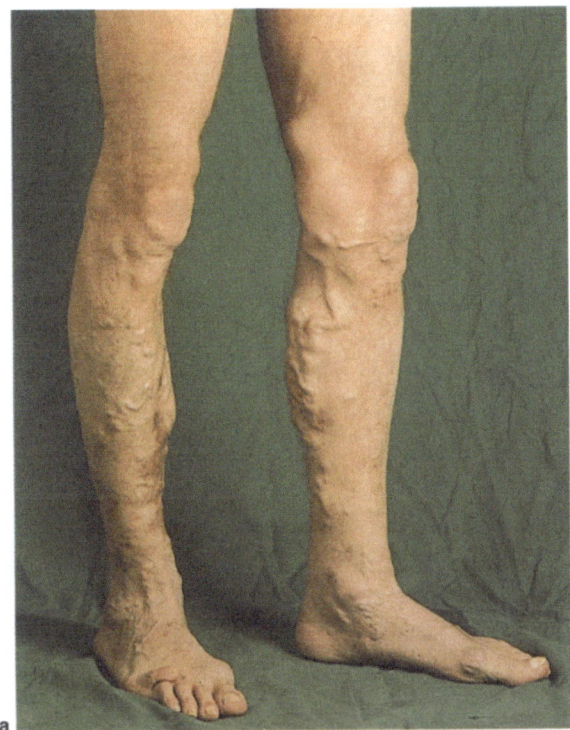

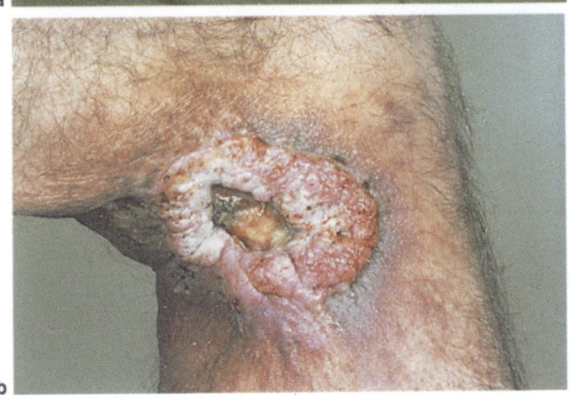

Abb. 2-17 a, b. Ausgeprägte Stammvarikose links und beginnende trophische Hautveränderungen am rechten Unterschenkel (**a**). Tiefe Ulzerationen auf der gesamten medialen Gelenkseite bei ausgedehntem Plattenepithelkarzinom (**b**)

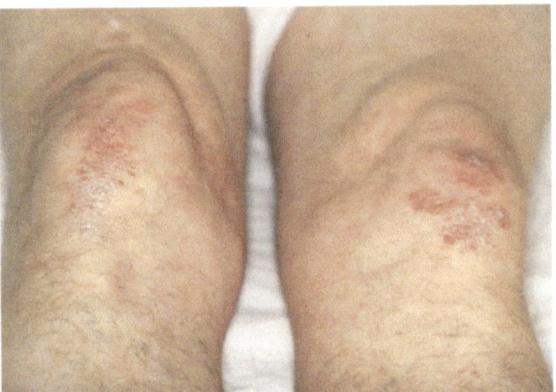

Abb. 2-18. Präpatellare Hautveränderungen bei Psoriasis vulgaris

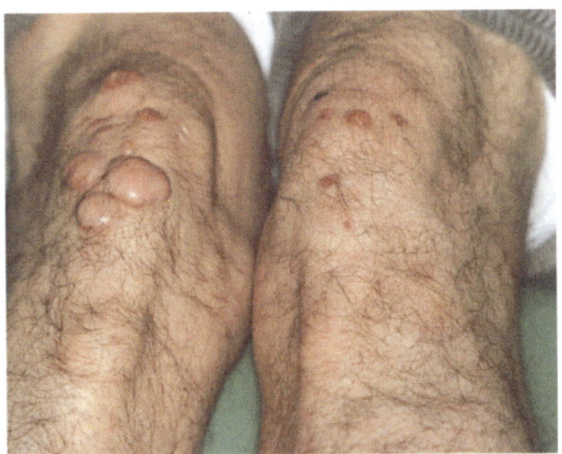

Abb. 2-19. Multiple präpatellare Xanthome bei familiärer Hypercholesterinämie

Auch die Verletzung von Strukturen, die primär nicht für die Streckung des Kniegelenkes verantwortlich sind, können zu einer Streckhemmung führen.

Die nach Zerrungen oder Teilrupturen des medialen Seitenbandes häufig anzutreffende schmerzhafte Streckhemmung tritt typischerweise nicht unmittelbar nach dem Trauma, sondern erst nach 10–18 h (am nächsten Morgen)

auf und ist nach kurzzeitiger Immobilisierung oder unter Analgesie aufhebbar [513, 514]. Die Patienten beschreiben in typischer Weise, daß sie nach dem Trauma ihre Tätigkeit noch weiter fortsetzen konnten, am nächsten Morgen sei es aber nicht mehr möglich gewesen, das Knie zu strecken. Eine häufige Fehldiagnose dieser „Pseudoeinklemmung" ist die Meniskusläsion.

Den akut auftretenden Streckhemmungen stehen die angeborenen, langsam progredienten, iatrogenen und postoperativen Streckhemmungen gegenüber (Tabelle 2-18) (Abb. 2-21 und 2-22).

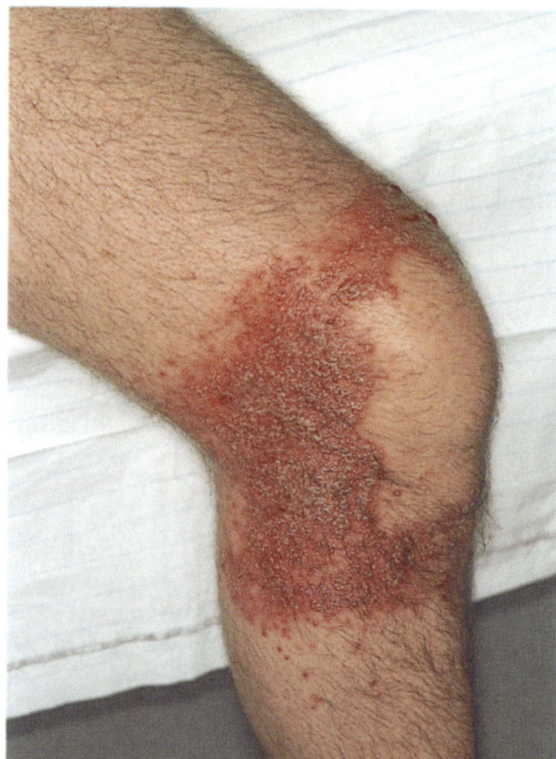

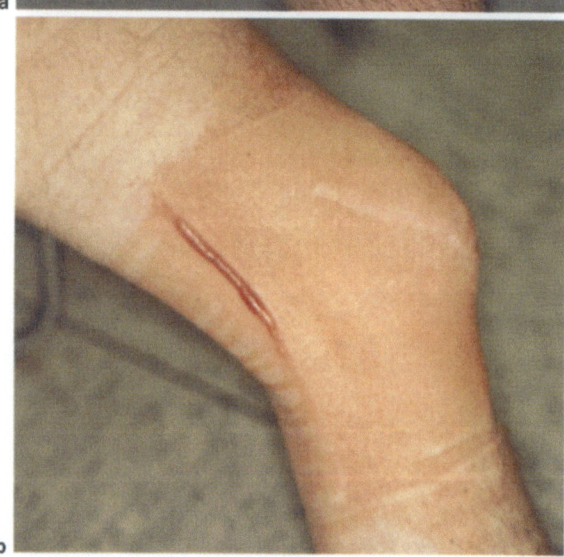

Abb. 2-20 a, b. Pyodermie mit Aussparung der präpatellaren Region nach Selbstbehandlung einer Bursitis praepatellaris mit einem Salbenverband (**a**). Spannungsblase nach zu engem Kompressionsverband (**b**). Vorausgegangen war eine Kniepunktion

Tabelle 2-17. Differentialdiagnose der akut auftretenden Streckhemmung

1. Meniskusverletzung
2. Ruptur des Lig. patellae
3. Ruptur der Sehne des M. quadriceps
4. Komplett- oder Teilruptur des vorderen Kreuzbandes
5. Schnell auftretender intraartikulärer Erguß
6. Schmerzbedingt (Schonhaltung)
7. Freier Gelenkkörper (Osteochondralfraktur, Chondromatose)
8. Patellaluxation
9. Patellafraktur
10. Muskelfaserriß

Tabelle 2-18. Differentialdiagnose der langsam auftretenden Streckhemmung

1. Mediale Seitenbandverletzung („Pseudoeinklemmung")
2. Femorotibialarthrose (Osteophyten)
3. Retropatellararthrose
4. Hypertrophie des Hoffa-Fettkörpers
5. Lockerung des Reservestreckapparates (Retinakula)
6. Intraartikuläre Tumoren
7. Längere Immobilisierung
8. Kapselfibrose
9. Iatrogen
   – Falsch inseriertes vorderes Kreuzband
   – Weichteilirritation durch Osteosynthesematerial
10. Zyklopssyndrom
11. Infrapatellares Kontraktursyndrom (infrapatellar contracture syndrome)
12. Ganglion auf dem vorderen Kreuzband (selten)
13. Villonoduläre Synovitis
14. Fixierte Gelenkkörper
15. Narbenkontrakturen
16. Knöcherne Fehlstellungen (Femur, Tibia, Fußskelett)
17. Neuromuskuläre Erkrankungen
18. Psychogen

Die durch Weichteilirritation (Abb. 2-21) hervorgerufene Streckhemmung ist nach Entfernung des Osteosynthesematerials bzw. nach Beseitigung der Narbenkontraktur meist reversi-bel. Demgegenüber bleiben Streckhemmungen nach Rekonstruktionen des vorderen Kreuzbandes, bei denen die tibiale Insertion zu weit ventral gewählt wurde, so lange bestehen, wie die Bandplastik noch intakt, d.h. noch nicht gedehnt oder rupturiert ist. In einer retrospektiven Analyse der Positionierung der tibialen Bohrkanäle nach Rekonstruktion des vorderen Kreuzbandes konnten Howell u. Tylor [291d] nachweisen, daß mit einem Versagen des Transplantates zu rechnen ist, wenn sich der tibiale

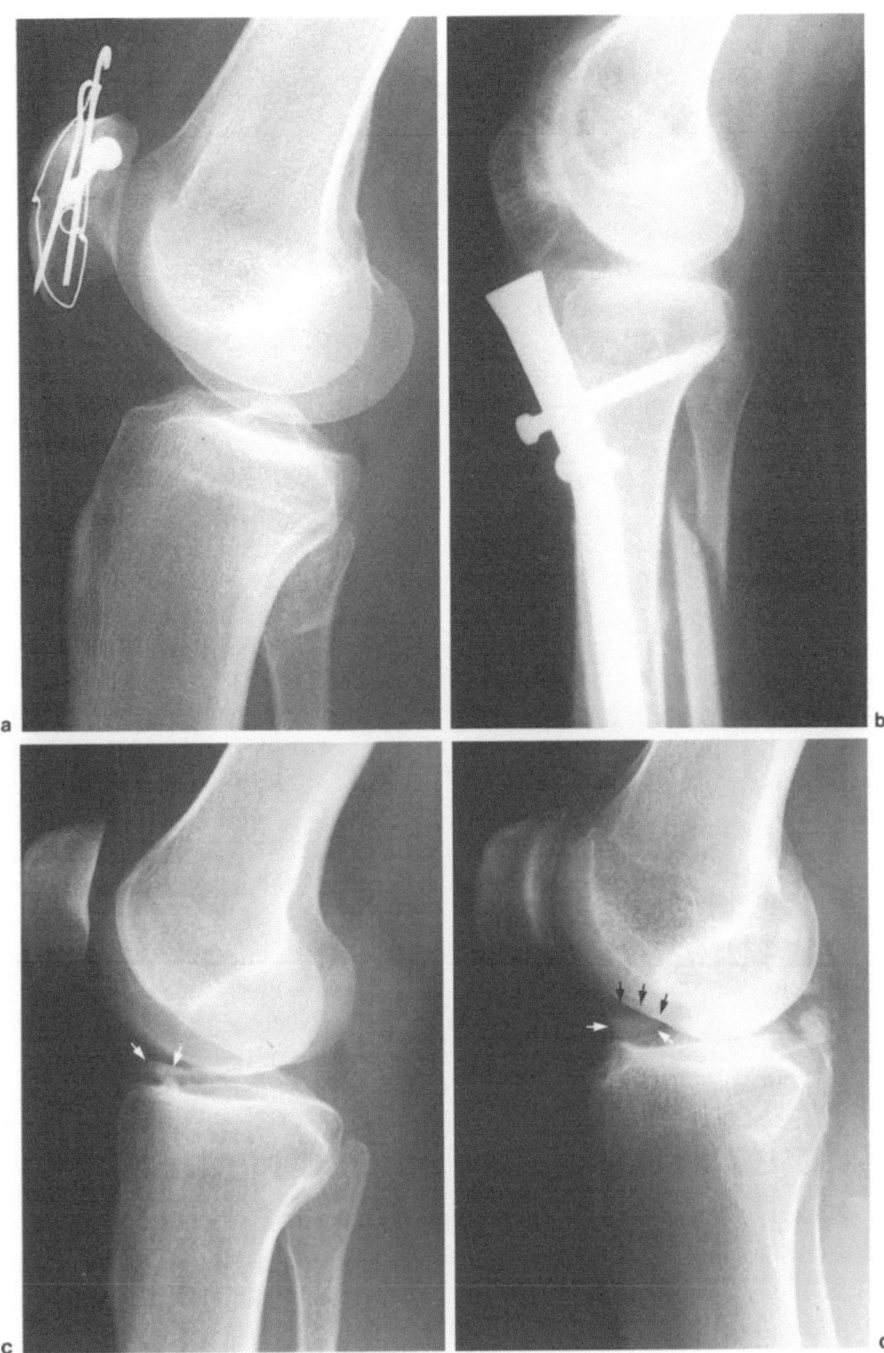

Abb. 2-21 a-d. Streckhemmung des Kniegelenks. Weichteilirritation durch Osteosynthesematerial nach operativ versorgter Patellafraktur (**a**), nach Verriegelungsnagelung der Tibia bei gleichzeitiger Patella baja (**b**). Streckdefizit des Kniegelenkes bei einem Tuberculum intercondylare tertium. Dieses stellt sich auf einer leicht gebeugten seitlichen Aufnahme besonders gut dar. Durch die forcierte Streckung erkennt man bisweilen auch eine Abflachung dieses Tuberkulums *(Pfeile)* (**c**). Ausgeprägter ventraler Tibiaosteophyt *(Pfeile)* bei einem 39 jährigen Patienten mit 12 Jahre alter chronischer Insuffizienz des vorderen Kreuzbandes (**d**)

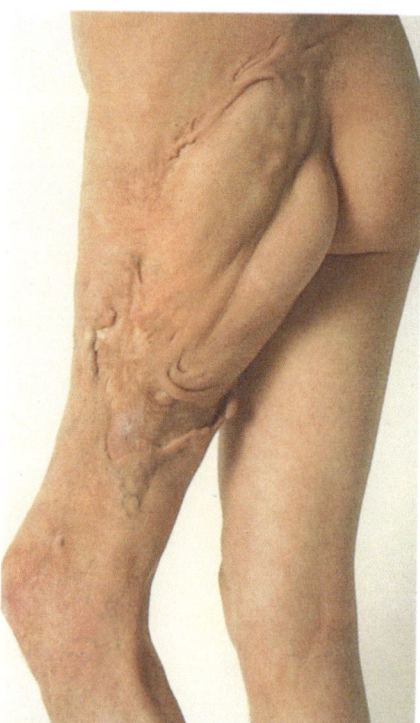

Abb. 2-22. Streckhemmung des Kniegelenkes durch Narbenkontraktur am Oberschenkel

Bohrkanal zu weit anterior befindet. Kniegelenke, die ein Impingement des Transplantates an der Notch aufweisen und primär keine komplette Streckung erreichen, werden zu einem hohen Prozentsatz instabil [291 d] (s. auch Abb. 1-50).

Eine langsam auftretende Streckhemmung findet sich bei einer osteophytären Ausziehung im Bereich der Area intercondylaris anterior. Hier findet sich bei Patienten mit chronischen Instabilitäten oder einer Arthrose häufig ein ventraler Tibiaosteophyt (Tuberculum intercondylare tertium) (Abb. 2-21 c, d). Dieser Osteophyt kann unterschiedlich groß ausgeprägt sein. Eine Darstellung der Osteophyten im Röntgenbild gelingt in der seitlichen Standardröntgenaufnahme in einer Beugestellung von 40–60°. Im Zweifelsfall sollte die Röntgenaufnahme in maximaler Kniebeugung angefertigt werden, um den Bereich der Area intercondylaris anterior frei darzustellen (s. Abb. 6-33).

Die Therapie eines ventralen Tibiaosteophyten besteht in der arthroskopischen Entfer-

nung. In der Regel erscheint hierbei der Osteophyt noch größer, oft findet sich eine begleitende Synovialitis. Durch die Abtragung des Osteophyten läßt sich in den meisten Fällen die Streckbarkeit des Kniegelenkes verbessern.

In den seltenen Fällen einer Extremitätenmißbildung, wie z. B. bei einem Pterygium in der Kniekehle, besteht eine ausgeprägte angeborene Streckhemmung (Abb. 2-23). Ein Pterygium genu ist meist symmetrisch angelegt und verläuft tibialseitig betont am häufigsten vom Tuber ossis ischii zum Fersenbein (30%) oder zur Achillessehne (25%). Die Muskulatur im Pterygium entstammt meist dem M. semitendinosus, seltener dem M. semimembranosus [695]. In Abhängigkeit vom Schweregrad ist die Gelenkfunktion gestört. Patienten mit einem sehr ausgeprägten Pterygium genu sind nur in der Lage, sich mit einem „wippenden Entengang" fortzubewegen.

Röntgenologisch zeigen sich, bedingt durch die lange Zeit bestehende Fehlstellung, typische knöcherne Veränderungen. Man findet kreisrunde Femurkondylen, eine konvexe Ausbildung der Tibiaepiphyse bzw. des Tibiaplateaus und eine Elongation der Patella (Abb. 2-23 b) [695].

Ein Pterygium genu findet sich am häufigsten beim Fèvre-Languepin-Syndrom, seltener beim Rossi- oder kaudalen Regressionssyndrom. Ein echtes Pterygium wird von Sehnen, Muskeln und Nervensträngen durchzogen. Demgegenüber müssen die einfachen Hautduplikaturen (Schwimmhäute) und Narbenkontrakturen abgegrenzt werden [695].

Auch das infrapatellare Kontraktursyndrom führt zu einer Streckhemmung und wird von Paulos u. Pinkowski [521 a] zu den Patella-Entrapment-Syndromen gezählt (Abb. 2-24). Man unterscheidet ein primäres und ein sekundäres infrapatellares Kontraktursyndrom: Bei einem primären liegt eine fibrotische Hyperplasie der vorderen Kniegelenkanteile vor; beim sekundären hat ursächlich eine operative Maßnahme meist in Verbindung mit einer langen Immobilisation zu einem Streckdefizit geführt. Andere Ursachen sind ein nicht isometrischer Verlauf bei der Kreuzbandchirurgie, eine Infektion, eine Algodystrophie, ein eingeklemmter Meniskus, eine Quadrizepsinsuffizienz oder neuromuskuläre Störungen.

Paulos u. Pinkowski [521 a] unterscheiden 3 Stadien des infrapatellaren Kontraktursyndroms:

Stadium I: Prodromalstadium
(2. bis 8. Woche)

Dieses Stadium ist durch eine Verhärtung der Synovialmembran, des Hoffa-Fettkörpers und des Retinakulums gekennzeichnet. Die klinische Untersuchung zeigt eine schmerzhafte Einschränkung der Beweglichkeit, eine Reduktion der Patellabeweglichkeit und Schmerzhaftigkeit entlang der Patellasehne. Darüber hinaus findet sich ein „funktionelles Quadrizepsleck". Die Beweglichkeit ist passiv besser als aktiv.

Stadium II: Aktives Stadium
(2. bis 20. Woche)

Die verhärteten Strukturen haben nun zu einem „Shelf" der Patella geführt. Dies zeigt sich im typischen klinischen Bild, bei dem das Lig. patellae in Richtung des Hoffa-Fettkörpers eingezogen ist (shelf sign). Die patellare Beweglichkeit wird noch weiter eingeschränkt, gleichzeitig ist ein Gleiten der Patella insbesondere nach proximal nahezu nicht mehr möglich. Auch ein femoropatellares Krepitieren wird nun gefunden. In diesem Stadium erhalten die Patienten nicht selten ein sehr qualvolles schmerzhaftes physiotherapeutisches Übungsprogramm oder forcierte Patellamanipulationen, die jedoch nicht zur Besserung, sondern eher zu einer Verschlechterung des Zustandes führen. Das aktive und passive Bewegungsausmaß ist gleich. Der Patient kann die komplette Streckung nicht erreichen und zeigt ein hinkendes Gangbild wie bei einem verkürzten Bein. Der M. quadriceps wird atrophisch. Zu diesem Zeitpunkt sind somit sowohl intraartikuläre als auch extraartikuläre Veränderungen vorhanden.

Stadium III: Ausgebranntes Stadium
(5 Monate bis Jahre)

Entzündungen und Verhärtungen haben zur Entwicklung einer Patella infera (Patella baja) geführt. Die Patellamobilität ist nicht mehr so eingeschränkt wie im Stadium II. Es sind aber noch ein Beuge- und ein Streckdefizit vorhanden, kombiniert mit einer ausgeprägten Quadri-

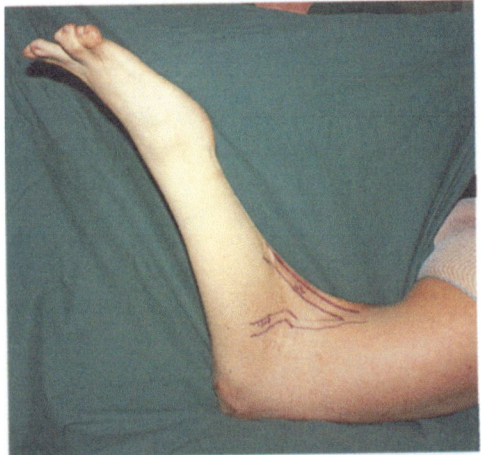
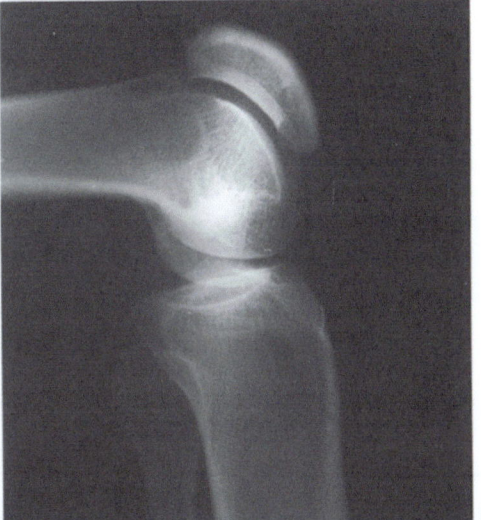
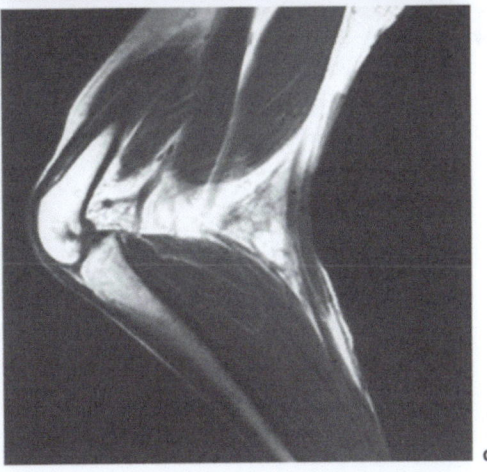

Abb. 2-23 a–c. Pterygium genu bei Fèvre-Languepin-Syndrom. In Bauchlage zeigt sich das Ausmaß der Beugekontraktur. Markiert ist der Nervenverlauf im Pterygium (**a**). Ausgeprägte Elongation und ventral-konvexe Verkrümmung der Patella im seitlichen Röntgenbild (**b**). Das Ausmaß der pathologischen Veränderungen zeigt die MR-Tomographie (**c**). Muskeln und Gefäße verlaufen im Pterygium

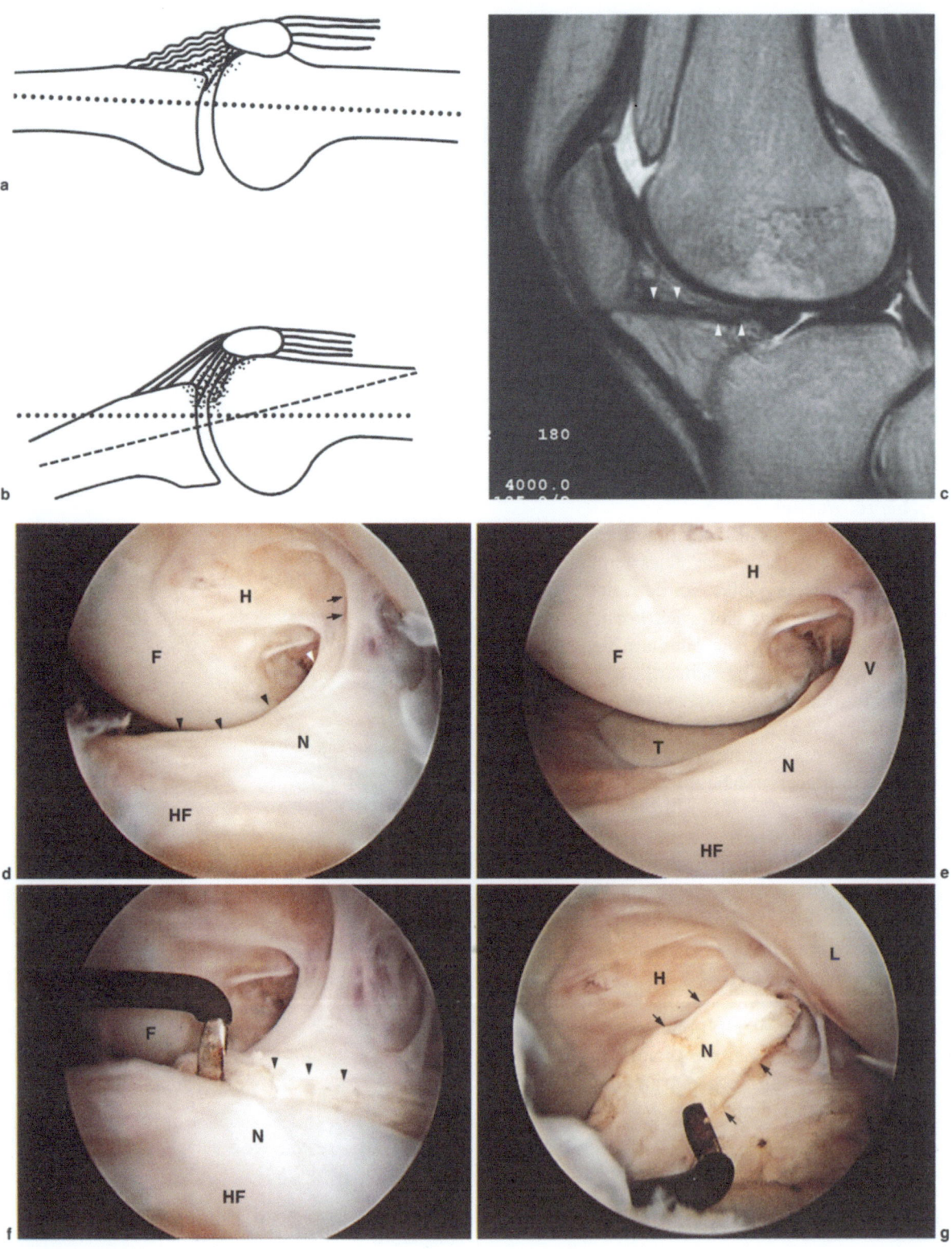

Abb. 2-24 a–g (Legende s. S. 87)

◀ **Abb. 2-24 a-g.** Infrapatellares Kontraktursyndrom und sekundäre Patella infera. Das Lig. patellae ist in Extension entspannt (**a**) und kann sich aufgrund der intraartikulären Verwachsungen erst ab einer geringgradigen Flexion anspannen. Nur bis zu diesem Flexionsgrad kann das Kniegelenk aktiv gestreckt werden. Passiv ist die Extension nicht obligatorisch eingeschränkt (**b**). Infrapatellares Kontraktursyndrom bei 22jähriger Patientin nach Rotationstrauma mit Hämarthros. 2 Tage nach dem Trauma erfolgte eine Arthroskopie zur Verifizierung des Hämarthros am Skiort. Es fand sich eine Ruptur des vorderen Kreuzbandes. Als Therapie folgte eine Immobilisation für 3 Wochen mit abnehmbarer Gipsschiene. Wegen einer ausgeprägten Bewegungseinschränkung 0°-30°-90°, erfolgte 3 Monate nach dem Unfall eine arthroskopische Arthrolyse, bei der das Beugungsausmaß bis auf 120° Flexion gebessert werden konnte, es persistierte aber ein aktives Streckdefizit von 20°. Passiv ließ sich das Kniegelenk bis auf 10° strecken. Die MR-Tomographie zeigt einen ausgeprägten Narbenstrang von der Patellaspitze über den Hoffa-Fettkörper zur Area intercondylaris anterior ziehend *(Pfeilspitzen)*. Es ist somit vorstellbar, daß die zur Streckung des Kniegelenkes aufgebrachte Kraft des M. quadriceps über die Verbindung Hoffa-Fettkörper – Narbenstrang zur Area intercondylaris anterior bzw. zum vorderen Kreuzband geleitet wird. Die endgradige aktive Streckung ist damit nicht mehr möglich (**c**). Bei der Arthroskopie fand sich ein ausgedehnter Narbenstrang *(N, Pfeilspitzen)* vom Hoffa-Fettkörper *(HF)* in Richtung der Fossa intercondylaris ziehend. Ausläufer *(Pfeile)* erstreckten sich bis zum Fettkörper *(H)*, der den Ursprung des hinteren Kreuzbandes bedeckt. Medialer Femurkondylus *(F)* (**d**). Der ausgedehnte Narbenbereich *(N)* befindet sich bei leicht gebeugtem Kniegelenk wesentlich proximaler als die Tibiaplateauebene. Mediales Tibiaplateau *(T)* (**e**). Durchtrennung des Narbengewebes mit dem HF-Messer und damit Unterbrechung der „kraftübertragenden" Verbindung (**f**). Die Dicke des Narbengewebes *(Pfeile)* ist deutlich zu erkennen. Lateraler Femurkondylus *(L)* (**g**). Nach dieser arthroskopischen Maßnahme erzielte die Patientin unter krankengymnastischer Übungsbehandlung nach 10 Tagen wieder aktiv die komplette Streckung

zepsatrophie. Die entstehende Femoropatellararthrose wird von einem ausgeprägten femoropatellaren Reiben begleitet. Einige Patienten weisen nach Paulos u. Pinkowski [521a] in diesem Stadium als einzige klinische Zeichen außer der Patella infera eine Femoropatellararthrose auf. Radiologisch findet sich eine Osteoporose des Kniegelenkes, später dann eine Patella infera sowie eine begleitende Femoropatellararthrose.

Therapeutisch kommen im Stadium I eine manuelle Patellamobilisation, Antiphlogistika, Kortikosteroide sowie elektrische Muskelstimulation in Betracht. Patienten mit exzessiven Schmerzen sind meist nicht in der Lage, die Physiotherapie fortzusetzen. Hier muß auf andere

therapeutische Möglichkeiten, wie Analgetikamedikation, lokale Kortikosteroidanwendungen, transkutane Nervenstimulation oder evtl. auch eine Röntgenreizbestrahlung ausgewichen werden. In den Stadien II und III besteht die Therapie aus einem anterioren medialen und lateralen intraartikulären sowie extraartikulären Débridement und Release, gefolgt von intensiver Physiotherapie. Der beste Zeitpunkt zur operativen Intervention besteht dann, wenn die Entzündungsphase abgeklungen ist und der Patient wieder eine gute Funktion des M. quadriceps erlangt hat.

Nach einem bandplastischen Ersatz, einer Augmentation oder in seltenen Fällen auch nach Refixation des vorderen Kreuzbandes kann ein Streckdefizit resultieren, obwohl eine optimale femorale und tibiale Insertion für das Kreuzband gewählt wurde [190]. Die Hypertrophie des Transplantates bzw. des genähten Kreuzbandes entsteht vermutlich durch fibrosierte kleine Hämatome im anterioren Gelenk- und Bandbereich. Die Hämatome können durch ständige Mikrotraumatisierungen, z.B. bei forcierten Streckübungen, entstehen. Diese Hämatome lassen sich bei der arthroskopischen Entfernung der Verwachsungen bzw. des „Zyklops" teils an der Oberfläche, teils als veraltete Hämatome in der Tiefe der fibrösen Narbensubstanz finden (s. Abb. 2-25 h). Die oberflächlich gelegenen Hämatome resultieren aus den intermittierenden Einklemmungen im Bereich des medialen und lateralen Gelenkkompartments. Die Fibrosierung führt zur Verdickung des Transplantates. Schon vor Erreichen der vollen Streckung stößt das Narbengewebe dann an das Dach der Fossa intercondylaris (Notch), so daß ein Streckdefizit resultiert. Die Diagnose läßt sich durch eine Arthroskopie, nicht invasiv auch durch eine MR-Tomographie sichern (Abb. 2-25). Die Diagnose des sog. Zyklopssyndroms läßt sich aber in der Regel schon anhand des klinischen Verlaufes stellen. Erreicht der Patient postoperativ die volle Streckung und bildet sich während der krankengymnastischen Nachbehandlung nach 2–3 Monaten ein Streckdefizit aus, ist mit einem typischen Zyklopssyndrom zu rechnen (Abb. 2-25 c-k). Die Patienten berichten häufig, daß sie nach der Krankengymnastik das Kniege-

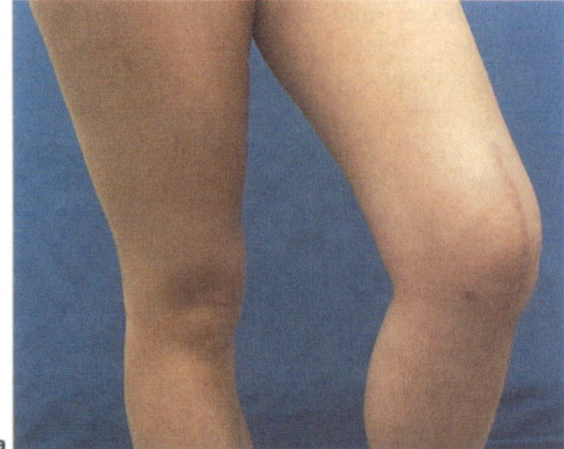

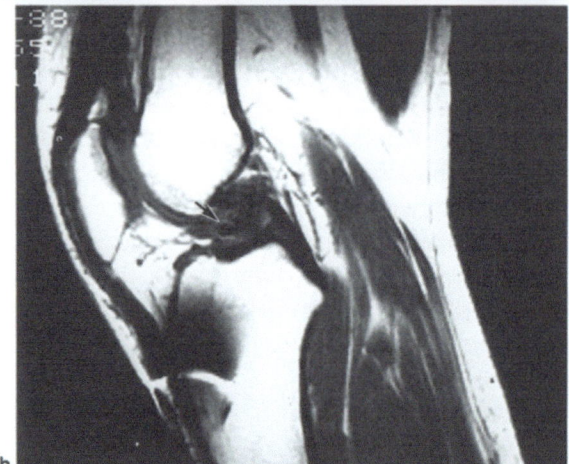

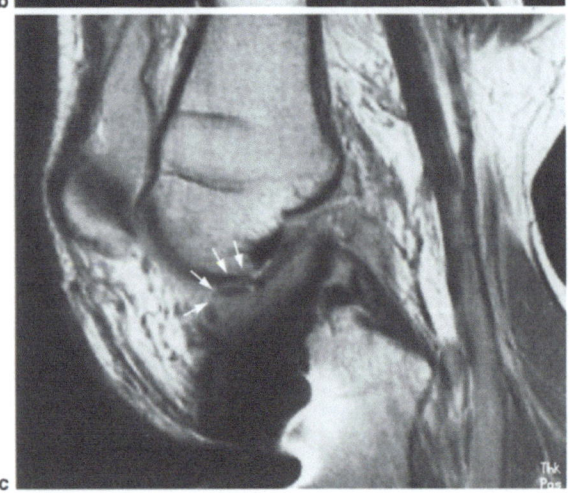

lenk komplett strecken können. Nach 1–2 h stellt sich aber wieder das Streckdefizit ein. Das vor dem tibialen Kreuzbandansatz gelegene fibröse Gewebe kann aber auch relativ mobil sein und Einklemmungserscheinungen im anterioren Bereich des medialen und/oder lateralen Kompartments verursachen. Bisweilen berichten die Patienten über ein Knacken oder Schnappen kurz vor Erreichen der Streckung [80 b]. Diese Symptomatik kann dann auch an einen freien Gelenkkörper oder eine Meniskusläsion denken lassen. Auch Gelenkergüsse können auftreten. Bei den typischen Beschwerden und entsprechender Anamnese (Rekonstruktion des vorderen Kreuzbandes) ist die Diagnose jedoch leicht zu stellen.

Im Vordergrund der Beschwerden können aber auch die Folgen des Streckdefizites stehen, wie etwa Schmerzen im vorderen Gelenkbereich, parapatellare Insertionstendinosen sowie ein Engegefühl, das sich meist zirkulär um den vorderen Gelenkbereich bzw. den distalen Patellabereich erstreckt [80 b]. Die Therapie der Wahl besteht in der arthroskopischen Entfernung des hypertrophierten Gewebes, ggf. einer Ausdünnung des Transplantates, falls das Transplantat zu kräftig gewählt wurde, und einer Notchplastik.

Aus welchen Gründen sich diese vor dem Kreuzband gelegenen Vernarbungen bilden, ist noch nicht eindeutig geklärt. Ursächlich können neben einer zurückhaltenden Nachbehandlung mit Vermeidung der kompletten Streckung ein zu weit anterior plazierter tibialer Bohrkanal (s. Abb. 1-50), ein zu dickes Transplantat, eine zu enge Notch oder eine zu gering ausgeführte Notchplastik, aber auch Restgewebe des alten

Abb. 2-25 a-k. Streckdefizit 11 Monate nach Ruptur des vorderen Kreuzbandes und primärer Refixation mit Augmentation (Semitendinosussehne). Das gesamte Gelenk ist immer noch diffus geschwollen (**a**). Im MRT zeigen sich vor dem Kreuzband kleine kugelige Gebilde *(Pfeile)*, die dem fibrosierten Gewebe entsprechen (**b**). Streckdefizit 3 Monate nach Rekonstruktion des vorderen Kreuzbandes (mittleres Drittel des Lig. patellae, bone tendon bone). Im MR zeigt sich deutlich die Verdickung im distalen Transplantatbereich *(Pfeile)* (**c**). Arthroskopisch findet sich eine große kugelige „zy-klopenartige" Struktur *(Pfeile, C)*, die es nicht gestattet, auf das vordere Kreuzband zu schauen. Femur *(F)* (**d**). Mit zunehmender Extension zeigt sich das Ausmaß des fibrösen Gewebes *(Pfeile, C)* im distalen Bereich des vorderen Kreuzbandes (Zyklopssyndrom) (**e**). Das vordere Kreuzband *(V)* ist erst bei zunehmender Flexion zu erkennen (**f**). Schon hier zeigt sich eine relativ enge Notch *(Pfeilspitzen)*. Das Ausmaß der bei der Operation erfolgten Notchplastik ist zu erkennen *(gepunktet)*. Die Therapie besteht in der arthroskopischen Entfernung des fibrotischen Gewebes. Area intercondylaris anterior *(T)* (**g - i**). Man erkennt kleine alte Hämatomanteile (**h**, *Pfeile*). Wegen der eingeengten Notch erfolgt eine Notchplastik *(N, gepunktet)* mit der Kugelfräse oder dem Akromionizer *(A)* (**j, k**)

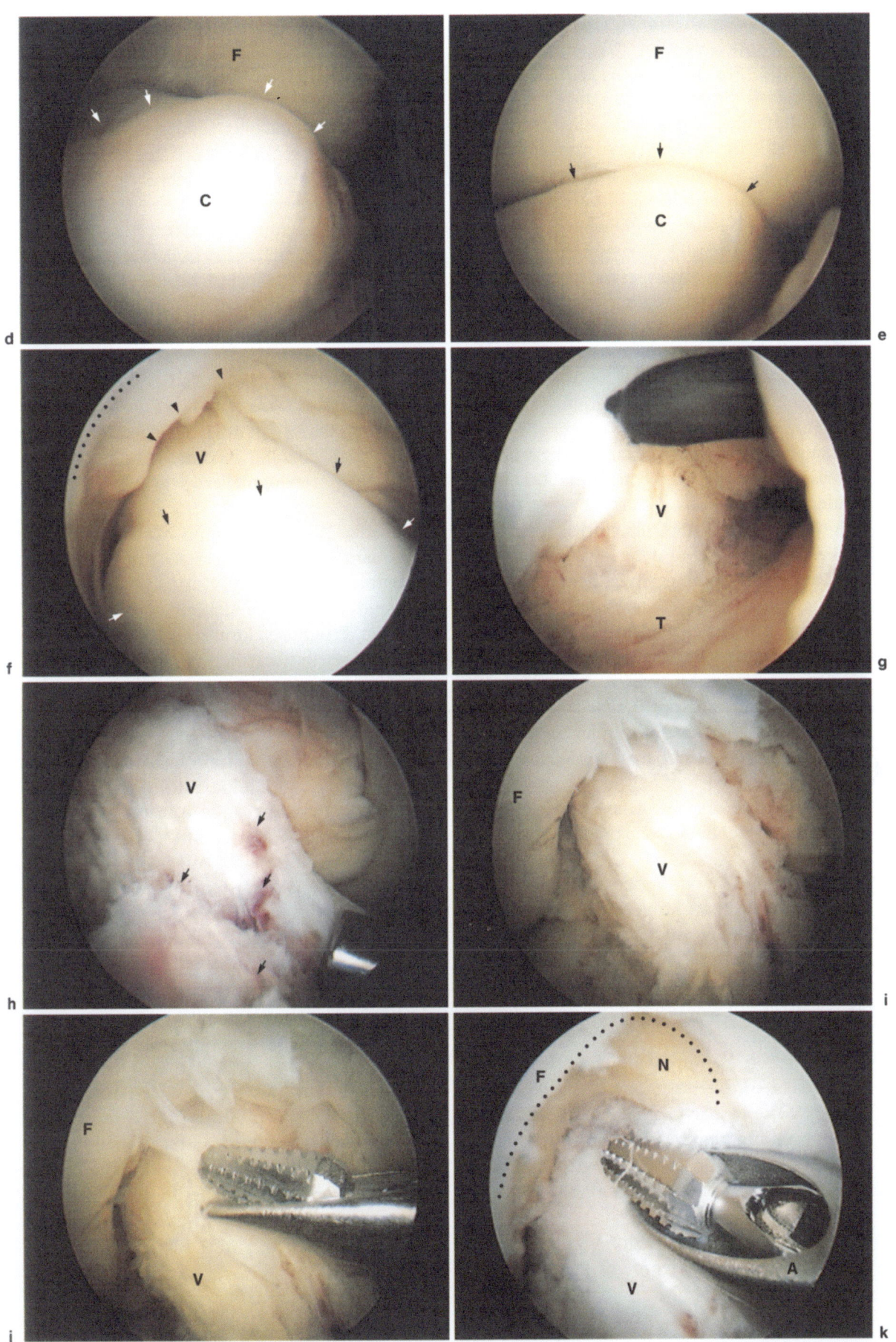

Abb. 2-25 d-k (Legende s. S. 88)

vorderen Kreuzbandes neben den schon angeführten rezidivierenden Traumatisierungen während des Streckvorganges sein. Möglicherweise ist auch die Ausdehnung der Notchplastik für das Entstehen eines Zyklopssyndroms mitverantwortlich, da hierbei gutdurchblutete spongiöse Flächen freigelegt werden. Die entstehenden Blutungen wirken sicherlich „narbenverstärkend". Weitere Untersuchungen sind jedoch noch notwendig. Letztendlich hängt die Entwicklung eines Zyklopssyndrom auch vom verwendeten Transplantat ab. Wird ein Lig. patellae-Drittel verwendet, ist mit einer höheren Rate von Zyklopssyndromen zu rechnen, als bei Verwendung der Sehne des M. semitendinosus.

Ursache für eine Streckhemmung nach Rekonstruktion des vorderen Kreuzbandes kann aber auch ein fibrosierter Rest der Plica infrapatellaris sein, wenn diese nicht komplett entfernt, sondern lediglich im distalen Bereich durchtrennt wurde. Bei Kontrollarthroskopien nach Rekonstruktion des vorderen Kreuzbandes, die nicht aus Gründen einer Streckhemmung erfolgen, findet man nicht selten zyklopsähnliche Gewebeformationen am tibialen Ansatz des vorderen Kreuzbandes. Bei der genauen Befragung der Patienten berichten diese oft, daß sie die komplette Streckung in der Nachbehandlung nur sehr schwer erreichen konnten. Nach Entfernung des fibrösen Gewebes ist das Erreichen der Streckung meist leichter.

Allerdings verursacht nicht jede Vernarbung vor dem vorderen Kreuzband klinische Beschwerden.

Ist es zu einer Bewegungseinschränkung nach einer Bandrekonstruktion gekommen, sollte zunächst mit einer intensiven Physiotherapie versucht werden, das Bewegungsausmaß zu steigern. Vor der „einfachen Narkosemobilisation" des Gelenkes mit eingeschränkter Beweglichkeit muß unbedingt gewarnt werden! Hierbei werden nur selten die intraartikulären Vernarbungen erreicht, d. h. zerrissen, sondern eher die Bereiche, wo die Vernarbungen an der Gelenkkapsel oder an anderen Weichteilstrukturen ansetzen. Ausgedehnte Hämatome sowie ein Hämarthros sind nach einer Narkosemobilisation fast die Regel.

Schlägt die intensive Physiotherapie fehl, wird die arthroskopische Arthrolyse angestrebt; oft ist gleichzeitig ein Lateral release sowie eine Notchplastik angezeigt. 80 [98 c] bis 82 % (eigene Untersuchungen (n = 140) der Patienten mit einer Arthrofibrose erreichen danach eine ausreichende Beweglichkeit. Läßt sich keine Verbesserung der Beweglichkeit erzielen, muß eine erneute arthroskopische Arthrolyse diskutiert werden. Alternativ wird auch eine Miniarthrotomie mit Entfernung der extraartikulären Vernarbungen, die sich meist in den anterioren Gelenkbereichen finden, beschrieben [98 c]. In den seltenen Fällen, in denen sich auch nach der zweiten arthroskopischen Arthrolyse oder nach der Miniarthrotomie des vorderen Gelenkanteiles mit Lösung des Lig. patellae bzw. Resektion fibrosierter Hoffa-Anteile keine Besserung einstellt, muß bei immer noch bestehendem Streckdefizit eine dorsale Kapsulotomie mit Entfernung der posterioren Verwachsungen erwogen werden.

Bei der Wiedererlangung der Beweglichkeit wird dem Erreichen der Streckung die größte Bedeutung zugemessen. Durch die differenzierte Analyse unseres Patientengutes (n=140) konnten Prognosefaktoren, die ein gutes bzw. ungünstiges Resultat der arthroskopischen Arthrolyse erwarten lassen, ermittelt werden. Reduzierte Erfolgsaussichten auf eine volle Gelenkbeweglichkeit haben die Patienten, die mehrere Narkosemobilisationen über sich ergehen lassen mußten, eine postinfektiöse Bewegungseinschränkung aufweisen und bei denen eine primäre Rekonstruktion des vorderen Kreuzbandes mit gleichzeitiger operativer Versorgung von rupturierten medialen und/oder lateralen Bandstrukturen durchgeführt wurde, wenn algodystrophe Reaktionen abgelaufen sind oder bei Vorliegen einer ausgeprägten Patella infera.

Die Aussicht auf ein gutes Ergebnis durch eine arthroskopische Arthrolyse ist wesentlich höher, wenn das Streckdefizit während der Nachbehandlung aufgetreten ist (Zyklopssyndrom, s. oben), wenn nur wenige Vernarbungen vorliegen bzw. wenn das Streckdefizit mechanisch durch Narbengewebe im oberen und/oder anterioren Gelenkbereich bedingt ist.

2.2.6
Spontane hintere Schublade

Schon die Inspektion beider Tuberositas tibiae bei 90° gebeugten Kniegelenken und auf den Untersuchungstisch aufgesetzten Füßen des in Rückenlage liegenden Patienten kann eine gravierende Kapsel-Band-Verletzung aufdecken.

Die auf einer Seite zurückgesunkene Tuberositas tibiae (spontane hintere Schublade) wird so lange als Folge einer Ruptur bzw. einer Insuffizienz des hinteren Kreuzbandes angesehen, bis das Gegenteil erwiesen ist (Abb. 2-26). Bei frischen Verletzungen des hinteren Kreuzbandes ist dagegen häufig keine spontane hintere Schublade nachzuweisen. Auch der hintere Schubladentest kann nach Hughston [299] negativ ausfallen. Besteht nach dem Verletzungsmechanismus und der klinischen Untersuchung der Verdacht auf eine Beteiligung des hinteren Kreuzbandes, sollte eine MR-Tomographie veranlaßt werden (Abb. 2-26 c). Bei der Inspektion müssen auch Veränderungen der Tuberositas tibiae, z. B. bei einem Morbus Osgood-Schlatter, berücksichtigt werden.

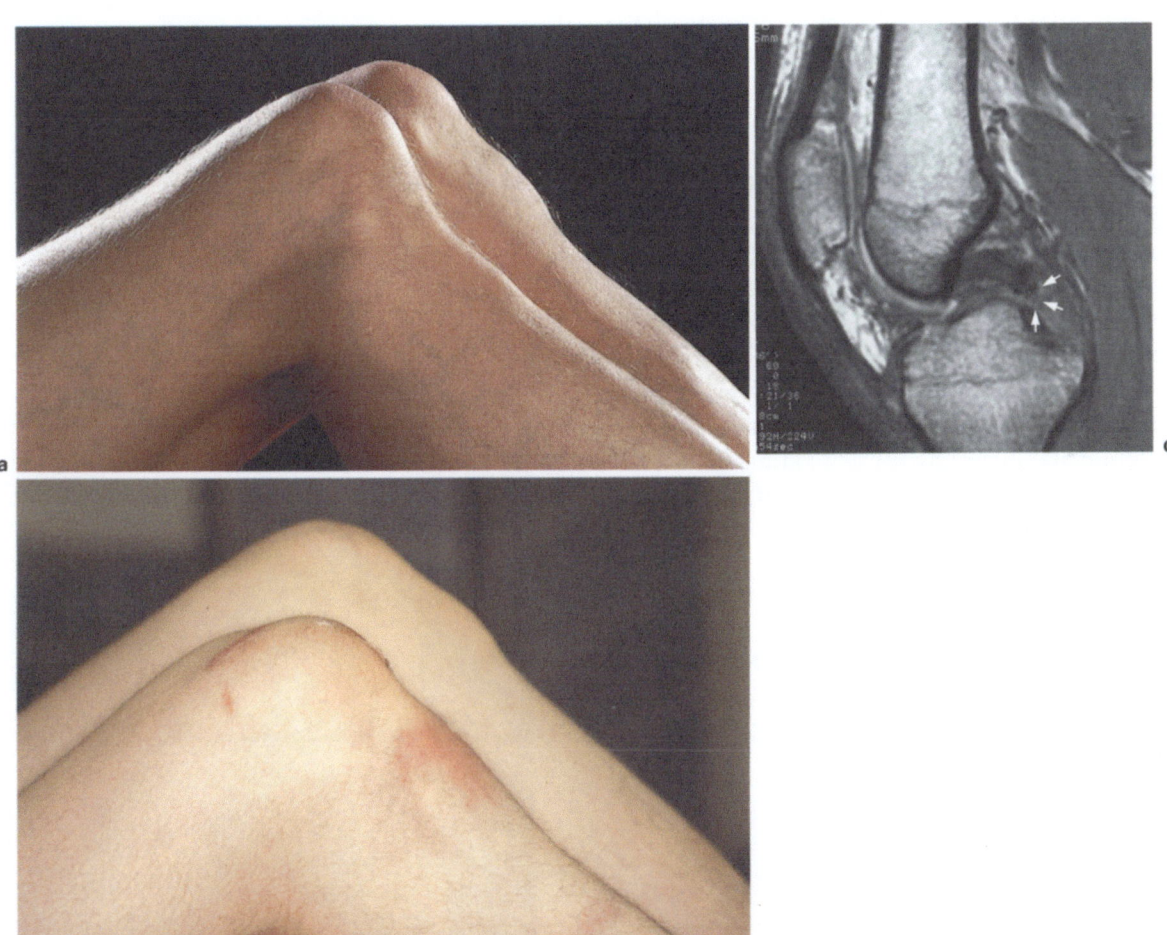

Abb. 2-26 a-c. Der Blick über die Tuberositae tibiae zeigt eine zurückgesunkene proximale Tibia rechts (spontane hintere Schublade) bei einer chronischen hinteren Instabilität (**a**). Eine prätibiale Schürfwunde weist auf ein frisches direktes Trauma (Dashboard injury) hin (**b**). MR-Tomographie 7 Tage nach Fahrradsturz (**c**). Bei der klinischen Untersuchung bestand ein deutlicher Druckschmerz in den dorsalen Gelenkbereichen mit klinisch leicht positiver hinterer Schublade. Eine spontane hintere Schublade war nicht nachzuweisen. Die MR-Tomographie zeigt eine komplette Ruptur des hinteren Kreuzbandes *(Pfeile)*, die primär mit einer arthroskopischen Naht und Augmentation versorgt wurde

2.2.7
Beinachse

Die Beinachse kann wichtige Hinweise auf die zugrundeliegende Erkrankung geben. Bei einem Patienten mit Genu varum, der über Schmerzen auf der Innenseite des Kniegelenkes klagt, ist eine Innenmeniskusläsion naheliegend (Abb. 2-27). Außenmeniskusläsionen und Patellaluxationen sind indessen beim Genu valgum häufiger. Bei Kindern und im Alter, hier bevorzugt bei Frauen, trifft man gehäuft ein Genu valgum an (Abb. 2-28). Ein Genu recurvatum und/oder ein Genu valgum werden als prädisponierende Faktoren für eine Patellaluxation angesehen. Smillie [610] spricht vom Patella-alta-Genu-recurvatum-Komplex und sieht in dieser Gelenkkonstitution eine erhöhte Anfälligkeit für Verletzungen, nicht nur für Patellaluxationen.

Bei jeder Beinachsenfehlstellung wird nach deren Ursache gefahndet und neben der symptomatischen Therapie (z. B. partielle Innenmeniskusresektion) mit dem Patienten über eine mögliche kausale Therapie (Korrektur der Fehlstellung) diskutiert. Auch im Hinblick auf eine Kapsel-Band-Rekonstruktion ist die Beinachse zu berücksichtigen, da z. B. beim Genu varum die laterale Stabilisierung für den Patienten essentiell, beim Genu valgum dagegen von untergeordneter Bedeutung ist [49, 485].

Es gilt zu beachten, ob die Achsenfehlstellung einseitig oder beidseitig ist. Auch ligamentäre Insuffizienzen können eine Beinachsenfehlstellung einseitig verstärken oder vortäuschen (Abb. 2-29).

2.3
Funktionsprüfung

Die Prüfung der Gelenkfunktion liefert sowohl beim frischen als auch beim länger zurückliegenden Trauma wertvolle diagnostische Hinweise und erfolgt vor der gezielten Palpation.

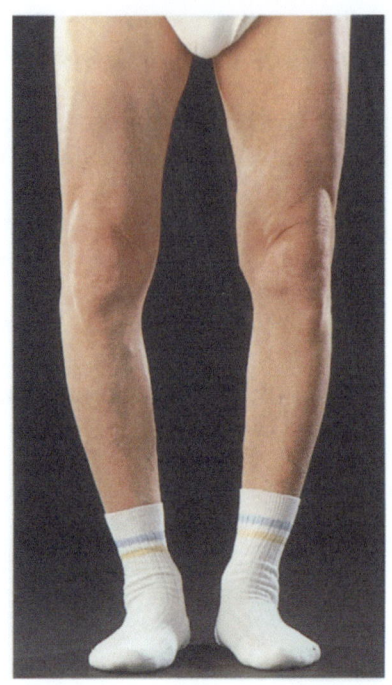

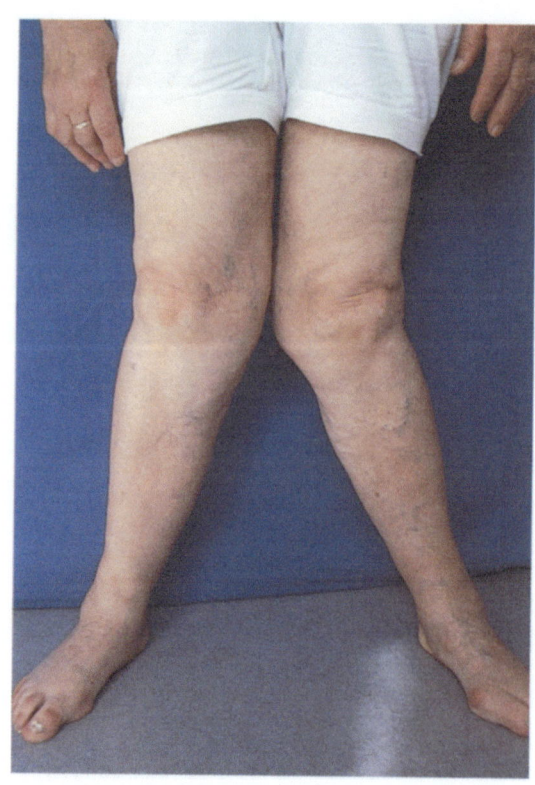

Abb. 2-28. Genu valgum

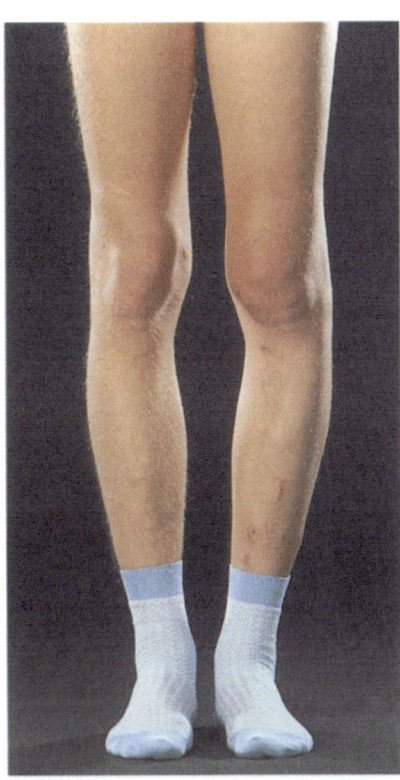

Abb. 2-29. Varuskomponente und zusätzliche Rekurvation mit Außenrotationstendenz des linken Tibiakopfes. Schon inspektorisch besteht der Verdacht auf eine posterolaterale Instabilität (vgl. Abb. 3-42b, c)

2.3.1
Beweglichkeit

Der Bewegungsumfang des Kniegelenkes beträgt – gemessen nach der Neutral-Null-Methode (Extension/Flexion) – 5–10°/0°/-120–150°.

Das aktive und passive Bewegungsausmaß wird geprüft und dokumentiert. Schmerzen bei maximaler Flexion und/oder maximaler Extension können z. B. schon auf Meniskusläsionen hinweisen (Abb. 2-30).

Bei eingeschränkter Beweglichkeit ist die Beurteilung des Bewegungsanschlages hilfreich. Ist er weich-elastisch, d. h. werden bei mehrmaliger Prüfung unterschiedliche oder ansteigende Bewegungsausmaße verzeichnet, liegt meist eine muskuläre und/oder schmerzhafte Genese der

Abb. 2-30 a, b. Prüfung der maximalen Extension. Überstreckbarkeit z. B. bei Läsion der dorsalen Gelenkkapsel, des vorderen und hinteren Kreuzbandes (**a**). Ausgeprägtes Genu recurvatum bei einer 12 jährigen Patientin 1 Jahr nach Fahrradsturz. Klinisch zeigt sich eine spontane hintere Schublade mit deutlichem Genu recurvatum von 25°. Die gehaltene Röntgenaufnahme in 90° ergab eine posteriore Tibiaverschiebung von 10 mm als Ausdruck der Insuffizienz des hinteren Kreuzbandes. Darüber hinaus findet sich eine Anteversio tibiae, die aus einer partiellen posttraumatischen Epiphysiodese resultiert *(Pfeile)*. Somit sind für die Hyperextension die Insuffizienz des hinteren Kreuzbandes mit gelockertem dorsomedialem und dorsolateralem Kapsel-Band-Apparat sowie die partielle Epiphysiodese mit nachfolgender Anteversio tibiae verantwortlich (ligamentäre und ossäre Ursache) (**b**)

▼

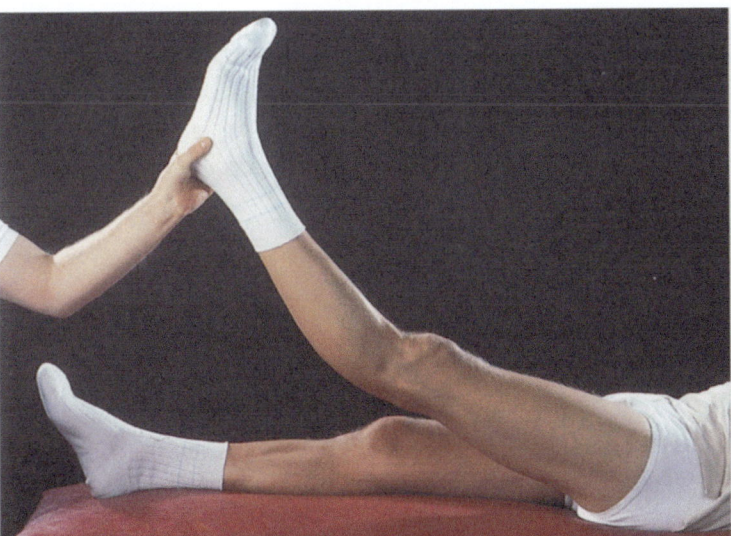

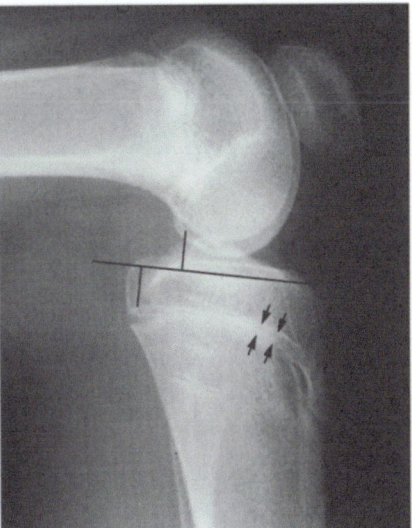

b

Bewegungseinschränkung vor. Ist der Anschlag dagegen federnd oder hart-elastisch (Bewegungseinschränkung konstant nach wiederholter Prüfung), besteht der Verdacht auf eine Einklemmung von Meniskusanteilen oder eines freien Gelenkkörpers. Ein fester und zugleich harter Bewegungsanschlag findet sich bei intraartikulären Verwachsungen, knöchernen Fehlstellungen oder Gelenkdeformitäten. Durch die mehrmalige Prüfung der Beweglichkeit ist keine Steigerung des Bewegungsausmaßes zu erreichen [234].

Das aktive und passive Innen- und Außenrotationsausmaß wird in 30, 60 und 90° Knieflexion bei sitzendem Patienten bestimmt (Abb. 2-31). Eine vermehrte Außenrotation des Unterschenkels bei sitzendem Patienten und 60° gebeugtem Kniegelenk (Exorotatum) spricht für eine Läsion des M. popliteus [235].

Obligatorisch sollte bei einer vermehrten oder eingeschränkten Beweglichkeit gezielt nach den Ursachen (ligamentär, ossär, konstitutionell) gesucht werden.

Funktionell ist insbesondere das Extensionsausmaß von Bedeutung. Bei Vorliegen einer Hyperextension klagen die Patienten oft über ein Unsicherheitsgefühl, seltener dagegen über Schmerzen (Abb. 2-30). Häufiger und funktionell gravierender sind jedoch Streckdefizite. Die Patienten klagen über Schmerzen, Stechen oder Engegefühl in den vorderen Gelenkbereichen, das Gangbild ist mitunter beträchtlich gestört. Bei der klinischen Untersuchung sind multiple parapatellare Insertionstendopathien, femoropatellare Schmerzsyndrome, retropatellares Krepitieren mit Hypomobilität, oder auch eine Lateralisation der Patella nachzuweisen. Durch den gestörten Gangablauf, bedingt durch die funktionelle Beinverkürzung, klagen die Patienten oft über Hüftgelenk- und Wirbelsäulenbeschwerden, wobei die letzteren nicht selten im Vordergrund des eigentlichen Beschwerdebildes stehen.

Das Therapieziel muß daher primär auf eine Wiedererlangung der kompletten Streckung ausgerichtet sein. Häufig sind Streckdefizite die Folge von Kreuzbandoperationen oder sonstigen operativen Maßnahmen (s. oben).

Selbst bei kleinen Streckdefiziten können sich die Patienten vielfach nicht auf dem operierten Bein „ausruhen" und es nur dann stabilisieren, wenn der M. quadriceps angespannt ist, was wiederum zur Erhöhung des femoropatellaren Drucks führt. Gerade im Hinblick auf die funktionellen Behinderungen selbst kleiner Streckdefizite von 5 oder 10°, sollte deren Prävention besonderes Augenmerk geschenkt werden. Ist die gesunde Seite um 10° überstreckbar, muß sogar eine Streckung von 0° als *funktionelles Streckdefizit* eingestuft werden.

2.3.2
Dehnungstests

Verkürzungen und Kontrakturen der Beuge- und Streckmuskulatur sowie des Tractus iliotibialis können für eine Vielzahl von Beschwerden verantwortlich sein.

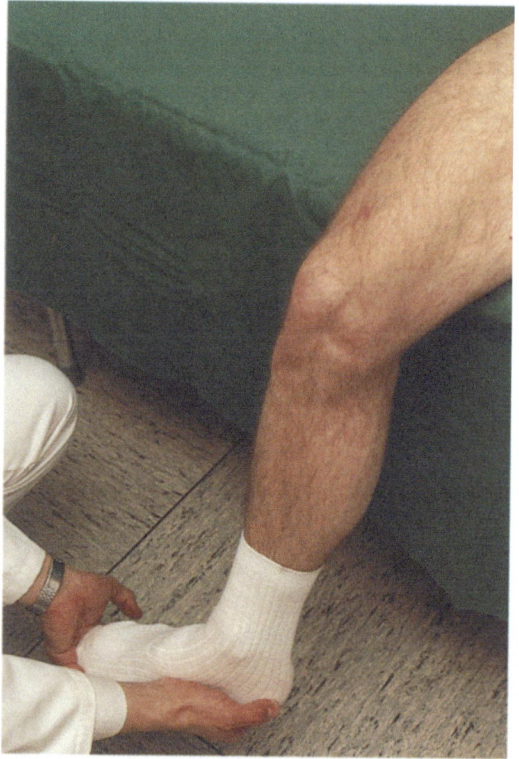

Abb. 2-31. Prüfung der passiven Außenrotation bei 90° Flexion

Es ist bekannt, daß mit der Größenzunahme eines Muskels, z. B. des M. quadriceps, seine Dehnbarkeit abnimmt. Diese „Quadrizepskontraktur" bewirkt u. a. eine Verminderung der Patellamobilität. In vielen Fällen klagen die Patienten über vordere Knieschmerzen (femoroapatellares Schmerzsyndrom) nach Anstrengung, aber auch nach längerem Sitzen mit gebeugtem Kniegelenk [316, 518]. Daher ist die Prüfung des Dehnungsvermögens des M. quadriceps wichtig, besonders das des zweigelenkigen M. rectus femoris. Bei dieser auch als Rigiditäts- oder Dehnungstest bezeichneten Untersuchung liegt der Patient in Bauchlage. Der Untersucher beugt das Kniegelenk langsam so weit, bis sich die Ferse dem Gesäß nähert, ohne daß der Patient das Becken abhebt (Abb. 2-32a, s. auch Abb. 5-10). Der Abstand zwischen Ferse und Gesäß wird gemessen. Bei einem gut dehnbaren M. quadriceps erreicht die Ferse fast das Gesäß. Bei vielen Patienten mit vorderen Kniegelenkschmerzen (femoropatellares Schmerzsyndrom) findet sich ein vergrößerter Fersen-Gesäß-Abstand. Dieser sollte beim Mann nicht mehr als 10 cm, bei der Frau nicht mehr als 5 cm betragen [518].

Die durch die „Undehnbarkeit" des M. quadriceps bedingte Hypomobilität der Patella führt zur Erhöhung des retropatellaren Anpreßdruckes. Damit sind auch die vom Patienten geschilderten Symptome erklärbar. Bei vorderen Kniegelenkbeschwerden sollte man daher immer eine Verkürzung des M. quadriceps ausschließen. Häufig führen schon regelmäßige Dehnungsübungen (Stretching) des M. quadriceps zu einer deutlichen Beschwerdebesserung und ersparen dem Patienten damit weiterreichende, auch invasive diagnostische und therapeutische Maßnahmen.

Bei der Prüfung der Muskeldehnung darf nicht die Dehnbarkeit des Tractus iliotibialis vergessen werden. Dies wird mit dem Ober-Test geprüft (Abb. 2-32 b). Der Patient liegt hierbei mit angewinkelten Beinen zum Ausgleich der Lordose im Lumbalbereich auf der gesunden Seite. Der Untersucher umgreift mit einer Hand das verletzte Bein, während er mit der anderen das Becken fixiert. Durch Streckung des Beines im Hüftgelenk wird das Bein in eine Linie mit dem übrigen Rumpf gebracht und der Traktus am Trochanter major fixiert. Aus dieser Position

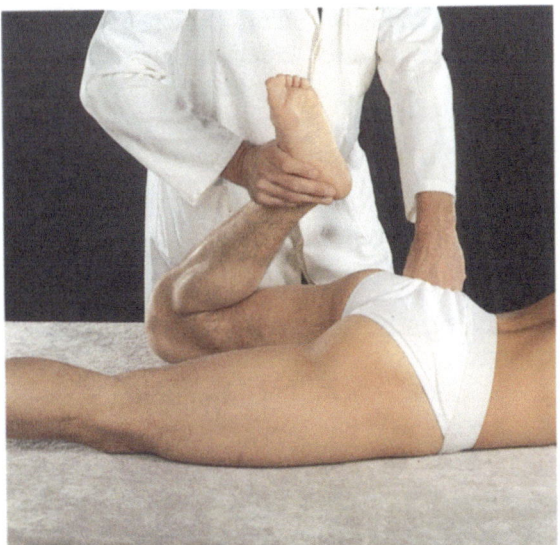

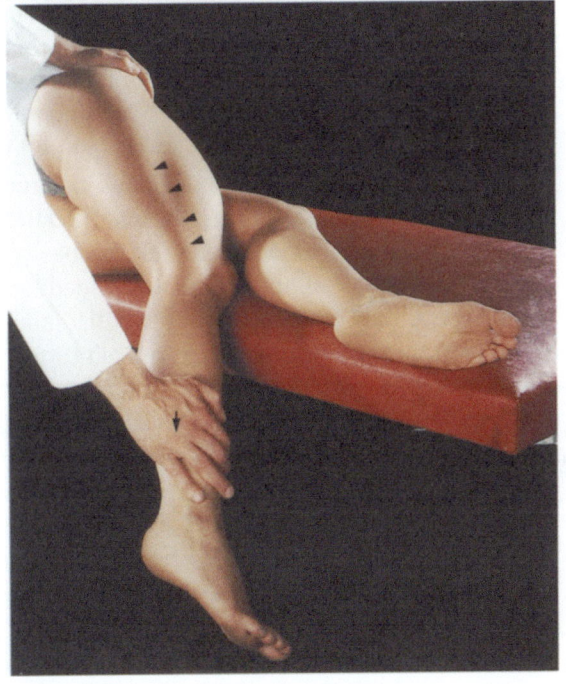

Abb. 2-32 a, b. Rigiditätstest des M. quadriceps. Es besteht bei kräftiger Muskulatur eine Verkürzung des M. quadriceps. Der Fersen-Gesäß-Abstand beträgt 20 cm (**a**). Prüfung der Dehnbarkeit des Tractus iliotibialis mit dem Ober-Test. In Seitenlage wird das Bein gestreckt und im Hüftgelenk adduziert (**b**)

heraus wird das Bein im Hüftgelenk adduziert, was dadurch erleichtert wird, daß der Patient am Rand der Untersuchungsliege liegt (Abb. 2-32 b). Das Ausmaß der Adduktion steht bei intaktem Hüftgelenk in direktem Verhältnis zur Verkürzung des Tractus iliotibialis. Durch eine nachfolgende Flexion und Extension im Kniegelenk kann in vielen Fällen der charakteristische Schmerz an der Lateralseite über dem lateralen Femurkondylus provoziert werden (modifizierter Ober-Test nach Cross u. Crichton [102 a]).

2.3.2.1
Dehnungstechniken

Lange Zeit wurde die Rolle des muskulären Widerstandes in der Begrenzung des Gelenkbewegungsausmaßes bei der Therapie deutlich unterschätzt, die Rolle des Bindegewebes als scheinbar wichtigster Dehnungswiderstand dagegen häufig überschätzt. Es bestand die Meinung, daß sich die Actin- und Myosinfilamente während der Muskelerschlaffung völlig voneinander lösen und bei einer Muskeldehnung problemlos passiv hintereinander geschaltet werden können. Dies trifft aber, wie experimentell nachgewiesen werden konnte, nicht zu [299 b]. Daher muß zur Erzielung einer „freien Gelenkbeweglichkeit" die Muskulatur ausreichend gedehnt sein. Eine ungedehnte Muskulatur führt nicht nur zu einer erhöhten Inzidenz von Irritationen der Sehnenansätze (Ursache von Insertionstendinosen, s.oben) und zu einer Einschränkung der Gelenkbeweglichkeit, sondern auch zu einer erhöhten Verletzungsanfälligkeit des Muskels. Daher muß bei der Diagnostik, insbesondere aber auch in der Therapie, der Überprüfung des Dehnungszustandes der Muskulatur besonderes Augenmerk geschenkt werden.

Hutton [299 b] unterscheidet 3 verschiedene Dehnungstechniken, von denen eine Beeinflussung der neurogenen Komponenten durch Steigerung des muskulären Widerstands gegen Dehnungsbelastungen erwartet wird. Die Begründung für das Stretching ergibt sich aus dem bereits im Jahre 1906 von Sherrington in Tierversuchen erarbeiteten Modell der Reflexsteuerung. Die wichtigsten Dehnungstechniken sind:

1. *Ballistisches Stretching (BS):* Die Muskeldehnung wird durch eine rasch dynamische Bewegung unter maximaler Ausnutzung des dem Gelenk zur Verfügung stehenden Bewegungsausmaßes durchgeführt.

2. *Statisches Stretching (SS):* Der Muskel wird zunächst in maximale Streckstellung gebracht. Anschließend erfolgt eine passive Aufdehnung entweder manuell durch Ausnutzung der Scherkraft oder mit Hilfe von Zusatzgewichten, die sich zu der auf den jeweiligen Körperabschnitt einwirkenden Gelenkkraft addieren.

3. *Propriozeptive neuromuskuläre Förderung (PNF):* Dieser aus dem amerikanischen (propriozeptive neuromuskuläre Faszilitation) stammende Begriff und das dazugehörige Verfahren sind in der Physiotherapie inzwischen weit verbreitet. Bei dieser Technik ist eine maximale Vorkontraktion der zu dehnenden Muskelgruppe charakteristisch.

Die wichtigsten auf dem PNF-Prinzip beruhenden Techniken sind:
Kontraktions-Entspannungs- bzw. Halte-Entspannungstechnik: Die Übung beginnt mit einer maximalen willkürlichen Muskelkontraktion gefolgt von einer Dehnung entsprechend dem statischen Stretching (s. oben). Diese Technik beruht auf dem von Sherrington beschriebenen Prinzip der sukzessiven Induktion [299 b]. Die heutigen PNF-Techniken besitzen allerdings nur noch wenig Ähnlichkeit mit der ursprünglich beschriebenen Vorgehensweise. Diese bezog sich darauf, daß bei einer bestimmten Muskelkontraktion etwa eine Flexion, sukzessiv auch die agonistische Muskulatur erregt wird, während die entgegenwirkende Reflextätigkeit der antagonistischen Muskulatur, in diesem Fall die Strecker, weniger stark angeregt wird.

Kontraktion (Halten) / Entspannung, agonistische Kontraktion: Die Übung wird in gleicher Form wie bei der Kontraktions-Entspannungstechnik begonnen. Diese Stretchingart ist jedoch dadurch gekennzeichnet, daß anschließend die Dehnung des Muskels, bei gleichzeitiger Anspannung der agonistischen Muskulatur, beibehalten wird. Wie bei der Kontraktions-Entspannungstechnik wird die Dehnungswirkung meist extern, z. B. durch den Physiotherapeuten oder Trainer, unterstützt. Die wissenschaftliche Begründung für die gleichzeitige Kontraktion der agonistisch wirkenden Muskulatur ergibt sich nach Hutton [299 b] aus den Untersuchungen von Hultborn (1972) und Shindo et al. (1984).

Welche Stretchingart die geeignetste ist, läßt sich z. Z. noch nicht eindeutig beantworten. Zahlreiche Untersuchungen ergaben keinen signifikanten Unterschied zwischen den PNF-Techniken und dem eher „klassischen" statischen Stretching [299 b].

2.3.3 Muskelfunktion

Chronische Knieschäden führen bei der Prüfung der Muskelkraft und -funktion häufig zu pathologischen Befunden. Bei Affektionen im Sehnenbereich und Insertionstendopathien treten im Ansatzgebiet der betroffenen Muskeln bei Widerstandstests Schmerzen auf. Folgende Muskelgruppen werden untersucht:

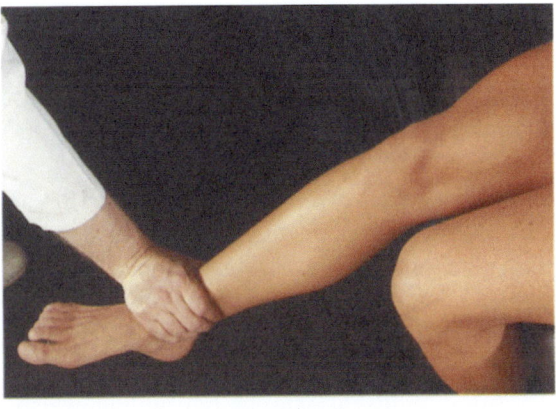

Abb. 2-33. Prüfung der Kraft des M. quadriceps. Der Patient wird aufgefordert, das Knie gegen Widerstand zu strecken. Beachtet werden die entwickelte Kraft und die Muskelkonturen, besonders die des M. vastus medialis

1. **Streckmuskulatur** (M. quadriceps)
- *Test:* Streckung gegen Widerstand (Abb. 2-33)
  Schmerzlokalisation vorne: Verdacht auf suprapatellare oder infrapatellare Insertionstendopathie, Bursitis supra- oder infrapatellaris, Verletzungen und Läsionen im Bereich der Quadrizepssehne und des Lig. patellae.
  Schmerzlokalisation medial: Verdacht auf mediale parapatellare Insertionstendopathie, Plicasyndrom, Innenmeniskusverletzung.
  Schmerzlokalisation lateral: Verdacht auf laterale parapatellare Insertionstendopathie, Tractus-iliotibialis-Friktionssyndrom.

2. **Flexoren** (M. semimembranosus, Pes anserinus, M. biceps femoris, M. gastrocnemius)
- *Test:* Flexion gegen Widerstand
  Schmerzlokalisation im Bereich der Kniekehle: Verdacht auf Baker-Zyste, Bursitis semimembranosus, Verletzung im Bereich der dorsalen Kapsel und des hinteren Kreuzbandes, Bursitis im Bereich des Pes anserinus.
- *Test:* Flexion mit Außenrotation gegen Widerstand
  Schmerzlokalisation lateral: Verdacht auf Insertionstendopathie des M. biceps femoris am Fibulaköpfchen, Meniskusverletzungen, Verletzung im Bereich des Tractus iliotibialis.
- *Test:* Flexion und Innenrotation gegen Widerstand

Schmerzlokalisation lateral: Verdacht auf laterale Meniskusverletzung, Läsion im Bereich der Poplitaussehne.
Schmerzlokalisation medial: Verdacht auf Insertionstendopathie des Pes anserinus, Bursitis im Bereich des Pes anserinus, Verletzung des M. semimembranosus, Insertionstendopathie des M. semimembranosus, Innenmeniskusverletzung.

3. **Rotatoren**
Der sitzende Patient wird aufgefordert, aus innenrotierter Stellung den Fuß nach außen (Prüfung der Außenrotatoren) bzw. den Fuß aus außenrotierter Stellung nach innen zu drehen (Prüfung der Innenrotatoren).

2.3.4 Sensibilität

Bei direkten, von lateral einwirkenden Traumata kann der N. peronaeus gequetscht oder sogar zerrissen, bei Varustraumen dagegen gedehnt werden. Nicht nur aus forensischen Gründen ist daher die Prüfung der motorischen und sensiblen Qualitäten des N. peronaeus erforderlich.

Bei Voroperationen mit ausgedehnter medialer Arthrotomie finden sich häufig prä- und infrapatellar lokalisierte Sensibilitätsstörungen, manchmal auch hypo- oder hyperästhetische Areale als Ausdruck einer Schädigung des R. infrapatellaris nervi sapheni. Ein elektrisierender Schmerzpunkt im Narbenbereich weist dagegen auf ein Narbenneurom hin.

Die chronische Reizung des R. infrapatellaris des N. saphenus bei Innenmeniskusläsionen führt zu einer etwa markstückgroßen hyperästhetischen Zone auf der Medialseite im Verlauf des R. infrapatellaris. Dieses als Turner-Zeichen bezeichnete Symptom ist nach Zippel [724] bei Innenmeniskusläsionen häufig nachweisbar und verschwindet nach deren Sanierung.

2.3.5
Durchblutung

Auch bei geschlossenen Verletzungen ist durch direktes Trauma oder Dehnung ein Verschluß oder eine Ruptur der Poplitealgefäße möglich

[90, 435]. Alle Gefäßverletzungen müssen schnell erkannt und adäquat behandelt werden (Abb. 2-34). Beim Fehlen von Pulsen (A. dorsalis pedis, A. tibialis posterior und A. poplitea tasten) ist zur genauen Lokalisation der Gefäßverletzung eine konventionelle Angiographie oder eine digitale Subtraktionsangiographie (DSA) (Abb. 2-35) indiziert.

Arterielle Durchblutungsstörungen sind vorwiegend bei älteren Patienten zu finden und werden ebenso wie eine ausgeprägte venöse Insuffizienz mit in das therapeutische Konzept einbezogen (möglichst kurze Operationszeit, kurze Zeit der Blutleere oder Blutsperre, keine längerdauernde postoperative Ruhigstellung), um die zugrundeliegende Gefäßerkrankung nicht zu verschlechtern.

Bei jüngeren Patienten findet man selten ein *Kompressionssyndrom der A. poplitea* (popliteal artery entrapment-syndrome). Hierbei wird die A. poplitea im Bereich des medialen Gastrokne-

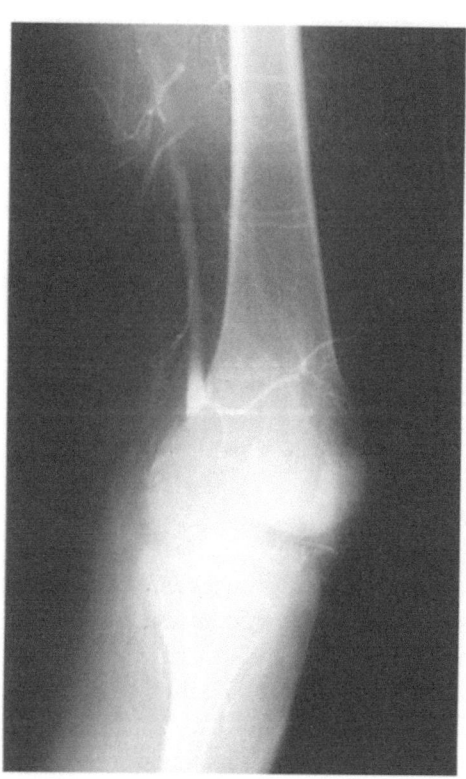

Abb. 2-34. Angiographische Lokalisation eines Gefäßverschlusses der A. poplitea nach stumpfem direktem Knietrauma

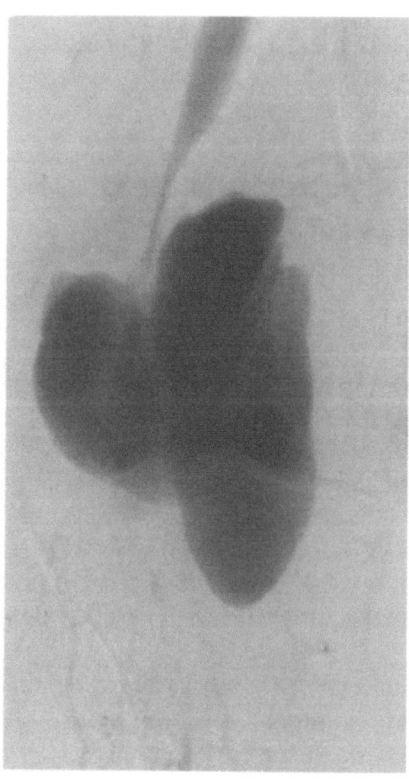

Abb. 2-35. DSA. Arteriovenöses Aneurysma der Poplitealgefäße als Komplikation nach arthroskopischer Resektion des Innenmeniskushinterhorns

miuskopfes [82, 411] eingeengt. Die meist sportlichen Patienten beklagen eine Claudicatio in-
termittens. An der betroffenen Extremität sind
die Popliteal- und Fußpulse abgeschwächt. Die
Diagnose ist durch eine Angiographie oder
Doppler-Sonographie zu sichern.

2.4
Palpation

Die Palpation erlaubt die Differenzierung einer
Kniegelenkschwellung (Tabelle 2-19) und die genaue Lokalisation des maximalen Schmerzpunktes. Daneben werden intraartikuläre Phänomene wie Knacken, Schnappen, Reiben, vorhandene Narben und die Hauttemperatur beurteilt.

2.4.1
Intraartikulärer Erguß

Intraartikuläre Flüssigkeitsansammlungen werden durch gezielte Palpation ausgeschlossen
bzw. bestätigt. Liegt ein Erguß vor, zeigt sich das
Phänomen der „tanzenden Patella". Hierbei werden manuell der obere, mediale und laterale Rezessus komprimiert und die Patella mit dem
Zeigefinger gegen das Femur gedrückt. Bei einem Erguß schnellt die Patella in ihre Ausgangsstellung zurück, gleichzeitig ist ein lateral- und
medialseitiges Ballottement palpabel (Abb.
2-36).
Ein kleiner Erguß wird nachgewiesen, indem
Daumen und Zeigefinger seitlich der Patella
leicht aufgelegt und mit der anderen Hand der
obere Rezessus von proximal beginnend nach
distal ausgestrichen wird. Bei einem Erguß weichen Daumen und Zeigefinger etwas auseinan-
der. Kleine intraartikuläre Ergüsse können
ebenfalls nachgewiesen werden, indem der Untersucher die bei fast jedem Kniegelenk vorhandene lateral des Lig. patellae gelegene Einbuchtung beobachtet und das Kniegelenk dann
beugt. Mit zunehmender Beugung verschwindet
diese Einbuchtung. Der Winkel, in dem diese

Tabelle 2-19. Ursachen einer Kniegelenksschwellung

I. Global
 – Intraartikulär
  • Erguß
  • Transsudat
  • Exsudat
 – Kapsulär
  • Postoperativ (z.B. nach Bandrekonstruktion)
  • Synovitis
 – Extraartikulär („Weichteilrheumatismus")
 – Ossär
  • Degenerative Veränderungen
  • Tumoren
II. Lokal

Einbuchtung nicht mehr zu sehen ist, korreliert
mit der intraartikulären Flüssigkeitsmenge.
Verschwindet diese Einbuchtung in geringeren Flexionsstellungen eher als auf der gesunden Seite, muß ein kleiner intraartikulärer Erguß angenommen werden. Der Untersucher
kann gleichzeitig mit Daumen und Zeigefinger,
die lateral bzw. medial des Lig. patellae angelegt
werden, eine leichte Fluktuation palpieren
[418 a].
Bei einem posttraumatischen intraartikulären Erguß werden durch die anschließende
Röntgenuntersuchung Frakturen, Osteochondralfrakturen und knöcherne Bandausrisse bzw.
degenerative Veränderungen bei einem chronischen Erguß (Reizerguß) ausgeschlossen. Un-

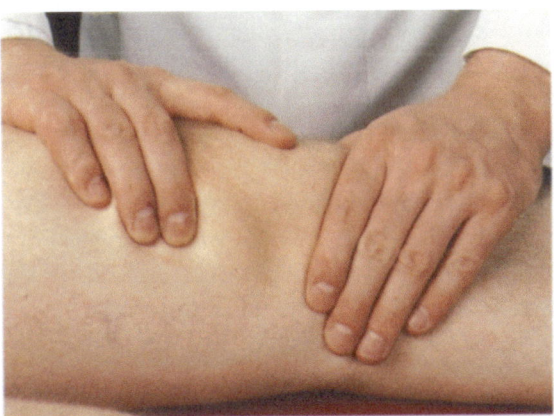

Abb. 2-36. Prüfung auf intraartikulären Erguß („Tanzen der Patella")

Tabelle 2-20. Mögliche Ursachen chronischer Gelenkergüsse [77]

1. Degenerative Gelenkveränderungen (Knorpel, Meniskus)
2. Chronische Polyarthritis
3. Spondylitis ankylopoetica (Morbus Bechterew)
4. Morbus Reiter
5. Chondrokalzinose
6. Chondromatose
7. Villonoduläre Synovitis
6. Psoriasis arthropathica
8. Septische Arthritis
9. Gicht
10. Kollagenosen
11. Colitis ulcerosa
12. Gonorrhö
13. Sarkoidose
14. Hämophilie
15. Neuropathische Arthropathien

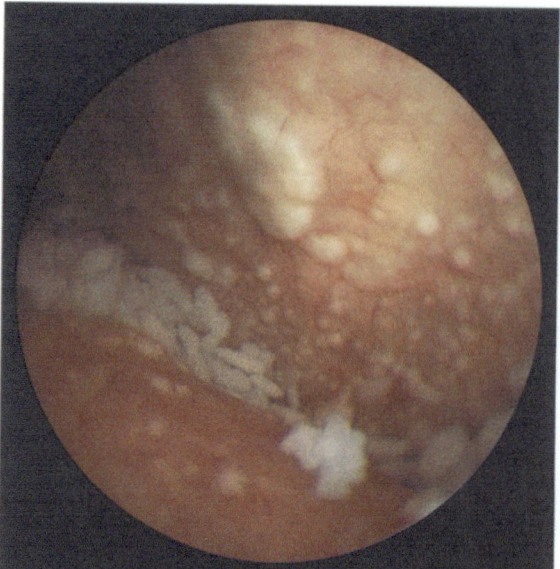

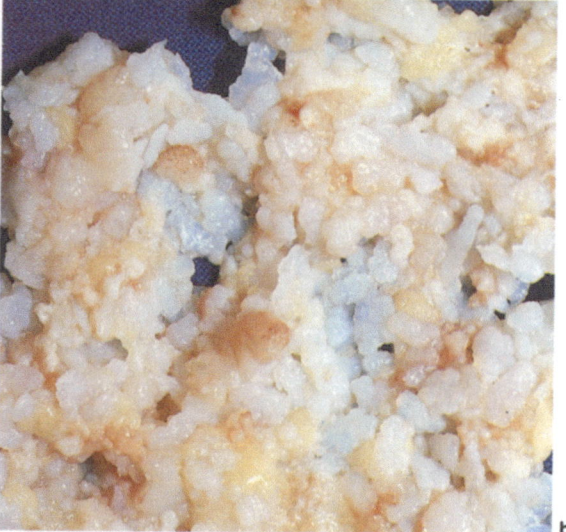

Abb. 2-37 a, b. Synoviale Chondromatose. Es bestand eine rezidivierende Ergußneigung bei völlig unauffälligem Röntgenbefund. Arthroskopisch fanden sich zahlreiche kleine Chondrome in den verschiedenen Gelenkkompartmenten, so auch im oberen Rezessus (**a**). Die Therapie besteht in der Entfernung der multiplen Gelenkkörper und anschließender arthroskopischer Synovektomie (**b**)

mittelbar posttraumatisch aufgetretene Ergüsse legen den Verdacht auf eine schwere intraartikuläre Schädigung (Ruptur des vorderen Kreuzbandes) oder eine Verletzung knöcherner Strukturen nahe. Jeder akute posttraumatische Gelenkerguß bei gleichzeitig negativem Röntgenbefund und klinisch stabilem Kniegenk (Lachman-Test mit festem Anschlag, s. Kap. 3.3.3) sollte zum Ausschluß eines Hämarthros punktiert werden (s. Abschn. 2.5.3).

Die Ursachen chronischer Gelenkergüsse sind vielfältig (Tabelle 2-20). In einigen Fällen läßt sich nur durch eine Arthroskopie die Diagnose sichern (Abb. 2-37).

Das posttraumatische Fehlen eines Gelenkgusses schließt eine schwere Kniegelenkverletzung jedoch nicht aus. Bei ausgedehnten Kapsel-Band-Zerreißungen drainiert der Erguß in die Unterschenkelweichteile und ist palpatorisch demnach nicht nachweisbar. Man spricht vom sog. *„trockenen Gelenk"* [234, 466, 470]. Erst die Stabilitätsprüfung erlaubt die eindeutige Beurteilung des entstandenen Schadens. Da das hintere Kreuzband von Synovia, von einem Fettkörper und zum Teil auch vom vorderen Kreuzband abgedeckt wird, ist bei einer Ruptur oft nur ein geringer oder kein Erguß vorhanden.

2.4.2
Extraartikuläre Schwellung

Bei extraartikulären Schwellungen ist das „Tanzen der Patella" nicht nachzuweisen. Nach umfangreichen Kapsel-Band-Rekonstruktionen finden sich oft globale extraartikuläre Schwellungen, die mehrere Wochen, selten sogar Monate persistieren können (s. Abb. 2-25 a).

Ein massiv geschwollenes Kniegelenk ohne signifikanten Erguß tritt auch bei einer ausgeprägten Synovitis, z. B. bei einer rheumatischen Systemerkrankung, auf.

Häufiger als globale extraartikuläre Schwellungen sind lokalisierte Verdickungen, wie sie bei zahlreichen Erkrankungen vorkommen (vgl. Tabellen 2-12 bis 2-15). Durch Palpation werden sie auf Schmerzhaftigkeit, Verschieblichkeit gegen die Unterfläche, Kontakt zum intraartikulären Gelenkraum, Temperatur und Konsistenz untersucht.

2.4.3
Intraartikuläre Phänomene

Lassen sich während des Bewegungszyklus intraartikuläre Reibe-, Schnapp- oder Knackphänomene palpieren, liegt die Verletzung meist länger zurück bzw. sind degenerative Veränderungen anzunehmen.

Häufigste Lokalisation von Geräuschphänomenen ist das patellofemorale Gleitlager, wo sich besonders bei fortgeschrittenen degenerativen Veränderungen ein derbes Reiben, Knacken oder Knirschen palpieren läßt. Manchmal ist es sogar von umstehenden Personen zu hören (vgl. Kap. 10.3).

Sind bei der normalen Bewegung des Kniegelenkes keine Knack- oder Reibegeräusche festzustellen, wird der Patient zu einigen Kniebeugen aufgefordert, wodurch die Reibe- bzw. Geräuschintensität oft beträchtlich zu steigern ist (vgl. Abb. 5-16). Während der ersten Kniebeuge tritt häufig ein deutliches Knacken im lateralen Gelenkbereich auf, das bei einmaligem Auftreten und entsprechender Beschwerdearmut als nicht pathologisch angesehen wird. Dieses Spring- oder Knackphänomen, vielfach als Traktusspringen oder Kapselknacken bezeichnet, tritt bei einem Großteil der gesunden Bevölkerung auf.

Findet sich ein lokalisierter freier Gelenkkörper, beschränkt sich ein Knackgeräusch auf einen umschriebenen Gelenkbezirk. Frei im Gelenkraum flottierende Gelenkkörper verursachen dagegen Knackphänomene an verschiedenen Stellen. Findet sich ein Knacken oder Schnappen im Gelenkspalt, ist eine Meniskusläsion (s. Kap. 4) auszuschließen.

2.4.4
Schmerzpunkte

Die Lokalisation der Maximalschmerzpunkte ist ein Hauptziel der Palpation, die, in Verbindung mit der speziellen klinischen Untersuchung, häufig die Diagnose sichert. Aus Gründen der Systematik werden die Palpationen für jede Gelenkseite (ventral, medial, dorsal, lateral) einzeln abgehandelt und die wichtigsten Symptome, klinischen Befunde und speziellen Untersuchungstechniken beschrieben.

2.4.4.1
Ventrale Schmerzpunkte (Abb. 2-38)

1. Patella
Patellafraktur (Längsfraktur, Querfraktur): meist direktes Trauma, Krepitation und Bruchspalt manchmal tastbar; Streckung gegen Widerstand bei Querfraktur nicht möglich, Röntgenuntersuchung einschließlich Defiléaufnahmen.

Hämatom: negativer Röntgenbefund, direktes Trauma.

Retropatellare Knorpelveränderungen: retropatellares Reiben, Schmerzanamnese, Arthroskopie zur Verifizierung des Schadens (s. Kap. 5.1).

Bursitis praepatellaris (traumatisch, chronisch): berufliche Tätigkeit (Fliesenleger, Bergmann unter Tage), aber auch bei Sportlern (Ringer) [474], Entzündungszeichen (Rötung, Überwärmung) häufig, Fluktuation (vgl. Abb. 2-56b).

Chronische Bandinstabilitäten [244]: Anamnese, Stabilitätsprüfung.

2. Patellabasis
Knöcherner Quadrizepsabriß: typischer Röntgenbefund, tastbare Delle.

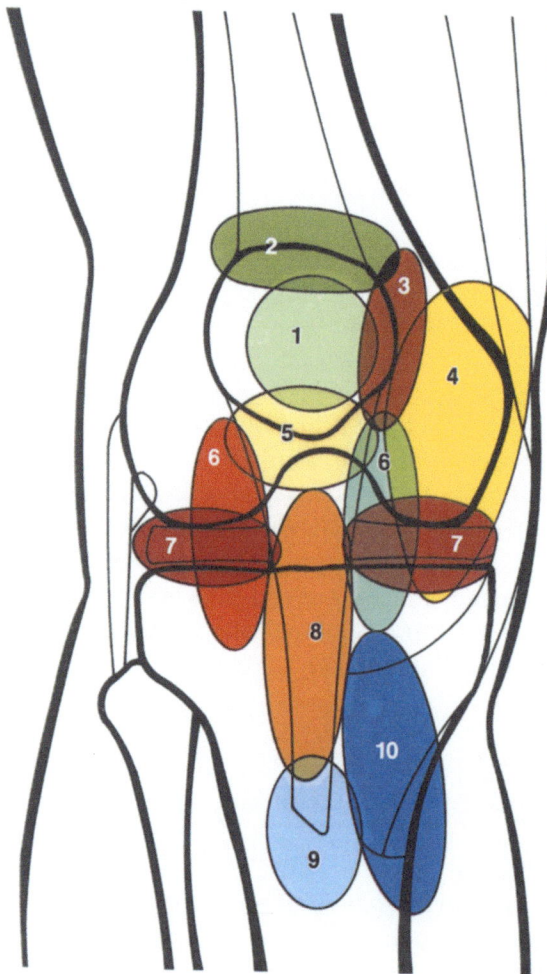

Abb. 2-38. Schmerzpunkte auf der Ventralseite des Kniegelenkes. Patella *(1)*, Patellabasis *(2)*, medialer Patellarand *(3)*, Retinaculum mediale *(4)*, Patellaspitze *(5)*, medial und lateral des Lig. patellae *(6)*, Gelenkspalt *(7)*, Lig. patellae *(8)*, Tuberositas tibiae *(9)* und Ansatz des Pes anserinus *(10)*

Quadrizepssehnenruptur: spontane Ruptur meist bei älteren Patienten ohne adäquates Trauma (Bagatelltrauma), Systemerkrankungen (Rheuma, langjährige Kortisontherapie) oder bei Sportlern. Plötzlich einsetzender, stechender Schmerz und Schwäche oder Gebrauchsunfähigkeit des Beines.

Die Streckung gegen Widerstand ist meist abgeschwächt, selten überhaupt nicht mehr möglich (mediales und laterales Retinakulum beteiligt). Unmittelbar nach der Verletzung ist proximal der Patella eine Delle sichtbar oder tastbar (Abb. 2-39 a), die später von einem Hämatom

aufgefüllt wird, so daß eine isolierte Ruptur des M. rectus femoris leicht unerkannt bleiben kann. Die Sonographie zeigt in diesen Fällen das Hämatom. Die Wulstbildung bei Kontraktion des Quadrizeps ist auch klinisch erkennbar. Die Patella weist eine abnorme Beweglichkeit auf. Das femoropatellare Gleitlager ist durch die Rupturzone zu tasten, wenn der gesamte Quadrizeps rupturiert ist. Es resultiert ein Patellatiefstand, gleichzeitig fehlt der Patellarsehnenreflex.

Röntgenzeichen: Patella baja, ventrale Verkippung des oberen Patellarandes (Abb. 2-39 c), dort auch Osteophyten, Verkalkungen, Sehnenverknöcherungen möglich, suprapatellarer Weichteildefekt (Weichteilaufnahme).

Bei Systemerkrankungen oder posttraumatisch (selten) ist eine beidseitige Quadrizepssehnenruptur möglich [85, 204, 286] (Abb. 2-39 b).

Suprapatellare Insertionstendopathie: Schmerzen bei Streckung gegen Widerstand. Die Palpation des Patella-Quadrizeps-Sehnenübergangs ist schmerzhaft. Sehr häufig findet sich eine Verkürzung des M. quadriceps.

Kontusion des M. quadriceps: Die Anamnese ist wegweisend, meist ist die Ursache ein Tritt oder Stoß gegen den Oberschenkel beim Fußballspielen. In den angloamerikanischen Ländern sind Verletzungen beim Rugby sowie American Football, aber auch bei Kampfsportarten die Hauptursache. Der Schmerz erstreckt sich über die Ventralseite des Oberschenkels bis zur Patella.

Die Kontusion wird in Abhängigkeit von der Kniebeweglichkeit, die 12–24 h nach der Verletzung besteht, in leicht (> 90°), mittel (zwischen 45° und 90°) und schwer (< 45°) eingeteilt. Hauptgefahr ist eine Myositis ossificans, die sich bevorzugt dann ausbildet, wenn die Kniebeweglichkeit weniger als 120° beträgt, die Verletzung beim Football entstanden ist, schon eine Vorschädigung des M. quadriceps bestand, ein Kniegelenkerguß aufgetreten ist und die Behandlung verspätet eingesetzt hat [563 a].

3. Medialer Patellarand (Abb. 2-40)
Knöcherner Ausriß (Patellafraktur): meist direktes Trauma, Röntgenuntersuchung (Differentialdiagnose: Patella bipartita).

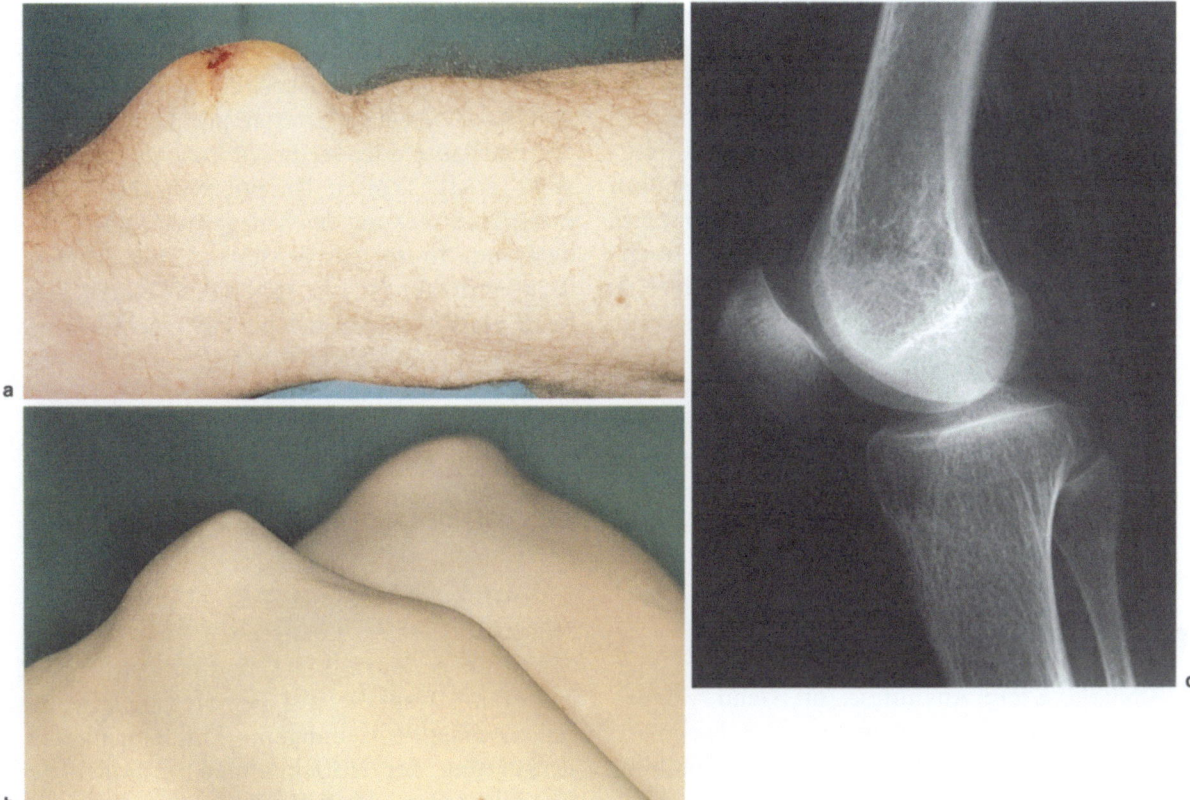

Abb. 2-39 a-c. Quadrizepssehnenruptur mit Wulstbildung und sichtbarer Delle (**a**). Beidseitige Quadrizepssehnenruptur nach Bagatelltrauma (**b**). Anamnestisch jahrelange Kortisonmedikation bei Niereninsuffizienz. Röntgenologisch ausgeprägte Osteoporose, tiefstehende Patella und ventrale Verkippung des proximalen Patellapols (**c**)

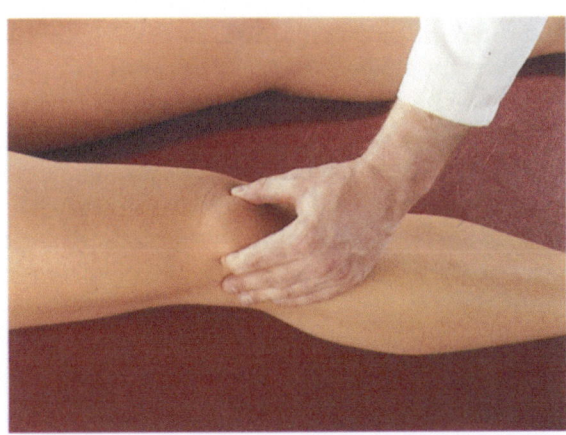

Abb. 2-40. Palpation des medialen und lateralen Patellarandes

Chondromalacia patellae (häufig): Anamnese: Trauma nicht obligat, Stadium nur durch eine Arthroskopie festzulegen. Häufigste Verle-

genheitsdiagnose (!) am Kniegelenk. Dieser Schmerzzustand sollte besser als femoropatellares Schmerzsyndrom oder als vorderer Knieschmerz bezeichnet werden. Der Ausdruck „Chondromalazie" beschreibt nur den morphologischen Zustand des Knorpels (s. Kap. 5.1).

Parapatellare Insertionstendopathie (Insertionstendopathie des M. vastus medialis): Streckung gegen Widerstand im fortgeschrittenen Stadium schmerzhaft, gehäuft Sportler betroffen. Prüfung der Dehnbarkeit des M. quadriceps; der Muskel ist häufig verkürzt. Die häufig vorkommenden parapatellaren Insertionstendopathien dürfen nicht mit einem retropatellaren Knorpelschaden gleichgesetzt werden.

Intramuskuläre Narbe, Neurom: Nach Muskelfaserrissen, Operationen (medialer suprapatellarer Zugang für Instrumente oder eine Zulaufkanüle bei einer Arthroskopie) oder nach einem direkten Trauma (Prellung) können im Bereich des M. vastus medialis therapieresistente Schmerzen, die bisweilen auch elektrisieren können (Verdacht auf intramuskuläres Neurom), auftreten. Die Patienten verspüren Schmerzen bei Streckung gegen Widerstand; Treppauf- und -abgehen ist oft nicht mehr schmerzfrei möglich. Arthroskopisch findet sich ein unauffälliger Befund. Die MR-Tomographie kann Inhomogenitäten im Bereich des M.vastus medialis zeigen.

Therapeutisch kommt nach erfolgloser konservativer Behandlung (Aufdehnungstherapie, Lokalbehandlung) lediglich eine operative Exploration mit Ausschneidung des vernarbten Gewebes in Betracht.

4. Mediales Retinakulum
Patellaluxation: Anamnese, oft Genu valgum und/oder Genu recurvatum. Druckschmerz oder tastbare Delle im medialen Retinakulum. Oft Hämarthros, Apprehensiontest nach Fairbank positiv (s. Kap. 5.3.1). Auf den Defiléaufnahmen sind oft knöcherne Aussprengungen aus der medialen Patellafacette oder osteochondrale Frakturen aus dem lateralen Femurkondylus zu erkennen.

Plicasyndrom (Shelfsyndrom, hypertrophierte Plica mediopatellaris): (s. unter Abschn. 2.4.4.3).

Insertionstendopathie des M. vastus medialis: Schmerzen bei Streckung oder nach stärkerer Belastung; bei Palpation ist der Muskelansatzbereich bzw. der Unterrand der Pars obliqua des M. vastus medialis druckschmerzhaft. Schmerzverstärkung durch Streckung gegen Widerstand bei endgradiger Streckung.

5. Patellaspitze
Knöcherner Ausriß des Lig. patellae: keine Streckung gegen Widerstand möglich oder stark schmerzhaft, typischer Röntgenbefund (Abb. 2-41a).

Proximale Ruptur des Lig. patellae: tastbare Delle. Keine Streckung gegen Widerstand. Patellahochstand (Patella alta) im Röntgenbild.

Jumper's knee (Patellaspitzensyndrom): Palpatorisch findet sich ein ausgeprägter Druckschmerz im Bereich der Patellaspitze. Manchmal kann man in der Tiefe einen zapfenförmig verlängerten Patellapol oder kleine Verknöcherungen tasten [378a]. Typisch ist eine Schmerzverstärkung bei Streckung des Kniegelenkes gegen Widerstand. In fortgeschrittenen Stadien tastet man Verdickungen, die gegen das Sehnengewebe nicht verschieblich, aber sehr schmerzhaft sind. Nach subjektiven Kriterien läßt sich das „jumper's knee" in 5 Stadien einteilen (Tabelle 2-21). Sonographisch lassen sich stadienabhängig die morphologischen Sehnenveränderungen nachweisen [187, 265] (s. Kap. 8).

Als Ursachen des Jumper's knee sind sportspezifische Faktoren (vertikale Kraftkomponenten am Ligamentansatz, abrupte Abbremsvorgänge, Beschaffenheit des Sportbodens und der Sportschuhe) und konstitutionelle Faktoren (Dysplasie des Femoropatellargelenkes, Achsenfehlstellungen, Fußdeformitäten, Verkürzung der ischiokruralen und/oder der Quadrizepsmuskulatur, Lateralisation der Patella, Patellahochstand, Vastus-medialis-Dysplasie) bekannt [161, 162, 373, 378a, 697].

Im Spätstadium (Stadium 5) sind Sehnenrupturen nicht selten [353]. Sie treten dann meist bei Bagatellverletzungen auf. Das Jumper's knee kann aber auch Erstmanifestation eines Hyperparathyreoidismus sein [415].

Differentialdiagnostisch sind retropatellare Knorpelschäden und parapatellare Insertionstendopathien auszuschließen. Das sog. Jumper's knee tritt wesentlich häufiger auf, als man denkt, und wird leider fast immer als retropatellare „Chondropathie" interpretiert. Es ist eine der Hauptursachen für den infrapatellaren Knieschmerz beim femoropatellaren Schmerzsyndrom. Bei der Diagnose eines Patellaspitzensyndroms ist immer die Dehnbarkeit des M. quadriceps zu prüfen. In der Regel ist dieser Muskel deutlich verkürzt. Gleichzeitig muß der LWS-Bereich mituntersucht werden (vertebragene Ursache).

Der röntgenologische Befund ist meistens unauffällig. Bei chronischen Patellaspitzensyndromen und rezidivierenden Traumen, die z.B. bei Volleyballspielerinnen vorkommen, sind manchmal auch lokale Verkalkungen im Ur-

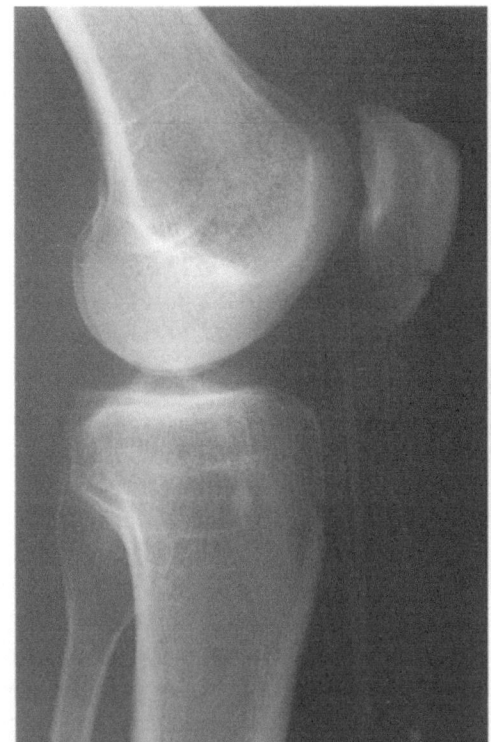

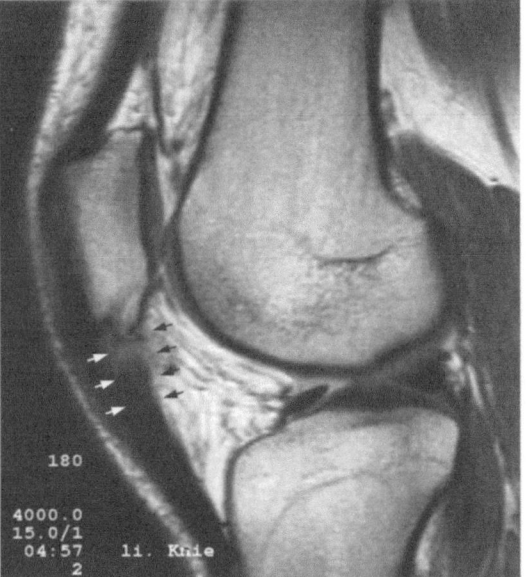

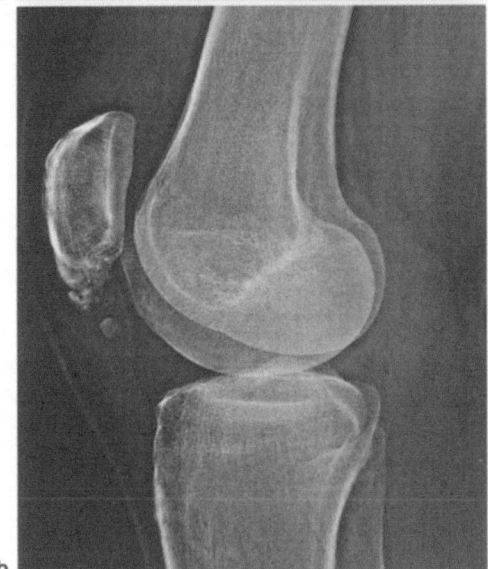

Abb. 2-41 a-c. Knöcherner Ausriß des Lig. patellae ohne Dislokation (**a**). Verkalkungen im proximalen Anteil des Lig. patellae bei chronischem Patellaspitzensyndrom einer Volleyballnationalspielerin (**b**). MR-Tomographie beim Patellaspitzensyndrom mit massiver Verdickung des proximalen Lig.-patellae-Anteiles. Degeneratives Gewebe findet sich bevorzugt in den dorsalen Bereichen *(Pfeile)*. Nach Fehlschlagen der konservativen Therapie wurde zunächst eine Anfrischung des Ligamentes mit Längsinzisionen vorgenommen, was jedoch nicht zur Besserung der Beschwerden führte. Erst nach operativer Ausdünnung und partieller Ligamentresektion kam es bei den Patienten zur Beschwerdefreiheit (**c**)

Tabelle 2-21. Stadieneinteilung des Jumper's knee

Grad I:	Schmerz nach Belastung
Grad II:	Schmerz bei Beginn und nach Belastung
Grad III:	Schmerz während Belastung und nachher
Grad IV:	Wegen der Schmerzen ist eine Belastung (Sport) nicht möglich, Schmerz im Alltag
Grad V:	Ruptur des Lig. patellae

sprungsbereich des Lig. patellae zu finden (Abb. 2-41 b) [378 a]. Röntgenologisch können sich aber auch Deformierungen der Apex patellae von leichten Aufhellungen der Insertionszone über dornartige Verdickungen bis zu grotesken knöchernen Ausziehungen zeigen.

Strukturelle Sehnenveränderungen sowie die absolute Sehnendicke können mit Hilfe der MR-Tomographie bestimmt werden. Hierbei zeigt sich das gesamte Ausmaß der Sehnenveränderungen (Abb. 2-41 c).

Therapeutisch stehen beim Jumper's knee zunächst die Aufdehnung des M. quadriceps, lokale physikalische und antiphlogistische Maßnahmen im Vordergrund. War die konservative Therapie ohne Erfolg, stehen als operative Möglichkeiten Längsinzisionen, Anbohrungen der Patellaspitze oder die partielle Ligamentresektion mit Entfernung des degenerativ veränderten Gewebes zur Wahl. Dabei ist zu beachten, daß sich das veränderte Gewebe bevorzugt in den dorsalen Ligamentanteilen befindet.

Morbus Sinding-Larsen-Johansson: Der Röntgenbefund (seitlicher Strahlengang) zeigt knöcherne Ausziehungen (Traktionsapophysitis) bis zu grotesken Deformierungen (Abb. 2-42).

6. Medial und/oder lateral des Lig. patellae
Reizzustand des Hoffa-Fettkörpers: Irritationen des Hoffa-Fettkörpers können für ziehende

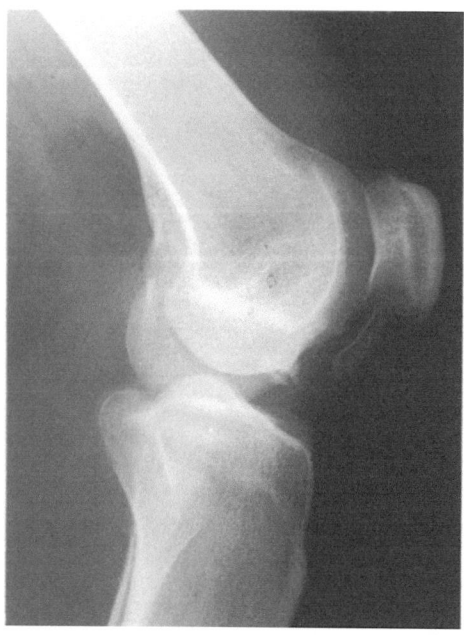

Abb. 2-42. Ausgeprägte Deformierung der Apex patellae bei Morbus Sinding-Larsen. Gleichzeitig besteht eine fortgeschrittene Osteochondrosis dissecans

Schmerzen im vorderen Kniegelenkbereich, für lokalisierte Druckschmerzen seitlich des Lig. patellae oder meniskusähnliche Einklemmungserscheinungen verantwortlich sein. Als Ursachen des Reizzustandes dieses von Hoffa 1904 beschriebenen [nach 348] eigenständigen Krankheitsbildes sind neben anlagebedingten Faktoren (Hypertrophie des Fettkörpers, lockerer Kapselapparat, Residuen des sagittalen Kniegelenkseptums) entzündliche, traumatische und iatrogene Einflüsse (Punktion, Arthroskopie, Arthrotomie) zu nennen.

Vernarbungen des Hoffa-Fettkörpers: Ausgedehnte mediale Arthrotomien (Payr-Schnittführung), evtl. noch in Verbindung mit einer Resektion des Hoffa-Fettkörpers, führen nicht selten zu therapieresistenten Schmerzen im anteromedialen Gelenkbereich. Der Hoffa-Fettkörper ist deutlich verhärtet und massiv druckschmerzhaft, insbesondere die medialen Bereiche scheinen besonders empfindlich zu sein. Therapeutisch kommt nach Ausschöpfung der konservativen Therapie (Aufdehnung verkürzter Muskelgruppen, Lokalbehandlung) die arthroskopische Revision mit Lösung von anterioren Verwachsungen oder/und eine partielle Resektion des Hoffa-Fettkörpers, wenn nicht zu vermeiden, in Betracht. Gleichzeitig sollte ein Streckdefizit (zu den Ursachen s. Tabelle 2-17 und 2-18) ausgeschlossen sein, da auch dieses zu einer Druckerhöhung im Hoffa-Fettkörper führt und damit für Schmerzen verantwortlich sein kann.

Degenerative Veränderungen: Anamnese, typischer Röntgenbefund.

Meniskusläsionen: Anamnese, positive Meniskustests.

7. Gelenkspalt
Meniskusläsion (häufig): Anamnese, positive Meniskustests.

Meniskusganglion (selten): lokale Schwellung, Meniskussymptomatik nicht obligat. Differentialdiagnostisch müssen andere Ursachen einer lokalen Schwellung ausgeschlossen werden.

Degenerative Veränderungen: Anamnese, Inspektion, Palpation, typischer Röntgenbefund.

8. Lig. patellae

Ruptur des Lig. patellae: Patellahochstand (klinisch und radiologisch) (Abb. 2-43). Tastbare Delle im Verlauf des Lig. patellae, Streckung gegen Widerstand nicht möglich. Lig.-patellae-Ruptur auch beidseits möglich (selten) [557a].

Partialruptur des Lig. patellae: Hauptsächlich sind Sportler betroffen, bei deren sportlicher Aktivität hohe Zugspannungen im Bereich des Lig. patellae auftreten (Läufer, Springer und Fußballspieler). Diagnostisch stehen belastungsabhängige Schmerzen, in fortgeschrittenen Stadien auch Ruheschmerzen im Vordergrund. Differentialdiagnostisch müssen eine Bursitis, ein femoropatellares Schmerzsyndrom sowie ein Patellaspitzensyndrom (Jumper's knee) ausgeschlossen werden. Die Diagnose ist sonographisch zu stellen. Hierbei kann auch die Ausdehnung der Ruptur im Längsschnitt an der Länge des echoarmen Bereiches bestimmt werden. Alternativ ist die MR-Tomographie zu empfehlen. Therapeutisch steht neben der Aufdehnnungstherapie des M. quadriceps ebenfalls eine Kräftigung dieser Muskelgruppe (exzentrische Kraftübungen) im Vordergrund. Bei Fehlschlagen des konservativen Programms kann der Bereich, indem die Partialruptur lokalisiert ist, exzidiert werden [343b].

Reizung des Nervenplexus im Lig. patellae (Gonalgia hyperaesthetica) [610]: lokalisierter Druckschmerz, elektrisierendes Gefühl bei Beklopfen.

Lücke im Lig. patellae (längsverlaufend): Nach Verwendung des mittleren Lig.-patellae-Drittels zur Rekonstruktion des vorderen Kreuzbandes findet sich nicht selten eine tastbare Lücke im Verlauf des Lig. patellae. Diese ist in der Regel nicht oder nur wenig schmerzhaft. In seltenen Fällen treten bei tiefer Palpation Schmerzen auf, möglicherweise gelangen auch Teile des Hoffa-Fettkörpers bei maximaler Beugung in die Entnahmestelle (Hoffa-Hernie). Daher verschließen wir bei einer Rekonstruktion des vorderen Kreuzbandes die Entnahmestelle partiell mit einigen Nähten. Dabei ist darauf zu achten, daß dabei kein zu starker Zug ausgeübt wird, sondern daß die Ligamentanteile lediglich locker adaptiert werden. Ansonsten besteht die Gefahr von Nekrosen im Bereich des Ligamentes, bei zu starker Adaptierung die Gefahr einer Patella infera.

Lokale Vernarbung nach Arthroskopie: Wurde bei einer Arthroskopie der transligamentäre Zugang (Gillquist-Zugang) verwendet, können Vernarbungen und Adhäsionen im Zugangsbereich auftreten. Die Hautnarbe kann mit dem

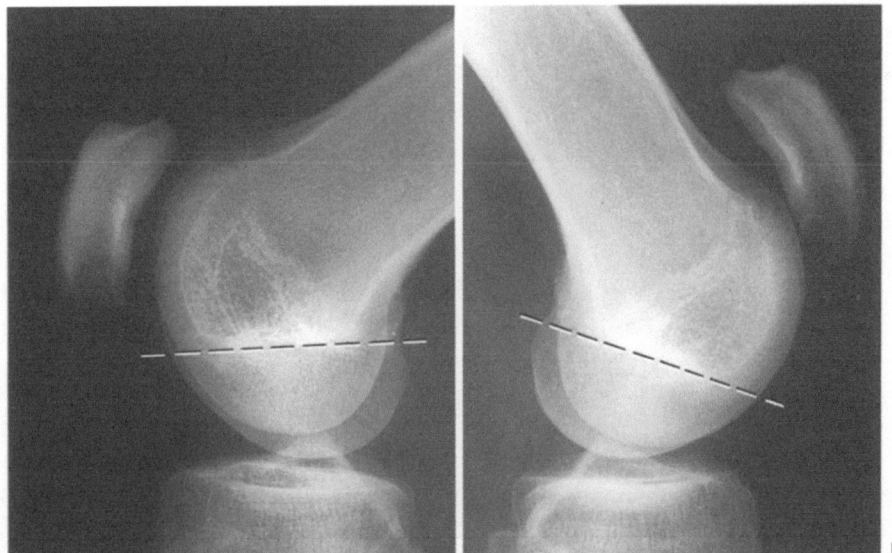

Abb. 2-43 a, b. Patellahochstand (Patella alta) rechts bei Ruptur des Lig. patellae

Lig. patellae oder dem peritendinösen Gewebe verwachsen sein. Darüber hinaus können auch im Bereich der Penetrationsstelle des Arthroskops durch das Ligament lokale Verhärtungen nachzuweisen sein. Daß es durch Anwendung des Gillquist-Zugangs zu mitunter tiefgreifenden Ligamentveränderungen mit ausgedehnten lokalen Vernarbungen kommen kann, zeigt sich, wenn bei Patienten nach Arthroskopie unter Verwendung des Gillquist-Zuganges später eine Rekonstruktion des vorderen Kreuzbandes mit dem mittleren Lig.-patellae-Drittel durchgeführt wird. Daher verwenden wir den transligamentären Zugang nicht, da er einerseits keine essentiellen Vorteile aufweist und andererseits eine Struktur beeinträchtigt, die möglicherweise für eine spätere Kreuzbandrekonstruktion herangezogen werden kann.

Fremdkörpergranulom: Kleine tastbare Resistenz, die gegen das Lig. patellae verschieblich ist. Bei lokaler Exzision dieses Bereiches können sich Glassplitter, Metallsplitter oder kleine Steinchen finden. An einen Unfall oder eine Verletzung kann sich der Patient oft nicht mehr erinnern.

Neurom des N. saphenus im infrapatellaren Anteil [610]: elektrisierende Schmerzen, meist vorbestehende Verletzung oder Narben (Operation?).

Bursitis infrapatellaris: Berufsanamnese (z. B. Bergmann, Fliesenleger) und Sportanamnese (Ringer), Trauma häufig, tast- und sichtbare Schwellung (Abb. 2-44), Entzündungszeichen ausschließen. Die genaue Lage und Ausdehnung sind sonographisch bestimmbar.

9. Tuberositas tibiae

Hämatom: direktes Trauma. Häufig Armaturenbrettverletzung (Dashboard injury) (s. Abb. 2-26 b). Hierbei gilt es immer eine Ruptur des hinteren Kreuzbandes auszuschließen.

Knöcherner Ausriß: oft bei Jugendlichen, typischer Röntgenbefund (Abb. 2-45a).

Aseptische Knochennekrose (Morbus Osgood-Schlatter): kein Trauma, typischer Röntgenbefund. Kein Trauma erinnerlich, manchmal werden aber auch Verletzungen oder Überbelastun-

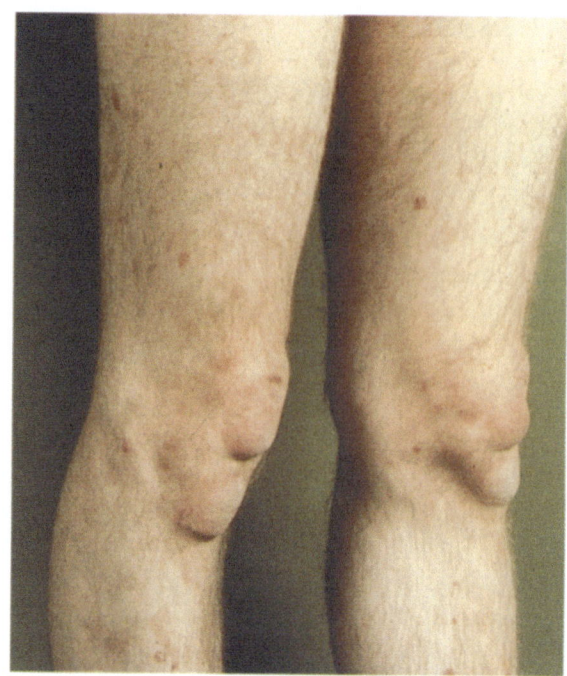

Abb. 2-44. Chronische Bursitis prae- und infrapatellaris

gen (z. B. Wanderungen) als Ursache verantwortlich gemacht (Kausalitätsbedürfnis). Schmerzen bei Belastung, seltener in Ruhe. Typischer Röntgenbefund mit Ausziehung der Tuberositas tibiae. In Spätstadien können diese Ausziehungen Druckirritationen des Lig. patellae beim Beugen verursachen (Abb. 2-45 b). Die Ausziehungen sind manchmal tastbar, sollten aber erst bei deutlicher lokaler Schmerz- und Drucksymptomatik operativ entfernt werden.

Insertionstendopathie des Lig. patellae [162]: Streckung gegen Widerstand schmerzhaft, Schmerzen nach Belastung; meist sind Sportler betroffen. Bei der MR-Tomographie können auch Unregelmäßigkeiten im Ansatzbereich des Lig. patellae nachgewiesen werden (Abb. 2-45 c).

10. Ansatz des Pes anserinus

Ansatztendinose des Pes anserinus: Sportler (Langstreckenläufer, Schwimmer) sind gehäuft betroffen, Vorkommen aber auch bei degenerativen Gelenkveränderungen. Schmerzen bei Flexion gegen Widerstand. Schmerzverstärkung, wenn bei fixiertem Unterschenkel und gebeug-

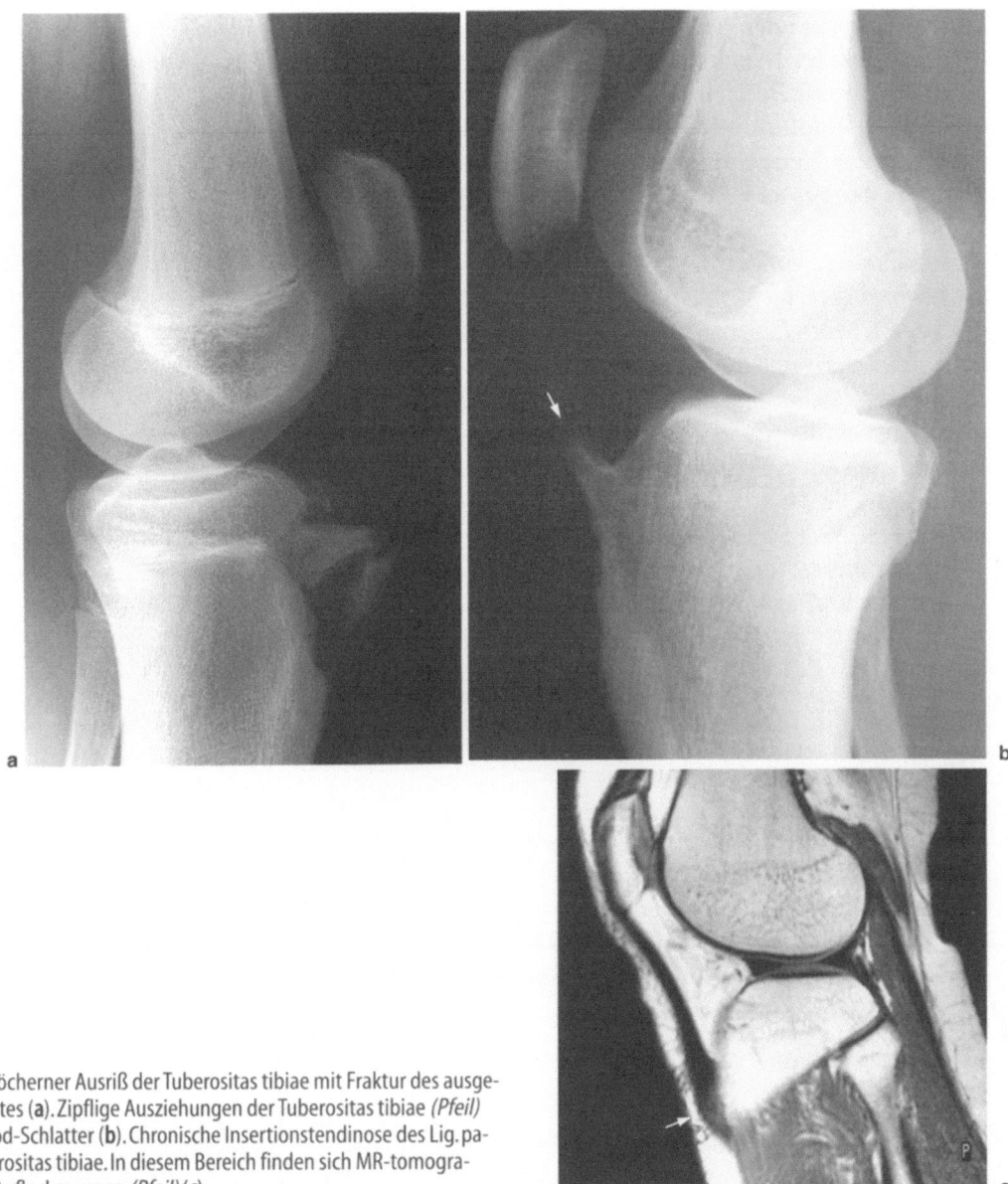

Abb. 2-45 a-c. Knöcherner Ausriß der Tuberositas tibiae mit Fraktur des ausgerissenen Fragmentes (**a**). Zipflige Ausziehungen der Tuberositas tibiae *(Pfeil)* bei Morbus Osgood-Schlatter (**b**). Chronische Insertionstendinose des Lig. patellae an der Tuberositas tibiae. In diesem Bereich finden sich MR-tomographisch deutliche Auflockerungen *(Pfeil)* (**c**)

tem Kniegelenk der Patient den Fuß nach innen rotiert.

Oft werden Schmerzen auch in Ruhe beschrieben. Diagnostisch müssen Verkürzungen der Ischiokruralmuskulatur, des M. quadriceps und der Adduktoren ausgeschlossen werden. Die Ansatztendinose des Pes anserinus ist wesentlich häufiger als vermutet, wird aber häufig als mediale Meniskusläsion eingestuft. Auch bei eindeutigem klinischem Befund sollte unbedingt eine Röntgenuntersuchung erfolgen. Auch Knochenzysten oder Tumoren im proximalen Tibiabereich, aber auch Fixationsmaterialien (z. B. Schrauben, Stapler, Krampen) nach bandrekonstruktiven Operationen können für eine Irritation des Pes anserinus verantwortlich sein [430 b].

Degenerative Erkrankungen: Anamnese, Röntgenuntersuchung.

Bursitiden: lokale Schwellung, Fluktuation; oft mit Ansatztendinosen kombiniert [640].

Distale Ruptur des medialen Seitenbandes: Massiver lokaler Druckschmerz mit Hämatom (frische Ruptur). Bei den wesentlich häufigeren proximalen Rupturen des medialen Seitenbandes sackt das Hämatom nach einigen Tagen in Richtung des Pes anserinus ab, deshalb ist es lediglich im frischen Zustand diagnostisch wegweisend. Anamnestisch ist ein Trauma mit Valguskomponente, nicht selten mit Beteiligung des vorderen Kreuzbandes zu eruieren. Klinisch findet sich eine erhöhte mediale Aufklappbarkeit in 20° Flexion. Da sich bei den distalen Rupturen der proximale Bandanteil über den Pes anserinus schlagen kann und dann keinen Kontakt zu den distal gelegenen Restfasern mehr aufweist, sollte diese – wenn auch sehr seltene Ruptur – operativ versorgt werden. Im Gegensatz dazu werden die häufigen proximalen bzw. proximal-intermediären medialen Seitenbandrupturen konservativ funktionell behandelt.

2.4.4.2
Laterale Schmerzpunkte (Abb. 2-46)

1. Lateraler Femurepikondylus
Knöcherner Ausriß des lateralen Seitenbandes: Schmerzen bei lateraler Aufklappung verstärkt; typischer Röntgenbefund.

Zerrung des lateralen Seitenbandes: Schmerzen bei Varusstreß.

Iliotibialissyndrom [640] (Synonym: Tractus-iliotibialis-Friktionssyndrom [286a, 430a]): Vorkommen hauptsächlich bei Sportlern (Radfahrer, Langstreckenläufer, Schwimmer). Auftreten der Beschwerden meist beim Laufen auf unebenem Boden, speziellem Training in den Bergen oder plötzlicher Steigerung der Trainingsintensität. Charakteristisch sind ungenau lokalisierbare Schmerzen im Bereich des lateralen Femurepikondylus, die während der sportlichen Aktivität beginnen. Besonders das Treppeabsteigen ist schmerzhaft. Der charakteristische Schmerz tritt bei Druck auf den lateralen Femurepikondylus auf, wenn das Knie gleichzeitig bei einer Beuge-Streck-Bewegung einen Winkel von ca. 30° erreicht. Ein weiteres Beugen oder Strecken führt zur Schmerzabnahme. Nicht sel-

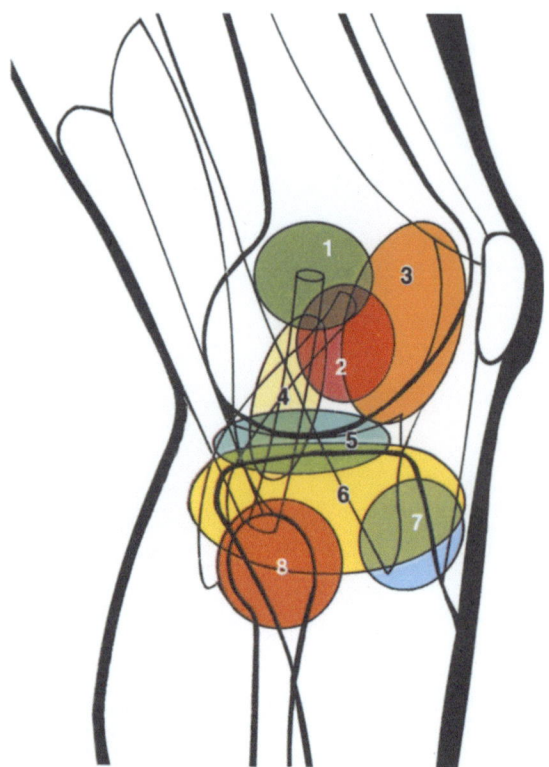

Abb. 2-46. Schmerzpunkte der lateralen Gelenkseite. Femurepikondylus *(1),* Ursprung des M. popliteus *(2),* Femurkondylus *(3),* Seitenband *(4),* Gelenkspalt *(5),* Tibiakopf *(6),* Tuberculum Gerdy *(7),* Fibulaköpfchen *(8)*

ten findet man ein Genu varum oder/und Valgusstellung des Kalkaneus.

Differentialdiagnostisch müssen eine Bursitis im Ansatzbereich des Tractus iliotibialis, eine Außenmeniskusläsion und eine Tendopathie des M. biceps femoris oder des M. popliteus ausgeschlossen werden. Nicht selten strahlen die Schmerzen auch in Richtung des Tuberculum Gerdy aus.

Diagnostisch sollte eine Verkürzung des Tractus iliotibialis ausgeschlossen werden (Ober-Test). Aber auch LWS-Erkrankungen können eine Tonuserhöhung bzw. Verkürzung des M. tensor fasciae latae und damit auch des Traktus bewirken.

Zunächst ist eine intensive physikalische und Physiotherapie mit Aufdehnung der verkürzten Muskelgruppen bzw. des verkürzten Tractus iliotibialis, lokaler Eisbehandlung, körperlicher Schonung und nichtsteroidalen Antiphlogistika angezeigt. Diese Therapie führt in den meisten Fällen zum Erfolg. Gleichfalls sollten die Trainingsintensität und sportartspezifische Bewegungsabläufe entsprechend angepaßt werden; beim Radsportler werden beispielsweise die Sitzposition, die Trittfrequenz und die Einstellung der Rennschuhe auf den Pedalen (veränderte Rotationsstellung) überprüft. Führen die konservativen Maßnahmen nicht zum gewünschten Erfolg, wird die operative Exzision eines ellipsoiden Traktusanteiles, der über den lateralen Femurepikondylus bei 60° gebeugtem Kniegelenk liegt, empfohlen [286 a, 430 a].

Insertionstendinose des Tractus iliotibialis: Gegenüber dem Friktionssyndrom ist eine Insertionstendinose abzugrenzen, von der in der Regel Nichtsportler betroffen sind. Klinisch findet sich eine Schmerzausstrahlung in Richtung des Ober-, oft auch des Unterschenkels: Häufig besteht ein lokaler Druckschmerz im Bereich des Tuberculum Gerdy sowie auch ein tieferer Druckschmerz im distalen Sechstel des Oberschenkels (Ansatz der Kaplan-Fasern). Der lokale Schmerz läßt sich verringern, indem der Tractus iliotibialis vom Untersucher im distalen Oberschenkeldrittel gegen den Oberschenkel fixiert wird. Damit wird der Zug auf die Ansätze des Traktus reduziert. Bei Freigeben des Tractus iliotibialis ist der Schmerz dann wieder stärker auslösbar. Die Verkürzung des Tractus iliotibialis läßt sich mit dem Ober-Test (s. Abb. 2-32 b) nachweisen.

Bei allen Tractus-iliotibialis-Irritationen gilt es, LWS-Erkrankungen (Instabilitäten, degenerative Veränderungen), Hüfterkrankungen und Irritationen des Iliosakralgelenkes (Blockierungen) auszuschließen, da auch diese für eine Tonuserhöhung des Tractus iliotibialis verantwortlich sein können. Läßt sich der Schmerz durch manuelle Fixation des Tractus iliotibialis gegen den Oberschenkel reduzieren, bestehen gute Aussichten, die Beschwerden durch eine gezielte Dehnungstherapie zu beseitigen oder wesentlich zu mildern.

Bursitis unter dem Tractus iliotibialis: Leichte Fluktuation tastbar, ansonsten Symptomatik wie bei der Insertionstendinose bzw. dem Iliotibialissyndrom. Differentialdiagnostisch ist ein Außenmeniskusganglion auszuschließen. Therapeutisch steht neben lokalen antiinflammatorischen Maßnahmen die Aufdehnung des Tractus iliotibialis im Vordergrund.

Knöcherne Veränderungen am distalen Femur: Lokale Verhärtung und tiefer Druckschmerz, teilweise auch Schnappgefühl bei Beugung und Streckung bedingt durch den rigiden Tractus iliotibialis. Beweisend ist die Röntgenaufnahme (Abb. 2-47 a).

2. Ursprung und Verlauf der Sehne des M. popliteus (ventral und dorsokaudal des lateralen Seitenbandursprungs) (Abb. 2-47b)

Verletzungen der Popliteussehne: Es sind v. a. Sportler (Kampfdisziplinen, Schwimmen, Läufer) betroffen. Isolierte Verletzungen der Popliteussehne sind selten, häufiger sind sie mit komplexen posterolateralen Kapsel-Band-Verletzungen verbunden. Bei isolierten Verletzungen steht meist ein Hämarthros im Vordergrund der Beschwerden [478]. Das Ausmaß der Außenrotation bei 60° Flexion ist erhöht (Exorotatumtest). Die definitive Diagnose läßt sich nur mit Hilfe der MR-Tomographie oder arthroskopisch stellen (s. Abb. 2-47 c-f). Als ursprüngliche Diagnose wird meist eine Außenmeniskusläsion angegeben.

Chronische posterolaterale Instabilitäten mit Insuffizienz des M. popliteus sind sehr schwierig und oft nur mit minimalem Erfolg zu therapieren. Daher sollte bei einer frischen Popliteussehnenruptur die primäre operative Versorgung durch Naht bzw. Refixation angestrebt werden. Dabei ist auf Begleitverletzungen, wie eine frische Läsion des hinteren Kreuzbandes oder eine Ruptur der dorsolateralen oder der lateralen Kapsel, zu achten. Gegebenenfalls sollte hier ebenfalls eine primäre operative Versorgung durchgeführt werden.

Insertionstendopathie der Popliteussehne: maximaler Druckschmerz etwas ventral des Ursprungs des lateralen Seitenbandes. Schmerzverstärkung durch Innenrotation und Flexion gegen Widerstand.

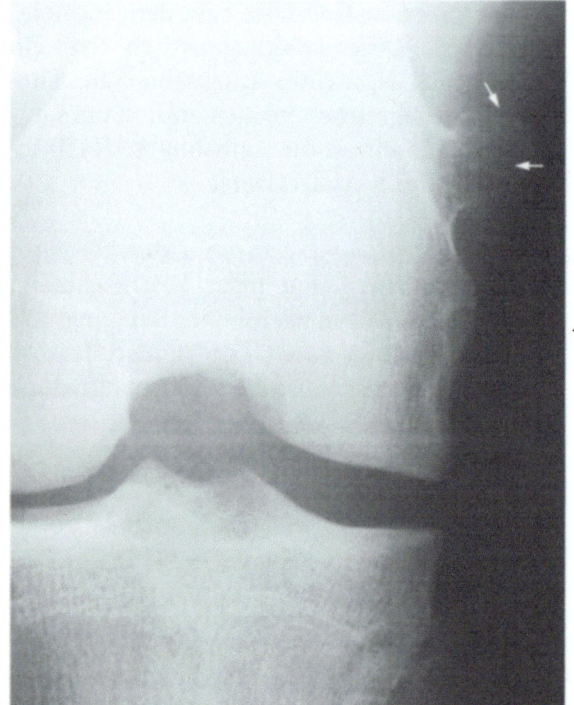

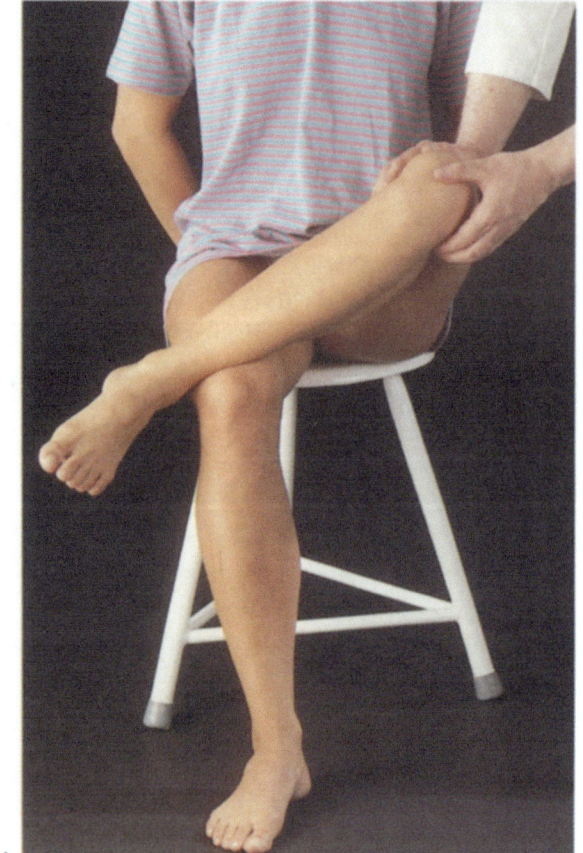

Abb. 2-47 a-f. Kartilaginäre Exostose *(Pfeil)* auf der Lateralseite des distalen Femursechstels *(a)*. Palpation des lateralen Seitenbandes und des Ursprungs des M. popliteus *(b)*. Ruptur des M. popliteus bei einer 22 jährigen Sportlerin (Judo). Klinisch bestand der Verdacht auf eine Außenmeniskusläsion. Bei der Arthroskopie fand sich zunächst ein unauffälliger Außenmeniskus *(A)*. Das laterale Tibiaplateau *(T)* und der laterale Femurkondylus *(F)* waren unauffällig *(c, d)*. Aus dem Bereich des Hiatus popliteus kam blutig tingierte Spülflüssigkeit *(d)*. Die Einstellung des Hiatus popliteus *(e, f)* zeigt einen normal weiten Hiatus *(Pfeilspitzen),* jedoch eine Ruptur der Popliteussehne *(Pfeile)*

Tenosynovitis der Popliteussehne [434]: größter Druckschmerz direkt dorsal des lateralen Seitenbandes zwischen dem Tractus iliotibialis und der Sehne des M. biceps femoris. Knieflexion bei gleichzeitiger Innenrotation des Unterschenkels gegen Widerstand führt zur Schmerzverstärkung [706].

3. Lateraler Femurkondylus und lateraler Patellarand

Patellaluxation: Apprehensiontest nach Fairbank positiv. Knorpelabsprengungen aus der medialen Patellafacette und der Außenseite des lateralen Femurkondylus sind möglich, Röntgenuntersuchung (Defiléaufnahmen obligatorisch) (s. Abb. 5-24 bis 5-27).

Degenerative Gelenkerkrankung: Anamnese, Röntgenbefund (Osteophyten).

Laterales Plicasyndrom [379 a]: (sehr selten). Laterales Pendant zum medialen Plicasyndrom (s. S. 118). Tastbarer, gegen die anterolaterale Seite des lateralen Femurkondylus verschieblicher derber Strang (hypertrophierte laterale Plica). Sportler sind bevorzugt betroffen. Schmerzen und ein typisches laterales Schnapphänomen treten während der sportlichen Aktivität auf. Bei passiven Bewegungen ist dagegen kein Schnappen zu verzeichnen [379a]. Die diagnostische Abgrenzung gegen eine Außenmeniskusläsion und das femoropatellare Schmerzsyndrom ist notwendig, aber schwierig. Die definitive Diagnose kann nur durch eine Arthroskopie gestellt werden.

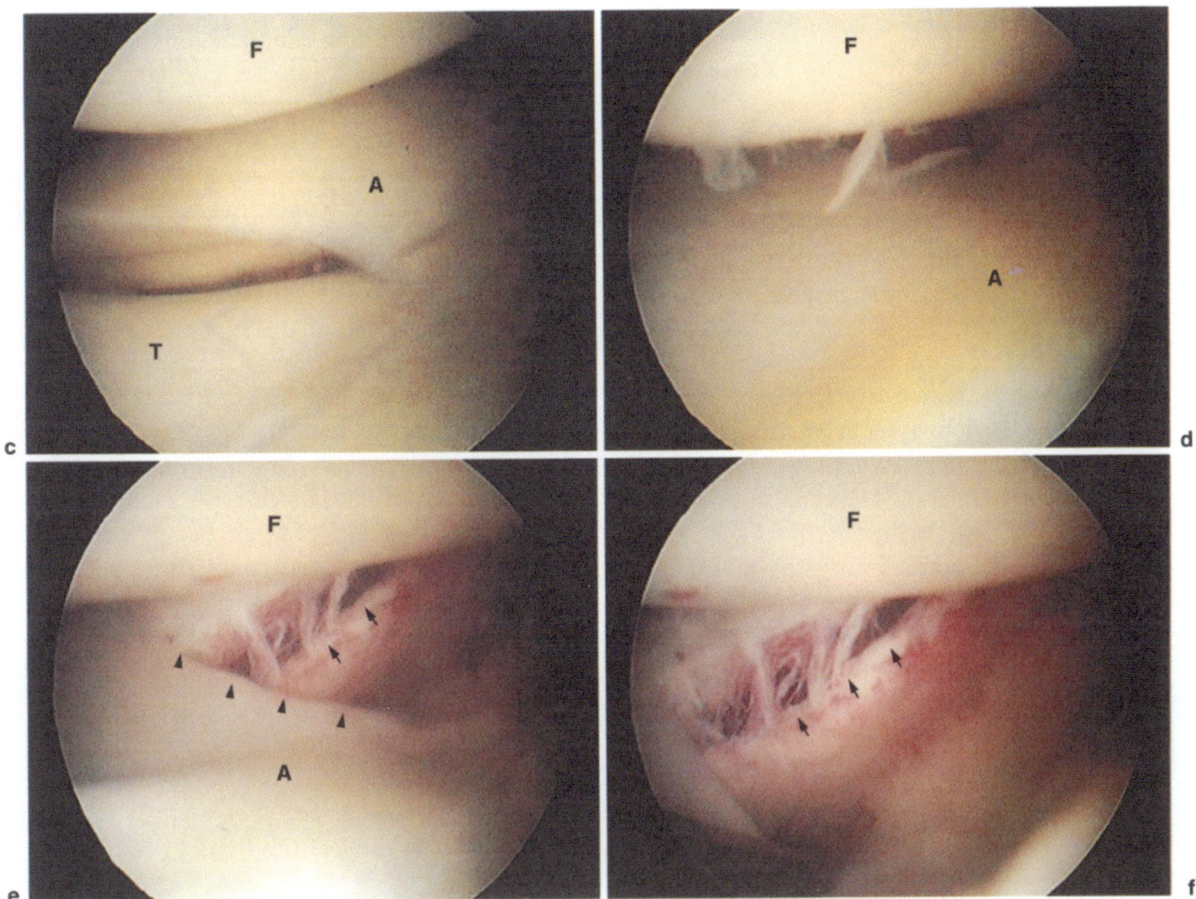

Abb. 2-47 c–f (Legende s. Seite 112)

Parapatellare Insertionstendopathie (Insertionstendopathie des M. vastus lateralis): Streckung gegen Widerstand im fortgeschrittenen Stadium schmerzhaft, gehäuft sind Sportler betroffen, Schmerzverstärkung beim Bergablaufen und bei Innenrotation.

Chondromalacia patellae (häufig): Kein Trauma in der Anamnese, das Stadium des Knorpelschadens läßt sich nur durch eine Arthroskopie festlegen. Die Diagnose einer „Chondromalacia patellae" oder einer „Chondropathie" ist häufig eine Verlegenheitsdiagnose, genauer sollte dieser Zustand als „femoropatellares Schmerzsyndrom" bezeichnet werden (s. Kap. 5.1). Der Begriff „Chondromalazie" beschreibt lediglich den morphologischen Knorpelzustand.

Laterales Hyperpressionssyndrom (synonym: laterales Hyperkompressionssyndrom): Schmerzen nach längerem Sitzen, beim Bergabgehen und/oder bei oder nach sportlicher Aktivität. Bei der Untersuchung führt eine passive Medialisation der Patella oft zur Beschwerdebesserung (s. McConnell-Test, Abb. 5-8). Auch ein sog. McConnell-Tape kann zu einer deutlichen Schmerzlinderung führen. Im akuten Stadium ist durch diese Medialisation kaum eine Besserung der Beschwerden zu erwarten. Sämtliche Stabilisatoren der Patella werden untersucht:

– M. quadriceps femoris (oft verkürzt)
– M. vastus medialis obliquus (häufig Atrophie)
– Lockerheit des medialen Retinakulums

– Spannung des lateralen Retinakulums (pathologischer Tilt-Test, s. Kap. 5.1.3.4)
– Spannungszustand des Tractus iliotibialis (pathologischer Ober-Test, s. Abb. 2-32 b)

Auf den Patelladefiléaufnahmen finden sich häufig Zeichen der lateralen Hyperpression wie eine Verschmälerung des lateralen femoropatellaren Gelenkspaltes, eine lateraler Patella-Shift, ein lateraler Patella-Tilt, eine vermehrte subchondrale Sklerosierung, eine vermehrte Spongiosadichte im Bereich der lateralen Patellafacette, eine Osteoporose der medialen Patellafacette und/oder eine Hypoplasie des lateralen Trochleaanteils. Ebenfalls können indirekte Zeichen der erhöhten Spannung des lateralen Retinakulums wie Kalzifizierung des lateralen Retinakulums, ein lateraler Patellaosteophyt oder eine Patella bipartita radiologisch nachweisbar sein (s. auch Abb. 6-25).

Als Therapie wird eine intensive Aufdehnung der verkürzten Muskelgruppen, hier insbesondere der Ischiokruralmuskulatur und des Tractus iliotibialis, angestrebt. Der M. vastus medialis obliquus sollte gekräftigt werden. Je nach Spannungszustand wird der M. rectus femoris ebenfalls in das Kräftigungs- bzw. Dehnungsprogramm einbezogen. Mit dieser funktionellen Therapie sind über 80 % der Patienten in einen schmerzfreien Zustand zu überführen [133 a]. Sollte sich durch die konservative Behandlung keine Besserung einstellen, kann zur Druckentlastung ein Lateral release empfohlen werden.

Patella bipartita: Typischer radiologischer Befund mit superior-lateral gelegenem Bipartitaanteil. Therapeutisch steht die Zugreduktion der hier inserierenden Strukturen im Vordergrund. Es erfolgt zunächst eine intensive Aufdehnungsbehandlung des Tractus iliotibialis und eine Kräftigung des M. vastus medialis (zur Therapie s. oben, laterales Hyperkompressionssyndrom).

Bei Fehlschlagen der konservativen Therapie ist ein Lateral release, eine subperiostale Desinsertion bei festem Bipartitaanteil oder die operative Entfernung bei gelöstem Bipartitaanteil angezeigt [504 b].

Lateraler Patellaosteophyt, Verkalkung des lateralen Retinakulums: Sollte ein Patellaosteophyt bzw. eine Verkalkung die Patellamobilität nach medial behindern, kann bei geringer Ausdehnung dieser Veränderungen mit einer Spaltung des lateralen Retinakulums versucht werden, eine Entlastung zu erzielen. Führt dies nicht zum Erfolg, wird die operative Entfernung des Osteophyten bzw. der Verkalkung empfohlen.

Kompressionssyndrom des N. peronaeus communis: Belastungsabhängige Schmerzen und lokale Schmerzhaftigkeit im dorsolateralen Anteil des lateralen Gelenkspaltes sowie im lateralen Bereich der Kniekehle mit Ausstrahlung nach anterior können ein erstes klinisches Zeichen sein. Antiinflammatorische Therapie, einschließlich krankengymnastischer Aufdehnung, führt nicht zur Beschwerdebesserung. In diesen Fällen ist nach neurologischer Absicherung die operative Freilegung des schmerzhaften Bereiches mit Darstellung des N. peronaeus angezeigt [148 a].

4. Laterales Seitenband (Abb. 2-47b)

Ruptur des lateralen Seitenbandes: Schmerzen bei Varusstreß, Valgusstreß bewirkt Schmerzreduktion.

5. Lateraler Gelenkspalt

Meniskusläsion: positive Meniskustests. Valgusstreß (Kompression des lateralen Meniskus) führt zur Verstärkung, Varusstreß zur Reduktion der Schmerzsymptomatik (s. Kap. 4).

Meniskusganglion: nicht in allen Fällen sichtbare und tastbare Schwellung (s. Abb. 2-12 a), Meniskussymptomatik nicht obligat.

Ruptur der Popliteussehne (selten) [443] (s. Abb. 2-47 c-f).

6. Lateraler Tibiakopf

Segond-Fragment (knöcherner Ausriß des lateralen Kapsel-Band-Apparates): typischer Röntgenbefund (Abb. 2-48a). Hinweis auf schwerwiegende intraartikuläre Verletzung meist mit Ruptur des vorderen Kreuzbandes [470, 571, 717]. Ist das Fragment mehr dorsal, weist es auf einen dorsolateralen Kapsel-Band-Ausriß hin; ist es mehr ventral lokalisiert, muß es als Ausriß des tiefen Ansatzes des Tractus iliotibialis angesehen werden.

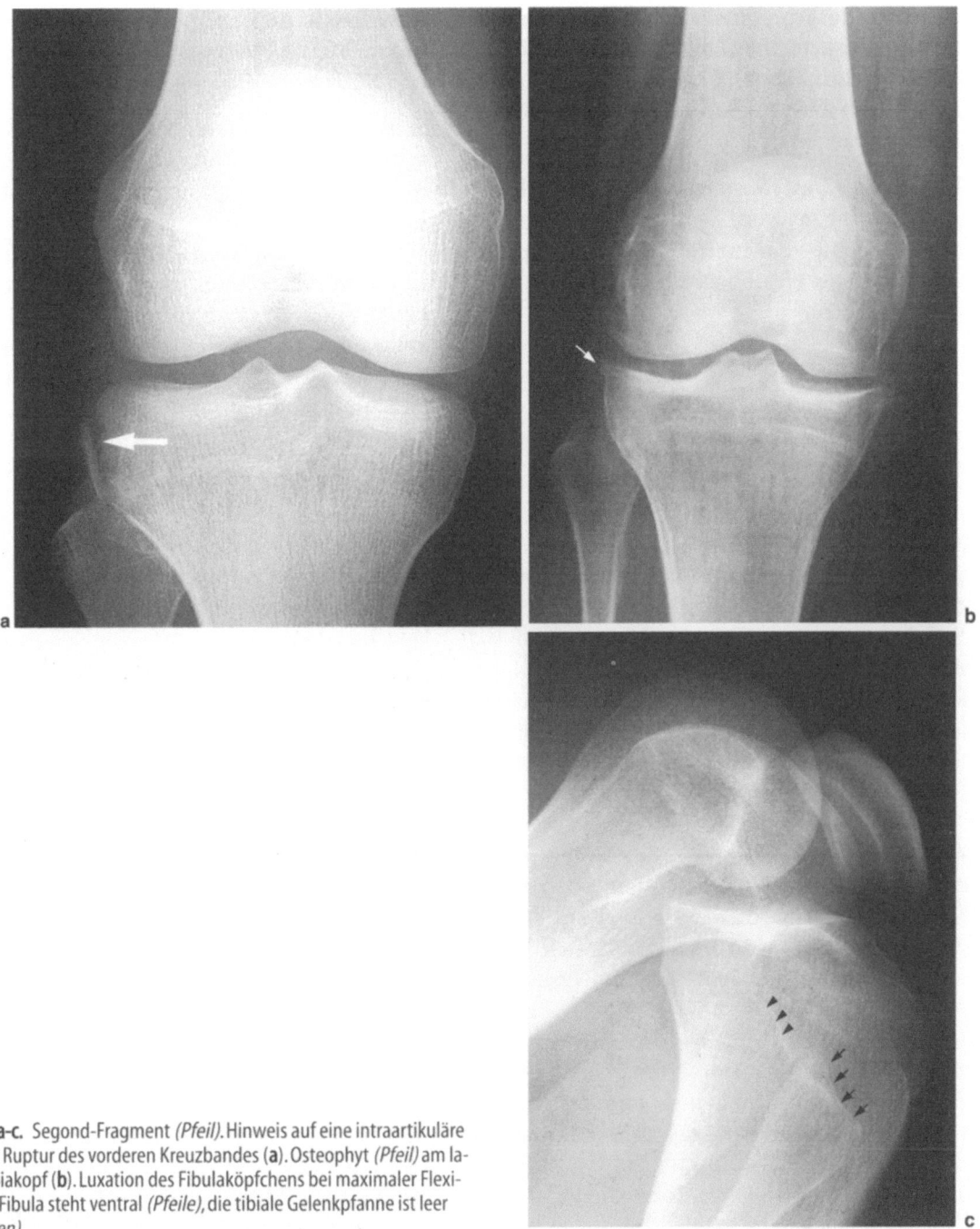

Abb. 2-48 a-c. Segond-Fragment *(Pfeil)*. Hinweis auf eine intraartikuläre Läsion mit Ruptur des vorderen Kreuzbandes (**a**). Osteophyt *(Pfeil)* am lateralen Tibiakopf (**b**). Luxation des Fibulaköpfchens bei maximaler Flexion (**c**). Die Fibula steht ventral *(Pfeile)*, die tibiale Gelenkpfanne ist leer *(Pfeilspitzen)*

Degenerative Erkrankungen: Anamnese, typischer Röntgenbefund. Auch kleine Osteophyten am lateralen Tibiaplateau können zu einer Außenmeniskussymptomatik führen (Abb. 2-48 b). Ein störender Osteophyt sollte arthroskopisch abgetragen werden. Auch bei Außenmeniskusganglien ist eine zipflige Ausziehung des lateralen Tibiaplateaurandes bekannt.

Diese kann klinisch ebenfalls als Außenmeniskusläsion imponieren bzw. bei großer Ausprägung zu Irritationen des Tractus iliotibialis und der lateralen Kapsel führen. Auch hier ist die arthroskopische Entfernung zu empfehlen.

Arthrose des proximalen Tibiofibulargelenkes: Schmerzen bei Mobilisation des Fibuaköpfchens. Bei ausgeprägten degenerativen Veränderungen ist auch eine Ganglionbildung möglich. Klinisch kann dieses Ganglion leicht mit einem Außenmeniskusganglion verwechselt werden (s. Abb. 6-31 d).

Verletzung des M. popliteus: Druckschmerz mehr dorsal gelegen, Schmerzausstrahlung in die Kniekehle (Läsion im Muskelbauch) und Schmerzen bei Flexion und Innenrotation gegen Widerstand.

7. Tuberculum Gerdy

Knöcherner Ausriß des Traktusansatzes: Röntgenuntersuchung (einschließlich Schrägaufnahmen).

Insertionstendinose des Tractus iliotibialis: meist Sportler betroffen (Langstreckenläufer, Radfahrer), oft Genu varum (vermehrte Zugbelastung des Tractus iliotibialis) oder Fehlstellung des Fußskeletts nachweisbar. Der Schmerz muß sich nicht nur auf das Tuberculum Gerdy beschränken, sondern kann auch in den gesamten lateralen Ansatzbereich des Tractus iliotibialis (laterales Tibiaplateau, laterales Retinakulum, lateraler Femurkondylus) ausstrahlen.

Nicht selten findet man die Insertionstendinose aber auch bei jüngeren Patienten im Zusammenhang mit einem femoropatellaren Schmerzsyndrom. Ältere Patienten mit degenerativen Erkrankungen im LWS-Bereich klagen ebenfalls häufig über Schmerzen im Verlauf und Ansatzbereich des Tractus iliotibialis. Auch Bewegungseinschränkungen des Hüftgelenkes, z. B. bei einer Koxarthrose, können derartige Beschwerden verursachen und sind daher differentialdiagnostisch abzugrenzen. Hilfreich ist der Dehnungstest des Tractus iliotibialis (Ober-Test, s. Abb. 2-32 b). Lassen sich die Schmerzen durch manuelle Fixation des Tractus iliotibialis gegen den Oberschenkel reduzieren, sind die Aussichten gut, daß die Beschwerden durch eine gezielte Dehnungstherapie zu beseitigen oder zu mildern sind (s. Abschn. 2.3.2.1).

8. Fibulaköpfchen

Knöcherner Ausriß des lateralen Seitenbandes: typischer Röntgenbefund. Bei der Untersuchung muß unbedingt eine Ruptur des vorderen Kreuzbandes ausgeschlossen werden (Lach-

man-Test, s. Kap. 3.3.3). Ein knöcherner Ausriß mit mehreren Fragmenten muß ähnlich angesehen werden wie eine Segond-Fraktur.

Subluxation des Fibulaköpfchens: Bei der Röntgenuntersuchung in forcierter Innen- und Außenrotation zeigt sich eine Subluxation des Fibulaköpfchens. Häufig wird auch das Gefühl der Subluxation vom Patienten detailliert beschrieben. Manchmal kommt es allerdings erst bei stärkerer Flexion (in die Hocke gehen) zur anterioren Subluxation oder zur kompletten Luxation des Fibulaköpfchens. Differentialdiagnostisch sind eine Außenmeniskusläsion und eine Ruptur des vorderen Kreuzbandes aufgrund des scheinbaren lateralen Schnappens (pivotieren) auszuschließen.

Luxation des Fibulaköpfchens: Es sind 3 Luxationstypen bekannt. Man unterscheidet eine anterolaterale (ventrale) von einer posteromedialen (dorsalen) und einer proximalen (kranialen) Luxation. Ausschlaggebend ist jeweils die Stellung des Fibulaköpfchens zum Tibiakopf. Am häufigsten wird in der Literatur neben der Subluxation (ca. 23%) die Luxation nach ventral (67%) (Abb. 2-48 c), gefolgt von der Luxation nach dorsal (ca. 7%) beschrieben [509 a]. Ursächlich verantwortlich ist ein Verletzungsmechanismus, der mit einer Drehung des Kniegelenkes in Flexionsstellung bei fixiertem Fuß einhergeht und gleichzeitig eine axiale Belastungskomponente enthält. Oft ist der Fuß zusätzlich plantar flektiert. Durch direkte Gewalteinwirkung von außen resultiert eher eine hohe Fibulafraktur als eine Fibulaköpfchenluxation. Zur Luxation nach ventral kann es daher aus biomechanischen Erwägungen nur durch direkten maximalen Zug der am Wadenbein ansetzenden Muskulatur (M. peronaeus longus) kommen. Eine Anspannung des M. biceps femoris würde dagegen eine Luxation nach dorsal erklären. Die Diagnose läßt sich aus dem Unfallhergang, dem typischen klinischen Bild und Röntgenaufnahmen stellen (evtl. müssen Vergleichsaufnahmen vom kontralateralen Bein angefertigt werden). Irritationen des N. peronaeus sind möglich [462].

Luxationsverdächtige Röntgenzeichen sind eine leere Fläche des proximalen tibiofibularen Gelenkes im seitlichen Strahlengang sowie die

Projektion der Fibula in das Zentrum der Tibia (Abb. 2-48 c). Die Reposition erfolgt bei 90° gebeugtem Kniegelenk unter direktem Druck auf das luxierte Fibulaköpfchen in Richtung tibiale Gelenkfläche [509 a]. Läßt sich diese Reposition in Lokalanästhesie nicht durchführen, ist eine Vollnarkose notwendig.

Eine habituelle Fibulaköpfchenluxation liegt dann vor, wenn die Luxation bei alltäglichen Bewegungsabläufen, z. B. beim In-die-Hocke-gehen, auftritt (Abb. 2-48 c).

Ansatztendinose des M. biceps femoris: meist Sportler betroffen. Die Funktionsprüfung des M. biceps femoris (Beugung und Außenrotation gegen Widerstand) ist schmerzhaft.

Bei chronischen Instabilitäten, aber auch nach Rekonstruktionen des vorderen Kreuzbandes finden sich nicht selten Ansatztendinosen des M. biceps femoris. Beim Auftrainieren der Ischiokruralmuskulatur neigt insbesondere der M. biceps femoris zur Verkürzung. Daher sollte bei der Nachbehandlung nach derartigen Operationen immer auf eine ausreichende Dehnung der Ischiokruralmuskulatur, insbesondere des M. biceps femoris, geachtet werden.

Teil- oder Komplettruptur des M. biceps (selten): Trauma; Palpation, Außenrotation gegen Widerstand schmerzhaft.

Hohe Fibulafraktur: Röntgenbefund, direktes oder indirektes Trauma? Bei indirektem Trauma (Maisonneuve-Fraktur) gilt es, eine Innenbandruptur am oberen Sprunggelenk auszuschließen.

2.4.4.3
Mediale Schmerzpunkte (Abb. 2-49)

1. Medialer Femurepikondylus (Skipunkt)
Zerrung oder Teilruptur des medialen Seitenbandes: Unmittelbar posttraumatisch stimmen maximaler Schmerzpunkt und Rupturlokalisation

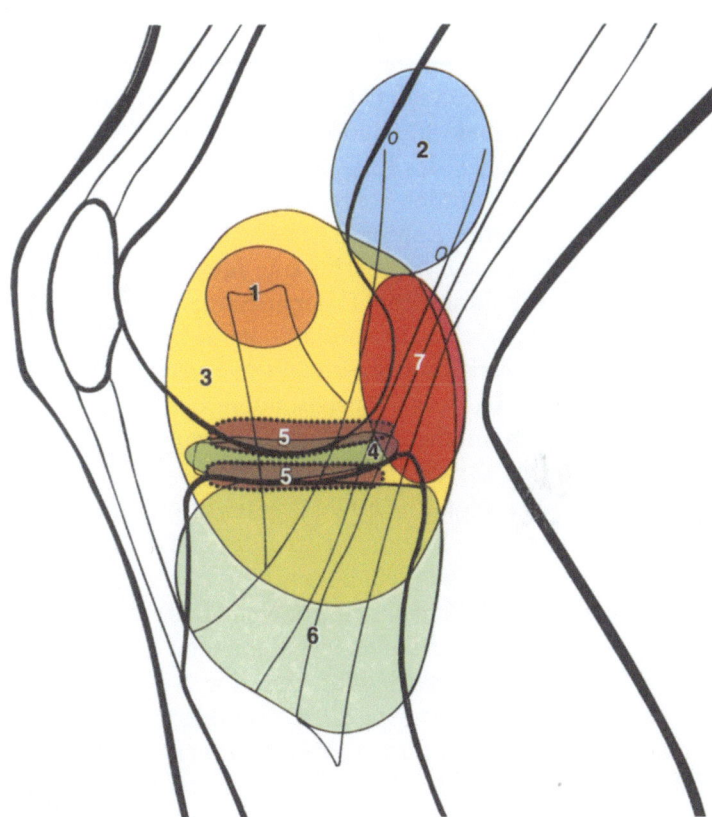

Abb. 2-49. Schmerzpunkte auf der medialen Gelenkseite. Femurepikondylus (Skipunkt) *(1)*, proximal des Femurkondylus *(2)*, gesamte mediale Gelenkseite *(3)*, Gelenkspalt *(4)*, proximal und distal des Gelenkspaltes *(5)*, Tibiakopf *(6)*, dorsomedialer Gelenkbereich *(7)*

überein. Nach einigen Tagen strahlt der Schmerz meist auf die gesamte Medialseite aus. Prüfung der medialen Aufklappbarkeit führt zur Schmerzverstärkung, Varusstreß zur Schmerzreduktion. Häufig Pseudoblockierung.

Proximaler knöcherner Ausriß des medialen Seitenbandes: mediale Aufklappbarkeit in leichter Flexion positiv. Charakteristischer Röntgenbefund (Abb. 2-50a). Meist sind Kinder und Jugendliche betroffen.

Stieda-Pelligrini-Erkrankung: Ursache ist eine länger zurückliegende Verletzung der medialen Gelenkseite. Oft ist eine kleine tumorähnliche Verhärtung über dem medialen Femurepikondylus tastbar. Röntgenologisch Stieda-Pelligrini-Schatten (Typ III) nachweisbar, der als Verkalkung im proximalen Rupturbereich anzusehen ist und die radiologische Dokumentation der proximalen medialen Seitenbandverletzung darstellt (Abb. 2-50b, c).

Verkalkung des medialen Kapsel-Band-Apparates: Nach Verletzungen des medialen Seitenbandes und/oder nachfolgender operativer Versorgung durch Naht (auch in Verbindung mit Eingriffen am vorderen Kreuzband) können ausgeprägte Verkalkungen entstehen, die groteske Ausmaße annehmen können (Abb. 2-51). Gleichzeitig bestehen dabei oft signifikante Bewegungseinschränkungen des Kniegelenkes. Nicht zuletzt aus diesen Gründen sollte bei proximalen und intermediären Rupturen des medialen Seitenbandes die konservative Therapie favorisiert werden, wie zahlreiche Untersuchungen zeigen [25a, 340a, 461b]. Die Therapie bei diesen ausgeprägten Verkalkungen besteht in einer arthroskopischen Arthrolyse. Insbesondere der obere und gesamte mediale Rezessus muß von Vernarbungen und Verwachsungen befreit werden. Anschließend folgt eine äußerst vorsichtig dosierte Narkosemobilisation. Hierunter ist zwar meistens, aber leider nicht immer, eine Verbesserung der Beweglichkeit zu erzielen. Das volle Bewegungsausmaß können diese Patienten bedingt durch die weitreichenden Ossifikationen kaum mehr erreichen. Vor einer alleinigen Narkosemobilisation bei diesen Veränderungen muß unbedingt gewarnt werden, da hierdurch erneut Einblutungen und Bandrupturen auftre-

ten, die die Verkalkungen noch an Intensität zunehmen lassen (Abb. 2-51b).

2. Proximal des medialen Femurkondylus (ca. 5 cm)

N.-saphenus-Syndrom (Saphenussyndrom): Ursache ist die Kompression des N. saphenus (sensibler Endast des N. femoralis), der durch die Membrana vastoadductoria verläuft. Diffuse Schmerzen auf der medialen Gelenkseite, von proximal ausstrahlend (besonders nachts), werden angegeben. Ursachen können ein direktes Trauma, eine iatrogene Läsion (Operation), eine mechanische Kompression im Bereich der Membrana vastoadductoria (Nervenkompressionssyndrom) oder Phlebitiden sein. Führt die lokale Infiltration eines Lokalanästhetikums zur Schmerzfreiheit, gilt die Diagnose als gesichert [184, 556a, 718].

3. Mediale Gelenkseite

Komplett- und Teilrupturen des medialen Seitenbandes: Schmerzverstärkung durch mediale Aufklappung, laterale Aufklappung vermindert Schmerzen. Liegt die Verletzung einige Tage zurück, können die Schmerzen auf die gesamte Medialseite ausstrahlen und die genaue Lokalisierung des maximalen Schmerzpunktes unmöglich machen.

Spontane Osteonekrose des medialen Femurkondylus (M. Ahlbäck): Typisch sind plötzlich einsetzende stechende oder dumpfe Schmerzen ohne äußeren Anlaß (kein Trauma!), die belastungsunabhängig auch über Nacht anhalten können (Patienten meist über 60 Jahre alt). Der Röntgenbefund kann mehrere Monate völlig unauffällig sein, die Szintigraphie zeigt dagegen schon in den Frühstadien eine lokale Aktivitätsanreicherung im medialen Femurkondylus.

Plicasyndrom (synonym: Medial-shelf-Syndrom, Plica-mediopatellaris-Syndrom): Häufig intermittierende Schmerzen und schmerzhaftes Schnappen während der Aktivität oder nach längerem Sitzen sind typisch. Intermittierende Giving-way-Phänomene können auftreten. Palpatorisch findet sich nicht selten ein strangförmiges Gebilde, dessen Konsistenz sich mit Veränderung der Flexion ebenfalls ändert. Differentialdiagnostisch ist das Schnappen oft schwer

Abb. 2-50 a-c. Proximaler knöcherner Ausriß des medialen Seitenbandes (**a**). Valgustrauma bei 42jährigem Patienten. Die posttraumatisch angefertigte Röntgenaufnahme (**b**) ergab einen unauffälligen Befund ohne knöcherne Veränderungen. Nach einem Jahr klagte der Patient über Schmerzen an der Knieinnenseite. Die erneute Röntgenuntersuchung zeigt eine deutliche Verkalkung im Ursprungsbereich des medialen Seitenbandes (Stieda-Pelligrini-Schatten) (**c**)

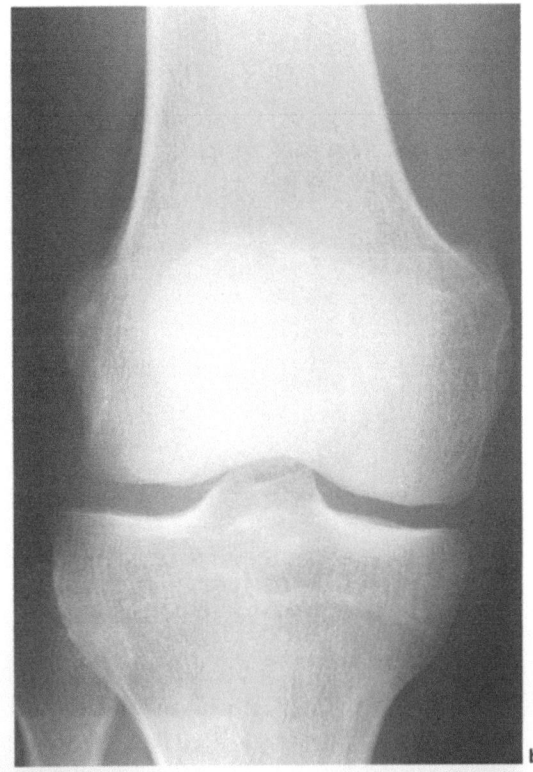

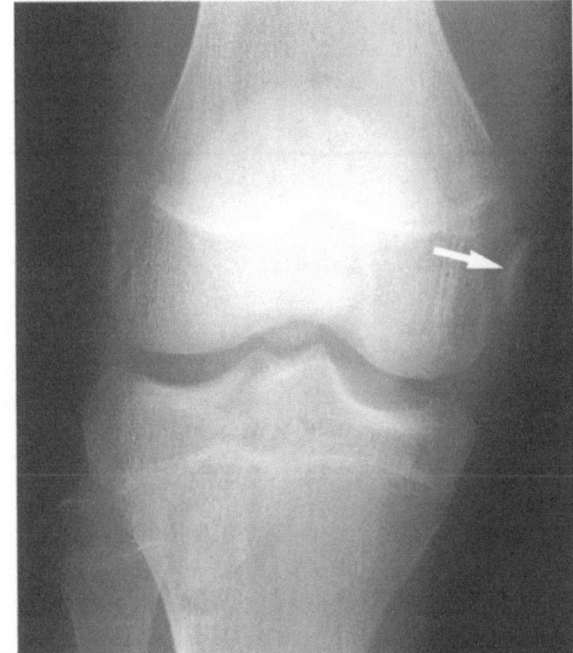

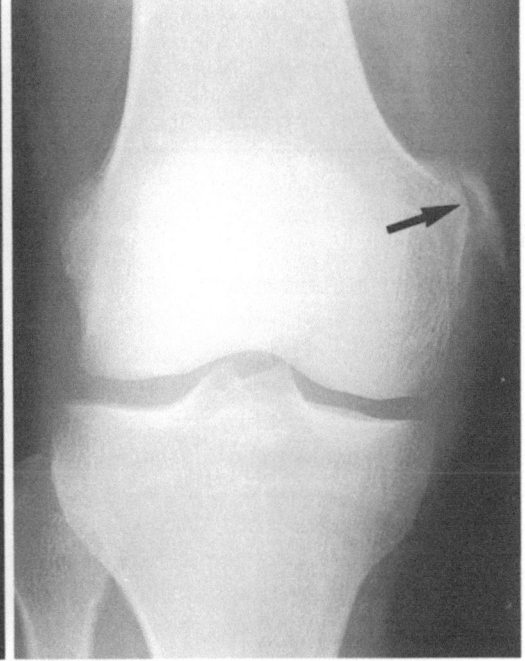

gegen eine mediale Meniskusläsion abzugrenzen. Ein typischer Test zum Nachweis einer vergrößerten Plica mediopatellaris ist nicht bekannt. Therapeutisch führen konservative Maß-

nahmen nur zur kurzzeitigen Besserung der Beschwerden. Die definitive Diagnose ist erst mit der Arthroskopie zu stellen, bei der sich eine vergrößerte Plica mediopatellaris zeigt, die mit-

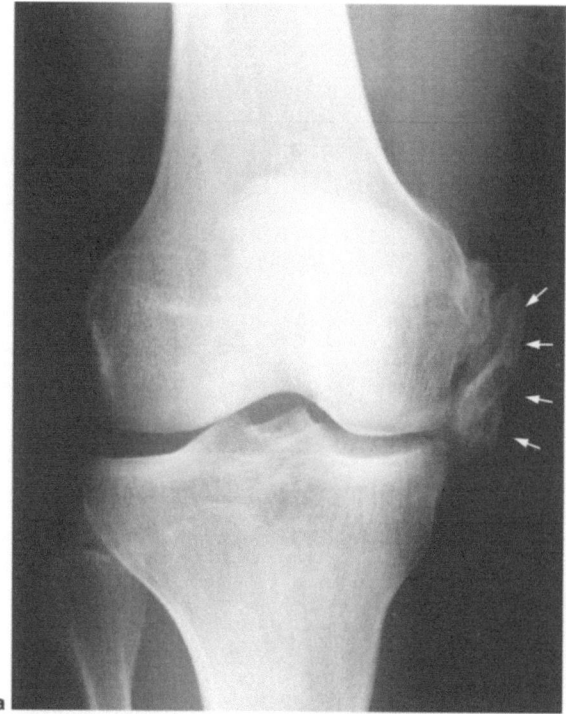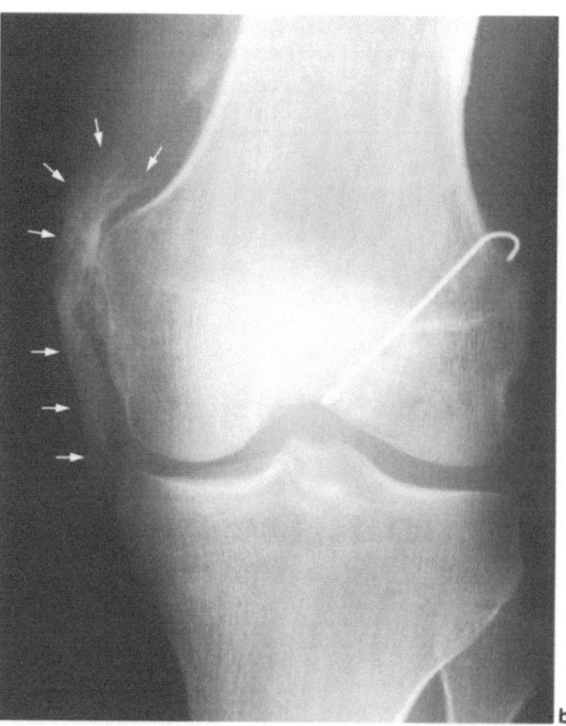

Abb. 2-51 a, b. Ausgeprägte Verkalkungen *(Pfeile)* des medialen Seitenbandes, die sich bis in die dorsomediale Kapsel erstrecken, nach operativ versorgter Ruptur des medialen Seitenbandes bei einem 28jährigen Patienten. Es bestand eine Kniebeweglichkeit von 0°-10°-80° (**a**). Ausgedehnte Verkalkungen und Verknöcherungen *(Pfeile)* der proximalen 2/3 des medialen Seitenbandes nach primärer Rekonstruktion des vorderen Kreuzbandes und gleichzei-tiger Naht des medialen und dorsomedialen Kapsel-Band-Apparates 3 Tage nach dem Trauma. Wegen der ausgeprägten Bewegungs-einschränkung waren anschließend noch 2 Narkosemobilisationen durchgeführt worden; dies führte jedoch zur weiteren Reduktion der Beweglichkeit auf 0°-20°-45° (**b**). Durch 2 arthroskopische Ar-throlysen konnte das Bewegungsausmaß auf 0°-0°-110° verbessert werden

unter schon in Streckstellung mit dem medialen Femurkondylus und/oder der Patella in Kontakt steht, und dort Knorpelläsionen verursachen kann.

Therapeutisch empfiehlt sich die arthroskopische Resektion der Plica [324c]. Die alleinige konservative physikalische Therapie bei arthroskopisch nachgewiesener Plica mediopatellaris führt nur in 29% der Fälle zur Beschwerdebesserung, die operative Durchtrennung bzw. Entfernung der Plica führt dagegen in 83% zur Beschwerdefreiheit [324c].

Die Gefahr bei einer arthroskopisch nachweisbaren Plica liegt darin, daß sie sehr leicht für unklare mediale und anteromediale Beschwerden verantwortlich gemacht wird. Dies muß bei einer Beschwerdepersistenz nach arthroskopischer Durchtrennung bzw. Entfernung der Plica bedacht werden.

Breaststroker's knee (Schwimmerknie): Bei Brustschwimmern der Leistungsklasse treten gehäuft Schmerzen der gesamten medialen Gelenkseite auf, die mit höherem Lebensalter, zunehmenden Schwimmdistanzen und verkürzten Aufwärmphasen an Intensität zunehmen. Symptomatik ähnlich dem Plica- oder femoropatellaren Schmerzsyndrom. Bei 47% der Patienten konnte arthroskopisch eine verdickte und gespannte Plica mediopatellaris nachgewiesen werden [562]. Die Therapie besteht neben konservativen Maßnahmen (Eisbehandlung etc.) in einer Änderung der Beinschlagtechnik und einem dosierten Trainingsaufbau. Bleibt die konservative Therapie ohne Erfolg, sollte das Knie arthroskopiert und die Plica mediopatellaris entfernt werden.

„*Genu amorum*": Cross u. Crichton [102 a] berichten über retropatellare, im medialen Kompartment lokalisierte Schmerzen, die durch die dominierende Position der Frau während des Geschlechtsaktes hervorgerufen werden. Ein derartiges Erkrankungsbild ist aus unserem Patientengut und im deutschsprachigen Raum aus der Literatur nicht bekannt, möglicherweise handelt es sich um eine „britische Spezialität".

4. Medialer Gelenkspalt
Frische oder veraltete Meniskusläsion (häufig): Anamnese, positive Meniskustests.

Läsion des vorderen Kreuzbandes: Trauma, meist mit Hämarthros. Positiver Lachman-Test mit weichem Anschlag (s. Kap. 3.3.3).

Degenerative Veränderungen: Anamnese, Röntgenbefund (Osteophyten) (Abb. 2-52a).

Bursitis am medialen Seitenband (tibial collateral ligament bursitis) [359]: Unmittelbar im Bereich des medialen Seitenbandes sind 5 Bursae lokalisiert (zwischen medialem Seitenband und Kapsel, ober- und unterhalb des Innenmeniskus, zwischen medialem Seitenband und Tibia) [66]. Eine Entzündung dieser Schleimbeutel führt zu einer Schmerzhaftigkeit über dem medialen Seitenband in Höhe des Gelenkspaltes. Mechanische Einklemmungserscheinungen werden von den Patienten aber nicht angegeben. Dieses Krankheitsbild sollte daher bei der Meniskusdiagnostik berücksichtigt werden.

5. Proximal und distal des Gelenkspaltes
Zerrung oder Ruptur des medialen Kapselbandes: mediale Aufklappung und Außenrotation verursachen Schmerzen. Die laterale Aufklappung führt dagegen zur Schmerzlinderung. Schwierig gegen Meniskusläsionen abgrenzbar.

6. Medialer Tibiakopf
Distale Ruptur oder Teilruptur des medialen Seitenbandes: Valgustrauma. Schmerzen bei medialer Aufklappung.

Tibiakopffraktur: Trauma, Röntgenuntersuchung einschließlich Schrägaufnahmen, evtl. auch Schichtaufnahmen und Computertomographie.

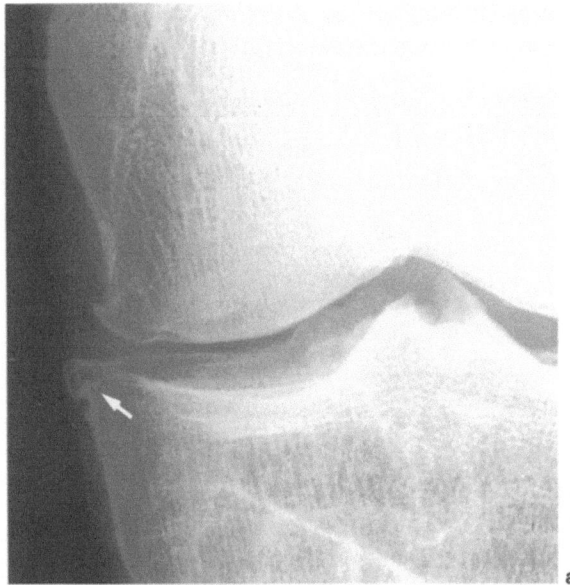
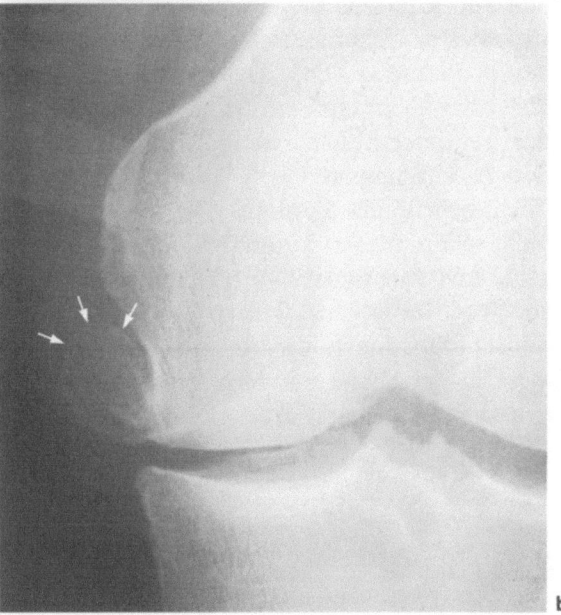

Abb. 2-52 a, b. Degenerative Ausziehungen am medialen Tibiakopf und am Femurkondylus. Klinisch bestand eine meniskusähnliche Symptomatik mit Druckschmerz im medialen Gelenkspalt (**a**). Großer Osteophyt *(Pfeile)* am medialen Femurkondylus, der klinisch wie eine Innenmeniskusläsion (Zunge, Ganglion) bzw. ein Tumor imponierte (**b**)

Streßfraktur (selten): meist negativer Röntgenbefund. Bei persistierenden Beschwerden zeigt die Knochenszintigraphie erste lokale Aktivitätsanreicherung.

Bursitiden im Ansatzbereich des Pes anserinus: lokale fluktuierende druckschmerzhafte Schwellung. Schmerzen bei Innenrotation des Unterschenkels gegen Widerstand.

Distale Ruptur des medialen Seitenbandes (s. unter Abschn. 2.4.4.1).

Insertionstendinose des Pes anserinus (s. unter Abschn. 2.4.4.1).

7. Dorsomedialer Gelenkbereich (Abb. 2-53)
Komplett- oder Teilruptur des hinteren Schrägbandes: Trauma. Schmerzen bei forcierter Außenrotation und medialer Aufklappung.

Tendinitis des M. semimembranosus: lokalisierter Schmerz im posteromedialen Kniebereich. Meist sind Sportler während und nach Anstrengungen (längeres Gehen, Klettern, Laufen, Heben von schweren Gegenständen, Tanzen) betroffen. Der maximale Schmerz liegt im Bereich der posteromedialen Gelenkecke, unmittelbar distal des Gelenkspaltes. Die gezielte Palpation der Semimembranosussehne ruft Schmerzen hervor (Anfangsstadium) oder verstärkt sie (fortgeschrittenes Stadium). Gleichzeitig liegen nicht selten intraartikuläre Veränderungen (degenerative Meniskusläsionen, Chondromalazie) vor [537]. Im Gegensatz dazu ist bei der Insertionstendopathie (s. unten) der Hauptschmerz nicht in der Sehne, sondern im Knochen-Sehnen-Übergang lokalisiert.

Insertionstendopathie des M. semimembranosus [376]: Schmerzen bei Innenrotation gegen Widerstand, nach sportlicher Aktivität und bei Palpation des Knochen-Sehnen-Übergangs. Im Knochenszintigramm zeigt sich oft eine lokalisierte Anreicherung auf der dorsomedialen Gelenkseite. Die Dehnbarkeit des M. semimembranosus sowie der gesamten Ischiokruralmuskulatur muß unbedingt geprüft werden.

Semimembranosustenosynovitis: Meist sind ältere Patienten betroffen, mit Bevorzugung des weiblichen Geschlechtes. Palpatorisch besteht ein lokales Schmerzareal im dorsomedialen Gelenkbereich etwas proximal des Gelenkspaltes. Manchmal tritt, bedingt durch einen protektiven Muskelspasmus der medialen ischiokruralen Muskulatur, eine Pseudoblockade auf. Röntgenologisch zeigen sich nicht selten kleine Osteophyten im dorsomedialen Tibiakopfbereich. Diese Erkrankung kann isoliert oder in Kombination mit degenerativen Gelenkveränderungen vorkommen. Differentialdiagnostisch müssen nicht nur Innenmeniskusläsionen, sondern auch Wurzelirritationen im L4-Bereich ausgeschlossen werden (maximaler Schmerz befindet sich dann etwas unterhalb des Kniegelenkspaltes) [245]. Im Knochenszintigramm kann sich eine Anreicherung in diesem Bereich zeigen.

Bursitiden im Ansatzbereich des M. semimembranosus: Schwellung und Fluktuation. Die Sonographie zeigt verdickte Bursa.

Für auf die gesamte Medialseite ausstrahlende Schmerzen können 1–2 Tage alte Verletzungen des medialen Bandapparates verantwortlich sein, aber auch eine Osteochondrosis dissecans des medialen Femurkondylus, deren klinischer Nachweis mit dem *Wilson-Test* möglich ist. Das Kniegelenk wird hierbei aus einer 90° gebeugten und innenrotierten Stellung langsam gestreckt. Bei einer Osteochondrosis dissecans treten zwischen 20 und 30° durch Druck auf den Nekrosebereich Schmerzen auf, die durch anschließende Außenrotation des Unterschenkels typischerweise reduziert werden (Druckentlastung der Nekrosezone) [49]. Die Untersuchung bestätigt im fortgeschrittenen Stadium den radiologischen Befund.

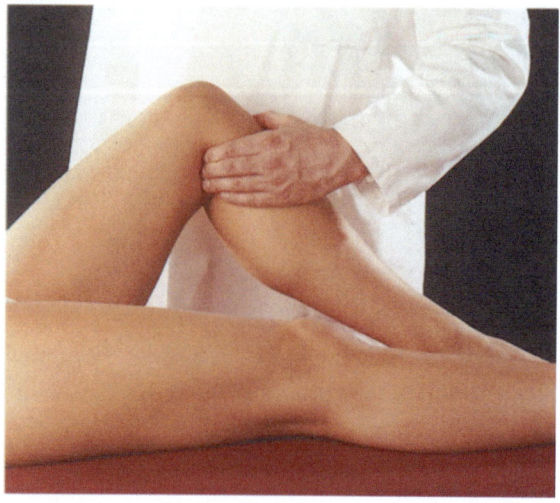

Abb. 2-53. Palpation der Ansatzregion des M. semimembranosus und der dorsomedialen Kapsel

2.4.4.4
Dorsale Schmerzpunkte

Für Schmerzen oder ein Druckgefühl auf der Dorsalseite ist häufig eine sog. Baker-Zyste verantwortlich, falls kein Hyperextensionstrauma oder eine ernsthafte Kniebinnenverletzung vorliegen (Abb. 2-54 a). Bei Diagnostik und Therapie wird der Zystengenese Rechnung getragen.

Rauschning u. Lindgren [535] fanden 2 Entstehungsmechanismen einer Baker-Zyste und unterscheiden daher eine primäre (idiopathische) Form mit einem Ventilmechanismus [395], der nicht zuläßt, daß der eingedickte Zysteninhalt in das Gelenk zurückgelangt, von einer sekundären (symptomatischen) Form. Bei dieser ist der Flüssigkeitsaustausch zwischen intraartikulärem Raum und Zyste möglich, da Zysten- und Synovialflüssigkeit ähnliche Viskositäten aufweisen. Der Ventilmechanismus („funktionelle Stenose") beruht auf den unterschiedlichen Viskositätsverhältnissen von Synovial- und Zysten-(Ganglien-)Flüssigkeit [638].

Therapeutisch ergeben sich je nach Zystentyp unterschiedliche Konsequenzen. Im Gegensatz zur primären Form, die v. a. bei jüngeren Patienten vorkommt, findet sich die sekundäre Form

meist bei älteren Patienten mit intraartikulären Veränderungen (Meniskusläsionen, Synovitiden und Knorpelveränderungen). Die reine Zystenexstirpation stellt beim sekundären Zystentyp keine kausale Therapie dar. Im Rahmen einer kausalen Therapie ist vielmehr bei jeder Baker-Zyste die arthroskopische Erfassung und Behandlung der intraartikulären Veränderungen zu fordern [401]. Bei primären Zystenformen ist dagegen bei Erwachsenen die Zystenentfernung nach dem Ausschluß intraartikulärer Veränderungen, bei Kindern und Jugendlichen wegen der möglichen spontanen Remission eher eine abwartende Haltung angezeigt.

Die Verkleinerung oder ein Verschwinden der Zyste durch Schonung des Beines, was zur verminderten Synoviaproduktion führt, sprechen für eine sekundäre Zystenform. Baker-Zysten sind oft dorsolateral lokalisiert und differentialdiagnostisch von einer Bursitis des Schleimbeutels des M. biceps femoris oder einer Tumorkalzinose (Abb. 2-55) abzugrenzen. Selten verbirgt sich hinter einer zystenartigen lokalisierten Kniegelenkschwellung ein maligner Tumor, z. B. ein Liposarkom [567] (s. Abb. 2-6b).

Seltene Ursachen für dorsalseitige Schmerzen sind Myogelosen im M. gastrocnemius, An-

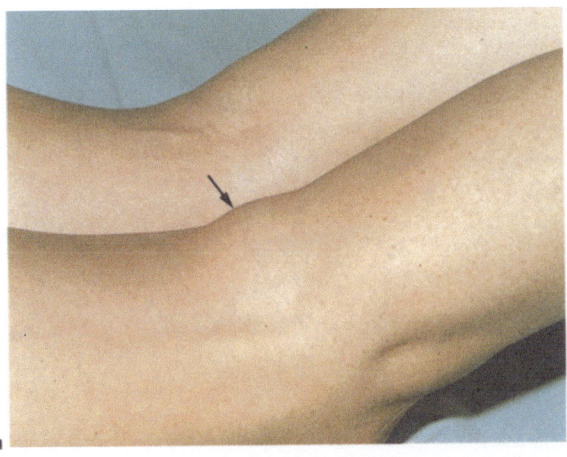

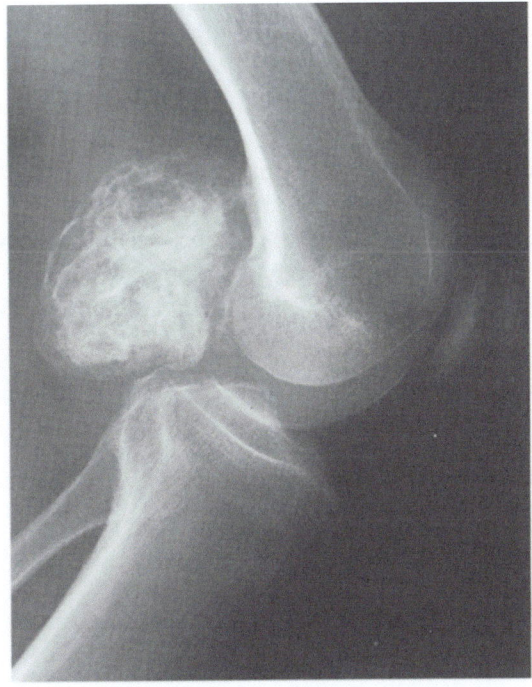

Abb. 2-54 a, b. Baker-Zyste *(Pfeil)* des linken Kniegelenkes **(a)**. Große kartilaginäre Exostose. Klinisch fand sich ein lokaler Druckschmerz und eine Schwellung in der Kniekehle, so daß erst eine Baker-Zyste vermutet wurde **(b)**

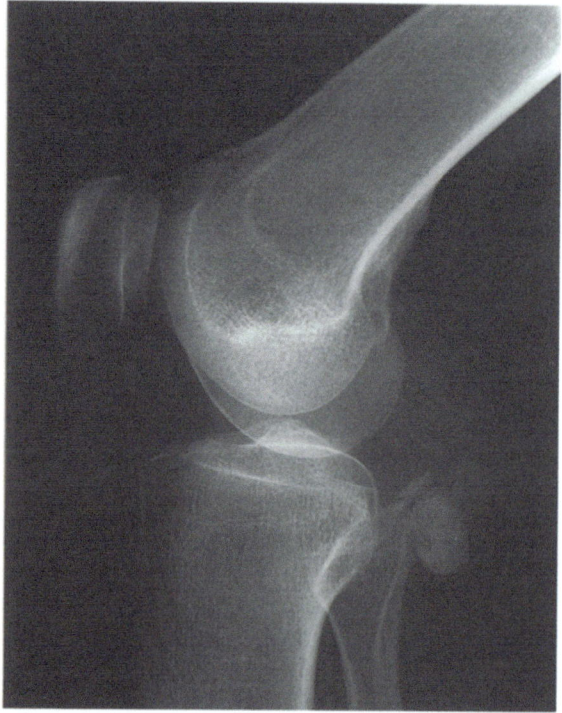

Abb. 2-55. Tumorkalzinose. Klinisch zeigte sich eine Schwellung in der Kniekehle wie bei einer Baker-Zyste

eurysmen der A. poplitea und Insertionstendinosen des M. gastrocnemius, die bevorzugt an der Medialseite auftreten sollen. Richter [548] spricht in diesem Zusammenhang vom Reizzustand der Gastroknemiusköpfe. Differentialdiagnostisch sind aber auch arterielle und venöse Gefäßerkrankungen, ischialgiforme Schmerzzustände bei Bandscheibenschäden, Muskelfaserrisse und Muskelzerrungen auszuschließen. Auch knöcherne Veränderungen oder Tumoren können für Schmerzen und Schwellungen im dorsalen Gelenkbereich verantwortlich sein (Abb. 2-54 b).

2.4.5
Temperatur

Bei einer lokalen Temperaturerhöhung im Kniegelenkbereich ist primär an eine Infektion (vorherige Operation? Punktion? offene Verletzung?), aber auch an einen intraartikulären Erguß zu denken. Finden sich nach einer Opera-

tion lokale und systemische Infektionszeichen (Rötung, Wärmung, Schwellung, Functio laesa sowie Leukozytose, eine erhöhte Blutsenkungsgeschwindigkeit sowie ein Anstieg des CRP = C-reaktives Protein), ist ein intraartikulärer Infekt wahrscheinlich (Abb. 2-56 a). Klinische Zeichen im Operationsgebiet sind eine Rötung mit massiver Druckschmerzhaftigkeit, eine Schwellung sowie meist auch eine glänzende Haut (s. auch Abschn. 2.5.4).

Findet sich eine präpatellare lokale Überwärmung mit Schwellung der Bursa praepatellaris (Abb. 2-56b), wird die Bursa punktiert, gespült, ein Antibiotikum verabreicht, das gesamte Bein ruhiggestellt und ein Feuchtverband (Kühlung) angelegt. Nach Abklingen der Infektionszeichen kann die Bursa, falls die Schwellung persistiert (chronische Bursitis), operativ („bursoskopisch") entfernt werden.

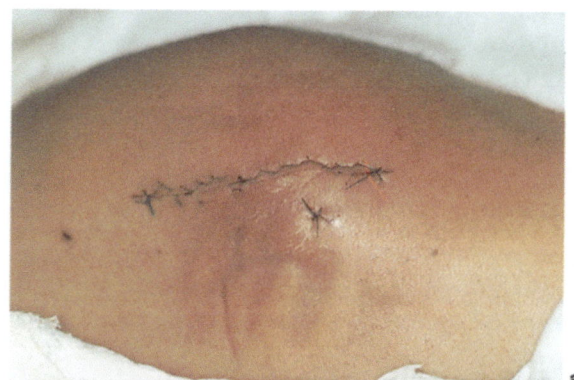

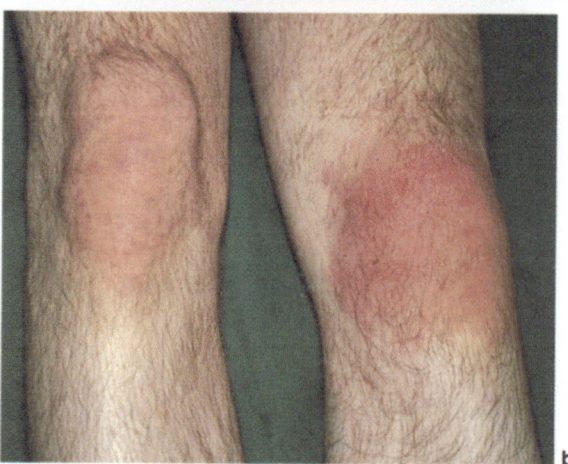

Abb. 2-56 a, b. Infektion nach Arthroskopie und anschließender offener Refixation des vorderen Kreuzbandes (**a**). Rötung und Überwärmung bei Bursitis praepatellaris. Anamnestisch gab der Patient an, am Vortage im Garten Fliesen gelegt zu haben (**b**)

2.4.6
Narben

Narben werden auf Ausdehnung, Verschieblichkeit gegen die Unterfläche und Zustand (gereizt,
blande) beurteilt. Oft kann aus ihrer Lokalisation auf die Art vorausgegangener Operationen
geschlossen werden, auch wenn der Patient
nicht genau über das frühere operative Vorgehen informiert ist (s. Abb. 1-40). Im Zweifelsfall
sollte der Operationsbericht vom vorbehandeln-
den Kollegen angefordert werden.

Mitunter findet man Narbenareale, die bei
Beklopfen elektrisierende Schmerzempfindun-
gen beim Patienten hervorrufen. Hierbei handelt es sich meist um Narbenneurome, die für
diese Mißempfindungen ursächlich verantwortlich sind. Führt die lokale Infiltration eines Lokalanästhetikums in den schmerzhaften Bereich
zur Aufhebung des Schmerzes, kann die Diagnose eines Narbenneuroms als gesichert gelten.

2.5
Kniepunktion

Beim nachgewiesenen intraartikulären Erguß
ist die Kniepunktion nicht nur eine diagnostische, sondern auch eine therapeutische Maßnahme (Schmerzreduktion).

Da bei der Punktion ein direkter Kontakt mit
dem intraartikulären Raum entsteht, erfolgt diese nicht im „Vorbeigehen", weder im Kranken-
zimmer oder Krankenbett, noch in der Ambulanz, sondern in einem aseptischen ambulanten
Operationsraum oder in einem aseptischen Untersuchungszimmer unter sterilen Kautelen.
Man sollte bedenken, daß die Kniepunktion neben der intraartikulären Injektion zu den häufigsten Ursachen einer intraartikulären Infektion zählt. Nicht nur aus diesem Grunde klären
wir den Patienten vor der Punktion über die
möglichen Risiken, z. B. eine Infektion, auf und
holen, wenn möglich, seine schriftliche Einver-
ständnis ein.

Werden ossäre Verletzungen durch die Standardröntgenaufnahmen (a.-p. und seitlicher
Strahlengang) bestätigt, führt die Punktion nur
zur Schmerzreduktion und Entlastung des Kniegelenkes, ein diagnostischer Wert kommt ihr

nicht zu. Bei einer frischen knöchernen Verletzung wird das Knie nur dann punktiert, wenn
ein operatives Vorgehen nicht indiziert oder in
den nächsten Tagen nicht möglich ist. Eine unmittelbar präoperative Punktion ist nicht sinnvoll, da sie ein unnötiges Infektionsrisiko darstellt.

2.5.1
Durchführung der Punktion

Der Patient befindet sich in Rückenlage. Erguß-
bedingt kann das Kniegelenk meist nicht komplett gestreckt werden. Patient, Arzt und Hilfspersonal tragen Mund- und Kopfschutz.

Nach Entfettung der Haut mit Waschbenzin
wird der Kniebereich bis mindestens 15 cm proximal und distal des Kniegelenkspaltes mit ver-
gälltem, gefärbtem 80%igem Alkohol zirkulär
desinfiziert. Es empfiehlt sich die Verwendung
einer gefärbten Desinfektionslösung, weil dadurch nicht desinfizierte Areale leicht erkennbar
sind. Eine Lokalanästhesie ist in der Regel nicht
notwendig, da die Punktion mit einer 1er
Kanüle ähnlich schmerzlos bzw. schmerzhaft
wie eine venöse Blutentnahme ist. Die vom Patienten geäußerten Ängste – es wird an großlumi-
ge Kanülen gedacht – lassen sich meist durch gezielte Aufklärung beseitigen.

Unter sterilen Kautelen (sterile Abdeckung,
sterile Handschuhe) wird die Kanüle von lateral
in Höhe der oberen Patellahälfte eingestochen,
nachdem die Kniescheibe manuell von medial
nach lateral gekippt wurde (Abb. 2-57 a). Dieses
Manöver erleichtert die Punktion, da die Kanüle
somit intraartikulär in einem von Knorpelflächen und gestraffter Kapsel gebildeten Raum
liegt und die Kanülenöffnung durch Weichteile
nicht verlegt werden kann.

Liegt ein Erguß rheumatischer Genese vor,
muß mit einer Synoviahypertrophie gerechnet
werden, die eine Punktion erschweren oder sogar unmöglich machen kann. Manchmal bestehen bei diesen Patienten gleichzeitig noch
ungünstige anatomische Verhältnisse, wie eine
Verschmälerung des retropatellaren Raumes
oder Beinachsenfehlstellungen.

Nach der Punktion wird der Stichkanal mit
einem sterilen Pflaster bedeckt. Die Palpation

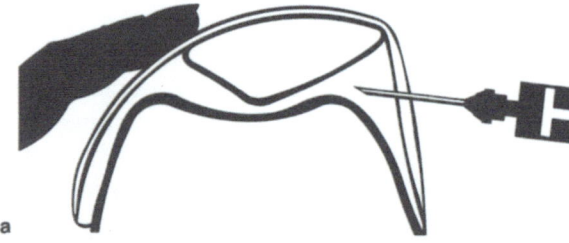

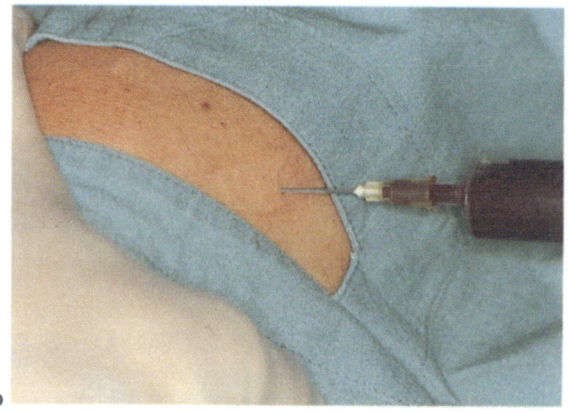

Abb. 2-57 a, b. Verkippung der Patella nach lateral, damit die Punktionskanüle in einem kartilaginären Kanal liegt und die Öffnung nicht durch Weichteile verlegt wird (**a**). Punktion von lateral bei abgedecktem Kniegelenk, mit dem Zeigefinger wird die Patella verkippt (**b**)

und Stabilitätsprüfung sind nun weniger schmerzhaft und können vom Patienten besser toleriert werden. Das abschließende Anlegen eines elastokompressiven Verbandes vom Fuß bis zum Oberschenkel, soll ein Nachlaufen des Ergusses verhindern. Je nach Punktatbefund und Ergebnis der Stabilitätsprüfung sind weitere Maßnahmen einzuleiten.

2.5.2
Punktatbeschaffenheit

Die Beschaffenheit des Punktates liefert wertvolle Hinweise bei der Diagnostik der zugrundeliegenden Erkrankung. Menge, Farbe und Konsistenz des Punktates werden beurteilt und dokumentiert. Ein Teil des Punktates wird zur laborchemischen Untersuchung eingesandt (Tabellen 2-22 und 2-23).

Spezielle biochemische Untersuchungen von Reizergüssen haben gezeigt, daß posttraumatische Reizergüsse, z. B. nach frischen Meniskus- oder Kapsel-Band-Läsionen, eine stark erhöhte alkalische Phosphataseaktivität zeigen. Postoperative Reizergüsse weisen dagegen einen hohen C3c-Wert auf. Punktate von Patienten mit Knorpelveränderungen und primärer Synoviareizung, d. h. ohne Trauma und ohne Operation, weisen die geringsten Werte auf. Des weiteren ist über eine Bestimmung des sensiblen Entzündungsparameters PMN-Elastase eine Aussage über den Entzündungsgrad bei einem Knorpelschaden möglich [132]. Die aufwendige biochemische Differenzierung von Kniegelenkergüssen bleibt aber speziellen wissenschaftlichen Fragestellungen vorbehalten.

Es empfiehlt sich, den Patienten über das Ergebnis der Punktion zu unterrichten. Da bei einer Knieuntersuchung auch länger zurückliegende Knieschäden mit Ergußbildung mit in die

Tabelle 2-22. Punktatbeschaffenheit

1. Blutig
   - Ruptur des vorderen Kreuzbandes
   - Patellaluxation
   - Meniskusläsion (basisnah)

2. Blutig mit Fettaugen
   - Patellafraktur
   - Osteochondralfraktur
   - Eminentiaausriß
   - Tibiakopffraktur
   - Patellaluxation
   - Kontusion des Hoffa-Fettkörpers

3. Serös
   - Meniskusläsion
   - Knorpelschäden (degenerativ)
   - Kapsel-Band-Instabilität (chronisch)

4. Trüb-serös
   - Beginnende Infektion
   - Rheumatische Erkrankung

5. Fibrinös
   - Rheumatische Erkrankung

6. Trüb-gelblich
   - Infektion

7. Himbeerfarben
   - Tabische Arthropathie

Tabelle 2-23. Laborchemische Punktatbefunde [77]

Diagnose	Farbe	Trübung	Visko-sität	Verklum-pung mit Essigsäure	Leuko-zyten	Lympho-zyten	Erythrozyten (E) Kristalle (Kr) Bakterien (Bak)
Normalzustand	Farblos		Hoch	Gut	−200	−75	0
Trauma	Blutig, xanthochrom	(+)	Hoch	Gut	<10000	−50	E
Reizerguß	Bernstein		Hoch	Gut	<2000	−75	0
Chron. Polyarthritis	Gelb-grün	(+) Flockig	/	/	−1000	<25	0
Septische Arthritis	Grau-creme	+	/	/	>20000	>25	(E), Bak
Gicht	Milchig oder gelb	+	/	/	>5000	>25	Kr
Chondrokalzinose	Milchig oder gelb	(+)	/	/	>1000	>50	Kr

diagnostischen und therapeutischen Überlegungen einbezogen werden, ist die Kenntnis der Ergußbeschaffenheit bei einer früheren Punktion hilfreich.

2.5.3 Hämarthros

Ein Hämarthros weist auf eine Gelenkbinnenverletzung hin (Tabelle 2-24, Abb. 2-58). Mit 50 bis über 75% der Fälle [84, 492, 656, 713] ist die Ruptur des vorderen Kreuzbandes die häufigste Ursache eines posttraumatischen Hämarthros. In 4–10% findet sich kein morphologisches Korrelat für die intraartikuläre Blutung [656, 713].

In Anbetracht der essentiellen Funktion des vorderen Kreuzbandes sollte nach folgender Regel vorgegangen werden:

Ein posttraumatischer Hämarthros bei negativem Röntgenbefund ist so lange als Hinweis auf eine Ruptur des vorderen Kreuzbandes anzusehen, bis das Gegenteil bewiesen ist.

Der Hämarthros im Kindesalter ist oft mit knöchernen Verletzungen, die auf den Standardröntgenaufnahmen nicht immer erkennbar sind, verbunden. Bandrupturen und Meniskusläsionen sind nicht so selten, wie man denkt. Daher sollte beim Hämarthros im Kindes- und Jugendalter die Ursache mit genau der gleichen diagnostischen Konsequenz, ggf. durch eine Arthroskopie, eruiert werden [148]. Nach der Punktion können bei anhaltend starken Schmerzen 1–2 Tage bis zur erneuten klinischen

Tabelle 2-24. Mögliche Ursachen eines Hämarthros bei unauffälligem Röntgenbefund

1. Ruptur des vorderen Kreuzbandes
2. Synoviaeinriß
3. Meniskusruptur (basisnahe)
4. Patellaluxation
5. Osteochondralfraktur
6. Einriß der Plica mediopatellaris
7. Einriß oder Prellung des Hoffa-Fettkörpers
8. Fraktur im Tibiakopf bzw. Femurkondylus
9. Epiphysenfugenverletzung
10. Marcumartherapie
11. Riß der Plica infrapatellaris
12. Folge einer Kniepunktion
13. Folge einer intraartikulären Injektion
14. Hämangiom
15. Villonoduläre Synovitis
16. Hämophilie
17. Keine feststellbare Ursache

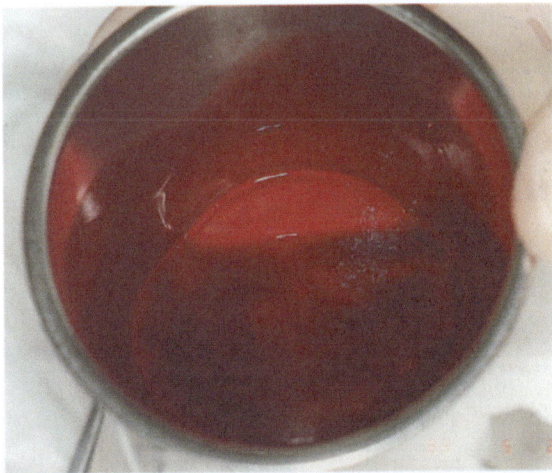

Abb. 2-58. Abpunktierter blutiger Gelenkerguß nach Knietrauma. Arthroskopisch zeigte sich eine komplette Ruptur des vorderen Kreuzbandes (s. Abb. 11-51c)

und evtl. radiologischen Untersuchung abgewartet werden [481].

Häufig ist eine Patellaluxation Ursache des blutigen Gelenkergusses. In diesen Fällen zeigt sich arthroskopisch eine blutige Imbibierung oder ein Einriß des medialen Retinakulums. Möglich sind osteochondrale Frakturen oder Knorpelkontusionen an der medialen Patellafacette und auf der Lateralseite des lateralen Femurkondylus [36, 470].

Nicht nur die Verletzung allein, sondern auch die intraartikuläre Blutansammlung schädigt die intraartikulären Strukturen. Ein Hämarthros bewirkt:

1. Direkte, enzymatische Schädigung des Gelenkknorpels [203]. Ist die oberflächliche Knorpelschicht zerstört, werden tiefergelegene Knorpelschichten freigelegt, die wiederum weitere Enzymsysteme freisetzen [98].
2. Förderung arthrotischer Veränderungen [140].
3. Immobilisation. Eine längere Ruhigstellung verstärkt die schädigenden Faktoren 1 und 2 [140]. Es entstehen ausgedehnte intraartikuläre Narbenbildungen mit nachfolgenden Verwachsungen und konsekutiver posttraumatischer Gelenksteife [228].
4. Dehnung des Kapsel-Band-Apparates durch den intraartikulären Druck.
5. Schädigung der Synovialmembran [203].
6. Schädigung der Kollagenmatrix, wie Pförringer [525, 526] experimentell nachweisen konnte. Nach einem Hämarthros zeigte sich eine -signifikant verringerte mechanische Belastbarkeit noch intakter Bandstrukturen. Durch eine weitere Gipsimmobilisierung nahm die Belastbarkeit noch zusätzlich ab.

Es stellt sich jedoch die Frage:

Muß ein Hämarthros unbedingt punktiert werden?

Wenn sich mit Hilfe der klinischen Untersuchung eine definitive Diagnose, z. B. die einer Ruptur des vorderen Kreuzbandes, stellen läßt (positiver Lachman-Test ohne festen Anschlag, s. Kap. 3.3.3) und das Kniegelenk unmittelbar nach dem Unfall angeschwollen ist, der Patient aber gleichzeitig nicht über ausgeprägte

Schmerzen wegen des Ergusses klagt, kann u. E. zunächst auf eine Kniepunktion verzichtet werden. Voraussetzung ist jedoch, daß das Kniegelenk nicht über eine längere Zeit ruhiggestellt wird. Vielmehr sollte unbedingt eine funktionelle Behandlung mit Lymphdrainagen und dosierter Mobilisation des Kniegelenkes erfolgen. Die definitive, operative Therapie bei Rupturen des vorderen Kreuzbandes erfolgt dann verzögert primär (s. Kap. 3.17).

Läßt sich bei einem akut aufgetretenen Gelenkerguß (Hämarthros) die Diagnose definitiv stellen und erfordert das weitere therapeutische Vorgehen keine Immobilisierung, keine längerdauernde Entlastung und keine ausgeprägte Bewegungseinschränkung des Kniegelenkes, und wird der Patient durch das Hämarthros nicht signifikant beeinträchtigt, kann dieses auch funktionell behandelt werden.

Wie schnell ein Hämarthros mitunter resorbiert wird, zeigen viele Beispiele aus der Praxis. Häufig erleiden Patienten am Freitag oder Samstag einen Sportunfall mit der Folge eines Hämarthros. Sie berichten, das Kniegelenk sei binnen 1–2 h nach dem Unfall dick geworden (man kann damit sicher von einem Hämarthros ausgehen). Stellt sich der Patient am Montag oder Dienstag erstmals zur Untersuchung vor, findet sich bei klinisch nachweisbarer Ruptur des vorderen Kreuzbandes (positiver Lachman-Test mit weichem Anschlag) oft nur noch ein minimaler Resterguß, manchmal ist auch überhaupt kein Erguß mehr vorhanden. Die Patienten haben vielfach das Kniegelenk nur gekühlt und es „funktionell" behandelt, d. h. es erfolgte keine Immobilisation und keine Entlastung.

Besteht das Hämarthros jedoch über mehrere Tage oder geht es unter den eingeleiteten Maßnahmen (Physiotherapie, Lymphdrainage) nicht zurück, muß eine Punktion angeraten werden. Wesentliche Grundvoraussetzung ist jedoch, daß der Patient unter regelmäßiger ärztlicher Kontrolle steht. Klagt er über Schmerzen, hat die Punktion nicht nur einen diagnostischen, sondern auch einen therapeutischen Effekt (Reduktion der Schmerzen).

Neue gerinnungsphysiologische Untersuchungen zeigten ein sehr ähnliches Verhalten von serösen und blutigen Ergüssen.

In der Literatur sind nur wenige Untersuchungen zur Synovialitis, die die pathologischen Veränderungen der Synovialflüssigkeit berücksichtigen, bekannt. Zumeist wurden bisher einzelne Parameter analysiert wie, z. B. Elastase-Inhibitor-Komplexspiegel, β-Mikroglobulin oder β-Thrombomodolin, weil sie auf die gleichzeitige Aktivierung von Lymphozyten und Thrombozyten hinweisen. Da der Extravasalraum, d. h. der Gelenkspalt, im Normfall zellfrei ist, laufen hämostatische und fibrinolytische Prozesse nur durch Kollagenkontakt oder durch Aktivierung über das Komplementimmunsystem ab. Jung [333 a] untersuchte Gelenkpunktate, die diagnostisch als Fälle von rheumatoider Arthritis oder degenerativen Erkrankungen eingestuft wurden. Sämtliche Punktate wurden auf Zellzahl, Proteingehalt, Fibrinolyse- und Hämostasefaktoren sowie Endotoxin und Komplementfaktoren untersucht, ohne daß aus den begleitenden Angaben Rückschlüsse auf die Diagnosestellung gezogen werden konnten.

Die umfassenden Untersuchungen zeigten, daß die diagnostische Eingruppierung nicht beizubehalten ist, da alle Gelenkpunktate sowohl einen hohen Titer an Fibrinspaltprodukten als auch an Fibrinopeptid A aufwiesen. Hämostase und Fibrinolyse sind als Ausdruck des lokal vorliegenden Entzündungsgeschehens deutlich aktiviert [333 a]. Die Messungen ergaben, daß die Fibrinspaltprodukte um den Faktor 1000 höher sind als der Normalbereich der Plasmawerte. Außerdem liegt auch die Fibrinopeptid-A-Konzentration der Gelenkpunktate weit über dem Normbereich. Auch hierin zeigt sich, daß bei den Gelenkergüssen eine sehr aktivierte Hämostase und eine extrem verstärkte Fibrinolyse stattfindet [333 a]. Demnach unterscheiden sich seröse und blutige Gelenkergüsse im wesentlichen durch das Fehlen von Erythrozyten.

Zusammenfassend läßt sich feststellen:

1. Im Zweifelsfall sollte ein Hämarthros punktiert werden.
2. Auf die Punktion eines Hämarthros kann verzichtet werden, wenn
   - mit der klinischen Untersuchung die Diagnose eindeutig zu stellen ist,
   - keine längerdauernde Immobilisation notwendig ist,

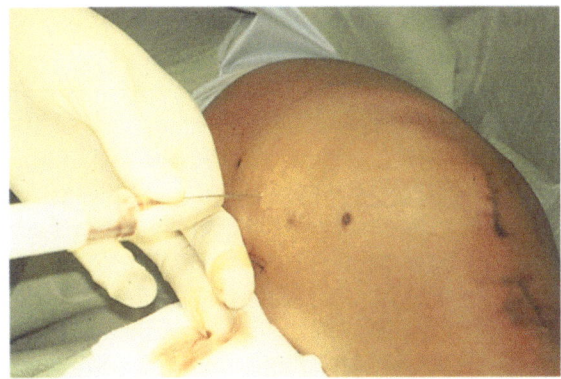

Abb. 2-59. Punktion des geschwollenen Kniegelenkes bei einer Patientin, 9 Tage nach intraartikulärer Injektion. Es entleert sich eine trüb-gelbliche Flüssigkeit, somit ist von einem intraartikulären Infekt auszugehen. Die operative Infektsanierung ist unverzüglich (Notfall !!) einzuleiten. Auf die Erregerbestimmung bzw. das Ergebnis des Antibiogramms darf nicht gewartet werden

   - keine längere Entlastung notwendig ist,
   - keine oder nur geringe Schmerzen vorhanden sind.
3. Immobilisation so kurz wie möglich. Eine lange Ruhigstellung schädigt den Knorpel in gleicher Weise wie ein Hämarthros.
4. Empfehlung an den Patienten, erhöhte körperliche Belastungen für 8 Wochen zu vermeiden. Nach einem Hämarthros ist mit einer erhöhten Verletzungsanfälligkeit auch durch inadäquate Traumen zu rechnen [525, 526].

2.5.4
Verdacht auf intraartikulären Infekt

Treten nach einer intraartikulären Injektion, einer Punktion, einem Gelenkeingriff (Arthroskopie oder Arthrotomie) Allgemeinsymptome (Fieber, Lymphangitis, Abgeschlagenheit) sowie Lokalsymptome (Schmerzen, Überwärmung, Schwellung/Erguß, Rötung, Funktionsverlust) auf, ist unbedingt an eine intraartikuläre Infektion zu denken. Die Blutuntersuchung zeigt in der Regel, aber nicht immer, eine erhöhte Blutsenkungsgeschwindigkeit, erhöhte Leukozytenwerte sowie ein erhöhtes C-reaktives Protein (CRP). Der CRP-Wert ist dabei der empfindlichste Parameter. Zudem zeigt er auch den Erfolg der Therapie am schnellsten an (Abnahme des CRP-Wertes binnen 24 h). Eine radiologische

Untersuchung sollte erfolgen, sie darf aber das weitere Vorgehen nicht behindern.

Bei der Diagnose eines intraartikulären Infektes muß berücksichtigt werden, daß bei älteren Patienten ein atypischer Verlauf vorkommen kann. Häufig ist diese in ihrer Abwehr geschwächte Patientengruppe bei einem intraartikulären Infekt nicht mehr so reaktionsfähig. Allgemein- und Lokalsymptome können in wesentlich milderer Form auftreten. Insbesondere nach intraartikulärer Injektion eines Kortisonpräparates muß mit einem atypischen Verlauf gerechnet werden (detaillierte Anamnese!). Die charakteristischen Entzündungszeichen verlaufen wesentlich milder. An dieser Stelle muß darauf hingewiesen werden, daß intraartikuläre Injektionen die häufigste Ursache intraartikulärer Infekte sind.

Besteht der Verdacht auf eine Infektion, wird das Kniegelenk punktiert. Das Punktat kann trübe, trübe-flockig oder cremig-gelblich (Eiter) sein. Vom Punktat wird obligatorisch ein Abstrich zur bakteriologischen Untersuchung eingesendet. Als häufigster Keim wird Staphylococcus aureus nachgewiesen. Darüber hinaus sind Infektionen mit Staphylococcus albus, Staphylococcus epidermidis, Streptokokken, Proteus, Pseudomonas und Escherichia coli bekannt. Wesentlich seltenere Keime sind Salmonella Dublin, Clostridium perfringens, Neisseria gonorrhoe oder Moraxella osloensis. Bei der Punktion ist darauf zu achten, daß nicht durch infiziertes Gebiet punktiert wird (paraartikulärer Infekt).

Die wichtigste diagnostische Maßnahme ist, an die intraartikuläre Infektion zu denken.

Besteht der Verdacht auf einen intraartikulären Infekt, muß die definitive Therapie schnellstmöglich (Notfallsituation!) eingeleitet werden, um desolate Folgezustände mit völliger ossärer Destruktion der Gelenkpartner zu vermeiden. Eine konservative Therapie mit „aggressivem Zuwarten" und/oder eine alleinige Antibiotikatherapie darf keinesfalls erfolgen.

Nach wie vor gilt bei der Behandlung des intraartikulären Infektes **ubi pus, ibi evacua.** Unter stationären Bedingungen wird zum frühestmöglichen Zeitpunkt (Notfallindikation !!) die operative Therapie durchgeführt und gleichzeitig, auch ohne sicheren Keimnachweis, mit der parenteralen Applikation eines Breitbandantibiotikums begonnen.

Nach intraartikulärer Injektion, Punktion oder Arthroskopie bietet die rein arthroskopische Therapie des Gelenkinfektes mit Entfernung der Fibringerinnsel, der Blutkoagula und des alten Hämatoms sowie ggf. einer partiellen oder subtotalen Synovektomie die besten Erfolgsaussichten. Bei der Arthroskopie wird zudem durch die reichliche Spülflüssigkeit (mindestens 10–15 l) ein ausreichender Spül- und Verdünnungseffekt erzielt. Zudem sind bei der Arthroskopie auch schlecht erreichbare Gelenkbereiche wie der dorsomediale und dorsolaterale Rezessus zugänglich. Hat ein arthrotomischer Eingriff zum Infekt geführt, muß entschieden werden, ob der Infekt im paraartikulären Gewebe (s. Abb. 2-56 a) oder intraartikulär lokalisiert ist. Möglicherweise kann auch eine kombinierte arthroskopisch-arthrotomische Therapie erfolgen. Nach Knieprothesen, Osteosynthesen im knienahen Bereich sowie bei einer Osteitis, die in das Gelenk durchbricht, ist eine arthrotomische Infektsanierung nicht zu umgehen.

Spezielle klinische Diagnostik

3 Diagnostik des Kapsel-Band-Apparates

Eine der entscheidenden Fragen bei der Untersuchung des Kniegelenkes ist die nach einer Verletzung des Kapsel-Band-Apparates. Besonders eine Verletzung der Kreuzbänder muß ausgeschlossen werden, da eine nicht erkannte Ruptur zu folgenschweren Gelenkschäden führt, deren Therapie größte Probleme bereitet [234, 285, 441, 466, 470]. Man muß bedenken, daß die suffiziente Bandstabilität keinesfalls Selbstzweck, sondern Bedingung zur Erlangung der integralen Funktion mit Gelenkschluß und Stabilität bei jeder Bewegung ist.

Wichtige Grundlage ist die Kenntnis der anatomischen Strukturen, d.h. zu wissen, in welchen Positionen das Kniegelenk von den zu prüfenden Gelenkstrukturen stabilisiert wird. Die Diagnose einer Kapsel-Band-Verletzung basiert nicht auf einem einzigen Stabilitätstest, sondern setzt sich aus der Kombination von Aufklappbarkeitsprüfung, aktiver und passiver Schubladenuntersuchung sowie den dynamischen Subluxationstests zusammen. Die Feststellung einer medialen Aufklappung und gleichzeitig vorderen Schubladenbewegung reicht weder als Aktennotiz noch als Grundlage für die einzuschlagende Therapie aus [485].

Aus diesen Gründen darf man sich *nicht* mit der leichtfertigen Diagnose:

„Distorsion des Kniegelenkes"

zufrieden geben. Genau genommen handelt es sich dabei nur um die Beschreibung eines Verletzungsmechanismus.

Eine längere „prophylaktische" Ruhigstellung des Kniegelenkes im Gipsverband darf nicht erfolgen [235]. Spätestens innerhalb einer Woche sollte die definitive Diagnose gestellt sein. Ein längeres Abwarten verschleiert die Verletzungen und verhindert eine rechtzeitige adäquate Therapie. Nach dem Motto *„Im Zweifelsfalle Gips"* darf nicht vorgegangen werden.

Es bleibt zu bedenken, daß bei der klinischen Erstuntersuchung 60% der Kreuzbandrupturen nicht erkannt werden, obwohl sich 93% der Patienten innerhalb der ersten Woche nach dem Unfall beim Arzt vorstellen, wie eine Untersuchung von Blauth [51] zeigt. Mit zunehmender Verbreitung der modernen Knietests (Lachman-Test) werden heute Rupturen des vorderen Kreuzbandes wahrscheinlich nicht mehr so häufig übersehen. Darüber hinaus darf man die Kniestabilität nicht isoliert betrachten, sondern muß sie immer im Zusammenhang mit der gesamten Kniefunktion sehen (s. Abschn. 3.16, Tabelle 3-33). Nach der Diagnosestellung sollte eine differenzierte Therapie erfolgen (s. Abschn. 3.17).

3.1
Grundlagen

3.1.1
Theoretische Grundlagen

3.1.1.1
Bewegungsebenen und -achsen / Translation und Rotation

Bevor die verschiedenen theoretischen und praktischen Voraussetzungen der klinischen Banddiagnostik behandelt werden, soll das Knie als „dreidimensionales Bewegungssystem" analysiert werden.

Sämtliche Bewegungen des Kniegelenkes sind so definiert, daß sich die Tibia gegen das fixierte Femur bewegt. Man unterscheidet 3 senkrecht aufeinander stehende Achsen (Sagittal-, Transversal- und Vertikalachse) sowie 3 jeweils an den Achsen orientierte, ebenfalls senkrecht aufeinander stehende Ebenen (Transversal-, Frontal- und Sagittalebene) (Abb. 3-1). Dieses dreidimensionale Bewegungssystem von Achsen und Ebenen ist nicht stationär fixiert, sondern in Abhängigkeit von Flexion, Tibiarotation, exogen einwirkenden Kräften (z. B. Valgusstreß), individuellen Faktoren und dem Zustand der Kapsel-Band-Strukturen ständig in Bewegung.

Die Drehbewegung um eine Achse wird als *Rotation,* die Verschiebung auf einer Ebene parallel zur Orientierungsachse wird als *Translation* bezeichnet [57, 115]. Bei einer reinen Translation wird dementsprechend die Tibia gegen den fixierten Oberschenkel parallel zu sich selbst im dreidimensionalen Raum verschoben, wobei jeder räumlichen Dimension eine Translationsebene zugeordnet ist [42, 115] (s. auch Abschn. 12.6). Die Möglichkeit der Rotation um eine Achse oder der Translation auf einer Ebene wird als *Freiheitsgrad* bezeichnet. Es existieren 3 rotatorische und 3 translatorische, insgesamt also 6 Freiheitsgrade der Bewegung.

Rotatorische Freiheitsgrade (Abb. 3-1 a)
1. *Sagittale* (anteriore-posteriore) Achse: Abduktion / Adduktion
2. *Transversale* (mediolaterale) Achse: Flexion / Extension
3. *Vertikale* (proximodistale) Achse: Innenrotation / Außenrotation

Translatorische Freiheitsgrade
1. *Transversalebene* (Bewegung parallel zur Sagittalachse) (Abb. 3-1 b): vordere / hintere Translation
2. *Sagittalebene* (Bewegung parallel zur Vertikalachse) (Abb. 3-1 c): proximale (Kompression) / distale (Distraktion) Translation
3. *Frontalebene* (Bewegung parallel zur Transversalachse) (Abb. 3-1 d): mediale / laterale Translation

3.1.1.2
Bewegungsspektrum

Bei der Untersuchung des Bandapparates ist zu bedenken, daß die Kniestabilisierung nicht nur in einer Gelenkstellung, sondern in vielen Gelenkpositionen erfolgt, um eine in allen Freiheitsgraden ausreichende, den wechselnden Belastungen angepaßte Kniefunktion zu gewährleisten. Daher wird sowohl für die Schubladen- als auch für die Aufklappbarkeitstests gefordert, sie in mehreren Flexions- und Rotationsstellungen zu prüfen.

Ein Knie bewegt sich in einem Bewegungsspektrum von der Extension bis zu 140° Flexion, die Unterschenkelrotation beträgt ca. 30° Innen-

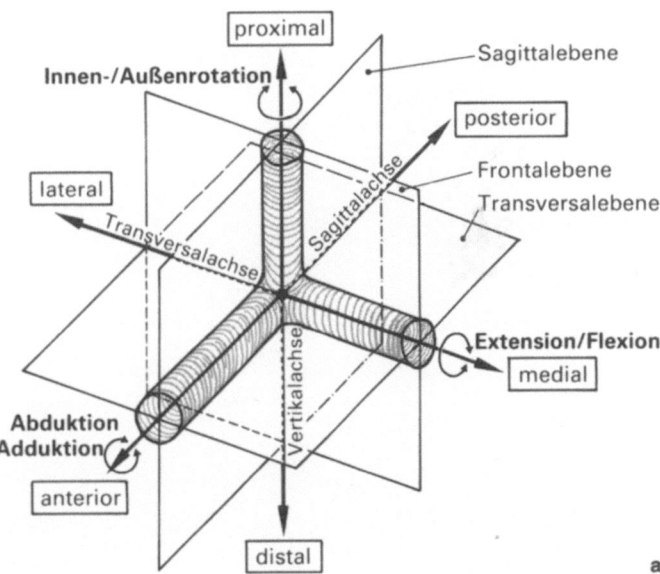

Abb. 3-1 a-d. Dreidimensionales Bewegungsmodell des Kniegelenkes mit Rotationsachsen (Sagittal-, Transversal- und Vertikalachse) und Translationsebenen (Sagittal-, Transversal- und Frontalebene) (a). Translationen finden auf der Transversalebene (b), der Sagittalebene (c) und der Frontalebene (d) statt

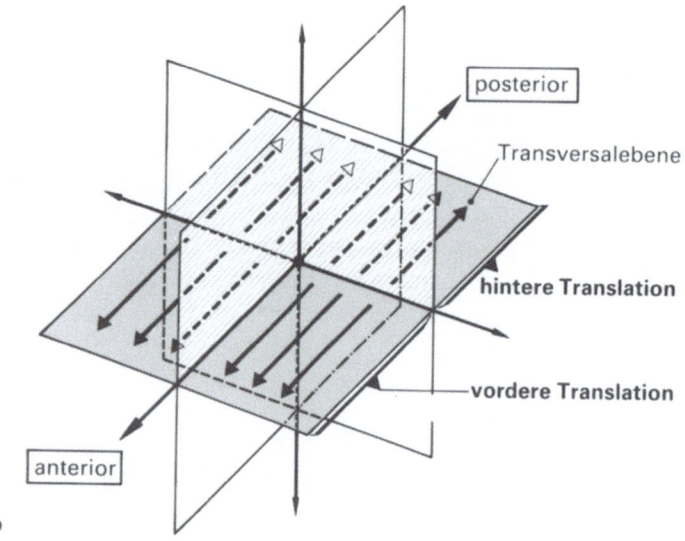

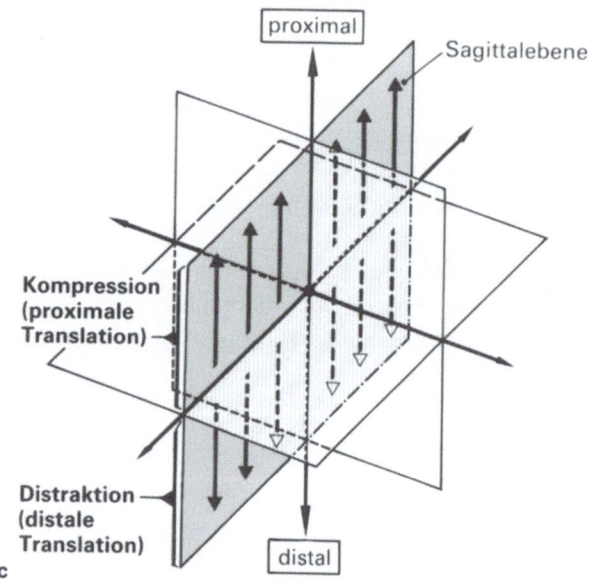

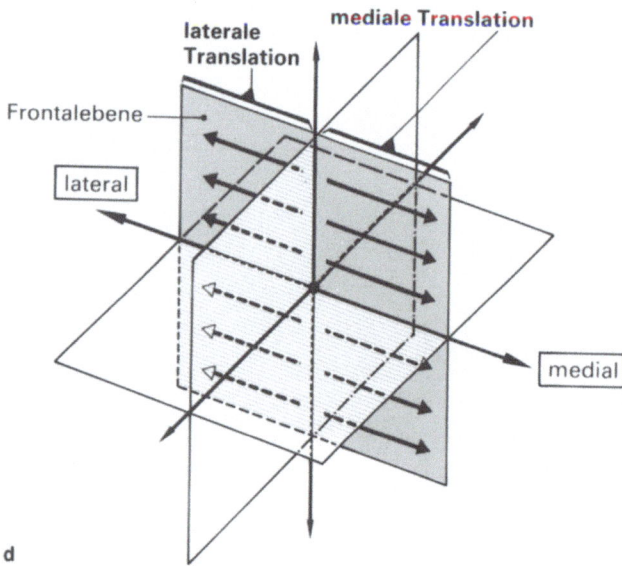

Abb.3-1 b-d (Legende s. S. 133)

rotation bis 30° Außenrotation, wobei das Rotationsausmaß wiederum vom Flexionswinkel abhängt. In diesem Bewegungsbereich existieren theoretisch unendlich viele verschiedene Gelenkstellungen, in denen jeweils ein anderes Stabilisierungsmuster durch die Kapsel-Band-Strukturen gewährleistet sein muß, d. h. in extensionsnahen Stellungen sind andere anatomische Strukturen für die Stabilisierung verantwortlich als in hohen Flexionsgraden. Bezieht man die möglichen Innen- und Außenrotationsstellungen bei den jeweiligen Flexionsgraden mit ein, wird das Stabilisierungsmuster noch wesentlich komplexer.

Prüft man z. B. die vordere Schublade nur in der „traditionellen" Gelenkstellung von 90° Flexion (Abb. 3-2 a), kann nur eine punktuelle Aussage über den Stabilitätszustand bzw. die Laxizität bei 90° Flexion getroffen werden. Der wichtige extensionsnahe Bereich bleibt unberücksichtigt. Seit der Beschreibung der Rotationsinstabilitäten durch Slocum u. Larson [605, 606] wird die vordere Schublade in 90° Flexion nicht mehr nur in Neutralstellung bzw. ohne Berücksichtigung der Unterschenkelrotation, sondern in Innen-, Neutral- und Außenrotation untersucht (Abb. 3-2 b).

Aber auch unter Berücksichtigung der Rotation ist nur ein begrenzter Bewegungsraum zur Stabilitätsbeurteilung zugänglich. Erst die extensionsnahe Stabilitätsprüfung (z. B. Lachman-Test) (Abb. 3-2 c) erweitert die Aussagemöglichkeit beträchtlich, obwohl auch dann noch Bewegungsbereiche vernachlässigt werden.

Anzustreben wäre eine rasterartige Erfassung der Laxizität (s. unten) über das gesamte Bewegungsspektrum (Abb. 3-2 d). Dies wäre bei experimentellen Untersuchungen zwar möglich, ist aber im klinischen Alltag aus Zeitgründen nicht praktikabel.

Für die Prüfung der Aufklappbarkeiten gilt gleiches, nur daß hier die Entwicklung der Test-

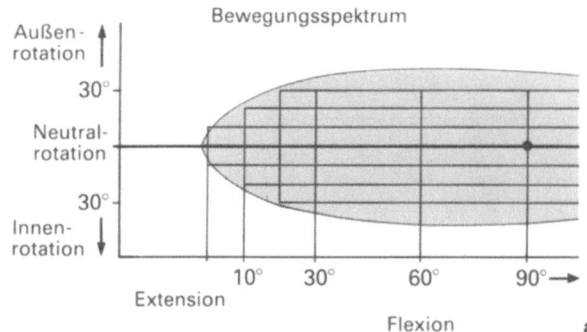

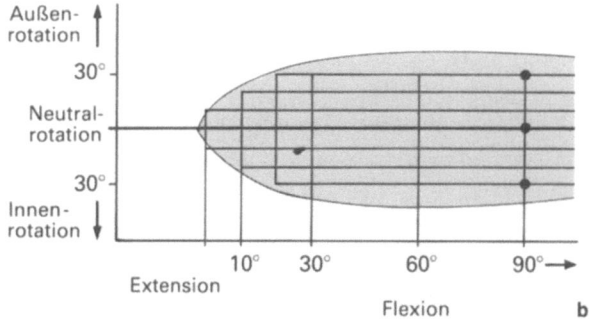

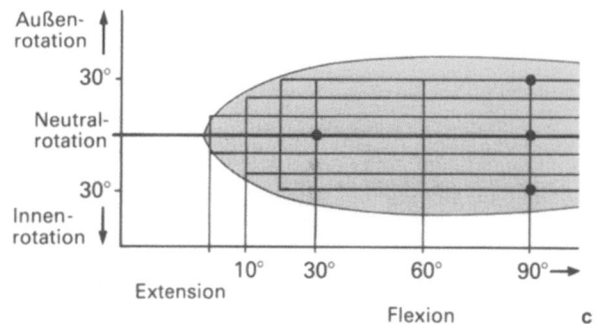

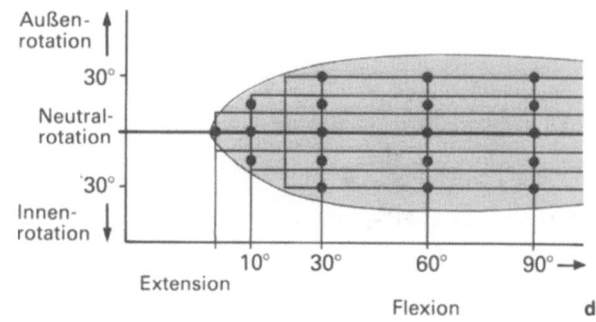

Abb. 3-2 a-d. Bewegungsspektrum des Kniegelenkes. Mit der Schubladenprüfung in 90° Flexion (**a**) ist nur eine punktuelle Aussage möglich. Wird zusätzlich in Innen- und Außenrotation bei gleichem Flexionsgrad geprüft (**b**), besteht, zumindest hinsichtlich der Rotationsstabilisierung in 90° Flexion, eine differenziertere Aussagemöglichkeit. Mit der zusätzlichen Prüfung in 30° Flexion (Lachman-Test) wird der extensionsnahe Bereich punktuell erfaßt (**c**). Ideal wäre eine rasterartige Stabilitätserfassung in 19 verschiedenen Gelenkpositionen (**d**) (Nach [633])

verfahren von den extensionsnahen Stellungen ausgegangen ist. Müller [470] fordert daher, auch die Aufklappbarkeiten in höheren Flexionsgraden zu prüfen.

3.1.1.3
Instabilität – Laxizität

Bei der Untersuchung muß zwischen einer physiologischen und damit nicht therapiebedürftigen Bandlockerheit (physiologische Laxizität) und einer verletzungsbedingten abnormen bzw. erhöhten Laxizität unterschieden werden (s. Abschn. 12.1).

Die Gesamtlaxizität nach einer Verletzung setzt sich demnach aus der physiologischen Laxizität, die individuell unterschiedlich ausgeprägt ist, und der verletzungsbedingten Laxizität zusammen.

Von Jacobsen [309] wurden die physiologischen Laxizitätswerte mit Hilfe einer standardisierten gehaltenen Röntgentechnik ermittelt (Tabelle 3-1).

Die Laxizität sollte von dem Ausdruck „Instabilität" unterschieden werden. Von einer Instabilität sprechen wir nur, wenn nach einer Verletzung eine den Patienten subjektiv behindernde Funktionseinbuße (Unsicherheitsgefühl) vorliegt und gleichzeitig einige Stabilitätstests positiv sind. Minimale Traumata können die Laxizität erhöhen, ebenso wie das oft schon in frühester Jugend begonnene Training in bestimmten Sportarten (Ballett, Kunstturnen) [135]. Systemerkrankungen, die mit einer erhöhten Bandlaxizität einhergehen, sind gegen verletzungsbedingte erhöhte Laxizitäten abzugrenzen. Näheres zur Terminologie s. Kap. 12.

3.1.1.4
Erhöhte Laxizität

Das Ausmaß der Laxizität wird u. a. durch das Alter, das Geschlecht und hormonelle Einflüsse (Schwangerschaft), aber auch durch verschiedene Pharmaka (Penicillamin, Prednison) beeinflußt [629]. Zahlreiche Systemerkrankungen sind mit einer erhöhten Band- und Gelenklaxizität vergesellschaftet (Tabelle 3-2). Die Ursache dieser Erkrankungen liegt in einer Störung des Kollagenstoffwechsels.

Beim Ehlers-Danlos-Syndrom, der häufigsten Erkrankung dieser Gruppe, lassen sich zahlreiche Untergruppen je nach Ausprägung, biochemischem Defekt und Lokalisation der Hyperlaxizität (Haut, Gelenke, Muskulatur, Herz) unterscheiden [136, 629]. Typisch sind überstreckbare Gelenke (Knie-, Hand- und Fingergelenke) und die sehr dehnbare Haut (Abb. 3-3).

Häufig ist es nicht möglich, Hyperlaxizitäten einer bestimmten Erkrankungsgruppe zuzuordnen. Sie werden dann als rassisch oder familiär bedingt angesehen.

Über die Laxizitätsverhältnisse verschafft man sich am leichtesten einen Eindruck, indem man den Patienten bittet, Finger- und Handgelenke zu überstrecken oder maximal zu beugen (Abb. 3-4) [136].

Tabelle 3-1. Bestimmung der physiologischen Laxizität nach Jacobsen [308]. Aufklappbarkeit in 20° Flexion, Streß 9 N, Schubladenprüfung in 90° Flexion, Neutralrotation, Streß 20 N; *m* männlich, *w* weiblich, *mittlere Schublade* (medialer + lateraler Wert):2

Mediale Aufklappung	m	5,8 – 12,1 mm
	w	5,2 – 9,8 mm
Laterale Aufklappung	m/w	9,2 – 16,9 mm
Vordere Schublade (anteriore Translation)		
Medialer Kondylus	m/w	0,0 – 5,5 mm
Lateraler Kondylus	m/w	0,2 – 8,8 mm
Mittlere Schublade	m/w	0,0 – 7,0 mm
Hintere Schublade (posteriore Translation)		
Medialer Kondylus	m/w	0,0 – 3,4 mm
Lateraler Kondylus	m/w	0,2 – 6,0 mm
Mittlere Schublade	m/w	0,8 – 4,1 mm
Vordere/hintere Schublade (anteriore/posteriore Translation)		
Medialer Kondylus	m/w	0,2 – 7,5 mm
Lateraler Kondylus	m/w	3,1 – 12,0 mm
Mittlere Schublade	m/w	2,0 – 9,5 mm

Tabelle 3-2. Erkrankungen mit erhöhter Bandlaxizität

1. Ehlers-Danlos-Syndrom
2. Osteogenesis imperfecta
3. Marfan-Syndrom
4. Cutis laxa
5. Larsen-Syndrom
6. Homozystinurie
7. Mukopolysaccharidosen (Morquio-Typ)

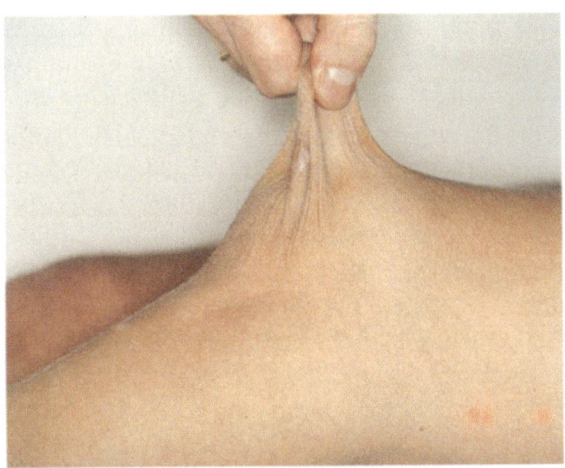

Abb. 3-3. Präpatellar extrem dehnbare Haut bei Ehlers-Danlos-Syndrom

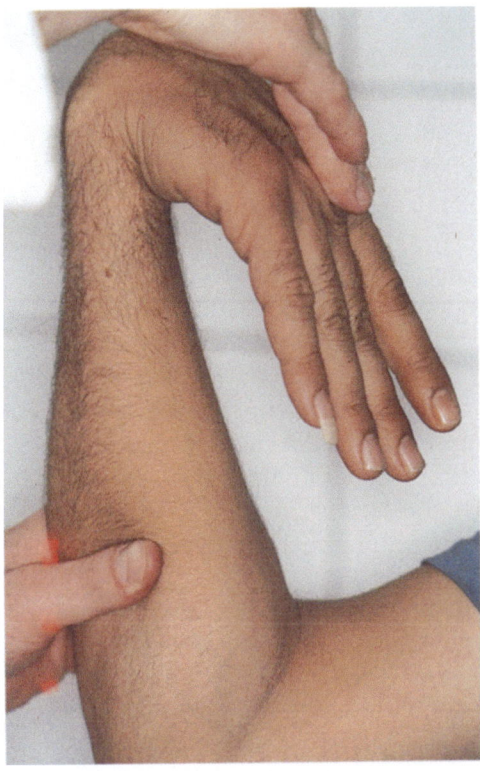

Abb. 3-4. Deutlich überbeugbares Handgelenk bei familiärer Hyperlaxizität

3.1.1.5
Laxizitätsparameter

Die Stabilität bzw. Laxizität des Kniegelenkes hängt nicht allein vom Zustand des Kapsel-Band-Apparates ab, sondern auch von zahlreichen anderen Parametern (Tabelle 3-3). Diese gilt es bei der Laxizitätsprüfung (Stabilitätsprüfung) zu berücksichtigen, um Ausmaß und Art der provozierten Bewegungen richtig zu beurteilen.

Eine Änderung der Flexionsstellung bewirkt eine unterschiedliche Anspannung und Länge der Kreuz- und Seitenbänder sowie der Gelenkkapsel, wie in Spannungs- und Dehnungsversuchen bestätigt wurde [279, 685]. Markolf et al. [421, 422] fanden sowohl experimentell als auch bei Probandenuntersuchungen eine signifikante Abhängigkeit des Schubladenausmaßes, der Aufklappbarkeit und des Rotationsausmaßes vom Flexionsgrad.

Von der klinischen Untersuchung her ist bekannt, daß eine Instabilität durch Änderung der Unterschenkelrotation teilweise, bei manchen Patienten sogar komplett kompensiert werden kann. In diesen Fällen übernehmen die sekundären Stabilisatoren die Funktion der verletzten Strukturen, da diese die Stabilisierung nicht mehr übernehmen können [470, 490].

Durch Fixierung der Tibia wird deren Rotationsfreiheit während der Schubladenprüfung eingeschränkt. Fukubayashi et al. [189] ermittelten eine um 30% verminderte Schubladenbeweglichkeit gegenüber der frei rotationsfähigen Tibia. Das Rotationsausmaß hängt wiederum von der aufgewendeten Kraft [596, 708], der Hüft- [598] und der Knieflexion [28, 421] ab. Bei der Beurteilung des individuell stark schwan-

Tabelle 3-3. Laxizitätsparameter

1. Flexion
2. Rotation des Unterschenkels
3. Einwirkende Kraft
4. Axiale Be- bzw. Entlastung
5. Zustand der knöchernen Strukturen
6. Muskelanspannung des Patienten
7. Ergußbildung
8. Konstitutionelle Faktoren
   (Alter, Geschlecht, Beinfehlstellung)
9. Aktivitätsniveau

kenden Unterschenkelrotationsausmaßes anhand der Fußstellung bleibt zu bedenken, daß
die reine Tibiarotation nur etwa 50% der Fußrotation beträgt [596].

Je größer die einwirkende Kraft ist, desto
größer ist die zu verzeichnende Laxizität [189,
490, 639]. Ebenso kann bei gleicher Kraft der
Hebelarm verlängert werden (Vergrößerung des
Drehmomentes), um eine größere Laxizität zu
erhalten. Daher ist die Beachtung von Kraftan-
griffspunkt und Drehpunkt notwendig. Zur Reduzierung untersucherbedingter Schwankungen empfiehlt sich eine konstante und systematische Vorgehensweise.

Die axiale Kompression von Tibia und Femur,
z. B. durch das Körpereigengewicht bei stehen-
dem Patienten, führt bei sonst gleichen Bedingungen bezüglich Knieflexion, Rotation und
Krafteinwirkung zu einer deutlich kleineren Laxizität [292, 335, 423, 685]. Eine physiologische
axiale Kompression wird durch die Verwringung der Kreuzbänder bei Innenrotation erzeugt [470]. Schon eine leichte axiale Entlastung
führt dagegen zur Lockerung der Kapsel-Band-
Strukturen. Dies zeigt die Schubladenuntersuchung mit hängendem Unterschenkel, bei der
oftmals ein größeres Schubladenausmaß auslösbar ist (s. Abb. 3-12).

Da die Muskel-Sehnen-Einheiten nicht nur
Bewegungsfunktionen erfüllen, sondern mit be-
trächtlichem Anteil an der Gelenkstabilisierung
beteiligt sind, ist für die Stabilitätsprüfung ein
möglichst muskelentspannter Zustand anzustreben. Sowohl Aufklappbarkeits- als auch
Schubladenausmaß werden durch eine Muskelanspannung deutlich vermindert [422]. Besonders bei frischen Verletzungen findet sich häufig
eine schmerzbedingte reflektorische Muskelanspannung, die dem Untersucher eine scheinbare Gelenkstabilität vortäuscht. Nach Müller
[470] ist jede Stabilitätsprüfung ohne Narkose
nur von relativem Wert.

Bezüglich Alter und Geschlecht wurden unterschiedliche Bandlaxizitäten ermittelt (höhere
Laxizität bei Frauen) [309, 422]. Andere Autoren
konnten dagegen keine geschlechtsspezifische
Korrelation nachweisen [464].

Der Zustand der knöchernen Strukturen, besonders bei Achsenfehlstellung (Genu varum,
Genu valgum, Genu recurvatum) (vgl. Abb. 2-27

und 2-28) oder nach einer Tibiakopffraktur
(s. Abb. 6-37a), führt zur verstärkten Spannung
oder Entspannung einzelner Kapsel-Band-Anteile. Besonders die bei älteren Patienten häufig
anzutreffenden Beinachsenfehlstellungen sollten bei der Stabilitätsprüfung nicht zuletzt wegen der therapeutischen Konsequenzen berücksichtigt werden. So ist z. B. eine Ruptur des medialen Seitenbandes bei einem ausgeprägten
Genu varum nicht therapiebedürftig.

Auch das Aktivitätsniveau beeinflußt die Laxizität. So läßt sich durch eine erhöhte körperliche Aktivität, z. B. durch Laufen oder durch Fah-
ren auf einem Fahrradergometer, eine erhöhte
Laxizität provozieren. Grana und Muse [221]
verzeichneten hierbei einen Anstieg der anterioren Tibiabewegung um 21%. Bei Patienten mit
Ruptur des vorderen Kreuzbandes zeigte sich
dagegen ein Anstieg von durchschnittlich 12%
[221]. Dabei ist zu berücksichtigen, daß die
Absolutwerte der Laxizitätszunahme bei den
Kreuzbandpatienten mit durchschnittlich 1–
1,6 mm signifikant höher lagen als die Zunahme
der Laxizität bei Gesunden (0,4–0,8 mm).

Die Zeitdauer, die ein gesunder Proband
benötigt, um nach der übungsbedingten Erhöhung der Laxizität wieder den Normalzustand zu erreichen, ermittelten Stoller et al.
[630b] mit durchschnittlich 52,4 Minuten
(± 17,8 Min.). Durch Eis- oder Ultraschallappli-
kation kann diese Zeitspanne signifikant auf 20
(± 4,6 min.) bzw. 20,9 Minuten (± 6,4 min.) gesenkt werden. Bei der Kontrollgruppe, die keiner
Aktivität ausgesetzt wurde, führten Eis- bzw. Ul-
traschallanwendung nicht zur Veränderung der
Laxizität.

Nach Müller [470] besteht ein Zusammenhang zwischen individueller Laxizität und Form
der knöchernen Strukturen. Je größer der Kon-
dylenradius, desto stabiler, und je kleiner der
Radius, desto lockerer ist ein Kniegelenk in allen
Flexionslagen.

3.1.2
Grundlagen der Untersuchungstechnik

3.1.2.1
Arzt-Patient-Beziehung
bei der Untersuchung

Gerade bei der Prüfung des Kapsel-Band-Apparates ist ein Vertrauensverhältnis zwischen Arzt und Patient unerläßlich. Schließlich wird am Bein oft derart manipuliert, daß genau die schmerzhaften Sensationen auftreten, vor denen sich der Patient fürchtet oder die er zu vermeiden sucht.

Eine wichtige Voraussetzung für das Gelingen der im folgenden beschriebenen passiven Tests (z. B. vordere Schubladenuntersuchung, Lachman-Test, Pivot-shift-Test, mediale Aufklappbarkeit) ist eine möglichst optimale Muskelentspannung des Patienten. Viele Patienten entspannen jedoch nur dann ihre Muskulatur, wenn sie gezielt dazu aufgefordert werden. Die einmalige Aufforderung: „Jetzt entspannen Sie bitte einmal die Muskulatur" oder „Seien Sie mal ganz locker" reicht nicht aus. Die meisten Patienten müssen während der Untersuchung des öfteren aufgefordert werden.

Selbst die bloße Anhebung des Kopfes führt über eine Anspannung der ventralen Muskelkette zur Anspannung der Oberschenkelmuskulatur mit dem Ergebnis einer scheinbaren Gelenkstabilität. Jeder Patient wird daher aufgefordert, den Kopf auf der Untersuchungsliege aufzulegen.

Bei der Untersuchung sollte sich der Untersucher immer bemühen, sämtliche Tests möglichst vorsichtig zu prüfen. Es ist durchaus normal, wenn es beim ersten Versuch nicht gelingt, einen Pivot-shift-Test auszulösen oder eine Subluxation nachzuweisen. Vielmehr kann dadurch die Angst des Patienten abgebaut werden. Grobe Kraftanwendung hingegen erschwert das weitere Vorgehen, da der Patient aus Angst oder vor Schmerzen die Muskulatur anspannt.

Oft kann die Muskelanspannung auch durch gezielte Ablenkung des Patienten (Fragen nach Hobbies, Familie, Beruf etc.) reduziert werden. Ein überraschender Test kann, wenn sich der Patient nicht so sehr auf sein Knie konzentriert, manchmal eine deutliche pathologische Beweglichkeit zeigen.

3.1.2.2
Zeitpunkt der Untersuchung

Bei einer frischen Verletzung sollte die Untersuchung unmittelbar nach dem Trauma oder innerhalb der ersten 6 h erfolgen. Sind nach 6–12 h ein Erguß, Schmerzen und/oder eine Muskelabwehrspannung entstanden, ist die Untersuchung in diesem Zustand erschwert. Manchmal ist es erforderlich, das Kniegelenk nach Ausschluß von frischen knöchernen Verletzungen nach einigen Tagen Ruhigstellung unter schmerzärmeren Bedingungen erneut zu untersuchen. Bei chronischen Instabilitäten kommt dem Untersuchungszeitpunkt keine so große Bedeutung zu.

Mit der gezielten Untersuchung des Kapsel-Band-Apparates wird bei einer frischen Verletzung nach der Standardröntgenuntersuchung begonnen.

Klagt der Patient über starke Schmerzen, wird das Knie in weniger schmerzhaften Gelenkstellungen untersucht. Besteht der dringende klinische Verdacht auf eine schwere Kapsel-Band-Schädigung und ist die Untersuchung auch nach einigen Tagen wegen starker Schmerzen nicht möglich, ist die Indikation zur MR-Tomographie gegeben. Manchmal müssen Stabilitätstests wiederholt werden, wenn die Erstuntersuchung eine Kapsel-Band-Verletzung nicht sicher ausschließen konnte. Ein besonders schwerer, aber leider häufiger Fehler besteht darin, die Stabilitätsprüfung auf einen späteren Untersuchungstermin zu verschieben, wenn nach einigen Wochen der sog. „reizlose Zustand" erreicht ist. Die primäre oder frühe sekundäre operative Versorgung rupturierter Bänder ist dann nicht oder nur noch begrenzt möglich [235].

3.1.2.3
Passive oder aktive Tests?

An dieser Stelle stellt sich die Frage, ob man mit den passiven oder den aktiven Tests beginnen sollte. Unserer Meinung nach sollte man nicht nur bei ängstlichen Patienten, sondern bei allen die aktiven Tests den passiven (vordere Schublade, Lachman-Test, Pivot-shift-Test) vorziehen. Schon Hey Groves [281] beschrieb, daß Patienten mit einer Insuffizienz des vorderen Kreuzbandes durch Quadrizepsanspannung eine aktive extensionsnahe Subluxation des Tibiakopfes auslösen konnten (s. Abschn. 3.9).

Wir lassen uns daher zuerst die vom Patienten beklagte „Instabilität" zeigen [159]. Patienten mit chronischen Instabilitäten demonstrieren gerne nach Aufforderung genau das Phänomen, das man letztendlich durch die Tests hervorrufen will. Durch Anspannung bestimmter Muskelgruppen oder bei bestimmten Bewegungen können sie die Situation provozieren, die sie stört oder die ihnen Schmerzen bereitet (Abb. 3-5). Oft ist die Diagnose nach dieser Demonstration deutlich eingegrenzt oder stellt sich fast

von selbst. Auch bei frischen Verletzungen reicht es manchmal aus, genau zu beobachten, wie sich die Position des Tibiakopfes während der Quadrizepsanspannung (vgl. Abb. 3-47 und 3-48) verändert.

Aus den genannten Gründen sollte den aktiven Tests mehr Aufmerksamkeit geschenkt werden, da sie ohne Angst und ohne Schmerzen vom Patienten allein durch Muskelanspannung geprüft werden können.

Es ist sicherlich nicht derjenige ein guter „Knieuntersucher", der bei jedem Patienten alle ihm bekannten Knietests prüft. Anzustreben ist ein strukturiertes Vorgehen.

An keinem Gelenk des menschlichen Körpers existieren derart viele verschiedene Tests wie am Kniegelenk. Die Tests unterscheiden sich z. T. nur durch eine gering modifizierte Handstellung. Dem unerfahrenen Untersucher fällt es daher oft schwer, seine Hände richtig am Knie des Patienten zu plazieren. Im schlimmsten Falle wirkt das Vorgehen hilflos oder mehr oder minder ungeschickt. Der Untersucher bemerkt seine eigene Unsicherheit und der Patient ebenfalls. Daher sei jedem empfohlen, „neue Tests", die er am Knie prüfen möchte, mit Kollegen oder Freunden zu üben.

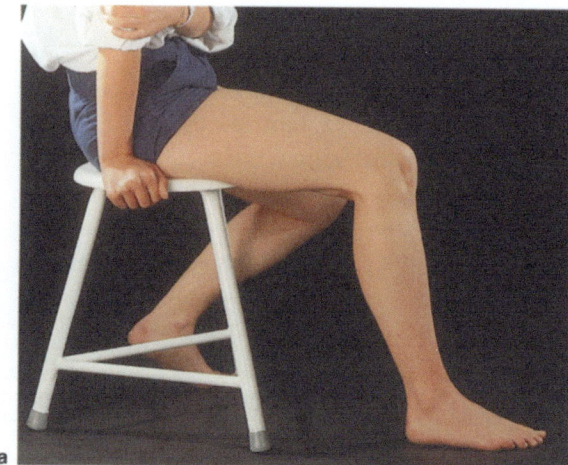

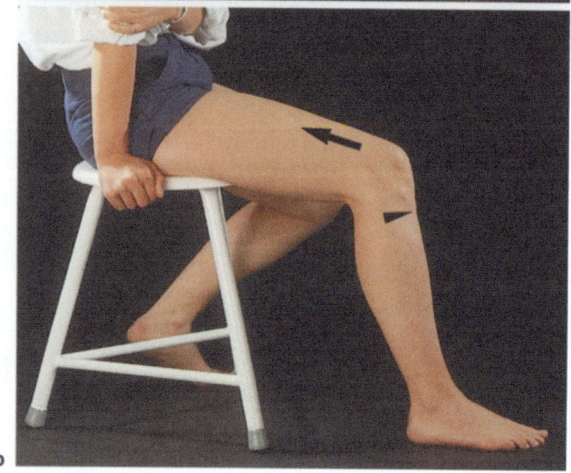

Abb. 3-5 a, b. Der Patient demonstriert das ihn störende Unsicherheitsgefühl im Kniegelenk im Sitzen bei auf dem Boden stehenden Fuß. Ausgangsstellung (**a**), willkürliche aktive Subluxation der Tibia nach ventral (**b**). Ob wirklich eine anteriore Subluxation mit Insuffizienz des vorderen Kreuzbandes vorliegt, läßt sich aber erst nach Ausschluß einer hinteren Schublade beurteilen

3.1.2.4
Beurteilung des Endpunktes (Anschlages)

Bei allen passiven Stabilitätstests wird die Anschlaghärte beurteilt. Sind die Bandstrukturen, die in der entsprechenden Position untersucht werden, rupturiert, übernehmen die sekundären Stabilisatoren ihre Funktion und spannen sich an. Es findet sich ein weicher Anschlag. Sind die zu prüfenden Bandstrukturen dagegen intakt oder nur teilrupturiert, können sie noch eine Stabilisierungsfunktion übernehmen. Die intakten Fasern spannen sich bei einwirkendem Streß an und begrenzen mit einem harten Anschlag die Tibiaverschiebung.

Harter (fester) Anschlag =
intakt oder Teilruptur
Weicher (fehlender) Anschlag =
komplette Ruptur

Die Charakteristik des Anschlages ist mit keiner anderen Untersuchungstechnik als der klinischen Stabilitätsprüfung zu bestimmen.

Dem Patienten sollte durch die Untersuchung im Seitenvergleich demonstriert werden, daß auf der intakten Seite ein Anschlag vorhanden ist, auf der verletzten Seite aber fehlt.

Das Vorhandensein eines festen Anschlages ist ein wesentlicher, wenn nicht der entscheidende Parameter, ob sich der Patient auf sein Kniegelenk verlassen kann oder nicht. Daher spielt die Beurteilung des Anschlages auch bei der Indikationsstellung zur Bandrekonstruktion eine entscheidende Rolle. Findet sich ein fester Anschlag, z. B. beim Lachman-Test (s. Abschn. 3.3.3) ist eine Rekonstruktion sehr sorgfältig abzuwägen, in den meisten Fällen kaum sinnvoll. Liegt dagegen ein weicher (fehlender) Anschlag vor, sollte eine Rekonstruktion angestrebt werden. Auch bei Ruptur des hinteren Kreuzbandes ist die Art des Anschlags von größter Bedeutung. So kann ein Patient trotz einer deutlichen spontanen hinteren Schublade (s. Kap. 2.2.6) und einer radiologisch nachweisbaren posterioren Tibiaverschiebung von z. B. 16 mm (gehaltene Röntgenaufnahme) bei vorhandenem festem Anschlag gut mit seinem Kniegelenk zurecht kommen. Ein vergleichbarer anderer Patient (gleicher Unfallmechanismus, gleiches Alter der Verletzung) dagegen mit den gleichen klinischen Zeichen (spontane hintere Schublade, posteriore Tibiaverschiebung von 16 mm) bei Vorliegen eines weichen Anschlages über ein ausgeprägtes Unsicherheitsgefühl, das eine Reduzierung der Alltagsaktivitäten erforderlich macht, klagen. Bei letzterem Patienten ist daher auch eine Rekonstruktion des hinteren Kreuzbandes zu empfehlen.

Auch bei postoperativen Kontrolluntersuchungen ist die Beurteilung des Anschlages ein wesentliches Kriterium des Therapieerfolges. Nicht selten findet sich nach einer Bandrekonstruktion des vorderen oder hinteren Kreuzbandes noch eine deutliche anteriore bzw. posteriore Tibiaverschiebung bei den Schubladentests. In diesen Fällen kann der Untersucher und auch der Operateur leicht zu dem Schluß kommen, daß die Operation nicht zu dem gewünschten Erfolg geführt hat. Selbst die instrumentelle Bestimmung der Tibiaverschiebung (KT-1000, maximal manueller Test, s. Kap. 9.7.5.1) oder gehaltene Röntgenaufnahmen können diese Befürchtung bestätigen, zumal wenn sich nur wenig kleinere Werte wie präoperativ zeigen. Wird der Patient jedoch nach seinem subjektiven Eindruck gefragt, ist er oft mit dem Operationsergebnis wegen der wiedergewonnenen Sicherheit voll zufrieden. Das Sicherheitsgefühl liegt im wiedererlangten festen Anschlag begründet. Dieses Gefühl der Sicherheit kann dem Patienten, prä- aber auch postoperativ mit einem einfachen Beispiel verdeutlicht werden: Bei einem Sprung aus 5 m Höhe ist es nicht entscheidend, ob sich das Sprungtuch in 1 m, 2 m oder 4 m Höhe befindet, sondern, daß überhaupt ein Sprungtuch vorhanden ist. Genauso verhält es sich mit dem Anschlag, auch hierbei ist es entscheidend, daß er vorhanden ist, der Weg, den der Unterschenkel bis zum Anschlag zurücklegen muß, ist von untergeordneter Bedeutung.

3.1.2.5
Regeln und Ziele der Untersuchung

Bei der Untersuchung müssen bestimmte Regeln befolgt werden, um verwertbare Aussagen über den Kapsel-Band-Apparat zu erhalten (Tabelle 3-4). Sämtliche Tests können nur im Seitenvergleich nach identischer Untersuchung beider Kniegelenke beurteilt werden. Voraussetzung hierzu ist eine von beiden Seiten zugängliche Untersuchungsliege. Steht die Untersuchungsliege an der Wand, ist es meist zu unbequem, sie von der Wand wegzurücken. Das „wandnahe" Kniegelenk wird dann oft nicht oder nur unzureichend untersucht.

Bei der Untersuchung der Aufklappbarkeiten und der Schubladen darf man sich **nicht** vom folgenden, leider weit verbreiteten Schema leiten lassen:

Mediale Aufklappung =
    mediale Seitenbandruptur
Laterale Aufklappung =
    laterale Seitenbandruptur
Vordere Schubladenbewegung =
    vordere Kreuzbandruptur
Hintere Schubladenbewegung =
    hintere Kreuzbandruptur

Tabelle 3-4. Regeln und Ziele der Untersuchung

Regeln
1. Laxizitätsparameter beachten
2. Individuelle Laxizität des Patienten einschätzen
3. Entspannte Lagerung des Patienten
4. Systematisches Vorgehen
5. Anschlaghärte bei Tests beurteilen
6. Identische Untersuchung beider Kniegelenke
7. Von beiden Seiten zugängliche Untersuchungsliege

Ziele
1. Abnorme Laxizität (ja oder nein ?)
2. Verletzte anatomische Strukturen ?
3. Ausmaß der Laxizität ?
4. Instabilitätstyp? (z.B. anteromedial, posterolateral)

Aus der auf diesem Schema basierenden Diagnostik sind zahlreiche übersehene Kreuz- und Seitenbandrupturen erklärbar, besonders wenn die vordere und die hintere Schublade nur in 90° Flexion und die mediale und die laterale Aufklappbarkeit nur in Streckstellung untersucht werden.

Im folgenden werden die verschiedenen Tests zur Untersuchung des Kapsel-Band-Apparates (Kap. 3), der Menisken (Kap. 4) und des Femoropatellargelenkes (Kap. 5) dargestellt. Die gewählte Reihenfolge der Tests darf nicht als Abstufung nach diagnostischer Wertigkeit angesehen werden. Schon lange bekannte Testverfahren werden am Anfang, neuere Tests dagegen in der Regel am Ende des jeweiligen Kapitels abgehandelt.

3.2
Untersuchung der medialen und lateralen Aufklappbarkeit

Die Prüfung der medialen und lateralen Aufklappbarkeit (Synonym: Valgus- und Varustest) dient nicht allein dem Ausschluß einer Seitenbandläsion, sondern bei Untersuchung in Exten-

sion und leichter Flexion (10–20°) auch der Beurteilung der dorsomedialen bzw. dorsolateralen Kapsel-Band-Strukturen und der Kreuzbänder.

Bei der Untersuchung der medialen und lateralen Aufklappbarkeit übt der Untersucher eine Kraft (Valgusstreß, Varusstreß) auf das Kniegelenk aus. Das Ergebnis wird als mediale bzw. laterale Aufklappung (Synonym: Aufklappbarkeit) oder Öffnung des medialen bzw. lateralen Gelenkspaltes bezeichnet.

Der Patient liegt entspannt auf dem Rücken. Mit einer Hand umfaßt der Untersucher den Unterschenkel in Höhe des oberen Sprunggelenkes, wodurch auch eine gewünschte leichte Außenrotation des Unterschenkels erreicht wird. Die andere Hand umfaßt das Kniegelenk von medial bzw. lateral und dient als Widerlager in Höhe des Gelenkspaltes (Abb. 3-6).

Die Unterscheidung von medialer und lateraler Aufklappung kann schwierig sein, wenn

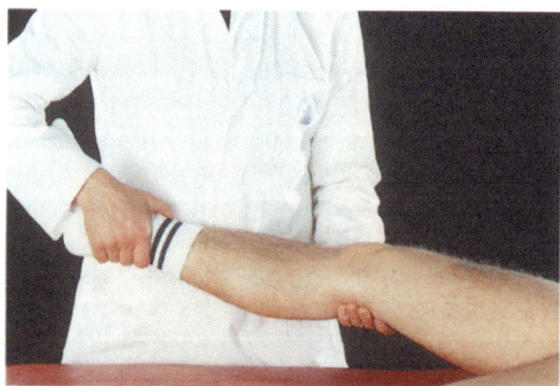

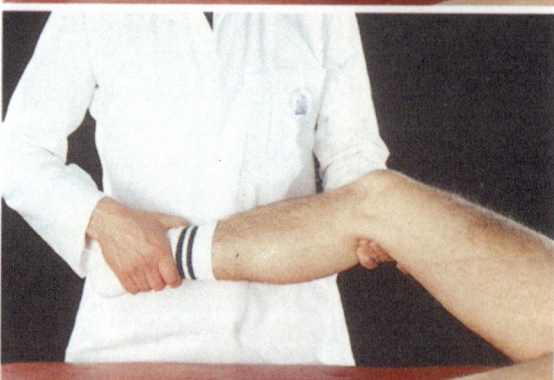

Abb. 3-6 a, b. Untersuchung der medialen Aufklappbarkeit in Extension (**a**) und leichter Flexion (**b**) bei gleichzeitiger leichter Außenrotation des Unterschenkels

gleichzeitig eine erhöhte laterale Bandlaxizität vorliegt. Der Unerfahrene kann dann leicht eine laterale Instabilität konstatieren, da schon beim intakten Kniegelenk eine größere physiologische laterale Aufklappbarkeit vorliegt (vgl. Tabelle 3-1).

Hackenbruch u. Henche [234] empfehlen daher die abwechselnde Prüfung der medialen und lateralen Aufklappbarkeit unter gleichzeitiger Palpation des Gelenkspaltes. Der Untersucher fixiert bei diesem Test den Unterschenkel zwischen Unterarm und Taille und palpiert gleichzeitig mit den Fingerspitzen den medialen und lateralen Gelenkspalt (Abb. 3-7).

Die Aufklappbarkeiten in leichter Flexion werden in Außenrotation des Unterschenkels geprüft. Durch Außenrotation entwringen sich die Kreuzbänder voneinander, die Seitenbänder spannen sich dagegen an und können somit selektiver untersucht werden [470].

Es reicht aber nicht aus, die mediale und laterale Aufklappung nur in leichter Flexion und Extension zu prüfen. Bei überstreckbaren Kniegelenken oder einer konstitutionellen Hyperlaxizität ist es wichtig, die Aufklappbarkeiten auch in Hyperextension zu prüfen (Abb. 3-7 c). Läßt sich bei einer frischen oder chronischen Verletzung in Extension eine deutliche Aufklappung nachweisen, besteht der dringende Verdacht auf eine Läsion des hinteren und zusätzlich sogar des vorderen Kreuzbandes [159].

Beurteilung der medialen und lateralen Aufklappbarkeit

1. Mediale Aufklappung in Extension

I *(0)*:   dorsomediale Kapsel (hinteres Schrägband) intakt

II *(gering)*: dorsomediale Kapsel und mediales Seitenband verletzt

III *(groß)*: dorsomediale Kapsel, mediales Seitenband, hinteres Kreuzband und evtl. vorderes Kreuzband verletzt. Der Riß kann sogar bis zur dorsolateralen Kapsel reichen.

Unter Extension wird die Streckstellung (0°) und nicht die maximale Streckfähigkeit, die bei der Bestimmung des Bewegungsausmaßes ermittelt wird, verstanden. Durch maximale Streckung

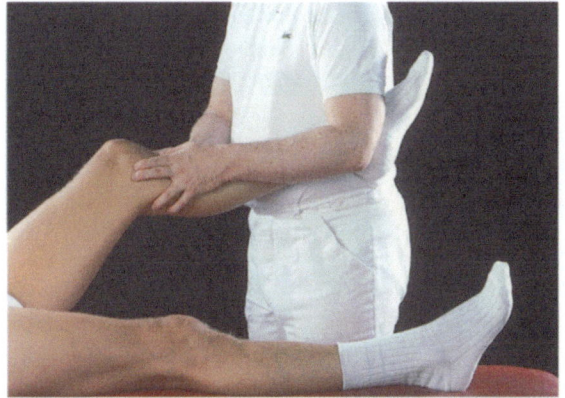
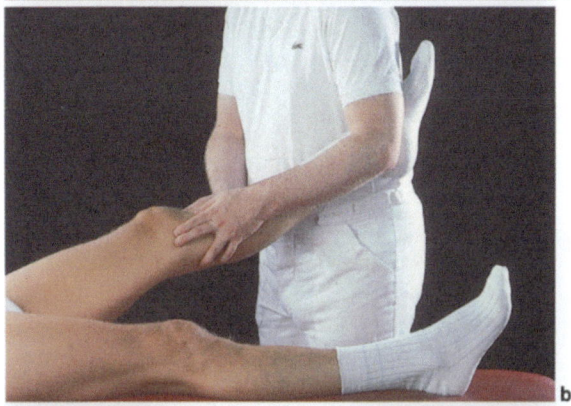
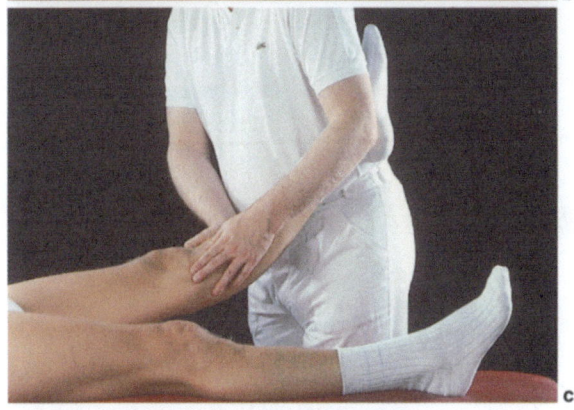

Abb. 3-7 a-c. Prüfung der Aufklappbarkeit unter gleichzeitiger Palpation des Gelenkspaltes in Flexion (**a**), Extension (**b**) und Hyperextension (**c**)

werden, selbst wenn das Knie überstreckbar ist, gedehnte dorsale Strukturen angespannt, die dann bei der Aufklappbarkeitsprüfung eine Scheinstabilität vortäuschen. Wird dagegen bewußt in Hyperextension untersucht und eine deutliche Aufklappung festgestellt, kann von der Ruptur beider Kreuzbänder ausgegangen werden [13].

2. Mediale Aufklappung in 20° Flexion

I *(0)*:   mediales Seitenband intakt. Eine mediale Stabilität kann bei Zerrung oder Teilruptur des medialen Seitenbandes vorgetäuscht werden. In der Regel bestehen starke Schmerzen und eine reflektorische Muskelanspannung, besonders wenn das Trauma schon länger als 8 h zurückliegt. Die Prüfung der medialen Aufklappung ist dann nur bei sehr kooperativen Patienten oder unter Narkose möglich.

II *(gering)*: mediales Seiten- und Kapselband rupturiert, evtl. dorsomediale Kapsel gedehnt.

III *(groß)*: mediales Seiten- und Kapselband, dorsomediale Kapsel und vorderes Kreuzband rupturiert, Ruptur des hinteren Kreuzbandes möglich.

3. Laterale Aufklappung in Extension

I *(0)*:   dorsolaterale Kapsel (Arkuatumkomplex) intakt.

II *(gering)*: dorsolaterale Kapsel und laterales Seitenband verletzt.

III *(groß)*: dorsolaterale Kapsel, laterales Seitenband, hinteres Kreuzband, Tractus iliotibialis und evtl. vorderes Kreuzband verletzt. Die Ruptur kann bis zur dorsomedialen Kapsel reichen.

4. Laterale Aufklappung in 20° Flexion

I *(0)*:   laterales Seitenband intakt.

II *(gering)*: laterales Seiten- und Kapselband rupturiert, evtl. dorsolaterale Kapsel gedehnt.

III *(groß)*: laterales Seiten- und Kapselband, dorsolaterale Kapsel und vorderes Kreuzband rupturiert, Ruptur des Tractus iliotibialis und hinteren Kreuzbandes möglich.

3.3 Passive vordere Schubladentests

Die Prüfung der vorderen Schublade ist ein differenziertes Untersuchungsverfahren, mit dem der Zustand der Kreuzbänder, der seitlichen und der dorsalen Stabilisatoren beurteilbar ist.

Bei den passiven vorderen Schubladentests übt der Untersucher eine nach anterior gerichtete Kraft (vorderer Schubladenstreß) auf die Tibia aus. Die daraus resultierende anteriore Tibiabewegung wird als vordere Schubladenbewegung, anteriore Tibiaverschiebung (anterior displacement) oder allgemein im klinischen Alltag auch als (positive) vordere Schublade bezeichnet. Die Bezeichnung anteriore Translation ist ebenfalls gebräuchlich (s. Abschn. 12.4.2).

Eine vordere Schublade (= anteriore Tibiabewegung, die durch anterioren Schubladenstreß ausgelöst wird) darf aber nicht „automatisch" mit einer Ruptur des vorderen Kreuzbandes gleichgesetzt werden. Keinesfalls darf aber beim negativen vorderen Schubladentest von der Intaktheit des vorderen Kreuzbandes ausgegangen werden. Zahlreiche Untersuchungen haben gezeigt, daß bei der isolierten Ruptur des vorderen Kreuzbandes keine oder nur eine sehr geringe vordere Schubladenbewegung bei 90° Flexion auszulösen ist (s. Tabellen 3-6 und 3-15).

Der proximale Tibiaanteil wird bei der Schubladenuntersuchung nach ventral gezogen bzw. nach dorsal gedrückt. Es besteht jedoch die Schwierigkeit, die genaue Ausgangsposition (Neutralposition) festzulegen, von der aus eine anterior gerichtete Kraft eine vordere Schublade hervorruft, bzw. die anteriore Tibiabewegung durch die Insuffizienz des vorderen Kreuzbandes bedingt ist. Liegt z. B. eine Läsion des hinteren Kreuzbandes mit zurückgesunkenem Tibiakopf (spontane hintere Schublade) vor, und übt der Untersucher den vorderen Schubladenstreß aus, erscheint es, als läge eine reine vordere Schublade vor. In Wahrheit ist die Tibia nur aus der zurückgesunkenen Position, bedingt durch den Riß des hinteren Kreuzbandes, nach ventral in ihre Neutralposition gezogen worden. Das vordere Kreuzband spannt sich an und begrenzt die weitere anteriore Verschiebung der Tibia (Abb. 3-8).

Die Bestimmung der Anschlaghärte liefert weitere wertvolle Hinweise (vgl. Abschn. 3.1.2.4). Nach der vorderen sollte die hintere Schublade geprüft werden. Die posteriore Tibiabewegung wird bei intaktem hinteren Kreuzband von einem harten Anschlag begrenzt. Ein intaktes vorderes Kreuzband bewirkt bei der Prüfung der vorderen Schublade besonders dann einem harten Anschlag, wenn diese aus einer verstärkten Dorsalposition, d. h. aus der spontanen hinteren Schublade, ausgelöst wird.

Aus diesen Gründen wird nach folgendem Grundsatz vorgegangen (Müller [470]):

Jede vordere Schublade ist erst dann eine vordere Schublade, wenn der Beweis erbracht ist, daß keine hintere Schublade vorliegt.

3.3.1
Vorderer Schubladentest in 90° Flexion

Bei frischen Verletzungen ist die Prüfung der vorderen Schublade in 90° Flexion häufig negativ, da die Patienten diesen Beugungsgrad oft nicht schmerzfrei erreichen können [603, 713]. Zudem liegen meist komplett- und teilrupturierte Bänder in Kombination vor, so daß durch den Schubladenstreß die teilrupturierten medialen und lateralen Bandstrukturen gedehnt werden. Die so provozierten Schmerzen lassen die vordere Schubladenuntersuchung negativ erscheinen und täuschen eine scheinbare Stabilität vor. Nach Katz [349] ist die Untersuchung der vorderen Schublade in 90° Flexion der schlechteste diagnostische Indikator für eine

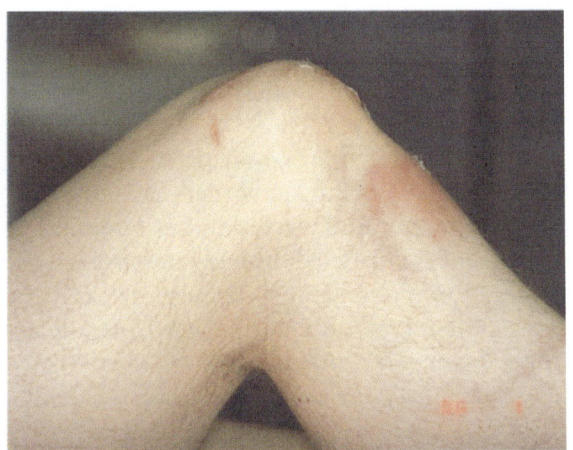
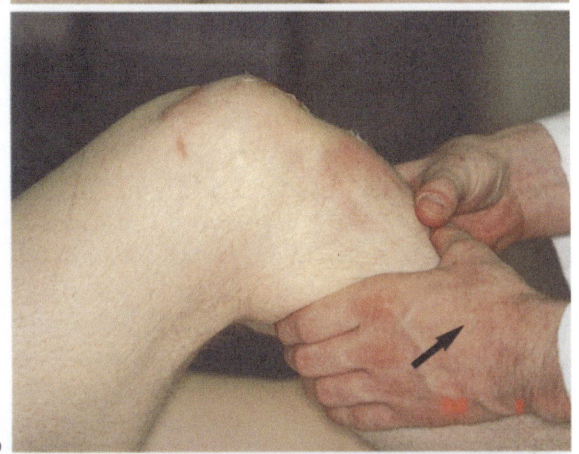
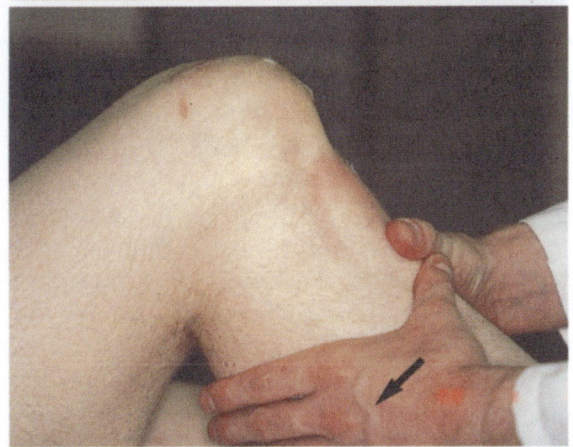

Abb. 3-8 a-c. Die oberflächliche Untersuchung des Kniegelenkes zeigt neben der prätibialen Schürfwunde einen „scheinbar" unauffälligen Befund (**a**). Der vordere Schubladentest fällt deutlich positiv aus (deutliche anteriore Tibiaverschiebung) (**b**), so daß der Untersucher diesen Befund als Läsion des vorderen Kreuzbandes interpretieren kann. Keinesfalls darf die Untersuchung hier beendet werden, denn die abschließende Prüfung der hinteren Schublade zeigt eine vermehrte posteriore Tibiaverschiebung (**c**), die auf die gleichzeitig vorliegende Verletzung des hinteren Kreuzbandes hinweist. Es liegt demnach ein Riß des vorderern *und* des hinterern Kreuzbandes vor. Die sorgfältige Inspektion beider Tuberositas tibiae (s. Abb. 2-26b) hätte schon die spontane hintere Schublade gezeigt und zur richtigen Einschätzung der Tibiaverschiebung (Schublade) geführt. Die anteriore Verschiebung der Tibia setzt sich aus dem Vorziehen aus der zurückgesunkenen Stellung (Ruptur des hinteren Kreuzbandes) und der „richtigen" vorderen Schublade (Ruptur des vorderen Kreuzbandes) zusammen

Ruptur des vorderen Kreuzbandes, speziell bei einer frischen Verletzung. Wegen der Einfachheit und gleichzeitig hohen diagnostischen Sicherheit ist die Prüfung in geringerer Flexionsstellung zu bevorzugen (s. Abschn. 3.3.3).

Liegt dagegen eine chronische Bandverletzung vor, steht das Instabilitätsgefühl meist im Vordergrund des Beschwerdebildes, so daß die Prüfung der vorderen Schublade in 90° Flexion gewöhnlich schmerzfrei möglich ist.

Da es oft schwierig ist, das Ausmaß der Schubladenbewegungen (anteriore oder posteriore Tibiabewegung) bei den passiven und aktiven Schubladentests zu erfassen, kann der Untersucher die Lage- und Konturveränderungen der Tuberositas tibiae bzw. des Lig. patellae mit den Augen beobachten (Abb. 3-9) [235].

3.3.2
Vorderer Schubladentest in 90° Flexion und Rotation des Unterschenkels

Seit der Beschreibung der Rotationsinstabilitäten werden die Schubladenbewegungen nicht nur in Neutral-, sondern auch in Innen- und Außenrotation des Unterschenkels geprüft [128, 159, 234, 285, 309, 409, 466, 470, 479, 605, 606].

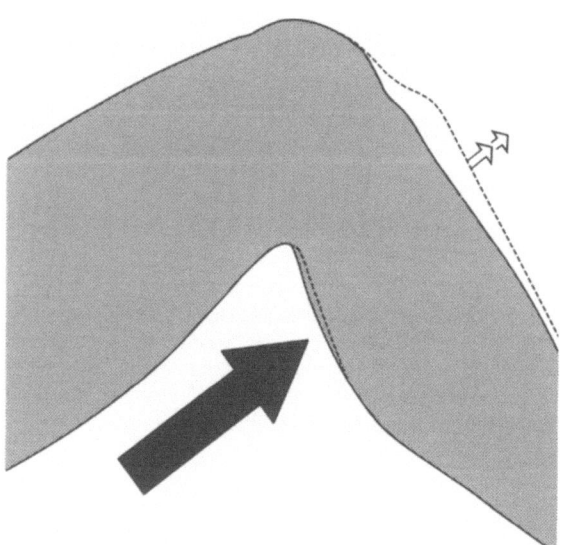

Abb. 3-9. Lageveränderungen der Tuberositas tibiae und des Lig. patellae beim vorderen Schubladentest

Die Unterschenkelrotation bewirkt eine An- bzw. Entspannung noch intakter Bandstrukturen, das Ausmaß der Schubladenbewegung erscheint kleiner bzw. größer.

Bei der häufigen anteromedialen Instabilität findet sich eine deutliche vordere Schublade in 90° Flexion und Außenrotation des Fußes. Eine minimale Schublade ist dagegen in entgegengesetzter Rotationsstellung (Innenrotation) zu verzeichnen (vgl. Abb. 3-60). Der Untersucher sollte daher die Rotationsstellung des Unterschenkels beachten und sie in entsprechender Stellung fixieren. Eine maximale Innen- oder Außenrotation des Unterschenkels muß aber vermieden werden, da die hierdurch bedingte Verwringung noch intakter Bänder auch ein instabiles Knie noch stabilisieren kann.

Der Patient liegt entspannt auf dem Rücken, das Hüftgelenk ist 45°, das Kniegelenk 90° gebeugt. Mit dem Gesäß fixiert der Untersucher den Fuß des Patienten in der gewünschten Rotationsstellung (30° Innen-, Neutral- oder 30° Außenrotation). Bei jeder Schubladenprüfung wird auf die Entspannung der ischiokruralen Muskulatur geachtet (Palpation des Spannungszustandes der Sehnen) (Abb. 3-10).

Von Weatherwax [694] wurde ein modifiziertes Vorgehen beschrieben (Abb. 3-11). Eine gezielte Rotationseinstellung des Unterschenkels ist bei dieser Technik schwierig, die anteriore Tibiabewegung ist aber deutlich erkennbar. Aus der gleichen Position heraus kann ohne wesentliches Umgreifen auch der Noyes-Test (vgl. Abb. 3-29) und nach geringfügiger Änderung der Fingerstellung auch die mediale und laterale Aufklappbarkeit geprüft werden (s. Abb. 3-7).

Feagin [159] empfiehlt die Prüfung der 90° Schubladentests bei sitzendem Patienten (Abb. 3-12 a). Die Schwerkraft zieht den Unterschenkel nach unten und hilft damit, die Muskulatur zu entspannen. Der Untersucher sollte eine vorsichtige und milde vordere Schubladenbewegung auslösen. Dabei legt er seine Daumenspitzen ventral auf die Femurkondylen und die Daumenballen auf den Tibiakopf. Mit dieser Handstellung kann der Untersucher sowohl beim sitzenden als auch beim liegenden Patienten leichter registrieren, ob sich der Tibiakopf unter der einwirkenden Kraft wirklich nach anterior be-

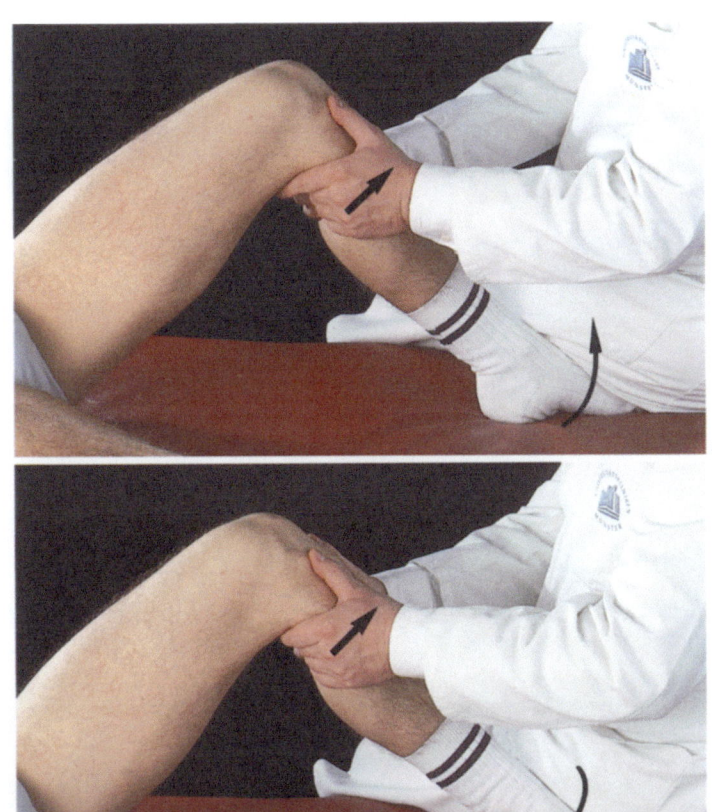

Abb. 3-10 a, b. Vorderer Schubladentest bei 90°
Flexion in Außen- (**a**), Neutral- und Innenrotation
(**b**) des Unterschenkels. Die Fußrotation wird mit
dem Gesäß fixiert. Die Zeigefinger prüfen den entspannten Zustand der ischiokruralen Sehnen auf
der Medialseite (Pes anserinus, M. semimembranosus) und Lateralseite (M. biceps femoris)

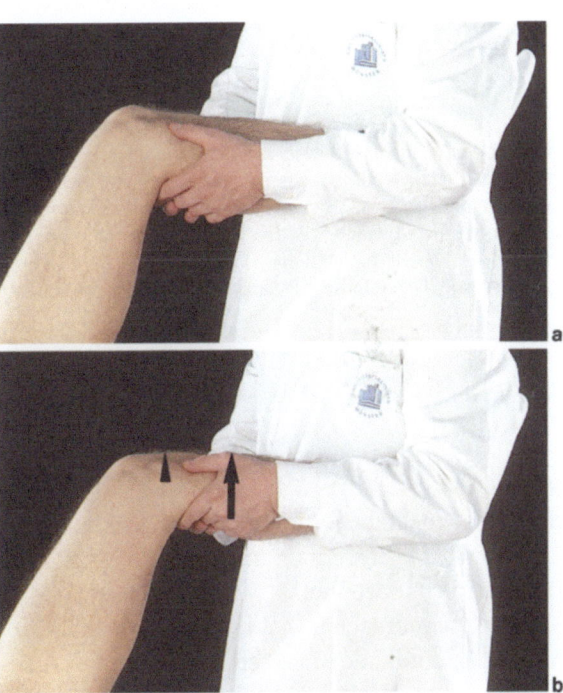

Abb. 3-11 a, b. Vorderer Schubladentest in 90° Flexion bei 90° gebeugtem Hüftgelenk (**a**). Bei einer chronischen Insuffizienz des vorderen Kreuzbandes ist die anteriore Tibiaverschiebung deutlich erkennbar (**b**)

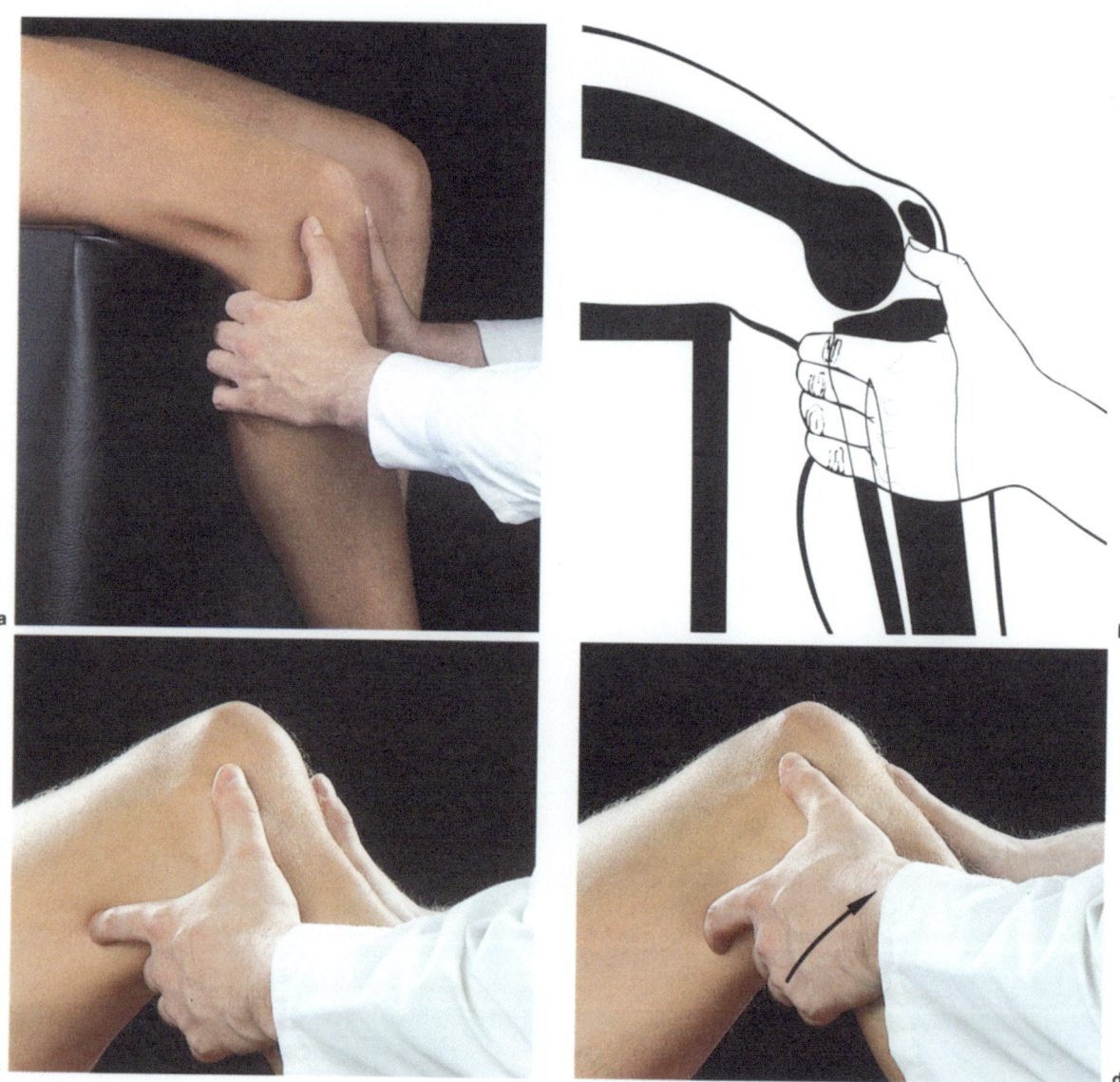

Abb. 3-12 a-d. Vorderer Schubladentest in 90° Flexion bei sitzendem Patienten (**a**). Der Untersucher setzt seine Daumenkuppen auf die Femurkondylen, seine Daumenballen auf den Tibiakopf (**b**). Mit den anderen Fingern umgreift er den Tibiakopf von medial und lateral und zieht ihn nach ventral (nach Feagin [159]). Die Ventralverschiebung und die rotatorische Reaktion können mit dieser Handhaltung differenziert beurteilt werden. Ausgangsstellung, Ansicht auf mediale Gelenkseite (**c**). Unter dem anterioren Streß wandert der Tibiakopf aus einer „spontanen hinteren Schublade" heraus nach ventral, gleichzeitig liegt eine Außenrotationsbewegung vor (mediales Tibiakompartiment wandert weiter nach anterior als das laterale Tibiakompartiment) (**d**)

wegt (Abb. 3-12 b-d). Mit dieser Handhaltung läßt sich zusätzlich die rotatorische Reaktion des Tibiakopfes (mediale und laterale anteriore Translation) beurteilen.

Einige Untersucher haben die Prüfung der vorderen Schublade in verschiedenen Rotationsstellungen verlassen, da durch die eingestellte und mit dem Gesäß fixierte Unterschenkelrotation (vgl. Abb. 3-10) die Tibia gehindert wird, möglichst weit nach anterior zu wandern [318]. Durch die eingestellte Rotation werden die intakten seitlichen Kapsel-Band-Systeme vorgespannt. Hierdurch stabilisieren sie aber wiederum das Kniegelenk während der Schubladenprüfung. Nach Freigabe der Rotation läßt sich eine größere anteriore Schubladenbewegung auslösen. Sowohl in sitzender Position (Abb. 3-12) als auch bei der Technik nach Weatherwax (Abb. 3-11) ist die uneingeschränkte Tibiarotation gewährleistet.

Beurteilung des vorderen Schubladentests

1. 90° Flexion, Innenrotation des Unterschenkels

I *(o)*: Tractus iliotibialis und hinteres Kreuzband intakt. Trotz Ruptur des vorderen Kreuzbandes und der medialen und dorsomedialen Kapsel-Band-Strukturen kommt es zu keiner positiven Schublade, da durch Innenrotation die dorsolateralen Bandstrukturen und der Tractus iliotibialis (iliotibiales Band), besonders aber das hintere Kreuzband angespannt werden und das Gelenk verriegeln.

II *(gering)*: Ruptur des vorderen Kreuzbandes, Verletzung des Arkuatumkomplexes und des iliotibialen Bandes, evtl. Läsion der medialen und dorsomedialen Strukturen.

III *(groß)*: vorderes und hinteres (!) Kreuzband, laterale und dorsolaterale Kapsel-Band-Strukturen, iliotibiales Band verletzt.

2. 90° Flexion, Neutralrotation des Unterschenkels

I *(o)*: mediale und laterale Kapsel-Band-Strukturen intakt; das vordere Kreuzband kann rupturiert sein.

II *(gering)*: Läsion der medialen und/oder lateralen Kapsel-Band-Strukturen. Ruptur des vorderen Kreuzbandes möglich, aber nicht obligat. Findet sich ein fester Anschlag, muß eine Ruptur des hinteren Kreuzbandes ausgeschlossen werden.

III *(groß)*: Ruptur des vorderen Kreuzbandes und Läsion der medialen und dorsomedialen und/oder lateralen und dorsolateralen Bandstrukturen. Ruptur des hinteren Kreuzbandes möglich.

3. 90° Flexion, Außenrotation des Unterschenkels

I *(o)*: mediale und dorsomediale Kapsel-Band-Strukturen intakt.

II *(gering)*: mediale und dorsomediale Bandstrukturen rupturiert.

III *(groß)*: Ruptur des vorderen Kreuzbandes, medialer und dorsomedialer Bandstrukturen.

3.3.2.1
Maximaler Schubladentest

Der maximale Schubladentest wird beim anästhesierten Patienten geprüft. Der Patient liegt in Rückenlage, das Knie ist 50–60° gebeugt und der Tibiakopf wird vom Unterarm des Untersuchers – die Hand faßt auf das kontralaterale Kniegelenk – maximal nach anterior subluxiert. Mit der freien Hand umfaßt der Untersucher gleichzeitig den Tibiakopf und palpiert, wie weit der mediale bzw. laterale Gelenkanteil nach anterior verschoben wird (Abb. 3-13) [319]. Der Unterschenkel wird bei diesem Test nicht fixiert, damit die Rotationsfähigkeit uneingeschränkt bleibt und somit eine möglichst große anteriore Tibiaverschiebung auslösbar ist.

3.3.3
Lachman-Test

Am 3. Mai 1875 legte Georges C. Noulis an der medizinischen Fakultät von Paris seine Doktorarbeit mit dem Thema „Entorse Du Genou" vor [518]. In dieser Arbeit schreibt Noulis:

„En effet, si l'on met le membre dans la flexion et qu'après avoir fixe la cuisse, on prenne solidement la jambe par la partie supèrieure, entre le pouce en avant et les autres doigts en arrière et qu'on cherche oa lui imprimer des mouvements d'avant en arrière, on s'aperçoit que les surfaces articulaires sont écartées l'une de l'autre et que le tibia peut se déplacer directement en avant et en arrière. Ces mouvements qu'on observe très-bien quand les deux ligaments croisés sont coupés, s'observent aussi en fléchissant oa peine la jambe quand le ligament croisé antérieur est

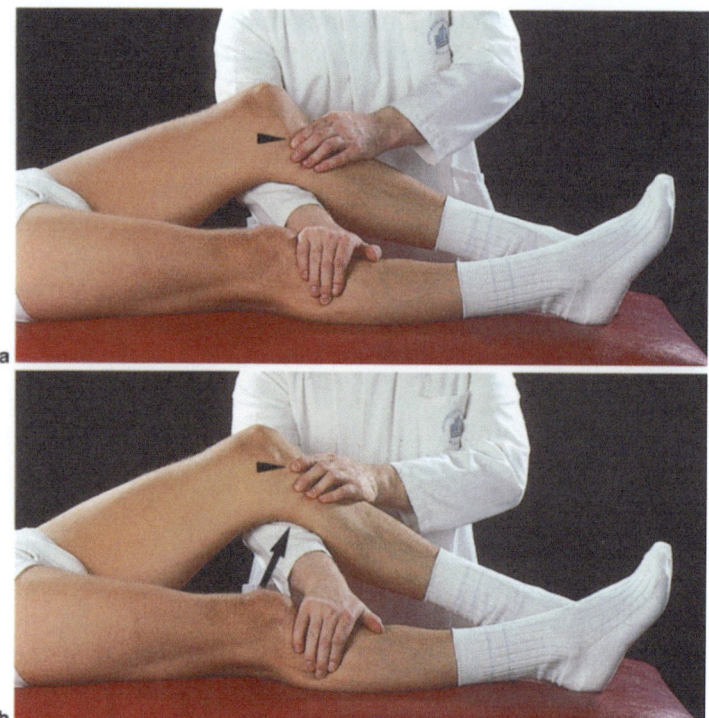

Abb. 3-13 a, b. Maximaler Schubladentest (maximum subluxation test nach Jakob [319]). Ausgangsstellung (**a**). Unter dem anterioren Streß zeigt sich eine deutliche anteriore Tibiaverschiebung mit gleichzeitiger Außenrotationstendenz (**b**)

seul coupé. Si au contraire c'est le seul ligament croisé postérieur qui est coupé, il faut pour observer ces mouvements placer la cuisse dans la flexion vers 110°."

Noulis schildert hier, wie man, wenn das Bein gebeugt ist, mit einer Hand den Oberschenkel fixieren kann und mit der anderen Hand den Unterschenkel, wobei der Daumen vorne, die Finger hinten liegen. Wenn man mit dieser Handstellung den Unterschenkel nach vorne und hinten bewegt, stellt man fest, daß sich die Tibia direkt nach vorne und hinten bewegen läßt. Noulis beobachtete eine große Tibiabewegung, als beide Kreuzbänder durchtrennt waren. War nur das vordere Kreuzband durchtrennt, ließ sich in ganz geringer Beugung eine Tibiabewegung nachweisen. War dagegen das hintere Kreuzband durchtrennt, mußte man, um eine ausgedehnte Tibiabewegung zu beobachten, das Kniegelenk auf ca. 110° beugen.

Noulis beschrieb damit nicht nur den Schubladentest in hohen Flexionsgraden und die korrekte Handhaltung, sondern *erstmals* auch die extensionsnahe Prüfung der Schublade zum

Nachweis einer Durchtrennung des vorderen Kreuzbandes. Somit könnte der Lachman-Test (s. unten) eigentlich „*Noulis-Test*" heißen. Auch das entgegengesetzte Verhalten von vorderem und hinterem Kreuzband wurde damit erstmals von Noulis beschrieben, da er bei der Durchtrennung des vorderen Kreuzbandes vor allem eine Tibiaverschiebung in extensionsnaher Stellung, bei der Durchtrennung des hinteren dagegen die Tibiaverschiebung besonders in hoher Flexion festgestellt hatte.

Die extensionsnahe Prüfung der vorderen Schublade wurde auch von Ritchey 1960 [552] beschrieben und wird seit der Publikation durch Torg et al. [661] als *Lachman-Test* oder als *Ritchey-Lachman-Test* [15] bezeichnet. Seit dieser Zeit sind zahlreiche Vorteile dieses Tests deutlich geworden [231, 234, 235, 285, 405, 430, 470, 471, 555, 558, 645, 683, 711, 713] (Tabelle 3-5).

Bei frischen Verletzungen mit Ruptur des vorderen Kreuzbandes ist die traditionelle vordere Schubladenprüfung in 90° Flexion nur selten positiv. Dagegen ist der Lachman-Test in den meisten Fällen schon bei der klinischen Untersuchung positiv (Tabelle 3-6). Unter Narkosebe-

Tabelle 3-5. Vorteile des Lachman-Tests

1. Hohe Spezifität für eine Ruptur des vorderen Kreuzbandes
2. Keine Beeinträchtigung durch Meniskushinterhorn
3. Keine Beeinträchtigung durch Hämarthros
4. Schmerzärmer, da Muskulatur entspannt
5. Keine Behinderung durch mediales Seitenband
6. Größere Schubladenwerte nicht nur bei isolierter Ruptur des vorderern Kreuzbandes
7. Untersuchung in funktioneller Beugestellung
8. Untersuchung auch bei knienahen Frakturen möglich

Tabelle 3-6. Vergleich von *positivem* Lachman-Test (LMT), vorderem Schubladentest (VSL) und Pivot-shift-Test (PS) bei Ruptur des vorderen Kreuzbandes; *oN* Untersuchung ohne Narkose, *mN* Untersuchung mit Narkose, *N* Anzahl verletzter Kniegelenke

Autor	Jahr	N	Positiver Ausfall (%)						Art
			LMT		VSL		PS		
			oN	mN	oN	mN	oN	mN	
Torg	1976	93	95		40		0		[1]
		43	100		79		28		[2]
Dehaven	1980	35	80	100	9	52	9	63	Akut[3]
Jonsson	1982	45	87	98	33	98			Akut
		62	97	98	95	98			Chronisch
Zelko	1982	34	94	100	50	71			
Donaldson	1985	101	99	100	70	90	35	98	Akut[4]
		37	98	100	54	81	27	100	Akut[5]
Skoff	1985	35	80	100	9	52	9	63	Akut[3]
Wirth	1985	246	92		26		11		Akut
		216	97	100	27	56	13	68	Akut[3]
Katz	1986	9	78		22		89		Akut
		13	85		54		85		Chronisch
Sandberg	1986	92	43	89	40	74	4	86	Akut[5]
		32	59	88	34	91	9	81	Akut[6]

[1] Zusätzliche Verletzung des Innenmeniskus, mediale Aufklappbarkeit.
[2] Wie 1, aber keine mediale Aufklappbarkeit.
[3] Nachgewiesene komplette Ruptur.
[4] Partielle Ruptur.
[5] Isolierte Ruptur.
[6] Zusätzliche Verletzung des medialen Seitenbandes.

Tabelle 3-7. Vergleich von *negativem* Lachman-Test (LMT), vorderem Schubladentest (VSL) und Pivot-shift-Test (PS) bei Ruptur des vorderen Kreuzbandes; *oN* Untersuchung ohne Narkose, *mN* Untersuchung mit Narkose, *N* Anzahl verletzter Kniegelenke

Autor	Jahr	N	Negativer Ausfall (%)					
			LMT		VSL		PS	
			oN	mN	oN	mN	oN	mN
Torg	1976	93	5		45			
		43	0		9		70	
Dehaven[1]	1980	35	20	0	73	48	14	37
Jonsson	1982	45	13	2	67	2		
		62	3	2	5	2		
Zelko[2]	1982	34	6	0	50	29		
Donaldson	1985	101	1	0	30	10	65	2
		37	2	0	46	19	73	0
Skoff[3]	1985	35	20	0	73	48	14	37
Wirth	1985	246	2		33	11		
		216	0	0	28	39	7	27
Katz	1986	9	22		78		11	
		13	15		46		15	
Sandberg	1986	92	57	11	60	26	96	14
		32	41	12	66	9	91	19

[1] PS oN in 68% nicht prüfbar.
[2] VSL in 32% oN und 50% mN unsicher.
[3] PS oN in 69% nicht prüfbar.

Die Prüfung der dynamischen Subluxationsphänomene (z. B. Pivot-shift-Test) weist bei frischen Verletzungen mit Ruptur des vorderern Kreuzbandes eine ähnlich schlechte diagnostische Sensitivität wie die vordere Schubladenprüfung in 90° Flexion auf [603, 713] (Tabelle 3-7).

Der Lachman-Test ist der wichtigste Test der frischen Knieverletzung.

Ein bedeutender Vorteil des Lachman-Tests ist die Prüfung in der funktionellen Knieposition von 30° Flexion. Gerade in dieser Stellung ist die Stabilisierungsfunktion durch das vordere Kreuzband bei Richtungswechseln und Abbremsvorgängen essentiell [12, 404]. In diesen extensionsnahen Gelenkstellungen wirkt sich eine Insuffizienz des vorderen Kreuzbandes durch die häufigen lateralen Subluxationserscheinungen der proximalen Tibia (Pivoting) daher besonders auffällig aus. In den weniger funktionellen Kniepositionen von 90° Flexion

dingungen erreicht man mit dem Lachman-Test noch einen geringfügig höheren Anteil. Lediglich die Ergebnisse von Sandberg [564] sind abweichend. Trotz rupturiertem vorderem Kreuzband konnte er bei 57 bzw. 41% seiner Patienten keinen positiven Lachman-Test bei der klinischen Untersuchung nachweisen (Tabelle 3-7).

und mehr (z. B. beim Sitzen) benötigt man dagegen keine ausgeprägte Stabilisierung, so daß die Schubladenprüfung in diesen Flexionsgraden in funktioneller Hinsicht von sehr eingeschränkter Wertigkeit ist. Daher sollte den Prüfungen in funktioneller (= extensionsnaher) Knieposition (Lachman-Test, Pivot-shift-Test) sowohl bei den präoperativen als auch bei den postoperativen Untersuchungen ein höherer Stellenwert eingeräumt werden. Entscheidend für den Operationserfolg ist v. a. die extensionsnahe Stabilisierung, die sich beim Patienten im Verschwinden der extensionsnahen Subluxationsphänomene (Pivoting) äußert [713].

Die klinische Prüfung des Lachman-Tests bietet für den Untersucher jedoch auch einige Probleme (Tabelle 3-8).

Beim „klassischen" Lachman-Test liegt der Patient in Rückenlage. Der Untersucher umfaßt mit einer Hand den Oberschenkel, mit der anderen den Unterschenkel und zieht den Tibiakopf nach ventral (Abb. 3-14) [232, 470, 712, 713].

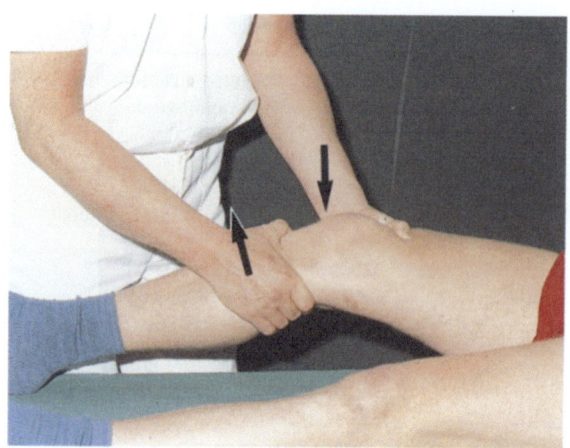

Abb. 3-14. Prüfung des Lachman-Tests

Tabelle 3-8. Probleme bei der Prüfung des Lachman-Tests

1. Vordere Schublade in 90° Flexion leichter erkennbar
2. Verwechslungsmöglichkeit zwischen vorderer und hinterer Schublade größer als in 90° Flexion
3. Gleichzeitige Fixierung von Ober- und Unterschenkel bei adipösen oder sehr kräftigen Patienten bzw. kleinen Händen des Untersuchers
4. Keine Kontrolle der aufgewendeten Kraft

Hackenbruch [234] empfiehlt, den Lachman-Test ähnlich wie die vordere Schublade zu prüfen (Abb. 3-15). Hierbei ist jedoch eine Änderung des Flexionswinkels möglich. Zudem ist es schwieriger, die Anschlaghärte zu beurteilen.

Um die Ventralverschiebung des Tibiakopfes genauer registrieren zu können, empfiehlt Müller (nach [234]), den Lachman-Test so zu prüfen, daß die anteriore Bewegung des Tibiakopfes vom Untersucher beobachtet werden kann. Der Untersucher kniet daher neben dem Patienten, so daß sich seine Augen in Höhe der Tuberositas tibiae befinden. Mit einer Hand umfaßt er den Oberschenkel von lateral, mit der anderen den Tibiakopf und löst die vordere Schublade aus (Abb. 3-16). Eine anteriore Verschiebung des Ti-

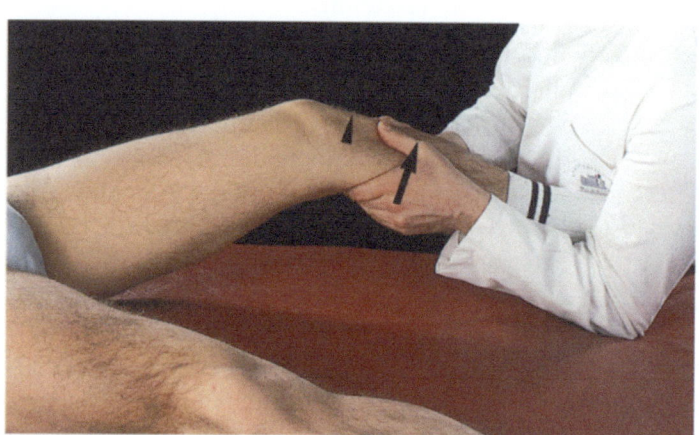

Abb. 3-15. Prüfung des Lachman-Tests modifiziert nach Hackenbruch [234]

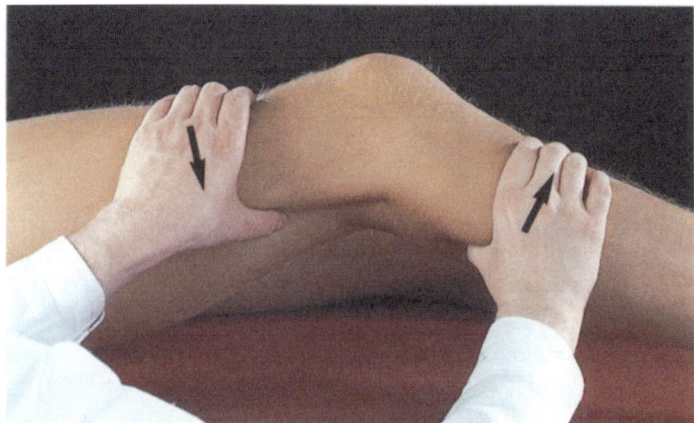

Abb. 3-16. Prüfung des Lachman-Tests nach Müller. Der Untersucher beobachtet, ob unter dem anterioren Streß eine anteriore Verschiebung des Tibiakopfes zu registrieren ist

biakopfes ist dann genau zu registrieren. Untersucher mit kleinen Händen haben bei dieser Technik Probleme, gleichzeitig den Ober- und Unterschenkel zu fassen.

3.3.3.1
Prone Lachman-Test

Feagin [159] prüft den Lachman-Test in Bauchlage des Patienten (prone Lachman-Test) (Abb. 3-17). Bei diesem Vorgehen entfallen die Fixationsprobleme für den Oberschenkel. Der Patient ist zwar entspannt, für den Untersucher ist es aber nicht immer einfach, den Charakter des Endpunktes (weich oder hart) zu beurteilen (Abb. 3-18).

3.3.3.2
Stabiler Lachman-Test

Die allgemein praktizierte Vorgehensweise (Abb. 3-14) und die Technik von Müller (Abb. 3-16) bereiten nicht nur den „kleinhändigen" Untersuchern Schwierigkeiten. Bei adipösen oder sehr muskelkräftigen Patienten wird die gleichzeitige Fixierung von Ober- und Unterschenkel schwierig [159]. Als einfaches Hilfsmittel bietet sich der eigene Oberschenkel an, der als Kniebank für das zu untersuchende Knie dient. Gegen diese stabile Unterlage wird der Oberschenkel des Patienten mit einer Hand fixiert. Mit der anderen übt der Untersucher den anterioren Schubladenstreß aus (Abb. 3-19).

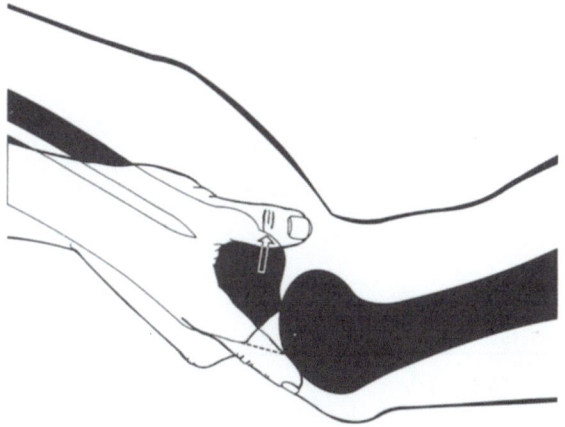

Abb. 3-17. Prone Lachman-Test nach Feagin [159]

Selbst sehr adipöse oder muskelkräftige Patienten sind mit dieser Technik sicher zu untersuchen. Der Charakter des Endpunktes (fester Endpunkt oder weicher Endpunkt) ist leicht zu beurteilen.

Bei der Auslösung des Lachman-Tests ist besonders die Stellung der Hand, die am Unterschenkel angelegt wird, zu beachten. Die Hand sollte keinesfalls von vorne auf den Unterschenkel fassen, um ihn dann mit einem „Krallengriff" nach anterior zu ziehen. Dies ist für den Patienten unangenehm und führt zur Abwehrspannung der Muskulatur. Auch von dorsal sollte man mit der Hand nicht in die Unterschenkelmuskulatur greifen, da hierdurch ebenfalls die Muskelspannung erhöht wird. Anzustreben ist

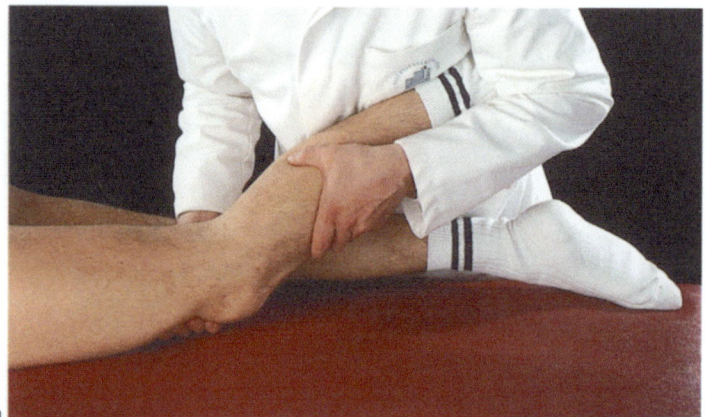

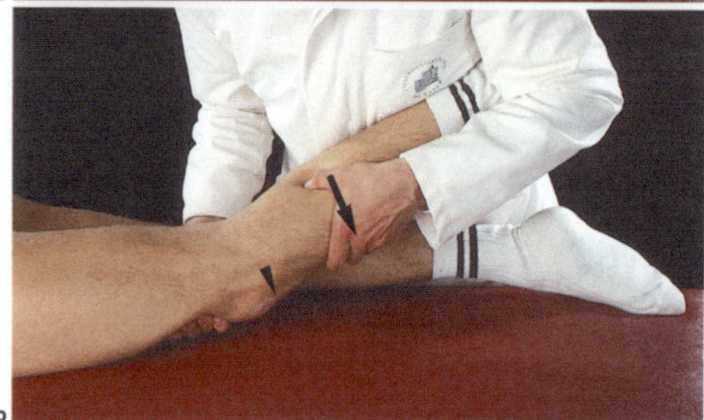

Abb. 3-18 a, b. Prone Lachman-Test modifiziert nach Feagin. Ausgangsposition (**a**). Anteriore Tibiaverschiebung bei Ruptur des vorderen Kreuzbandes (**b**)

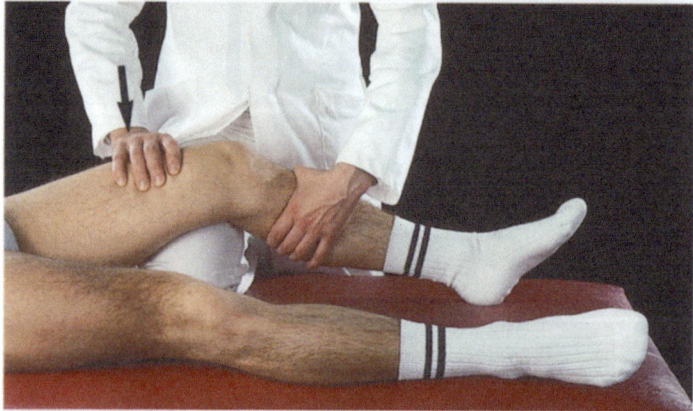

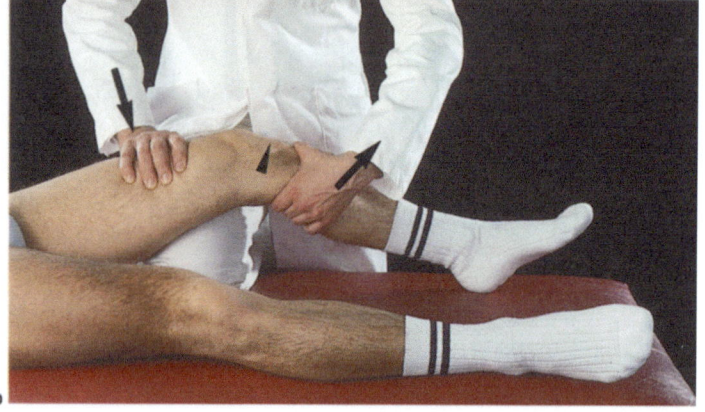

Abb. 3-19 a, b. Stabiler Lachman-Test. Fixierung des Oberschenkels mit einer Hand (**a**) gegen den Oberschenkel des Untersuchers. Damit wird eine für jede Untersuchung konstante, vom Patienten nicht veränderbare Flexion erzielt. Bei Insuffizienz des vorderen Kreuzbandes ist der Tibiakopf deutlich nach anterior zu verschieben (**b**)

eine lockere Handhaltung, wobei die Langfinger gegen die Handfläche um ca. 45° in den Fingergrundgelenken gebeugt werden. Auf diese Weise erzielt man eine relativ ebene Fläche auf der Medial- und Dorsalseite des Unterschenkels. Der Daumen liegt dabei auf der anteromedialen Seite des Tibiakopfes (s. Abb. 3-19 b).

Wie bei den anderen Tests, so beurteilt der Untersucher auch beim positiven Lachman-Test die Anschlaghärte:

Fester Anschlag und Hämarthros:
    Verdacht auf frische Teilruptur.
Fester Anschlag und kein Hämarthros:
    Verdacht auf alte Teilruptur oder Elongation. Hyperlaxizität. Das vordere Kreuzband hat sich nach Ruptur auf das linke Kreuzband aufgelegt oder ist narbig am lateralen Femurkondylus angewachsen.
Weicher Anschlag und Hämarthros:
    komplette Ruptur.
Weicher Anschlag und kein Hämarthros:
    alte komplette Ruptur, frischer komplexer Bandschaden (trockenes Gelenk).

Beim festen Anschlag gilt es, eine Läsion des hinteren Kreuzbandes durch Prüfung der spontanen hinteren Schublade und der aktiven Tests (s. Abschn. 3.9.3) auszuschließen.

Ist der Lachman-Test positiv mit weichem Anschlag, wird von einer Ruptur bzw. Insuffizienz des vorderen Kreuzbandes ausgegangen.

Bestehen nach der sorgfältigen Untersuchung, inklusive der Prüfung der aktiven Laxizitätstests (vgl. Abschn. 3.9), Zweifel, ob der Lachman-Test positiv ist oder nicht, bzw. ein weicher oder fester Anschlag vorliegt, wird die Stabilitätsprüfung nach einigen Tagen wiederholt.

Die von einigen Autoren angegebene Prüfung des Lachman-Tests in Innen-, Neutral- und Außenrotation [409] ist bei der klinischen Untersuchung nur bei „kleinen" Kniegelenken und gleichzeitig „großen" Untersucherhänden befriedigend zu verwirklichen. Beim aktiven Lachman-Test kann dagegen der Fuß vom Untersucher in der gewünschten Rotation gehalten werden (vgl. Abb. 3-46).

3.3.3.3
Modifizierter stabiler Lachman-Test

Nach konservativ behandelten Kreuzbandrupturen wächst das abgerissene vordere Kreuzband nicht selten am hinteren Kreuzband an. Nach frischen Verletzungen kann das vordere Kreuzband aber auch wieder mit dem lateralen Femurkondylus in Kontakt geraten und auch anwachsen, jedoch in diesem Fall nicht im originären Ursprungsbereich (s. Abb. 11-53).

Dies führt dazu, daß beim Lachman-Test unterschiedliche Ergebnisse erzielt werden: Zunächst findet sich ein weicher Anschlag, in leicht veränderter Beugestellung kann dagegen ein fester oder „fast fester" Anschlag zu verzeichnen sein. Patienten mit Auflagerung des vorderen Kreuzbandes auf das hintere, oder mit einer Narbenbildung zum lateralen Femurkondylus geben oft nur bei spezifischen Bewegungen, z. B. beim Sport, ein Unsicherheitsgefühl oder ein „Sich nicht verlassen können" an. Im alltäglichen Leben bei kontrollierten Bewegungen verfügen sie über ein hinreichend „stabiles" Kniegelenk. Aus diesen Gründen sollte der Lachman-Test auch in modifizierter Form geprüft werden.

Der *modifizierte Lachman-Test* wird in gleicher Weise wie der stabile Lachman-Test vorgenommen (Abb. 3-19). Der Oberschenkel des Untersuchers wird lediglich einmal etwas weiter proximal, dann etwas weiter distal auf die Untersuchungsliege unter den Oberschenkel des Patienten aufgelegt, so daß unterschiedliche Beugegrade resultieren. Damit ist eine differenzierte Prüfung des Lachman-Tests möglich. Nicht selten findet man in einer bestimmten Beugestellung einen relativ festen Anschlag, so daß dieses schon fast als intaktes vorderes Kreuzband, trotz des vom Patienten geklagten Unsicherheitsgefühls, interpretiert werden kann. Wird die Beugung nur minimal verändert, zeigt sich der typisch fehlende Anschlag als Ausdruck einer Läsion des vorderen Kreuzbandes. Dies ist dadurch zu erklären, daß das vordere Kreuzband an extraanatomischer Stelle fixiert ist und somit keinen isometrischen Verlauf mehr aufweist. In einer bestimmten Flexionsstellung ist es daher angespannt, bei etwas veränderter Flexion entspannt (fehlender Anschlag). Somit kann, was zunächst verblüffend erscheint, auch trotz eines (fast) festen Anschlages beim Lachman-Test eine Insuffizienz des vorderen Kreuzbandes vorliegen.

Während sportlicher Aktivitäten tritt aber bei diesen Patienten nicht selten das typische Unsicherheitsgefühl auf. Erklärbar ist dieses Phänomen aber trotzdem: Im proximalen Kreuzbandanteil hat sich eine Narbe gebildet, die sich bei Prüfung des Lachman-Tests auch anspannt. Diese Narbe sowie die Anteile des möglicherweise noch teilweise erhaltenen und ebenfalls vernarbten Synovialschlauches können das Kniegelenk bei „normaler Aktivität" noch hinreichend stabilisieren. Treten aber größere Kräfte, wie etwa bei sportlicher Aktivität, auf, ist diese Stabilisierungsfunktion nicht ausreichend. Der Sportler verspürt das charakteristische Unsicherheitsgefühl. In diesen Fällen ist eine Rekonstruktion des vorderen Kreuzbandes besonders differenziert abzuwägen und detailliert mit dem Patienten zu besprechen. Hochleistungs- und Berufssportler drängen aber bei dieser Symptomatik auf die Rekonstruktion, da eine Reduzierung der sportlichen Aktivitäten mit einem Verlust des Berufs gleichzusetzen ist.

3.3.3.4
Grading Lachman-Test

Entsprechend dem vorderen Schubladentest in 90° Flexion kann auch die Ausprägung des Lachman-Tests erfaßt werden. Nach Gurtler, Stine u. Torg [232] können beim Lachman-Test die Grade I–IV differenziert werden:

I. Grad. Palpierbare Subluxation
Positiver Lachman-Test. Der Untersucher fühlt den weichen Anschlag am Ende der anterioren Tibiaverschiebung.

II. Grad. Sichtbare Subluxation
Der Untersucher fühlt nicht nur den weichen Anschlag, sondern kann auch die anteriore Tibiaverschiebung sehen. Hierzu sollte sich der Untersucher mit seinen Augen in Höhe der Tuberositas tibiae befinden (vgl. Abb. 3-16) oder einen Kollegen bitten, den Lachman-Test auszulösen.

III. Grad. Passive Subluxation
In Rückenlage des Patienten wird die proximale Tibia passiv nach anterior subluxiert, indem ein Holzblock oder der Unterarm des Untersuchers knapp distal des Gelenkspaltes dorsal plaziert wird. Der Patella-Tuberositas-Übergang verliert seine typische Konturierung. Diese anteriore Subluxation der Tibia kann durch Unterlegen eines weiteren Blockes oder des anderen Armes unter den distalen Femuranteil wieder reduziert werden.

IV. Grad. Aktive Subluxation
Die anteriore Subluxation der Tibia kann vom Patienten durch Muskelkontraktion entweder im Stehen oder im Sitzen bei gebeugtem Knie willkürlich ausgelöst werden.

Gurtler et al. [232] ermittelten mit Hilfe des KT-1000 (s. Kap. 9.7.5.1) folgende Durchschnittswerte der anterioren Translation beim Lachman-Test:

Grad I   : 5 mm (3–6 mm)
Grad II   : 8 mm (5–9 mm)
Grad III : 13 mm (9–16 mm)
Grad IV   : 18 mm (13–20 mm)

3.3.3.5
Falsch-negativer Ausfall des Lachman-Tests

Der Lachman-Test ist i. allg. sehr unempfindlich gegen intraartikuläre Veränderungen. Dennoch kann er trotz Vorliegens einer Ruptur des vorderen Kreuzbandes nicht eindeutig zu interpretieren sein. Bei der Untersuchung läßt sich der Tibiakopf zwar mehr oder weniger weit nach anterior ziehen, die Charakteristik des Anschlages ist aber nicht sicher als fest, aber auch nicht sicher als weich (fehlender Anschlag) zu klassifizieren. Als Ursachen kommen in Betracht:

1. Meniskuskorbhenkelläsion
Liegt ein luxierter Korbhenkel, sei es vom Außen- oder Innenmeniskus, vor, kann der Lachman-Test nicht sicher positiv ausgelöst werden. Der Anschlag ist jedoch nicht typisch fest, sondern eher „schwammig". Hinweisend ist ein leichtes Streckdefizit.

2. Freier Gelenkkörper im Bereich der Fossa intercondylaris

Dieser ist radiologisch meist auszuschließen. Große Gelenkkörper, die sich im Bereich der Fossa verklemmen, können jedoch trotz Insuffizienz des vorderen Kreuzbandes einen festen Anschlag vortäuschen.

3. Osteophytäre Ausziehung der Eminentia

Bei chronischen Kreuzbandläsionen findet sich nicht selten eine Ausziehung der Eminentia intercondylaris. Beim Lachman-Test kann diese ausgezogene Eminentia dann gegen den medialen und/oder lateralen Femurkondylus schlagen und damit zu einem Anschlagphänomen führen. Wird die Beugung etwas verändert, ist der Test dann in der Regel positiv, d. h. es ist kein Anschlag mehr nachzuweisen.

4. Ausgeprägte arthrotische Veränderungen bei chronischer Insuffizienz des vorderen Kreuzbandes

Durch die arthrotischen Gelenkveränderungen versucht sich das Gelenk, bei einer Ruptur des vorderen Kreuzbandes selbst wieder zu stabilisieren. Die entstehenden Osteophyten am dorsalen Tibiaplateau (s. Abb. 3-66), am medialen und lateralen Femurkondylus in Richtung der Notch, sowie die Ausziehung der Eminentia (s. oben) können einen knöchernen Kontakt provozieren, der vom Untersucher als „Anschlag" interpretiert wird. Auf den Röntgenaufnahmen sollte man daher immer auf instabilitätstypische arthrotische Veränderungen achten.

5. Sehr ausgeprägte anteriore Tibiaverschiebung bei einer Kapsel-Band-Läsion mit Beteiligung des vorderen Kreuzbandes

Eine Fehlinterpretation des Lachman-Tests ist dann möglich, wenn der Unterschenkel nach vorne gezogen wird und plötzlich ein Anschlagphänomen zu verzeichnen ist. Dabei kann es vorkommen, daß der hintere Teil des medialen Tibiaplateaus gegen den Femurkondylus schlägt und damit ein „knöchernes Anschlagen" provoziert, das der Untersucher dann für den Anschlag des elongierten, aber intakten Kreuzbandes hält. Dieses Phänomen findet sich insbesondere dann, wenn das Kniegelenk in 30–40° Flexion untersucht wird. In den extensionsnahen Stellungen (ca. 10°) ist das knöcherne Anschlagphänomen nicht mehr zu verzeichnen.

In Zweifelsfällen gibt die gehaltene Röntgenaufnahme in extensionsnaher Gelenkstellung (gehaltener Lachman-Test, s. Kap. 6.11) oder die apparative Untersuchung mit dem KT-1000 (s. Kap. 9.7.5.1) genauere Auskunft über das wirkliche Ausmaß der anterioren Tibiaverschiebung (s. Abb. 3-63 bis 3-66).

3.3.4 Finochietto-Zeichen (Signo del salto)

Unter den Schubladentests nimmt das von Finochietto [169, 170] beschriebene Zeichen „Signo del salto" eine Sonderstellung ein, da es sowohl auf eine Insuffizienz des vorderen Kreuzbandes, als auch auf eine Meniskusläsion hinweist.

Wegen der durch die Insuffizienz des vorderen Kreuzbandes bedingten Entgleisung des Roll-Gleit-Mechanismus wird das Innenmeniskushinterhorn geschädigt oder dessen kapsuläre Aufhängung gelockert. Die vordere Schubladenprüfung in 90° Kniebeugung führt zur anterioren Bewegung der Tibia einschließlich dem Innenmeniskushinterhorn. Auf dieses steigt der Femurkondylus hinauf. Bei positivem Finochietto-Test ist dann ein Knacken zu hören und/oder ein Springen zu tasten (saltare = springen). Wird der Unterschenkel anschließend nach dorsal gedrückt, gleitet der Femurkondylus wieder vom Innenmeniskushinterhorn hinunter. Manchmal ist nach einem positiven Finochietto-Zeichen die Reposition des luxierten Meniskus erforderlich. In diesem Falle besteht der Verdacht auf eine komplette hintere Ablösung des Innenmeniskus oder auf eine hintere Längs- bzw. Korbhenkelruptur (Abb. 3-20).

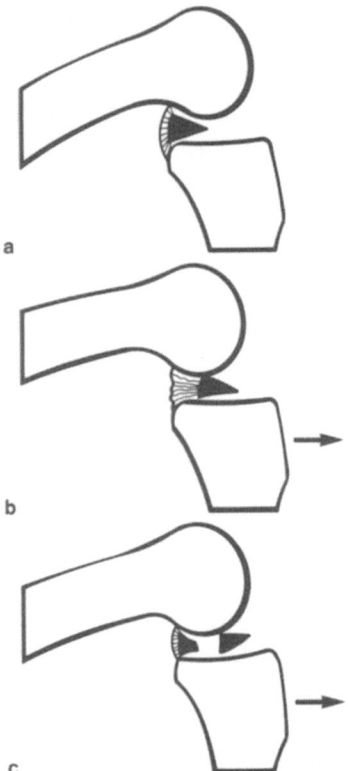

Abb. 3-20 a-c. Zeichen nach Finochietto. Aus der Ausgangsposition (**a**) steigt der Femurkondylus unter vorderem Schubladenstreß bei gleichzeitiger Ruptur des vorderen Kreuzbandes auf das Innenmeniskushinterhorn, wenn die ligamentäre Aufhängung gelockert ist (**b**). Bei dorsalen Meniskusläsionen kann der Femurkondylus zwischen Basisrest und freien Meniskusanteil geraten (**c**) und bei dem Patienten eine schmerzhafte Einklemmungserscheinung hervorrufen

3.3.5
Fibulaköpfchenzeichen

Bei Patienten mit einer chronischen Insuffizienz des vorderen Kreuzbandes beobachtete Al-Duri [6c] ein prominentes Fibulaköpfchen, das am besten bei einer passiven Hyperextension zu erkennen ist. Bei positivem Ausfall kann das Fibulaköpfchen als prominente knöcherne Struktur subkutan in der posterolateralen Gelenkecke deutlicher als normal getastet werden. Dieses „Fibulaköpfchenzeichen" war bei isolierten Verletzungen des hinteren Kreuzbandes oder einer Kombination von vorderer und hinterer Kreuzbandverletzung nicht nachzuweisen. Pathome-

chanisch wird dieses Zeichen aus der gestörten Schlußrotation bei gleichzeitig gedehnten anterolateralen und lateralen Kapsel-Band-Strukturen erklärt. Ein falsch-positiver Ausfall kann bei inkompletter Ruptur des vorderen Kreuzbandes oder bei sehr starker Außenrotation des Knies zu verzeichnen sein [6c].

3.4
Dynamische anteriore Subluxationstests (anteriore Pivot-shift-Tests)

Bereits 1919 beschrieb Hey Groves [281] die charakteristische Symptomatik einer Ruptur des vorderen Kreuzbandes (Abb. 3-21): „In active exercise, when the foot is put forward and the weight of the body pressed on the leg, then the tibia slips forwards. Sometimes this forward slipping of the tibia occurs abruptly with a jerk; often it is under the patient's control."

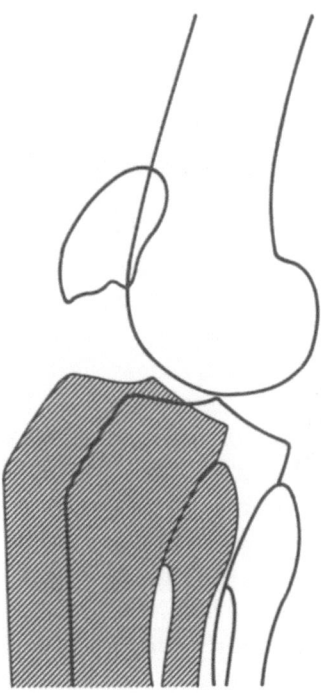

Abb. 3-21. Extensionsnahe Subluxation der Tibia bei vorderer Kreuzbandinsuffizienz. (Nach Hey Groves [281])

Auch das typische Unsicherheitsgefühl während des Gehens bei Insuffizienz des vorderen Kreuzbandes, besonders wenn der Patient aus Eile plötzlich abbremst oder die Kontrolle über sein Knie vergißt und dabei im schlimmsten Fall sogar stürzt, wurde von Hey Groves beobachtet [281]. Die im folgenden beschriebenen Subluxationsphänomene sind zumindest in wesentlichen Bestandteilen schon von Hey Groves erkannt und mitgeteilt worden und demnach keine „neuzeitlichen Entdeckungen".

Die extensionsnahe anteriore Subluxation des lateralen Tibiaanteils bei insuffizientem oder rupturiertem vorderen Kreuzband wurde nicht, wie vielfach angegeben, zuerst von Galway u. McIntosh [196], sondern bereits 1967 von Lemaire [386] als eigenständiger Test beschrieben. Dieser wird im folgenden als Lemaire-Test bezeichnet.

Bei zahlreichen dynamischen ventralen Subluxationstests wird auf das Kniegelenk ein Valgusstreß bei Innenrotation des Unterschenkels ausgeübt. Der positive Ausfall ist pathognomonisch für die Insuffizienz des vorderen Kreuzbandes [235, 255, 315, 317, 386, 408, 466]. Extensionsnah subluxiert das laterale Tibiaplateau nach ventral (Luxationsphase). Die zunehmende

Flexion (bis ca. 30°) und der Valgusstreß führen zur Kippung der dorsalen Tibiakante, zum Spannungsanstieg des Tractus iliotibialis und zum Anstemmen der Tibiahinterkante an den lateralen Femurkondylus (Spannnungsphase). Mit weiterer Flexion verschiebt sich dieser Anstemmpunkt. Die Zugrichtung des Tractus iliotibialis wird flacher und führt zur plötzlichen, meist ruckartig spürbaren Reposition des vorher nach ventral subluxierten lateralen Tibiaanteils (Repositionsphase) [315] (Abb. 3-22). Neben dem Tractus iliotibialis haben auch die konvexe Form des lateralen Tibiaplateaus, der M. biceps femoris und der M. popliteus Anteil am Zustandekommen der dynamischen ventralen Subluxation [234, 378 b, 406, 470, 523].

Bei positivem dynamischen Subluxationstest darf nicht automatisch, wie vielfach in der Literatur angegeben, von einer anterolateralen Instabilität [195, 404, 442, 607] ausgegangen werden. Ein positiver Ausfall ist an die Intaktheit des Tractus iliotibialis gebunden, dieser ist aber bei der kompletten anterolateralen Instabilität oft mitverletzt. Der Pivot-shift-Test fällt demnach bei der kompletten anterolateralen Instabilität manchmal sogar negativ aus, ist aber z.B. bei Ruptur des vorderen Kreuzbandes und me-

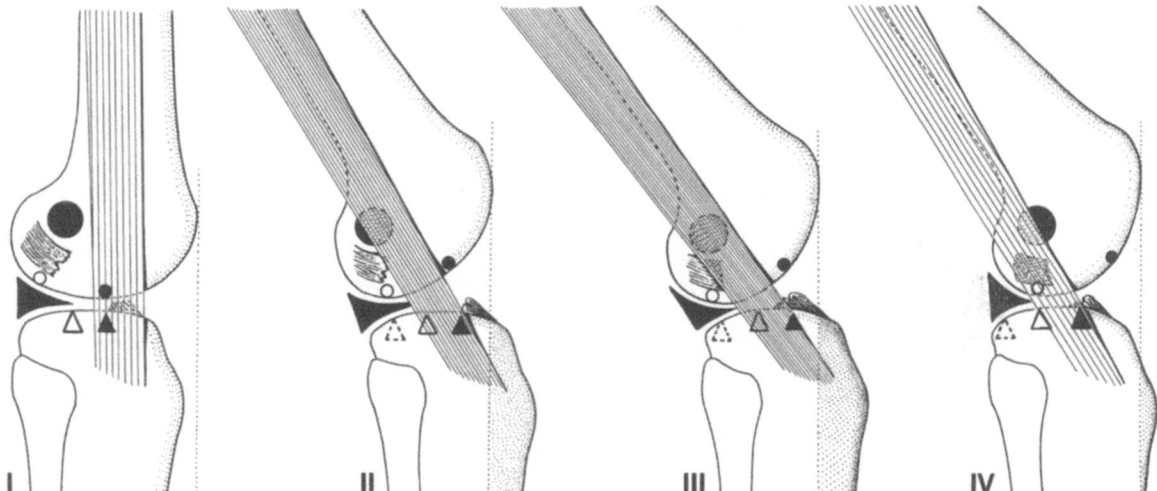

Abb. 3-22. Mechanik des Pivot-shift-Phänomens. *Phase I:* Ausgangsstellung; *Phase II:* anteriore Subluxation der Tibia, der Tractus iliotibialis verläuft noch ventral der Flexionsachse; *Phase III:* maximale anteriore Subluxation *(gepunktete Fläche),* der Tractus iliotibialis weist die größte Spannung auf und liegt genau über der Fle-xionsachse; *Phase IV:* der Tractus iliotibialis schnappt mit zunehmender Flexion über den lateralen Femurkondylus nach dorsal und liegt damit dorsal der Flexionsachse; der Tibiakopf wird nach dorsal gezogen (●) = Flexionsachse) (reponierte Stellung). (Aus [470])

dialen Bandes (anteromediale Instabilität) meist deutlich positiv [133, 234, 408, 681].

Trotz Insuffizienz des vorderen Kreuzbandes ist ein Pivot-shift-Phänomen nicht auslösbar, wenn der Tractus iliotibialis komplett rupturiert ist. Beim Pivot-shift-Test ist dann nur die extensionsnahe Subluxation erkennbar. Das typische Repositionsmanöver ist nicht nachzuweisen. Eine Korbhenkelläsion des medialen oder lateralen Meniskus, aber auch ausgeprägte degenerative Veränderungen im lateralen Gelenkkompartment können die Subluxation, aber auch die Reposition bei den Pivot-shift-Tests behindern.

Beidseits positive Pivot-shift-Tests sind bei Jugendlichen mit einer Hyperlaxizität bekannt [138]. Im eigenen Patientengut finden sich 2 junge Patientinnen mit beidseits positiven Pivot-shift-Tests, bei gleichzeitig positivem Lachman-Test mit festem Anschlag. Beide Patientinnen wiesen eine konstitutionelle Hyperlaxizität (leichtes Genu recurvatum beidseits, Überstreckbarkeit der Fingergelenke und des Ellenbogens) auf und kamen wegen Schmerzen im vorderen Kniebereich (femoropatellares Schmerzsyndrom) zur Untersuchung.

Falsch-positive Pivot-shift-Tests wurden bei einem zerstörten lateralen Meniskus oder einem lateralen Scheibenmeniskus beschrieben [138, 480]. Bei der präoperativen Untersuchung im Operationssaal, bei schon angelegter und gefüllter Blutsperrenmanschette (Fixation des Tractus iliotibialis), kann der Test dagegen falsch-negativ ausfallen. Ein luxierter Meniskus, ein freier Gelenkkörper oder eine Störung der femoropatellaren Gelenkmechanik können ein ventrales dynamisches Subluxationsphänomen vortäuschen und die Differenzierung erschweren [234].

Eine zu häufige und zu kräftige Auslösung der Subluxationsphänomene kann zu Knorpelläsionen führen, evtl. kann sogar eine Teilruptur des vorderen Kreuzbandes in eine komplette Ruptur überführt werden [469].

Durch die subluxierenden Kräfte bei Prüfung der Pivot-shift-Tests beim frisch verletzten Kniegelenk wird der häufig mitverletzte mediale Kapsel-Band-Apparat so gedehnt, daß die entstehenden starken Schmerzen zur reflektorischen Muskelanspannung und damit zum falsch-negativen Testergebnis führen [406]. Bei

der Untersuchung in Narkose fällt der Test dagegen meist positiv aus [133, 349, 386, 408, 603, 713] (vgl. Tabellen 3-6 und 3-7).

Selbst bei chronischen Bandinstabilitäten bereitet die Auslösung der dynamischen ventralen Subluxation dann Probleme, wenn der Patient die Muskulatur nicht völlig entspannt [235, 386]. Daher ist, wie auch bei den Schubladenuntersuchungen, unbedingt auf die entspannte Patientenlagerung zu achten.

1. *Bei frischer Verletzung sind dynamische Subluxationstests oft falsch-negativ, daher unbedingt Lachman-Test prüfen.*
2. *Auf entspannte Patientenlagerung achten.*
3. *Subluxationsmanöver vorsichtig ausüben.*

Ist einer der Tests positiv, erkennt der Patient bei der Subluxation bzw. Reposition des lateralen Tibiaanteils sein schon häufig erlebtes Unsicherheitsgefühl wieder. Der Betrachter erkennt den positiven Ausfall eines ventralen dynamischen Subluxationstests an den verstrichenen Konturen des seitlichen Knieprofils (Lig.-patellae-Patella-Übergang) in der extensionsnahen Subluxationsstellung (Abb. 3-23 a) und an der Normalisierung der Kniekontur mit zunehmender Flexion (Abb. 3-23 b). Der Untersucher stellt den positiven Test am typischen Schnappen der lateralen Gelenkseite bzw. des Fibulaköpfchens beim Übergang Subluxation → Reposition / Reposition → Subluxation fest.

Es empfiehlt sich, einen oder zwei der zahlreichen, nachfolgend beschriebenen ventralen dynamischen Subluxationstests auszuwählen und standardmäßig bei jeder Knieuntersuchung zu prüfen (Tabelle 3-9). Erst wenn ein Test nach entsprechender Routine beherrscht wird, ist es möglich, die feinen Unterschiede der einzelnen Tests zu beurteilen und diese bei der Diagnostik zu nutzen.

Es ist nicht sinnvoll, möglichst viele der im folgenden beschriebenen Tests zu prüfen. Der einmalige, sicher positive Ausfall eines Tests reicht aus, die Insuffizienz des vorderen Kreuzbandes zu diagnostizieren.

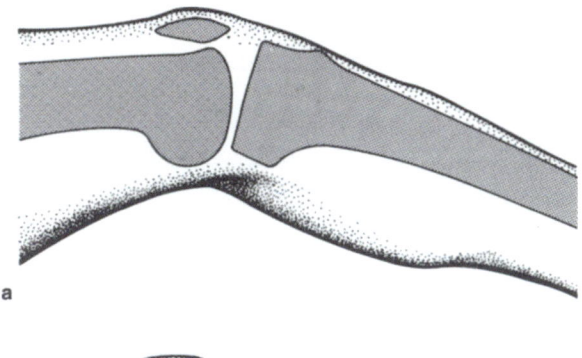

a

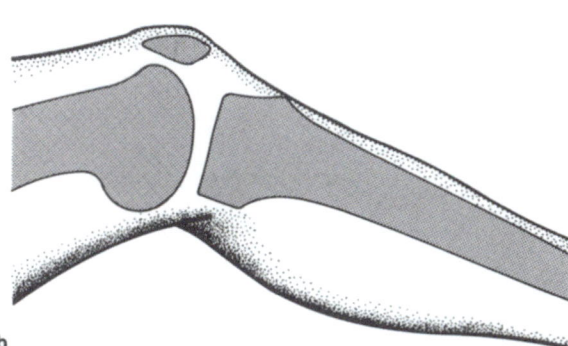

b

Abb. 3-23 a, b. Veränderung des Patella-Tuberositas-tibiae-Überganges bei extensionsnaher Subluxation (**a**) und anschließender Reposition (**b**)

Tabelle 3-9. Ventrale dynamische Subluxationstests (Pivot-shift-Tests)

1. Lemaire-Test [386]
2. Pivot-shift-Test nach McIntosh [196]
3. Jerk-Test nach Hughston [296]
4. Slocum-Test [607]
5. Losee-Test [403]
6. Noyes-Test „Flexion-Rotation-Drawer-Test" [491]
7. Flexion-Extension-Valgus-Test [248]
8. N-Test (Nakajima-Test) [476]
9. Martens-Test [430]
10. Graded-pivot-shift-Test [319, 320]
11. Modifizierter Pivot-shift-Test [23]
12. Soft-pivot-shift-Test
13. Pivot-glide-Test

3.4.1
Lemaire-Test

In Rückenlagerung des Patienten wird der Fuß innenrotiert, das Knie befindet sich in Extension. Nach vollständiger Muskelentspannung

werden unter leichtem Druck proximal des lateralen Femurkondylus und beibehaltener Innenrotation vorsichtige Flexions-Extensions-Bewegungen durchgeführt [386]. Ventrale Subluxation und Reposition des lateralen Tibiaanteils sind bei einer Insuffizienz des vorderen Kreuzbandes feststellbar (Abb. 3-24).

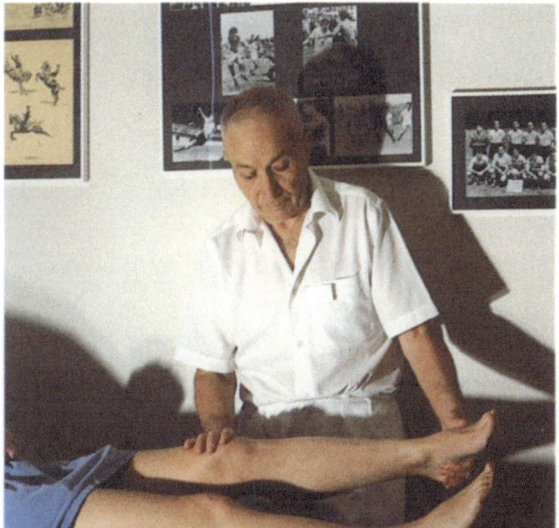

a

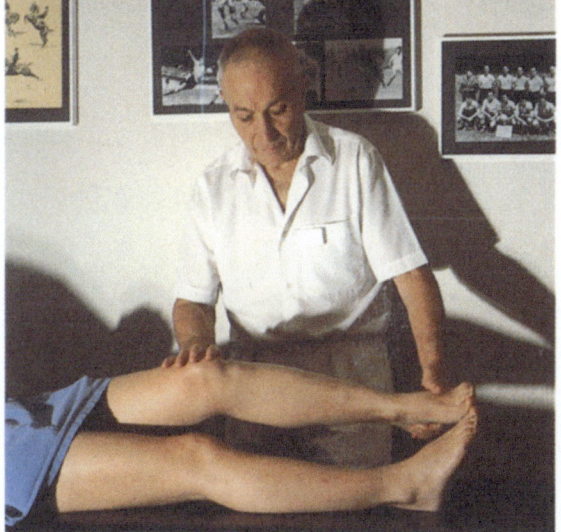

b

Abb. 3-24 a, b. Lemaire-Test. Subluxation des lateralen Tibiaanteils in extensionsnaher Stellung bei Insuffizienz des vorderen Kreuzbandes (**a**), Reposition nach zunehmender Beugung (**b**). (Foto: M. Lemaire, Paris)

3.4.2
Pivot-shift-Test nach McIntosh

Der Patient liegt auf dem Rücken, der Untersucher steht auf der Lateralseite der zu untersuchenden Extremität. Das gestreckte Bein wird
an der Ferse fixiert und der Fuß nach innen rotiert. Die andere Hand übt in Höhe des Tibiakopfes einen Valgusstreß aus. Bei positivem Ausfall subluxiert der laterale Tibiateil in extensionsnaher Stellung nach ventral. Erhöht man
den Beugungsgrad unter Aufrechterhaltung des
Valgus- und Innenrotationsstresses, reponiert
der Tibiakopf bei ca. 30–40° Flexion nach dorsal
(s. Abb. 3-31) [195].

3.4.3
Jerk-Test nach Hughston

Das Kniegelenk wird auf ca. 60–70° gebeugt, der
Untersucher umfaßt mit einer Hand den Fuß
und rotiert den Unterschenkel nach innen. Mit
der freien Hand übt er einen Valgusstreß aus.
Wird das Knie langsam gestreckt, subluxiert der
laterale Tibiakopfanteil bei einer Flexion von
ca. 30° nach ventral (Abb. 3-25) [296].

Dupont [138] bevorzugt die Prüfung des Jerk-
Tests in Außenrotation und beginnt in der extensionsnahen Stellung (Abb. 3-25 b). Ein positiver Test in Außenrotation zeigt eine globale anteriore Instabilität an, die aber nicht bei allen

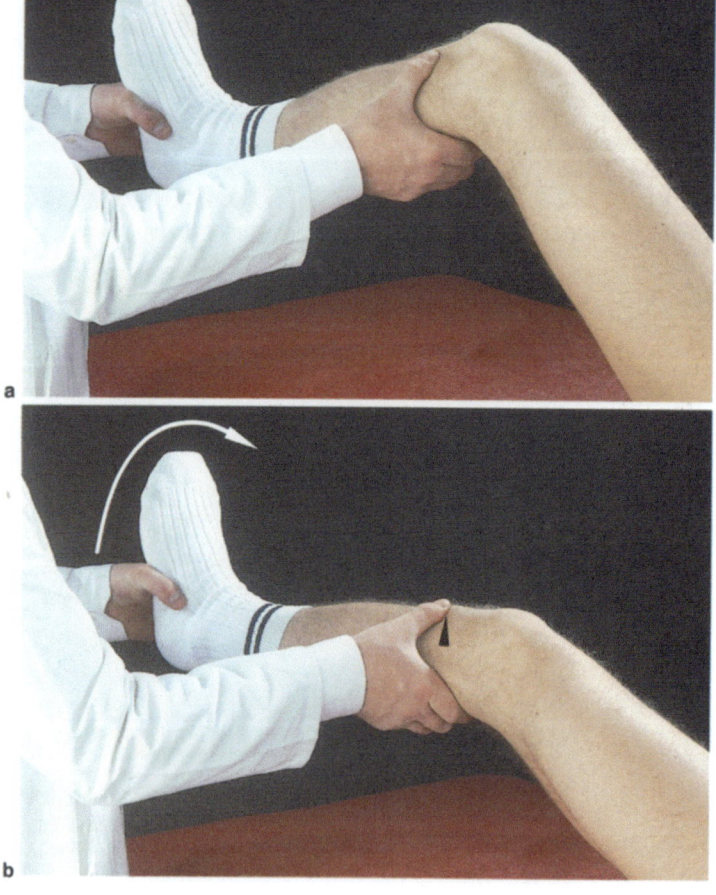

Abb. 3-25 a, b. Jerk-Test nach Hughston. Ausgangsstellung (**a**), bei Streckung des Kniegelenkes,
subluxiert in extensionsnaher Stellung der laterale
Tibiaanteil nach ventral (**b**)

Patienten mit einer Insuffizienz des vorderen Kreuzbandes vorliegt. Bei 97% der Patienten mit einer subjektiv störenden anterioren Instabilität war der Jerk-Test in Außenrotation positiv nachzuweisen. In Innenrotation war der Jerk-Test bei 86% positiv [138].

3.4.4
Slocum-Test

Der sich in Seitenlage befindende Patient beugt das unten positionierte intakte Bein in Hüft- und Kniegelenk. Das erkrankte Bein wird gestreckt und ruht ohne Kontakt auf Kniegelenkhöhe mit der Innenseite des Fußes auf der Un-

tersuchungsliege. Der Untersucher umfaßt von dorsal mit einer Hand die laterale Tibiakopfzirkumferenz, wobei Daumen oder Zeigefinger das Fibulaköpfchen palpieren. Die andere Hand liegt am distalen Femurende, der Daumen wird auf die Dorsalseite des lateralen Femurkondylus gelegt. Unter geringem Druck beider Hände wird das Knie valgisiert und nach ventral in die Beugung gedrückt (Abb. 3-26 b). Besteht eine Insuffizienz des vorderen Kreuzbandes, kommt es aus dem extensionsnahen subluxierten Zustand zur Reposition bei ca. 30° Flexion. Das Repositionsmanöver wird vom Untersucher durch die auf das Fibulaköpfchen und den lateralen Femurkondylus aufgelegten Finger (z. B. Zeigefinger) registriert (Abb. 3-26 und 3-27).

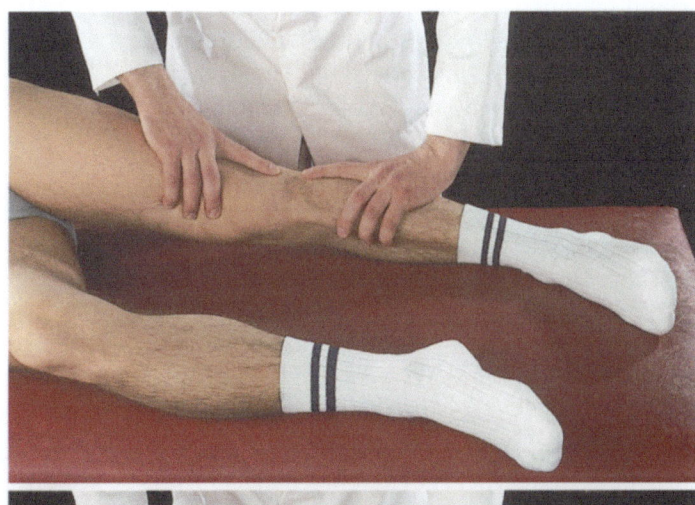

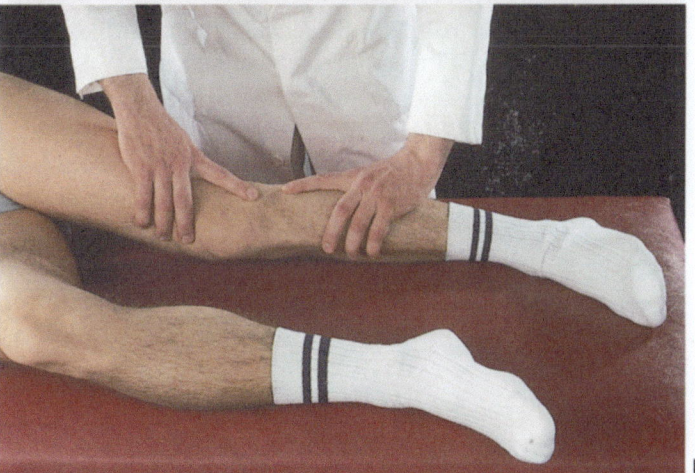

Abb. 3-26 a, b. Slocum-Test. Subluxation des lateralen Tibiaanteils in extensionsnaher Stellung (**a**) (Zeigefinger zeigen aufeinander zu), Reposition nach zunehmender Beugung (**b**) (Zeigefinger blicken aneinander vorbei)

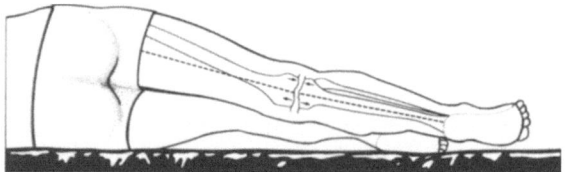

Abb. 3-27. Die Seitenlage beim Slocum-Test erzeugt den benötigten Valgusstreß und die Kompression im lateralen Gelenkkompartment des oben liegenden Kniegelenkes

3.4.5
Losee-Test

Der Untersucher übt beim Losee-Test keine Innenrotation auf den Unterschenkel aus. Der Unterschenkel befindet sich, bedingt durch die Fixierung, auf der Medialseite des oberen Sprunggelenkes in leichter Außenrotation. Die andere Hand befindet sich lateralseitig am Kniegelenk, wobei der Daumen hinter dem Fibulaköpfchen, die anderen Finger im Bereich der Patella liegen. Wird das Kniegelenk aus 40–50° gebeugter Stellung gestreckt, ist die Subluxation des lateralen Tibiakopfanteils nach ventral bei Vorliegen einer Insuffizienz des vorderen Kreuzbandes palpabel und sichtbar (Abb. 3-28).

Der Losee-Test nahm früher wegen der Außenrotation des Unterschenkels bei Testbeginn eine Sonderstellung unter den dynamischen Subluxationstests ein. Es ist jedoch wichtig, daß die Außenrotation vom Untersucher nicht erzwungen, sondern daß der außenrotierte Unterschenkel bei gebeugtem Kniegelenk entspannt gehalten wird. Beim Streckvorgang subluxiert der laterale Tibiaanteil nach ventral, d. h. der gesamte Unterschenkel rotiert nach innen. Diese relative Innenrotationsbewegung darf vom Untersucher nicht behindert werden [403].

3.4.6
Noyes-Test (Flexion-Rotation-Drawer-Test)

Der Patient liegt in Rückenlage, der Untersucher steht auf der Lateralseite des verletzten Beines und umfaßt mit beiden Händen den Tibiakopf.

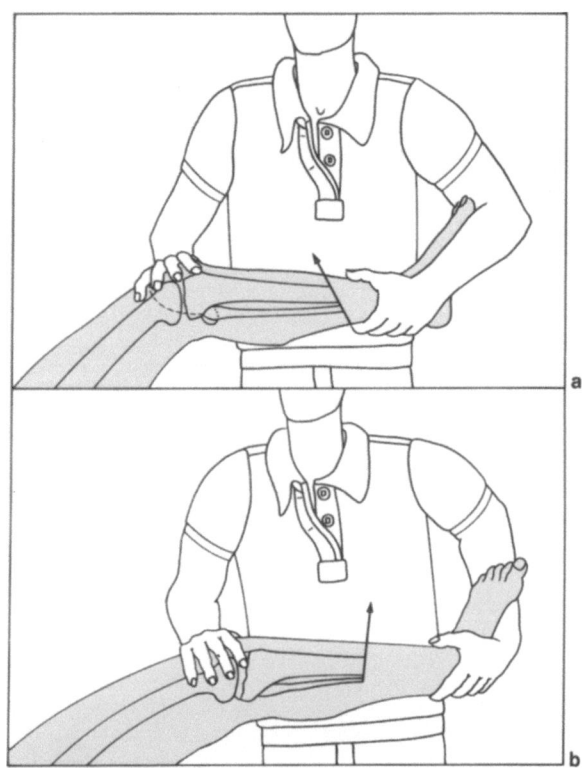

Abb. 3-28 a, b. Losee-Test. Ausgangsstellung mit Außenrotation (!) des Unterschenkels (**a**), unter zunehmender Streckung subluxiert der laterale Tibiaanteil nach ventral (**b**) [403]

Der distale Unterschenkel wird zwischen Unterarm und Taille des Untersuchers fixiert. In einer Beugestellung von ca. 20° wird ein leichter vorderer Schubladenstreß ausgelöst, während die Zeigefinger gleichzeitig die ischiokrurale Muskulatur auf ihre Entspannung hin prüfen. Das distale Femur fällt in eine Außenrotationsstellung und sinkt etwas nach dorsal. Wird das Knie weiter gebeugt, kommt es für den Untersucher fühlbar zur „Rückdrehung" des distalen Femuranteils nach innen, was dem Repositionsvorgang entspricht (Abb. 3-29). Bei diesem Test wird nicht, wie bei den vorher beschriebenen, der laterale Tibiaanteil, sondern das distale Femur auf Reposition bzw. Subluxation gegen den vom Untersucher fixierten und nach dorsal gedrückten Tibiakopf geprüft.

Der Noyes-Test stellt damit eine Mischform von Lachman-Test und dynamischem ventralen Subluxationstest dar. Er hat sich bei uns auch bei

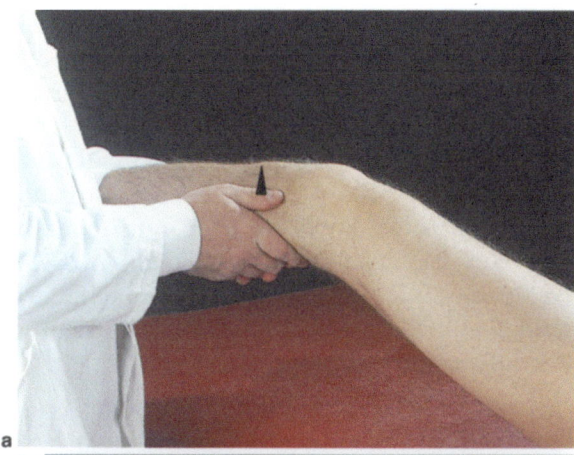

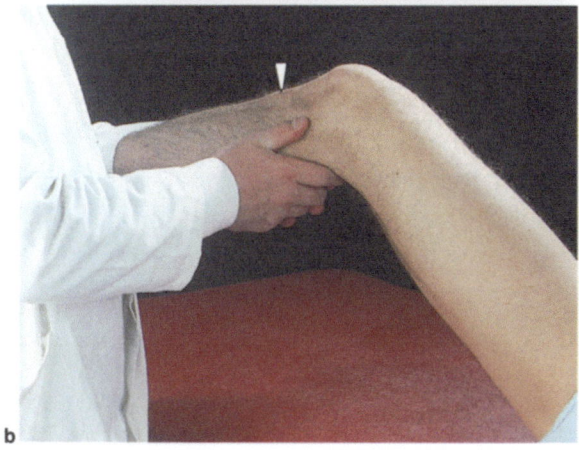

Abb. 3-29 a, b. Noyes-Test. Subluxierte Stellung mit verstrichenen Kniekonturen bei Insuffizenz des vorderen Kreuzbandes (**a**), mit zunehmender Flexion Reposition der Tibia (**b**). Die Konturen im Bereich des Lig. patellae sind wieder erkennbar

und axialer Kompression wird das Knie gebeugt und gestreckt. Bei einer Insuffizienz des vorderen Kreuzbandes fühlt der Untersucher die Reposition des nach ventral subluxierten Tibiaplateaus als Schnappen mit zunehmender Beugung. Eine relative Außenrotation des lateralen Tibiaplateaus ist ebenfalls sicht- oder palpierbar [248]. Bei diesem Test wird der Unterschenkel in keine Rotationsstellung gezwungen. Das Subluxationsphänomen ist daher leicht auslösbar.

3.4.8
Nakajima-Test (N-Test)

Der Patient befindet sich in Rückenlage, der Untersucher steht auf der Lateralseite des verletzten Beines, fixiert mit einer Hand den Fuß und rotiert gleichzeitig den Unterschenkel nach innen. Die andere Hand umfaßt den lateralen Femurkondylus, wobei der Daumen in der Kniekehle dorsal des Fibulaköpfchens plaziert wird und dieses nach ventral drückt. Von 90° Flexion ausgehend, wird das Kniegelenk vorsichtig gestreckt. Bei einer Insuffizienz des vorderen Kreuzbandes subluxiert der laterale Tibiaanteil bei einer Flexion von ca. 30° nach ventral [476].

der Untersuchung von frischen Verletzungen bewährt, wenn der vordere Schubladenstreß betont und gleichzeitig auf einen übermäßigen Valgusdruck verzichtet wird.

3.4.7
Flexion-Extension-Valgus-Test

Der Patient befindet sich in Rückenlage. Der Unterschenkel wird in gleicher Weise wie beim Noyes-Test zwischen Unterarm und Taille des Untersuchers fixiert. Mit dem Daumen und den Fingern palpiert der Untersucher den Gelenkspalt und die proximale Tibia. Unter Valgusstreß

3.4.9
Martens-Test

Der Patient liegt in Rückenlage, der Untersucher steht lateral des verletzten Beines. Eine Hand fixiert den Unterschenkel distal des Kniegelenkes, der Zeigefinger liegt der Fibula an [430]. Wie beim Noyes-Test wird der Unterschenkel zwischen Unterarm und Taille fixiert und gleichzeitig ein Valgusstreß ausgeübt. Während der Untersucher den Unterschenkel nach ventral zieht, drückt er mit der anderen Hand den distalen Oberschenkel nach dorsal. Unter zunehmender Flexion, von extensionsnaher Stellung ausgehend, reponiert bei ca. 30° der subluxierte laterale Tibiaanteil nach dorsal (Abb. 3-30).

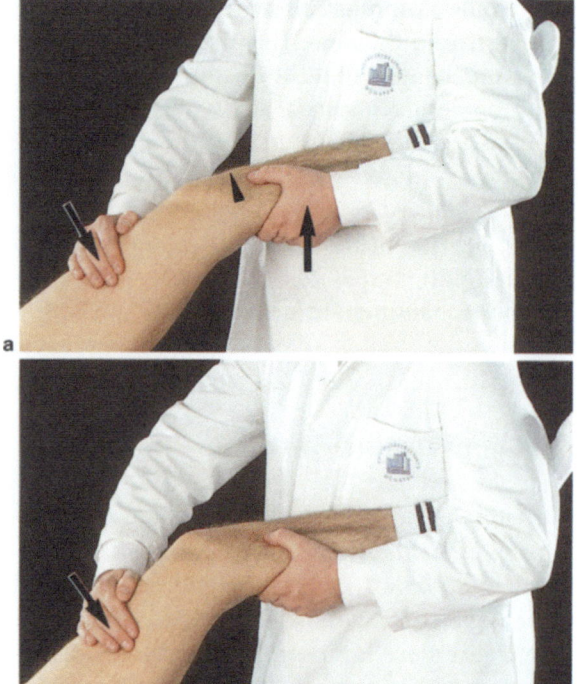

Abb. 3-30 a, b. Martens-Test. Subluxation des lateralen Tibiaanteils in extensionsnaher Stellung (aufgehobene Kniekontur) (**a**), Reposition nach zunehmender Flexion (**b**). Die normale Kniekontur ist wieder vorhanden

3.4.10
Graded Pivot-shift-Test nach Jakob

Bei einer Ruptur des vorderen Kreuzbandes wandern sowohl der mediale als auch der laterale Tibiaanteil unter dem vorderen Schubladenstreß nach ventral. McIntosh (nach [318]) machte als erster darauf aufmerksam, bei einer anterioren Subluxation der Tibia auch das mediale Tibiaplateau zu beachten. Handelt es sich um eine isolierte Ruptur des vorderen Kreuzbandes, ist die anteriore Bewegung des lateralen Tibiaanteils ausgeprägter als die des medialen Anteils. Je mehr mediale Strukturen rupturiert sind, desto größer wird jedoch die anteriore Bewegung des medialen Tibiaplateaus im Vergleich zum lateralen (ausgeprägte anteriore Translation des medialen, kleinere anteriore Translation des lateralen Gelenkkompartments) [636]. Je größer aber die anteriore Bewegung des medialen Tibiaanteils ausfällt, desto ausgeprägter wird

das Subluxationsphänomen bzw. die anschließende Reposition vom Untersucher verspürt. Zudem erfolgt die Reposition dann in einem höheren Flexionsgrad [318].

Jakob et al. [319, 320] haben eine Graduierung (Grading) des Pivot-shift-Tests (vgl. Abschn. 3.4.2) entwickelt, die Translation und Rotation der Tibia berücksichtigt. Der Pivot-shift-Test wird hierbei nicht nur in Innenrotation, sondern zusätzlich auch in Neutral- und Außenrotation des Unterschenkels geprüft (Abb. 3-31).

Pivot-shift Grad I

Pivot-shift-Test nur in Innenrotation positiv, in Neutral- oder Außenrotation negativ. Die extensionsnahe Subluxation ist nicht zu sehen, sondern nur vom Untersucher zu palpieren.

Pivot-shift Grad II

Pivot-shift-Test in Innen- und Neutralrotation positiv, in Außenrotation jedoch negativ.

Pivot-shift Grad III

Pivot-shift-Test deutlich in Neutralrotation, besonders ausgeprägt aber in Außenrotation. Die Innenrotation des Unterschenkels führt zur Verringerung des Subluxationsausmaßes (Abb. 3-32). Gleichzeitig kann ein positiver reversed Pivot-shift-Test auftreten.

Ein Pivot-shift Grad III läßt sich bei frisch verletzten Kniegelenken nur dann nachweisen, wenn posteromediale und posterolaterale Strukturen zusätzlich zur Ruptur des vorderen Kreuzbandes verletzt sind. Bei chronischen Instabilitäten ist dann ein drittgradiger Pivot-shift-Test nachweisbar, wenn sich im Laufe der Zeit die Sekundärstabilisatoren gelockert haben. Patienten mit einem zweitgradigen, besonders aber die mit einem drittgradigen Pivot-shift klagen in der Regel über ein erhebliches Unsicherheitsgefühl bei unkontrollierter Belastung oder unkoordinierten Bewegungen des Kniegelenkes.

Die Auslösung des Tests ist einfach und unterscheidet sich nicht wesentlich vom klassischen Pivot-shift-Test nach McIntosh. Beim grading Pivot-shift wird der Unterschenkel vom Untersucher lediglich in der gewünschten Rotationsstellung gehalten.

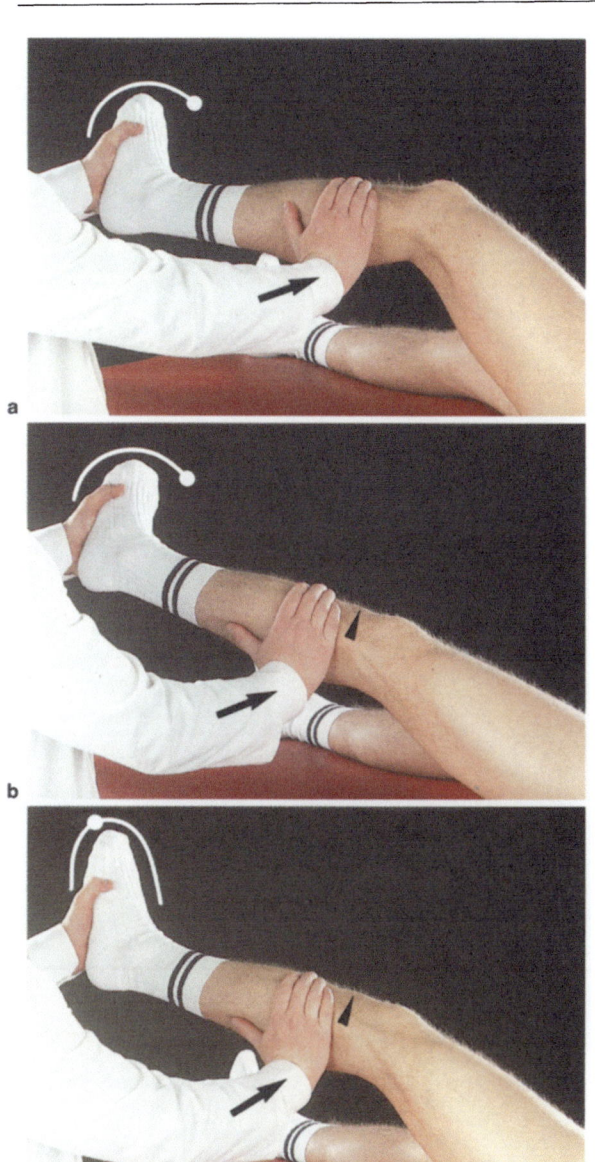

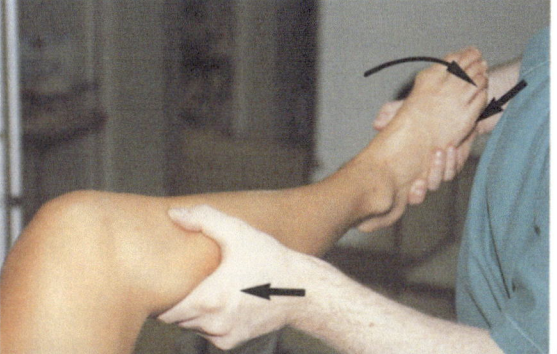

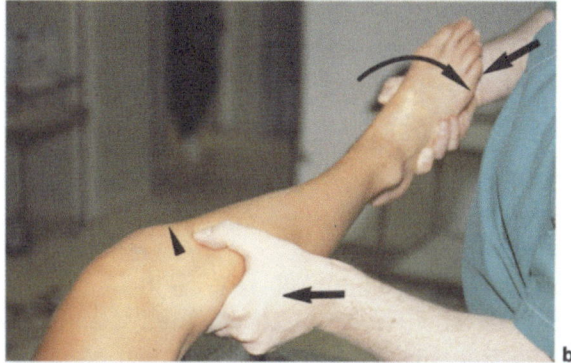

Abb. 3-32 a, b. Pivot-shift Grad III. Deutliche extensionsnahe Subluxation des Tibiakopfes bei Übergang von Beugung (**a**) zur extensionsnahen Stellung (**b**) nach frischer Verletzung mit Ruptur des medialen und dorsomedialen Bandapparates sowie des vorderen Kreuzbandes (präoperative Untersuchung bei anästhesiertem Patienten)

Abb. 3-31 a-c. Graded Pivot-shift nach Jakob. Unter Innenrotation des Unterschenkels zeigt sich von der Beugung ausgehend (**a**) im Falle einer Insuffizienz des vorderen Kreuzbandes eine extensionsnahe Subluxation (**b**). Der Test wird auch in Neutralstellung und Außenrotation geprüft. In Neutralstellung (**c**) findet sich eine deutlichere extensionsnahe Subluxation als in Innenrotation des Unterschenkels

3.4.11
Modifizierter Pivot-shift-Test

Dem Tractus iliotibialis kommt eine bedeutende Funktion beim Zustandekommen der extensionsnahen Subluxation und anschließenden Reposition mit zunehmender Flexion bei den Pivot-shift-Tests zu. Es ist daher nicht verwunderlich, daß seine Vorspannung einen Einfluß auf das Ausmaß der Subluxation hat. In Abduktion des Hüftgelenkes ist der Tractus iliotibialis entspannt, in Adduktion des Hüftgelenkes ist er dagegen gespannt.

Bach, Warren u. Wickiewicz [23] haben daher den Pivot-shift-Test nicht nur mit verschiedenen Rotationsgraden des Unterschenkels (vgl. Abschn. 3.4.10), sondern auch in verschiedenen Stellungen des Hüftgelenkes (Adduktion, Neutralstellung, Abduktion) untersucht. Insgesamt wurde der Pivot-shift-Test in 6 verschiedenen Positionen ausgelöst (Hüftabduktion / Neutralstellung / Hüftadduktion jeweils in Innen- und Außenrotation des Unterschenkels). Dabei zeigten sich interessante Ergebnisse. In Hüftabduktion ließ sich bei allen untersuchten Patienten mit einem insuffizienten vorderen Kreuzband die ausgeprägteste Subluxation nachweisen. Die Neutralstellung, besonders aber die Adduktion des Hüftgelenkes führten zu einer Verminderung der Subluxation (Abb. 3-33 a,b). Durch Außenrotation des Unterschenkels ließ sich eine Vergrößerung des Subluxationausmaßes in Hüftabduktion und Neutralstellung erreichen (Abb. 3-33 c,d). In Hüftadduktion führte die Außenrotation dagegen nicht zur Vergrößerung der Subluxation. Der durchschnittliche Pivot-shift-Score variierte von 2,48 (Hüftabduktion/Außenrotation) bis 0,8 (Hüftadduktion/Innenrotation).

Der Pivot-shift-Test sollte u. E. daher zuerst in Abduktion des Hüftgelenkes sowie Außen- und Innenrotation des Unterschenkels geprüft werden (Abb. 3-33 c,d).

Der Tractus iliotibialis ist sowohl an der aktiven als auch an der passiven Stabilisierung der lateralen Gelenkseite beteiligt. Dabei kann der Traktusanteil zwischen Kaplan-Fasern und Tuberculum Gerdy als passiver bandartiger Anteil eingestuft werden. Dieser passive Anteil, auch iliotibiales Band genannt, wird von dem am Oberschenkel verlaufenden proximalen Anteil des Tractus iliotibialis tonisiert. Der Spannungszustand dieses passiven femorotibialen Anteils beeinflußt das Ausmaß der Subluxation des Tibiaplateaus. Durch Innenrotation des Unterschenkels und Hüftadduktion wird der gesamte Tractus iliotibialis tonisiert; damit gerät auch das iliotibiale Band unter Spannung. Dieser Spannungszustand läßt es während der Prüfung des Pivot-shift-Tests und gleichzeitig vorliegender Ruptur des vorderen Kreuzbandes nicht zu, daß die proximale Tibia weit nach anterior subluxieren kann. Wird der Unterschenkel dagegen außenrotiert, bewirkt dieses eine Spannungsreduktion des iliotibialen Bandes und damit beim Pivot-shift-Test eine größere anteriore Subluxa-

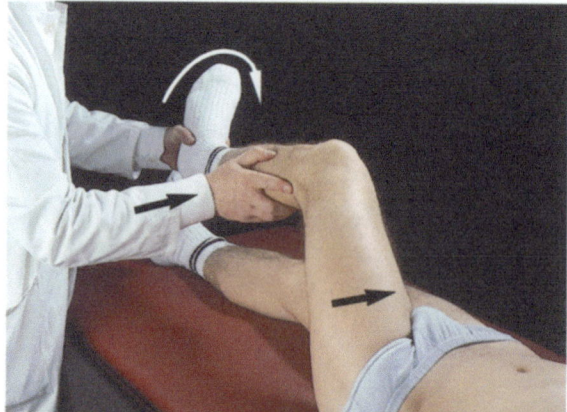

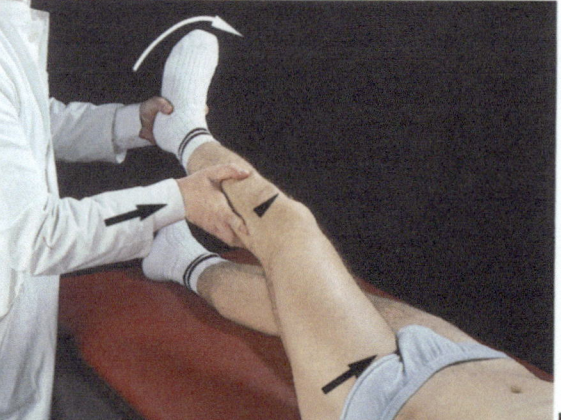

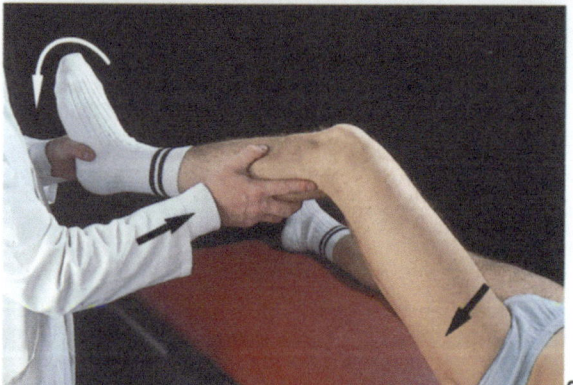

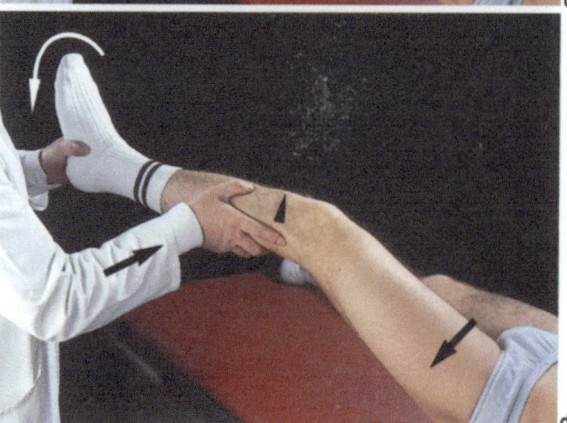

Abb. 3-33 a–d. Modifizierter Pivot-Shift-Test in Adduktion des Hüftgelenkes und leichter Innenrotation (**a, b**). Prüfung in Hüftabduktion und leichter Außenrotation des Unterschenkels (**c, d**). In extensionsnaher Stellung zeigt sich eine deutliche anteriore Subluxation des Tibiakopfes (**d**)

tion. Noch ausgeprägter wird das Ausmaß der Subluxation, wenn im Hüftgelenk abduziert wird und Tractus iliotibialis und iliotibiales Band maximal entspannt sind. Der Traktus wirkt nicht mehr als aktiver Retraktor der proximalen Tibia, sondern, gemeinsam mit dem iliotibialen Band, als Begrenzer der anterioren Subluxation.

3.4.12
„Weicher" Pivot-shift-Test
(„soft" Pivot-shift-Test)

Eine reflektorische Muskelanspannung des Patienten tritt bei den meisten Pivot-shift-Tests auf und verhindert damit oft die Durchführung dieser Tests. Hierfür sind in erster Linie die verschiedenen, auf das Kniegelenk einwirkenden Kraftkomponenten verantwortlich. Neben einem Valgusstreß und einer definierten Fußrotation wird das Kniegelenk noch mehr oder weni-

ger forciert gebeugt und gestreckt. Einfacher und für den Patienten angenehmer ist das folgende modifizierte Vorgehen:

Der Patient befindet sich in Rückenlage, der Untersucher umfaßt mit einer Hand den Fuß. Die andere Hand liegt dorsalseitig der Wadenmuskulatur etwa 10–20 cm distal des Kniegelenkes an. Zuerst wird das Knie leicht und vorsichtig abwechselnd gebeugt und gestreckt. Der Patient hat bei dieser alltäglichen Bewegung keine Angst, eine reflektorische Muskelanspannung tritt nicht auf. Das Hüftgelenk wird abduziert, der Fuß wird in Neutral- oder Außenrotation gehalten. Dann übt der Untersucher nach etwa 3–5 Flexions-Extensionszyklen vorsichtig eine axiale Kompression aus. Durch die seitlich und an der Unterschenkelrückseite anliegende Hand wird ein milder anteriorer Streß ausgeübt. Unter der axialen Kompression und dem milden anterioren Streß tritt eine sanfte extensionsnahe Subluxation und Reposition mit zunehmender Flexion auf (Abb. 3-34). Durch die

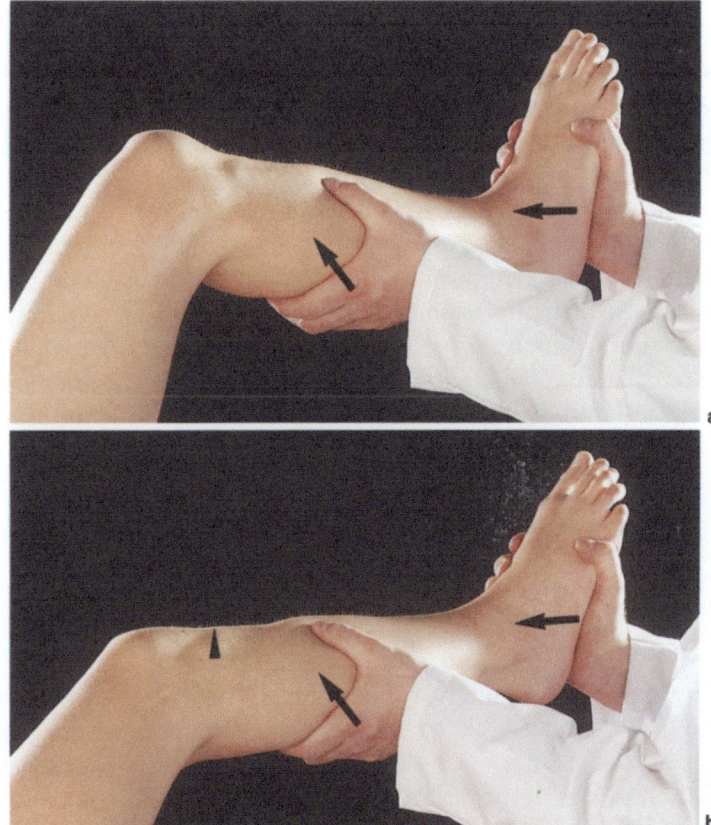

Abb. 3-34 a, b. „Soft" Pivot-shift-Test. Ausgangsposition (**a**). Unter leichtem anterioren Streß und axialer Kompression subluxiert die Tibia bei Insuffizienz des vorderen Kreuzbandes sanft nach anterior (**b**)

Geschwindigkeit der Beuge-/Streckbewegung, die axiale Kompression und die anterior gerichtete Kraft läßt sich die Intensität von Subluxation und Reposition genau dosieren. Grobe Kräfte führen, wie auch bei den anderen Tests, zu ruckhaften, und damit schmerzhaften Repositions-Subluxations-Vorgängen. Bei diesem „weichen" Test tastet sich der Untersucher regelrecht an die Subluxation bzw. Reposition heran.

Der „soft" Pivot-shift-Test gewährleistet eine schmerzarme, oft sogar einen völlig schmerzfreien Repositions- und Subluxationsvorgang. Bei vorsichtiger Ausführung kann dieser Test mehrmals wiederholt werden, ohne daß der Patient über Schmerzen klagt.

3.4.13
Pivot-glide

Manchmal fällt der Pivot-shift-Test nicht eindeutig positiv aus, d.h. ein typisches Subluxations-Repositionsmanöver ist nicht nachzuweisen. Vielmehr merkt der Untersucher nur ein leichtes „Gleiten" oder „Rutschen" des lateralen Tibiakopfanteils nach anterior und nur eine angedeutete Reposition beim Übergang von der extensionsnahen zur gebeugten Stellung. Dieses „Tibiagleiten" wird als „pivot-glide" bezeichnet und kann für eine Ruptur bzw. Insuffizienz des vorderen Kreuzbandes sprechen. Meist sind in diesen Fällen noch Reststrukturen des Kreuzbandes vorhanden. Der Lachman-Test ist häufig positiv, jedoch mit festem Anschlag (Elongation, Teilruptur oder Vernarbung des vorderen Kreuzbandes, Lockerung der posterolateralen Kapsel-Band-Strukturen).

Die mediale und laterale Translation sind in der manuellen Medizin als Mobilisationsübungen und zur Diagnostik von Meniskusverletzungen bekannt [706]. Es ist demnach nur verständlich, daß diese Tests auch zur Diagnostik von Bandverletzungen herangezogen werden.

Der Untersucher fixiert den Unterschenkel des Patienten zur Prüfung der extensionsnahen medialen bzw. lateralen Translation zwischen Unterarm und Taille. Zur Prüfung der medialen Translation legt er eine Hand etwas proximal des Gelenkspaltes medial am Unterschenkel an. Die andere Hand liegt lateralseitig knapp distal des Gelenkspaltes (Abb. 3-35). Dann übt er auf den Unterschenkel des Patienten mit seinem Unterarm einen Varusstreß und gleichzeitig mit seiner lateralseitig liegenden Hand einen nach medial gerichteten Streß aus. Die dem Oberschenkel anliegende Hand dient als Widerlager [73].

Im Falle einer Ruptur des vorderen Kreuzbandes kann die Tibia nach medial verschoben werden, bis die Eminentia intercondylaris mit dem medialen Femurkondylus in Kontakt gerät. Da das hintere Kreuzband von medial nach lateral verläuft, ist bei Läsionen des hinteren Kreuzbandes eine positive laterale Translation des Tibiakopfes (lateraler Shift-Test) nachweisbar.

Bei Verletzungen mit Beteiligung des vorderen Kreuzbandes kann sich in seltenen Fällen auch auf dem a.-p. Röntgenbild eine mediale Translation der Tibia darstellen. Hierbei kommt es zum Kontakt von Eminentia intercondylaris und medialem Femurkondylus (Abb. 3-36).

Weiterführende wissenschaftliche Untersuchungen über Translationsbewegungen in der Frontalebene (mediale Translation, laterale Translation) sind nicht bekannt.

3.5
Medialer Shift-Test

Die vordere und hintere Schubladenprüfung erfaßt die pathologischen Bewegungen in der Transversalebene. Es sind aber auch Tests bekannt, welche die Translation in der Frontalebene (vgl. Abb. 3-1c) erfassen.

3.6
Funktionstests

Bei funktionellen Tests wird der Subluxationsvorgang nachvollzogen, den die Patienten mit Insuffizienz des vorderen Kreuzbandes in der Regel mehrmals wöchentlich – einige sogar täglich – erleben, oder das typische „Vermeidungs-

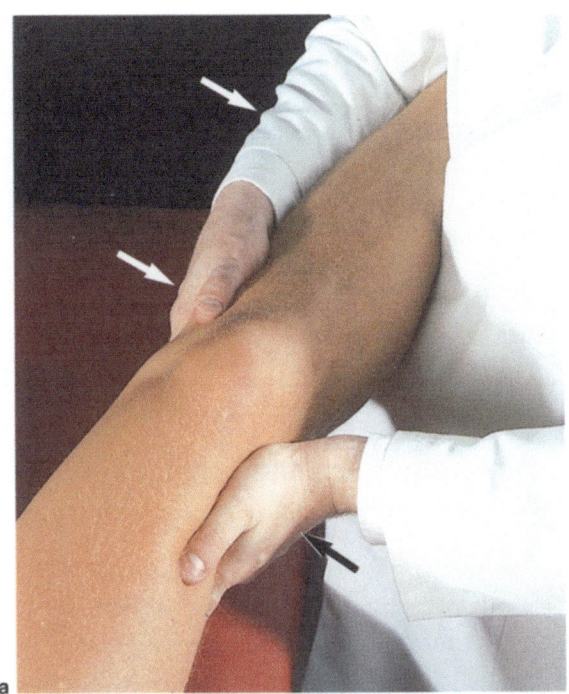

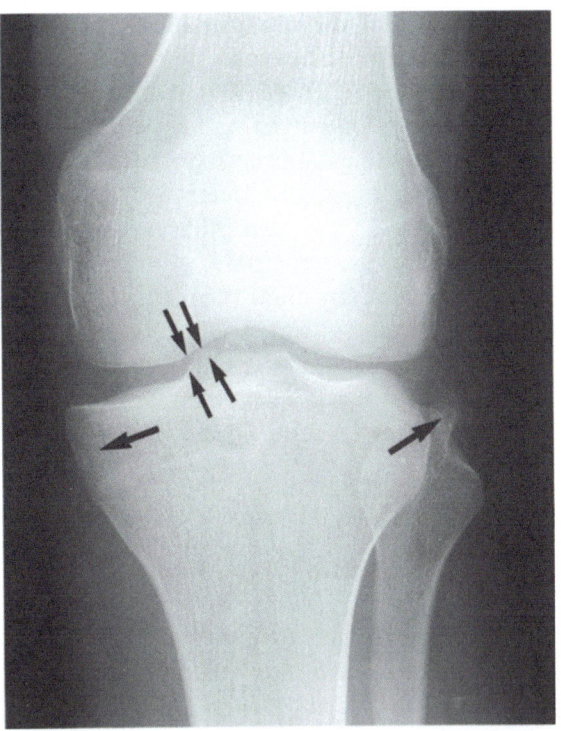

Abb. 3-36. Spontaner medialer Shift der Tibia. Die Eminentia steht mit dem medialen Femurkondylus in Kontakt *(Doppelpfeil)*. Zusätzlich liegt eine Segond-Fraktur *(Pfeil)* als Hinweis auf eine Läsion des vorderen Kreuzbandes sowie eine Erweiterung des medialen Gelenkspaltes *(Pfeil)* als Hinweis auf einen medialen Kapselschaden vor

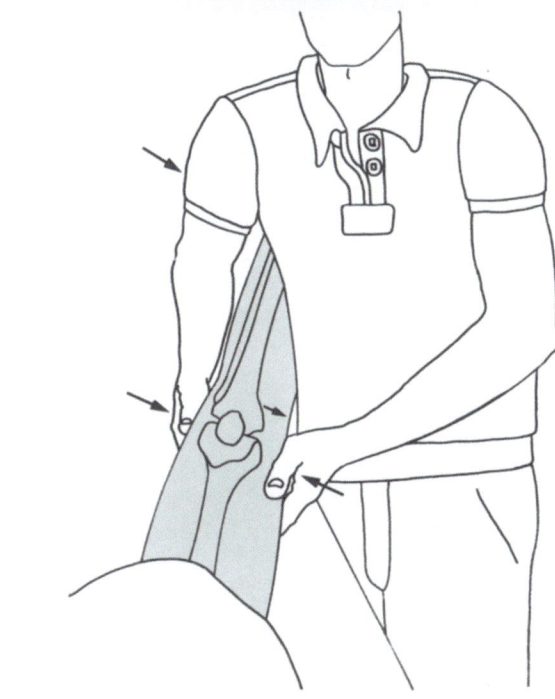

Abb. 3-35 a, b. Medial-shift-Test. (Nach Bryant [73])

verhalten" zur Verhinderung des Pivoting, das ebenfalls als positives Testergebnis gewertet wird, provoziert. Die Subluxation wird nicht vom Untersucher, sondern vom Patienten selbst

durch eine willkürliche oder unwillkürliche Quadrizepskontraktion ausgelöst.

Patienten mit einem insuffizienten vorderen Kreuzband, die es trotz gelegentlichen oder häufigen Subluxationserscheinungen ablehnen, sich operieren zu lassen, sollten über die Folgen, die durch die rezidivierenden Subluxationen/Repositionen (Pivotieren) entstehen, aufgeklärt werden. Man sollte den Patienten erklären, daß mit jeder Subluxation intraartikuläre Schäden, besonders am Knorpel und an den Menisken, neu auftreten oder alte Läsionen verschlimmert werden. Losee [406] instruiert die Patienten, sich so zu verhalten, daß das Kniegelenk möglichst wenig und mit geringem Ausmaß subluxiert. Die wichtige Dekompression des lateralen Gelenkanteils erreicht der Patient, indem er das Hüftgelenk des betroffenen Beines adduziert. Dieses führt zu einer wesentlichen Reduzierung des anterioren Subluxationsausmaßes [23] (vgl. Abb. 3-33 a,b). Weiterhin sollte der Patient Twistbewegungen und abruptes Abbremsen mit Richtungswechsel vermeiden. Stattdessen empfiehlt sich ein langsames Abbremsen und die Verteilung des Richtungswechsels auf mehrere Schritte. Insbesondere bei den Abbremsvorgängen sollte der Patient, um große Subluxationsausmaße zu verhindern, die Hüfte nicht gleichzeitig abduzieren und den Unterschenkel außenrotieren [23, 406]. Die verstärkte Subluxation bei Hüftabduktion macht sich vielmehr der Untersucher zunutze (vgl. Abb. 3-33).

3.6.1
Dezelerationstest

Der Patient wird gebeten, mit möglichst maximaler Geschwindigkeit zu laufen und nach Aufforderung plötzlich zu stoppen. Der Test ist positiv, wenn der Patient beim Stoppkommando eine Quadrizepskontraktion, die das Knie in einer Flexion von 10–20° subluxieren würde, vermeidet. Der Test wird auch als positiv beurteilt, falls der Patient in geduckter Stellung verlangsamt, um den instabilen extensionsnahen Flexionsbereich zu meiden.

3.6.2
„Disko"-Test nach Losee

Im Einbeinstand auf der verletzten Seite mit einer Knieflexion von 10–20° wird der Patient gebeten, den Körper abwechselnd, ähnlich wie beim „Disko"- oder Jazztanz, nach links und rechts zu drehen [405]. Eine Verweigerung des Tests oder die Befürchtung, wegzuknicken (Pivoting), wird als positives Testergebnis gewertet.

3.6.3
Leaning-hop-Test (Hüpftest) nach Larson

Der Patient hüpft auf dem verletzten Bein, während er das intakte abduziert. Die durch das Hüpfen erhöhte Kompression des lateralen Gelenkkompartments des verletzten Knies kann eine schmerzhafte Subluxation bewirken. Besorgnis, Weigerung oder nur minimales und unsicheres Hüpfen werden als Hinweis auf die Insuffizienz des vorderen Kreuzbandes beurteilt [405].

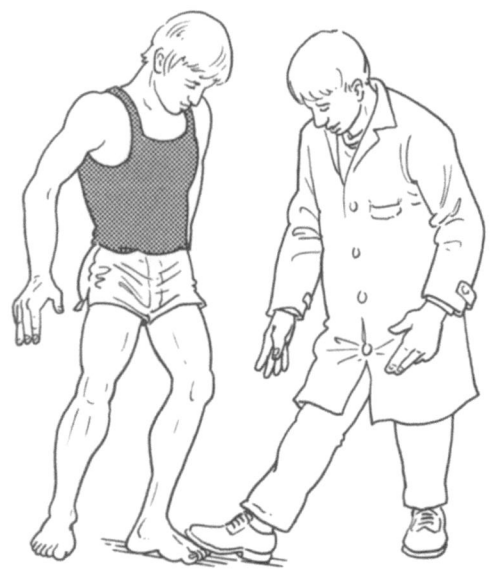
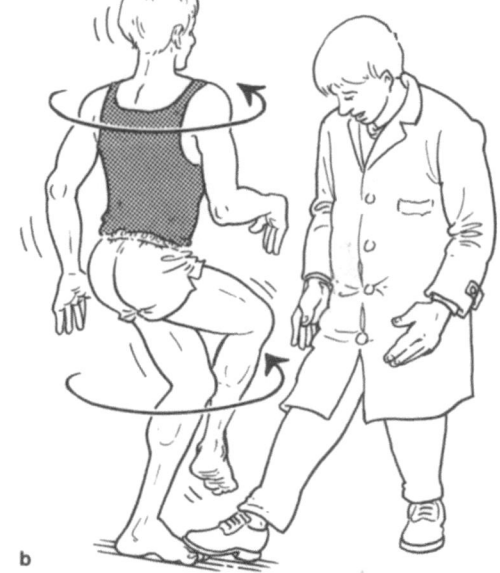

a   b

Abb. 3-37 a, b. Cross-over-Test nach Arnold. (Aus Liorzou [396 a])

3.6.4
Cross-over-Test nach Arnold

Dieser Test wird beim stehenden Patienten ge-prüft. Das verletzte Bein wird vom Fuß des Un-tersuchers fixiert. Der Patient überkreuzt nun mit dem gesunden das kranke Bein und rotiert Becken und Oberkörper zur verletzten Seite. Bei Kontraktion des M. quadriceps femoris sublu-xiert der laterale Tibiaanteil nach ventral (aktive dynamische Subluxation) (Abb. 3-37). Zurück-haltung, Weigerung und Unbehagen des Patien-ten weisen ebenso wie die Subluxation auf eine Insuffizienz des vorderen Kreuzbandes hin [20].

3.6.5
Giving-way-Test nach Jakob

Der Patient lehnt mit der gesunden Seite an ei-ner Wand und soll sein Körpergewicht auf beide Beine verteilen. Der Untersucher legt seine Hän-de proximal und distal des verletzten Kniegelen-kes an und übt einen Valgusstreß aus, während der Patient eine Beugung imitiert (Abb. 3-38). Ist der Test positiv, wird plötzlich ein Ruck (Reposi-tion) spürbar und das Knie gibt nach [317].

Gesunde Personen, aber auch Patienten mit einer nachgewiesenen Insuffizienz des vorde-ren Kreuzbandes weisen nach spezifischen Be-lastungsübungen (z.B. Fahrradfahren) eine erhöhte Laxizität auf [221]. Möglicherweise kann man mit einem derartigen oder ähnlichen Belastungstest unter den Patienten mit Insuffi-zienz des vorderen Kreuzbandes diejenigen herausfiltern, bei denen ein erhöhtes Risiko be-steht, ohne operative Rekonstruktion schnell in das Stadium des „ACL-deficient knee" zu gera-ten.

Mit den folgenden 3 Performancetests kann auch das Rehabilitationsprogramm kontrolliert und die Kondition des Patienten eingeschätzt werden [649].

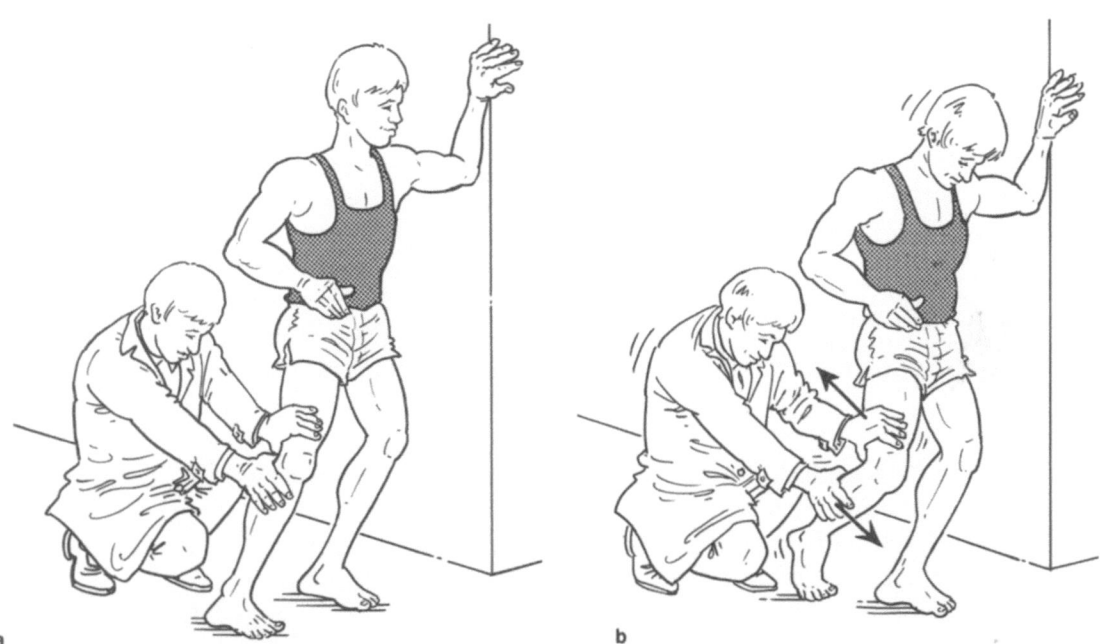

Abb. 3-38 a, b. Giving-way-Test nach Jakob. (Aus Liorzou [396 a])

3.6.6
Einbeinsprungtest (one leg hop test)

Der Patient springt aus dem Stand mit einem Bein ab und kommt auf demselben Bein wieder auf. Die Hände soll der Patient auf dem Rücken halten. Jeder Sprung wird dreimal mit jedem Bein wiederholt. Die weiteste Distanz mit dem verletzten Bein und der Quotient zwischen der weitesten Distanz des verletzten Beines und der des unverletzten Beines dienen als Meßwerte. Dieser Test ist zur abschließenden Kontrolle nach einer Rekonstruktion des vorderen Kreuzbandes sehr geeignet.

3.6.7
8 er-Figurlaufen

Bei diesem aufwendigen Test stehen 2 Orientierungspunkte in einer Entfernung von 10 m. Um diese Punkte wird eine Achterfigur gelaufen. Eine Runde mißt ca. 20 m. Der Patient läuft 2 Runden. Die Laufzeit wird mit Hilfe von 2 Photozellen, die in Höhe der Wendepunkte stehen, gemessen. Somit können die Zeiten des Geradeauslaufens und die Zeiten des Wendens an den Wendepunkten einzeln ermittelt werden [649].

3.6.8
Treppauf- und Treppablaufen

Eine bestimmte Stufenanzahl, z.B. 25 Stufen, werden hinab- und heraufgelaufen, wobei die Zeit manuell gestoppt wird.

3.7
Passive hintere Schubladentests

Bei der Prüfung der passiven hinteren Schubladentests übt der Untersucher eine nach posterior gerichtete Kraft (posteriorer Schubladenstreß) auf die Tibia aus. Die daraus resultierende posteriore Tibiabewegung wird als hintere Schubladenbewegung, posteriore Tibiaverschiebung (posterior displacement) oder im klini-

schen Alltag auch als (positive) hintere Schublade bezeichnet. Auch die Bezeichnung posteriore Translation ist gebräuchlich (s. Abschn. 12.4.2).

Für die Untersuchung gilt gleiches wie beim vorderen Schubladentest (s. Abschn. 3.3). Der traditionelle hintere Schubladentest wird bei 90° Flexion und in Innen-, Neutral- und Außenrotation des Unterschenkels geprüft [282, 285, 345, 470]. Ebenso wird die Prüfung in 60° Flexion empfohlen [466, 471]. Wie bei der vorderen Schubladenprüfung fixiert der Untersucher mit seinem Gesäß die gewünschte Unterschenkelrotation (s. Abb. 3-10).

Hughston [299] macht darauf aufmerksam, daß trotz rupturiertem hinteren Kreuzband der hintere Schubladentest nach einem frischen Trauma negativ ausfallen kann. In den Fällen, in denen trotz Ruptur des hinteren Kreuzbandes keine positive hintere Schublade auszulösen ist, liegt meist eine Ruptur des medialen und dorsomedialen Kapsel-Band-Apparates vor. Man muß annehmen, daß in diesen Fällen der intakte Arkuatumkomplex die Auslösung der hinteren Schublade verhindert [299]. Der Nachweis der Ruptur des hinteren Kreuzbandes kann in diesen Fällen durch die ausgeprägte mediale Aufklappung in Extension oder Hyperextension gelingen.   Weist der Unfallmechanismus (Pkw-Unfall, Motorradverletzung oder Sprung von vorne in das gebeugte oder gestreckte Knie beim Sport) auf eine Mitbeteiligung des hinteren Kreuzbandes hin und ist durch die klinische Untersuchung dieser Verdacht nicht zu widerlegen, ist eine MR-Tomographie zu empfehlen.

Bei einer chronischen Insuffizienz des hinteren Kreuzbandes ist dagegen auch der Arkuatumkomplex gelockert, so daß in diesen Fällen die hintere Schubladenprüfung positiv ausfällt und meist auch die spontane hintere Schublade nachzuweisen ist (vgl. Abb. 2-26).

Isolierte chronische Läsionen des hinteren Kreuzbandes können mit verschiedenen Tests (s. unten) nachgewiesen werden. Die diagnostische Wertigkeit (Sensitivität, Spezifität) dieser Tests unterscheidet sich jedoch erheblich voneinander (Tabelle 3-10).

Tabelle 3-10. Diagnostische Wertigkeit der verschiedenen Tests für die isolierte chronische Verletzung des hinteren Kreuzbandes. (Nach [562 b])

	Sensi-tivität (in %)	Spezi-fität (in %)
Hinterer Schubladentest	90	99
Spontane hintere Schublade	79	100
Reversed Lachman-Test	62	89
Dynamischer posteriorer Shift-Test	58	94
Aktiver Quadrizepstest	54	97
Reversed Lachman-Test mit Endpunkt	37	90
Reversed Pivot-shift-Test	26	95
Außenrotations-Rekurvatum-Test	3	99

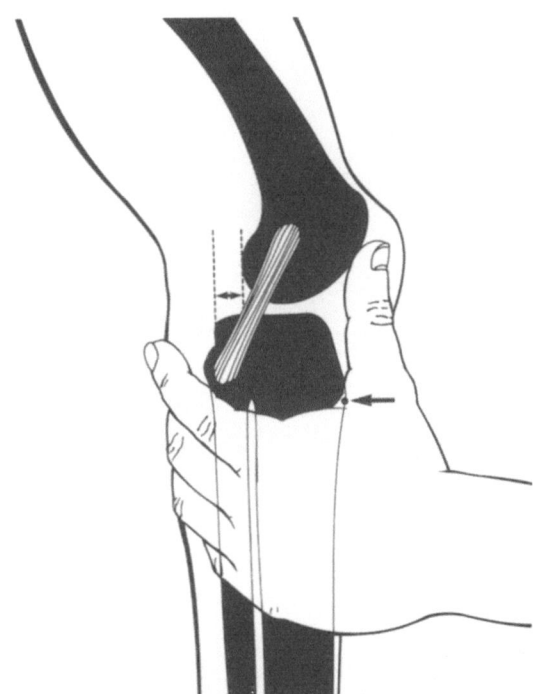

Abb. 3-39. Weicher posterolateraler Schubladentest (soft posterolateral drawer test) in sitzender Position zum Nachweis einer posterolateralen Instabilität. (Nach Feagin [159])

3.7.1
„Weicher" posterolateraler Schubladentest („soft" posterolateral drawer test)

In sitzender Position des Patienten testet Feagin [159] bei ca. 60° Flexion den „weichen" posterolateralen Schubladentest. Da der Unterschenkel nach unten hängt, kann der Untersucher leicht die ausgeprägte posteriore Translation des lateralen Tibiaplateaus feststellen, wenn eine posterolaterale Instabilität vorliegt. Der Daumen liegt dabei den Femurkondylen an, mit dem Daumenballen wird der posteriore Schubladenstreß ausgelöst (Abb. 3-39).

3.7.2
Reversed Lachman-Test

Das hintere Pendant zum Lachman-Test ist der sog. reversed Lachman-Test (extensionsnaher hinterer Schubladentest). Im Gegensatz zu dem für die Ruptur des vorderen Kreuzbands spezifischen Lachman-Tests ist der reversed Lachman-Test jedoch für die isolierte Ruptur des hinteren Kreuzbandes nicht spezifisch. Die maximale posteriore Tibiaverschiebung bei einer Insuffizienz des hinteren Kreuzbandes ist bei 90° Flexion nachzuweisen [65, 189, 421, 447, 504] und nicht in den extensionsnahen Gelenkstellungen, wie auch eigene Untersuchungen belegen (vgl. Abb. 3-59). Bei chronischen posterioren Instabi-

litäten ist der reversed Lachman-Test meist leicht, seltener deutlich positiv [120]. Genau wie beim prone Lachman-Test (vgl. Abb. 3-17) liegt der Patient beim reversed Lachman-Test nach Feagin [159] auf dem Bauch. Der Untersucher legt seine Daumen auf die posteromediale und posterolaterale Gelenkecke und seine Zeigefinger ventral auf die Femurkondylen. Mit den Daumen bemerkt der Untersucher gleichzeitig eine Anspannung der ischiokruralen Muskulatur. In diesem Fall fordert der Untersucher den Patienten auf, die Muskulatur zu entspannen. Bei entspannter Muskulatur drückt der Untersucher den Tibiakopf nach dorsal und registriert die extensionsnahe posteriore Verschiebung der Tibia. Unsere modifizierte Vorgehensweise besteht darin, daß der Tibiakopf nur mit einer Hand umfaßt und der distale Oberschenkel mit der anderen Hand fixiert wird. Mit diesem Vorgehen läßt sich der Charakter des Endpunktes einfacher bestimmen (Abb. 3-40).

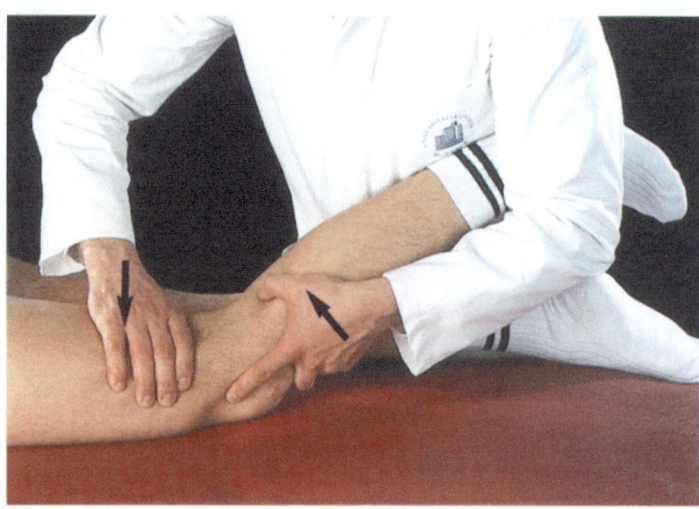

Abb. 3-40. Reversed Lachman-Test.(Mod.nach Feagin)

3.7.3
Godfrey-Test

Der Patient liegt auf dem Rücken, beide Knie- und Hüftgelenke sind 90° flektiert, die Unter-

schenkel werden vom Untersucher gehalten. Durch manuellen Druck auf die Tuberositas tibiae sinkt diese bei einer hinteren Instabilität mit Beteiligung des hinteren Kreuzbandes vermehrt nach dorsal (Abb. 3-41).

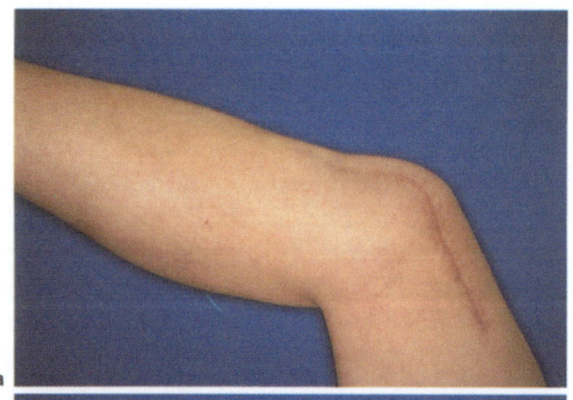

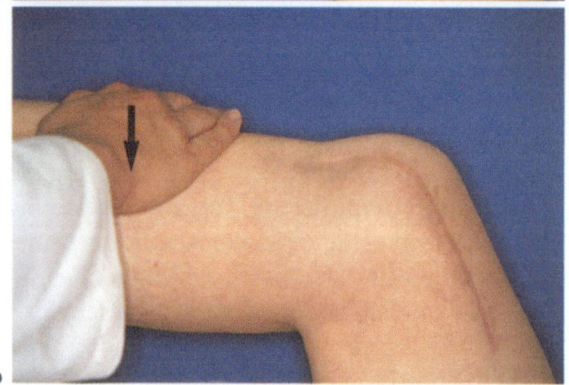

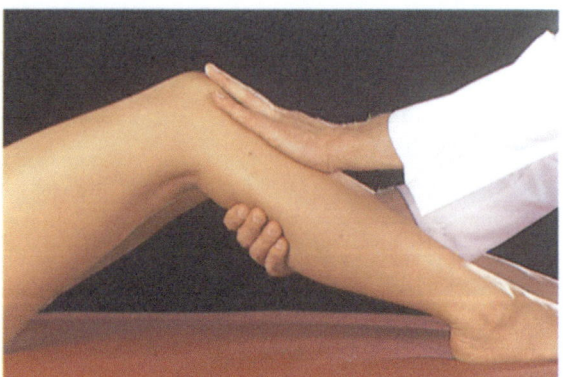

Abb. 3-41 a-c. Godfrey-Test. Schon in der Ausgangsstellung (**a**) ist die leicht zurückgesunkene Position der proximalen Tibia erkennbar. Durch manuelles Niederdrücken der Tibia zeigt sich als Ausdruck einer Insuffizienz des hinteren Kreuzbandes eine deutliche Dorsalverlagerung (**b**). Palpatonischer hinterer Schubladentest (**c**)

3.7.4
Palpatorischer hinterer Schubladentest

Der Patient liegt in Rückenlage auf der Untersuchungsliege, beide Knie- und Hüftgelenke sind ca. 60–70° gebeugt. Der Untersucher legt seine Hand auf das Lig. patellae, wobei die Finger auf der Patella, die Handfläche auf den Tibiakopf zu liegen kommen. Aus dieser Stellung wird über die Hand ein posteriorer Schubladenstreß ausgeübt. Palpatorisch läßt sich das Ausmaß der hinteren Schubladenbewegung sowie der Anschlag am Ende der Bewegung einfacher und sensibler erfassen als beim Nachhintendrücken des Unterschenkels bei der klassischen hinteren Schubladenprüfung (Abb. 3-41 c).

Der palpatorische Schubladentest läßt sich ebenfalls bei dem Verdacht auf eine spontane hintere Schublade verwenden. Der Untersucher legt die Hand (s. oben) abwechselnd auf beide Kniegelenke. Die Gelenkrezeptoren des Handgelenkes und der Fingergelenke sind sehr empfindlich, so daß auf diese Weise schon feine Unterschiede in der Position des Tibiakopfes registriert werden können. Eine Quantifizierung der posterioren Tibiaverschiebung ist mit diesem Test aber nicht möglich. Hierfür wird die Anfertigung gehaltener Röntgenaufnahmen in 70–90° Flexion für die hintere Schublade empfohlen (s. Kap. 6.11).

3.7.5
Vorderer Schubladentest bei spontaner hinterer Schublade

Zeigt sich eine spontane hintere Schublade (s. Abb. 2-26), kann man von einer Insuffizienz des hinteren Kreuzbandes ausgehen. Löst man aus dieser Position eine hintere Schublade aus, läßt sich das Ausmaß der spontanen hinteren Schublade oft kaum verstärken. Man findet in einigen Fällen auch keinen weichen Anschlag, da der Tibiakopf bereits in einer solch dorsalen Position liegt, daß die dorsomedialen und -lateralen Bandstrukturen maximal angespannt sind. Es zeigt sich in diesem Fall dann fast ein „fester" Anschlag. Als häufige Fehldiagnose wird eine „Elongation" oder „Vernarbung" des hinteren Kreuzbandes angegeben. Wie ausgedehnt die

Dorsalposition der Tibia ist, kommt erst auf gehaltenen Röntgenaufnahmen zum Ausdruck, die in 70–90° Flexion im Seitenvergleich angefertigt werden (s. Kap. 6.11.3). Die subjektive Einschätzung täuscht meist über das wirkliche Ausmaß der Tibiaverschiebung hinweg (vgl. auch Kap. 9).

Aus der spontanen hinteren Schublade sollte man unbedingt eine vordere Schubladenbewegung auslösen. Hierdurch kann der Zustand der dorsomedialen und -lateralen Kapsel beurteilt werden. Bei ca. 30 % der Patienten mit einer Insuffizienz des hinteren Kreuzbandes ist aus der spontanen hinteren Schublade nur eine geringe vordere Schublade auszulösen. Dies ist ein Hinweis für eine kontrakte dorsomediale und -laterale Kapsel. Man kann von einer sog. „fixierten hinteren Schublade" sprechen. Diese Patientengruppe klagt auch eher über Schmerzen aufgrund des erhöhten retropatellaren Druckes, seltener über ein Instabilitätsgefühl. Bei einer Rekonstruktion des hinteren Kreuzbandes muß bei diesen Patienten von einer reduzierten Erfolgsaussicht ausgegangen werden, da sich die Tibia bedingt durch die kontrakte dorsomediale und -laterale Kapsel nur wenig nach anterior bringen läßt.

Bei den meisten Patienten mit einer deutlichen, spontanen hinteren Schublade ist jedoch eine deutliche anteriore Tibiabewegung unter vorderem Schubladenstreß auszulösen. Dies spricht für lockere dorsale Bandstrukturen. In diesen Fällen sind die Aussichten, durch eine operative Stabilisierung die Schmerzen und die Instabilität zu verbessern, günstiger als in der „kontrakten" Gruppe. Somit lassen sich die Erfolgsaussichten bereits während der Untersuchung grob einschätzen. Während der Unterschenkel nach vorne gezogen ist, wird der Patient gefragt, ob dieses die Schmerzen beseitigt oder lindert. Die meisten Patienten beschreiben in der anterioren Position unter dem vorderen Schubladenstreß eine Schmerzreduzierung und ein „leichteres Gefühl" im Kniegelenk, das aus der Reduzierung des femoropatellaren Druckes resultiert.

Die positive vordere Schublade führt bei dieser Patientengruppe aber nicht selten zur Diagnose einer Läsion des vorderen Kreuzbandes, die sich dann auch arthroskopisch vermeintlich

„leicht bestätigen läßt". Arthroskopisch findet sich, bedingt durch die zurückgesunkene Tibia, ein deutlich entspanntes vorderes Kreuzband, das sich erst bei einer vorderen Schubladenbewegung anspannt. In diesen Fällen darf die Therapie keinesfalls auf das vordere Kreuzband ausgerichtet sein (s. Kap. 11.6.3, s. auch Abb. 3-68).

3.8
Dynamische posteriore Subluxationstests (posteriore Pivot-shift-Tests)

Wie bei einer Insuffizienz des vorderen Kreuzbandes mit nachweisbaren anterioren dynamischen Subluxationsphänomenen (anteriore Pivot-shift-Tests, s. Abschn. 3.4) sind für eine Insuffizienz des hinteren Kreuzbandes auch dynamische Subluxationstests bekannt [317, 509 b, 590].

Das Prinzip der posterioren Pivot-shift-Tests beruht ebenfalls darauf, das Kniegelenk aus der subluxierten in eine reponierte Stellung zu bringen. Das charakteristische Repositionsmanöver ist für den positiven Ausfall des Tests beweisend. Im Gegensatz zu den anterioren Subluxationstests (s. Abschn. 3.4) tritt die Subluxation jedoch in den hohen Flexionsgraden auf, die Reposition dagegen in den extensionsnahen Stellungen, entsprechend dem unterschiedlichen Verhalten von vorderem und hinterem Kreuzband. Da das Ausmaß der Subluxation bzw. auch das der Reposition größer ist als bei den anterioren Tests, ist die Auslösung beim wachen Patienten insbesondere nach frischem Trauma problematisch, teilweise überhaupt nicht möglich. Daher ist in diesen Fällen die Narkoseuntersuchung zu empfehlen [509 a]. Zuvor sollte jedoch eine MR-Tomographie durchgeführt werden, mit der auch eine Ruptur des hinteren Kreuzbandes zuverlässig ausgeschlossen oder bestätigt werden kann. Bei allen posterioren Tests ist unbedingt im Seitenvergleich zu untersuchen [317, 509 a, 590].

3.8.1
Reversed Pivot-shift-Test

Bei dem von Jakob [317] beschriebenen Test liegt der Patient auf dem Rücken, der Untersucher steht auf der Seite des verletzten Beines. Eine Hand umfaßt den Fuß und rotiert den Unterschenkel nach außen, der laterale Tibiakopf ist bei einer posterolateralen Instabilität nach dorsal subluxiert. Die andere Hand liegt auf der Lateralseite in Kniegelenkhöhe, wobei der Daumen auf dem Fibulaköpfchen plaziert wird und einen Valgusdruck ausübt. Von einer gebeugten geht der Untersucher unter Beibehaltung des Valgusstresses langsam in eine extensionsnahe Stellung über, wobei das laterale Tibiaplateau, für den Untersucher tastbar, bei etwa 20° Flexion in die Ausgangsstellung reponiert (Abb. 3-42).

Dieser Test ist zwar der funktionelle Partner der dynamischen vorderen Subluxationstests, er kann aber auch bei erhöhter konstitutioneller Bandlaxizität positiv ausfallen. Klinisch signifikant ist der Test erst dann, wenn er einseitig auslösbar ist und gleichzeitig die vom Patienten geschilderten schmerzhaften Subluxationserscheinungen durch den Test reproduziert werden. Nach Jakob [317] muß neben einem adäquaten Trauma gleichzeitig eine posterolaterale Instabilität in Form einer positiven hinteren Schublade bei Außenrotation des Unterschenkels vorliegen.

Cooper [97 a] kommt zu einer völlig anderen Bewertung des reversed Pivot-shift-Tests. Bei Untersuchungen an 100 kniegesunden Probanden fand er zu 35 % einen positiven reversed Pivot-shift-Test, obwohl diese Probanden keine nachweisbaren Kniegelenkerkrankungen oder -veränderungen aufwiesen. Nach Cooper [97 a] korreliert ein positiver reversed Pivot-shift-Test eher mit einer erhöhten Bandlaxizität und einer Varusstellung. Die Ursache für diese ganz andere Beurteilung des Tests liegt wahrscheinlich darin, daß die Untersuchung beim narkotisierten Patienten (Vollnarkose oder Epiduralanästhesie) erfolgte, wogegen Jakob et al. [317] am wachen Patienten untersuchten.

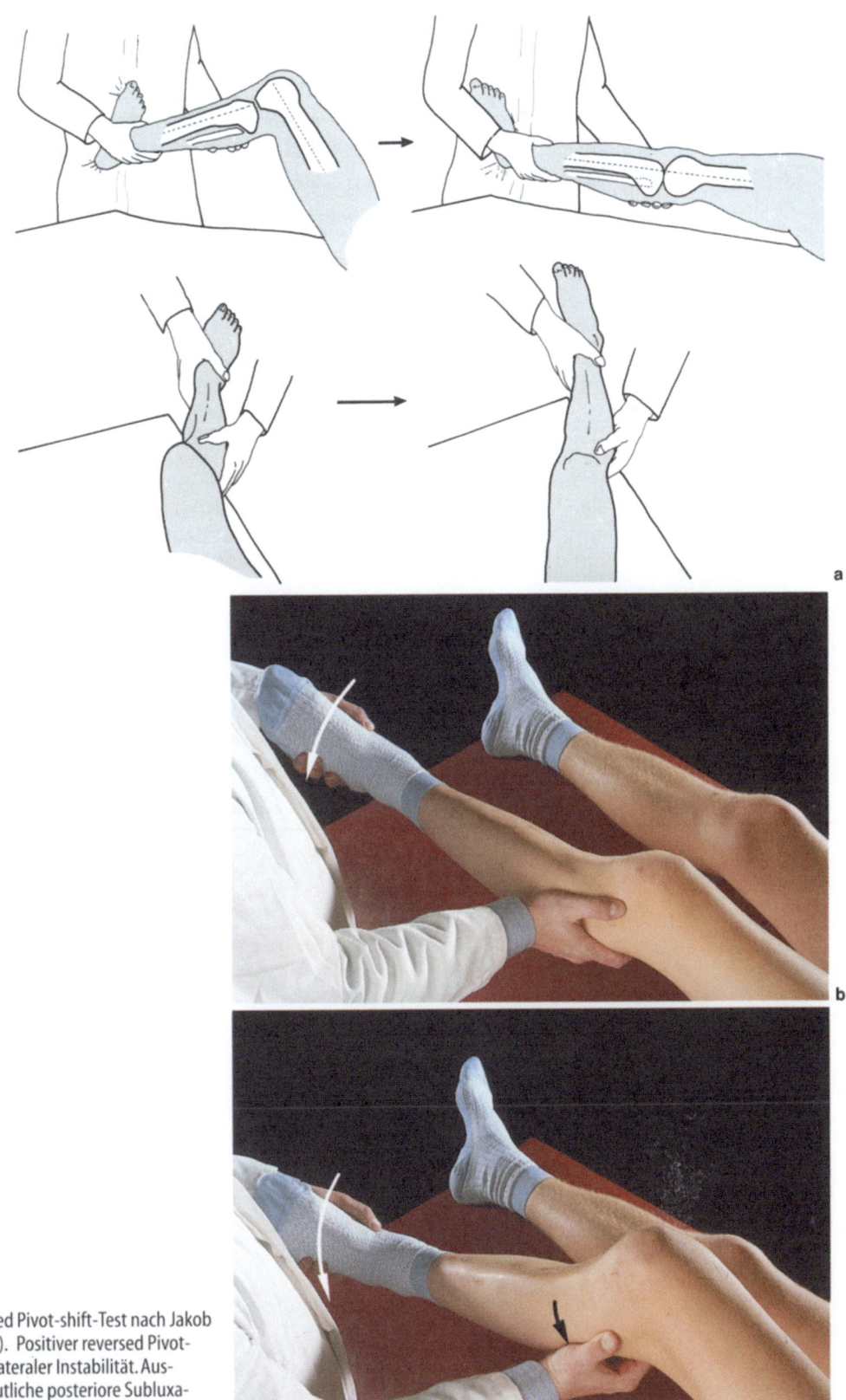

Abb. 3-42 a-c. Reversed Pivot-shift-Test nach Jakob (schematisch) [317] (**a**). Positiver reversed Pivot-shift-Test bei posterolateraler Instabilität. Ausgangsstellung (**b**). Deutliche posteriore Subluxation des lateralen Tibiaanteils (**c**)

3.8.2
Dynamischer posteriorer Shift-Test
(dynamic posterior shift test)

Beim dynamischen posterioren Shift-Test liegt der Patient auf dem Rücken. Der Untersucher beugt das Hüft- und Kniegelenk des Patienten auf ca. 90°; der Oberschenkel befindet sich in der Neutralrotation. Eine Hand des Untersuchers liegt auf dem Oberschenkel und dient als Widerlager; mit der anderen streckt er langsam das Kniegelenk. Bei Ruptur des hinteren Kreuzbandes verliert die Tibia plötzlich mit Erreichen der Streckung die extensionsnahe Subluxation und reponiert mit einem tastbaren Ruck nach anterior (Abb. 3-43). Dieser Test fällt bei hinteren und posterolateralen Instabilitäten positiv aus [590].

3.8.3
Posteromedialer Pivot-shift-Test

Bei diesem von Owens [509b] beschriebenen Test befindet sich der Patient in Rückenlage auf der Untersuchungsliege. Der Untersucher um-faßt mit einer Hand das zu untersuchende Bein in Höhe des oberen Sprunggelenkes, die andere Hand liegt im Bereich der Kniekehle. Zunächst wird das Kniegelenk mehr als 45° gebeugt, gleichzeitig wird ein Varusstreß mit einer axialen Kompression ausgeübt sowie der Unterschenkel innenrotiert. Wenn das Kniegelenk aus dieser Stellung heraus in eine extensionsnahe Stellung gebracht wird, „shiftet" die Tibia plötzlich aus der subluxierten in die reponierte Stellung. Dieses geschieht zwischen 20 und 40° Flexion (Abb. 3-44 a, b).

Dieser Test ist positiv, wenn die dorsomediale Kapsel, das mediale Seitenband, das „posterior oblique ligament" sowie das hintere Kreuzband rupturiert sind. Dieses wurde von Owens [509b] auch leichenexperimentell untersucht und bestätigt. Der posteromediale Pivot-shift-Test wird bei der Narkoseuntersuchung geprüft, da das Repositionsmanöver sehr ausgeprägt sein kann und ohne Narkose vom Patienten kaum toleriert wird. Owens [509b] gibt ebenfalls als Indikation dieses Tests die Unterscheidung einer Ruptur des hinteren von einer des vorderen Kreuzbandes an, wenn gleichzeitig das mediale Seitenband sowie die dorsomediale Kapsel rupturiert

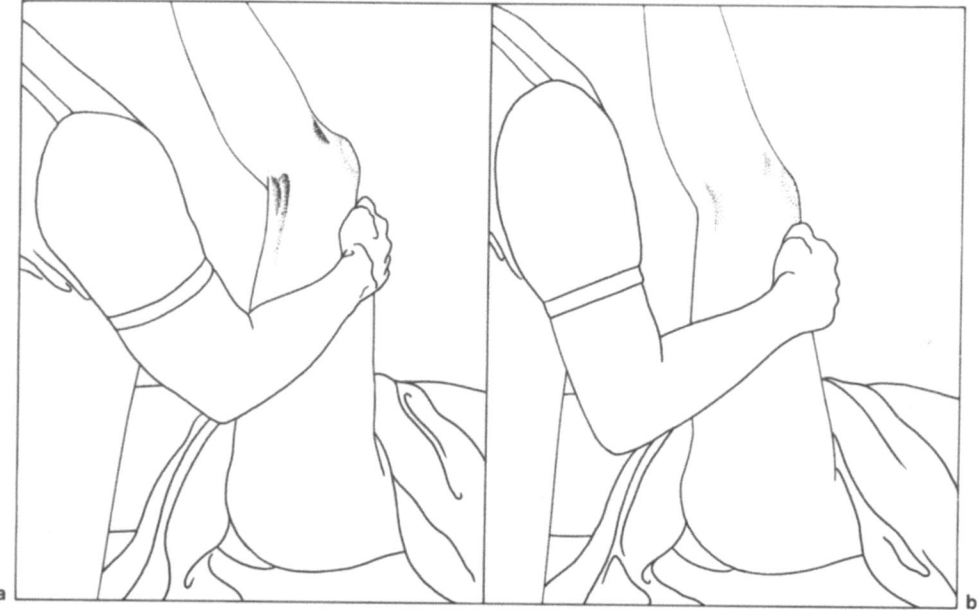

Abb. 3-43 a, b. Dynamischer Shifttest. In extensionsnaher Stellung subluxiert die Tibia durch Zug der ischiokrura-len Muskulatur nach dorsal (**a**). Bei Insuffizienz des hinteren Kreuzbandes wird die subluxierte Stellung bei weite-rer Streckung mit einem palpablen Schnappen aufgehoben (**b**). (Nach [590])

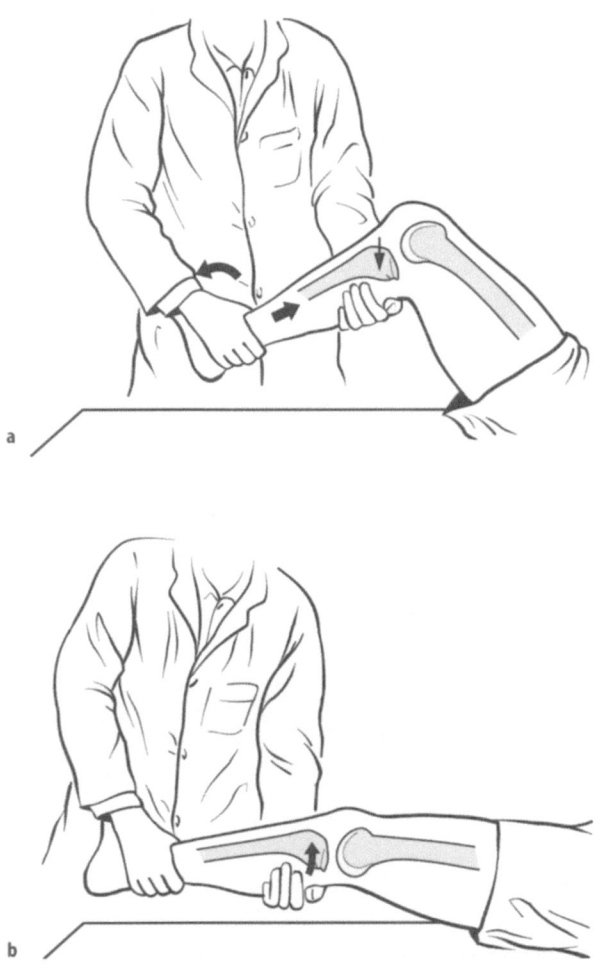

Abb. 3-44 a, b. Posteromedialer Pivot-shift-Test. In hohen Flexions-graden posteriore Subluxation unter Innenrotation, axialer Kom-pression und Varusstreß (**a**). In zunehmender Extension kommt es zur Reposition des medialen Tibiaanteils (**b**). (Nach [509 b])

sind. In diesen Fällen kann es schwierig sein, die Rupturen der Kreuzbänder zu unterscheiden. Bei positivem posteromedialem Pivot-shift-Test ist von einer Ruptur des hinteren, bei positivem anterioren Pivot-shift-Test (s. Abschn. 3.4) von einer Ruptur des vorderen Kreuzbandes auszu-gehen.

3.9
Aktive Laxizitätstests

Im Gegensatz zu den traditionellen passiven Tests führt der Patient wie bei den funktionellen Tests (s. Abschn. 3.6) auch bei den aktiven Laxi-zitätstests die Tibiaverschiebung (Schubladen-bewegung) durch willkürliche Anspannung der Muskulatur herbei. Der Untersucher beobachtet bei diesen Tests die Konturen von Tuberositas ti-biae und Lig. patellae, um deren Bewegungen zu erfassen.

Die Vorteile der aktiven Testverfahren liegen, neben dem geringen technischen Aufwand, in der Schmerzarmut bei der Untersuchung und der Differenzierbarkeit von vorderer und hinte-rer Schubladenkomponente.

Für das Verständnis der aktiven Schubla-dentests ist die flexionsabhängige Ausrichtung der Kraftresultierenden (Fx) des M. quadriceps wichtig. Beim unverletzten Knie ist diese in extensionsnaher Stellung nach ventral (Abb. 3-45 a), in hoher Flexion (z. B. 90°) nach dorsal gerichtet (Abb. 3-45 b). Eine Anspannung des M. quadriceps führt demnach in extensionsna-her Stellung zur leichten Ventralbewegung (an-teriore Verschiebung), in höhergradiger Flexion zur leichten Dorsalwanderung (posteriore Ver-schiebung) des Tibiakopfes.

3.9.1
Aktiver Lachman-Test (aktiver Quadrizepstest in 30° Flexion)

Bereits 1975 beschrieben Wirth u. Artmann [708] die radiologische Dokumentation eines extensionsnahen aktiven vorderen Schubladen-tests bei Insuffizienz des vorderen Kreuzbandes.

Beim klinischen Test wird der Patient gebe-ten, das Bein zu strecken, wobei sich der Fuß von der Unterlage abheben soll. Der Untersucher be-findet sich mit seinen Augen auf Höhe des Knie-gelenkes. Eine leichte Knieflexion wird erreicht, indem der Untersucher eine Hand auf das kon-tralaterale Knie legt und den Oberschenkel des Patienten mit seinem Unterarm unterlagert. Zur Erhöhung der Quadrizepskraft wird der Fuß auf der Unterlage vom Untersucher fixiert *(maxi-*

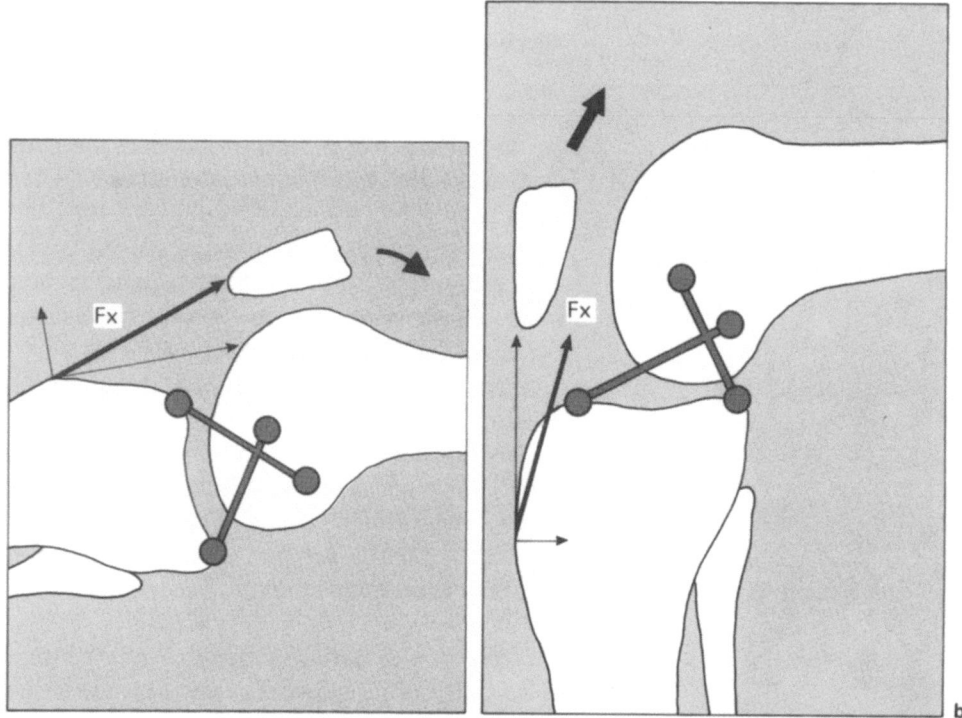

Abb. 3-45 a, b. Die Kraftresultierende (Fx) ist in extensionsnaher Stellung nach anterior (**a**), in 90° Flexion nach posterior gerichtet (**b**)

maler Quadrizepstest) (Abb. 3-46) (Lachman-Test Grad IV, s. S. 156). Bei intaktem vorderen Kreuzband ist eine leichte Ventralwanderung des Tibiakopfes zu beobachten. Bei einer Ruptur findet sich dagegen im Vergleich zur Gegenseite eine deutlichere Ventralwanderung, da die durch Quadrizepskontraktion bewirkte Verschiebung nicht mehr vom vorderen Kreuzband blockiert wird.

Daniel [111] gibt das „physiologische" aktive extensionsnahe Schubladenausmaß bei gesunden Probanden mit durchschnittlich 4 mm an. Bei einer Ruptur des vorderen Kreuzbandes findet sich dagegen ein zusätzlicher anteriorer Tibiavorschub von 3–6 mm.

Dieser Test wird erst nach Ausschluß einer Verletzung des hinteren Kreuzbandes geprüft. Bei dieser Verletzung fällt die Tibia „spontan" nach dorsal, die Kraftresultierende ist steiler nach ventral ausgerichtet. Es kommt durch Quadrizepsanspannung zu einer deutlichen anterioren Tibiaverschiebung und damit auch zu einem falsch-positiven aktiven vorderen Schubladentest (s. Abb. 3-49).

Ist neben der Insuffizienz der medialen Bandstrukturen und des vorderen Kreuzbandes auch die dorsale Aufhängung des Innenmeniskus gelockert, kann durch die Quadrizepskontraktion auch eine Meniskuseinklemmung provoziert werden *(positiver aktiver Finochietto-Test)*. Durch ein Nachlassen der Muskelanspannung oder ein manuelles Nach-dorsal-Drücken der Tibia (hintere Schublade) läßt sich die Einklemmung wieder beseitigen.

Beim aktiven Lachman-Test kann der Unterschenkel, im Gegensatz zum „traditionellen" Lachman-Test, leicht in verschiedenen Rotationsstellungen fixiert werden, um den stabilisierenden Effekt der medialen und lateralen Strukturen zu beurteilen. Liegt eine globale vordere Instabilität (vorderes Kreuzband, mediale, dorsomediale, laterale und dorsolaterale Kapsel-Band-Strukturen insuffizient) vor, ist sowohl in Innen- und Neutralrotation, besonders aber in

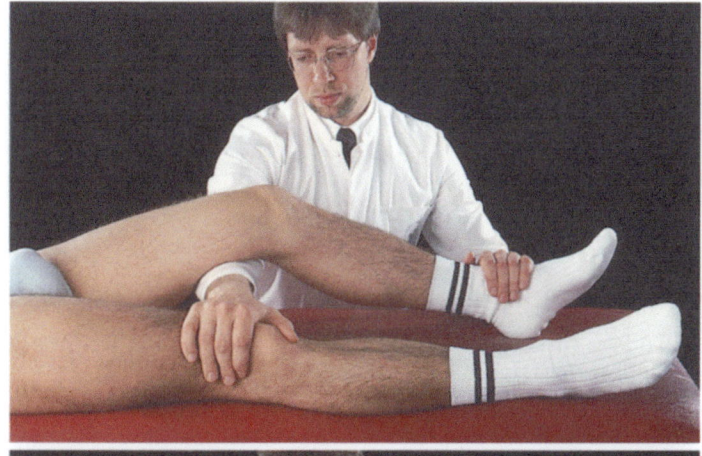

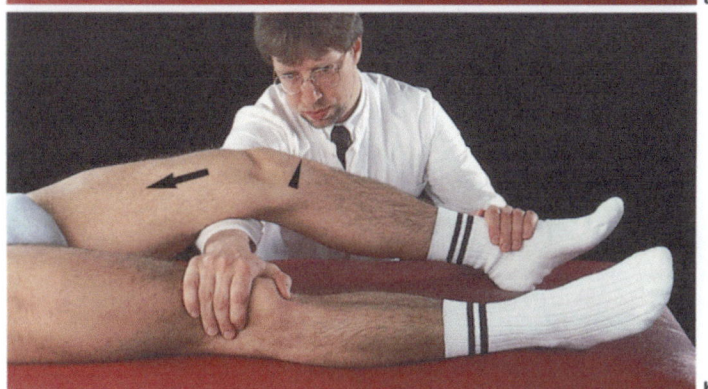

Abb. 3-46 a, b. Aktiver Lachman-Test. Bei entspannter Lagerung findet sich eine normale Kniekontur (**a**). Unter Kontraktion des M. quadriceps resultiert bei Insuffizienz des vorderen Kreuzbandes eine deutlich sichtbare anteriore Verschiebung der proximalen Tibia (**b**). Die normale Kniekontur ist aufgehoben. Zur Erhöhung der Quadrizepskraft wird der Fuß auf der Unterlage fixiert

Außenrotation eine deutliche aktive anteriore Tibiaverschiebung zu verzeichnen.

Die Gelenkstabilisierung durch leichte Innenrotation zeigt sich bei Patienten mit insuffizientem vorderen Kreuzband im täglichen Bewegungsablauf. Zur Sicherung des Gelenkes und zur Vermeidung des schmerzhaften „Pivotings" gehen und laufen die Patienten mit leichter Innenrotationsstellung des Unterschenkels und Innendrehung des Femurs [405].

3.9.2
No-touch Lachman-Test (aktiver Quadrizepstest in 30° Flexion)

Bei ängstlichen Patienten oder bei starken Schmerzen sollte man die Untersuchung mit einem extensionsnahen aktiven Quadrizepstest beginnen, wobei der Untersucher nicht das Bein des Patienten zu berühren braucht (No-touch-Test) [101].

Der Patient liegt auf dem Rücken und umfaßt mit beiden Händen seinen Oberschenkel im distalen Drittel, bis das Kniegelenk leicht gebeugt ist, oder die Flexion wird durch den Unterarm des Untersuchers vorgegeben (Abb. 3-47). Dann wird er gebeten, den Fuß von der Untersuchungsliege abzuheben. Der Untersucher befindet sich mit seinen Augen in Höhe des Kniegelenkes und beobachtet die Konturänderung unter der Quadrizepsanspannung. Bei intakten Bandverhältnissen zeigt sich keine oder nur eine minimale Konturänderung (Abb. 3-48 a). Liegt eine frische Kapsel-Band-Verletzung mit Beteiligung des vorderen Kreuzbandes und medialer Strukturen vor, läßt sich eine anteriore Verschiebung der Tibia mit Konturveränderung im Bereich des Lig. patellae beobachten (Abb. 3-48 b).

Mit diesem einfachen Test kann man, ohne den Patienten zu berühren und ihm Schmerzen

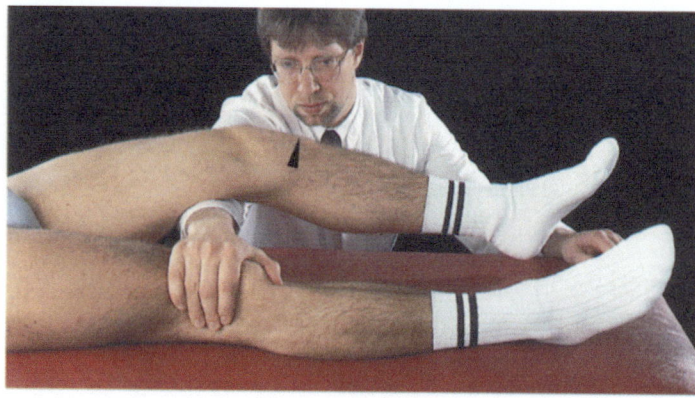

Abb. 3-47. No-touch Lachman-Test. Der Untersucher beobachtet die Veränderung des Patella-Lig. patellae-Tuberositas-tibiae-Bereichs unter Anspannung des M. quadriceps

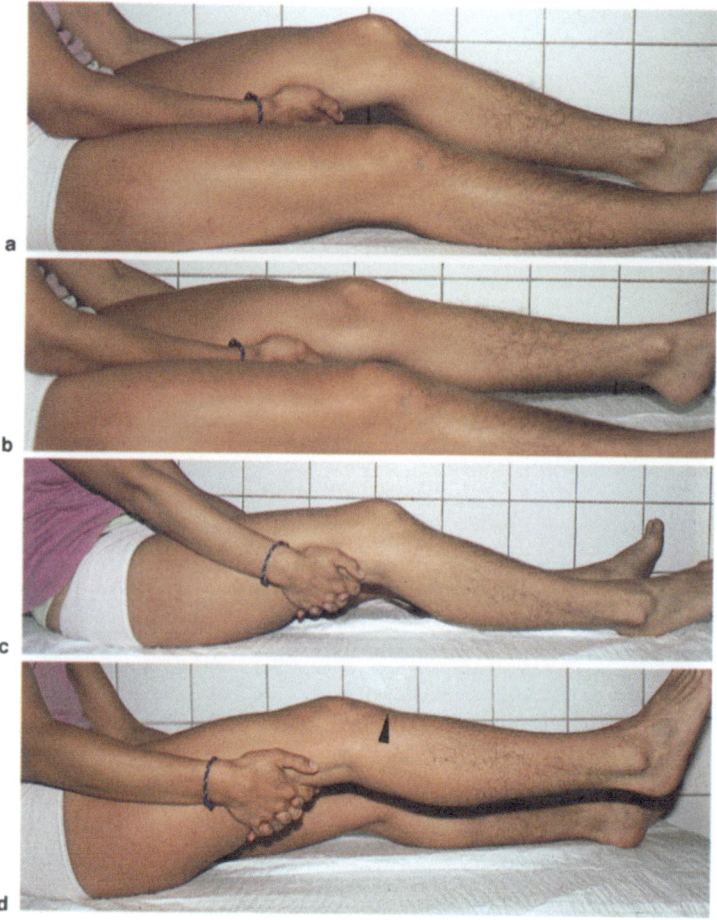

Abb. 3-48 a-d. No-touch Lachman-Test (aktiver Quadrizepstest in 30° Flexion). 24jährige, sehr ängstliche Patientin mit 3 Tage zurückliegendem Rotationstrauma des rechten Kniegelenkes. Inspektorisch sind verstrichene Kniekonturen zu erkennen. Die Anspannung des M. quadriceps führt auf der gesunden Seite zu keiner signifikanten Veränderung der Kniekontur (**a** Ruhelage intaktes Knie, **b** Quadrizepsanspannung intaktes Knie). Das verletzte Knie zeigt unter Quadrizepsanspannung dagegen eine deutliche Konturveränderung (**c** Ruhelage, **d** Anspannung des M. quadriceps). Ohne die Patientin manuell zu untersuchen, wurde die Diagnose einer Ruptur des vorderen Kreuzbandes gestellt. Über die medialen und lateralen Kapsel-Band-Strukturen kann keine Aussage gemacht werden. Dies ist z.B. in der Narkoseuntersuchung möglich

zuzufügen, oft komplexe Verletzungen (vorderes Kreuzband und mediale, dorsomediale und/oder laterale, dorsolaterale Kapsel-Band-Strukturen) ausschließen.

Bei diesem Test besteht aber die Schwierigkeit, die Ausgangsstellung des Unterschenkels richtig einzuschätzen. Eine signifikante spontane hintere Schublade in extensionsnaher Stellung besteht z.B. dann, wenn eine Läsion des hinteren Kreuzbandes vorliegt und gleichzeitig mediale und laterale Kapsel-Band-Strukturen insuffizient sind [101, 504]. Fordert man den Patienten dann auf, sein Bein aus der extensionsnahen Stellung heraus durch Anspannung des M. quadriceps zu strecken, bemerkt man eine anteriore Bewegung der proximalen Tibia (Abb. 3-49). Diese extensionsnahe anteriore Subluxation darf aber nicht zu dem Schluß führen, daß es sich nur um eine Ruptur des vorderen Kreuzbandes handelt. Stets muß eine Läsion des hinteren Kreuzbandes durch die Prüfung der posterioren Translation (reversed Lachman-Test, spontane hintere Schublade) ausgeschlossen werden.

3.9.3
Aktiver Quadrizepstest in 90° Flexion

Der Patient befindet sich in Rückenlage, das Hüftgelenk ist 45° gebeugt, der Fuß liegt auf dem Untersuchungstisch. Der Patient wird gebeten,

den Fuß, der vom Untersucher fixiert wird, vom Untersuchungstisch abzuheben. Während der Quadrizepsanspannung beobachtet der Untersucher die Konturveränderung des Kniegelenkes. Bei intakten Bandverhältnissen und 90° gebeugtem Knie zeigt sich unter Quadrizepsanspannung eine Dorsalverlagerung des proximalen Tibiaanteils von 0–2 mm [111, 116]. Ist das hintere Kreuzband verletzt, fällt die Tibia nach dorsal (spontane hintere Schublade). Die Kraftresultierende erhält damit eine anteriore Ausrichtung (Abb. 3-50). Wird der Patient aufgefordert, das Knie zu strecken, wird die anteriore Verschiebung des Tibiakopfes sichtbar [111, 116, 470]. Dieser Test eignet sich daher gut zur Diagnostik des hinteren Kreuzbandes.

Daniel [116] stuft den aktiven Quadrizepstest in 90° Flexion in seiner diagnostischen Wertigkeit zur Beurteilung des hinteren Kreuzbandes höher ein als den klassischen passiven hinteren Schubladentest bei 90° Flexion. Letzterer ist problematisch, da nicht bei allen Kniegelenken mit einem rupturierten hinteren Kreuzband eine positive hintere Schublade nachzuweisen ist.

Beim aktiven Quadrizepstest in 90° Flexion muß der Untersucher darauf achten, daß der Patient wirklich nur den Quadriceps anspannt. Die geeignete Aufforderung für den Patienten ist: „Heben Sie bitte den Fuß von der Untersuchungsliege ab." Eine gleichzeitige Kontraktion der

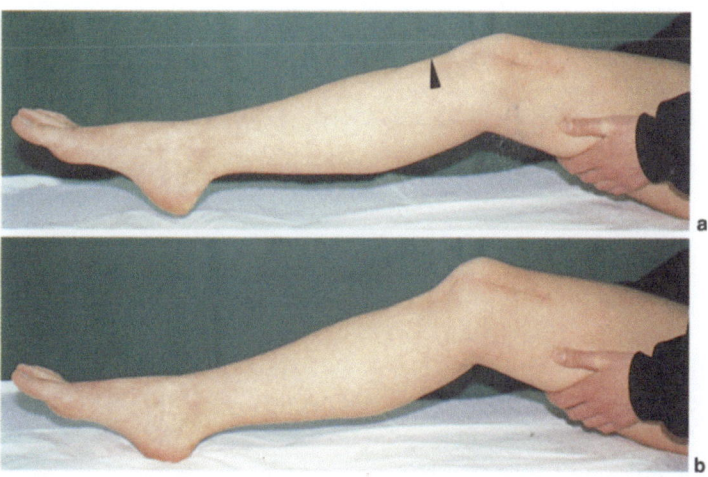

Abb. 3-49 a, b. Positiver aktiver Quadrizepstest in 30° Flexion. Nach Anspannung des M. quadriceps zeigt sich eine anteriore Subluxation der Tibia (**a**). Ausgangsstellung (**b**). Bei dieser Patientin besteht jedoch gleichzeitig eine ausgeprägte Insuffizienz des hinteren Kreuzbandes

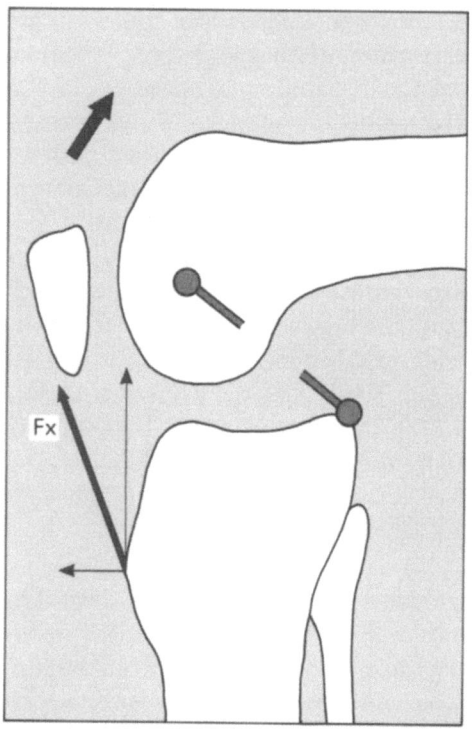

Abb. 3-50. Nach anterior ausgerichtete Kraftresultierende (Fx) bei Ruptur des hinteren Kreuzbandes

ischiokruralen Muskulatur würde dagegen eine anteriore und posteriore Tibiaverschiebung verhindern oder diese deutlich kleiner erscheinen lassen.

Die entstehende anteriore Bewegung des Tibiakopfes bei diesem aktiven Test darf damit nicht als Insuffizienz des vorderen Kreuzbandes interpretiert werden. Sie ist vielmehr Ausdruck einer Insuffizienz des hinteren Kreuzbandes.

3.9.4
Modifizierter aktiver Schubladentest in 90° Flexion

Da der aktive Quadrizepstest in 90° Flexion nicht immer einfach beurteilbar ist, führen wir den Test in modifizierter Form durch [634].

Der Patient liegt auf dem Rücken mit 90° gebeugten Kniegelenken. Die Füße werden auf den Untersuchungstisch aufgesetzt. Die Augen des Untersuchers befinden sich auf Höhe der Kniegelenke und prüfen, ob ein spontanes Zurück-

sinken einer Tuberositas tibiae zu verzeichnen ist. Ist eine spontane hintere Schublade vorhanden, besteht der Verdacht auf eine Verletzung des hinteren Kreuzbandes. Findet sich kein Niveauunterschied, kann man nicht unbedingt davon ausgehen, daß das hintere Kreuzband intakt ist. Es könnte sich z. B. um eine kompensierte Insuffizienz des hinteren Kreuzbandes handeln.

In der *ersten Testphase* wird der Patient aufgefordert, die Ferse auf den Untersuchungstisch zu pressen bzw. den Fuß zum Gesäß zu ziehen. Der Untersucher fixiert den Fuß und prüft, ob die ischiokrurale Muskulatur angespannt wird. Diese wirkt jetzt nicht als Beuger oder Rotator im Kniegelenk, sondern sie zieht den proximalen Tibiaanteil nach dorsal. Das Ausmaß einer spontanen hinteren Schublade wird verstärkt oder eine posteriore Tibiaverschiebung erst provoziert.

In der *zweiten Testphase* wird der Patient aufgefordert, den Fuß trotz weiterer Fixierung durch den Untersucher von der Unterlage abzuheben. Unter Anspannung des M. quadriceps verlagert sich die proximale Tibia aktiv aus der verstärkten Dorsalposition nach anterior (Abb. 3-51 und 3-52).

Der Vorteil des modifizierten Tests liegt in der für den Untersucher deutlicher sichtbaren anterioren Verschiebung der Tibia aus einer maximalen Dorsalposition heraus. Kompensierte posteriore Instabilitäten zeigen eine posteriore Verschiebung der Tibia trotz leichter Dorsalposition in der ersten Testphase. Bei dekompensierten posterioren Instabilitäten zeigt sich dagegen eine Beibehaltung der Dorsalposition.

Wie bei allen aktiven Tests wird das Ergebnis durch die Kooperationsbereitschaft und -fähigkeit des Patienten beeinflußt. Ein positives Testergebnis ist ein Hinweis auf eine Insuffizienz des hinteren Kreuzbandes.

1. *Positiver aktiver Lachman-Test* = Hinweis auf Insuffizienz des vorderen Kreuzbandes.
2. *Positiver aktiver Schubladentest* oder *positiver Quadrizepstest in 90°* = Hinweis auf Insuffizienz des hinteren Kreuzbandes.

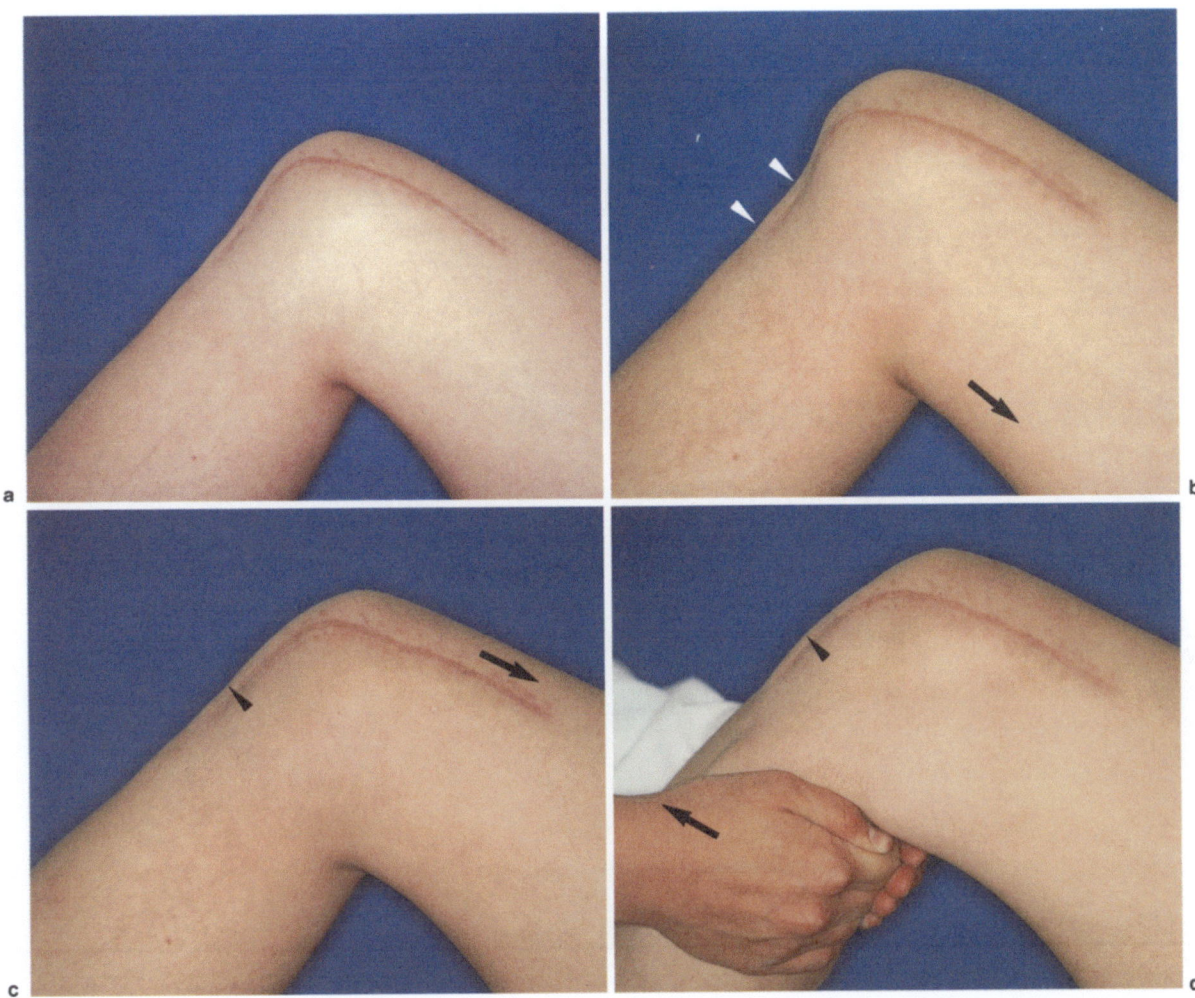

Abb. 3-51 a-d. Modifizierter aktiver Schubladentest in 90° Flexion. Schon die Inspektion zeigt eine leicht zurückgesunkene proximale Tibia (**a**). Durch Anspannung der ischiokruralen Muskulatur bei fixiertem Fuß und 90° gebeugtem Kniegelenk – der Patient wird gebeten, den Fuß zum Gesäß zu ziehen – vergrößert sich die Dorsalverlagerung der Tibia (= I. Testphase, **b**). Aus der verstärkten Dorsalposition heraus verlagert sich die proximale Tibia, als Ausdruck der Insuffizienz des hinteren Kreuzbandes, unter Kontraktion des M. quadriceps deutlich nach ventral (= II. Testphase, **c**). Die folgende vordere Schubladenprüfung bewirkt noch eine weitere Ventralverschiebung, die auf eine ebenfalls bestehende Insuffizienz des vorderen Kreuzbandes hinweist (**d**)

3.9.5
Quadrizeps-Neutralwinkel-Test

Bei allen aktiven und passiven Schubladentests in 90° Flexion ist die Unterscheidung zwischen vorderer und hinterer Schubladenkomponente schwierig. Daniel et al. [117] entwickelten daher den Quadrizeps-Neutralwinkel-Test. Dieser Test dient der Ermittlung der Neutralposition des Kniegelenkes, d.h. derjenigen Position, in der

eine Quadrizepskontraktion weder eine anteriore noch eine posteriore Bewegung des Tibiakopfes bewirkt.

Der Test beginnt am gesunden Bein. Das Hüftgelenk wird 45°, das Kniegelenk 90° gebeugt. Der Fuß liegt auf dem Untersuchungstisch. Der Untersucher bittet den Patienten, den Fuß vom Untersuchungstisch abzuheben und beobachtet dabei, ob sich der Tibiakopf nach posterior bewegt (Kraftvektor nach dorsal gerichtet; vgl. Abb. 3-45 b). Stellt man eine posteriore Tibiabewe-

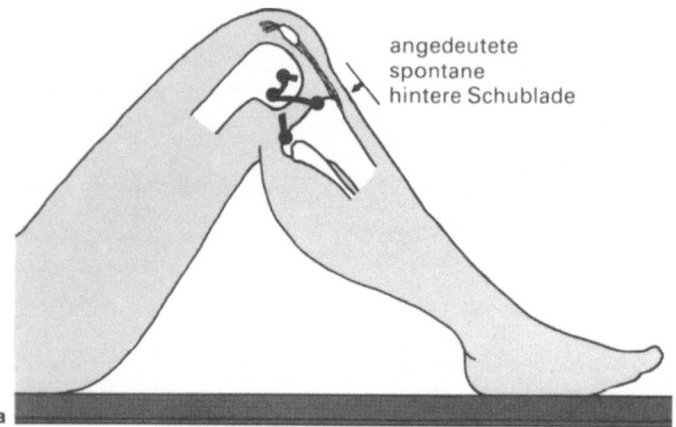

1. Testphase

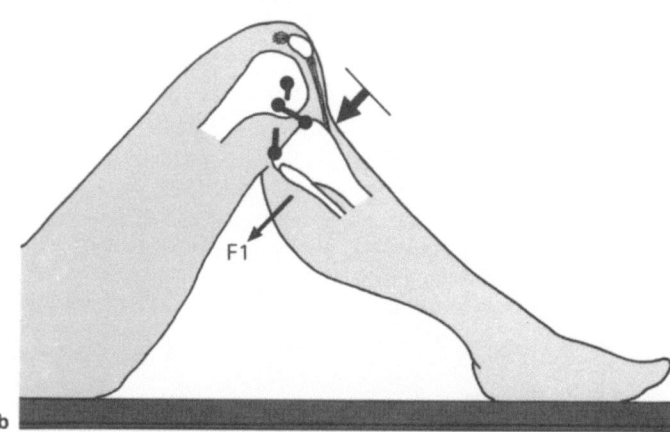

2. Testphase

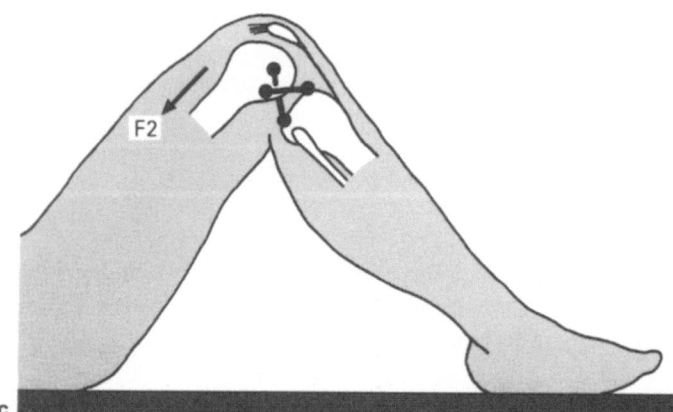

Abb. 3-52 a-c. Modifizierter aktiver Schubladentest in 90° Flexion. Die Inspektion bei insuffizientem hinterem Kreuzband zeigt eine angedeutete spontane hintere Schublade (**a**), die durch Anspannung der ischiokruralen Muskulatur *(F1)* verstärkt wird (**b**). Die anschließende Anspannung des M. quadriceps *(F2)* führt zur aktiven anterioren Verschiebung der Tibia und zur Aufhebung der spontanen hinteren Schublade (**c**) [634]

gung fest, wird das Knie etwas weniger gebeugt und der Patient erneut aufgefordert, das Knie zu strecken. Zeigt sich jetzt eine anteriore Bewegung des Tibiakopfes (Kraftvektor nach ventral gerichtet; vgl. Abb. 3-45 a), wird der Test in etwas höherer Flexion wiederholt. Daniel [117] ermittelte einen Quadrizepsneutralwinkel von durchschnittlich 71° (Schwankungsbreite: 60–90°) (Abb. 3-53).

Im zweiten Schritt wird das verletzte Kniegelenk untersucht. Dieses wird in die Flexion gebracht, bei der am gesunden Knie der Quadrizepsneutralwinkel lag. Aus dieser Neutralposition heraus wird der Patient dann aufgefordert, das Kniegelenk zu strecken (Quadrizepsanspannung). Tritt hierbei eine anteriore Bewegung des Tibiakopfes auf, liegt eine Insuffizienz des hinteren Kreuzbandes vor.

Die Ermittlung des Quadrizepsneutralwinkels ist ebenfalls für die apparative Laxizitätsdiagnostik von Bedeutung (vgl. Kap. 9).

3.9.6
Aktiver Pivot-shift-Test

Manche Patienten können durch aktive Anspannung der Muskulatur bei einer Knieflexion von ca. 80–90° und gleichzeitig bestehender Ruptur des vorderen Kreuzbandes eine anteriore Subluxation des lateralen Tibiaanteils auslösen (Abb. 3-54). Peterson [523] zeigte, daß eine elektrische Stimulation des M. popliteus zu einer derartigen Subluxation führt. Diese Angaben sind glaubhaft, da er nach eigenen Angaben selbst von einer Insuffizienz des vorderen Kreuzbandes betroffen ist und diesen aktiven Pivot-shift-Test bei sich selbst beobachtet hat.

3.9.7
Aktiver posterolateraler Schubladentest

Ca. 60% der Patienten mit einer posterolateralen Instabilität können nach Shino [594] willkürlich durch Muskelkontraktion eine posterolaterale

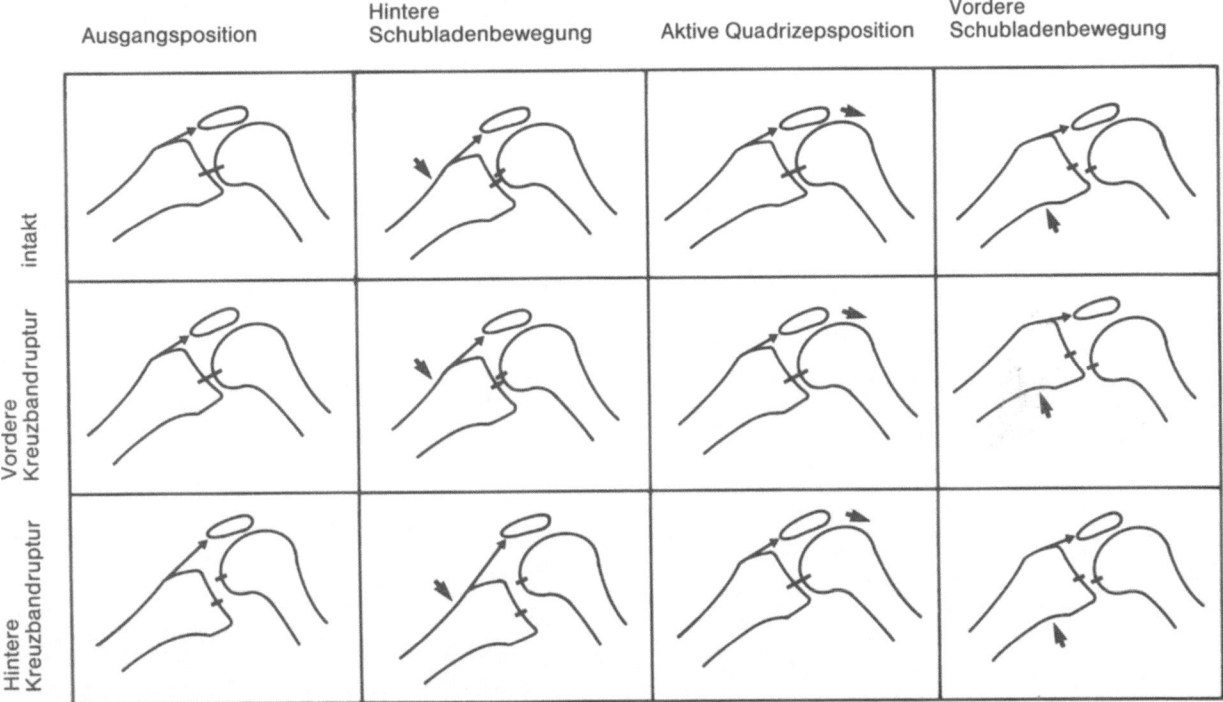

Abb. 3-53. Quadrizeps-Neutralwinkel-Test nach Daniel [117]

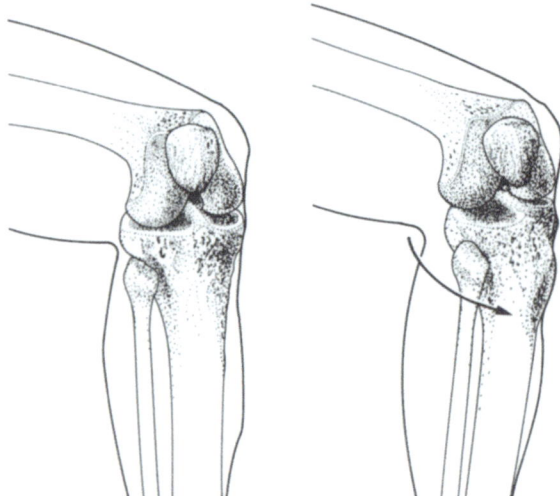

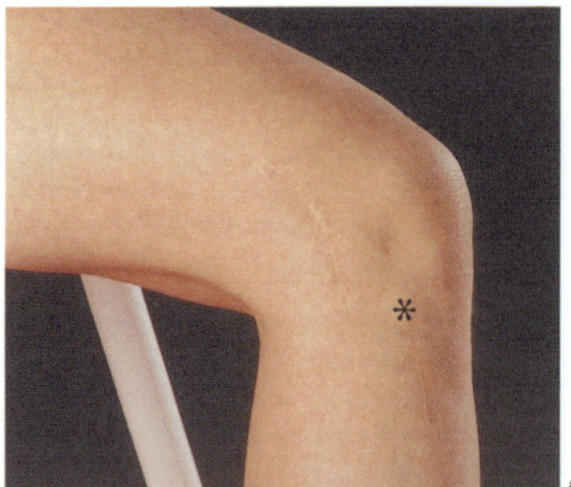

Abb. 3-54. Aktiver Pivot-shift-Test. (Nach [523])

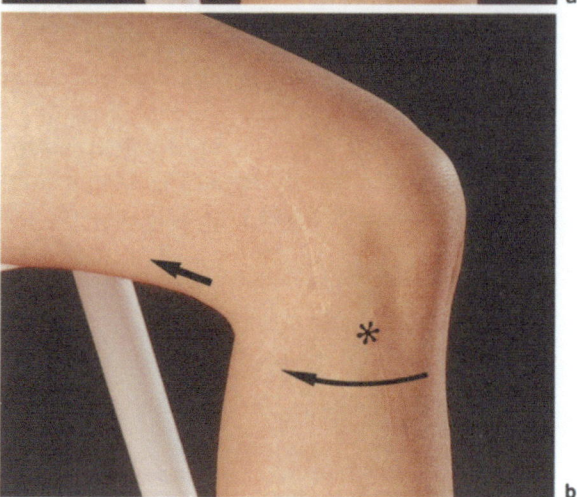

Schubladenbewegung auslösen (Abb. 3-55). Diese Patienten haben die Fähigkeit, so muß man annehmen, den M. popliteus und den M. biceps femoris willkürlich und selektiv innervieren zu können. Der Grund für diese Annahme ist, daß diese Patienten den gleichen willkürlichen Schubladentest, wenn auch sehr minimal, auf ihrer gesunden Seite auslösen können [594].

Abb. 3-55 a, b. Aktiver posterolateraler Schubladentest. Ausgangsstellung (**a**). Die willkürliche Innervation führt zur Außenrotation und posterioren Verschiebung (**b**). Die Außenrotation ist anhand der Lageveränderung des Tuberculum Gerdy *(*)* erkennbar

3.10
Rotationstests

3.10.1
Außenrotations-Rekurvatum-Test

Dieser von Hughston [297] beschriebene Test dient der Prüfung einer posterolateralen Instabilität. Beide Füße des sich in Rückenlage befindenden Patienten werden angehoben. Bei einer posterolateralen Instabilität zeigt sich eine Außenrotation der proximalen Tibia und eine Überstreckung mit leichter Varusstellung (Abb. 3-56 a).

Zur Verdeutlichung der Außenrotation und Rekurvation ist es möglich, den Test einseitig durchzuführen, indem das Kniegelenk aus leich-

ter Flexion in die Extension überführt wird. Mit der dorsolateral aufgelegten Hand ist das Zurückfallen und die leichte Außenrotation der proximalen Tibia zu palpieren (Abb. 3-56 b).

3.10.2
Außenrotationstest

Die Außenrotation wird wesentlich durch die posterolateralen Strukturen (Lig. popliteum arcuatum, dorsolaterale Kapsel, laterales Seitenband, M. popliteus) kontrolliert [225]. Die

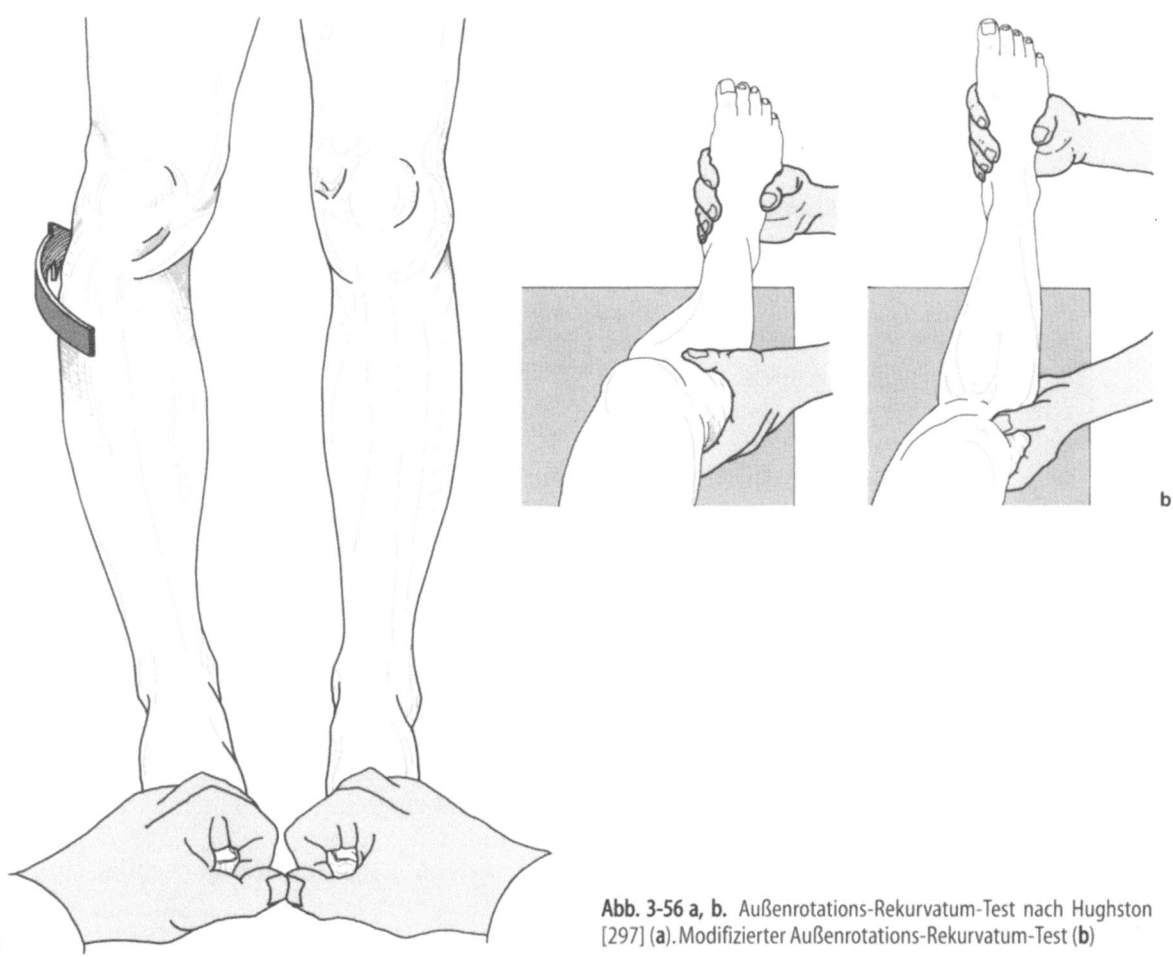

Abb. 3-56 a, b. Außenrotations-Rekurvatum-Test nach Hughston [297] (**a**). Modifizierter Außenrotations-Rekurvatum-Test (**b**)

Außenrotationsstabilisierung ist dabei in 30° Flexion größer als in 90° Flexion.

Beim Außenrotationstest wird die Stabilisierungsfunktion der posterolateralen Strukturen untersucht. Dazu wird das Kniegelenk in eine Flexion von 30° bzw. 90° gebracht und der Unterschenkel passiv außenrotiert. Eine Vermehrung der Außenrotation ist bei Insuffizienz der posterolateralen Strukturen zu verzeichnen.

Zusätzlich sollte das Kniegelenk auch in 60° Flexion untersucht werden. Bei ausgeprägten posterolateralen Instabilitäten kann sich schon inspektorisch eine vermehrte Außenrotation zeigen, wenn das Kniegelenk in 60° oder 30° Position gelagert wird. Trotzdem ist es sehr schwierig, das Ausmaß der Tibiarotation zu bestimmen. Im allgemeinen wird der mediale Fußrand als Referenzlinie zur Bestimmung der Außenro-

tation verwendet [97 a]; es muß aber berücksichtigt werden, daß die Unterschenkelrotation nur ca. 50 % der am Fuß gemessenen Rotation beträgt (s. Kap. 9.6).

Mit einer erhöhten Außenrotationsfähigkeit, sei sie spontan oder passiv auslösbar, muß auch bei einem hyperlaxen Bandapparat gerechnet werden. Dies darf aber nicht mit einer posterolateralen Instabilität gleichgesetzt werden. Der Außenrotationstest ist nur dann als positiv zu werten, wenn er einseitig auftritt und der Patient über eine entsprechende Unfallanamnese berichtet.

Auch bei Patienten mit einer Ruptur des vorderen Kreuzbandes findet man nicht selten gelockerte posterolaterale Strukturen (posterolaterale Komponente), die zu einer vermehrten Außenrotation der verletzten Seite führen.

3.11
Einteilung und Definition der Kapsel-Band-Instabilitäten

Wohl an keinem anderen Gelenk existieren derartig zahlreiche Einteilungs- und Klassifizierungsschemata der Kapsel-Band-Verletzungen wie am Kniegelenk.

Wir versuchen hier kein einheitliches Einteilungsschema darzustellen. Vielmehr soll auf die verschiedenen, den jeweiligen Klassifizierungen zugrundeliegenden Grundprinzipien eingegangen werden. Unter gleichem Namen wird oft Unterschiedliches verstanden. Aus diesem Grunde sollte man immer das definieren, was unter der entsprechenden Instabilität zu verstehen ist, d. h. welche Strukturen verletzt sind und welche Tests positiv oder negativ ausfallen, wenn über Kapsel-Band-Instabilitäten diskutiert wird [486].

Eine exakte Quantifizierung der Laxizität ist mit der klinischen Untersuchung nicht möglich. Es sollte aber eine grobe Einschätzung angestrebt werden. Man unterscheidet eine leichte, mittlere und schwere Instabilität (Laxizität) (s. Kap. 9.3).

Die im Hinblick auf das weitere therapeutische Vorgehen praktikablere Einteilung von Muhr [466] unterscheidet frische und chronische Kapsel-Band-Verletzungen (Tabelle 3-11).

1966 berichteten Slocum u. Larson [605] über eine Verletzung, die durch einen Flexions-Abduktions-Außenrotations-Mechanismus entstand und bei der das mediales Kapselband zerrissen war. Man stellte einen Anstieg der Außenrotation fest und sprach von einer „rotatory instability". Bei zusätzlicher Läsion des medialen Seitenbandes und des vorderen Kreuzbandes vergrößert sich diese Rotationsinstabilität noch. Die Rotationsachse wanderte bei dieser Verletzungskombination auf die Seite der intakten lateralen Bandstrukturen. Klinisch war eine mediale Aufklappbarkeit in Flexion vorhanden. Die vordere Schubladenbewegung wurde in 90° Flexion mit 30° Innenrotation und 15° Außenrotation bei fixiertem Unterschenkel geprüft. In Innenrotation kam es zu keiner, in Außenrotation jedoch zur deutlichen Ventralbewegung des medialen Tibiaanteils. Davon ausgehend dehnte Nicholas [479] diese Instabilitäten auf die anderen anatomischen Quadranten aus (Tabelle 3-12).

Es sind 3 verschiedene Einteilungsprinzipien bei der Klassifizierung von Kapsel-Band-Instabilitäten bekannt (Tabelle 3-12):

I. *Nicholas* [479] unterscheidet einfache (pathologische Bewegung in einer Ebene) und komplexe (pathologische Bewegung in 2 oder mehreren Ebenen) Instabilitäten.

Bei den komplexen Instabilitäten werden eine anteromediale, anterolaterale, posterolaterale und posteromediale Komplexinstabilität unterschieden, die allein oder in Kombination auftreten können. Den Instabilitäten wurde schematisch ein Verletzungsmuster zugeordnet, d. h. anteromediale Komplexinstabilität = vorderes Kreuzband (antero-) und medialer Komplex (-medial), posterolaterale Komplexinstabilität = hinteres Kreuzband (postero-) und lateraler

Tabelle 3-11. Klinische Instabilitätseinteilung nach Muhr u. Wagner [466]

1. Frische Kapsel-Band-Verletzung ohne Instabilität
2. Frische Kapsel-Band-Verletzung mit nur geringer Instabilität (in einer Ebene)
3. Frische Kapsel-Band-Verletzung mit starker Instabilität (in 2 und mehr Ebenen)
4. Chronische kompensierbare Instabilität
5. Chronische dekompensierte Instabilität

Tabelle 3-12. Einteilung der Kapsel-Band-Instabilitäten

I. Gerade, one-plane, einfache Instabilitäten
   - Medial
   - Lateral
   - Vordere
   - Hintere

II. Rotationsinstabilitäten/Komplexinstabilitäten
   - Anteromedial
   - Anterolateral
   - Posterolateral
   - Posteromedial

III. Kombinierte Instabilitäten
   - Anterolateral – posterolateral
   - Anterolateral – anteromedial
   - Anteromedial – posteromedial

Komplex (-lateral) (vgl. Tabelle 3-1). Bei sämtlichen Komplexinstabilitäten wandert die Rotationsachse in den intakten Gelenkanteil (z. B. bei einer anteromedialen Instabilität nach anterolateral, bei einer posterolateralen Instabilität nach dorsomedial).

Nach Nicholas [479] wird die reine Rotationsinstabilität als eine Instabilität in einer Ebene bzw. um eine Achse angesehen. Treten in einer oder mehreren Ebenen zusätzliche pathologische Bewegungen auf, handelt es sich um eine Komplexinstabilität.

II. Die Klassifikation von *Hughston* et al. [296] basiert auf dem Zustand des hinteren Kreuzbandes, dem „Schlüssel zum Kniegelenk". Hughston unterscheidet eine gerade Instabilität (straight instability) von einer Rotationsinstabilität. Ist das hintere Kreuzband rupturiert, kann nach Hughston keine Rotationsinstabilität vorliegen, da dieser Zustand dem Verlust des Rotationszentrums gleichkommt. Es liegt dann eine gerade Instabilität vor, unabhängig davon, welche Strukturen noch zusätzlich verletzt sind.

Hughston unterscheidet eine anteromediale, eine anterolaterale und eine posterolaterale Rotationsinstabilität, lehnt aber die Existenz einer posteromedialen ab.

III. Die Einteilung der französischen Arbeitsgruppe um *Trillat* (zit. nach [470]) und *Bousquet* [60] basiert auf dem Stabilitätsverlust nach definierten Banddurchtrennungen (s. Tabellen 3-17 bis 3-32). Man unterscheidet je nach Schweregrad der Bandverletzung 20 (!) verschiedene Instabilitätszustände, die sich auf die geraden und komplexen Instabilitäten verteilen [470]. Allein für die anteromediale und posterolaterale Instabilität werden jeweils 5 verschiedene Verletzungsmuster angegeben (Abb. 3-24 und 3-35).

Wir klassifizieren die anteromediale, anterolaterale, posterolaterale und posteromediale Instabilität unter Zuordnung der verletzten anatomischen Strukturen:

Anteromediale Instabilität: mediales Seiten- und Kapselband, dorsomediale Kapsel und vorderes Kreuzband.

Anterolaterale Instabilität: Arkuatumkomplex, Tractus iliotibialis und vorderes Kreuzband.

Posterolaterale Instabilität: Arkuatumkomplex, hinteres Kreuzband, evtl. vorderes Kreuzband.

Posteromediale Instabilität: mediales Seiten- und Kapselband, dorsomediale Kapsel und hinteres Kreuzband, evtl. vorderes Kreuzband.

In den Tabellen 3-17 bis 3-31 werden die verschiedenen Verletzungsmuster einer Instabilität je nach Autor dargestellt. Dies soll nicht zur Verwirrung oder Verunsicherung führen, sondern Anlaß sein, sich die bestehenden Auffassungen, die z.T. sehr differieren, bewußt zu machen.

3.12 Isolierte Bandrupturen

Wegen der engen funktionellen Verbindungen der Kapsel-Band-Strukturen untereinander, entstehen bei einer Verletzung in der Regel komplexe Läsionen. Komplettrupturen, Teilrupturen und Banddehnungen liegen nebeneinander vor.

Aber auch isolierte Bandverletzungen sind bekannt (Tabelle 3-13). Die isolierte Ruptur des vorderen Kreuzbandes verdient jedoch wegen ihrer Häufigkeit und der pathomechanischen Konsequenzen besondere Beachtung [52, 318, 720]. Es sind aber auch beidseitige Rupturen des vorderen Kreuzbandes bekannt (s. Abschn. 3.12.1.1).

Tabelle 3-13. Isolierte Bandrupturen am Kniegelenk

1. Vorderes Kreuzband
2. Hinteres Kreuzband
3. Laterales Seitenband
4. Mediales Seitenband
5. Dorsomediale Kapsel

3.12.1
Ruptur des vorderen Kreuzbandes

Nachdem vor etwa 25 Jahren die Existenz dieser Läsion noch angezweifelt wurde [388], besteht heute kein Zweifel mehr an ihrer Existenz. Zahlreiche Autoren, aber auch schon König 1889 [369], berichten über isolierte Rupturen des vorderen Kreuzbandes [20, 52, 156, 157, 256, 257, 355, 445, 686, 709, 713].

Isolierte Rupturen werden mit 7–47% [8, 20] aller Rupturen des vorderen Kreuzbandes angegeben. Der höchste Prozentsatz mit 65% wurde in Kombination mit der Läsion von einem oder beiden Menisken gefunden [20]. Streng genommen handelt es sich dabei aber nicht um isolierte Rupturen des vorderen Kreuzbandes.

Beidseitige Rupturen des vorderen Kreuzbandes treten mit einer Inzidenz von 4% auf. Durchschnittlich beträgt der Abstand zwischen den Verletzungen 4 Jahre. Ein Cutting-Mechanismus bei Nichtkontaktsportarten ist hierbei der häufigste genannte Unfallmechanismus [615].

Patienten mit einer Ruptur des vorderen Kreuzbandes schildern häufig eine typische Anamnese (Tabelle 3-14). Ein lautes Krachen im Kniegelenk tritt zwar häufig bei der Ruptur des vorderen Kreuzbandes auf, es ist aber keinesfalls nur für diese charakteristisch [159]. Ein „Krachen" kann auch bei einer Meniskusruptur, einer Patellaluxation, einer Einklemmung eines freien Gelenkkörpers oder der Ruptur des Lig. patellae auftreten. Vom Patienten kann das intraartikuläre Krachen nicht immer eindeutig zugeordnet werden.

Verläßt sich der Untersucher auf diese „typische" Anamnese, bleiben trotzdem zahlreiche

Tabelle 3-14. Typische Anamnese bei Ruptur des vorderer Kreuzbandes

1. Krachen oder lautes Geräusch im Kniegelenk zum Verletzungszeitpunkt
2. Unfähigkeit, die bisherige Tätigkeit weiter fortzusetzen
3. Schnelles Auftreten eines posttraumatischen Ergusses innerhalb der ersten 12 h
4. Verletzungsmechanismus meist mit Richtungswechsel verbunden

Rupturen unentdeckt. So ist ein intraartikulärer Erguß (Hämarthros) in den ersten 24 h zwar sehr häufig, jedoch nicht obligat, da z. B. eine vom Synovialschlauch abgedeckte Ruptur vorliegen kann [256]. Die Ruptur resultiert auch nicht immer aus einem massiven sog. „adäquaten Trauma", sondern kann auch Folge eines „Bagatelltraumas" sein [202]. Es sollte daher auch die Frage einer degenerativen Vorschädigung des Kreuzbandes diskutiert werden [257]. Auch Patienten mit Minimaltraumata dürfen von der gewissenhaften Stabilitätsprüfung nicht ausgeschlossen bleiben.

Eine Ruptur des vorderen Kreuzbandes ist auch durch ein „Bagatelltrauma" möglich!

Findet sich bei Jugendlichen oder Kindern ein positiver Lachman-Test ohne signifikantes Trauma, kann ein kongenitales Fehlen des vorderen Kreuzbandes vorliegen (s. Abb. 1-48). Meistens fällt dann auch der vordere Schubladentest in 90° Flexion positiv aus [652].

Seit der Ära der Arthroskopie ist es möglich, auch Teilrupturen sicher zu diagnostizieren [13, 155, 202, 212], die mit einer Häufigkeit von 10–28% [158, 202, 492] angegeben werden. Diese gehen zwar auch meist mit einem Hämarthros einher, beim Lachman-Test findet sich aber ein fester Anschlag. Von Teilrupturen können das posterolaterale oder das anteromediale Fasersystem, komplett oder zu Anteilen betroffen sein.

Bei der Stabilitätsprüfung verhalten sich die Kreuzbandfasern entgegengesetzt. Sind die posterolateralen Fasern zerrissen, findet sich keine positive vordere Schublade in höherer Flexion, wohingegen in extensionsnaher Stellung sowohl eine deutliche Schublade, als auch ein positiver Pivot-shift-Test vorhanden sein soll. Bei Ruptur der anteromedialen Fasern besteht nach Müller [471] eine positive vordere Schublade in höherer Flexion, keine dagegen in extensionsnahen Stellungen sowie ein negativer Pivot-shift-Test. Andere Autoren beschreiben bei isolierter Ruptur des posterolateralen Fasersystems einen negativen Lachman-Test bei gleichzeitig positiver vorderer Schublade in 90° Flexion [155]. Wie man erkennt, divergieren die Auffassungen erheblich.

Die Diagnostik der kompletten vorderen Kreuzbandruptur wird dagegen einheitlich beurteilt. Eine vordere Schubladenbewegung in 90°

Flexion ist nicht oder nur minimal auslösbar, wie auch zahlreiche experimentelle Untersuchungen mit definierter Durchtrennung des vorderen Kreuzbandes zeigen (Tabelle 3-15).

Die dreidimensionale graphische Darstellung der eigenen Untersuchungsergebnisse in Form einer „Landschaft" zeigt das charakteristische Schubladenverhalten (Abb. 3-57).

Einige Rupturen des vorderen Kreuzbandes heilen trotz inadäquater (längere Gipsruhigstellung) oder gar fehlender Therapie erstaunlicherweise relativ gut aus. Dies liegt nach Feagin [158] möglicherweise daran, daß sich das zerrissene vordere Kreuzband auf das hintere legt, über die dortigen Blutgefäße ernährt wird und so eine neue Insertion findet (s. auch Abschn. 1.8.2.1).

Dieses Phänomen stimmt mit unseren Erfahrungen vollkommen überein. Da heute Rupturen des vorderen Kreuzbandes einer primär verzögerten Therapie zugeführt werden, findet sich häufig bei der Erstuntersuchung in den ersten Tagen nach der Verletzung ein positiver Lachman-Test ohne sicheren Anschlag. Der Patient wird dann für 6–8 Wochen konservativ funktionell behandelt und bei freier Gelenkbeweglichkeit und reizlosem Kniegelenk operiert. Bei der letzten Kontrolluntersuchung vor der Operation (1 Woche präoperativ) zeigt sich dann in ca. 10–15 % der Patienten ein positiver Lachman-Test, der jedoch durch einen festen Anschlag beendet wird (s. Abb. 11-53). Bei einem positiven Lachman-Test ohne Anschlag raten wir jedoch zur Rekonstruktion des vorderen Kreuzbandes, insbesondere wenn instabilitätsbedingte Schäden vorliegen. Daher sollte während der Arthroskopie unbedingt auf sog. „instabilitätsbedingte Läsionen" geachtet werden (s. auch Abb. 11-43).

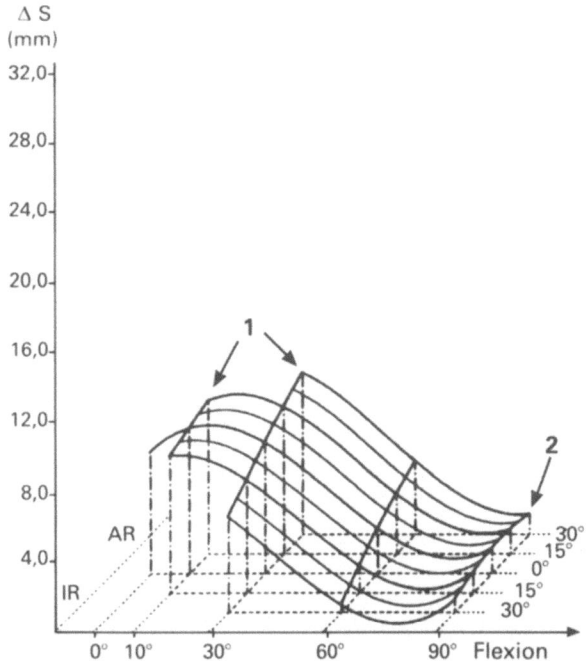

Abb. 3-57. „Landschaft" nach isolierter Durchtrennung des vorderen Kreuzbandes (n = 9). Vorderer Schubladentest in 19 definierten Gelenkstellungen. Die maximale anteriore Translation zeigt sich in den extensionsnahen Stellungen *(1)*, beim traditionellen Schubladentest in 90° Flexion findet sich nur eine sehr geringe anteriore Translation *(2)* von maximal 1,8 mm

Tabelle 3-15. Vordere Schubladenbewegung (in mm) bei 90° Knieflexion nach isolierter Durchtrennung des vorderen Kreuzbandes bei verschiedenen Autoren

2–6 mm	Hertel [278]
3,6 mm	Hertel [279]
1,9 mm	Furmann [191]
2,5 mm	Markolf [424]
1–3 mm	Bargar [28]
1,8 mm	Eigene Untersuchungen

Hierunter sind Läsionen zu verstehen, die gehäuft, aber nicht nur bei Rupturen des vorderen Kreuzbandes auftreten:

1. Knorpelschäden am medialen Femurkondylus (eminentianah)
2. Innenmeniskus (inkompletter, meist inferiorer oder kompletter basisnaher hinterer Längsriß, Korbhenkelläsion)
3. Innenmeniskusrampe (Lockerung oder Riß)
4. Außenmeniskus (inkompletter oder kompletter Längsriß, Korbhenkelläsion)
5. Außenmeniskusvorderhorn (Auffaserung)
6. Notchveränderungen (Einengung, Osteophyten, „gotische" Notch)
7. Laterale Hyperpression der Patella

Das Vorhandensein derartiger Veränderungen spricht dafür, daß das Knie mit der Instabilität nicht zurechtkommt. Eine weitere Therapie ohne stabilisierende Maßnahmen führt aller Voraussicht nach zur Progredienz der instabilitätsbedingten Schäden.

Nach der isolierten Ruptur des vorderen Kreuzbandes lockern sich die sekundären peripheren Stabilisatoren, da sie die Stabilisierungsfunktion übernehmen müssen. Langsam, je nach Belastung des Kniegelenkes, entwickelt sich ein höhergradiger Pivot-shift (Pivot-shift Grad III), später evtl. sogar ein positiver reversed Pivot-shift. Die Meniskushinterhörner sind durch diese Entwicklung besonders gefährdet. Die häufig auftretende extensionsnahe anteriore Subluxation führt zu rezidivierenden Einklemmungen (positives Finochietto-Zeichen). Hat der Meniskus infolge der permanenten Traumatisierung seine Funktion verloren oder wurde er deswegen sogar schon reseziert, vergrößert sich das Ausmaß der anterioren Subluxation. In beiden Gelenkkompartmenten entstehen Knorpelerosionen. Begünstigt wird diese Entwicklung durch eine Varusfehlstellung, die gleichzeitig zur Lockerung des lateralen und posterolateralen Kapsel-Band-Apparates führt. Aus der isolierten Kreuzbandruptur kann sich eine anteriore und/oder posteriore Komplexinstabilität entwickeln [158, 244, 318, 405, 491, 492].

Der geschilderte Verlauf ist aber individuell sehr variabel. Die Zeitspanne, in der sich eine komplexe Kapsel-Band-Instabilität manifestiert, hängt von der Belastung des Kniegelenkes, der Achsenstellung (Genu varum ungünstig), dem Anspruchsdenken und der intellektuellen Kooperationsfähigkeit des Patienten ab.

Oft findet sich bei chronischen Läsionen des vorderen Kreuzbandes ein trügerisches beschwerdefreies Intervall. Nach der Verletzung klagt der Patient zunächst über ein Unsicherheitsgefühl, er kann sich nicht auf sein Kniegelenk verlassen. Von Freunden, Kollegen, manchmal auch dem Hausarzt wird ihm geraten, die Muskulatur aufzutrainieren, in der fälschlichen Annahme, daß eine Kreuzbandruptur muskulär kompensierbar ist. Subjektiv kommt der Patient zurecht, bei sportlichen Aktivitäten, die meist in ihrer Intensität zurückgenommen werden, verspürt er mitunter ein Unsicherheitsgefühl, das sich aber im Laufe der Jahre nicht verschlimmert, sondern sich möglicherweise sogar bessert. Trotz dieser subjektiv geringen Beschwer-

den kann sich das Kniegelenk aber in einem „katastrophalen" Zustand befinden (s. Abb. 3-58, 3-65 und 3-66). Der Patient sucht nicht selten erst dann den Arzt auf, wenn rezidivierende Ergüsse, Meniskussymptome oder Einklemmungserscheinungen (freier Gelenkkörper) auftreten.

Trotz bereits eingetretener arthrotischer Veränderungen und Beschwerden sollte diese Patientengruppe jedoch nicht unbedingt von einer Rekonstruktion des vorderen Kreuzbandes ausgeschlossen werden. Wie eine retrospektive Analyse von Shelbourne u. Wilckens [590g] zeigte, konnte durch eine Rekonstruktion des vorderen Kreuzbandes selbst bei Patienten mit symptomatischen degenerativen Veränderungen, die durch die Insuffizienz des vorderen Kreuzbandes bedingt waren, eine wesentliche Verbesserung der Stabilität, insbesondere aber auch eine Abnahme der Schmerzen sowie ein angepaßtes Aktivitätsniveau erreicht werden. Die Indikation zur Rekonstruktion stellte sich bei dieser Patientengruppe nicht nur wegen der objektiven und subjektiven Instabilität, sondern auch wegen der bestehenden Schmerzen bei den instabilitätsbedingten arthrotischen Veränderungen. Dieser Patientengruppe sollte zudem unbedingt empfohlen werden, keine Kontaktsportarten oder Sportarten mit Sprüngen mehr auszuüben (s. auch Abschn. 3.16).

3.12.1.1
Beidseitige Rupturen des vorderen Kreuzbandes

Bei 4% (eigenes Patientengut) bis 10% [574a] der Patienten mit einer Ruptur des vorderen Kreuzbandes liegt diese Ruptur auch am vermeintlich gesunden Bein vor.

In diesem Zusammenhang ist von Interesse, diejenigen Patienten herauszufinden, die nach Ruptur eines Kreuzbandes eine erhöhte Inzidenz zur Ruptur des kontralateralen vorderen Kreuzbandes aufweisen. Untersuchungen von Harner et al. [252b] zeigten bei der Auswertung von Computertomographien, daß Patienten mit beidseitiger Kreuzbandruptur einen signifikant breiteren lateralen Femurkondylus haben als die Kontrollgruppe. Dies ist möglicherweise ein

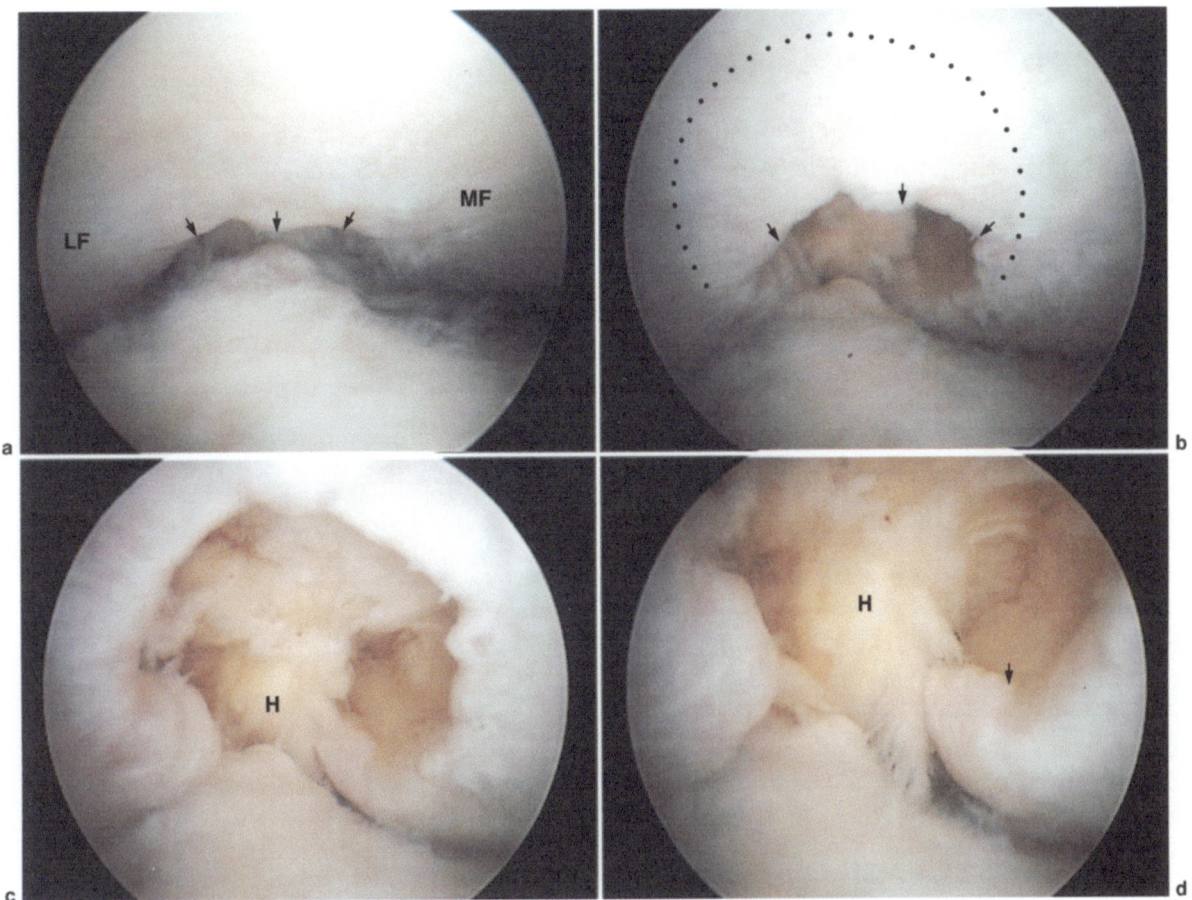

Abb. 3-58 a–d. 12 Jahre alte Ruptur des vorderen Kreuzbandes bei einem 37jährigen Patienten. Das Unsicherheitsgefühl, das in den ersten Jahren nach der Verletzung bestanden hat, besserte sich in den Folgejahren. Subjektiv besteht kein Unsicherheitsgefühl bei alltäglichen Bewegungsabläufen. Wegen starker arthrotischer Beschwerden (Anlaufschmerz, Schwellneigung und Schmerzen bei Belastung) stellte sich der Patient vor. Arthroskopisch fand sich neben einer medialen Kompartmentarthrose (Chrondomalazie III. und IV. Grades) eine massive Einengung der Notch *(Pfeile)*. Selbst in 20° Flexion ist die Fossa intercondylaris kaum mehr zu erkennen.

Medialer *(MF)* und lateraler *(LF)* Femurkondylus (**a**). Erst bei einer Flexion von 60° zeigt sich eine gute Übersicht über die Fossa. Die Notch müßte wesentlich größer sein *(gepunktet)* (**b**). In der Fossa ist keine Kreuzbandstruktur oder ein Narbenrest mehr zu erkennen. Fettkörper vor dem Ursprung des hinteren Kreuzbandes *(H)* (**c**). Die Notch weist große Randosteophyten *(Pfeile)* auf (**d**). Hier zeigt sich, wie sich ein kreuzbandinsuffizientes Kniegelenk selbst zu „stabilisieren" versucht, indem sich durch die Osteophyten eine stabilisierende Kongruenz bildet (vgl. auch Abb. 3-65 und 3-66)

Hinweis darauf, daß anatomische Faktoren eine Prädisposition für eine Verletzung des vorderen Kreuzbandes darstellen. Gleichfalls wurde eine erhöhte Inzidenz von Kreuzbandverletzungen bei den Patienten gefunden, die in ihrer Familienanamnese über Kreuzbandverletzungen berichteten [252 a].

Die bei Patienten nachgewiesene Einengung der Notch [280 b, 381 a] ist möglicherweise auch nur eine sekundäre Erscheinung bei einem verbreiteten lateralen Femurkondylus [252 a]. Andere Untersucher [574 a] fanden dagegen keine morphoanatomischen Unterschiede zwischen Patienten mit einseitiger und beidseitiger Ruptur des vorderen Kreuzbandes. Bei Bestimmung der Notchbreite auf normalen Röntgenaufnahmen konnte kein Parameter gefunden werden, der vermuten läßt, daß sich der Patient eine Ruptur des vorderen Kreuzbandes auch auf der anderen Seite zuziehen wird [574 a].

3.12.2
Ruptur des hinteren Kreuzbandes

Eine isolierte Ruptur des hinteren Kreuzbandes ist wesentlich seltener als die des vorderen [30, 402, 446, 515]. Der Stabilitätsverlust ist jedoch ausgeprägter (Tabelle 3-16). Maximale Schubladenwerte sind bei 90° Flexion, minimale in den extensionsnahen Gelenkstellungen zu verzeichnen (Abb. 3-59) [65, 189, 421, 493]. Auch hierdurch wird das unterschiedliche Verhalten von vorderem und hinterem Kreuzband unterstrichen. Der v. a. in den hohen Flexionsstellungen auftretende Stabilitätsverlust erklärt die erstaunlich geringen Beschwerden der Patienten mit einer isolierten Läsion des hinteren Kreuzbandes. Diese klagen nur selten über ein ausgeprägtes Unsicherheitsgefühl beim Gehen und können ihre täglichen Aktivitäten, oft sogar Sport, uneingeschränkt ausüben [100, 515, 654].

Keller et al. [352 a] berichten nach konservativ behandelten Rupturen des hinteren Kreuzbandes, die durchschnittlich 6 Jahre nach der Verletzung nachuntersucht wurden, über eine Aktivitätseinschränkung bei 65 % der Patienten. 90 % der Patienten (n = 40) klagten über Knieschmerzen bei Aktivität, 43 % über persistierende Probleme beim Gehen. Geissler u. Whipple [204 a] beschreiben gravierende Begleitveränderungen bei chronischen Läsionen. In 49 % der Fälle finden sich chronische Knorpelschäden, in 36 % Meniskusrupturen. Die Knorpelschäden betreffen zu $^2/_3$ den medialen, zu $^1/_3$ den lateralen Gelenkbereich. Patienten mit einer großen po-

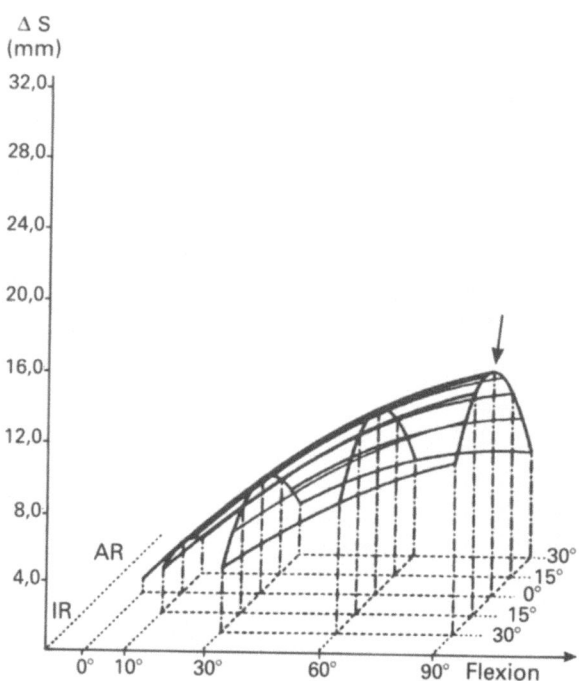

Abb. 3-59. „Landschaft" nach isolierter Durchtrennung des hinteren Kreuzbandes (n = 6). Hinterer Schubladentest in 19 definierten Gelenkstellungen. Die maximale posteriore Translation findet sich in 90° Flexion und Neutralrotation des Unterschenkels *(Pfeil)*. Weder Innen- noch Außenrotation vergrößern die Translation

sterioren Instabilität weisen größere subjektive Probleme auf [352 a].

Eine bedeutend bessere Kniefunktion besitzen Patienten mit einem gut auftrainierten M. quadriceps [30]. Parolie u. Bergfeld [515] zeigten, daß Patienten besonders dann eine zufriedenstellende Funktion aufwiesen, wenn sie einen Cybex-Score von mehr als 100 % im Vergleich zur kontralateralen Seite hatten. Patienten, die mit dem Ergebnis der konservativen Therapie nicht zufrieden waren, hatten durchschnittlich einen Score von weniger als 100 % der intakten Gegenseite. Weiterhin fanden sie, daß das mit dem KT-1000 gemessene Instabilitätsausmaß nicht mit der Fähigkeit des Patienten, seinen Sport wieder auszuüben, oder dem subjektiven Wohlbefinden des Patienten korrelierte.

Nach einer Läsion des hinteren Kreuzbandes unterscheidet Dejour [120] 3 Phasen:

In der *ersten* Phase, der funktionellen Adaptation (3–18 Monate) besteht eine Funktionsbeeinträchtigung mit Schmerzen und Unsicher-

Tabelle 3-16. Hintere Schubladenbewegung (in mm) in 90° Flexion nach isolierter Durchtrennung des hinteren Kreuzbandes bei verschiedenen Autoren

17 mm	McPhee [463]
18 mm	Fukubajashi [189]
13–15 mm	Hertel [278]
11 mm	Noyes [493]
10–15 mm	Dexel [126]
9,6 mm	Ogata [504]
10,0 mm	Nielsen [484]
15,0 mm	Gollehon [216]
11,4 mm	Grood [225]
10–13 mm	eigene Untersuchungen

heitsgefühl, besonders beim Treppensteigen. Jüngere und sportliche Patienten mit ausgeprägter Muskulatur zeigen ein geringeres Instabilitätsgefühl und sind frühzeitig wieder voll leistungsfähig.

In der *zweiten* Phase, der funktionellen Toleranz, sind sportliche Aktivitäten selbst auf höchstem Niveau möglich. Mehr als 80% der Patienten sind mit ihren Kniegelenken subjektiv zufrieden, wobei 75% die vor dem Trauma durchgeführte Sportart in gleicher Weise fortführen. Bei ca. 50% der Patienten treten jedoch Symptome wie Schmerzen im vorderen Kniebereich (Ursache: erhöhter femoropatellarer Druck bei Quadrizepskontraktion) während und nach vermehrter Belastung, ein Anschwellen des Gelenkes und Unsicherheitsgefühl auf [120].

Die *dritte* Phase, die arthrotische Dekompensation, erscheint unumgänglich, wobei jedoch das zeitliche Auftreten und die qualitative Ausprägung umstritten sind. Nach 10 Jahren sind bei etwa 30% der Patienten radiologisch sichtbare Arthrosezeichen, insbesondere im medialen femorotibialen und femoropatellaren Gelenk nachzuweisen. Die Progredienz dieses Stadiums ist individuell sehr unterschiedlich.

Liegt zusätzlich aber eine Insuffizienz des vorderen Kreuzbandes vor, ist das Instabilitätsgefühl wegen des jetzt ausgeprägten extensionsnahen Stabilitätsverlustes besonders deutlich ausgeprägt (s. Abb. 3-63 und 3-64).

Die isolierte Ruptur des hinteren Kreuzbandes wird als „einfache hintere" [126], „gerade hintere" [296] oder als Instabilität in „einer Ebene" [356, 470, 480] eingestuft.

Die Entscheidung, ob eine Ruptur des hinteren Kreuzbandes operativ oder konservativ behandelt werden soll, wird unterschiedlich diskutiert. Einige Autoren empfehlen das konservative Vorgehen bzw. berichten über konservativ behandelte Rupturen [109, 204a, 98b, 352a]. Andere empfehlen nur bei isolierten Rupturen das nicht operative Vorgehen [515]. Beträgt die posteriore Tibiaverschiebung mehr als 15 mm, ist dies ein Hinweis, daß eine kombinierte Verletzung des hinteren Kreuzbandes und der posterolateralen Strukturen besteht [216].

Nach konservativer Behandlung wird aber auch in sehr hohen Prozentsätzen über Schmer-zen, Unsicherheitsgefühl und v. a. degenerative Veränderungen berichtet [98b, 109, 204a, 352a, 515]. Diese signifikanten Symptome und die degenerativen Veränderungen sind um so wahrscheinlicher, je länger der Zeitraum nach der Verletzung ist (s. oben).

Die Problematik bei Läsionen des hinteren Kreuzbandes liegt darin, daß einerseits die besten Ergebnisse mit der primären Versorgung (Refixation, arthroskopische Naht) erzielt werden, daß aber andererseits diese Rupturen bei der Erstuntersuchung oder einer Arthroskopie äußerst schwierig zu diagnostizieren sind. Wesentlich einfacher sind chronische Läsionen zu beurteilen (s. Tabelle 3-10). Gerät der Patient mit einer Ruptur des hinteren Kreuzbandes in ein chronisches Stadium, das ihm Beschwerden macht, sind die Erfolgsaussichten der Rekonstruktion deutlich schlechter als die der Primärversorgung.

Die Schwierigkeit liegt nicht nur in der Indikationsstellung, sondern auch in rein operativen Problemen. So ist die Auswahl des Ersatzmaterials, dessen Plazierung und Fixation, die Position des Kniegelenkes zum Zeitpunkt der Fixation, die Dauer und Art der Immobilisierung, sowie der Rahmen des Bewegungsraumes bei der Immobilisation und die Art der Rehabilitation sehr unterschiedlich. Dies liegt nicht zuletzt daran, daß sehr unterschiedliche, teils sehr begrenzte Erfahrungswerte in der operativen Versorgung vorhanden sind. Eine Umfrage von Bach [23c, 98b] unter 55 renommierten amerikanischen Sportmedizinern, die sämtlich Profimannschaften bzw. Olympiateams betreuen oder Leiter einer sportmedizinischen Einrichtung sind, ergab, daß 40% dieser Sportmediziner mehr als 100 Rekonstruktionen des vorderen Kreuzbandes pro Jahr durchführten, 13% mehr als 80 Rekonstruktionen. Im Gegensatz dazu nahmen 56% der Sportmediziner weniger als 5 Rekonstruktionen des hinteren Kreuzbandes im Jahr vor, 12 (= 22%) zwischen 5 und 10, 11 (= 20%) zwischen 10 und 20. Lediglich ein Sportmediziner führte mehr als 20 Rekonstruktionen bzw. Nähte des hinteren Kreuzbandes pro Jahr durch [23c]. Diese Ergebnisse verdeutlichen, daß die operative Versorgung einer Läsion des hinteren Kreuzbandes immer noch eine „Rarität" oder zumindest eine seltener durchgeführte Operation darstellt. Es ist daher verständlich, daß sehr unein-heitliche operative Vorgehensweisen, unter-schiedliche Immobilisations- und Rehabilita-tionsprogramme existieren.

Bei der Planung des operativen Vorgehens sollte die Technik so gewählt werden, daß die Morbidität mit der Rekonstruktion eines vorde-ren Kreuzbandes vergleichbar ist. Ausgedehnte parapatellare Zugangswege mit Erweiterung nach medial, um das hintere Kreuzband zu er-reichen, beeinträchtigen die Kniefunktion we-sentlich. Schmerzen im Narbenbereich sowie Atrophien des M. vastus medialis nach Desin-sertion sind hiernach nicht ungewöhnlich. Aus diesem Grunde wird zunehmend auch die ar-throskopische Technik am hinteren Kreuzband favorisiert. Die Indikation zum operativen Vor-gehen erscheint uns deshalb bei der frischen Verletzung sinnvoll, da die konservative Be-handlung der Rupturen des hinteren Kreuzban-des unweigerlich im Laufe der Jahre zu mehr oder weniger ausgeprägten degenerativen Ver-änderungen, zu Schmerzen und auch zur Insta-bilität führt [204a, 352a, 515]. Die operative Technik sollte dabei die Indikationsstellung zur operativen Versorgung nicht beeinflussen. Aus-gedehnte Arthrotomien mit gleichzeitig nur be-grenzter oder unzureichender anatomischer Übersicht lieferten berechtigterweise lange das Argument, Rupturen des hinteren Kreuzbandes wohl besser konservativ zu behandeln seien. Ei-nen derart massiven Eingriff wollte man dem Patienten schließlich nicht zumuten, zumal die realistischen Erfolgsaussichten wesentlich hin-ter denen der Rekonstruktion des vorderen Kreuzbandes zurückstehen (s. Abschn. 3.17).

3.12.3
Isolierte Seitenbandrupturen

Isolierte Rupturen des medialen oder lateralen Seitenbandes kommen vor, sind aber aus anato-mischen und biomechanischen Gründen oft mit Rupturen der Kapselbänder und der dorsome-dialen bzw. dorsolateralen Kapsel verbunden.

Die Diagnostik ist einfach, da das laterale Sei-tenband leicht palpiert werden kann, die Konti-nuität des medialen Seitenbandes wird bei einer frischen Verletzung durch die mediale Auf-

klappbarkeit in leichter Flexion untersucht (zur Therapie s. Abschn. 1.8.3).

Wegen der therapeutischen Konsequenzen muß die distale Ruptur des medialen Seitenban-des besonders beachtet werden (s. Kap. 11.9.1).

3.13
Gerade Instabilitäten

3.13.1
Mediale und laterale Instabilität
(Tabellen 3-17 und 3-18)

Mediale und laterale Instabilität werden durch Prüfung der medialen bzw. lateralen Aufklapp-barkeit diagnostiziert. Hughston et al. [296] sprechen nur dann von einer medialen bzw. late-ralen Instabilität, wenn eine deutliche Aufklapp-barkeit in voller Extension nachgewiesen wird. Nach Andrews [13] muß sogar in Hyperextensi-on untersucht werden und die mediale Auf-klappbarkeit größer als 5 mm, die laterale größer als 10 mm sein.

Tabelle 3-17. Verletzungsmuster der medialen Instabilität. Verletz-te Strukturen: *VKB* Vorderes Kreuzband, *HKB* hinteres Kreuzband, *MSB* mediales Seitenband, *LSB* laterales Seitenband, *MKB* mediales Kapselband, *LKB* laterales Kapselband, *MME* medialer Meniskus, *LPA* Lig. popliteum arcuatum, *DMK* dorsomediale Kapsel (= Semi-membranosuseck), *MPO* M. popliteus, *LME* lateraler Meniskus, *TIL* Tractus iliotibialis (iliotibiales Band, Lig. femorotibiale laterale), *MBF* M. biceps femoris, *DKA* dorsale Kapsel, + Band verletzt / rupturiert, *(+)* Band kann verletzt sein

VKB	HKB	MSB	MKB	DMK	DKA	Grad	Autor
+		+	+	+	+		Nicholas [479]
	+	+	+	+			Hughston [296]
+		+	+	+	+		
+	+	+	+	+	+		Kennedy [356]
(+)	+	+					Andrews [13]
		+		+		I.	
	(+)	+		+	+	II.	Müller [470]
		+	+			I.	
(+)	(+)	+	+	+		II.	Hackenbruch [234]

Tabelle 3-18. Verletzungsmuster der lateralen Instabilität (Legende s. Tabelle 3-17)

VKB	HKB	LSB	LKB	LPA	MPO	LME	TIL	MBF	DKA	Grad	Autor
		+				+					
+	(+)	+	+	+	+	+	+				Nicholas [479]
	+	(+)	+	+	+	+					Hughston [296]
+	(+)		+	+	+	+		+			Kennedy [356]
	+	+		+	+	+					Andrews [13]
		+	+	+	+			+		I.	
(+)	+		+	+	+	+		+	+	II.	Müller [470]
	+	+				+				I.	
(+)	(+)	+	+	+	+		+			II.	Hackenbruch [234]

Tabelle 3-20. Diagnostik der vorderen Instabilität; *VSL* vorderer Schubladentest in 90° Flexion, *HSL* hinterer Schubladentest in 90° Flexion, *LMT* Lachman-Test, *PST* Pivot-shift-Test, *MA* Prüfung der medialen Aufklappbarkeit, *LA* Prüfung der lateralen Aufklappbarkeit, *RKT* Rekurvatumtest, *IR* Innen-, *NR* Neutral-, *AR* Außenrotation des Unterschenkels, *+ (++, +++)* 1+ (2+, 3+) Ausmaß der Tibiaverschiebung, *( )* positiver Test möglich, - negativer Testausfall gefordert, *x* Test positiv

VSL			L M T	P S T	HSL	MA		LA		R K T	Autor
IR	NR	AR	T	T	AR	Ex	Fl	Ex	Fl	T	
	×										Hughston [296]
	×										Kennedy [356]
+											
+	+	+	+	+	+		+		(+)	+	Müller [470]
+	+	+	+	+	+	+			(+)	+	Andrews [13]
×[1]	×	×									
	×					×	×				Hackenbruch [234]

Anmerkung:
[1] Charakteristischer Test für die gerade vordere Instabilität [13]

3.13.2
Vordere Instabilität
(Tabellen 3-19 und 3-20)

Die möglichen Schwierigkeiten einer genauen Differenzierung von vorderer und hinterer Schubladenkomponente zeigt die Klassifikation der geraden vorderen Instabilität [296]. Bei einem Riß des hinteren Kreuzbandes soll eine vordere Schublade ohne Rotation vorliegen. In Wirklichkeit findet sich zwar eine „vordere Schublade", diese darf aber nur mit großer Vorsicht als solche interpretiert werden, da es sich in Wirklichkeit um ein Vorziehen der Tibia aus der zurückgesunkenen Position (spontane hintere Schublade) handelt.

3.13.3
Hintere Instabilität
(Tabellen 3-21 und 3-22)

Tabelle 3-19. Verletzungsmuster der vorderen Instabilität (Legende s. Tabelle 3-17)

VKB	HKB	MSB	MKB	DMK	LSB	LKB	LPA	MPO	LME	TIL	DKA	Grad	Autor
+												I.	
	+		+				+					II.	
+	+		+				+					III.	Nicholas [479]
			+										Hughston [296]
+			+				+						Kennedy [356]
+		+	+									I.	
+		+	+				(+)	(+)		+	(+)	II.	Müller [470]
+			+						+				
+			+				+	+	+	+			
+	+	+					+						Andrews [13]
+		+	+		+	+				+			Hackenbruch [234]

Tabelle 3-21. Verletzungsmuster der hinteren Instabilität (Legende s. Tabelle 3-17)

VKB	HKB	MSB	MKB	LSB	LKB	LPA	MPO	LME	DKA	Autor
+										
	+									
+	+									Nicholas [479]
	+				(+)	(+)	(+)	(+)	(+)	Hughston [296]
(+)				+	+	+	+			Kennedy [356]
	+									
	+				+		+	+	+	Müller [470]
	+									Andrews [13]
+	+	+			+	+		(+)		Hackenbruch [234]

Tabelle 3-22. Diagnostik der hinteren Instabilität (Legende s. Tabelle 3-20)

VSL	HSL		MA		LA		R K T	Autor
AR	IR	NR	AR	Ex	Fl	Ex	Fl		
		×							Hughston [296]
		×							Kennedy [356]
		+	+				(+)		
(+)	++	+++	+++	(+)		(+)		+	Müller [470]
		×							Andrews [13]
		×							Hackenbruch [234]

3.14
Komplexinstabilitäten

Die Definition der Rotationsinstabilität bedarf wegen der unterschiedlichen Auffassungen in der Literatur einiger Ergänzungen. Geht man von der Erstbeschreibung durch Slocum u. Larsen [605, 606] aus, handelt es sich bei einer Rotationsinstabilität um eine gegenüber dem intakten Zustand vermehrte Rotationsfähigkeit der Tibia gegen das Femur (vermehrte pathologische Beweglichkeit um eine Achse – vertikale Achse), die in 90° Flexion festgestellt wurde. Bei einer entsprechenden Bandverletzung resultiert aber nicht nur eine Veränderung des Rotationsausmaßes, sondern ebenfalls eine Wanderung der Rotationsachse, wie u. a. von Nicholas [479] und Müller [470] beschrieben. Dabei ist zu bedenken, daß sowohl das Ausmaß der Rotation als auch die Lage der Rotationsachse beim intakten, besonders aber beim verletzten Gelenk von der Knieflexion abhängen. Demnach sollte auch die Knieflexion bei der Definition einer Instabilität berücksichtigt werden.

Kombiniert man das rotatorische Verhalten des Kniegelenkes (Bewegungen um die rotatorischen Freiheitsgrade, vgl. Abb. 3-1) mit den Bewegungen auf den Translationsebenen, sind 3 Formen von pathologischen Bewegungen möglich:

1. *Vermehrte Rotation (= rotatorische Instabilität)*
Es liegt eine vermehrte Beweglichkeit um die 3 Achsen vor. Eine Translation der Tibia findet nicht statt.

2. *Erhöhte Translation (= translatorische Instabilität)*
Es läuft nur eine reine Translation ab, d.h. mediales und laterales Tibiaplateau wandern gleich weit auf der Translationsebene (vgl. Abb. 12-3 und 12-4).
Die Existenz dieser Instabilitätsform im biologischen System „Kniegelenk" wird von uns angezweifelt, da die Primärstabilisatoren gegen translatorische Bewegungen (vorderes und hinteres Kreuzband) eine nicht unbedeutende Stabilisierung der Rotationsachsen wahrnehmen. Bei einer Kreuzbandruptur wandern daher mediale und laterale Tibianteile ungleich weit auf den Translationsebenen (gekoppelte Verschiebungen, s. Abschn. 12.5).

3. *Kombination von erhöhter Translation und vermehrter Rotation (= komplexe Instabilität)*
Bei dieser Zustandsform laufen stets mindestens eine Translation und mindestens eine Rotation in Kombination ab (vgl. Abb. 12-5 und 12-6).

Man beachte, daß sowohl das Ausmaß der Rotation und Translation vom Zustand der Kapsel-Band-Strukturen, von der Flexion, der vorgegebenen Unterschenkelrotation und der einwirkenden Kraft abhängen. Es ist denkbar, daß eine Verletzung zu einer anterioren Translation und gleichzeitig erhöhten Außenrotation führt, in einer anderen Untersuchungsposition, z.B. einem kleineren Flexionswinkel, jedoch neben der anterioren Translation zu einer Innenrotation. Eigene Untersuchungen bestätigen dies [636]. Demnach müssen in eine Klassifizierung der Instabilitäten, die auf pathologischen Tibiabewegungen bei Streßtests basiert (pathomechanische Klassifizierung), die Laxizitätsparameter, zumindest aber die Flexions- und Rotationsstellung mit einfließen. Wir unterscheiden aufgrund pathomechanischer Untersuchungen eine rotatorische (Rotations-), translatorische (Translations-) und komplexe (Komplex-) Instabilität (s. Tabelle 3-23).

Von Komplexinstabilitäten wird gesprochen, wenn in mindestens 2 Ebenen oder Achsen eine vermehrte pathologische Beweglichkeit auftritt. Das Beispiel der isolierten Ruptur des vorderen Kreuzbandes zeigt in extensionsnaher Stellung

Tabelle 3-23. Pathomechanische Klassifikation der Rotations-, Translations- und Komplexinstabilität

I. **Rotationsinstabilität**
Rotationsausmaß erhöht, keine vermehrte Translation
(pathologische Beweglichkeit um eine Achse)
Mediale Instabilität
    Positive mediale Aufklappbarkeit
Laterale Instabilität
    Positive laterale Aufklappbarkeit
Innenrotatorische Instabilität
    Erhöhte Innenrotation
Außenrotatorische Instabilität
    Erhöhte Außenrotation

II. **Translationsinstabilität**
Vermehrte Translation, keine erhöhtes Rotationsausmaß
(pathologische Beweglichkeit in einer Ebene)
Anteriore Instabilität
    Anteriore Translation
Posteriore Instabilität
    Posteriore Translation
Mediale Instabilität
    Mediale Tanslation
Laterale Instabilität
    Laterale Translation

III. **Komplexinstabilität**
Translation und Rotation erhöht (pathologische Beweglichkeit um eine oder mehrere Achsen und in einer oder mehreren Ebenen)
Anteromediale Instabilität
    Anteriore Translation und
    mediale Aufklappbarkeit,
    erhöhte Außenrotation möglich
Anterolaterale Instabilität
    Anteriore Translation und
    laterale Aufklappbarkeit,
    erhöhte Innenrotation möglich
Posterolaterale Instabilität
    Posteriore Translation und
    laterale Aufklappbarkeit,
    erhöhte Außenrotation möglich
Posteromediale Instabilität
    Posteriore Translation und
    mediale Aufklappbarkeit,
    erhöhte Innenrotation möglich

Stellungen liegt aus pathomechanischer Sicht eine komplexe anterolaterale (der laterale Tibiaanteil wandert weiter nach ventral als der mediale), in hohen Flexionsgraden dagegen eine komplexe anteromediale Instabilität vor [636].

Die verschiedenen Einteilungen und Definitionen sind zwar von pathomechanischer Bedeutung und großem wissenschaftlichen Interesse, eine Übernahme in den klinischen Alltag kann aber kaum realisiert werden, da mit manuellen Untersuchungsmethoden keine ausreichend differenzierte Untersuchung des komplexen biologischen Systems in sämtlichen Gelenkpositionen unter definierter Einstellung der Laxizitätsparameter (vgl. Tabelle 3-3) möglich ist. Dies wäre nur mit erheblichem apparativen Aufwand zu verwirklichen. Wir bevorzugen daher für den klinischen Alltag die Klassifizierung der Instabilitäten nach anatomischen Gesichtspunkten (s. S. 193).

3.14.1
Anteromediale Instabilität
(Tabellen 3-24 und 3-25)

Die Prüfung der medialen Aufklappung zeigt eine mediale Aufklappbarkeit in 30° Flexion, eine geringere oder gar keine in Extension. Die charakteristische anteriore Tibiaverschiebung beim vorderen Schubladentest wird anhand ei-

eine signifikante vordere Schubladenbewegung (s. Abb. 3-57) sowie ein positives ventrales dynamisches Subluxationsphänomen, bei dem eine vermehrte Ventralwanderung des lateralen im Vergleich zum medialen Tibiaanteil zu verzeichnen ist (anteriore Translation des lateralen Gelenkkompartments größer als anteriore Translation des medialen Gelenkkompartments). Eigene Untersuchungen der anteromedialen Instabilität bestätigen dies, d. h. in extensionsnahen

Tabelle 3-24. Verletzungsmuster der anteromedialen Instabilität (Legende s. Tabelle 3-17)

V K B	M S B	M K B	M M E	D M K	T I L	D K A	Grad	Autor
+	+	+	+	+		+		Nicholas [479]
(+)	+	+		+				Hughston [296]
+	+	+		+				Kennedy [356]
				+			Monade	
	+			+			Duade A	
+	+						Duade B	
+	+			+			Triade	
+	+			+	+		Tetrade	Müller [470]
	+	+		+				
+	+	+		+				Andrews [13]
+	+	+	+	+		+		Hackenbruch [234]

Tabelle 3-25. Diagnostik der anteromedialen Instabilität (Legende s. Tabelle 3-20)

VSL			L/M T	P/S T	MA		R/K T	Grad	Autor
IR	NR	AR			Fl	Ex			
		×			×				Hughston [296]
		+						Monade	
		+				+		Duade A	
	+	++				(+)		Duade B	
	++	+++				++		Triade	
+	++	+++	×			++	(+)	Tetrade	Müller [470]
−		×			−	×			Andrews [13]
		×	×	×	×				Hackenbruch [234]

gener experimenteller Untersuchungen mit definierter Durchtrennung der anatomischen Strukturen dargestellt (Abb. 3-60).

Der von O'Donoghue [502, 503] geprägte Begriff des „unhappy triad" für die Verletzungs-

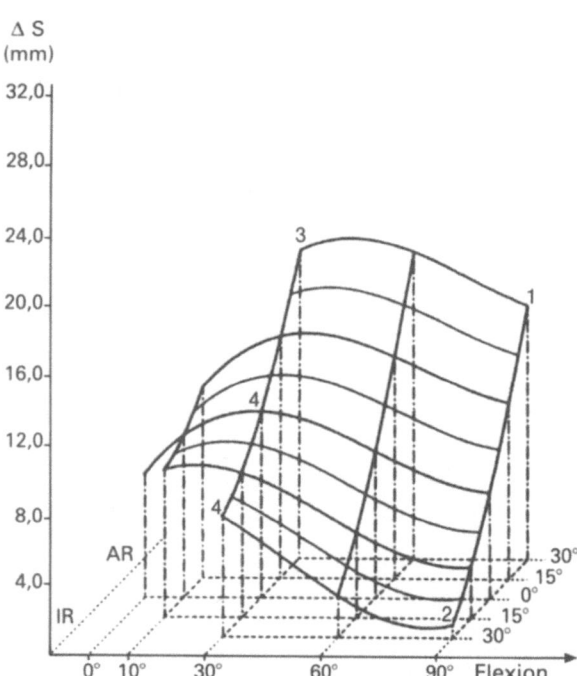

Abb. 3-60. „Landschaft" der anteromedialen Instabilität bei Prüfung der vorderen Schubladenbewegung. Durchtrennt: mediales Kapsel- und Seitenband, dorsomediale Kapsel, vorderes Kreuzband (n = 9). Anteriore Translation: deutlich in 90° Flexion und Außenrotation *(1)*, sehr klein in 90° Flexion und Innenrotation, (ausgeprägte rotatorische Kompensation der Laxizität bei 90° Flexion) *(2)*, maximale anteriore Translation in 30° Flexion und Außenrotation *(3)*, deutlich auch in 30° Flexion bei Neutral- und Innenrotation *(4)*

kombination von medialem Meniskus, medialem Seitenband und vorderem Kreuzband (Abb. 3-60) wurde von Shelbourne u. Nitz [590 c] korrigiert. Bei frischen Rupturen des vorderen Kreuzbandes sind Läsionen des medialen Meniskus eher selten, wesentlich häufiger sind dagegen Rupturen im Bereich des Außenmeniskushinterhornes. Hier finden sich komplette oder inkomplette Längsrupturen, aber auch basisnahe Ablösungen des kompletten Außenmeniskushinterhornes. Erklärlich ist die Läsion des Außenmeniskushinterhornes durch die häufige Valgusaußenrotationskomponente beim Unfallmechanismus, durch die das Außenmenikushinterhorn exzessiv unter Zug und Kompression gerät. Aus diesem Grunde sollte bei gleichzeitig vorliegender Verletzungskombination von medialem Seitenband und vorderem Kreuzband dem Außenmeniskushinterhorn besondere Beachtung geschenkt werden. Bei der Arthroskopie kann es schwierig sein, das laterale Gelenkkompartment einzustellen, da sich das Knie bei einer Ruptur des vorderen Kreuzbandes vertwisten kann (s. Kap. 11.6.7). Entsprechend schwieriger gestaltet sich dann auch die unbedingt anzustrebende Refixation bei einem kompletten hinteren Längsriß (s. Abb. 11-63).

Bei frischen Läsionen des vorderen Kreuzbandes treten Läsionen des Innenmeniskus bevorzugt an der Meniskusrampe auf. Diese Region ist viele Jahre sicherlich nicht richtig beachtet worden, da sie arthroskopisch nicht einfach, bisweilen sogar ausgesprochen schwierig zu inspizieren ist (s. S. 430). Deswegen sollte das Arthroskop auch in den dorsomedialen Rezessus eingeführt werden, um eine Rampenläsion am Innenmeniskus auszuschließen (s. Kap. 11.6.5.2).

3.14.2
Anterolaterale Instabilität
(Tabellen 3-26 und 3-27)

Die Stabilitätsprüfung zeigt einen positiven Pivot-shift-Test, solange der Tractus iliotibialis (iliotibiales Band) intakt ist. Zudem sind der Lachman-Test und der vordere Schubladentest bei 90° Flexion und Neutralrotation positiv, wenn das vordere Kreuzband mitbeteiligt ist. Eine signifikante vordere Schublade in Innenro-

Tabelle 3-26. Verletzungsmuster der anterolateralen Instabilität (Legende s. Tabelle 3-17)

VKB	HKB	LSB	LKB	LPA	MPO	LME	TIL	Grad	Autor
+	+	+	+	+	(+)	+			Nicholas [479]
(+)	+								Hughston [296]
+	+	+	+	+				I.	
+	+							II.	Kennedy [356]
							+	Monade	
+							+	Duade	
+	+						+	Triade	Müller [470]
+	+	+					+		Andrews [13]
+	+	+	+	+			+		Hackenbruch [234]

Tabelle 3-27. Diagnostik der anterolateralen Instabilität (Legende s. Tabelle 3-20)

VSL			LA		Grad	Autor
IR	NR	PST	EX	FL		
	+	×		(+)		Hughston [296]
+	+					Kennedy [356]
+					Monade	
+	+	×			Duade	
++	+	×	+		Triade	Müller [470]
−		×	(×)			Andrews [13]
×		×		×		Hackenbruch [234]

tation ist bei intaktem iliotibialen Band und intaktem hinteren Kreuzband, das sich unter Innenrotation verwringt und das Gelenk stabilisiert, nicht möglich [13]. Sind die lateralen Strukturen verletzt, ist die laterale Aufklappbarkeit (Varustest) in 30° Flexion, bei Ruptur der dorsolateralen Strukturen auch in Extension positiv. Eine deutliche Aufklappbarkeit in Extension ist erst bei Ruptur des hinteren Kreuzbandes zu erwarten.

Von einigen Autoren wird die anterolaterale Rotationsinstabilität in extensionsnahen von einer in höheren Flexionsgraden unterschieden [178, 466].

3.14.3 Posterolaterale Instabilität
(Tabellen 3-28 und 3-29)

Die dreidimensionale Landschaft der posterolateralen Instabilität (Abb. 3-61) zeigt ein ähnliches Schubladenverhalten wie die anteromediale Instabilität (Abb. 3-60). In Außenrotation ist

Tabelle 3-28. Verletzungsmuster der posterolateralen Instabilität (Legende s. Tabelle 3-17)

VKB	HKB	LSB	LKB	LPA	MPO	LME	TIL	DKA	Grad	Autor
	+	+		+	+		+			Nicholas [479]
		+	+	+	+					Hughston [296]
+	(+)	+	+	+	+					Kennedy [356]
					+	+	+		Monade	
				+	+	+			Duade A	
	+				+	+	+		Duade B	
	+	+			+	+	+		Triade	
+	+			+	+	+		+	Tetrade	Müller [470]
(+)	+	+	+	+				+		Holz [288]
	+	+	+	+	(+)			(+)		Hackenbruch [234]

Tabelle 3-29. Diagnostik der posterolateralen Instabilität; *ART* Außenrotations-Recurvatum-Test, *1* positiver reversed Pivot-shift-Test möglich (Legende s. Tabelle 3-20)

VSL	HSL			MA		LA		RKT	Grad	Autor
AR	IR	NR	AR	EX	FL	EX	FL			
							x	ART		Hughston [296]
			+						Monade	
			++			+			Duade A	
		+	++			+			Duade B	
		++	+++			++			Triade	
(+)	++	+++	+++		(+)	+++	+		Tetrade	Müller [470]
			(1)			+	+			Hackenbruch [234]

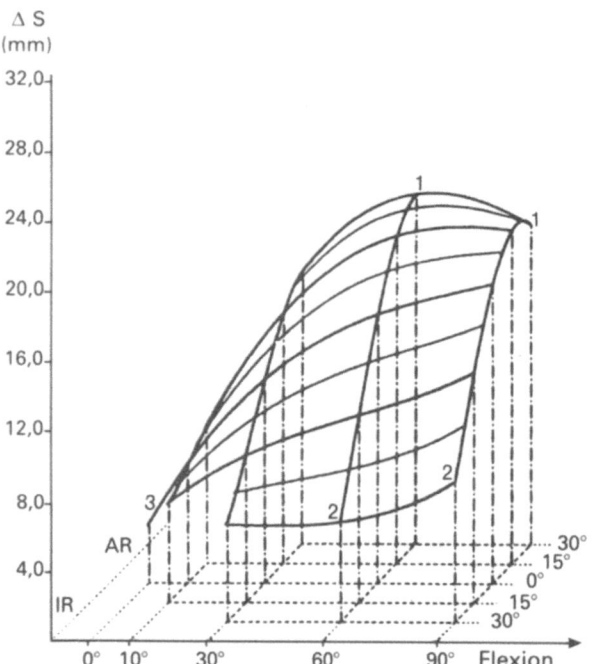

Abb. 3-61. „Landschaft" der posterolateralen Instabilität bei Untersuchung der hinteren Schubladenbewegung. Durchtrennt: Arkuatumkomplex, hinteres Kreuzband (n = 7). Posteriore Translation: deutlich in 60° und 90° Flexion und Außenrotation *(1)*, geringer in 60° und 90° Flexion und Innenrotation (rotatorische Kompensation nicht komplett wie bei der anteromedialen Instabilität, vgl. Abb. 3-60) *(2)*, minimal in extensionsnahen Gelenkstellungen *(3)*

3.14.4
Posteromediale Instabilität
(Tabellen 3-30 und 3-31; Abb. 3-62)

Die posterolaterale, besonders aber die posteromediale Instabilität sind Sonderformen, wenn das hintere Kreuzband mitbeteiligt ist. Es resultieren ausgeprägte hintere Schubladenbewegungen (15–30 mm) [625], so daß es verständlich erscheint, wenn Hughston et al. [296] bei einer derartigen Verletzung von einem „dislocated knee" sprechen. Auch Müller [470] trägt diesem Phänomen Rechnung und bezeichnet die posterolaterale und posteromediale Instabilität als eine „spezielle Art unter den Rotationsinstabilitäten".

Tabelle 3-30. Verletzungsmuster der posteromedialen Instabilität (Legende s. Tabelle 3-17)

V K B	H K B	M S B	H K B	D M K	D K A	Autor
	+	+	+	+	+	Nicholas [479]
+		+	+	+	+	Kennedy [356]
+	+	+		+		Müller [470]
(+)	+	+	+	+	+	Holz [288]
	+	+	+	+	+	Hackenbruch [234]

die größte posteriore Tibiaverschiebung zu verzeichnen, in Innenrotation dagegen eine deutlich geringere. Bei oberflächlicher Untersuchung ohne die differenzierte Schubladenprüfung ist es möglich, posterolaterale und anteromediale Instabilität zu verwechseln. Nach Durchtrennung des hinteren Kreuzbandes und der posterolateralen Strukturen konnten Gollehon [216], Grood [225] und Nielsen [484] ein ähnliches Laxizitätsverhalten nachweisen.

Für die posterolaterale Instabilität werden der Außenrotations-Rekurvatum-Test, der hintere Schubladentest in Außenrotation (posterolateraler Schubladentest), der Außenrotationstest und der reversed Pivot-shift-Test empfohlen. Der Außenrotationstest und der reversed Pivot-shift-Test können aber bei Patienten mit einer erhöhten Bandlaxizität positiv ausfallen [97 a, 317].

Tabelle 3-31. Diagnostik der posteromedialen Instabilität (Legende s. Tabelle 3-20)

VSL	HSL			MA		
AR	IR	NR	AR	EX	FL	Autor
+	+	+			+	Dexel [126]
+	++	+			++	Müller [470]
		×		×		Hackenbruch [234]

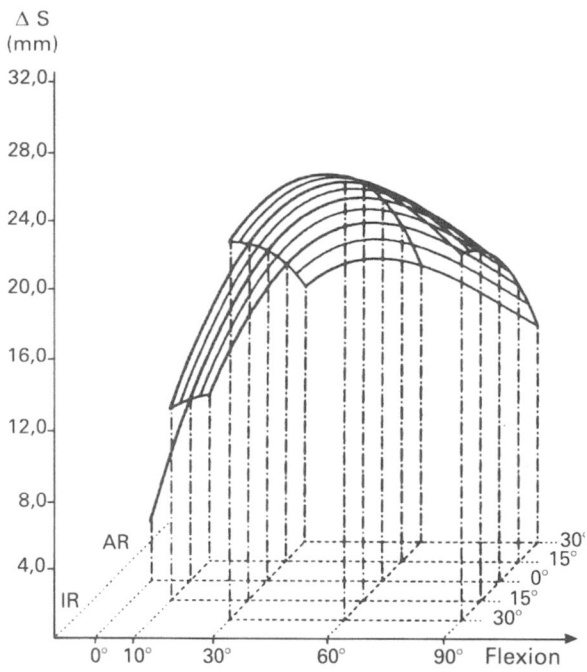

Abb. 3-62. „Landschaft" der posteromedialen Instabilität bei Prüfung der hinteren Schubladenbewegung. Durchtrennt: mediales Seiten- und Kapselband, dorsomediale Kapsel, hinteres Kreuzband (n = 7). Posteriore Translation: sehr deutlich in 30, 60 und 90° Flexion und Innenrotation, etwas geringer in 30, 60 und 90° Flexion und Außenrotation (keine rotatorische Kompensation der Instabilität – vgl. Abb. 3-60 und 3-61)

3.15 Kombinierte Instabilitäten (Globalinstabilität)

Daneben existieren *kombinierte Instabilitäten*, die aber wegen ihrer Komplexität nicht einzeln aufgeführt werden (Tabelle 3-12). Sie setzen sich aus den Verletzungsmustern der jeweiligen oben beschriebenen Instabilitäten zusammen.

Bei kombinierten Instabilitäten können das vordere **und** das hintere Kreuzband insuffizient sein. In diesen Fällen findet sich nicht selten eine groteske Instabilität (Globalinstabilität), die sehr aufwendig zu therapieren ist. Zunächst ist die Unterscheidung von vorderer und hinterer Schubladenkomponente nötig. In diesen Fällen zeigte sich in unserem Patientengut (n = 11) immer eine spontane hintere Schublade sowie eine positive vordere Schublade aus der spontanen hinteren Schublade heraus, wobei kein Anschlag zu verzeichnen war (Abb. 3-63 und 3-64).

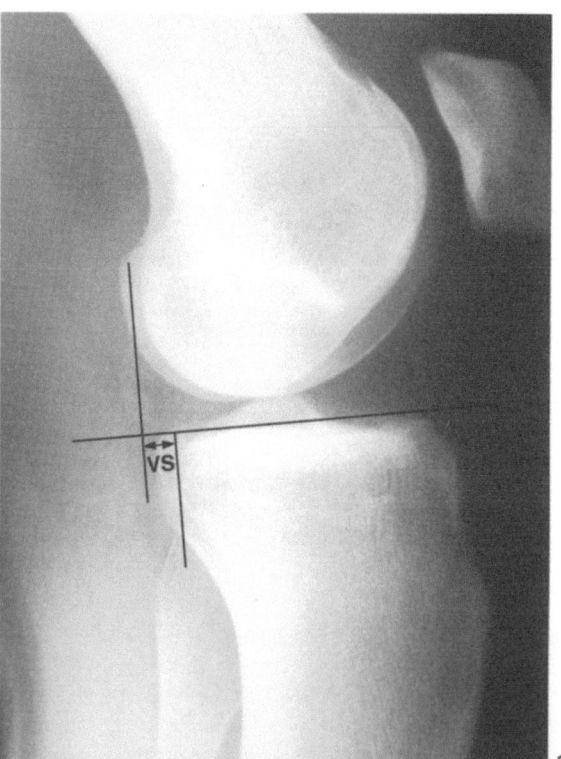

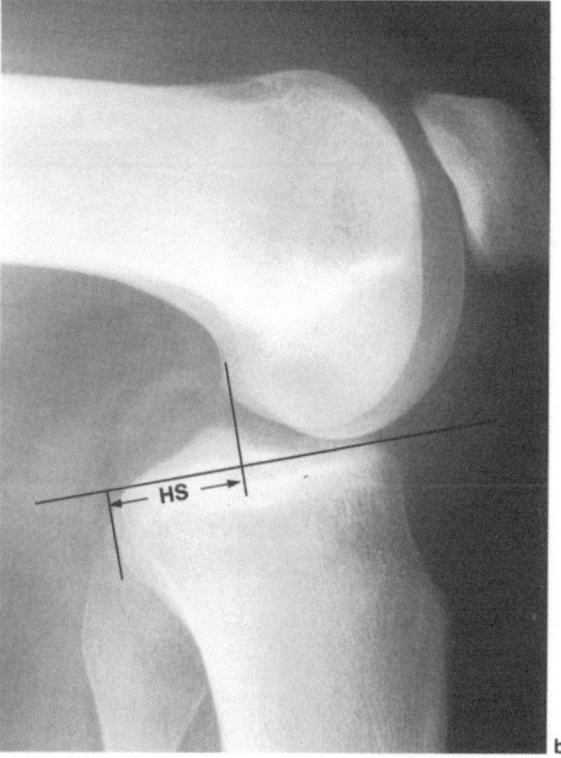

Abb. 3-63 a, b. Globalinstabilität mit Insuffizienz des vorderen und hinteren Kreuzbandes bei einem 22jährigen Patienten 24 Monate nach Motorradunfall. Der radiologische Lachman-Test zeigt eine anteriore Tibiaverschiebung *(VS)* von 9 mm (**a**), die gehaltene hintere Schublade in 90° Flexion verdeutlicht die posteriore Tibiaverschiebung *(HS)* von 26 mm (**b**)

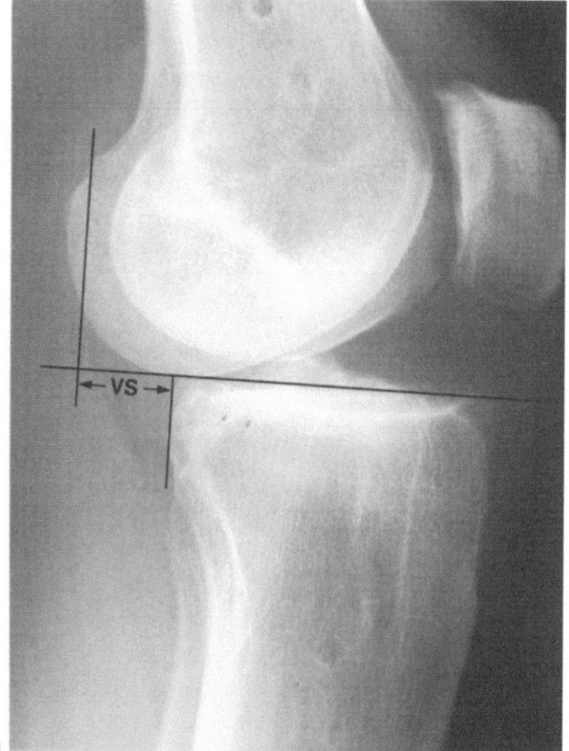

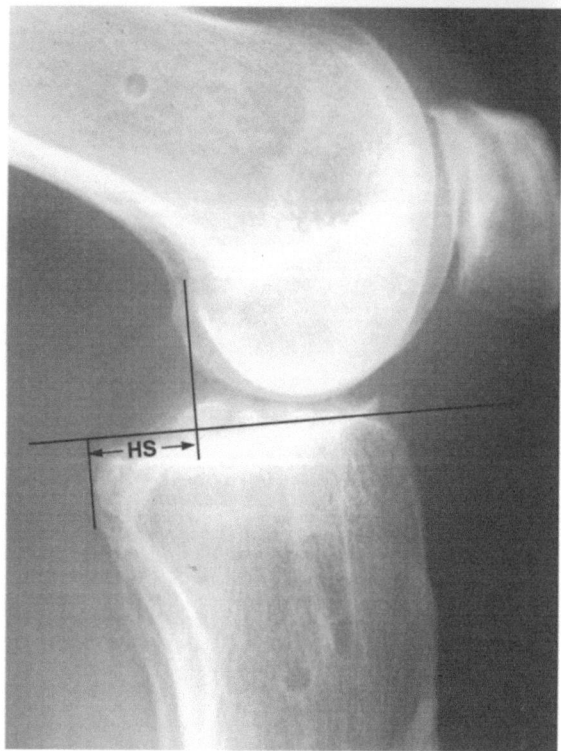

Das Ausmaß der posterioren und anterioren Tibiabewegung kann durch gehaltene Röntgenaufnahmen in extensionsnaher Stellung (radiologischer Lachman-Test) sowie in 70°–90° Flexion (gehaltene hintere Schublade) quantifiziert werden (s. Kap. 6.11). Dabei können Schubladenwerte von über 20 mm für die hintere, und über 20 mm für die vordere Schublade, nachzuweisen sein.

Beim therapeutischen Vorgehen wird zwischen vorderer und hinterer Schubladenkomponente unterschieden. Es empfiehlt sich, zunächst das hintere Kreuzband zu rekonstruieren, z. B. mit dem mittleren Drittel des Lig. patellae von der gesunden Gegenseite oder mit der Sehne des M. semitendinosus und des M. gracilis (arthroskopische Rekonstruktion des hinteren Kreuzbandes). 6–12 Monate danach kann dann mit dem mittleren Drittel des Lig. patellae der betroffenen Seite das vordere Kreuzband rekonstruiert werden.

3.16
Diagnostische Konsequenzen

Das diagnostische Vorgehen bei einer Bandverletzung orientiert sich nicht in erster Linie an der Klassifikation der Bandinstabilitäten.

Primäres Ziel der Untersuchung des Kapsel-Band-Apparates ist es, die verletzten anatomischen Strukturen zu erkennen und zu benennen!

Die Diagnose sollte nicht als „anteromediale Knieinstabilität" formuliert werden, sondern die verletzten anatomischen Strukturen sollten möglichst exakt benannt werden, wie z. B. frische komplette Ruptur des vorderen Kreuzban-

Abb. 3-64 a, b. Globalinstabilität mit kompletter Insuffizienz des vorderen und hinteren Kreuzbandes sowie der dorsomedialen und dorsolateralen Kapsel bei 46jährigem Patienten. Vor 10 Jahren war eine Rekonstruktion des vorderen Kreuzbandes durchgeführt worden, die jedoch zu keinerlei Verbesserung der Stabilität geführt hat. Nach wie vor fühlte sich der Patient instabil. Ihm war geraten wor-

den, das Kniegelenk „muskulär zu kompensieren". Die gehaltene vordere Schublade in extensionsnaher Stellung (radiologischer Lachman-Test) zeigt eine anteriore Tibiaverschiebung *(VS)* von 23 mm (**a**), die gehaltene hintere Schublade in 90° Flexion (**b**) eine posteriore Tibiaverschiebung *(HS)* von 20 mm. Insgesamt liegt demnach eine Tibiaverschiebung von mehr als 40 mm (!!) vor

des mit Ruptur der medialen und dorsomedialen Kapsel, basisnahe Ablösung des Innenmeniskus, (anteromediale Instabilität), Verdacht auf Außenmeniskusläsion.

Bei chronischen Instabilitäten gestaltet sich die genaue Diagnosestellung mit Auflistung der rupturierten und insuffizienten anatomischen Strukturen entsprechend aufwendiger [235].

Für die systematische Diagnostik empfiehlt sich das in Tabelle 3-32 angegebene Vorgehen.

3.17
Therapeutische Konsequenzen

Die differenzierte Diagnostik einer Kapsel-Band-Verletzung, sei sie chronisch oder frisch, sollte nicht dazu führen, sich voreilig in die Therapie „zu stürzen". Nach der Diagnose einer Kapsel-Band-Läsion sollte man bezüglich der weiteren Therapie in Abhängigkeit von den Pati-

entenparametern (Aktivitätsniveau, sportliche Ambition, Beruf, Alter, Begleiterkrankungen, konstitutionelle Bandlaxizität, Beinachse etc.) folgende Fragen klären:

1. Welche Struktur muß operativ behandelt werden?
2. Welche Struktur kann operativ behandelt werden, heilt aber auch oder sogar besser unter konservativen Bedingungen?
3. Wann sollte die zu operierende Struktur versorgt werden?

Detailfragen zur Operationstechnik, zum Rekonstruktionsmaterial sowie zum Aufbau des Nachbehandlungsplans sollten erst nach Festlegung des therapeutischen Managements (operative oder konservative Behandlung, Zeitpunkt der Versorgung), wiederum in Abhängigkeit von den Patientenparametern (s. oben), entschieden werden.

Bei der Therapie einer jeden Bandverletzung gilt zu bedenken, daß die Stabilität nur eine der zahlreichen Parameter ist, die die Gelenkfunktion beeinflussen (Tabelle 3-33). Daher sollten, unabhängig davon, ob eine konservative funktionelle oder operative Therapie erfolgt, immer sämtliche Gelenkfunktionen berücksichtigt werden. Eine Therapie darf nicht dazu führen, daß das Gelenk zwar stabil ist, der Patient subjektiv aber mit dem Gelenk wegen einer Bewegungseinschränkung oder Schmerzen nicht gut zurechtkommt.

Das Hauptproblem der gesamten Bandrekonstruktionen und -nähte liegt nicht in der Wiedererlangung der Stabilität, sondern u.E. in der postoperativen Bewegungseinschränkung. Dodds et al. [132a] berichten in ihrem Patientengut (n = 330) über 14 % signifikante Bewegungseinschränkungen. Dieses trifft nicht nur auf Nähte und Rekonstruktionen des vorderen und hinteren Kreuzbandes zu, sondern auch auf die immer noch praktizierte operative Versorgung von Verletzungen des medialen Seitenbandes oder eine lange Immobilisierung mit Aufrechterhaltung eines Streckdefizits. Robins et al. [554a] verglichen die postoperativen Bewegungseinschränkungen bei der Verletzungskombination vorderes Kreuzband und mediales Seitenband und fanden, daß Patienten mit einer proximal des Gelenkspaltes lokalisierten Ruptur des me-

Tabelle 3-32. Vorgehen bei frischen und veralteten Bandinstabilitäten

Frische Verletzung (schmerzhaft)
1. Röntgenuntersuchung (Ausschluß einer knöchernen Verletzung)
2. Spontane hintere Schublade, modifizierter aktiver Quadrizepstest in 90° Flexion (Ausschluß einer HKB-Läsion)
3. Lachman-Test (VKB-Läsion)
4. Aktive Tests (z.B. aktiver Lachman-Test)
5. Pivot-shift-Test ohne Narkose oft falsch-negativ (starke Schmerzen)
6. Vorderer Schubladentest in 90° Flexion oft falsch-negativ (starke Schmerzen)
7. Mediale und laterale Aufklappung (Extension und 20° Flexion)
8. Erguß (Punktion, wenn Lachman-Test nicht eindeutig zu beurteilen)

Chronische oder frische Verletzung ohne Schmerzen
1. Röntgenuntersuchung (bei frischer Verletzung)
2. Spontane hintere Schublade (Ausschluß einer HKB-Läsion)
3. Lachman-Test
4. Pivot-shift-Test (z.B. „soft" Pivot-shift-Test)
5. Mediale und laterale Aufklappbarkeit (Extension, 20° Flexion)
6. Aktive Laxizitätstests (Subluxation vom Patient demonstrieren lassen)
7. Vorderer Schubladentest in 90° (Innen-, Neutral- und Außenrotation)
8. Hinterer Schubladentest in 90° (Innen-, Neutral- und Außenrotation)
9. Funktionelle Tests (Dezelerationstest, Giving-way-Test, Hop-Test)

Tabelle 3-33. Parameter der Gelenkfunktion

- Schmerzen
- Streckung
- Beugung
- Stabilität
- Propriozeption
- Muskelkraft
- Koordination
- Knorpelzustand
- Beinachse
- Subjektives Gefühl („sich verlassen können")

dialen Seitenbandes, wie sie in den meisten Fällen vorliegt, eher zu Bewegungseinschränkungen tendieren. Diese Patientengruppe sollte daher besonders aggressiv zur Wiedererlangung der Beweglichkeit nachbehandelt werden.

Gerade Streckdefizite stören den Patienten subjektiv sehr und mindern essentiell die Funktion des gesamten Beines. In der Nachbehandlung nach Rekonstruktionen des vorderen Kreuzbandes werden daher zunehmend unmittelbar postoperativ sog. „Hyperextensionsschienen" oder „Null-Grad-Schienen" eingesetzt, um ein Streckdefizit erst gar nicht entstehen zu lassen.

3.17.1
Therapeutisches Management bei Läsion des vorderen Kreuzbandes

Die Stabilitätsprüfung nach einer frischen Verletzung ist zwar sehr wesentlich, darf aber nicht zu aggressiven Therapiekonzepten führen. So wurde und wird immer noch die nahezu notfallmäßige primäre Versorgung der Ruptur des vorderen Kreuzbandes gefordert und auch durchgeführt. Untersuchungen von Shelbourne et al. [590 d] von 169 akut vorgenommenen Rekonstruktionen des vorderen Kreuzbandes zeigten, daß Patienten, bei denen in der ersten Woche nach der Verletzung die Rekonstruktion erfolgte, eine höhere Inzidenz von Arthrofibrosen (Streckdefizit, Narbenbildung) zu verzeichnen war als bei den Patienten, bei denen die Rekonstruktion erst nach 3 Wochen oder später durchgeführt wurde. Trotz der späteren Versorgung zeigte diese Patientengruppe weniger Probleme in der Nachbehandlung, so daß der Zeitverlust,

bedingt durch die verzögerte Operation, wieder aufgeholt wurde. Shelbourne [590 d] kommt zu dem Schluß, daß eine verzögerte Rekonstruktion des vorderen Kreuzbandes (länger als 3 Wochen nach dem Unfall) zur schnelleren Wiedererlangung der Kraft führt und, was wesentlich bedeutender ist, eine signifikant geringere Inzidenz von intraartikulären Verwachsungen aufweist.

Auch Mohtadi et al. [461a] berichten über ausgedehnte Bewegungseinschränkungen nach primärer Rekonstruktion des vorderen Kreuzbandes. Hierbei traten gerade bei den Patienten Probleme auf, deren Rekonstruktion innerhalb der ersten 2 Wochen nach der Verletzung erfolgte. Den gleichen Trend sah man in der Patientengruppe, die zwischen der 2. und 6. Woche nach der Verletzung rekonstruiert wurden. Alter, Geschlecht, Seitenlokalisation und verwendetes Rekonstruktionsmaterial zeigten dagegen keine signifikante Korrelation zu den postoperativen Bewegungseinschränkungen. Wasilewsky et al. [690 a] fanden ebenfalls eine geringere Rate an Arthrofibrosen in der verzögert primär operierten Patientengruppe. Ebenfalls ist zu bedenken, daß bei der Verletzung nicht nur das Kreuzband und andere ligamentäre Strukturen verletzt sind, sondern auch im subchondralen Knochen (Hämatome, Ödeme und Mikrofrakturen) erhebliche Traumafolgen, wie MR-Untersuchungen zeigen, zu verzeichnen sind [218a, 385b, 616a, b] (s. Abb. 7-9). Diese sind auf den Standardröntgenaufnahmen nicht zu erkennen. Nach 6 Wochen sind diese ossären Veränderungen (bone bruises) im MRT nicht mehr nachweisbar.

Da somit die Primärversorgung bei der Ruptur des vorderen Kreuzbandes keine Vorteile, sondern vielmehr bedeutende Nachteile aufweist, müssen bei der klinischen Diagnostik die anatomischen Strukturen sicher diagnostiziert werden, die einer Primärversorgung zugeführt werden sollten. Zu nennen sind hier die Ruptur des hinteren Kreuzbandes, die des M. popliteus sowie die distale Ruptur des medialen Seitenbandes (s. Kap. 11.9.1). Diese Läsionen heilen unter konservativen Maßnahmen nur bedingt aus. Hieraus entstehende chronische Instabilitäten bereiten dagegen große therapeutische Probleme.

Die verzögert primäre Versorgung der Ruptur des vorderen Kreuzbandes darf aber keinesfalls dazu führen, daß diese Rupturen nicht mehr versorgt werden, oder, falls der Patient relativ beschwerdefrei ist, daß die Patienten nicht über mögliche Folgen aufgeklärt werden. Sehr häufig sehen wir relativ junge Patienten mit jahrelang zurückliegenden Rupturen des vorderen Kreuzbandes, bei denen schon gravierende degenerative Veränderungen eingetreten sind (Abb. 3-65 und 3-66). Kniegelenke mit insuffizientem vorderem Kreuzband versuchen sich selbst zu „stabilisieren", indem die Osteophyten eine *stabilisierende Kongruenz* bilden. Je weiter die Arthrose fortschreitet, um so stabiler wird das Gelenk.

Entsprechend den oben angeführten Feststellungen hat sich nach der klinischen Diagnose einer frischen Ruptur des vorderen Kreuzbandes nach Ausschluß versorgungspflichtiger Läsionen (s. oben) bei uns folgendes Management bewährt.

1. Konservativ-funktionelle Therapie bis zum Operationszeitpunkt. Die nicht versorgungspflichtigen Rupturen werden funktionell konservativ therapiert. Es ist darauf zu achten, daß sich das Kniegelenk zum Operationszeitpunkt, ca. 6–8 Wochen nach dem Trauma, in einem reizlosen Zustand befindet. Eine Einschränkung der Streckung bzw. der Beugung sollte nicht mehr bestehen. Bei einem Streckdefizit wird der Patient darauf aufmerksam gemacht, daß, wenn sich kein intraartikuläres Korrelat für das Streckdefizit findet, zunächst noch einmal ein konservativ funktionelles Vorgehen erfolgen sollte. Häufig ist jedoch ein rupturiertes Bündel des vorderen Kreuzbandes, das in der Area intercondylaris liegt, für das Streckdefizit verantwortlich.

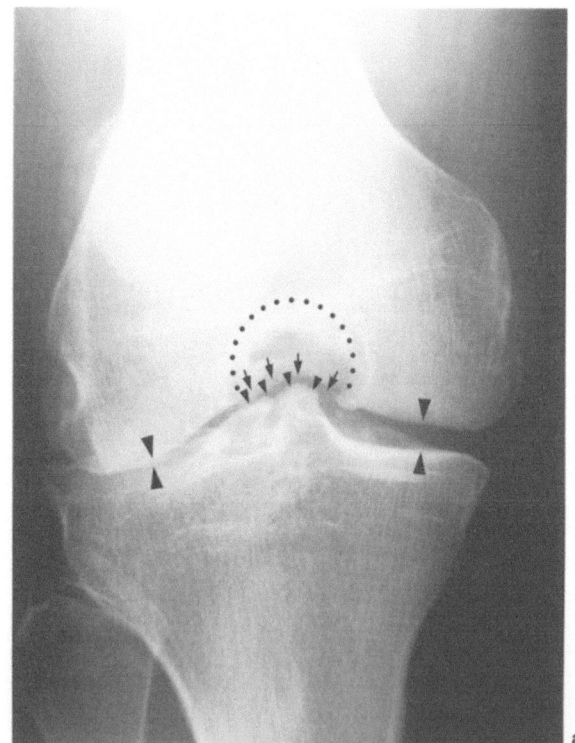

a

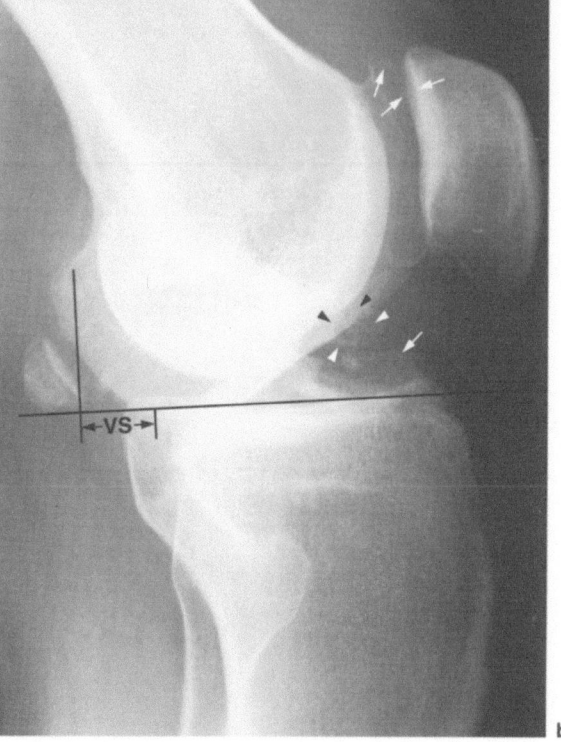

b

Abb. 3-65 a, b. 18 Jahre alte Insuffizienz des vorderen Kreuzbandes bei 39jährigem Patienten. Bei der Rosenberg-Aufnahme zeigt sich eine Verplumpung der Eminentia *(Pfeilspitzen)*, sowie eine massive Einengung der Notch *(Pfeile)*, gleichzeitig findet sich eine lateral betonte ausgeprägte Verschmälerung des Gelenkspaltes *(Pfeilspitzen)* (**a**). Die seitliche Aufnahme (gehaltene Röntgenaufnahme) dokumentiert den deutlichen Tibiavorschub *(VS)*, eine ausgeprägte Femoropatellararthrose *(Pfeile)*, einen Gelenkkörper im vorderen Gelenkbereich *(Pfeilspitzen)* sowie eine Ausziehung der Area intercondylaris anterior (Tuberculum intercondylare tertium) *(Pfeile)* (**b**). Anamnestisch war zu erfahren, daß der Patient jahrelang unsicher im Kniegelenk gewesen ist, ihm vom behandelnden Arzt aber die muskuläre Kompensation angeraten worden sei

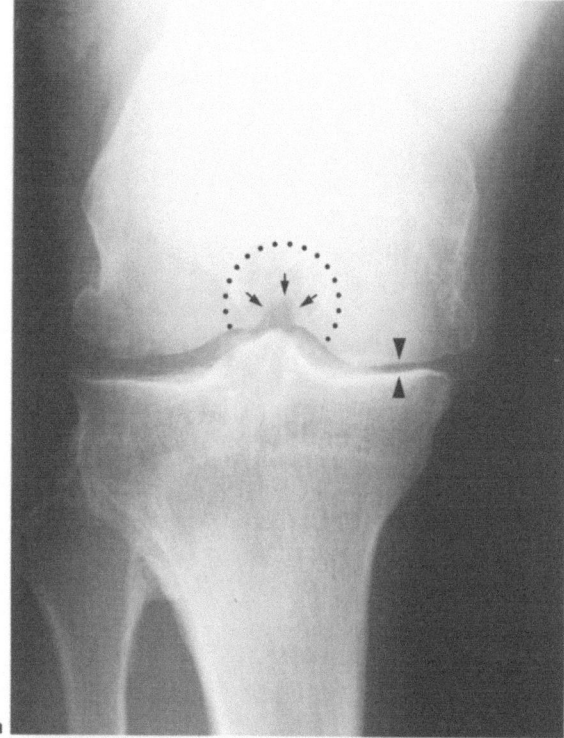

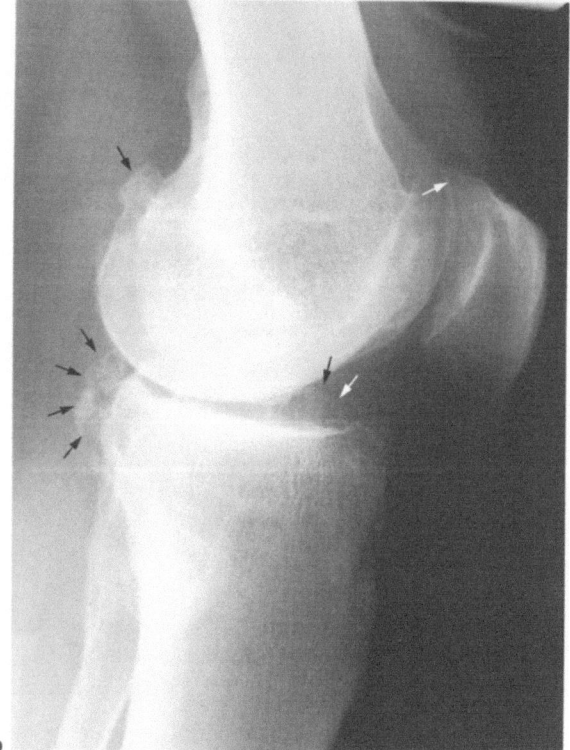

Eine primäre Versorgung einer Ruptur des vorderen Kreuzbandes kann bei Berufs- und Spitzensportlern notwendig werden. Hierbei muß jedoch eine sorgfältig kontrollierte Nachbehandlung erfolgen, bei Problemen oder Streckdefiziten sollte rechtzeitig das Nachbehandlungskonzept modifiziert werden, evtl. muß eine Rearthroskopie erfolgen.

2. Präoperative Kontrolluntersuchung. Bei der klinischen Untersuchung 6–8 Wochen nach der Verletzung findet sich bei ca. 10 bis 15 % der Patienten zwar immer noch ein positiver Lachman-Test, jedoch mit endgradig festem Anschlag, obwohl bei der ersten Untersuchung nach der Verletzung kein Anschlag zu verzeichnen war. Für den Anschlag sind Vernarbungen verantwortlich, die aus der Narbenbildung zwischen dem rupturierten Kreuzband und seinem Ursprung und/oder Vernarbungen zum hinteren Kreuzband resultieren. Diese Vernarbungen führen bei vielen Patienten zu einem subjektiv stabilen Gefühl. Ist der Patient völlig beschwerdefrei, kann auf die Arthroskopie zunächst verzichtet werden, es sollten dann jedoch engmaschige klinische Kontrollen (alle 3 Monate für 1 Jahr) erfolgen. Klagt der Patient aber über Beschwerden, wird eine Arthroskopie empfohlen, um instabilitätsbedingte Schäden zu erfassen und gegebenenfalls eine Narbeninduktion, evtl. auch eine Rekonstruktion des vorderen Kreuzbandes durchzuführen (s. auch S. 195 und Kap. 11.6.6.2).

3. Operatives Vorgehen
Narbeninduktion. Findet sich eine Vernarbung oder eine Teilruptur, wird mit einer Anbohrung des Ursprunges eine vermehrte Narbenbildung induziert. Alternativ bietet es sich an, arthroskopisch eine kleine dünne, dorsal gestielte Periost-Knochenschuppe von der Innenseite des lateralen Femurkondylus abzumeißeln und auf die

Abb. 3-66 a, b. 25 Jahre alte Ruptur des vorderen Kreuzbandes bei 41jährigem Patienten. Die Rosenberg-Aufnahme (**a**) zeigt die völlig zugewachsene Fossa intercondylaris *(Pfeile),* die ursprüngliche Weite der Notch ist gekennzeichnet *(gepunktet),* arthrotische Randausziehungen sowie ausgeprägte Gelenkspaltverschmälerungen *(Pfeilspitzen).* Die seitliche Aufnahme (gehaltene Röntgenauf-nahme) verdeutlicht die anteriore Tibiaverschiebung mit massiven degenerativen Veränderungen *(Pfeile)* (**b**). Der Patient stellte sich mit ausgeprägten arthrotischen Beschwerden (massive Schmerzen, Bewegungseinschränkung, Anlaufschmerz, rezidivierende Schwellneigung) vor

Narbe bzw. den teilrupturierten Anteil zu legen. Der Effekt beruht darauf, daß es aus der Entnahmestelle der Periost-Knochenschuppe bzw. aus der Anbohrung zu einer Blutung kommt, die wiederum zu Vernarbungen mit Übergang auf das vordere Kreuzband führt.

Rekonstruktion. In den meisten Kliniken und Praxen wird nur eine Technik der Rekonstruktion des vorderen Kreuzbands durchgeführt. Am häufigsten dient das mittlere Drittel des Lig. patellae mit einem Knochenstück aus der Patella und der Tuberositas tibiae (bone-tendon-bone) als freies Transplantat. Diese Technik wird vielfach noch als „golden standard" bezeichnet. Seltener wird dagegen die Sehne des M. semitendinosus als Rekonstruktionsmaterial verwendet.

Trotz stabiler Bandverhältnisse, einer freien Gelenkbeweglichkeit und einem völlig reizlosen Kniegelenk nach der Rekonstruktion mit dem mittleren Lig.-patellae-Drittel sind nicht alle Patienten mit dem Ergebnis zufrieden. Patienten, die in ihrer beruflichen Tätigkeit oder ihren Hobbies darauf angewiesen sind, sich hinzuknien, beschreiben nicht selten Schmerzhaftigkeit im Bereich der Entnahmestellen der Knochenblöcke, insbesondere aus dem Bereich der Tuberositas tibiae. Reizzustände der Patellaspitze (Patellaspitzensyndrom, Narbenschmerzen) kommen ebenfalls vor und können zu einem ausgeprägten vorderen Knieschmerz führen.

Daher favorisieren wir bei Patienten, die auf das „hinknien" angewiesen sind (z. B. Fliesenleger, Geistlicher, Bodenverleger) eine Rekonstruktion mit der Sehne des M. semitendinosus. Sind bei sehr jungen Patienten die Epiphysenfugen offen, erscheint u. E. auch die Semitendinosussehne, da sie etwas mehr „nachgibt" und zu keiner knöchernen Überbauung der Wachstumsfuge führt (Knochenblock bei bone-tendon-bone in Höhe der Wachstumsfuge), das geeignetere Rekonstruktionsmaterial. Auch aus kosmetischen Gründen (junge Frau) oder aus Gründen der geringeren Morbidität (ältere Patienten) kann eine rein arthroskopische Rekonstruktion mit der Semitendinosussehne vorteilhafter sein.

Neben der differenzierten Wahl des Rekonstruktionsmaterials kommt auch der Fixationsart (s. unter 3.17.3) Bedeutung zu.

4. Nachbehandlung. Nach der Rekonstruktion ist die geplante kontrollierte Nachbehandlung der wesentlichste Faktor zur Erlangung einer optimalen Gelenkfunktion. Eine längerfristige Immobilisation sollte vermieden, die Streckung, insbesondere bei Verwendung des Lig. patellae, sollte unmittelbar postoperativ freigegeben werden.

Der Patient wird darüber informiert, daß er in den ersten 5–6 Wochen kein Krafttraining absolvieren darf, um das Transplantat nicht unnötigen Belastungen auszusetzen (s. Kap. 10.4).

3.17.2
Management der Ruptur des hinteren Kreuzbandes

Von jährlich über 540 Kreuzbandrekonstruktionen (Straubing) betrafen 21 (1993) bzw. 28 (1994) das hintere Kreuzband. Bei einer Läsion des hinteren Kreuzbandes hat sich bei uns folgendes therapeutische Management bewährt. Bedingt durch das unterschiedliche Vorgehen wird zwischen frischen und alten Rupturen unterschieden.

3.17.2.1
Frische Ruptur

Zeigt sich bei der klinischen Untersuchung der Verdacht einer hinteren Kreuzbandruptur, erfolgt eine MR-Tomographie. Hierdurch erhält man auch erste Informationen über die Lokalisation der Ruptur (proximal, intermediär, distal). Gleichfalls zeigen sich Begleitverletzungen wie Meniskus- und/oder Seitenbandläsionen. Seltener liegen komplexe Kapsel-Band-Verletzungen mit gleichzeitiger Ruptur des vorderen Kreuzbandes sowie ausgedehnter peripherer Bandzerreißungen vor.

Die primäre arthroskopische Naht erscheint sinnvoll, da das hintere Kreuzband gut synovialisiert ist und durch das vordere Kreuzband geschützt ist sowie eine gute Vaskularisation und

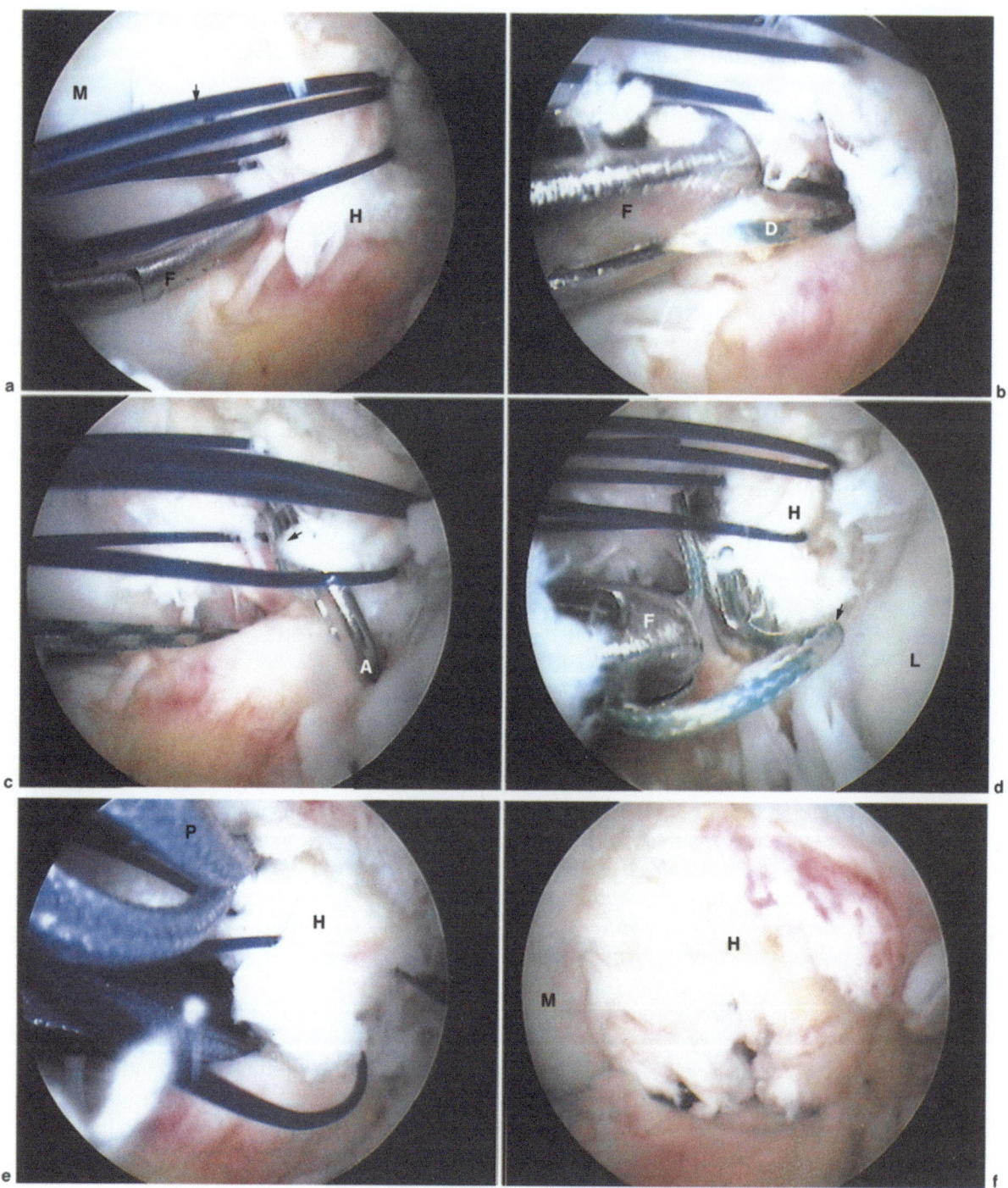

Abb. 3-67 a-f. Arthroskopische Naht des hinteren Kreuzbandes. Nach Entfernung des Fettkörpers vom Ursprung des hinteren Kreuzbandes wird zunächst die distale Ruptur dargestellt. Nach dem Legen der Nähte *(Pfeil)* wird mit der Faßzange *(F)* der Durchzugsfaden *(D)*, der durch den tibialen Kanal verläuft, gefaßt. Hinteres Kreuzband *(H)*, medialer Femurkondylus *(M)* **(a)**. Der Durchzugsfaden wird nach vorne durch den Instrumentenzugang ausgeleitet **(b)**. Durch den zuvor plazierten femoralen Bohrkanal wird eine Ahle *(A)* mit eingezogenem Faden *(Pfeil)* eingeführt **(c)** und der Faden mit der Faßzange gefaßt. Lateraler Femurkondylus *(L)* **(d)**. Über diesen Faden wird das Augmentationsband (doppelte PDS-Kordel) *(P)* eingezogen **(e)**. Mit dem Durchzugsfaden werden dann die gelegten Nähte und das Augmentationsband nach dorsal in den tibialen Kanal gezogen, um dann zur anterioren Tibiaseite zu gelangen. Nach Fixation des Augmentationsbandes auf der anterolateralen Tibiaseite werden die Nähte des hinteren Kreuzbandes dort um eine Schraube geknotet. Das hintere Kreuzband *(H)* verläuft nun seinem normalen Verlauf entsprechend **(f)**

hohe Vernarbungstendenz aufweist. Die arthroskopische Naht der frischen Ruptur erscheint u. E. gerechtfertigt, da hierdurch die Rate der chronischen Insuffizienz des hinteren Kreuzbandes deutlich gesenkt werden kann. Dabei ist es wesentlich, daß die Patienten durch die Naht einen „festen Anschlag" bei der hinteren Schubladenprüfung erhalten (s. auch Abschn. 3.1.2.4). Die operative Versorgung von chronischen Insuffizienzen des hinteren Kreuzbandes führt trotz aufwendigster Rekonstruktionstechniken oft noch zu unbefriedigenden Ergebnissen. Ein weiteres Therapieziel ist die Vermeidung einer ausgedehnten spontanen hinteren Schublade, damit die rupturierten peripheren Bandstrukturen unter konservativer Therapie, möglichst in der sog. „Neutralstellung", ausheilen können. Eine „fixierte" hintere Schublade, wie sie nicht selten bei konservativ behandelten Rupturen des hinteren Kreuzbandes anzutreffen ist, sollte vermieden werden. Die Naht sollte innerhalb von 14 Tagen nach dem Trauma erfolgen (Abb. 3-67).

Eine gute Indikation zur Naht mit Augmentation sind proximale und distale Rupturen; Intermediärrupturen stellen dagegen keine so ideale Indikation dar. Dennoch sollten auch diese u. E. nicht von der primären Naht ausgeschlossen werden. Auch wenn sich keine optimalen Nähte legen lassen, kann zumindest eine Augmentation erfolgen, um das Gelenk in eine der Neutralstellung nahen Position zu bringen. Dadurch können die verletzten peripheren Strukturen in Neutralstellung und nicht in einer spontanen hinteren Schublade ausheilen. Gleiches gilt auch für komplexe Kapselbandverletzungen mit Beteiligung des vorderen und hinteren Kreuzbandes.

3.17.2.2
Chronische Insuffizienz

In der Regel ist erst dann die Indikation zur Rekonstruktion gegeben, wenn der Patient über ein Instabilitätsgefühl und/oder starke femoropatellare Schmerzen (bedingt durch die aus der spontanen hinteren Schublade resultierende Druckerhöhung im Femoropatellargelenk) klagt.

Ein positiver Lachman-Test, der bei diesen Insuffizienzen meist anzutreffen ist, bietet nicht selten Anlaß, das therapeutische Handeln in Richtung des vorderen Kreuzbandes zu lenken, zumal wenn arthroskopisch ein „schlaffes" vorderes Kreuzband gefunden wird. Das insuffiziente hintere Kreuzband erscheint bei der Arthroskopie oft noch als ausreichend stabiler Strang und wird demnach fälschlicherweise auch als suffizient angesehen. Wird dann eine Rekonstruktion des vorderen Kreuzbandes vorgenommen, wird das Kniegelenk in einer Dorsalposition (hintere Schublade) fest verriegelt (Abb. 3-68).

Die Patienten klagen in diesen Fällen nicht über ein Instabilitätsgefühl sondern über eine Dysfunktion des gesamten Kniegelenkes sowie über Schmerzen, die aus dem erhöhten femorotibialen Druck resultieren.

Folgende Rekonstruktionstechniken kommen zum Einsatz:

Lig. patellae (bone-tendon-bone). Nach Entnahme des mittleren Drittels des Lig. patellae wird durch den längsgespaltenen Hoffa-Fettkörper die Rekonstruktion des hinteren Kreuzbandes vorgenommen. Dieses Vorgehen empfiehlt sich, wenn auch die Gegenseite von einer Verletzung, z. B. einer Ruptur des vorderen Kreuzbandes, betroffen ist.

Lig. patellae (bone-tendon-bone) von der Gegenseite. Zur Rekonstruktion wird das mittlere Drittel des Lig. patellae von der Gegenseite entnommen und auf der betroffenen Seite rein arthroskopisch eingesetzt. Die postoperativen Schmerzen und Beschwerden sind in den ersten Tagen nach der Operation daher hauptsächlich auf der Entnahmeseite lokalisiert. Auf der „eigentlich operierten" Seite werden von den meisten Patienten nur minimale oder überhaupt keine Schmerzen angegeben. Die Entnahme des Lig. patellae von der Gegenseite erfolgt jedoch nicht primär wegen der geringen Morbidität, sondern insbesondere, um den M. quadriceps der verletzten Seite als wichtigsten Agonisten des hinteren Kreuzbandes zu schonen.

Semitendinosus- und Gracilissehne. Nach Entnahme der Sehnen erfolgt die Rekonstruktion rein arthroskopisch. Aus Gründen der geringen

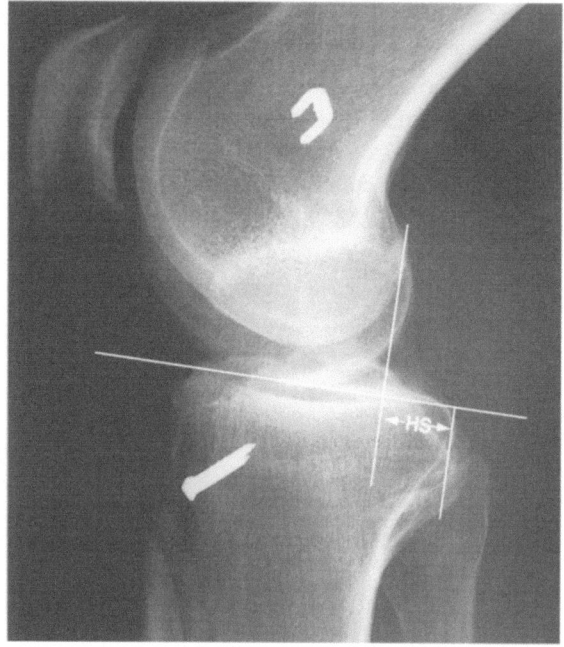

Abb. 3-68. Bei Insuffizienz des hinteren Kreuzbandes wurde eine Rekonstruktion des vorderen Kreuzbandes durchgeführt. Das Kniegelenk steht in einer „fixierten hinteren Schublade". Bei der klinischen Untersuchung war das Kniegelenk nur minimal nach vorne zu ziehen. Die gehaltene Röntgenaufnahme zeigt eine posteriore Tibiaverschiebung *(HS)* von 16 mm.

Aufwendig gestaltet sich das Vorgehen auch dann, wenn die Knochenklammern bei einer Insuffizienz der Bandrekonstruktion in dem Bereich liegen in dem der femorale Bohrkanal plaziert werden muß. In diesen Fällen ist zunächst die arthroskopische Entfernung der Knochenklammern angezeigt (Abb. 3-70). Wesentlich häufiger wird der Knochenblock im femoralen Kanal jedoch mit einer von intraartikulär eingedrehten Interferenzschraube ohne Schraubenkopf fixiert (Abb. 3-71).

Die Entfernung dieser Schrauben kann den Operateur vor erhebliche Probleme stellen. Liegt der femorale Bohrkanal weit anterior (Abb. 3-71), muß der neue Bohrkanal posterior davon im isometrischen Bereich plaziert werden. Nach Entfernung der Schraube besteht häufig nur noch eine kleine Spongiosabrücke von wenigen mm zwischen Schraubenloch und neuem Bohrkanal. In diesen Fällen sollte in einer ersten Operation zunächst die Schraube arthroskopisch entfernt und der Defekt evtl. mit Spongiosa aufgefüllt werden.

Morbidität und der gleichzeitig günstigen mechanischen Eigenschaften der Sehnen sind dieser Rekonstruktionstechnik die größten Zukunftsperspektiven einzuräumen. Langzeitergebnisse sind aber noch abzuwarten.

3.17.3
Möglichkeit der Revision

Bei jeder operativen Bandrekonstruktion sollte auch mit der Möglichkeit einer wiederauftretenden Insuffizienz oder eines erneuten Traumas gerechnet werden. Vielfach werden Operationstechniken verwendet, die auf den ersten Blick zwar sehr elegant erscheinen, eine eventuell nötige Rekonstruktion aber sehr aufwendig gestalten.

Typische Beispiele sind die Techniken der femoralen Fixation von intraartikulär her. Knochenklammern (Staples) können abbrechen oder aus ihrer Verankerung gerissen werden. Als freie Gelenkkörper können sie dann zu Blockaden führen (Abb. 3-69).

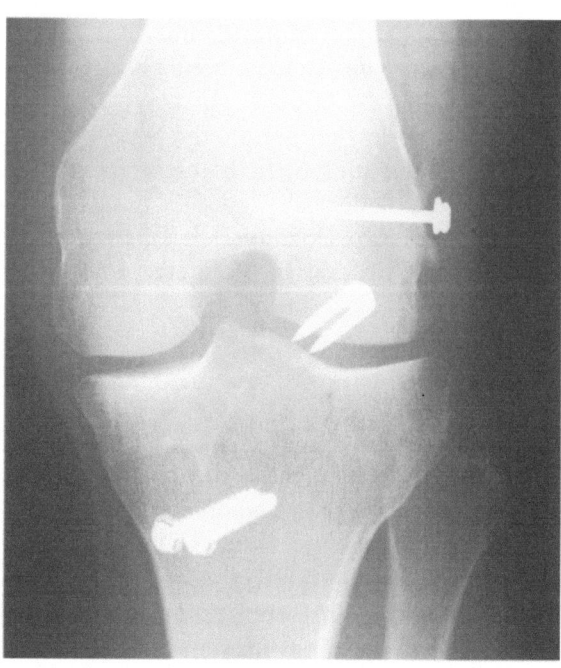

Abb. 3-69. Ausgerissene Knochenklammer (Staple) nach Rekonstruktion des vorderen Kreuzbandes. Die klinische Symptomatik bestand in intermittierenden Blockierungen

In zahlreichen Fällen lassen sich die Schrauben nur äußerst schwer entfernen. Hierfür sind 3 Ursachen verantwortlich:

1. Von den Herstellern werden oft Interferenzschrauben angeboten, die nur mit einem speziellen Schraubenzieher herauszudrehen sind. Die Durchmesser entsprechen zudem meistens nicht denen der „klassischen" Osteosynthese. Manchmal muß die Interferenzschraube sogar mit einer Hohlfräse überbohrt werden, um überhaupt entfernt werden zu können.

2. Bei Interferenzschrauben handelt es sich meistens um Titanschrauben. Da Titan eine sehr gute Knochenaffinität aufweist, sind diese Schrauben sehr fest mit dem Knochen verbunden.

3. Wurde die Interferenzschraube sehr tief eingedreht, ist sie vom Narbengewebe und Knochen überwuchert.

In einer zweiten Operation kann dann die Rekonstruktion des vorderen Kreuzbandes erfolgen.

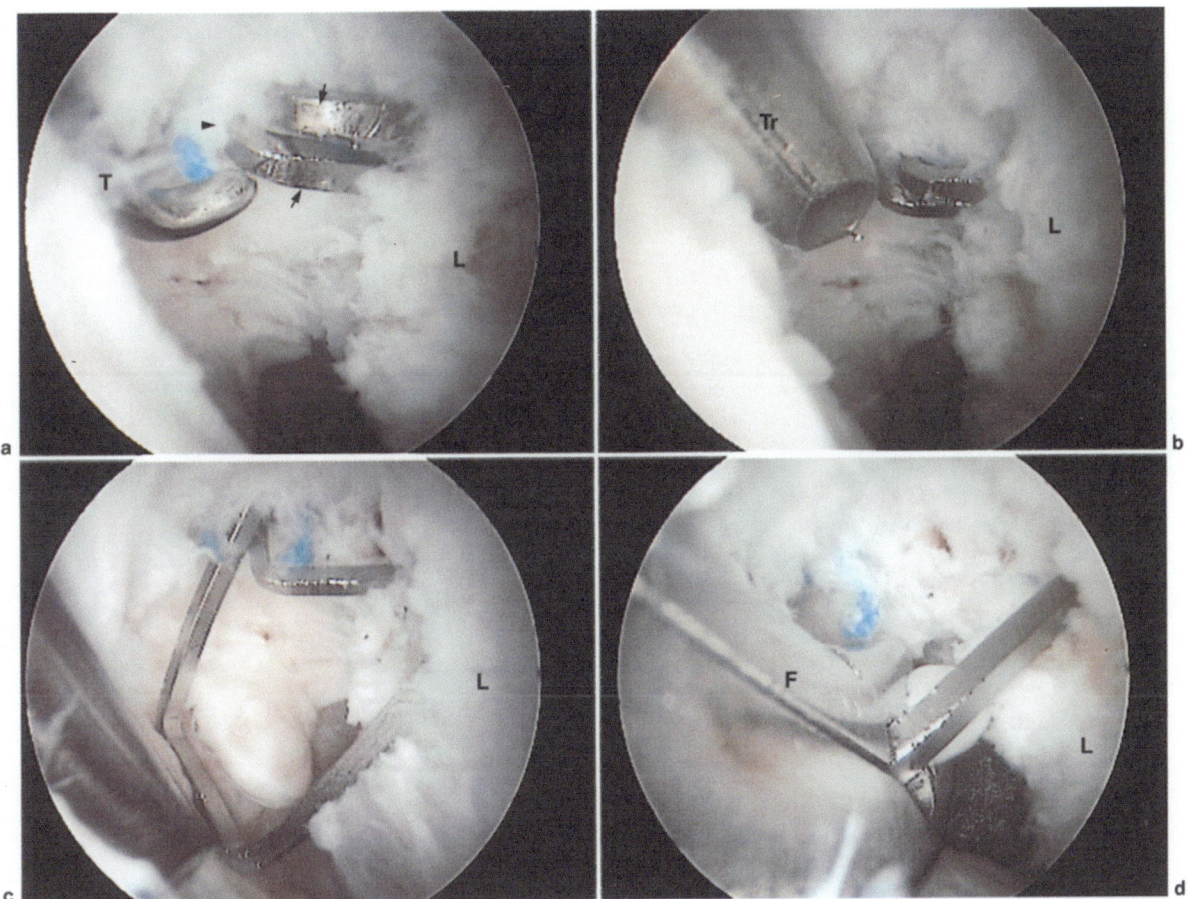

Abb. 3-70 a-d. Arthroskopische Entfernung von Knochenklammern bei einer 26jährigen Patientin. Die Rekonstruktion des vorderen Kreuzbandes lag 6 Jahre zurück. Vor 2 Jahren stellte sich ein zunehmendes Instabilitätsgefühl ein. Die klinische Untersuchung zeigte einen positiven Lachman-Test ohne Anschlag und einen positiven Pivot-Shift-Test. Arthroskopisch fanden sich nach dem Debridement der Fossa 2 Klammern *(Pfeile)* im Bereich der Innenseite des lateralen Femurkondylus *(L)*. Zunächst wird mit dem Tasthaken *(T)* geprüft, ob die Klammern locker oder fest sind. Ein Fadenrest ist ebenfalls zu erkennen *(Pfeilspitze)* (**a**). Bei fest sitzenden Klammern, wird der spitze Trokar *(Tr)*, der normalerweise nicht benötigt wird, eingeführt (**b**) um damit die Knochenklammern zu lockern (**c**). Abschließend werden diese mit der Faßzange *(F)* sicher gefaßt, um ein Verlieren im Gelenk oder im Subkutangewebe bei der Extraktion zu verhindern (**d**)

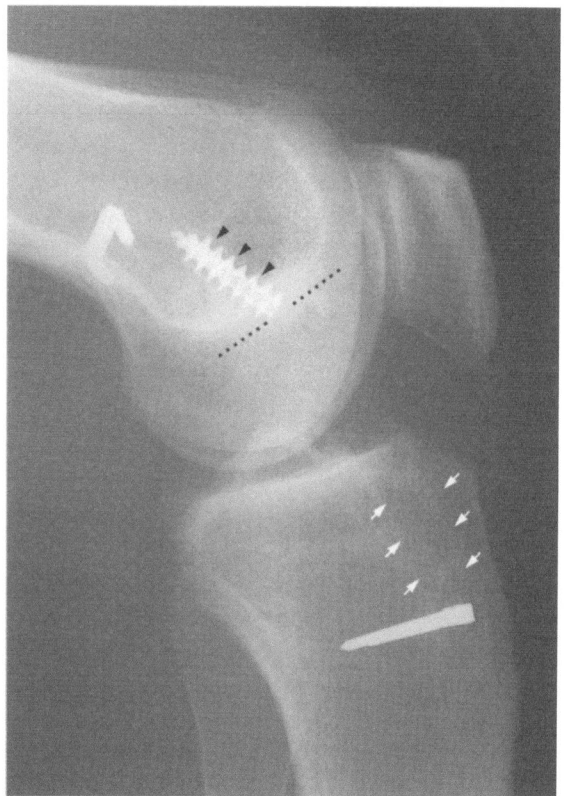

Abb. 3-71. Insuffizienz des vorderen Kreuzbandes 12 Monate nach der ersten Rekonstruktion. Hierbei wurde der femorale Knochenblock mit einer Interferenzschraube *(Pfeilspitzen)* fixiert. Der femorale Kanal und damit auch die Interferenzschraube liegen sehr weit anterior. Es läßt sich erahnen, daß die Interferenzschraube intraartikulär übersteht *(gepunktete Linie)*, da sie anterior der Blumensaat-Linie liegt, was zu einer zusätzlichen Irritation des Transplantates geführt hat. Der tibiale Bohrkanal *(Pfeile)* wurde ebenfalls zu weit anterior plaziert. Die femorale Fixation der neuen Rekonstruktion wird zusätzlich durch die im lateralen Femurkondylus sitzende Krampe erschwert

Führt man Schraubenentfernung und Rekonstruktion in einer Sitzung durch, besteht die Gefahr, daß der neue femorale Bohrkanal nach ventral zum Schraubenkanal durchbrechen kann und so zu einer zu anterioren und damit unisometrischen Position des femoralen Bohrkanales führt. Dies trifft insbesondere auch dann zu, wenn der femorale Bohrkanal von der ersten Operation schon im isometrischen Bereich liegt.

Aus den genannten Gründen führen wir die Fixation des Transplantates von intraartikulär her nicht mit Interferenzschrauben durch. Alternativ bietet sich, will man auf eine laterale Inzision zur Plazierung des femoralen Bohrkanales und Fixation des Transplantates verzichten, die Fixation mit Hilfe eines speziellen Ankersystems (Endo-Button, Fa. Acufex) an.

Bei der Rekonstruktion des hinteren Kreuzbandes soll ein starkes Umknicken des Transplantates durch Fixation des Knochenblockes mit 2 Schrauben auf der Rückseite der Tibia vermieden werden. Bei diesem Verfahren wird die Fixation von dorsal (Bauchlagerung des Patienten) durchgeführt. Kommt es zu einem Versagen des Transplantates oder zu einem erneuten Trauma, gestaltet sich die Revision extrem schwierig, da zunächst die Schrauben von dorsal her aus der proximalen Tibia entfernt werden müssen.

Bei der Rekonstruktion des vorderen und des hinteren Kreuzbandes ist demnach ein sehr differenziertes Vorgehen hinsichtlich Operationszeitpunkt, Transplantatwahl, Fixationstechnik und Nachbehandlung angezeigt.

4 Meniskusdiagnostik

Meniskusläsionen sind vielfältiger Genese und zählen zu den häufigsten Verletzungen des Kniegelenkes. Sie sind aber keine Erscheinung des Industriezeitalters. So reponierten bereits um 1630 in England Laienbehandler, sog. „Bone-setter", luxierte Menisken [673].

Im Jahre 1731 beschrieb Bass in seiner Publikation „Cartilago tibiae semilunaris elongata locoque sua paulum emota" die Reposition von 2 luxierten Menisken. Der geschwollene und erweichte äußere Meniskus, der nach lateral herausragte, ließ sich durch Fingerdruck reponieren (nach [72]). William Bromfield beschrieb 1773 erstmals detailliert die Reposition als Therapie eines luxierten Meniskus [673]. Bei einem Patienten reponierte er den Meniskus eher zufällig. Als Bromfield das Kniegelenk untersuchte und sein Gehilfe gleichzeitig vorsichtig am Fuß zog und das Knie leicht beugte, schlüpfte der Meniskus in seine ursprüngliche Position zurück. Dem Patienten, der wegen stärkster Schmerzen und einem angeschwollenen Knie gekommen war, ging es umgehend wieder besser.

Von Hey (1803) stammt die Bezeichnung „internal derangement" des Kniegelenkes. Hey beschrieb genau das Krankheitsbild einer Meniskuseinklemmung und gab als Methode zur Reposition des luxierten Meniskus die forcierte Streckung und die nachfolgende Beugung des Kniegelenkes an.

Erste Meniskusoperationen wurden bereits im Jahre 1867 von Bradhurst vorgenommen. 1885 berichtete Annadale über 5 erfolgreich durchgeführte Meniskusoperationen (nach [724]). Die erste umfangreiche Arbeit über die Meniskusproblematik stammt aus dem Jahre 1892 von Bruns, der den damaligen Wissensstand zusammenfaßte und auch über 24 eigene Meniskusoperationen berichtete.

Meniskusverletzungen entstehen durch banale Traumata wie Stolpern, Ausgleiten oder leichte Stürze, häufiger aber durch forcierte Rotationstraumen bei fixiertem Fuß. Meniskuseinrisse auf dem Boden degenerativer Veränderungen finden sich besonders bei Patienten bestimmter Berufs- und Sportgruppen sowie in höherem Lebensalter [531 a]. Auch Achsenfehlstellungen verursachen eine vorzeitige Gewebedegeneration mit nachfolgenden Meniskuseinrissen [570, 376, 724].

Bei jeder Meniskusverletzung sollte geprüft werden, ob ein adäquates Trauma vorgelegen hat oder ob es sich um eine Gelegenheitsursache handelt. Hat der Patient z. B. über einen längeren Zeitraum in überwiegend hockender Stellung gearbeitet (Untertagearbeit im Bergbau), kann es sich um die Folge des berufsbedingten Dauerdruckes auf das Meniskusgewebe handeln (Berufskrankheit).

Nicht selten sind Meniskusschäden Gegenstand von Fragestellungen, ob die berufliche Tätigkeit oder der Sport (Berufssportler) für den Meniskusschaden verantwortlich zu machen ist. Die Analyse des angenommenen Kausalzusammenhangs zwischen entstandenem Meniskusschaden und beruflicher Belastungssituation läßt sich jedoch durch statistisch-epidemiologische Untersuchungen oft nicht erbringen. Dies entspricht der häufig vertretenen Ansicht, daß bei der Entstehung eines Meniskusschadens die Veranlagung eine wesentliche Mitursache darstellt, wie Pressel [531 a] in seinen umfangreichen Untersuchungen feststellte.

Die eindeutige Differenzierung zwischen traumatischer und degenerativer Genese wird aber erst durch die histologische Untersuchung möglich. Daher sollte nach der arthrotomischen oder arthroskopischen partiellen Meniskektomie ein Meniskuspräparat zur histologischen Untersuchung eingesandt werden, wenn eine entsprechende Fragestellung absehbar ist. Resultiert die Meniskusverletzung aus einem inadäquaten Trauma, z. B. beim Aufstehen aus der Hocke, liegen meist degenerative Veränderungen vor.

Meniskusverletzungen treten häufig in Kombination mit Kapsel-Band-Verletzungen auf, besonders mit alten und frischen Läsionen des vorderen Kreuzbandes [86]. Gerade bei diesen Patienten ist eine besonders sorgfältige Diagnostik angezeigt und wenn nur irgend möglich eine meniskuserhaltende Therapie einzuleiten. Ist dies nicht möglich, wird nur der verletzte oder degenerativ veränderte Meniskusteil entfernt (partielle Meniskektomie). Auch eine schmale Restbasis, v. a. in den Hinterhornbereichen der Menisken, ist eine wichtige stabilisierende Struktur gegen anteroposteriore Bewegungen. Gegenüber dem Innenmeniskus ist die rein mechanische Stabilisierungsfunktion des Außenmeniskus geringer [392]. In den Meniskushinterhornbereichen wurde eine hohe Dichte von Propriorezeptoren gefunden, so daß man ihnen nicht nur eine mechanische, sondern auch eine von den Propriorezeptoren gesteuerte reflektorische Schutzfunktion zuschreiben muß (vgl. Kap. 1.8).

4.1
Einteilung

Meniskusläsionen werden nach Form (Längsruptur, Korbhenkelruptur, Horizontalruptur, Radiärruptur usw.) und Lokalisation (Vorderhorn, Pars intermedia, basisnah usw.) unterteilt. Für das weitere therapeutische Procedere müssen Art, Lokalisation und Ausdehnung der Ruptur genau bestimmt werden.

Folgende 3 Hauptrißarten werden unterschieden:

1. Längsruptur
Sie verläuft in Richtung der longitudinalen Faserstruktur und kann senkrecht oder schräg zur Meniskusebene ausgerichtet sein. Komplette Längsrupturen durchziehen die gesamte Meniskusdicke, inkomplette sind dagegen nur von kaudal oder kranial zu erkennen.

Die exakte Lokalisation einer Längsruptur ist auch hinsichtlich der einzuschlagenden Therapie von Bedeutung. So kann z. B. die Behandlung eines frischen basisnahen Längsrisses in der Refixation bestehen, da wegen der günstigen Ernährungsverhältnisse in diesem Bereich eine sehr gute Heilungstendenz besteht [19]. Nach genauer arthroskopischer Befunderhebung können kleine basisnahe hintere Längsrisse (kleiner als 1 cm) auch ohne operative arthroskopische und arthrotomische Maßnahmen heilen [465]. Erstreckt sich die Ruptur auf der Lateralseite über den Hiatus popliteus nach ventral, auf der Medialseite bis über die Pars intermedia hinaus, ist das alleinige konservative Vorgehen nicht ausreichend. Zur besseren Adaptierung sollte man neben der Ruhigstellung eine arthroskopische Refixation mit 2 oder 3 Nähten durchführen (s. Abb. 11-63).

Bei älteren Rupturen ist die partielle Meniskektomie das Verfahren der Wahl. Sie sollte, wenn immer möglich, der subtotalen oder totalen Meniskektomie vorgezogen werden. Bei Nachweis einer Korbhenkelläsion muß immer eine Läsion des vorderen Kreuzbandes ausgeschlossen werden (unbedingt Lachman-Test prüfen).

2. Horizontalruptur
Hierunter versteht man eine horizontal verlaufende Spaltbildung in der Meniskusebene, meist degenerativer Genese.

3. Radiärruptur
Sie verläuft vom freien Rand in Richtung Meniskusbasis und endet in unterschiedlicher Entfernung davon, kann diese aber auch erreichen.

Fast alle anderen Läsionen entwickeln sich aus diesen 3 Grundtypen und werden mit unterschiedlicher Häufigkeit gefunden (Tabelle 4-1). Aus einem sich in der kritischen Belastungszone entwickelnden Längsriß (Abb. 4-1), der sich nach ventral ausdehnt, kann sich eine Korbhenkelläsion bilden. Diese kann im Laufe der Zeit in eine ventral und eine dorsal gestielte Zunge übergehen, wenn der mittlere Korbhenkelanteil zerschlissen ist [668]. Bei einer spontanen ventralen Ruptur des Längsrisses entsteht eine dorsal gestielte, aus einer dorsalen dagegen eine ventral gestielte Zunge (Abb. 4-2). Dehnt sich

Tabelle 4-1. Verteilung arthroskopisch diagnostizierter Meniskusläsionen (n = 1650) in Prozent. (Nach [400])

Läsion	Medial	Lateral	Gesamt
Korbhenkel/Vertikalruptur	19,6	3,7	23,3
Radiärruptur	8,5	7,0	15,5
Horizontalruptur	1,6	0,8	2,4
Lappenruptur	27,1	6,1	33,2
Komplexe Rupturen	2,9	1,0	3,9
Degenerative Läsionen	13,0	8,5	21,5
Scheibenmeniskus	–	0,2	0,2
	72,7	27,3	100,0

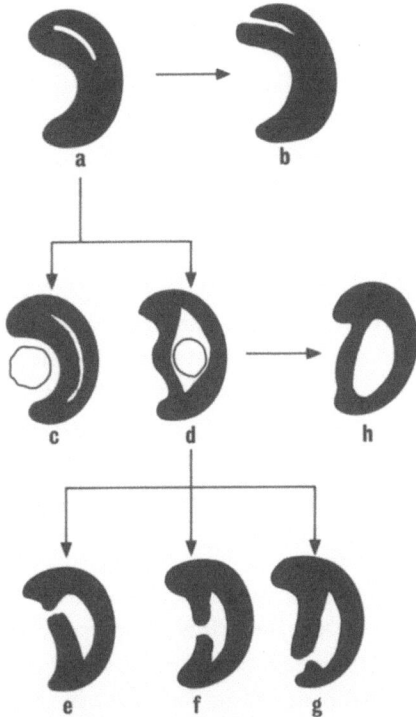

Abb. 4-2 a-h. Entwicklung verschiedener Rupturtypen aus einem hinteren Längsriß (**a**). Dieser kann zu einer dorsalen Zunge (**b**) oder durch Verlängerung des Risses nach ventral zum großen Längsriß (**c**) bzw. zum Korbhenkel (**d**) werden. Letzterer kann sich je nach Lokalisation der Ruptur zu einer ventral gestielten Zunge (**e**), zu 2 Meniskuszungen (**f**) oder zu einer dorsal gestielten Zunge (**g**) umwandeln. Rupturiert der Korbhenkel nicht, bleibt er permanent bestehen (**h**). (Nach Trillat [668])

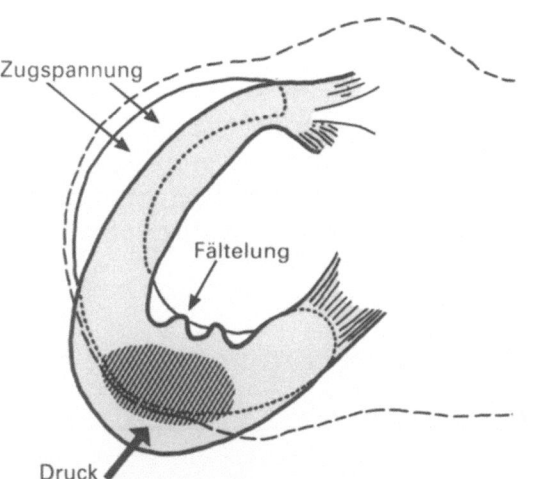

Abb. 4-1. Wanderung des Innenmeniskus nach dorsal und kritische Belastungszonen bei Beugung des Kniegelenkes. In den ventralen Meniskusbereichen entstehen kapselnahe Ablösungen, in den dorsalen Zungenbildungen. (Nach Zippel [724])

Tabelle 4-2. Arthrosefördernde Faktoren nach Meniskektomie

1. Langes Intervall zwischen Unfall und Operation
2. Gleichzeitige Bandläsionen
3. Vorbestehende Knorpelschäden
4. Postoperativer Hämarthros
5. Komplette Meniskusresektion
6. Rezidivierende Gelenkergüsse
7. Achsenfehlstellung (z.B. Genu valgum, Genu varum)

eine Radiärruptur nach dorsal im Verlauf der longitudinal verlaufenden Meniskusfasern aus, bilden sich ebenfalls Meniskuszungen.

Die Indikation zur Meniskektomie muß wegen der vielfältigen Meniskusfunktionen sorgfältig abgewogen werden. Zahlreiche Untersuchungen belegen den daraus resultierenden „arthrosefördernden" Effekt (Tabelle 4-2) [27, 175, 263, 333, 470, 549, 685, 724].

Experimentelle Untersuchungen zeigen, daß in Abhängigkeit vom Resektionsausmaß die Kontaktfläche abnimmt, d.h. die Inkongruenz des tibiofemoralen Gelenkes zunimmt. Hehne [263] ermittelte eine Abnahme der Kontakt-

fläche nach partieller Meniskektomie von 12%, nach subtotaler Meniskektomie dagegen von 46%. Zahlreiche Studien und klinische Beobachtungen bestätigen die signifikant geringere Arthroserate nach partieller Meniskektomie [263, 579], die daher eindeutig zu favorisieren ist.

Auf die eminent wichtige Stabilisierungsfunktion des Innenmeniskushinterhornes bei vorliegender Insuffizienz des vorderen Kreuzbandes wird immer wieder hingewiesen [27, 234, 466, 470]. Durch eine Meniskektomie kann die Instabilität von einem kompensierten in einen dekompensierten Zustand übergehen. Wang [685] fand nach medialer und lateraler Meniskektomie und gleichzeitiger Ruptur des vorderen Kreuzbandes einen 30%igen, nach kapselnaher Meniskusresektion einen 45%igen Anstieg der vorderen Schubladenbewegung. Häufig ist daher nach einer nicht zu umgehenden Meniskektomie bei Insuffizienz des vorderen Kreuzbandes die Indikation zur Bandrekonstruktion erneut zu diskutieren [657], wenn nicht sogar unbedingt zu empfehlen.

Degenerative Veränderungen nach Meniskektomie finden sich sowohl bei älteren als auch bei jüngeren Patienten [7, 333]. Schulitz [582] und Abdon [2] wiesen klinisch und radiologisch ausgeprägte degenerative Veränderungen bei Patienten nach, denen im Kindes- oder Jugendalter der Meniskus total reseziert worden war (Abb. 4-3).

4.2 Symptomatik

Eines der häufigsten Symptome der Meniskusverletzung ist die schmerzhafte Streckhemmung, die entweder unmittelbar nach dem Trauma oder intermittierend in variablen Abständen auftreten kann. Diese Gelenksperre beruht zumeist auf der Einklemmung eines abgerissenen Meniskusanteiles (Korbhenkel, Zunge) im femorotibialen Gelenkspalt, kann aber, wenn auch seltener, schmerzbedingter reflektorischer Genese sein.

Das Ausmaß des Streckdefizits ist nicht dem Rupturausmaß proportional, wie man leichthin annehmen könnte. Ein Kniegelenk mit nur geringem Streckdefizit ist daher besonders sorgfältig zu untersuchen. Zieht der Riß bei einer Korbhenkelläsion bis in das Vorderhorn und ist der Korbhenkel in die Fossa intercondylaris luxiert, resultiert nur ein sehr geringes Streckdefi-

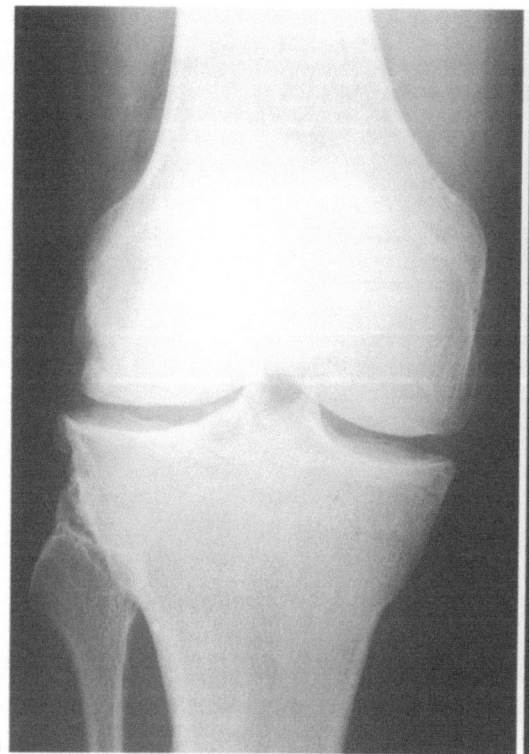
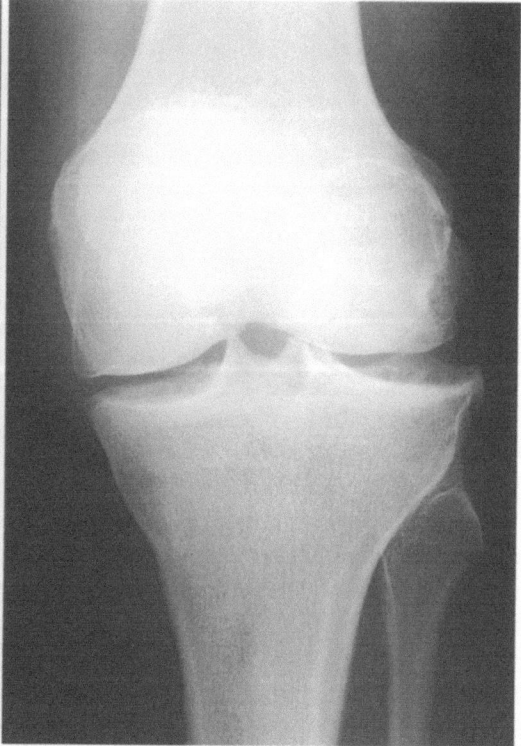

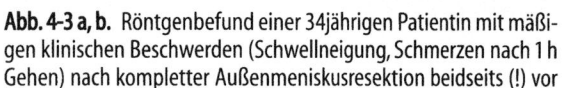

Abb. 4-3 a, b. Röntgenbefund einer 34jährigen Patientin mit mäßigen klinischen Beschwerden (Schwellneigung, Schmerzen nach 1 h Gehen) nach kompletter Außenmeniskusresektion beidseits (!) vor 17 Jahren (**a, b**). Ausgeprägte degenerative Veränderungen finden sich beidseits in den lateralen Gelenkanteilen

zit. Manchmal kann ein geringes Streckdefizit (<10°) wegen der Korbhenkelläsion auch über Jahre bestehen. Die Patienten haben sich an diesen Zustand gewöhnt und empfinden die fehlende Streckung nicht als störend. Demgegenüber sind bei ausgeprägten Streckhemmungen (ca. 50–60°) oft relativ begrenzte Rupturen, die nur das dorsale Meniskusdrittel betreffen oder von dorsal ausgehend bis in die Pars intermedia reichen, zu finden.

Die akut posttraumatisch auftretende Einklemmungserscheinung kann manchmal durch ein vorsichtiges, einmaliges passives Durchstrecken des Gelenkes aufgehoben werden. Bleibt jedoch ein federnder Widerstand, ist die Reposition des eingeklemmten Meniskus notwendig (s. Abschn. 4.5).

Differentialdiagnostisch sind bei frischen und veralteten Meniskusläsionen verschiedene andere Verletzungen auszuschließen (Tabellen 4-3 und 4-4). Besteht eine akute Streckhemmung, können hierfür auch andere Erkrankungen und Verletzungen verantwortlich sein (s. Tabelle 2-17).

Tabelle 4-3. Differentialdiagnose der frischen Meniskusverletzung

1. Bandverletzung
2. Kapsel-Band-Verletzung ohne Instabilität
3. Isolierte Ruptur des vorderen Kreuzbandes
4. Patellaluxation (reponierter Zustand)
5. Freier Gelenkkörper
6. Osteochondralfrakturen
7. Frakturen
8. Fremdkörper (z. B. Staples)
9. Synovialiom

Tabelle 4-4. Differentialdiagnose der veralteten Meniskusläsion

1. Femoropatellares Schmerzsyndrom
2. Chronische Bandinstabilität
3. Arthrose des femorotibialen Gelenkes
4. Synovitis
5. Freier Gelenkkörper
6. Plicasyndrom
7. Hypertrophierte Fettzotte (Hoffa-Fettkörper)
8. Meniskusganglion
9. Bursitis im Bereich des medialen Seitenbandes
10. N.-saphenus-Syndrom
11. Scheibenmeniskus
12. Algodystrophie (M. Sudeck)
13. Fremdkörper
14. Osteosythesematerial
15. Villonoduläre Synovitis

4.3 Scheibenmeniskus und Meniskusganglion

Ein Scheibenmeniskus oder ein Meniskusganglion sind zwar seltene Befunde, sollten aber bekannt sein.

4.3.1 Scheibenmeniskus

Entwicklungsstörungen, bedingt durch eine abnorme Differenzierung des Anlagematerials oder durch eine Störung der ursprünglichen Meniskusanlage mit mangelhafter Rückbildung der zentralen Anteile, führen zum postnatalen Auftreten eines mehr oder weniger ausgeprägten Scheibenmeniskus. Im Zusammenhang mit einem Scheibenmeniskus können manchmal weitere Defekt- oder Hemmungsmißbildungen wie ein Fibulaköpfchenhochstand, Muskeldefekte oder eine Peronäalsehnenluxation auftreten [nach 724].

Scheibenmenisken treten bevorzugt lateralseitig auf [130, 277, 693, 708]. Die Häufigkeit des lateralen Scheibenmeniskus wird mit 1,5–2,5% angegeben [724] (s. Abb. 11-64).

Watanabe [693] unterscheidet beim lateralen Scheibenmeniskus einen kompletten, inkompletten und einen Wrisberg-Ligament-Typ (WLT). Beim WLT fehlt dem Meniskus die dorsale Fixation. Das Außenmeniskushinterhorn steht dann nur mit dem Lig. meniscofemorale posterior (Wrisberg-Ligament) in Verbindung. Während der Flexion findet man keine Subluxation des Scheibenmeniskus. Bei Streckung des Kniegelenkes spannt sich jedoch das Wrisberg-Ligament und zieht den Scheibenmeniskus nach dorsomedial in Richtung der Kreuzbänder. Es kommt zu dem für diesen Scheibenmeniskustyp charakteristischen Schnapphänomen. Sind aber die ventralen und dorsalen meniskotibialen Verbindungen vorhanden, entstehen im dorsalen Bereich des Scheibenmeniskus, knapp vor dem Hiatus popliteus, Zug- und Scherspannungen, so daß in dieser Zone die Rupturgefahr erhöht ist. Das für einen Scheibenmeniskus typische Schnappen soll bei diesem kompletten Typ seltener auftreten [130]. Die Therapie der Wahl besteht in einer partiellen Meniskusresektion, wobei immer eine stabile Restbasis belassen werden sollte [37, 130, 277]. Beim WLT besteht trotz partieller Resektion noch die Gefahr, daß der dorsale Basisrest immer noch hypermobil bleibt. Daher wird bei diesem Typ auch die komplette Meniskusresektion empfohlen [130]. Trotzdem ist u. E. auch bei dem WLT primär eine partielle Resektion zu vertreten. Bleiben nach dieser Maßnahme Beschwerden bestehen, sollte in einer zweiten Arthroskopie eine arthroskopische Refixation oder eine komplette Resektion erfolgen.

Findet sich bei der Arthroskopie ein intakter Scheibenmeniskus als Zufallsbefund, sollte dieser immer belassen werden. Liegen diskrete laterale Beschwerden vor, sollte der Scheibenmeniskus auch auf die Gefahr hin, daß er für die Beschwerden mitverantwortlich ist, belassen werden, da er ein exzellenter Knorpelschutz im lateralen Kompartment ist. Erst wenn sich die Beschwerden trotz Ausschöpfung der konservativen Therapie (Physiotherapie, Lokaltherapie) nicht bessern, muß eine erneute Arthroskopie, evtl. mit partieller Resektion, diskutiert werden.

Ein primär rupturierter oder eingerissener Scheibenmeniskus sollte dagegen mit einer partiellen Resektion behandelt werden.

4.3.2
Meniskusganglion

Hierbei handelt es sich um eine mukoide Degeneration des Meniskusgewebes. Differentialdiagnostisch sind aber bei Schwellungen im Bereich der Gelenkspalten auch Tumoren, z. B. synoviale Hämangiome, Gichtknoten (s. Abb. 2-12 b) und sogar maligne Neoplasmen, auszuschließen [670]. Meniskusganglien befinden sich meist lateral (Verhältnis lateral : medial 7:1) und liegen in der Regel in oder an der Meniskusbasis. Bei ca. 50% der Ganglien besteht gleichzeitig eine Meniskusruptur, die nicht selten für die klinische Symptomatik (Außenmeniskussymptomatik) verantwortlich ist. Zusätzlich hierzu und zu der bekannten lateralseitig gelegenen, lokalen Verdickung können auch röntgenologische Veränderungen nachweisbar sein

(vgl. Abb. 2-12 a). Die Lateralseite des lateralen Tibiaplateaus kann unmittelbar distal des Gelenkspaltes eine kleine Einbuchtung (Usur) aufweisen, in der das Meniskusganglion liegt (vgl. Abb. 6-10 a).

Bei der klinischen Untersuchung sollte die Lokalisation des Meniskusganglions in Beziehung zum Fibulaköpfchen beachtet werden. Liegt das Außenmeniskusganglion anterior des Fibulaköpfchens, kann eine rein arthroskopische Therapie erfolgen. Liegt es lateral oder dorsaler des Fibulaköpfchens, ist beim rein arthroskopischen Vorgehen insbesondere bei Anwendung eines transganglionären Instrumentenzuganges große Vorsicht geboten. Durch das Meniskusganglion kann der N. peronaeus von seinem normalen Verlauf abgedrängt sein und damit an atypischer Stelle verlaufen. Im Zweifelsfall ist dann das offene oder halboffene Vorgehen zu empfehlen.

4.4
Meniskustests

Die zahlreich beschriebenen diagnostischen Tests (Tabelle 4-5) erleichtern die Abgrenzung

Tabelle 4-5. Meniskustests

1. Druckschmerz im Gelenkspalt
2. Hyperflexion und Hyperextension
3. Mediale und laterale Tibiaverschiebung
4. Steinmann-I-Zeichen
5. Steinmann-II-Zeichen
6. Payr-Zeichen
7. Böhler-Zeichen
8. Krömer-Zeichen
9. Bragard-Zeichen
10. Merke-Zeichen
11. McMurray-Zeichen
12. Fouche-Zeichen
13. Childress-Zeichen
14. Apley-Test
15. Medialer-lateraler Kompressionstest
16. Rotations-Kompressions-Test
17. Cabot-Zeichen
18. Turner-Zeichen
19. Tschaklin-Zeichen
20. Finochietto-Zeichen

einer Meniskusläsion gegenüber anderen Kniegelenkverletzungen. Fallen die Meniskustests
positiv aus, bestätigt dies den Verdacht auf eine
Meniskusläsion. Bei negativem Ausfall kann
eine Meniskusläsion jedoch nicht mit letzter Sicherheit ausgeschlossen werden. Nach Zippel
[724] liegt die diagnostische Trefferquote der
klinischen Untersuchung bei 60–95%.

Untersuchungen über die diagnostische Wer-
tigkeit der Meniskustests zeigen, daß die klini-
schen Zeichen isoliert betrachtet recht ungenau
sind (Sensitivität: medialer Druckschmerz im
Gelenkspalt 74%, Apley-Grinding-Test 46%,
Überstreckungsschmerz 43%, Steinmann-I-Zei-
chen 42%, McMurray-Test 35% [627]). Erst die
Kombination der Meniskuszeichen führt zu
günstigeren Werten. Nach Untersuchungen von
Steinbrück [627] haben Tests mit einer hohen
Sensitivität am Innenmeniskus auch eine hohe
Rate falsch-positiver Befunde. Symptome eines
Außenmeniskusrisses oder eines retropatellaren
Knorpelschadens werden dagegen häufiger
nach medial projiziert. Daher sollte vor jeder
operativen Meniskustherapie unbedingt eine
Arthroskopie erfolgen, selbst wenn eine arthroskopische Meniskustherapie nicht möglich sein
sollte. Die Arthrotomie der „falschen" Gelenkseite wird damit sicher vermieden.

Das Allerwichtigste bei der klinischen Meniskusdiagnostik ist die konstante Anwendung der
gleichen, gewohnten und geläufigen Tests, um so
die Sicherheit der Diagnostik zu erhöhen [550].

Für die Meniskusuntersuchung sollte man
sich daher aus der großen Anzahl von Tests
(Tabelle 4-5) 3–5 auswählen und diese routinemäßig bei jeder Knieuntersuchung prüfen. Es
ist keinesfalls sinnvoll, alle im folgenden beschriebenen Meniskustests anzuwenden. Neben
dem Druckschmerz im Gelenkspalt zählen für
uns der McMurray-Test in einer modifizierten
Form und die Steinmann-Zeichen zur Routine-
untersuchung.

Bei einigen Patienten ist trotz positiver
Anamnese kein Meniskuszeichen nachzuweisen. Hier hilft es manchmal, den Patienten auf-
zufordern, mehrere Kniebeugen zu machen. Der
Kapsel-Band-Apparat wird durch diese Bewegungen gelockert, die Menisken werden etwas
mobiler, so daß die Meniskustests anschließend
positiv ausfallen können.

Für das Verständnis der Meniskustests ist die
Kenntnis der Meniskusbewegungen während
der Flexions-Extensions-Bewegung von Bedeutung. Mit steigender Flexion wandern beide
Menisken nach dorsal (s. Abb. 1-17). Fast sämtliche Meniskustests beruhen auf einer Schmerzprovokation oder auf dem Auslösen eines
Schnapphänomens durch Kraftausübung auf
den Meniskus. Die Kraft kann dabei entweder
direkt manuell durch den Finger des Untersuchers, indirekt über externe Bewegungen, die
zur Kompression bzw. Einklemmung des Meniskus zwischen Femur und/oder Tibia führen,
oder in Kombination aufgebracht werden
(Abb. 4-4). Für die Lokalisation der Läsion ist es
von Bedeutung, in welcher Gelenkstellung (Flexionsgrad) und wo im Gelenkspalt (z. B. dorsal)
der Schmerz bzw. das Schnappen auftreten.

4.4.1
Druckschmerz im Gelenkspalt

Der Druckschmerz in Höhe des Gelenkspaltes
ist eines der ältesten, bekanntesten und gleichzeitig sichersten Hinweise auf eine Meniskusläsion. Der Untersucher palpiert hierbei gezielt
den medialen und lateralen Gelenkspalt in verschiedenen Flexionsgraden. Liegt eine Menis-

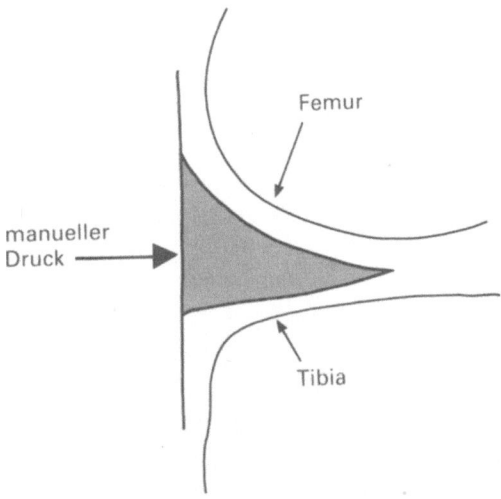

Abb. 4-4. Mögliche Krafteinflüsse auf den Meniskus

kusläsion vor, treten dort in 60–80% der Fälle Schmerzen auf.

Krömer [376] beschreibt die Perkussion des Gelenkspaltes. Der Untersucher legt hierzu eine Fingerkuppe auf die schmerzhafte Stelle und klopft, wie bei der Thoraxperkussion, mit dem Mittelfinger der anderen Hand auf den aufgelegten Finger.

Nicht selten können im Gelenkspalt abnorme Resistenzen oder gar lokalisierte Auftreibungen, z. B. bei einer Meniskuszunge, palpiert werden.

Bei Vorliegen eines kleinen Außenmeniskusganglions kann in diesem Bereich ein „Quartschen" oder eine kleine Fluktuation getastet werden, wobei der Patient Schmerzen beschreibt.

Bei frischen Rupturen des vorderen Kreuzbandes findet sich bei 50% der Patienten ein Druckschmerz im medialen Gelenkspalt. Shelbourne et al. [590 h] zeigten, daß nur 45% der Patienten mit einem Druckschmerz im medialen Gelenkspalt auch eine Innenmeniskusläsion aufwiesen. Bei 49 % der Patienten mit einer Innenmeniskusläsion fand sich aber kein Druckschmerz im Gelenkspalt.

Bei 34% der Patienten mit Ruptur des vorderen Kreuzbandes konnte ein Druckschmerz im lateralen Gelenkspalt nachgewiesen werden. Von dieser Gruppe war jedoch nur bei 58% eine Außenmeniskusläsion vorhanden. In der Gesamtpatientengruppe fand sich bei 66% kein Druckschmerz im lateralen Gelenkspalt, obwohl bei 49% arthroskopisch eine Außenmeniskusläsion diagnostiziert wurde. Demnach lag die Sensitivität für den Druckschmerz im medialen Gelenkspalt bei 44,9%, die Spezifität bei 34,5%. Auf der Lateralseite betrug die Sensitivität 57,6%, die Spezifität 49,1%. Daher muß bei gleichzeitigem Vorliegen einer frischen Kreuzbandruptur der Druckschmerz im Gelenkspalt sehr zurückhaltend „als sicheres Meniskuszeichen" eingestuft werden.

4.4.2
Hyperflexion und Hyperextension

Bei maximaler Extension geraten die Meniskusvorderhörner direkt zwischen Femur und Tibia (vgl. Abb. 1-46). Liegen Läsionen im Meniskusvorderhornbereich vor, klagt der Patient bei maximaler Extension über Schmerzen. Liegt eine federnde Streckhemmung vor, besteht der Verdacht auf einen in die Fossa intercondylaris eingeschlagenen Korbhenkel oder eine Meniskuszunge.

Bei passiver maximaler Flexion sprechen ein Beugedefizit und auftretende Schmerzen für eine im dorsalen Meniskusbereich gelegene Läsion.

4.4.3
Mediale und laterale Transversalverschiebung der Tibia

Die mediale und laterale Tibiaverschiebung (mediale und laterale Translation) wird in Rückenlage bei 90° gebeugtem Kniegelenk geprüft. Bei der medialen (lateralen) Tibiaverschiebung drückt der Untersucher den Tibiakopf nach medial (lateral) und bildet dabei gleichzeitig mit der anderen Hand an der Medialseite (Lateralseite) des Femurs das Widerlager. Schmerzen sind ein Hinweis auf eine Meniskusläsion. Eine Hypermobilität bei der lateralen Tibiaverschiebung (laterale Translation) spricht dagegen eher für eine Läsion des hinteren Kreuzbandes [706].

4.4.4
Steinmann-I-Zeichen

Forcierte Rotationsbewegungen des Unterschenkels bei unterschiedlich stark gebeugtem Kniegelenk und möglichst entspannter Muskulatur führen zur Schmerzprovokation. Bewirkt eine forcierte Außenrotation (Innenrotation) Schmerzen im medialen (lateralen) Gelenkspalt, besteht der Verdacht auf eine Innen- (Außen-) meniskusverletzung. Die forcierte Rotation bei gebeugtem Knie führt zur Meniskusbewegung und damit zur Zerrung der ventralen und Kompression der dorsalen Meniskusanteile. Wegen der unterschiedlichen Rißlokalisation sollte das Steinmann-I-Zeichen in verschiedenen Beugestellungen des Kniegelenkes geprüft werden (Abb. 4-5).

4.4.5
Steinmann-II-Zeichen

Die Menisken wandern mit zunehmender Flexion nach dorsal. Demnach wandert auch der im Gelenkspalt bei einer Meniskusläsion palpable Druckschmerz mit zunehmender Beugung von ventral nach dorsal (Abb. 4-6).

Bei einem Druckschmerz in Höhe des Gelenkspaltes werden durch die Röntgenuntersuchung kleine arthrotische Randzacken des Tibiaplateaus ausgeschlossen (vgl. Abb. 2-52 a). Bei Flexionsänderung wandert der durch Osteophyten bedingte Schmerzpunkt jedoch nicht nach dorsal. Schwieriger ist die Abgrenzung gegenüber einer Verletzung des medialen Kapsel- und/oder Seitenbandes. Bei Prüfung der medialen Aufklappbarkeit wird der Innenmeniskus entlastet (keine Schmerzen) und der mediale Seitenbandapparat tonisiert, was den Patienten dann Schmerzen bereitet. Bei sorgfältiger Palpation findet sich der lokale Druckschmerz meist etwas kranial oder kaudal des Gelenkspaltes, wo das mediale Kapselband entspringt bzw. inseriert.

4.4.6
Payr-Zeichen

Nimmt der Patient den Schneidersitz (Türkensitz) ein, treten bei einer Innenmeniskusläsion Schmerzen im medialen Gelenkspalt auf. Wegen des hohen Beugungsgrades werden besonders die mittleren und hinteren Anteile des Meniskus komprimiert. Der Druck auf das Hinterhorn wird verstärkt, wenn die Kniegelenke in Richtung Boden gedrückt werden. Aber auch in Rückenlage ist das Payr-Zeichen prüfbar (Abb. 4-7).

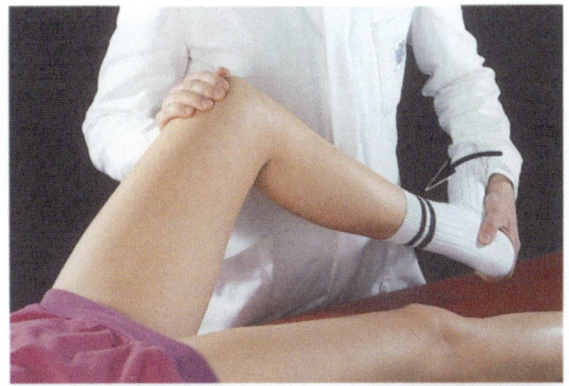
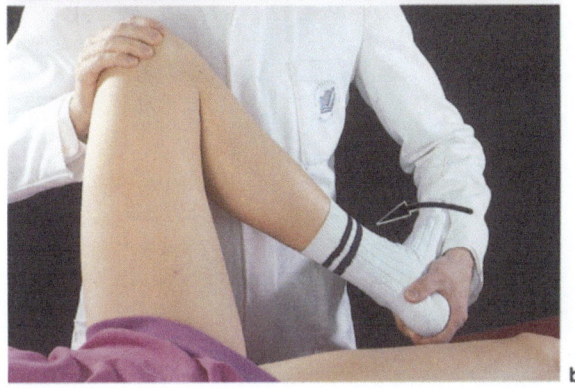

Abb. 4-5 a, b. Steinmann-I-Zeichen. In leichter (**a**) und starker (**b**) Flexion wird der Unterschenkel forciert außenrotiert

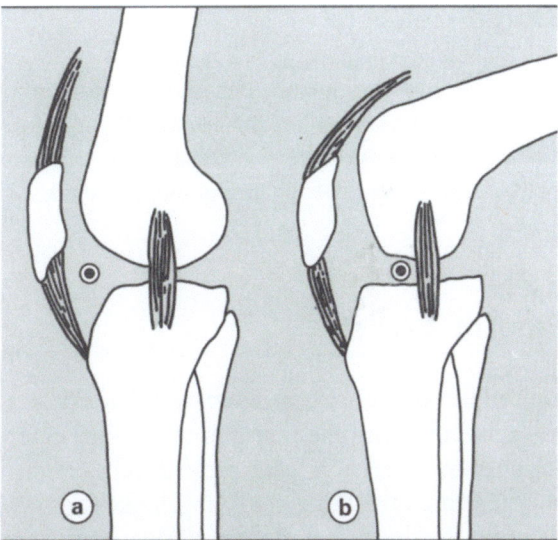

Abb. 4-6 a, b. Steinmann-II-Zeichen. Wandernder Druckschmerzpunkt (•) von ventral (Extension) (**a**) nach dorsal (Flexion) (**b**)

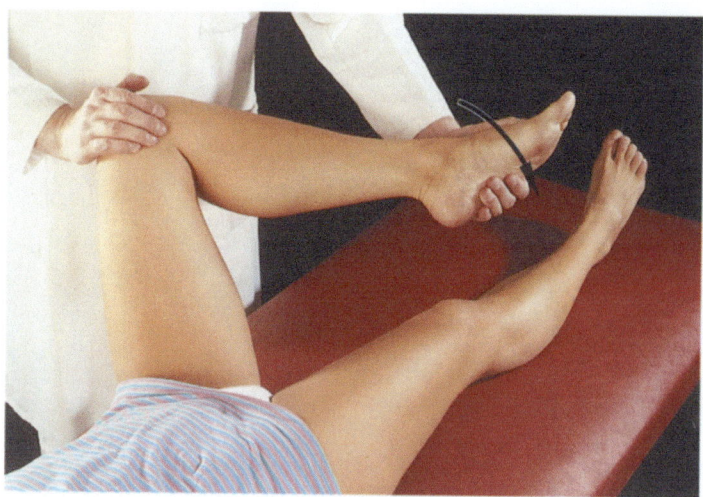

Abb. 4-7. Payr-Zeichen in Rückenlage des Patienten

4.4.7
Böhler-Zeichen

Durch Aufklappung des Gelenkspaltes wird der kontralaterale Meniskus komprimiert (mediale Aufklappbarkeit = Prüfung des Außenmeniskus, laterale Aufklappung = Prüfung des Innenmeniskus) (s. Abb. 3-6 und 3-7).

4.4.8
Krömer-Zeichen

Eine Weiterentwicklung des Böhler-Zeichens stellt das von Krömer beschriebene Zeichen dar, bei dem das Knie unter beibehaltenem Varus- bzw. Valgusstreß gebeugt und gestreckt wird.

4.4.9
Bragard-Zeichen

Dieser Test beschreibt die Druckempfindlichkeit in den ventralen Gelenkspaltanteilen. Bei einer Innenmeniskusläsion wird diese durch Außenrotation und Streckung des Kniegelenkes aus gebeugter Stellung heraus verstärkt, weil der Meniskus vom palpierenden Finger komprimiert wird. Unter Innenrotation und zuneh-

mender Beugung des Kniegelenkes verlagert sich der Meniskus dagegen wieder in das Gelenkinnere und entzieht sich damit dem palpierenden Finger des Untersuchers, was zur Schmerzreduktion führt (Abb. 4-8).

4.4.10
Merke-Zeichen

Der stehende Patient wird gebeten, das Kniegelenk bei fixiertem Fuß nach innen bzw. außen zu drehen. Es werden demnach wie beim Steinmann-I-Zeichen Rotationsbewegungen des Unterschenkels ausgeführt. Wegen der verstärkten axialen Kompression durch das Körpergewicht ist die Schmerzsymptomatik beim Merke-Zeichen meist ausgeprägter. Treten die Schmerzen am medialen Gelenkspalt bei Innendrehung des Oberschenkels (entspricht Außenrotation des Unterschenkels) auf, so spricht dies für eine Innenmeniskusläsion. Treten die Schmerzen dagegen beim Außendrehen des Oberschenkels (entspricht Innenrotation des Unterschenkels) auf, besteht der Verdacht auf eine Außenmeniskusläsion.

Gelegentlich ist das Merke-Zeichen auch bei Seitenbandläsionen positiv.

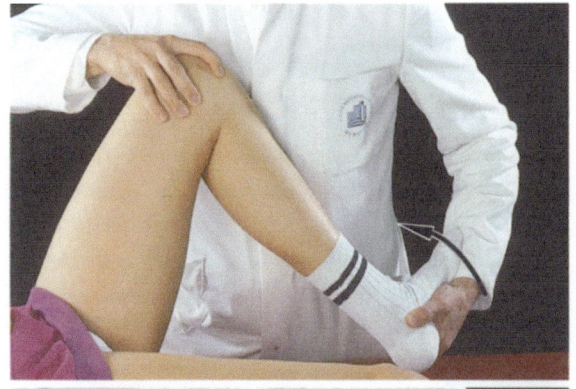

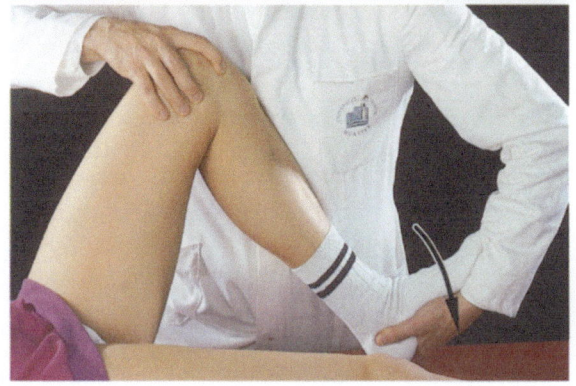

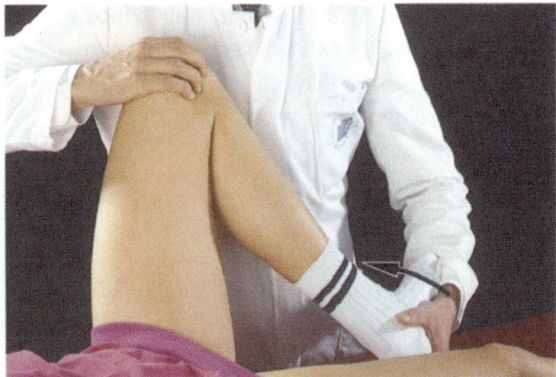

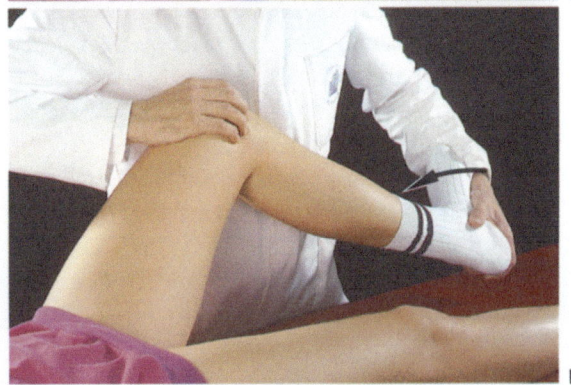

Abb. 4-8 a, b. Bragard-Zeichen. Kompression des medialen Meniskus bei Außenrotation durch den Finger des Untersuchers (**a**). Durch Innenrotation (**b**) verlagert sich der Meniskus in das Gelenkinnere und entzieht sich der Kompression

Abb. 4-9 a, b. McMurray-Test. Maximale Flexion und Außenrotation des Unterschenkels (**a**) und anschließende Streckung unter beibehaltener Rotation (**b**) zur Prüfung des Innenmeniskus. Durch Kreiselbewegungen des Unterschenkels ist das „Schnappen" des Meniskus oft zu verstärken

4.4.11 McMurray-Test

Der Patient liegt in Rückenlage, Hüft- und Kniegelenk werden stark gebeugt, so daß der Fuß dem Gesäß fast anliegt. Mit einer Hand umfaßt der Untersucher das Kniegelenk und palpiert den Gelenkspalt. Die andere Hand fixiert den Fuß. Zur Prüfung des Innenmeniskus wird der Fuß außenrotiert (Prüfung des Außenmeniskus in Innenrotation) und unter Aufrechterhaltung der Rotation das Kniegelenk aus maximaler Flexion gestreckt. Während der Streckbewegung tastet der Untersucher im Gelenkspaltbereich im Falle einer Meniskusverletzung ein „Schnappen oder Schnacken", das manchmal sogar hörbar ist (Abb. 4-9).

Bei diesem Test gleitet der Femurkondylus während des Streckvorgangs über das verletzte Meniskusfragment hinweg. Die Läsion läßt sich relativ exakt lokalisieren, da das Schnappen, falls eine Hinterhornläsion vorliegt, in stärkerer Beugung, bei Rissen im mittleren Meniskussegment (Pars intermedia) dagegen mehr in Rechtwinkelstellung auftritt [724].

Die Schnappsymptomatik läßt sich durch Kreiselbewegungen des gesamten Unterschenkels verstärken (*modifizierter McMurray-Test*).

Zum Nachweis degenerativer oder schon länger bestehender Meniskusläsionen, die sich nicht durch Schmerzen, sondern durch ein rezidivierend auftretendes „Schnapp- oder Einklemmungsgefühl" bemerkbar machen, erscheint der McMurray-Test besonders geeignet.

Ein positiver McMurray-Test ist zu 30% bei kniegesunden Kindern nachzuweisen [684]. In der Normalbevölkerung soll dieses Zeichen bei ca. 1% positiv ausfallen [151].

Gelegentlich kann der Patient das Schnappphänomen, wie es beim McMurray-Test provoziert wird, selbst durch Nachahmung der für diesen Test typischen Bewegung auslösen *(aktiver McMurray-Test)*.

Ein positiver McMurray-Test kann nicht selten auch bei jüngeren oder hyperlaxen Patienten nachgewiesen werden. Man findet im dorsomedialen Gelenkspalt bei Palpation ein Schnappen mit lokalem Druckschmerz, das die Patienten aber oft nicht stört bzw. nicht im Vordergrund der Beschwerden steht. Erkennt der Patient hierin seine typischen Beschwerden nicht wieder, sollte nach anderen Ursachen für die Knieprobleme, z.B. nach einem femoropatellaren Schmerzsyndrom, gesucht werden.

Bei der Arthroskopie kann sich bei positivem McMurray-Test und sonst unauffälligem Befund inspektorisch ein intaktes Innenmeniskushinterhorn zeigen. Bei Palpation können aber zahlreiche intrameniskeale Vernarbungen nachweisbar sein. In diesen Fällen ist eine sehr sparsame Innenmeniskusresektion zu empfehlen. Findet sich dagegen eine basisnahe Lockerung (basisnahe Hypermobilität), sollte bei sonst intaktem Gelenk zunächst eine Anfrischung des Meniskus, evtl. in Kombination mit einer arthroskopischen Naht, angestrebt werden. Alternativ kann die Meniskusbasis über einen direkten meniskealen Zugang mit einem kleinen Shaver angefrischt und angefräst und der entstandene Defekt mit einem Blutclot aufgefüllt werden.

Wird eine basisnahe Lockerung nachgewiesen, sollte das Innenmeniskushinterhorn und seine Aufhängung (Meniskusrampe) immer direkt inspiziert werden. Hierzu wird das Arthroskop in den dorsomedialen Rezessus vorgeschoben und die Aufhängung des Hinterhorns eingestellt (s. Kap. 11.6.5).

Die diagnostische Wertigkeit des McMurray-Tests untersuchten Evans et al. [151 a] und Fowler u. Lubliner [179 a]. Hierbei zeigte sich, daß der „klassische" McMurray-Test zur Diagnose von Außenmeniskusläsionen kaum geeignet ist [151 a].

4.4.12
Fouche-Zeichen

Bei stark gebeugtem Knie- und Hüftgelenk wird der Unterschenkel zur Prüfung des medialen Meniskus entgegengesetzt dem McMurray-Test innenrotiert und das Kniegelenk unter beibehaltener Rotation langsam gestreckt. Bei einer Hinterhornläsion ist ein Schnappen im Gelenkspalt zu palpieren. Dies entsteht, weil der auf dem Tibiakopf fixierte Meniskus mit zunehmender Streckung nach ventral wandert und zwischen Femur und Tibia einzuklemmen droht. Er weicht aber nach dorsal aus, was als Schnappen wahrgenommen wird. Der Außenmeniskus wird entsprechend in Außenrotation geprüft. Ein positives Fouche-Zeichen ist nach Zippel [724] fast beweisend für eine Meniskusläsion.

4.4.13
Childress-Zeichen

Der Patient nimmt eine Hockstellung ein, wobei das Gesäß fast die Fersen berühren soll. Aus dieser soll er sich im sog. „Entengang" fortbewegen (Abb. 4-10). Liegt eine Hinterhornläsion vor, bemerkt der Patient kurz vor Erreichen der maximalen Flexion oder in der Frühphase der Streck-

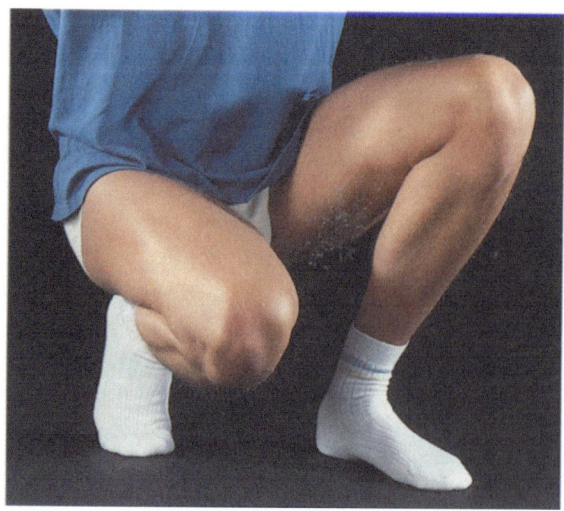

Abb. 4-10. Childress-Zeichen. Der Patient geht im Entengang

bewegung ein schmerzhaftes Schnappen oder Knacken, das durch die Einklemmung des geschädigten Meniskus ausgelöst wird. Hat der Patient starke Schmerzen, kann er die geforderte tiefe Hockstellung nicht einnehmen.

Ein positiver Ausfall des Childress-Zeichens ist nach Zippel [724] beweisend für eine Schädigung des Innenmeniskushinterhorns, da hiermit die Stellung, in der das Innenmeniskushinterhorn maximal belastet ist, imitiert wird.

4.4.14
Apley-Test

Der Apley-Test nimmt eine Sonderstellung unter den Meniskustests ein, da er der Differenzierung von Band- und Meniskusläsionen dient.

Der Patient liegt in Bauchlage mit gestrecktem Hüft- und gebeugtem Kniegelenk. Unter axialer Kompression in verschiedenen Flexions-

graden (Grinding-Test) (Abb. 4-11 a) und axialem Zug (Distraktionstest) (Abb. 4-11 b) führt der Untersucher Rotationsbewegungen des Unterschenkels aus. Klagt der Patient während der axialen Belastung über Schmerzen, ist dies ein Hinweis auf eine Meniskusläsion, die bei stark gebeugtem Kniegelenk mehr im hinteren, bei etwa 60–70° gebeugtem Gelenk im mittleren Meniskusanteil lokalisiert ist.

Eine Modifikation des Grinding-Tests (Kompressionstest) wird von Wirth [714] beschrieben. Hierbei wird das Knie bei fixierter Rotationsstellung des Unterschenkels gestreckt. Wirth konnte mit diesem *modifizierten Apley-Test* in über 85% der Fälle ein richtig-positives Ergebnis bei Meniskusläsionen erzielen.

Führt die axiale Distraktion zu Schmerzen, wird dies als Hinweis auf eine Kapsel-Band-Läsion gewertet, jedoch ohne Aussage über deren Ausmaß.

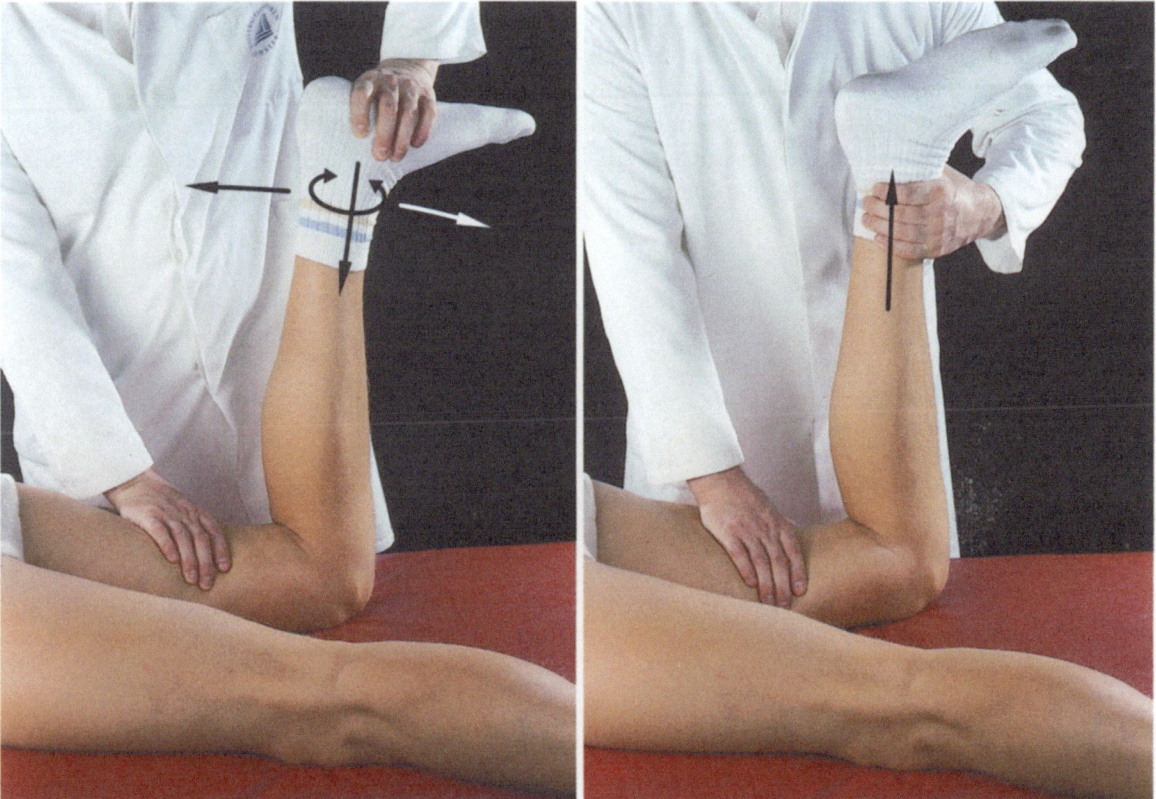

Abb. 4-11 a, b. Apley-Test. Kompressionstest (**a**) in verschiedenen Beugestellungen. Distraktionstest (**b**)

Nach Fowler u. Lubliner [179 a] korreliert der klassische Apley-Kompressions- und Distraktionstest nicht mit Meniskusläsionen. Bei chronischen Knieschmerzen sollte er nicht geprüft werden. Ein positives Testergebnis ist nicht selten bei Veränderungen im Femoropatellargelenk zu finden. Aber auch hierbei ist der Apley-Test unspezifisch.

4.4.15
Medialer-lateraler Kompressionstest

Der Patient liegt in Rückenlage. Der Unterschenkel wird vom Untersucher gehalten, der Fuß zwischen Unterarm und Taille fixiert. Mit der freien Hand palpiert der Untersucher den anterioren Gelenkspalt. Ein Valgusstreß wird während der Beugung des Kniegelenkes auf 45° und ein Varusstreß während des Streckvorgangs ausgeübt. Hierdurch entsteht eine zirkuläre Kniegelenkbewegung (Abb. 4-12).

Eine Längsruptur oder ein Lappenriß führt nach Anderson [9] zu einer Schmerzsensation und/oder einem Reiben in Höhe des Gelenkspaltes. Bei komplexen Rupturen entsteht ein prolongiertes Reiben. Gleiches kann jedoch auch bei einer Osteoarthritis oder nach vorangegangener Meniskektomie vorkommen. Da bei diesem Test extensionsnah und bei mittelgradiger Flexion Kräfte auf das Kniegelenk ausgeübt

werden, kann bei einer Insuffizienz des vorderen Kreuzbandes manchmal auch eine extensionsnahe Subluxation im Sinne eines positiven Pivot-shift-Tests ausgelöst werden [9].

Dieser Test ist nach Anderson [9] in 68% der Fälle richtig-positiv, in 3% fraglich-positiv und zu 1% falsch-positiv.

4.4.16
Rotations-Kompressions-Test

Der Patient sitzt bei der Prüfung des Rotations-Kompressions-Tests [518]. Der Untersucher fixiert den Fuß des zu untersuchenden Beines zwischen seinen Beinen knapp proximal der eigenen Kniegelenke. Zur Prüfung des Innenmeniskus werden beide Daumen auf den medialen Gelenkspalt gelegt und eine Kreiselbewegung im Sinne einer Außen- bzw. Innenrotationsbewegung ausgeführt (Abb. 4-13). Das Kniegelenk durchläuft hierbei verschiedene Flexionsgrade. Gleichzeitig wird ein Varus- bzw. ein Valgusstreß ausgeübt.

Der Test ist positiv, wenn der Patient bei der Kreiselungsbewegung des Gelenkes Schmerzen angibt. Er wird als stark positiv bewertet, wenn der Schmerz im medialen (Verdacht auf Innenmeniskusläsion) oder lateralen Gelenkspalt (Verdacht auf Außenmeniskusläsion) allein durch die Kreiselungsbewegung auszulösen ist.

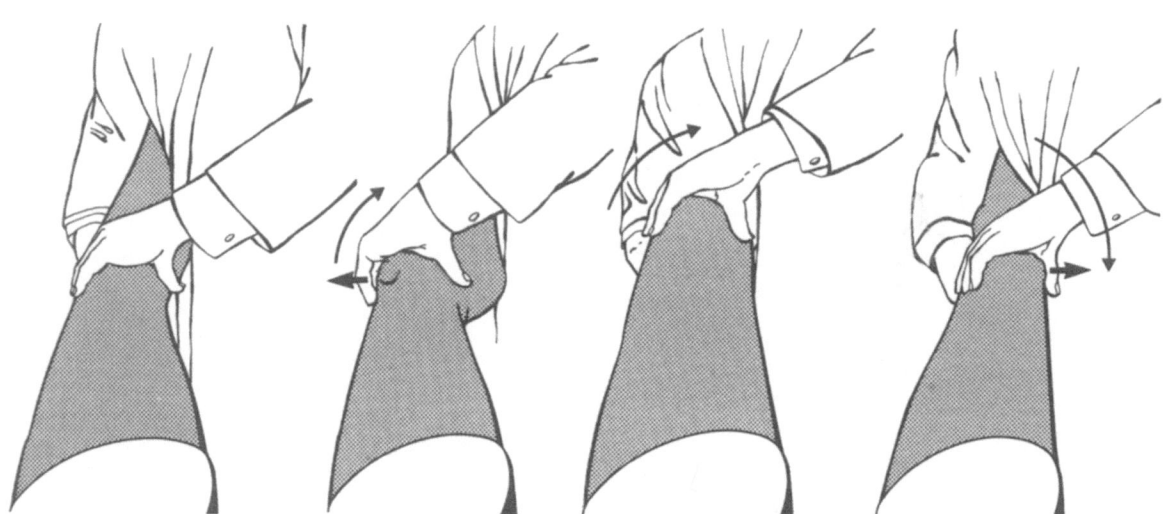

Abb. 4-12. Medialer-lateraler Kompressionstest nach Anderson [9]

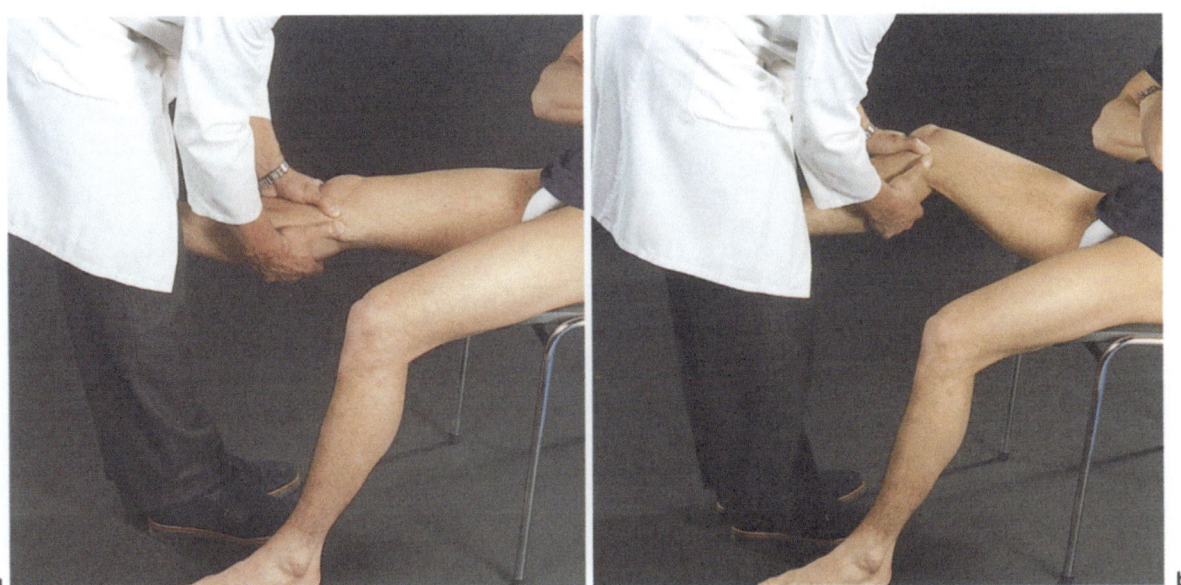

Abb. 4-13 a, b. Rotations-Kompressions-Test [518]. Beide Daumen werden auf den medialen Gelenkspalt aufgelegt (**a**) und das Knie anschließend im Sinne einer Kreiselungsbewegung (**b**) bewegt

4.4.17
Cabot-Zeichen

Das von Cabot beschriebene Poplieuszeichen (signo del popliteo) gehört zu dem von ihm benannten „Hiatus-popliteus-Syndrom". Bei diesem Syndrom, dessen Ursache eine Hinterhornläsion des Außenmeniskus ist, liegen vor:

- ausstrahlende Spontanschmerzen in die Kniekehle und Wade,
- ein lokaler Druckschmerz im lateralen Gelenkspalt, etwas ventral des lateralen Seitenbandes,
- ein positives Poplieuszeichen.

Das Poplieuszeichen wird in Rückenlage des Patienten geprüft. Das Knie wird gebeugt und der Unterschenkel auf den Unterschenkel des kontralateralen Beines aufgelegt. Der Untersucher legt seine Hand auf das Knie und palpiert mit dem Daumen den lateralen Gelenkspalt. Die noch freie Hand umfaßt den Unterschenkel etwas proximal des oberen Sprunggelenkes. Der Patient wird dann aufgefordert, das Kniegelenk zu strecken, wobei er bei Vorliegen einer Hinterhornläsion des Außenmeniskus eine schmerzhafte Resistenz spürt und das Knie wegen der

einsetzenden Schmerzen nicht weiter strecken kann. Der Schmerz hält so lange an, wie der Daumen im lateralen Gelenkspalt liegt (Abb. 4-14). Das Poplieuszeichen nach Cabot ist positiv, wenn Resistenz und Extensionsschmerz gleichzeitig vorliegen.

4.4.18
Finochietto-Zeichen

Bei der Prüfung der vorderen Schublade in 90° Kniebeugung kommt es bei gleichzeitig bestehender Insuffizienz des vorderen Kreuzbandes zu einem Hinaufsteigen des Femurs auf den Meniskus, was eine Einklemmungserscheinung hervorrufen kann [169, 170] (vgl. Abb. 3-20).

4.4.19
Turner-Zeichen

Turner beschrieb 1931 ein Meniskuszeichen, welches durch chronische Reizung des R. infrapatellaris nervi sapheni entsteht. In Höhe und etwas proximal des medialen Gelenkspaltes findet man bei einer Innenmeniskusläsion oft ein etwa

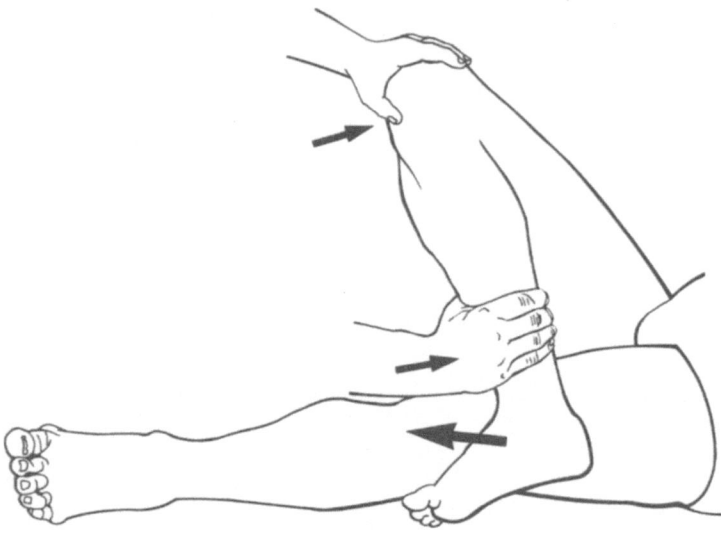

Abb. 4-14. Popliteuszeichen nach Cabot

4–5 cm großes, unregelmäßig begrenztes hyperästhetisches Areal an der medialen Gelenkseite oder im Verlauf des R. infrapatellaris. Die Prüfung der lokalen Hypersensibilität wird mit thermischen und mechanischen Reizen (Beklopfen) vorgenommen. Nach Zippel [724] ist dieses Symptom bei subtiler Untersuchungstechnik häufiger nachweisbar, als man annimmt. Ein ähnliches Zeichen ist bei Außenmeniskusläsionen nicht bekannt.

4.4.20
Tschaklin-Zeichen

Bei älteren Meniskusläsionen trifft man häufig eine Atrophie des M. quadriceps an. Bei medialen Meniskusläsionen ist die Atrophie des M. vastus medialis oft mit einer kompensatorischen Tonuserhöhung des M. sartorius verbunden, was als Tschaklin-Zeichen bekannt ist [724].

4.5
Meniskusreposition

Die genaue Anamneseerhebung ergibt nicht selten, daß die Patienten ihre Meniskusläsion selbst reponieren können. Dies gelingt bei kleinen Meniskuszungen relativ einfach. Die Patienten beschreiben dann ein manuelles Hereindrücken des Meniskusgewebes „in das Gelenk". Blockiert das Kniegelenk, beschreiben sie die Beseitigung der Blockade durch Schütteln des Beines oder durch eine maximale Kniebeuge. Manchmal muß aber auch eine andere Person das Kniegelenk forciert durchstrecken, um die Einklemmung zu beseitigen.

Starke Schmerzen und eine federnde Streckhemmung stehen bei einer akuten Meniskuseinklemmung im Vordergrund der Beschwerden. Erst nach dem Ausschluß knöcherner Verletzungen (Röntgenuntersuchung) sollte der eingeklemmte Meniskusanteil reponiert werden.

Bei der Meniskusreposition ist grundsätzlich mit größter Behutsamkeit vorzugehen. Alle brüsken Manipulationen unter Anwendung stärkerer Kraft sind zu unterlassen, da sie zu Schmerzen und damit zur reflektorischen Muskelanspannung führen. Bei ängstlichen Patienten ist eine leichte Sedierung und Analgesierung hilfreich.

Grundvoraussetzung für ein erfolgreiches Repositionsmanöver ist eine möglichst optimale Muskelentspannung. Das Bein sollte vor der Reposition in einer schmerzarmen, dem Patienten angenehmen Position gelagert werden. Es bietet sich eine leicht gebeugte Position an. Zippel

[724] empfiehlt zur Muskelentspannung eine leichte Erwärmung der Oberschenkelmuskulatur. Besonders wichtig ist aber ein sicheres und ruhiges Vorgehen des Untersuchers. Die folgenden Repositionsmanöver haben sich in der Praxis bewährt.

Für alle Repositionsmanöver gilt: Meniskusreposition nie mit grober Gewalt!

4.5.1
Reposition nach Kulka

Beim Verfahren nach Kulka läßt der Patient das Knie entspannt über die Kante der Untersuchungsliege hängen (nach [724]). Manchmal kommt es hierbei schon zur spontanen Reposition des luxierten Meniskusteiles infolge der muskulären Entspannung. Ein leichter axialer Zug am Unterschenkel und gleichzeitig vorsichtige Rotationsbewegungen führen in vielen Fällen schon zur Reposition des Meniskus (Abb. 4-15).

Eine Modifikation dieses Verfahrens besteht darin, daß der Patient in Rückenlage liegend das Hüftgelenk abduziert und außenrotiert. Der Unterschenkel hängt neben der Untersuchungsliege herab. Die hierdurch entstehende Erweiterung des medialen Gelenkspaltes wird durch die Eigenschwere des herabhängenden Unterschenkels noch verstärkt. Ein leichter Zug bei gleich-

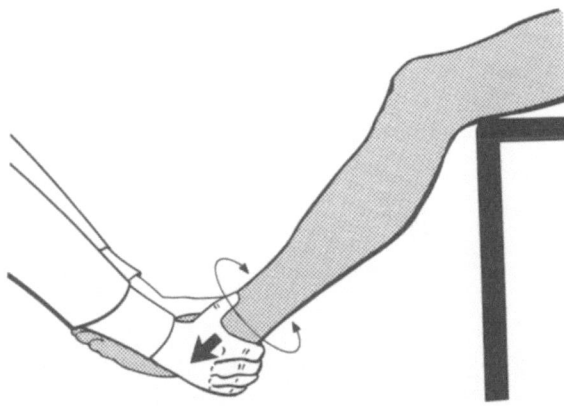

Abb. 4-15. Repositionsmanöver nach Kulka. Der Unterschenkel hängt entspannt über der Kante der Untersuchungsliege. Der Untersucher verstärkt das Eigengewicht des Unterschenkels durch Zug am Fuß nach unten und rotiert ihn gleichzeitig vorsichtig nach innen und außen

zeitigen vorsichtigen Rotationsbewegungen kann dann zur Reposition des Innenmeniskus führen.

4.5.2
Reposition nach Popp

Der Patient liegt hierbei auf der Seite des gesunden Beines. Zur Reposition eines eingeklemmten Innenmeniskus wird das oben liegende, leicht gebeugte Bein angehoben, der resultierende Valgusstreß erweitert den medialen Gelenkspalt. In dieser Position werden leichte Rotations- und Schüttelbewegungen des Unterschenkels mit anschließender Streckung des Kniegelenkes durchgeführt (nach [724]). Der Meniskus gleitet in seine anatomische Position zurück.

4.5.3
Reposition nach Jones

Der Patient liegt beim Repositionsmanöver nach Jones in Rückenlage. Bei rechtwinklig gebeugtem Hüft- und Kniegelenk wird der Unterschenkel bei einer Innenmeniskuseinklemmung abduziert (Valgustreß) und außenrotiert. Anschließend wird das Bein unter gleichzeitiger Innenrotation bei permanentem Valgusstreß gestreckt. Bei Einklemmung des lateralen Meniskus wird entsprechend zuerst innenrotiert und bei Streckung des Kniegelenkes außenrotiert.

4.5.4
Reposition nach Winkel

Bei entspanntem und vollständig gebeugtem Kniegelenk wird der Unterschenkel abwechselnd innen- und außenrotiert. Die Finger drücken dabei auf den medialen Gelenkspalt. Während der Streckbewegung rotiert man den Unterschenkel alternierend nach außen und innen und erhöht gleichzeitig mit zunehmender Extension den Valgusdruck. In den extensionsnahen Stellungen sollte ein maximaler Valgusdruck ausgeübt werden. Das Knie darf während dieses Manövers aber niemals vollständig gestreckt werden, um Schmerzen und damit die folgende reflektorische Muskelanspannung zu vermeiden [706]. Ein erneuter Repositionsversuch gestaltet sich sonst wesentlich problematischer.

Das eigene Vorgehen unterscheidet sich nur unwesentlich von den oben und im Abschn. 4.5.3 und 4.3.4 angegebenen Repositionsmanövern (Abb. 4-16).

4.5.5
Maßnahmen nach der Meniskusreposition

Die erfolgreiche Meniskusreposition lindert oder beseitigt sogar die Schmerzen und die Bewegungseinschränkung des Kniegelenkes. Eine

weitere Diagnostik und Therapie erübrigt sich jedoch nicht. Zumindest sollte eine Arthroskopie durchgeführt werden. Manchmal ist das Resultat der Reposition die Beseitigung der schmerzhaften Streckhemmung. Ob dabei z. B. ein Korbhenkelriß in ventraler Richtung verlängert wurde und das Streckdefizit jetzt rißbedingt aufgehoben ist, läßt sich oft nicht mit Sicherheit ausschließen. Daher führen wir nach jeder Meniskusreposition eine Arthroskopie durch. Arthroskopisch kann das Repositionsergebnis mit einer arthroskopischen Meniskusnaht gesichert werden. Liegt gleichzeitig eine Ruptur des vorderen Kreuzbandes vor, muß dem Patienten empfohlen werden, die Kreuzbandläsion rekonstruieren zu lassen, da die hieraus resultierende Instabilität zu Meniskus- und Knorpelschäden geführt hat. Bei ausgeprägten degenerativen Veränderungen empfiehlt es sich, den rupturierten Meniskusteil zu resezieren.

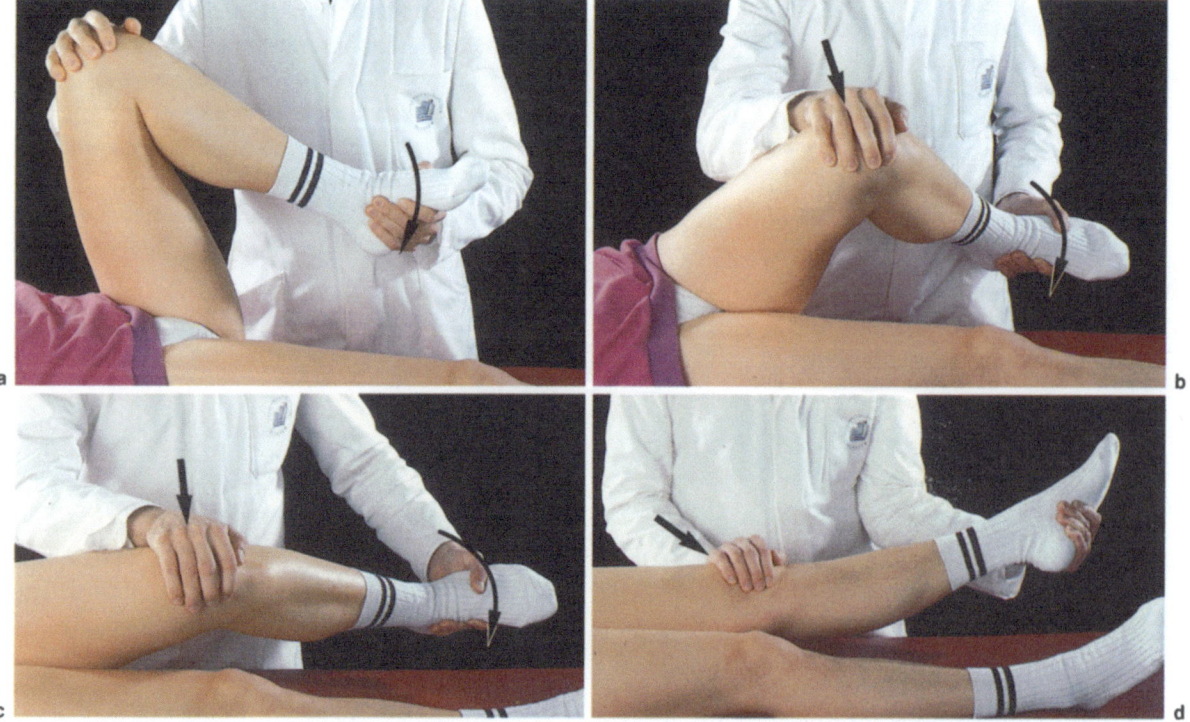

Abb. 4-16 a-d. Repositionsmanöver bei Einklemmung des Innenmeniskus. Nach maximaler Flexion (**a**) wird der Unterschenkel innenrotiert (**b**) und das Knie unter ständigem Valgusstreß (**c**) langsam passiv gestreckt. In Streckstellung wird der Unterschenkel nach außen rotiert (**d**). Ist der Außenmeniskus betroffen, wird entsprechend umgekehrt (Flexion-Varusstreß-Außenrotation-Streckung-Innenrotation) vorgegangen

5 Diagnostik des Femoropatellargelenkes

Das Femoropatellargelenk wird leicht in Diagnostik und Therapie vernachlässigt, obwohl es wesentlich am „Wohlbefinden des Kniegelenkes" beteiligt ist. Häufig klagen Patienten nach großen rekonstruktiven Knieoperationen nicht mehr über das Unsicherheitsgefühl, weswegen die Operation erfolgte, sondern über Schmerzen im anterioren Bereich des Kniegelenkes. Diese sind sowohl nach ausgedehnten Knieoperationen als auch posttraumatisch oder auch ohne jegliches Trauma ein sehr häufiges Krankheitsbild.

Bei Funktionsstörungen oder Verletzungen ist eine Analyse der pathogenetischen Faktoren nötig. Hierbei darf aber nicht außer acht gelassen werden, daß das Femoropatellargelenk ein äußerst komplexes Gelenk ist, an dem die knöchernen (Patella, Trochlea femoris) und die muskulotendinösen Strukturen (M. quadriceps, Lig. patellae, das mediale und laterale Retinakulum sowie die Muskeln, die in die Retinakula einstrahlen bzw. diese tonisieren) beteiligt sind. Ähnlich wie beim Femorotibialgelenk werden auch die Bewegungen des Femoropatellargelenkes in ein Bewegungssystem mit Achsen und Ebenen eingeordnet. Wie das Femorotibialgelenk (s. Kap. 3.1.1) ist auch dieses Gelenk nicht stationär, sondern befindet sich in Abhängigkeit von Flexion, Rotation sowie exogen einwirkenden Kräften in einem funktionellen Gleichgewicht.

Bei den Bewegungen im Femoropatellargelenk werden rotatorische und translatorische Freiheitsgrade unterschieden. Die Patella bewegt sich in 6 verschiedenen Freiheitsgraden (Abb. 5-1) und wird dabei als „beweglicher", die Trochlea femoris als „stationärer" Gelenkanteil betrachtet.

Rotatorische Freiheitsgrade

1. Sagittale (anterior-posteriore) Achse
2. Transversale (mediolaterale) Achse
3. Vertikale (proximodistale) Achse

Translatorische Freiheitsgrade

1. Transversalebenen (Bewegung parallel zur Sagittalachse)
2. Sagittalebene (Bewegung parallel zur Vertikalachse)
3. Frontalebene (Bewegung parallel zur Transversalachse)

Die Analyse der Patellabeweglichkeit und der Patellaausrichtung wurde bisher eher „stiefmütterlich" behandelt. Es ist zwar bekannt, daß die Patella proximal bzw. distal (Patella alta, Patella infera), aber auch lateral bzw. medial (Subluxation oder Luxation der Patella) stehen kann. Andere Funktionsstörungen, die sich aus einer Kombination von Translations- und Rotationsbewegungen (gekoppelte Bewegungen) zusammensetzen, sind bisher jedoch kaum beachtet worden. Auch Definitionen fehlen bisher.

Benutzt man das kinematische Grundmodell der Patellabewegung in 6 Freiheitsgraden, wird deutlich, wie sich Störungen bei verkürzter Muskulatur, z. B. des M. quadriceps, oder eine vermehrte Spannung des lateralen Retinakulums funktionell bemerkbar machen müssen. Dieser Tatsache muß bei der pathogenetischen Analyse der Funktionsstörungen im Femoropatellargelenk Rechnung getragen werden. Die kinematische Analyse zeigt, daß dieses Gelenk im wesentlichen durch muskulotendinöse Strukturen und die knöcherne Form der Gelenkpartner geführt wird und daß eine „gezwungene" Führung des Gelenkes, wie es z. B. beim Tibiofemoralgelenk durch die Kreuzbänder gegeben ist, nicht vorhanden ist. Das Femorotibialgelenk besitzt daher auch ein wesentlich größeres Gelenkspiel (joint play). Daraus wird verständlich, daß Funktionsstörungen, haben sie sich klinisch manifestiert, erst nach genauer pathomorphologischer Analyse therapiert werden sollten.

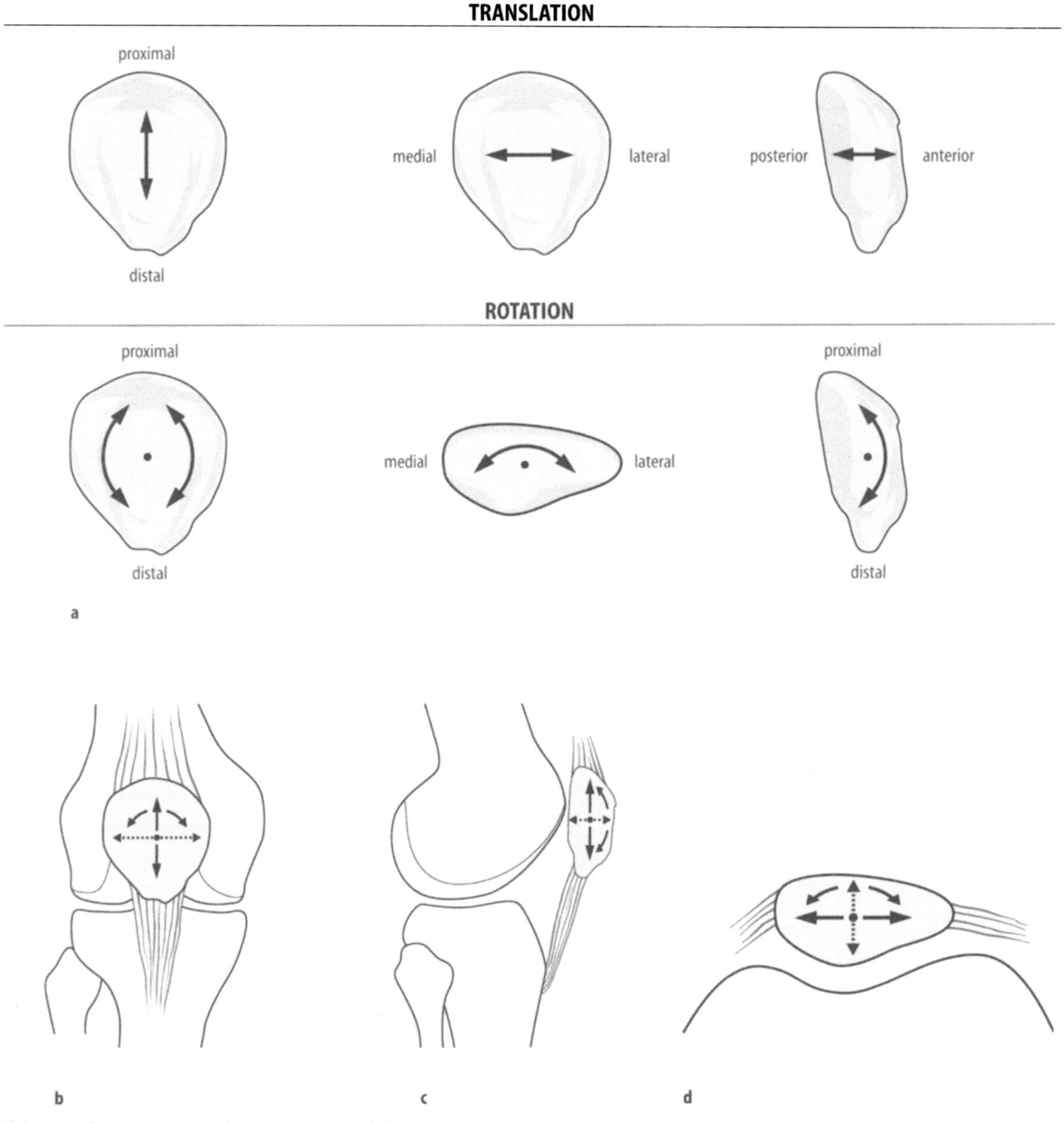

TRANSLATION

ROTATION

Abb. 5-1 a–d. Dreidimensionales Bewegungsmodell des Femoropatellargelenkes mit Translationsebenen *(obere Reihe)* und Rotationsachsen *(untere Reihe)* der Patella. (Modifiziert nach [149 b]) (**a**). Bewegungen der Patella, wie sie sich im Röntgenbild darstellen. A.-p.-Strahlengang: Patellahöhe *(Pfeile)*, Rotation *(gebogener Pfeil)* und Medialisation bzw. Lateralisation *(gestrichelter Pfeil)* (**b**).

Seitlicher Strahlengang: Verkippung *(gebogener Pfeil)*, Proximal- und Distalverlagerung *(Pfeil)* und Lage in a.-p.-Richtung *(gestrichelter Pfeil)* (**c**).. Tangentialaufnahme: Medialisation bzw. Lateralisation *(Pfeil)*, a.-p.-Lage zur Trochlea femoris *(gestrichelter Pfeil)*, Rotation *(gebogener Pfeil)* (**d**)

Bei einem lateralen Hyperpressionssyndrom (s. Kap. 2.4.4.2) kommt es zu einer komplexen Lateralbewegung der Patella (lateraler Patella-Shift: translatorische Bewegung der Patella nach lateral) und gleichzeitig zu einem lateralen Patella-Tilt (rotatorische Bewegung der Patella um die vertikale Achse). Wird das Kniegelenk gebeugt, treten in Abhängigkeit von den inserierenden Strukturen noch zusätzliche translatorische (die Patella nähert sich der Trochlea femoris: posteriore Translation) und rotatorische (die Patellabasis kommt näher an den Femur heran als die Patellaspitze: Rotation um die transversale Achse) Bewegungen auf. In Abhängigkeit vom Muskelzug werden diese Rotations- und Translationsbewegungen ebenfalls noch moduliert.

An diesem einfachen Beispiel zeigt sich nicht nur die komplexe Bewegungsanalyse, sondern auch das Zusammenspiel der Bewegungen in den 6 Freiheitsgraden. Die Bewegungen treten dabei, wie auch schon am Tibiofemoralgelenk (s. Kap. 12), immer als „gekoppelte Bewegungen" auf. Sie dürfen daher nicht isoliert betrachtet werden. Verglichen mit dem Femorotibialgelenk lassen sich auch andere kinematische Gegebenheiten und die daraus zu ziehenden therapeutischen Konsequenzen auf das Femoropatellargelenk übertragen.

Verändert man bei einer Operation die knöchernen Formen oder die Ausrichtung der Gelenkpartner zueinander, treten nicht selten wesentlich größere Probleme auf als vor der Therapie. Mit einer Versetzung der Tuberositas tibiae wird z. B. nicht nur die Stellung der knöchernen Gelenkpartner zueinander, sondern auch die Tonisierung bzw. die Zugrichtung der ansetzenden Muskulatur verändert. Bei Bewegungen (Flexion/Extension; Innenrotation/ Außenrotation) treten zusätzliche Bewegungsmuster auf, die kaum kalkulierbar sind. Aus diesen Gründen sollten Funktionsstörungen des Femoropatellargelenkes in erster Linie konservativ funktionell behandelt werden. In das Gelenk sollten keine neuen kinematischen Parameter eingeführt werden, um der Komplexität des Gelenkes Rechnung zu tragen. So konnte z. B. bei 84 % der Patienten mit einem lateralen Hyperkompressionssyndrom allein durch Physiotherapie ein schmerzfreier Zustand binnen 8 Wochen bzw.

11 Übungseinheiten erreicht werden. Das Übungsprogramm beinhaltete die Kräftigung des M. vastus medialis sowie die Dehnung des Tractus iliotibialis und Übungen zur Erhöhung der Gelenkmobilität [133 a].

Erst nach Fehlschlagen einer konservativen Therapie sollte über ein operatives Vorgehen diskutiert werden. Dabei kann der zu erhoffende Erfolg schon im voraus etwas abgeschätzt werden, wenn durch externe Maßnahmen, z. B. gezielte Tapeverbände oder Bandagen, das Operationsziel simuliert wird. Führen diese Maßnahmen zu keiner Beschwerdebesserung, ist auch der Operation eine geringere Erfolgsaussicht beschieden. Soll z. B. eine mediale Patellasubluxation operativ korrigiert werden, wird vorher der mediale Subluxations-Suppressions-Test geprüft und die Patella nach lateral getapt. Sowohl der Test als auch der Tapeverband sollten zu einer Beschwerdereduktion führen.

Bei der Diagnostik des Femoropatellargelenkes muß diesen Gegebenheiten Beachtung geschenkt werden. Die Untersuchung darf sich daher nicht allein auf die knöchernen Strukturen konzentrieren. Gleichfalls darf sie auch nicht rein passiv ausgerichtet sein. Vielmehr sollten die einzelnen Bewegungen der Patella im Femoropatellargelenk auch unter entsprechendem Muskelzug erfaßt werden. Dazu ist es notwendig, daß die Patella nicht nur im Ruhezustand ohne Muskelanspannung *(passiver Zustand)* inspiziert und palpiert wird, sondern auch in verschiedenen Flexionsgraden bei Anspannung des M. quadriceps *(aktiver Zustand)*. In Abhängigkeit von der vorher eingestellten Unterschenkelrotation und Flexion wird auf Ausweichbewegungen, anomale Translations- und Rotationsbewegungen (gekoppelte Bewegungen, s. Kap. 12) geachtet. Wird die Patella vom Untersucher manuell in medialer oder lateraler Position gehalten und der Patient gebeten, das Knie zu strecken (Anspannung des M. quadriceps), lassen sich weitere funktionelle Dysbalancen und Insuffizienzen aufdecken.

Das Ziel der Diagnostik des Femoropatellargelenkes liegt darüber hinaus in der Erkennung akuter Verletzungen (z. B. Patellafraktur, Patellaluxation) und chronischer Veränderungen (z. B. Beinachsenfehlstellung, Muskelimbalancen).

5.1
Femoropatellares Schmerzsyndrom (vorderer Knieschmerz)

Schmerzen im vorderen Kniegelenkbereich zählen zu den häufigsten Kniebeschwerden überhaupt, weswegen Patienten, insbesondere Jugendliche und jüngere Erwachsene weiblichen Geschlechts, den Arzt aufsuchen. Die Beschwerden sind mitunter komplex und nicht einfach zu beurteilen. Auch handelt es sich um keine Belanglosigkeit, die einfach als Wachstumsschmerz oder Überlastungsreaktion abgetan werden darf. Schließlich liegt oft ein starker Leidensdruck auf den meist jungen Patienten.

Die ausgeprägte Schmerzsymptomatik verführt den Arzt leider allzu oft dazu, therapeutisch sehr aggressiv vorzugehen. Die typische Krankengeschichte eines vorbehandelten Patienten gestaltet sich häufig wie folgt:

Nach einer kurzen konservativen Behandlungsperiode haben sich die Beschwerden nicht gebessert, so daß eine Arthroskopie erfolgte. Hierbei wurde dann eine retropatellare Knorpelerweichung diagnostiziert, womit die eigentliche Ursache ermittelt schien. Entweder wurde der Knorpel dann arthroskopisch so weit abgeschliffen, bis nur noch feste Knorpelsubstanz übrig blieb, oder es wurden anderweitige operative Maßnahmen empfohlen und durchgeführt. Das Operationsspektrum reicht dabei von der arthroskopischen Knorpelglättung über Pridie-Bohrungen als palliative „symptomatische" Maßnahmen bis zu angeblich „kausalen" Therapieverfahren. Hier umfaßt die operative Palette das „lateral release" und die Versetzungen der Tuberositas tibiae in die verschiedensten Richtungen (distal-ventral, medial-ventral, medial-distal-ventral usw.), aber auch sagittale Patellaosteotomien und Zügelungsoperationen der Patella (Abb. 5-2a). Als Ultima ratio steht letztlich dann auch noch die Patellektomie zur Verfügung (Abb. 5-2c).

Viele Patienten sind aber auch nach derartigen umfangreichen operativen Maßnahmen nicht beschwerdefrei. Diese therapeutische Vielfalt ist Ausdruck der diagnostischen, v. a. aber der therapeutischen Verzweiflung. Betrachtet man die hohe spontane Heilungstendenz – viele

Patienten werden ohne spezielle Behandlung wieder schmerzfrei –, muß dies Anlaß sein, Klinik, Diagnostik und insbesondere das therapeutische Konzept bei Störungen des Femoropatellargelenkes kritisch zu überdenken [473].

Daher sollte man mit einem anderen Verständnis das Krankheitsbild des femoropatellaren Schmerzsyndroms, auch die Bezeichnung des *„vorderen Knieschmerzes"* ist gebräuchlich, bewerten. Ein ganz wesentlicher Faktor dafür ist die richtige Beurteilung der nachweisbaren morphologischen Veränderungen, die oft *nicht* mit dem vom Patienten geschilderten Beschwerdebild korrelieren. Einerseits findet man häufig ausgeprägte retropatellare Knorpelveränderungen, ohne daß eine klinische Symptomatik besteht. Andererseits klagen besonders junge Patienten über stärkste Schmerzen im anterioren Kniebereich. Bei der Arthroskopie findet sich häufig aber nur eine lokalisierte Chondromalazie Grad I oder II. Diese Knorpelveränderung wird allzu leicht für sämtliche Beschwerden verantwortlich gemacht. Die abschließende Diagnose „Chondromalazie" oder „Chondropathie" richtet die gesamte Aufmerksamkeit dann auch nur auf den festgestellten Knorpelbefund. Da der Begriff der „Chondromalazie" aber einzig und allein die Beschreibung eines morphologischen, pathologisch-anatomischen Erscheinungsbildes des Knorpels ist, sollte er nicht als Diagnose verwendet werden [473].

Dem vielschichtigen Krankheitsbild des vorderen Knieschmerzes, im angloamerikanischen Raum auch als *anterior knee pain* bezeichnet, wird man eher mit der Bezeichnung des *femoropatellaren Schmerzsyndroms* oder des *vorderen Knieschmerzes* gerecht. Das Augenmerk wird hierbei nicht allein auf den Knorpel, sondern auf sämtliche Kniestrukturen und deren Funktionsstörungen gelenkt.

5.1.1
Symptomatik

Die Symptomatik des femoropatellaren Schmerzsyndroms ist vielfältig. Der Schmerz ist das häufigste und gleichzeitig das den Patienten am meisten beeinträchtigende Symptom (Tabelle 5-1). Die Ursache des femoropatellaren

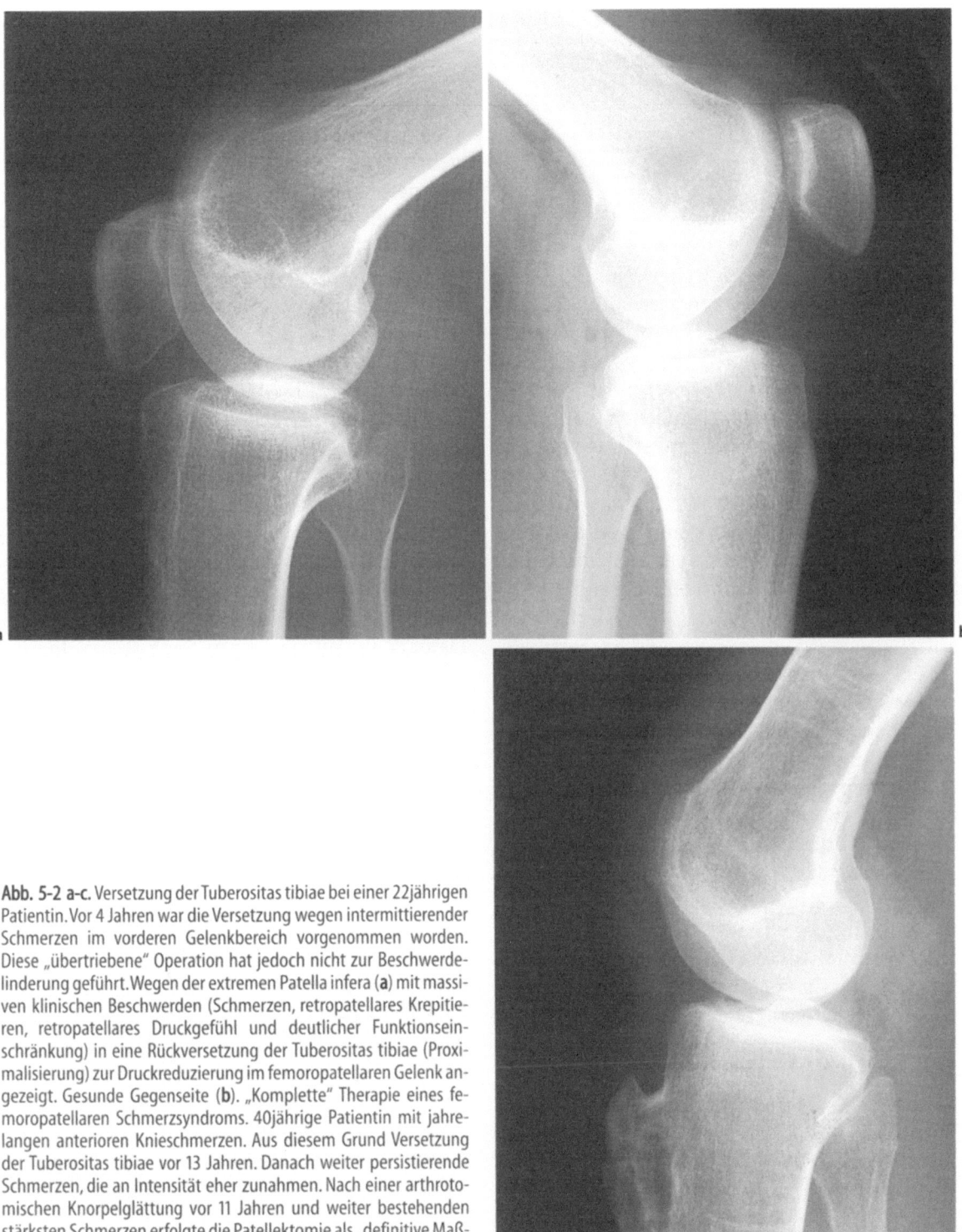

Abb. 5-2 a-c. Versetzung der Tuberositas tibiae bei einer 22jährigen Patientin. Vor 4 Jahren war die Versetzung wegen intermittierender Schmerzen im vorderen Gelenkbereich vorgenommen worden. Diese „übertriebene" Operation hat jedoch nicht zur Beschwerdelinderung geführt. Wegen der extremen Patella infera (**a**) mit massiven klinischen Beschwerden (Schmerzen, retropatellares Krepitieren, retropatellares Druckgefühl und deutlicher Funktionseinschränkung) in eine Rückversetzung der Tuberositas tibiae (Proximalisierung) zur Druckreduzierung im femoropatellaren Gelenk angezeigt. Gesunde Gegenseite (**b**). „Komplette" Therapie eines femoropatellaren Schmerzsyndroms. 40jährige Patientin mit jahrelangen anterioren Knieschmerzen. Aus diesem Grund Versetzung der Tuberositas tibiae vor 13 Jahren. Danach weiter persistierende Schmerzen, die an Intensität eher zunahmen. Nach einer arthrotomischen Knorpelglättung vor 11 Jahren und weiter bestehenden stärksten Schmerzen erfolgte die Patellektomie als „definitive Maßnahme". Die Patientin kann z. Z. lediglich 500 m relativ schmerzarm gehen (**c**)

Tabelle 5-1. Symptomatik des femoropatellaren Schmerzsyndroms

1. Schmerzen bei Belastung (z. B. Treppe hinabsteigen)
2. Schmerzen nach längerem Sitzen und/oder in Ruhe
3. Wegknicken im Knie (giving way)
4. Instabilitätsgefühl
5. Schwellneigung
6. Krepitation

Schmerzes ist aber noch weitgehend ungeklärt. Da Knorpel frei von Nervenfasern und Rezeptoren ist, kann der Schmerz nur aus Geweben stammen, die über entsprechende Rezeptoren und Nervenfasern verfügen. Die Schmerzcharakteristik hängt im wesentlichen vom Alter und vom Aktivitätsniveau des Patienten ab.

Beim *Jugendlichen* tritt der Schmerz häufig spontan oder nach einer einmaligen extremen Belastung des Kniegelenkes auf, z. B. nach einer längeren Bergwanderung oder während des Skiurlaubs. Er ist oft bilateral lokalisiert. Bewegungseinschränkungen oder eine intraartikuläre Ergußneigung sind selten. Die Schmerzen bleiben häufig konstant, sie können sich sogar im Verlauf von einigen Wochen oder Monaten verschlimmern. In den meisten Fällen bessert sich der Zustand jedoch innerhalb einiger Tage oder Wochen. In seltenen Fällen persistiert der Schmerz aber auch mehrere Monate oder Jahre. Man könnte fast annehmen, daß manche Jugendliche – v. a. junge Frauen – im Rahmen ihrer Entwicklung einen längeren Zeitraum mit Schmerzen im vorderen Kniebereich durchlaufen, der durch konservative, vor allem aber durch operative Therapieansätze nur minimal zu beeinflussen ist. Haben die jungen Patienten diese „Schmerzphase" überstanden, bildet sich der Schmerzzustand oft ohne ärztliche Beeinflussung zurück.

Nicht selten sind die Schmerzen abwechselnd im linken und im rechten Kniegelenk lokalisiert, einmal treten sie mehr auf der Innen-, einmal mehr auf der Außenseite auf. Eine derart wechselnde inkonstante Schmerzsymptomatik läßt an induzierte Kniebeschwerden denken. Die Wirbelsäule, das Hüftgelenk, aber auch das obere und untere Sprunggelenk einschließlich der Fußstatik müssen mit in die Differentialdiagnostik einbezogen werden.

Erwachsene mit normalem Aktivitätsniveau sind seltener von femoropatellaren Schmerzen betroffen. Mit *höherem Alter* nimmt die Häufigkeit dieses Schmerzes aber wieder zu. Dieser ist jetzt meist Ausdruck degenerativer Veränderungen des Femoropatellargelenkes. Der Schmerz ist meist belastungsabhängig. Gleichzeitig liegen oft die klassischen Symptome einer degenerativen Gelenkveränderung (Ergußneigung, Bewegungseinschränkung, Anlaufschmerz, Arthrosezeichen im Röntgenbild) vor.

5.1.2
Pathogenetische Faktoren

Da allein der Knorpelzustand für die Schmerzsymptomatik nicht verantwortlich gemacht werden kann, muß nach anderen Ursachen gesucht werden. Nach Munzinger [473] ist der retropatellare Knorpel Manifestationsort von Gleichgewichtsstörungen zwischen Belastung und Belastbarkeit. Auf der einen Seite stehen hierbei die Belastungen des Knorpels in Sport und Beruf (z. B. intermittierende retropatellare Druckerhöhung durch Kontraktion des M. quadriceps bei allen Abbremsvorgängen). Andererseits sind auch direkte Knorpeltraumen, z. B. bei einer Patellaluxation oder beim Sturz auf das gebeugte Kniegelenk, häufig. Extreme Sportarten mit exzessiver Belastung des retropatellaren Knorpels, z. B. Bergläufe, erfreuen sich zunehmender Beliebtheit (Abb. 5-3).

Neben den genannten Belastungsparametern sollten aber auch individuelle Faktoren der Knorpelbelastbarkeit berücksichtigt werden. Anatomische Varianten (Patelladysplasien, Dysplasien des femoralen Gleitlagers, Patella baja, Patella alta, Beinachsenfehlstellung, Fußfehlstellungen) und funktionelle Varianten (Bandinsuffizienzen, erhöhte Bandlaxizität, muskuläre Insuffizienzen, Kontrakturen) liegen einzeln, meist aber in Kombination vor. Jeder einzelne Faktor kann zu einer überproportionalen Belastung im femoropatellaren Gelenk führen.

Ein wichtiger Faktor ist die Patellamobilität. Sie ist bei einer konstitutionellen Hyperlaxizität oder einer Quadrizepsdysplasie erhöht, bei einem verkürzten und kontrakten M. quadriceps dagegen reduziert. Anhand der Kriterien *Band-*

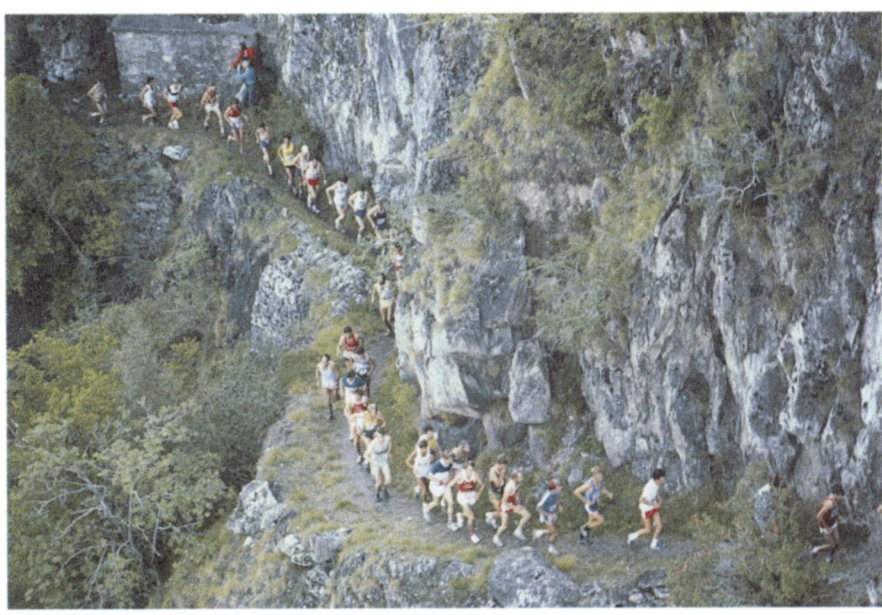

Abb. 5-3. Berglauf in den Alpen, ein „Leidensweg" für den retropatellaren Knorpel. Besonders beim Bergablaufen treten extrem hohe retropatellare Drücke auf (Photo: S. Simon)

laxizität und *Muskelfunktion* unterscheidet Munzinger [473] einen Typ I und einen Typ II des femoropatellaren Schmerzsyndroms (Tabelle 5-2) sowie ein primäres und sekundäres femoropatellares Schmerzsyndrom. Handelt es sich allein um eine funktionelle Störung, spricht man von einem *primären* femoropatellaren Schmerzsyndrom. Liegen dagegen intraartikuläre Schäden vor, wird von einem *sekundären* femoropatellaren Schmerzsyndrom gesprochen. Differentialdiagnostisch sind hierbei zahlreiche Erkrankungen abzugrenzen (Tabelle 5-3).

Fulkerson u. Hungerford [189 b] sehen im wesentlichen in Gangabweichungen der Patella die Ursache für femoropatellare Schmerzen und nehmen ihre Klassifikation daher in Abhängigkeit von der Patellalage bzw. der pathologischen Patellabeweglichkeit vor (Tabelle 5-4). Sollte die konservative Therapie fehlgeschlagen sein, empfiehlt Fulkerson [189 a, b] bei nicht tolerierbaren femoropatellaren Schmerzen oder bei Instabilität ohne Vorhandensein einer Algodystrophie ein differenziertes therapeutisches Vorgehen. Je nach Befund werden ein Lateral release, eine Knorpelglättung, eine Naht bzw. Raffung des medialen Retinakulums und/oder evtl. auch

Tabelle 5-2. Klassifizierung des femoropatellaren Schmerzsyndroms nach Bandlaxizität und Muskelfunktion. (Mod. nach [473])

Typ I
Bandlaxizität erhöht
Quadrizepsdysplasie oder -atrophie
Weitere klinische Kriterien:
– Schwellungsneigung
– Patella alta
– Genu valgum
– Normaler Q-Winkel
– „Out-facing" der Patella (Strabismus divergens)
– Familiäre Häufung

Typ II
Keine erhöhte Bandlaxizität
Quadrizeps kräftig, kontrakt oder verkürzt
Ischiokrurale Muskulatur kräftig, kontrakt oder verkürzt
Weitere klinische Kriterien:
– Keine Schwellungsneigung
– Q-Winkel erhöht
– Keine Patella alta
– „In-facing" der Patella (Strabismus convergens)
– Schmerzhafte Patellafacette

Indifferente Kriterien
Schmerzintensität
Schmerzcharakter
Schmerzprovokation
Knack- und Reibegeräusche

Tabelle 5-3. Mögliche Ursachen eines sekundären femoropatellaren Schmerzsyndroms

- Femoropatellararthrose
- Bandinsuffizienz (z.B. alte Ruptur des vorderen oder hinteren Kreuzbandes)
- Zustand nach Bandrekonstruktionen (z.B. nach Rekonstruktion des vorderen Kreuzbandes)
- Meniskusläsion
- Plicasyndrom
- Synovialitiden
- Aseptische Knochennekrosen (z.B. Osteochondrosis dissecans)
- Intraartikuläre Verwachsungen (z.B. infrapatellares Kontraktursyndrom, Zyklopssyndrom)
- Patella baja
- Tumoren
- Arthritiden
- Arthrosen im femorotibialen Gelenk
- Einklemmung von Synoviazotten

Tabelle 5-4. Fulkerson-Schutzer-Klassifikation von femoropatellaren Schmerzen. (Nach [189 b])

Typ 1 A Patellasubluxation ohne Gelenkläsion
        B Patellasubluxation mit Chondromalazie Grad I–II
        C Patellasubluxation mit Chondromalazie Grad III–IV
        D Patellasubluxation mit Patellaluxation in der Anamnese und minimaler oder keiner Chondromalazie
        E Patellasubluxation mit Patellaluxation in der Anamnese und Chondromalazie Grad III–IV

Typ 2 A Patellatilt und Subluxation ohne Gelenkläsion
        B Patellatilt und Subluxation mit Chondromalazie Grad I–II
        C Patellatilt und Subluxation mit Chondromalazie Grad III–IV

Typ 3 A Patellatilt ohne Gelenkläsion
        B Patellatilt mit Chondromalazie Grad I–II
        C Patellatilt mit Chondromalazie Grad III–IV

Typ 4 A Kein Malalignement und keine Gelenkläsion
        B Kein Malalignement und Chondromalazie Grad I–II
        C Kein Malalignement und Chondromalazie Grad III–IV

eine Versetzung der Tuberositas tibiae durchgeführt.

Treten femoropatellare Schmerzen nach einer Rekonstruktion des vorderen Kreuzbandes auf, können hierfür verschiedene Ursachen verantwortlich sein. Beugedefizite von 5° oder mehr sind bei zahlreichen Patienten (bis zu 24%) nach derartigen Operationen festzustellen [563 b]. Bei bis zu 19 % der Patienten treten femoropatellare Schmerzen und gleichzeitig Beugeeinschränkungen auf. Durch die hierdurch bedingte Druckerhöhung im Femoropatellargelenk klagen viele Patienten über ein Krepitieren bei zunehmender Beugung.

Femoropatellare Schmerzen, die sich im anterioren Gelenkbereich konzentrieren, finden sich v. a. bei postoperativen Streckdefiziten, z. B. einem Zyklopssyndrom. Ist die gesunde Gegenseite um 10° überstreckbar, muß manchmal sogar eine Streckung von 0° als Streckdefizit eingestuft werden (s. Kap. 2.3.1).

Selbst bei kleinen Streckdefiziten können sich die Patienten vielfach nicht auf dem operierten Bein „ausruhen" und es nur dann stabilisieren, wenn der M. quadriceps angespannt ist, was aber wiederum zur Erhöhung des femoropatellaren Drucks führt.

Vor dem vorderen Kreuzband gelegene Vernarbungen können auch dann femoropatellare Beschwerden verursachen, wenn sie nicht zu einem Streckdefizit führen. Der Patient kann in diesen Fällen die Streckung zwar aktiv erreichen, er muß hierfür aber den M. quadriceps überproportional stark anspannen. Dies führt häufig zu Insertionstendinosen parapatellar, am Pes anserinus und am Tractus iliotibialis oder zu einem Patellaspitzensyndrom. Auch narbige Verbindungen zwischen dem rekonstruierten vorderen Kreuzband bzw. der Area intercondylaris anterior mit dem Hoffa-Fettkörper und/oder dem Lig. patellae können einen erhöhten Druck im Femoropatellargelenk verursachen (s. Kap. 2.2.5; Abb. 2-24). Nicht selten findet sich gleichzeitig eine postoperativ aufgetretene Patella infera (baja). In allen diesen Fällen sollte eine arthroskopische Gelenkrevision angestrebt werden, wenn sich mit einer intensiven Physiotherapie keine Verbesserung der Beweglichkeit mehr erzielen läßt. Nur durch die arthroskopische Arthrolyse können Verwachsungen und Vernarbungen im oberen Rezessus beseitigt werden.

5.1.3
Diagnostische Tests

5.1.3.1
Beurteilung der Laxizität

Die individuelle Laxizität wird durch maximale Streckung von Hand- und Fingergelenken (z. B. Überstreckung des Kleinfingers) oder Überbeugungstests (z. B. maximale Flexion im Handgelenk, vgl. Abb. 3-4) eingeschätzt.

5.1.3.2
Patellamobilität

Sowohl eine erhöhte Patellamobilität bei konstitutioneller Hyperlaxizität als auch eine verminderte Mobilität bei älteren Patienten mit gonarthrotischen Veränderungen oder nach operativen Eingriffen gilt es zu erfassen. Insbesondere die Hypomobilität der Patella führt zu Störungen der Knorpelernährung und leistet einer Knorpelschädigung Vorschub [470]. Bei einer hypermobilen Patella mit rezidivierender Subluxationstendenz führen dagegen die permanenten Mikrotraumen zu Knorpelläsionen.

Die Patellamobilität wird bei gestrecktem und leicht gebeugtem Kniegelenk geprüft, indem man die Patella möglichst weit nach medial und lateral verschiebt (Abb. 5-4). Bei konstitutioneller Bandschwäche besteht oft eine Subluxationstendenz.

Ursachen für eine verminderte Patellamobilität sind:

1. Kontrakter, nicht dehnbarer M. quadriceps,
2. intraartikuläre Verwachsungen nach Operationen,
3. fortgeschrittene Arthrose des femoropatellaren Gelenkes,
4. Streckdefizit verschiedenster Genese (vgl. Tabellen 2-17 und 2-18).

Zur Quantifizierung der medialen und lateralen Patellaverschieblichkeit wurde ein sog. Patella-Pusher, mit dem unter einer definierten Kraft von 45 N die Patella nach medial bzw. lateral gedrückt werden kann, entwickelt. Die Verschiebung der Patella kann mit einem Längenmeßgerät, wie es zur Bestimmung der anterioren Tibiaverschiebung beim Stryker-Laxity-Tester

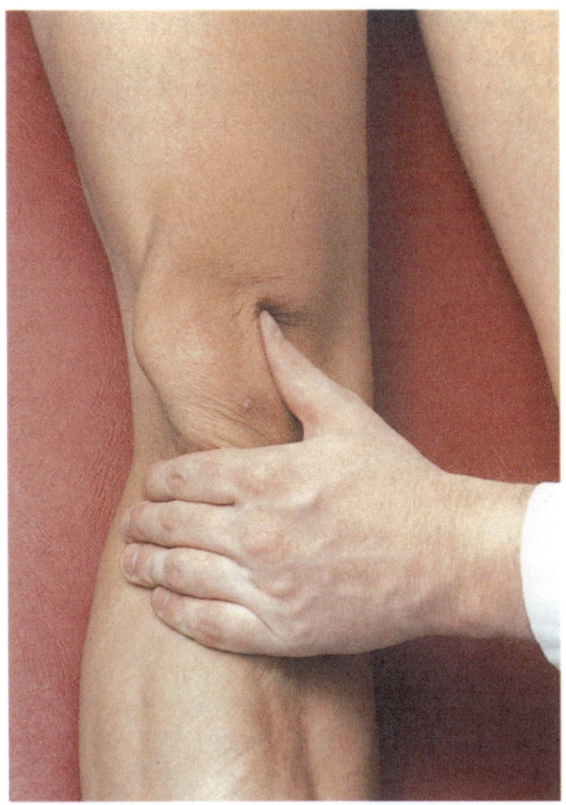

Abb. 5-4. Mobilitätsprüfung der Patella. Erhöhte Mobilität mit Subluxation nach lateral

(s. Abb. 9-13) Verwendung findet, gemessen werden [602a]. Bei gestrecktem Kniegelenk ließ sich eine passive Verschiebung der Patella nach medial von 9,6 mm und nach lateral von 5,4 mm nachweisen. Bei Flexion betrug die mediale Verschieblichkeit durchschnittlich 9,4 mm, die laterale dagegen 10,0 mm. Der Vergleich zwischen instrumenteller und manueller Auslösung der Patellaverschiebung (Patella-Pusher) zeigt, daß letztere reproduzierbare Ergebnisse liefert [602a].

5.1.3.3
Patella-Glide-Test

Der Glide-Test der Patella ist wesentlich spezifischer als die Prüfung der normalen Patellamobilität (s. oben). Bei gebeugtem Kniegelenk bewegt der Untersucher die Patella vorsichtig nach medial (medialer Glide-Test) bzw. lateral (lateraler Glide-Test). Das Knie ist dabei zwischen 20° und 30° gebeugt, der M. quadriceps entspannt. Die

Kniebeugung kann durch ein kleines, unter die Kniegelenke gelegtes Kissen gezielt eingestellt werden. Alternativ kann der Untersucher auch seinen eigenen Oberschenkel unter den Oberschenkel des Patienten lagern, wie bei der Untersuchung des stabilen Lachman-Tests beschrieben (s. Kap.3.3.3). Es ist wichtig, daß der Patient den M. quadriceps völlig entspannt. Die Patellafacetten werden in längsverlaufende gleichgroße Quadranten unterteilt und anschließend wird die Patella vom Untersucher manuell nach medial bzw. nach lateral gedrückt. Mit dem medialen und lateralen Glide-Test erhält man Angaben über den Spannungszustand oder eine Auslockerung des medialen bzw. lateralen Retinakulums. Die Untersuchung erfolgt immer im Seitenvergleich.

Medialer Glide-Test (Abb. 5-5)
Läßt sich die Patella nur um einen Quadranten nach medial verschieben, liegt dieses an straffen lateralen Strukturen, besonders an einem straffen lateralen Retinakulum. Gleichzeitig ist häufig ein negativer passiver Tilt-Test nachzuweisen (s. Abschn. 5.1.3.4). Ein Gleiten nach medial um 3 Quadranten kennzeichnet dagegen eine hypermobile Patella [370 a].

Lateraler Glide-Test (Abb. 5-6a)
Läßt sich die Patella um mehrere Quadranten nach lateral verschieben, spricht dieses für eine insuffiziente mediale Zügelung durch das mediale Retinakulum. Findet sich eine laterale Verschiebung um mehr als 3 Quadranten, ist die Insuffizienz der medialen Strukturen offensichtlich.

Aktiver Glide-Test (Abb. 5-6b)
Der Glide-Test sollte auch unter Muskelanspannung geprüft werden. Der Untersucher legt seinen Oberschenkel wie bei der Prüfung des stabilen Lachman-Tests unter den Oberschenkel des Patienten (s. Abb. 3-19). Dann legt er seinen Daumen und Zeigefinger medial und lateral der Patella an, daß er deren Bewegung registrieren kann. Der Patient wird dann gebeten, seinen Fuß von der Untersuchungsliege zu heben (Anspannung des M. quadriceps). Die resultierende Patellabewegung wird vom Untersucher registriert.

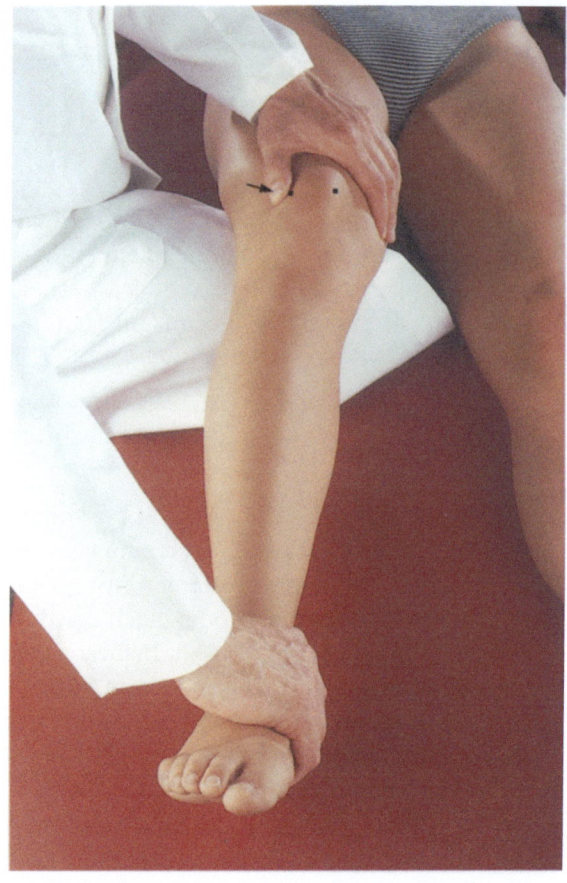

Abb. 5-5. Medialer Glide-Test. Der Untersucher medialisiert die Patella und bestimmt das Ausmaß der Medialisierung

Eine größere Krafteinwirkung auf die Patella ist durch ein Anheben des Fußes von der Untersuchungsliege gegen den Widerstand des Untersuchers möglich. Hierzu fixiert er den Fuß mit der noch freien Hand auf der Untersuchungsliege (Abb. 5-6b). Soll die Patellabewegung in Abhängigkeit von der Unterschenkelrotation untersucht werden, stellt der Untersucher mit der an dem Fuß liegenden Hand den Unterschenkel in die gewünschte Rotation.

Beim aktiven Glide-Test sind nicht selten ausgeprägte Lateralisationen der Patella festzustellen, obwohl sich auf den Tangentialaufnahmen keine vermehrte Lateralisation zeigt. Dies entspricht den Erfahrungen von Gaudernak [203 a], der aus diesem Grund die dynamische tangentiale Funktionsaufnahme entwickelte (s. Kap. 6.2.5).

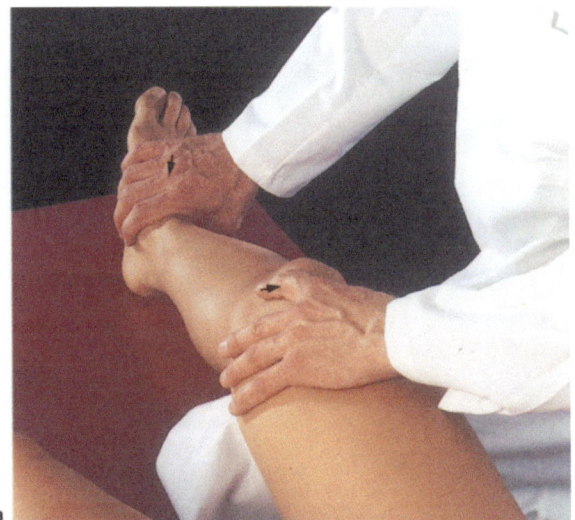

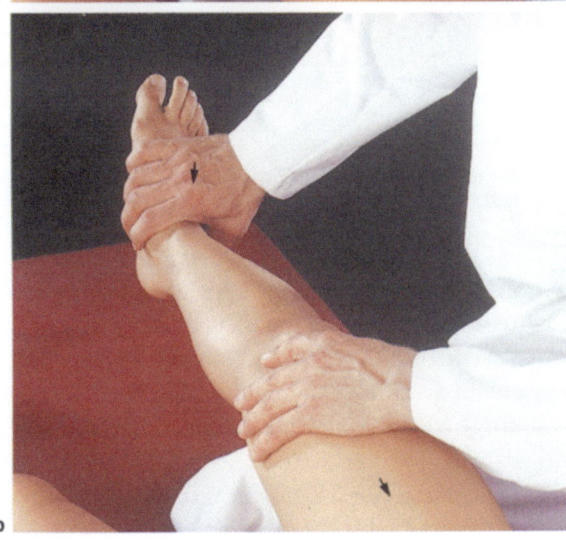

Abb. 5-6 a, b. Lateraler Glide-Test. Passiver Glide-Test (**a**). Bei leicht gebeugtem Kniegelenk verschiebt der Untersucher die Patella nach lateral, der Fuß wird dabei in Neutralstellung gehalten. Aktiver Glide-Test (**b**). Bei lateralisierter Patella wird der Patient gebeten, den Fuß vom Untersuchungstisch abzuheben. Der Untersucher kann die auf das Femoropatellargelenk wirkende Kraft erhöhen, indem er den Unterschenkel auf der Untersuchungsliege fixiert. Im Normalzustand wird dabei die Patella durch den Muskelzug nach medial gezogen. Bei Insuffizienz der medialen Strukturen und gleichzeitig kontraktem lateralem Retinakulum ist die Medialisierungstendenz deutlich abgeschwächt bzw. aufgehoben

5.1.3.4
Tilt-Test

Beim Tilt-Test wird die Patella vom Untersucher manuell nach lateral bewegt (Abb. 5-7 a). Hierbei wird darauf geachtet, wie sich die Patella während der Lateralisation verhält. Bei einem sehr straffen, kontrakten lateralen Retinakulum nähert sich die laterale Facette dem Femur (negativer „pathologischer" Tilt-Test, Abb. 5-7 b), bei normal tonisiertem lateralem Retinakulum bleibt die Patella etwa in gleicher Höhe (neutraler Tilt-Test, Abb. 5-7 c), und bei gelockertem lateralem Retinakulum wie bei sehr laxen Bandverhältnissen hebt sich der laterale Patellarand aus der Trochlea femoris (positiver Tilt-Test, Abb. 5-7 d).

Der Tilt-Test gilt v. a. der Beurteilung des Spannungszustandes des lateralen Retinakulums. Bei neutralem oder positivem Tilt-Test führt eine laterale Retinakulotomie (Lateral release) zur Dekompression des femoropatellaren Gelenkes kaum zu einer Besserung der Beschwerden. Fällt der Tilt-Test negativ aus, ist dagegen von einem Lateral release eine Beschwerdebesserung zu erwarten. Schlechtere Ergebnisse nach einem isolierten Lateral release zeigen Patienten mit einem positiven Tilt-Test größer als 5° sowie mit einem medialen und lateralen Patellagleiten (s. oben) um mehr als 3 Quadranten [370 a]. Bei Dysplasien der Trochlea femoris kann der Tilt-Test auch atypisch ausfallen. Die Prüfung des Tilt-Tests wird immer im Seitenvergleich vorgenommen.

Aktiver Tilt-Test
Wie beim Glide-Test sollte der Untersucher den unter Kontraktion des M. quadriceps auftretenden Patella-Tilt registrieren. Das Vorgehen entspricht dem beim aktiven Glide-Test (s. oben).

5.1.3.5
McConnell-Test

Durch isometrische Anspannung des M. quadriceps wird bei diesem Test versucht, die femoropatellaren Schmerzen zu provozieren. Hierzu wird das Kniegelenk in verschiedene Flexionsgrade gebracht (0°, 30°, 60°, 90° und 120°). In jeder Position wird der Unterschenkel vom Unter-

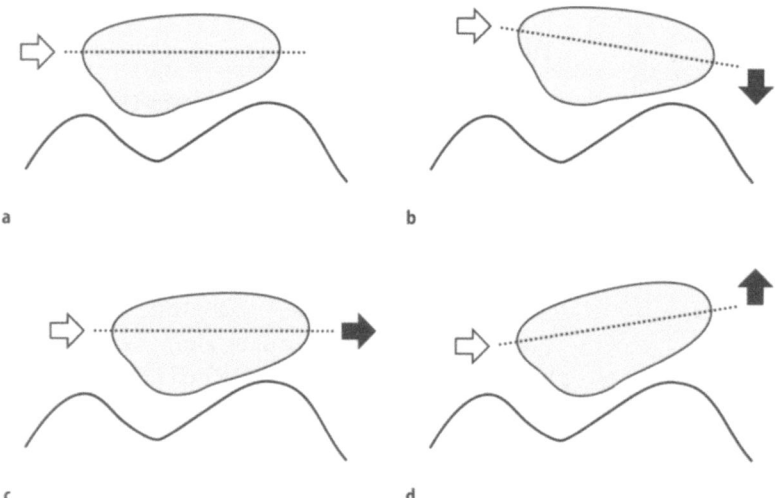

Abb. 5-7 a–d. Tilt-Test. Ausgangsstellung (**a**). Negativer „pathologischer" (**b**), neutraler (**c**) und positiver Tilt-Test (**d**)

sucher auf dem eigenen Oberschenkel fixiert und der Patient aufgefordert, das Bein gegen Widerstand zu strecken (entspricht der Quadrizepskontraktion) (Abb. 5-8). Treten Schmerzen oder ein subjektives „Engegefühl" beim Patienten auf, medialisiert der Untersucher die Patella. Dieses Manöver führt bei positivem Testausfall zur Schmerzreduktion. Die Untersuchung sollte immer im Seitenvergleich erfolgen.

Bei einem positiven McConnell-Test kann in vielen Fällen der Schmerz reduziert werden, wenn die Patella mit einem Tapeverband nach medial gezogen wird. Dieser sog. *McConnell-Tape* beinhaltet einen Zügel von lateral nach medial, um die Patella nach medial zu ziehen. Ein kleiner Pflasterzügel wird von der Mitte der Patella nach medial geklebt, wenn ein lateraler Patella-Tilt zu korrigieren ist. Durch einen von medial in Richtung der Patellaspitze und dann wieder nach lateral laufenden Zügel (Rotationszügel) kann die Patella, falls erforderlich, auch in eine Neutralposition gebracht werden [463 a]. Bei der Physiotherapie sollten der M. vastus medialis gekräftigt, der M. rectus femoris und der Tractus iliotibialis gedehnt werden.

5.1.3.6
Patellaführung

Schon inspektorisch zeigt sich eine Atrophie des M. quadriceps bzw. eine Hypertrophie beim muskelkräftigen Patienten. Die muskuläre und ligamentäre Führung der Patella (Patella tracking) wird beurteilt, indem der Untersucher die Patella beim sitzenden Patienten zwischen Daumen und Zeigefinger hält und den Patienten bittet, das Bein abwechselnd zu strecken und zu beugen. Mit zunehmender Flexion zeigt sich manchmal eine zunehmende Lateralisation der Patella (Abb. 5-9).

5.1.3.7
Muskeldehnung

Mit zunehmender Muskelmasse nimmt die Dehnbarkeit eines Muskels ab. Ein kontrakter, nicht dehnbarer M. quadriceps führt daher zur direkten Erhöhung des retropatellaren Druckes.

In Bauchlage des Patienten wird die Dehnbarkeit des M. quadriceps, in Rückenlage die des M. rectus femoris untersucht (vgl. Abb. 2-32 a und 5-10). Nicht nur eine kontrakte Quadrizepsmuskulatur, sondern auch eine verkürzte ischiokrurale Muskulatur bewirkt die Erhöhung des retropatellaren Druckes, da die komplette Streckung nicht mehr erreicht wird. Das Kniege-

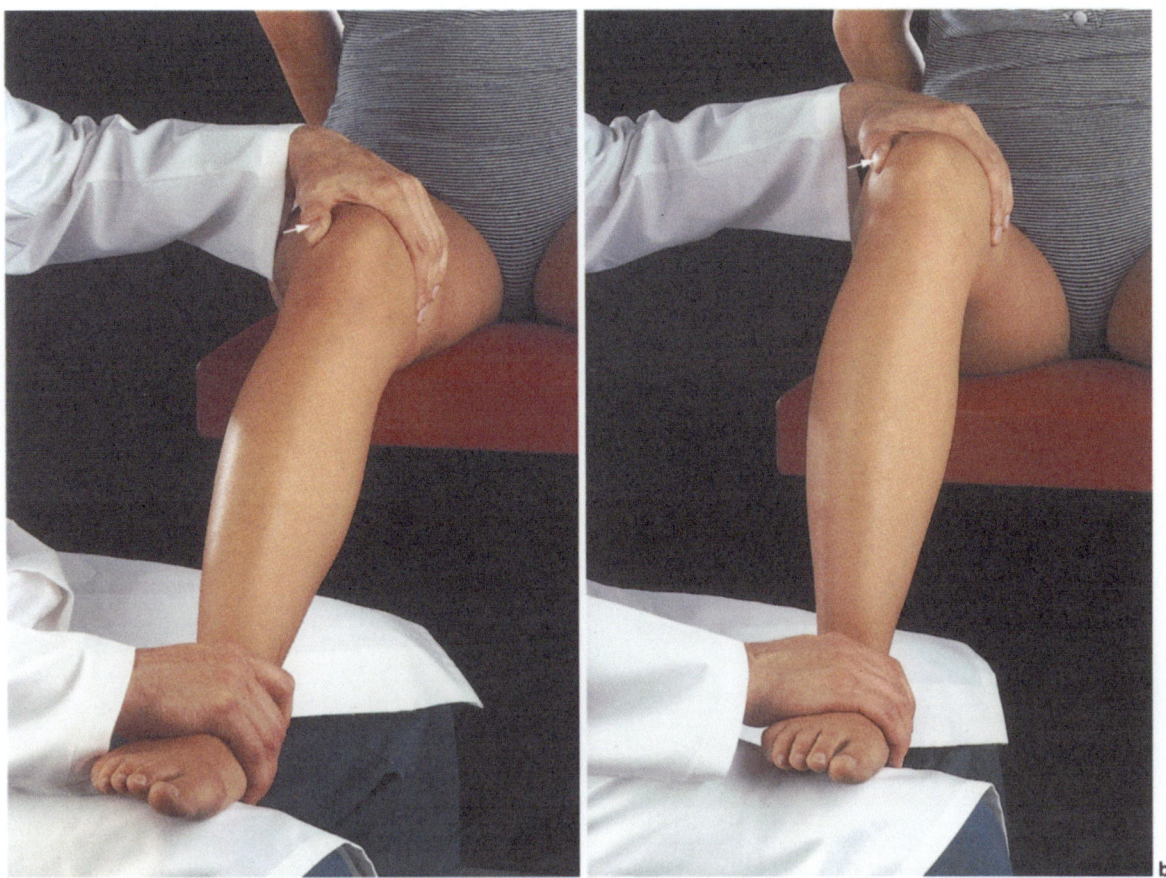

Abb. 5-8 a, b. McConnell-Test bei 30° (**a**) und 90° (**b**) gebeugtem Kniegelenk

lenk befindet sich ständig in einer leichten Beugestellung. Bei Sportlern mit kräftiger, aber verkürzter ischiokruraler Muskulatur läßt sich beobachten, daß beim Laufen und Gehen, aber auch beim Stehen das Knie nicht mehr komplett gestreckt wird. Besonders beim Stehen ist der M. quadriceps dann überproportional tonisiert, so daß hieraus die vermehrte retropatellare Druckbelastung resultiert.

Die Dehnbarkeit der ischiokruralen Muskulatur wird in Rückenlage des Patienten geprüft. Das nicht zu untersuchende Bein bleibt gestreckt auf der Untersuchungsliege liegen. Der Patient beugt dann das zu untersuchende Bein bei gebeugtem Kniegelenk im Hüftgelenk bis 90°. Anschließend wird der Patient aufgefordert, das Kniegelenk bei 90° gebeugtem Hüftgelenk zu strecken (Abb. 5-11). Hierbei muß das nicht untersuchte Bein aber auf der Untersuchungsliege bleiben. Patienten mit verkürzter ischiokruraler Muskulatur neigen dazu, das nicht untersuchte Bein abzuheben und eine Lendenkyphose anzunehmen, um die Distanz zwischen Tuber ischiadicum und Kniegelenk zu verkürzen.

5.1.3.8
Tractustest

Für zahlreiche Störungen im Femoropatellargelenk ist der Tractus iliotibialis verantwortlich, zumindest aber mitbeteiligt. Bei der klinischen Untersuchung wird dem Tractus iliotibialis dagegen oft keine oder nur geringe Aufmerksamkeit geschenkt. Vielfach liegen aber Verkürzungen des Tractus iliotibialis vor, die zu chronischen Schmerzen auf der Lateralseite und über

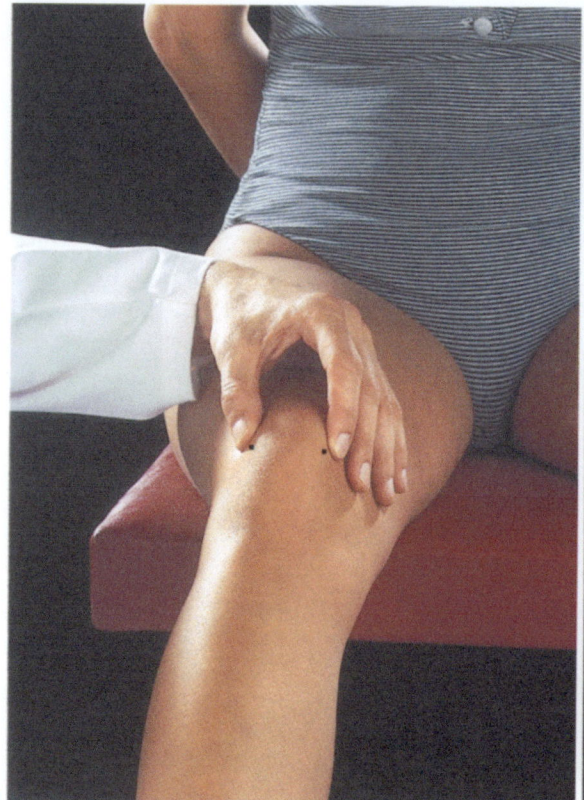
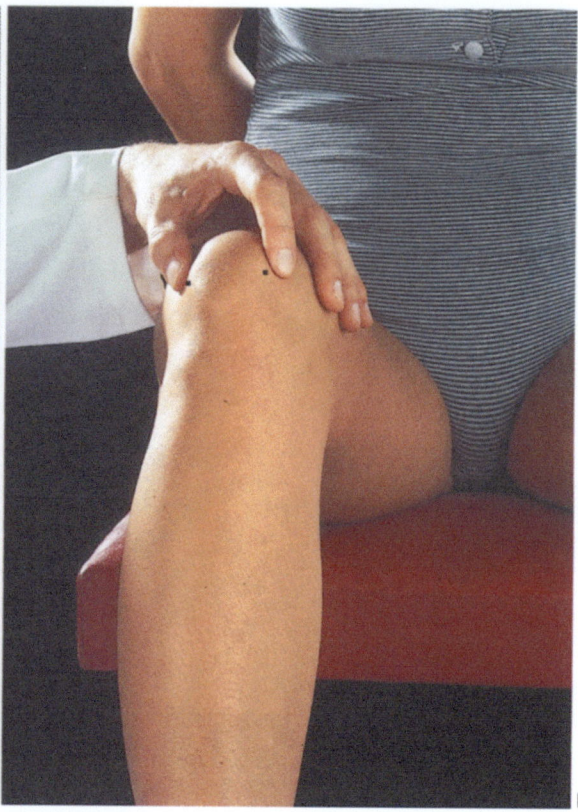

Abb. 5-9 a, b. Inspektion und Palpation der Patellaführung bei leicht (**a**) und stärker gebeugtem (**b**) Kniegelenk. Mit zunehmender

Beugung zeigt sich eine Lateralisation und leichte Verkippung der Patella

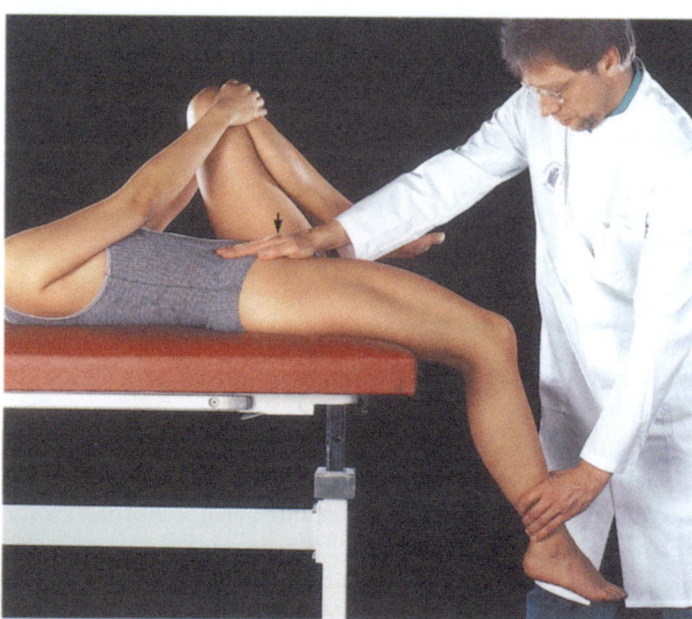

Abb. 5-10. Prüfung der Dehnbarkeit des M. rectus femoris. Der Patient liegt in Rückenlage im Beinüberhang und hält mit seinen Händen das nicht untersuchte Bein in Hüft- und Kniegelenk maximal gebeugt. Der Untersucher fixiert das Hüftgelenk *(Pfeil),* um Ausweichbewegungen im Lendenwirbelsäulenbereich zu verhindern bzw. zu registrieren (kompensatorische Lendenlordose). Bei normaler Dehnbarkeit des M. rectus femoris kann der Untersucher das Kniegelenk über 90° beugen. Bei einer Verkürzung können diese 90° nicht erreicht werden

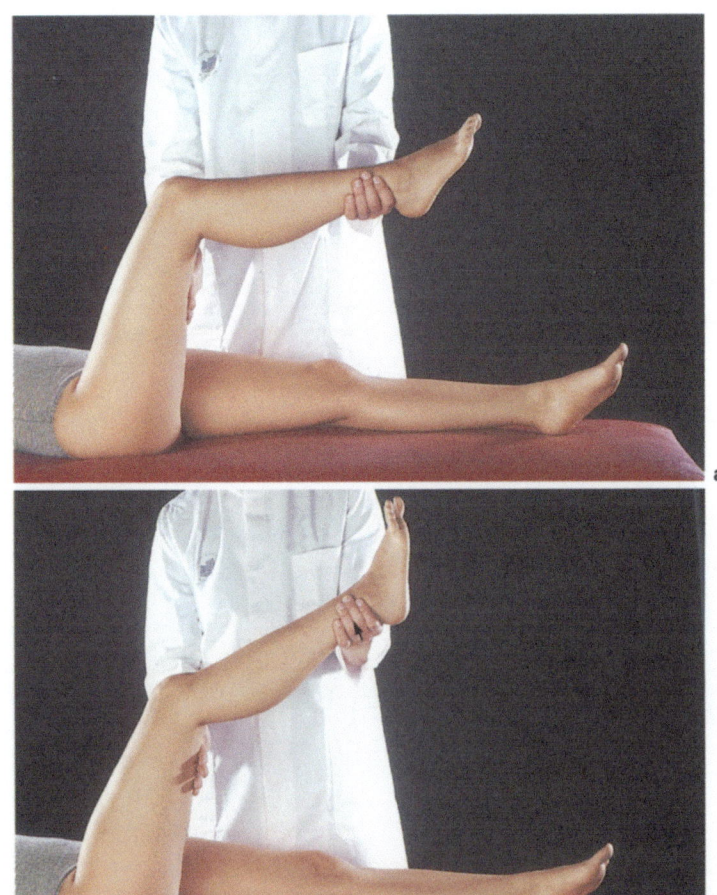

Abb. 5-11 a, b. Prüfung der Dehnbarkeit der Ischiokruralmuskulatur. Der Untersucher hält das Bein bei 90° gebeugtem Hüft- und 90° gebeugtem Kniegelenk. Mit der freien Hand wird der Spannungszustand der Ischiokruralmuskulatur registriert (**a**). Aus dieser Stellung wird das Kniegelenk gestreckt und gleichzeitig die Tonuserhöhung der Ischiokruralmuskulatur palpatorisch erfaßt. Bei einer Verkürzung der Ischiokruralmuskulatur findet sich bereits kurz nach Verlassen der 90°-Position eine ausgeprägte Tonuszunahme dieser Muskelgruppe (**b**)

die Verbindung des lateralen Retinakulums auch zu Funktionsstörungen im Femoropatellargelenk führen. Daher müssen die Ansatzareale des Tractus iliotibialis gezielt palpiert werden. Gleichzeitig gilt es, das Dehnungsvermögen des Traktus bzw. des M. tensor fasciae latae zu erfassen (Abb. 5-12).

Auch bei Lateralisation der Patella mit lateraler Hyperpression in ihren verschiedenen Ausprägungsgraden ist therapeutisch zunächst eine Aufdehnung des Tractus iliotibialis angezeigt, bevor eine Spaltung des lateralen Retinakulums angestrebt wird (Abb. 5-13 a, b). Ist es dagegen bereits zu erheblichen Verschmälerungen des Gelenkspaltes gekommen, müssen die Ursachen, z. B. eine Verkalkung des lateralen Retinakulums (Abb. 5-13 c), oft operativ therapiert wer-

den. Beschwerden bei fortgeschrittenen Arthrosen mit lateraler Hyperpression (Abb. 5-13 d) können manchmal durch ein Lateral release gebessert werden. Eine Beschwerdefreiheit ist bei fortgeschrittenen Veränderungen aber nicht mehr zu erwarten.

5.1.3.9
Hyperpressionstest

Durch Kompression der Patella gegen die Femurkondylen lassen sich bei Knorpelschäden Schmerzen auslösen. Bei Knorpelläsionen im kranialen oder kaudalen retropatellaren Bereich treten Schmerzen bei Kompression der Patellabasis bzw. -spitze gegen die Trochlea femoris auf.

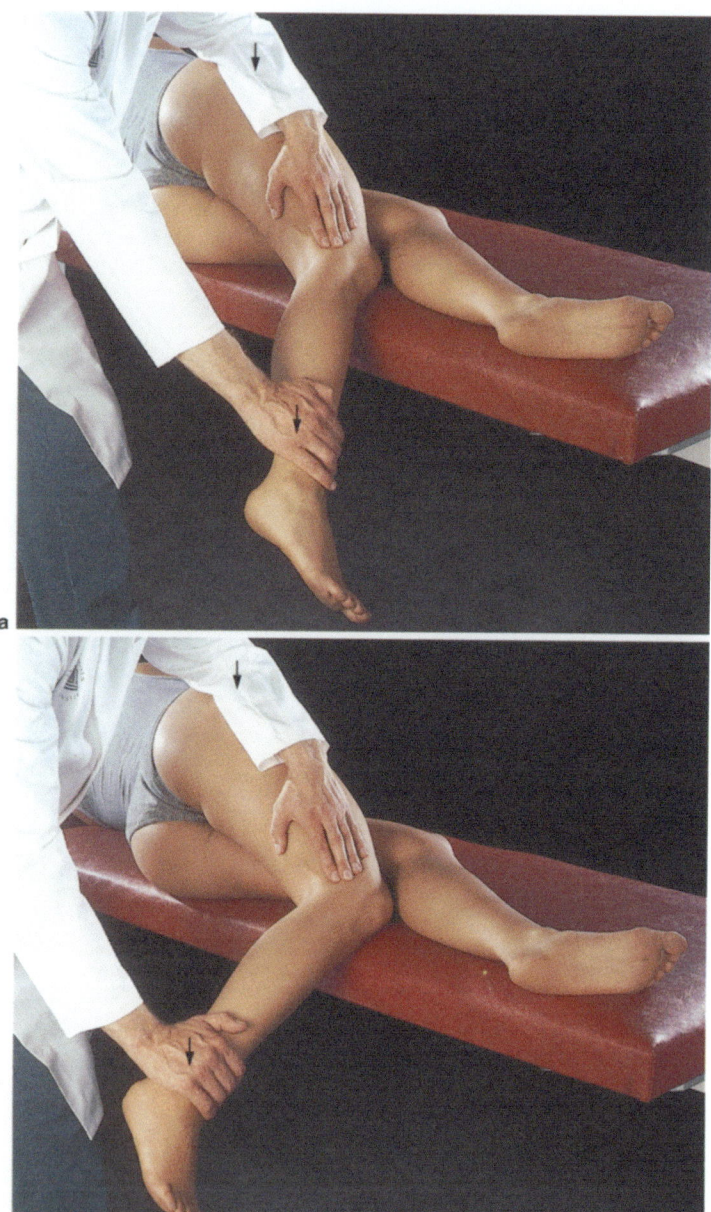

Abb. 5-12 a, b. Traktustest. Der Patient liegt in Seitenlage, das zu untersuchende Bein wird im Hüftgelenk leicht überstreckt. Der Untersucher legt die Hand auf den distalen Traktusbereich und kann somit den Tonuszustand des Tractus iliotibialis erfassen (**a**). Mit dem Unterarm registriert er Ausweichbewegungen des Beckens. Um den Traktus anzuspannen, wird der Unterschenkel in Richtung Boden gedrückt *(Pfeil)* und das Kniegelenk in verschiedenen Flexionsgraden untersucht (**b**). Eine Tonuserhöhung ist in extensionsnaher Stellung (**a**) leicht festzustellen. Wird das Kniegelenk dagegen gebeugt, nimmt der Spannungszustand des Tractus iliotibialis ab, da sich hierdurch Ansatz und Ursprung einander annähern. Durch sorgfältige Palpation lassen sich im Ansatzbereich des Traktus Fluktuationen, wie sie beim Tractus-iliotibialis-Friktionssyndrom oder einer Bursitis auftreten können, nachweisen. Bei einer ausgeprägten Verkürzung des Tractus iliotibialis bzw. des M. tensor fasciae latae findet sich eine Schmerzhaftigkeit auch bei Flexionsgraden von 30° – 60°

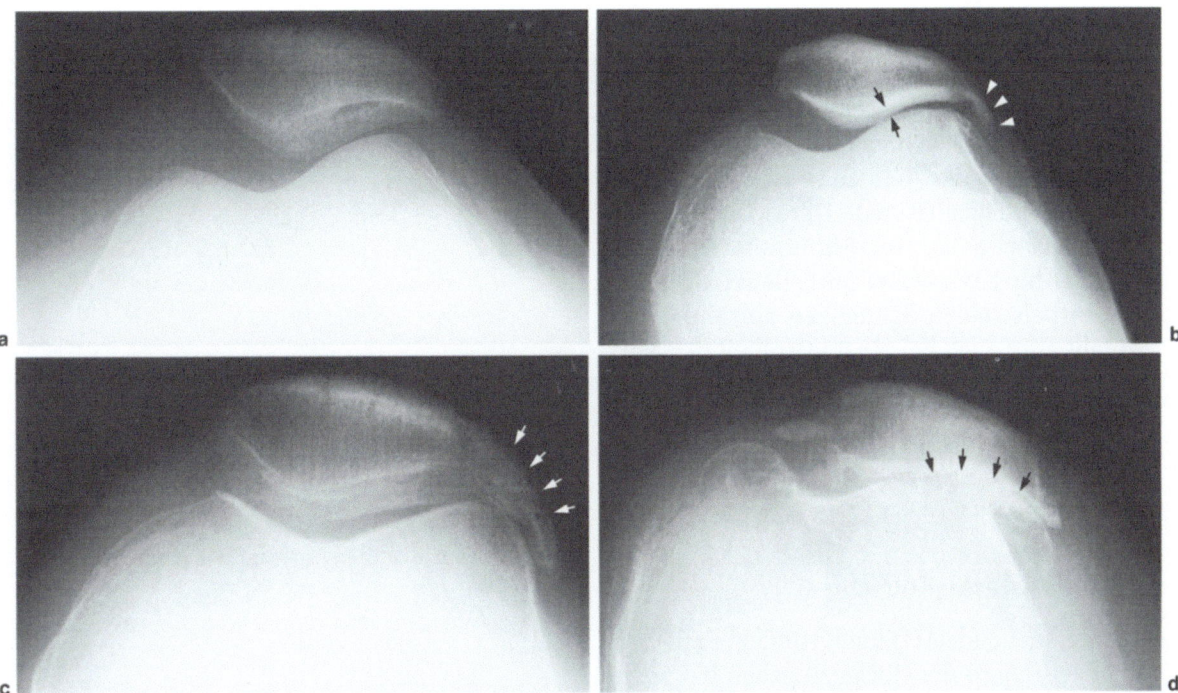

Abb. 5-13 a-d. Lateralisation der Patella und deren mögliche Folgen. Lateralisation und leichte Lateralverkippung der Patella bei 21jähriger Patientin (**a**). Zeichen der lateralen Hyperpression bei 46jähriger Patientin. Es zeigt sich eine Verschmälerung des lateralen femoropatellaren Gelenkspaltes *(Pfeile)* mit vermehrter subchondraler Sklerosierung der lateralen Patellafacette. Gleichzeitig findet sich auch eine zipflige osteophytäre Ausziehung *(Pfeilspitzen)* (**b**). Verkalkung des lateralen Retinakulums *(Pfeile)* bei chronischer lateraler Hyperpression (**c**). Endzustand mit vollständiger Aufhebung des lateralen femoropatellaren Gelenkspaltes *(Pfeile)* und ausgeprägten arthrotischen Veränderungen (**d**)

5.1.3.10
Facettendruckschmerz

Bei gestrecktem Kniegelenk wird die Patella nach lateral bzw. medial aufgekippt und die mediale bzw. laterale Facette palpiert. Bei einer Chondromalazie, einer Insertionstendopathie oder einer Synovitis werden vom Patienten Schmerzen, besonders bei Palpation der medialen Facette, angegeben (Abb. 5-14).

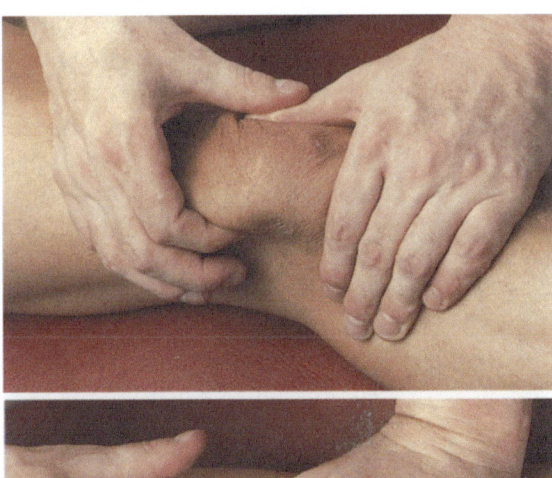
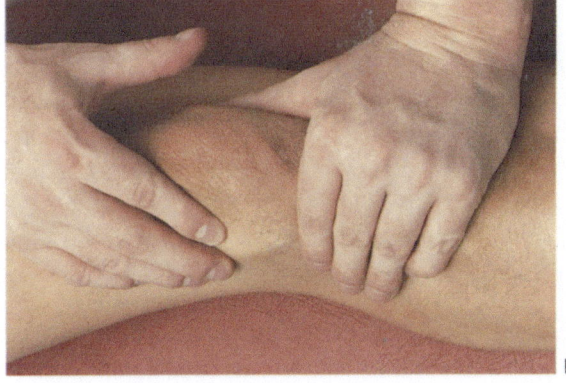

Abb. 5-14 a, b. Palpation der medialen (**a**) und lateralen (**b**) Patellafacette

5.1.3.11
Zohlen-Zeichen

Bei gestrecktem Kniegelenk wird die Patella vom Untersucher nach kaudal gezogen und der Patient gebeten, das Bein zu strecken (Anspannung des M. quadriceps). Der M. quadriceps zieht die Patella über die Femurkondylen nach kranial (Abb. 5-15), wobei im Falle retropatellarer Knorpelschäden Schmerzen auftreten. Der Test fällt aber auch bei einem Großteil des Normalkollektivs positiv aus. Er ist daher für die Diagnostik des Femoropatellargelenkes nur von untergeordneter Bedeutung.

5.1.3.12
Krepitationstest („Knirschtest")

Der untersuchende Arzt kniet vor dem Patienten und bittet ihn, in die Hocke zu gehen bzw. eine Kniebeuge zu machen. Dabei versucht er, mit seinem Ohr die Geräusche hinter der Kniescheibe wahrzunehmen (Abb. 5-16). Ein Knirschen (Schneeballknirschen) spricht für eine höhergradige Chondromalazie (Grad II. und III.) [518]. Knackgeräusche, wie sie fast bei jedem während der ersten oder zweiten Kniebeuge auftreten, haben keine Bedeutung. Daher wird der Patient vor diesem Knirschtest aufgefordert, einige wenige Kniebeugen zu machen. Danach nimmt die Intensität der bedeutungslosen Knackgeräusche meist ab. Nicht selten sind die Knirschgeräusche auch aus größerer Entfernung zu hören, dem Untersucher bleibt dann die „eigene" Kniebeuge erspart.

Ist kein retropatellares Knirschen hörbar, kann mit großer Sicherheit ein tiefgreifender retropatellarer Knorpelschaden ausgeschlossen werden. Wir geben diesem Test den Vorzug vor dem Zohlen-Zeichen und den beiden nachfolgend beschriebenen Tests.

Zu weitreichenden therapeutischen Konsequenzen darf auch der Krepitationstest nicht führen. Er informiert lediglich über den retropatellaren Knorpelzustand. Auch bei einer Anzahl von „kniegesunden" Probanden ist ein positiver Knirschtest zu finden.

Nach Rekonstruktionen des vorderen Kreuzbandes findet sich nicht selten ein positiver Knirschtest, die Patienten bemerken auch subjek-

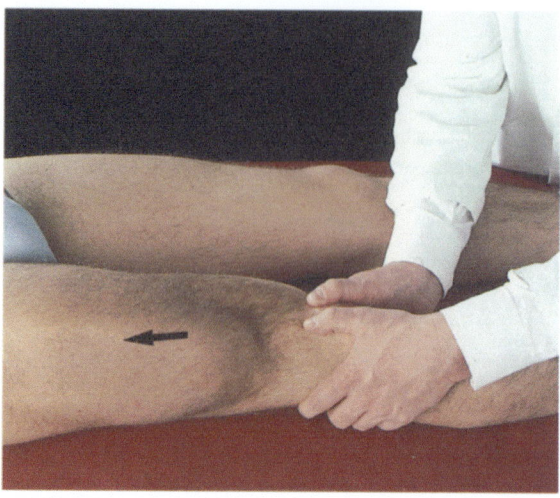

Abb. 5-15. Zohlen-Zeichen. Die Patella wird vom Untersucher nach distal gehalten und durch Anspannung des M. quadriceps nach kranial gezogen

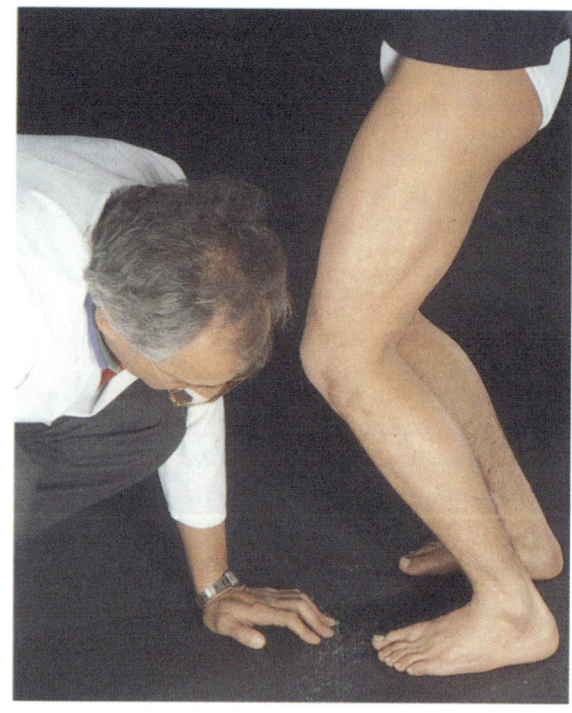

Abb. 5-16. Krepitationstest („Knirschtest"). Der Untersucher versucht, knirschende Geräusche hinter der Kniescheibe zu hören, während der Patient in die Hocke geht

tiv das retropatellare Knirschen. Operative Konsequenzen ergeben sich nur dann, wenn ein positiver Knirschtest mit einer Medialisation oder häufiger einer Lateralisation der Patella oder einem Streckdefizit verbunden ist. Hier gilt es dann, den Gleitweg konservativ, evtl. auch operativ zu korrigieren bzw. das Streckdefizit zu beseitigen. Gleichzeitig sollte immer eine intensive Aufdehnung des M. quadriceps und des Tractus iliotibialis erfolgen.

5.1.3.13
Fründ-Zeichen

In unterschiedlichen Flexionsgraden klopft der Untersucher auf die Patella und kann bei einem retropatellaren Knorpelschaden Schmerzen auslösen.

5.1.3.14
Stimmgabeltest

Im Stadium I einer Chondromalazie soll die Vibrationsintensität einer auf die Patella aufgesetzten Stimmgabel kürzer, bei einem ausgeprägten Knorpelschaden mit Knochenglatzen dagegen länger wahrnehmbar sein [524].

Wie auch dem Fründ-Zeichen wird dem Stimmgabeltest eine eher unzuverlässige Aussagefähigkeit zugeschrieben [26].

5.1.3.15
Palpation der peripatellaren Strukturen

Bei jedem femoropatellaren Schmerzsyndrom ist es unabdingbar, die parapatellaren Insertionen des M. vastus medialis, des M. quadriceps, des Tractus iliotibialis, des Lig. patellae und des Pes anserinus einschließlich des medialen Retinakulums differenziert zu palpieren. Sehr häufig finden sich hier lokale Druckschmerzen. Somit lassen sich zahlreiche femoropatellare Schmerzsyndrome auf Insertionstendopathien zurückführen.

Insertionstendinosen des Tractus iliotibialis, des Pes anserinus, im Bereich der Patellaspitze (Jumper's knee) sowie parapatellar sind wesentlich häufiger, als man annimmt.

5.1.3.16
Ausschluß induzierter femoropatellarer Schmerzen

Zeigt sich bei der Untersuchung am Kniegelenk kein pathologischer Befund, sollten die angrenzenden Muskelgruppen und Gelenke (Hüftgelenk, oberes und unteres Sprunggelenk) sowie die Wirbelsäule differenziert untersucht werden. Erfahrungsgemäß können Hüftgelenkerkrankungen, wie z. B. eine Koxarthrose bei älteren Patienten, oder Wirbelsäulenveränderungen (degenerativ, instabilitätsbedingt) zu ausgeprägten femoropatellaren Schmerzen führen.

Hüftgelenk
Untersucht werden:

1. Passive Abduktion und Adduktion
2. Passive Flexion und Extension
3. Passive Innen- und Außenrotation in Extension
4. Passive Innen- und Außenrotation in Flexion
5. Aktive Abduktion und Extension (Test zur Überprüfung der Muskelkraft)

Einschränkungen hinsichtlich der Beweglichkeit finden sich bei Koxarthrosen, bei verkürzter pelvitrochantärer Muskulatur, Coxa valga, schmerzhaften Kapselirritationen sowie bei einer Fehlstellung des Schenkelhalses. Endet das untersuchte Bewegungsausmaß mit einem harten Anschlag, liegen meist degenerative Hüftgelenkerkrankungen vor. Findet sich ein schmerzhafter, eher weicher Stopp, liegen Muskelverkürzungen oder Irritationen im peripelvinen oder Lendenwirbelsäulenbereich vor.

Wirbelsäule
Sehr häufig berichten Patienten, meist Jugendliche oder jüngere Erwachsene, über wechselnde Schmerzen, die einmal auf der Lateral-, einmal auf der Medialseite lokalisiert sind und abwechselnd am rechten und linken Kniegelenk auftreten. Die Schmerzintensität hängt nicht von körperlichen Be- oder Entlastungen ab; vielmehr treten oft auch nachts oder in Ruhe Schmerzen auf. Lokale Therapiemaßnahmen am Kniegelenk haben zu keiner wesentlichen Besserung der Beschwerden geführt. Derartige Symptome und Vorgeschichten lassen an wirbelsäuleninidu-

zierte Kniebeschwerden denken. Daher gehört die Untersuchung der unteren Wirbelsäulenabschnitte bei diesen Patienten mit zur kompletten Knieuntersuchung.

Im Bereich der Lendenwirbelsäule werden untersucht:

1. Haltung im LWS-Becken-Bereich im Sitzen und im Stehen: Eine vermehrte Hohlkreuzbildung im Stehen mit gekipptem Becken weist auf eine muskuläre Dysbalance mit Verkürzung der Paravertebralmuskulatur im Lumbalbereich sowie des M. rectus femoris und M. psoas major, und auf eine Schwächung der Glutäal- und Bauchmuskulatur hin. Läßt sich im Sitzen eine Aufhebung der LWS-Lordosierung feststellen, besteht ein dringender Verdacht auf Insuffizienz der gesamten Rumpfmuskulatur in der LWS- und BWS-Region.
2. Flexion der gesamten Lendenwirbelsäule im Stehen: Verminderung der Flexion bei degenerativen Veränderungen; auf Ausweichskoliosen muß geachtet werden (lumboradikuläre Reizung).
3. Passive segmentale Beweglichkeit (Flexion/Extension): Bewegungsminderungen mit hartem Stopp bei degenerativen Veränderungen, mit weichem Stopp eher bei Muskelverkürzungen.
4. Anguläre Bewegung für Rotation, Lateralflexion, Flexion, Extension (gekoppelte Bewegungen):
   Das Ausbleiben der gekoppelten Bewegung weist auf segmentale Dysfunktionen hin. Häufig findet man dies bei Patienten mit deutlichen paravertebralen muskulären Verspannungen.
5. Prüfung der Beweglichkeit im lumbosakralen Übergang.
6. Federtest (Springing-Test): Ausschluß segmentaler Instabilitäten.
7. Spine-Test (aktiver Bewegungstest für Nutation).
8. Beweglichkeit bzw. Blockierungen im Bereich des Iliosakralgelenkes.

Darüber hinaus wird auf die ergänzenden Untersuchungstechniken der manuellen Medizin verwiesen [186 a].

5.1.4
Therapeutische Konsequenzen

Aus der Unterscheidung von primärem und sekundärem femoropatellaren Schmerzsyndrom wird deutlich, daß zuerst intraartikuläre Veränderungen ausgeschlossen werden müssen. Gegebenenfalls ist hier eine kausale Therapie möglich. Nach Ausschluß von intraartikulären Veränderungen sollte therapeutisch ein konservatives Vorgehen angestrebt werden. Hier stellt die gezielte Physiotherapie den wichtigsten Therapiebestandteil dar. Je nach Ätiologie des femoropatellaren Schmerzsyndroms sollte die Muskulatur gedehnt oder gekräftigt werden.

Kontrakte Muskulatur muß gedehnt, laxe Muskulatur muß gekräftigt werden.

Bei jeder physiotherapeutischen Muskelkräftigung darf aber die Muskeldehnung („Stretching") nicht vernachlässigt werden. Es ist zu beachten, daß nicht nur der M. quadriceps, sondern auch der Tractus iliotibialis mit in das Dehnungsprogramm (s. Kap. 2.3.2.1) einbezogen wird.

Operative Maßnahmen sollten sich besonders bei jungen Patienten auf eine Arthroskopie beschränken, um intraartikuläre Läsionen und evtl. vorliegende Knorpelschäden sicher zu verifizieren und zu behandeln.

Findet sich eine Lageabweichung der Patella, etwa eine Lateralisation mit lateraler Hyperpression, ist ein Lateral release als operative Maßnahme indiziert, wenn die konservative Therapie nicht zur Beschwerdefreiheit oder zumindest zu einer Besserung geführt hat. Gleichzeitig sollte der M. vastus medialis gekräftigt, die übrigen Quadrizepsanteile und der Tractus iliotibialis sollten gedehnt werden. Das alleinige Lateral release bei femoropatellaren Schmerzen und regelrechter Lage der Patella ist kaum sinnvoll.

Bevor ein Lateral release durchgeführt wird, sollte unbedingt der erhöhte Spannungszustand des lateralen Retinakulums mit dem Tilt-Test (s. oben) geprüft werden. Ein pathologischer passiver Tilt-Test ist hier das wichtigste klinische Zeichen [370 a]. Ein Lateral release kann auch bei älteren Patienten die femoropatellaren Schmerzen reduzieren. Untersuchungen von Jackson et al. [306 a] zeigen bei fast 60 % dieser Patienten gute und sehr gute Ergebnisse. Neben der mechanischen Entlastung des lateralen femoropatellaren Gelenkanteiles wird dem Lateral release auch eine gewisse denervierende Wirkung zugeschrieben [189 a].

Wie effizient die konservative Behandlung mit Dehnung des Tractus iliotibialis beim lateralen Hyperkompressionssyndrom ist, zeigen Untersuchungen von Doucette u. Goble [133 a]. 84 % der Patienten waren nach durchschnittlich 8 wöchiger Physiotherapie schmerzfrei. Dabei wurde speziell der Tractus iliotibialis gedehnt, der M. vastus medialis obliquus dagegen gekräftigt.

Beim Auftrainieren der Muskulatur sollten isokinetische Übungssysteme äußerst zurückhaltend eingesetzt werden, da extrem hohe femoropatellare Drücke auftreten können [350 a]. Dies gilt insbesondere für Übungen im sog. offenen kinematischen System (s. auch Kap. 10.5).

Weiterreichende operative Maßnahmen, wie z. B. eine Versetzung der Tuberositas tibiae, sollten nicht angestrebt werden [188] (s. Abb. 5-2). Bei älteren Patienten können sie aber nach völliger Ausschöpfung der konservativen und arthroskopischen Therapie als Ultima ratio indiziert sein.

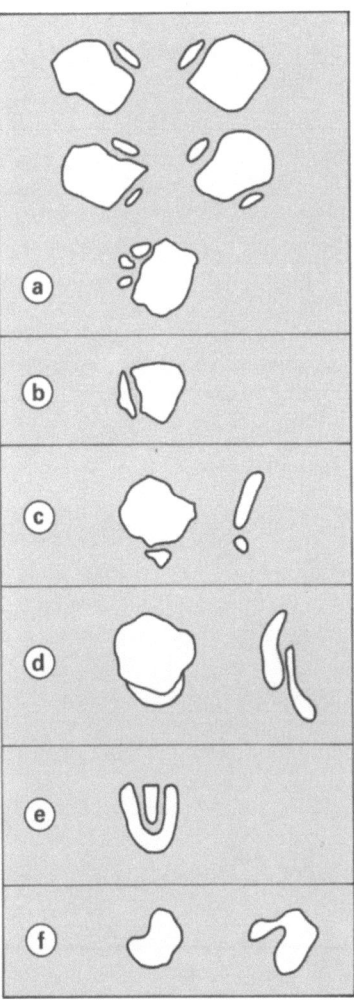

Abb. 5-17. Verschiedene Formen der Patella bipartita nach Pfeil [524]. Diagonale *(a)*, sagittale *(b)*, horizontale *(c)*, frontale *(d)* und zentrale *(e)* Teilungsform, Emargination *(f)* (keine eigentliche Patella bipartita)

5.2
Patellafraktur

Die Beschwerden bei einer Patellafraktur werden von den sicheren und unsicheren Frakturzeichen bestimmt. Oft ist der Frakturspalt palpierbar, manchmal sogar schon inspektorisch zu erkennen. Bei einer Längsfraktur ist die Kniefunktion im Gegensatz zur Querfraktur, bei der eine Streckung gegen Widerstand nicht möglich ist, meist nur leicht eingeschränkt, z. T. sogar unauffällig.

Die Röntgenuntersuchung sichert die Diagnose hinreichend. Es besteht aber manchmal die Schwierigkeit, eine Patellafraktur gegen die vielfältigen Erscheinungsformen einer Patella bipartita (Abb. 5-17 bis 5-19) abzugrenzen. Sogar eine doppelt angelegte Patella ist bekannt [201].

Da der Frakturausschluß auf den a.-p. und seitlichen Röntgenaufnahmen nicht immer eindeutig möglich ist, werden Defiléaufnahmen, auf denen Längsfrakturen gut darstellbar sind, in 30, 60 und 90° Flexion angefertigt (Abb. 5-20). Auch Osteochondralfrakturen von der Patellarückfläche nach Patellaluxationen oder nach direktem Trauma gilt es auszuschließen (vgl. Abb. 5-26).

Nicht selten wird eine Patella bipartita oder sonstige Patellaveränderung für femoropatellare Schmerzen verantwortlich gemacht. Bei der klinischen Untersuchung erkennt man oft schon

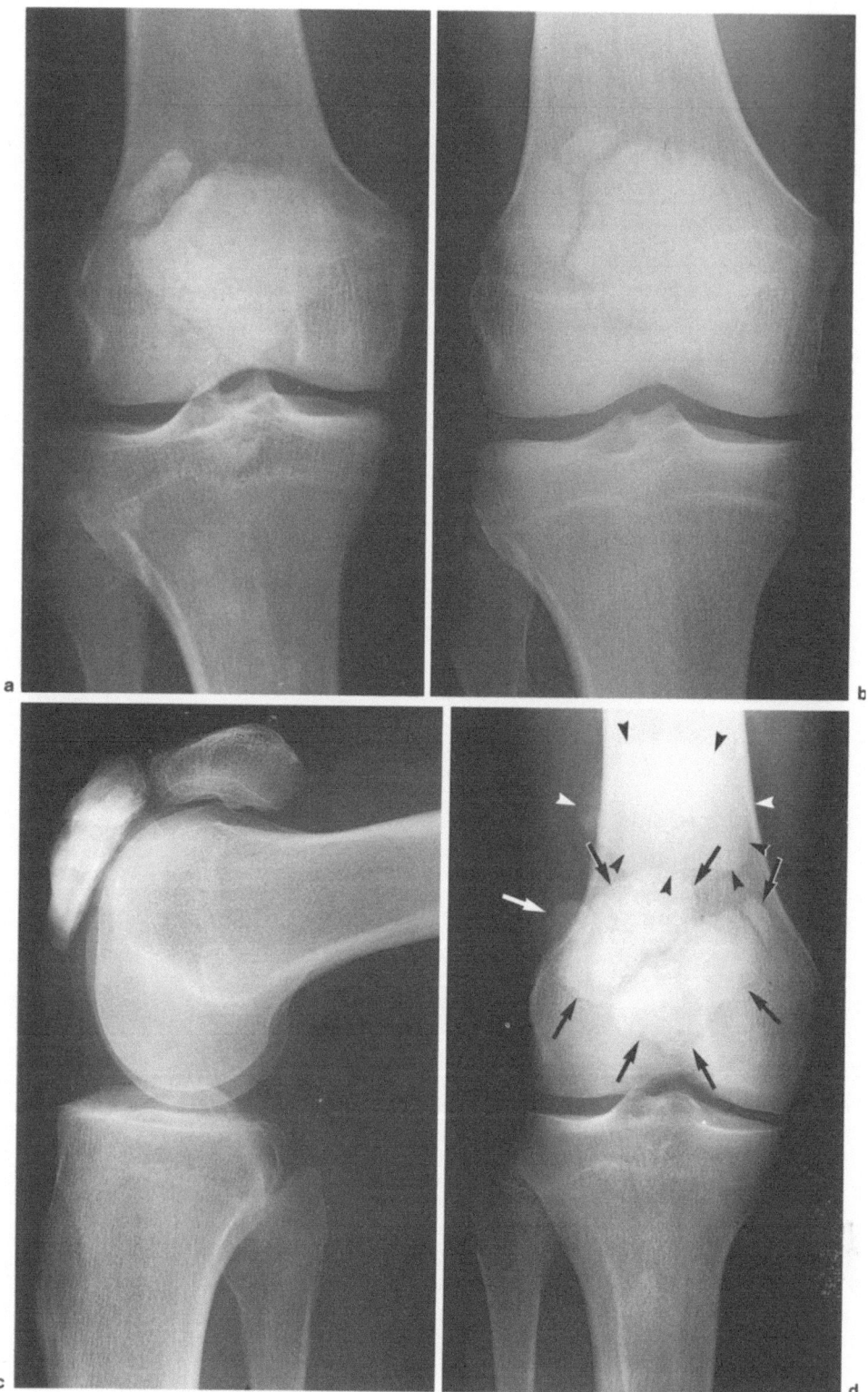

Abb. 5-18 a-d. Patella bipartita vom diagonalen Typ (mit 80% häu-figster Typ) (**a**). Patella tripartita (selten) (**b**). Patella duplex congeni-ta unilateralis (sehr selten) (**c**); die distale Patella ist eine Patella multipartita *(Pfeile)*, die proximale Patella erscheint normal (**d**)

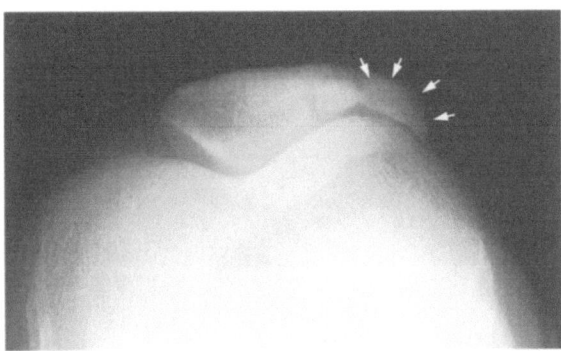

Abb. 5-19. Tangentialaufnahme bei Patella tripartita mit lateral liegenden Tripartitaanteilen. Der Zug über das laterale Retinakulum führt zu einer Lateralisation, insbesondere des lateralen Tripartitaanteiles *(Pfeile)*. Dieser liegt fast lateral der Trochlea femoris

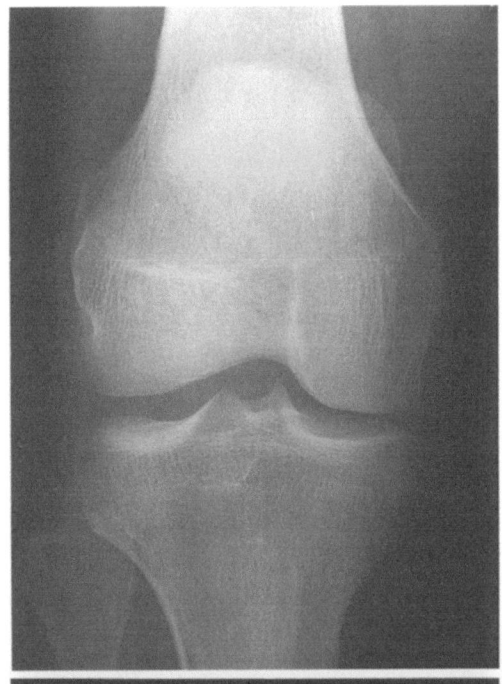

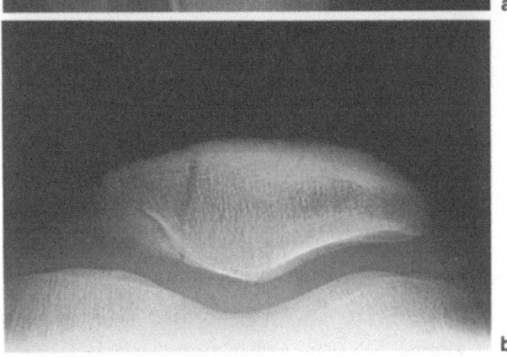

Abb. 5-20 a, b. Patellalängsfraktur im a.-p. Strahlengang nur schwer (**a**), in der Defiléaufnahme dagegen leicht erkennbar (**b**)

inspektorisch eine Vorwölbung am lateralen Patellarand. Palpatorisch könnte man meinen, es handele sich um einen Osteophyten an der lateralen Patellaseite. Gleichzeitig ist der Tractus iliotibialis bzw. das laterale Retinakulum kontrakt (Abb. 5-19).

Manchmal wird nach Fehlschlagen einer kurzzeitigen konservativen Therapie die operative Entfernung des zusätzlichen Patellastücks (Bipartitaanteil) empfohlen. Dies sollte jedoch erst nach Ausschöpfung der konservativen Therapie (intensive Aufdehnung des M. quadriceps und des Tractus iliotibialis) und nach arthroskopischer Abklärung des intraartikulären Befundes erwogen werden. Eine Zugentlastung des Bipartitaanteils läßt sich zunächst mit einem Lateral release erzielen. Alternativ kann das schmerzhafte Patellafragment (Bipartitaanteil) auch subperiostal von den ansetzenden lateralen Strukturen abgelöst werden. Das Fragment wird dann nicht mehr dem Muskelzug ausgesetzt, was zur Schmerzreduktion führt. Ein mobiles Fragment sollte dagegen entfernt werden. Mit diesem Vorgehen erzielte Ogata [504b] gute und sehr gute Ergebnisse. Ragt der Bipartitaanteil oder ein lateraler Patellaosteophyt über den lateralen Femurkondylus, daß die Patella am lateralen Femurkondylus „festgeklammert" wird, ist die Resektion des lateralen Osteophyten bzw. des Bipartitaanteiles nicht zu vermeiden, um den normalen Patellagleitweg wiederherzustellen (s. Abb. 5-13 c).

In seltenen Fällen kann nach einem direkten Trauma (z. B. Sturz auf das gebeugte Kniegelenk) eine Pseudarthrose im Bereich der Patella bipartita entstehen, die Schmerzen verursacht. Führt eine Immobilisation nicht zur Beschwerdelinderung und treten die Beschwerden bei Belastung rezidivierend auf, muß dem Patienten das operative Vorgehen empfohlen werden.

5.3
Patellaluxation

Die Luxation oder Subluxation der Patella ist eine der häufigsten Knieerkrankungen (Abb. 5-21). Nach Smillie [610] ist sogar jede Kniebinnenverletzung bei jungen Frauen bis zum Beweis des Gegenteils als Patellasubluxation anzusehen. Nach Gaudernak [203a] sind 9 % der blutigen Gelenkergüsse auf eine Patellaluxation zurückzuführen.

Gaudernak [203a] unterscheidet eine Luxation in Streckstellung von der Luxation in gebeugter Stellung. Letztere ist wesentlich häufiger als die Luxation im gestreckten Zustand.

Luxation bzw. Subluxation in Streckstellung
Diese treten i. allg. zwischen 0° und 10° Flexion auf. Bei der Untersuchung fällt oft eine Atrophie des M. vastus medialis auf, die Patellae liegen relativ weit lateral (Strabismus divergens).

Zunehmende Flexion führt zur Zentrierung der Patellae. Die Kniescheiben können aber auch lateralisiert bleiben (habituelle Subluxation).

Die Patella gerät während der Flexion permanent mit dem lateralen Oberschenkelkondylus bzw. dem lateralen Anteil der Trochlea femoris in Kontakt. Ein sehr flaches Gleitlager, eine hochstehende Patella, eine allgemeine Bandlaxizität und eine vermehrte Außenrotationsfähigkeit begünstigen diese Luxationsform. Sie ist häufig wenig traumatisierend und tritt auch schon im Kindesalter auf [203a].

Luxation bzw. Subluxation in Flexion
In der Regel tritt eine Luxation beim gebeugten Kniegelenk zwischen 20° und 60° Flexion auf. Eine Außenrotationsstellung des Unterschenkels, ein erhöhter Spannungszustand des M. quadriceps und das Vorliegen einer potentiellen Instabilität sind begünstigende Faktoren. Die Luxation kann evtl. auch zu ausgedehnten osteochondralen Frakturen und Hämatomen führen.

Befindet sich die Patella in luxiertem Zustand (in ca. 17 [293] bis 30 % [eigenes Krankengut]), ist sie meist lateral des lateralen Femurkondylus zu sehen und zu tasten. Die Patienten klagen

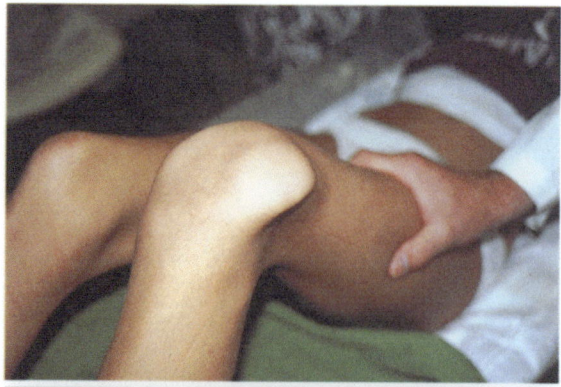
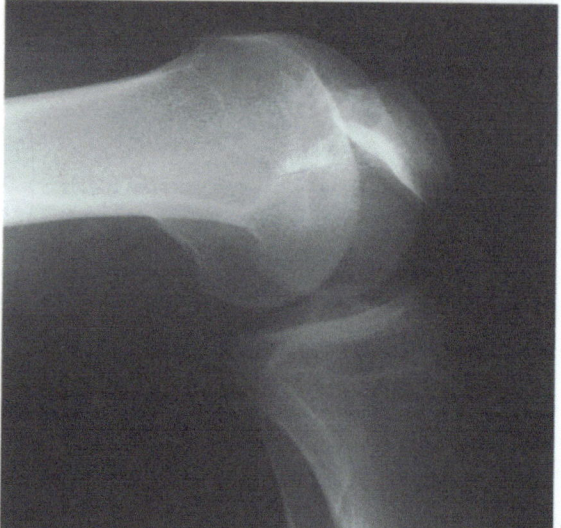
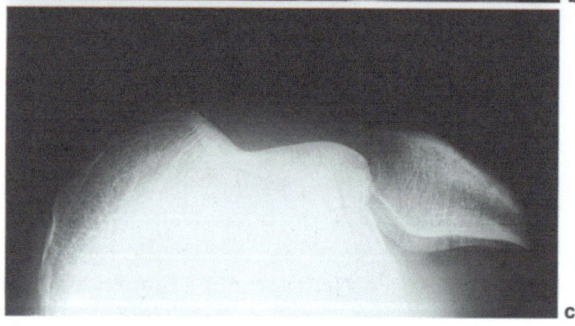

Abb. 5-21 a-g. Patellaluxation. Klinischer Befund: Die Patella befindet sich in luxiertem Zustand (**a**). Die seitliche Röntgenaufnahme zeigte eine Verkippung der Patella (**b**). Die Luxation wird aber erst auf der Tangentialaufnahme komplett erkennbar (**c**). Reponiert die Patella wie bei den meisten Luxationen spontan, resultieren Knorpelabsprengungen aus der medialen Patellafacette und/oder dem lateralen Femurkondylus. Arthroskopisch zeigen sich Einrisse *(Pfeilspitzen)* des medialen Retinakulums *(R)*. Die Einrisse finden sich insbesondere in den kaudalen Retinakulumanteilen. Patella *(P)* (**d**). Sie können aber auch mehr proximal *(Pfeilspitzen)* auftreten (**e**). Auf der Außenseite des lateralen Femurkondylus *(F)* finden sich häufig Kontusionsmarken *(Pfeile)*. Lateraler Meniskus *(M)* (**f**). Als Therapie wird die arthroskopische Naht des eingerissenen medialen Retinakulums *(R)* angestrebt (**g**)

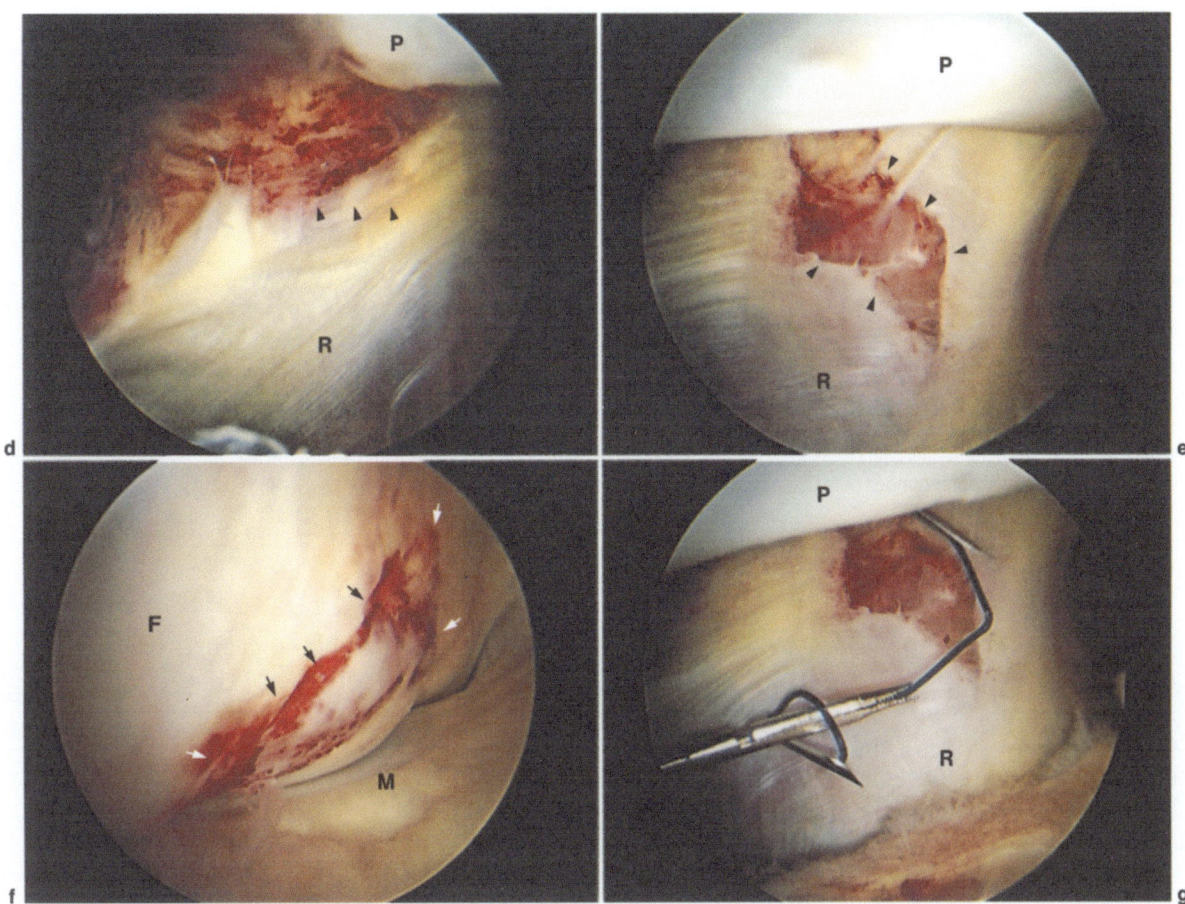

Abb. 5-21 d-g. (Legende s. S. 260)

über starke Schmerzen und halten das Kniegelenk gebeugt (Abb. 5-21 a).

Weitaus häufiger kommt es unmittelbar nach der Luxation zur spontanen Reposition, so daß der Untersucher den reponierten Zustand vorfindet. Die Patienten berichten, daß etwas nach innen oder außen herausgesprungen sei und daß sie umgeknickt seien (Giving-way-Symptomatik). Manchmal könnte man demnach annehmen, daß die Patella nach medial luxiert sei. Da die Patella aber fast immer nach lateral luxiert, hat der Patient nur sein leeres femorales Gleitlager mit dem prominenten medialen Femurkondylus gespürt. Die Symptome nach einer Patellaluxation sind verschieden (Tabelle 5-5).

Wie auch die Angaben von Hughston [293] zeigt die Untersuchung des eigenen Krankengutes (112 Patienten mit 114 Luxationen) ein Überwiegen des männlichen Geschlechts (männlich

Tabelle 5-5. Symptome bei Patellaluxation. (Nach [293])

1. Schmerzen	58%
2. Gelenkschwellung	32%
3. Giving way	42%
4. Blockierung	27%
5. Knirschen	9%
6. Luxierter Zustand	17%

63,4%, weiblich 36,6%). Bis auf einen Fall war die Patella nach lateral luxiert. Mediale Subluxationen sind als Komplikation nach operativer Spaltung des lateralen Retinakulums (lateral release) gefürchtet [298].

Für das weitere diagnostische und therapeutische Vorgehen ist das Verständnis der Mechanik von Luxation und Reposition (Abb. 5-22)

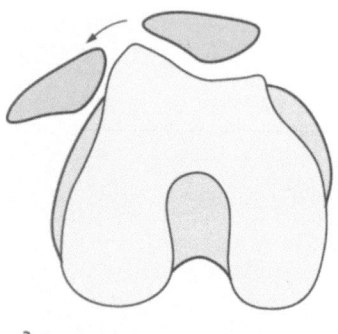 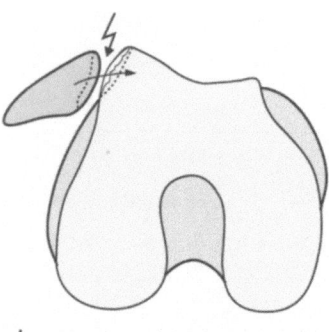 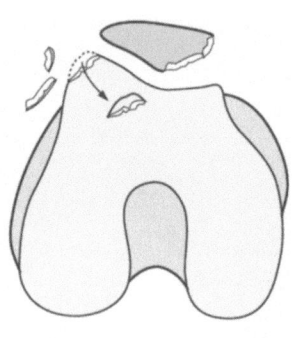

a   b   c

Abb. 5-22 a-c. Patellaluxation. Die Patella luxiert nach lateral (**a**). Zur Reposition muß sie „über den lateralen Femurkondylus steigen". Dabei entstehen an der Kontaktzone zwischen medialer Patellafacette und Außenseite des lateralen Femurkondylus Knorpelkontusionen, Knorpelabsprengungen oder Osteochondralfrakturen

(**b**, vgl. Abb. 5-24). In reponiertem Zustand finden sich daher die aus der medialen Patellafacette ausgesprengten Knorpel- oder osteochondralen Fragmente in der Nähe des lateralen Femurkondylus. Vom lateralen Femurkondylus abgesprengte Anteile können im oberen Rezessus lokalisiert sein (**c**). (Nach [470])

von Bedeutung, um an entsprechenden Stellen nach Verletzungen zu suchen [293, 298].

Schwierig ist die Eruierung, ob ein Trauma stattgefunden oder eine endogene Patellaluxation beim normalen Bewegungsablauf vorgelegen hat. Die Patienten berichten häufig über ein Trauma. Sie seien zu Boden gestürzt und dabei sei die Kniescheibe herausgesprungen. Die genaue Klärung der zeitlichen Abfolge ist schwierig und bietet Raum für Fehlinterpretationen. Es gilt zu klären, ob zuerst die Patellaluxation und dann der Sturz wegen der damit verbundenen Schmerzen stattgefunden hat oder ob zuerst die Verletzung (angeschuldigtes Unfallereignis) mit der Folge einer Patellaluxation vorlag. Meist zeigt die genaue Analyse des Unfallmechanismus, daß kein adäquates Trauma vorgelegen hat, sondern daß die Patella bei einem besonderen, aber „alltäglichen" Bewegungsablauf luxiert ist. Nach jeder Patellaluxation sollte daher der Luxationstyp bestimmt werden:

1. Akute traumatische Luxation
Selten, da erhebliche direkte Gewalteinwirkung von medial notwendig ist (direktes Trauma führt zur prä- oder peripatellaren Prellmarke); dysplastische Veränderungen des femoropatellaren Gelenkes sind selten.

2. Akute, erstmalige (endogene) Luxation
Ein besonderer Bewegungsablauf (z. B. forcierte Außenrotation, Hinabspringen von Treppe o. ä.) führt zur erstmaligen Luxation

oder Subluxation bei angeborenen oder erworbenen dysplastischen Veränderungen des femoropatellaren Gelenksystems.

3. Rezidivierende Luxation
Ein besonderer Bewegungsablauf (s. oben) führt aufgrund dysplastischer Veränderungen des femoropatellaren Systems oder nach insuffizient behandelten akuten erstmaligen (endogenen) oder traumatischen Luxationen zur erneuten Luxation.

4. Habituelle Luxation
Gewohnheitsmäßige Verrenkung der Kniescheibe beim normalen Bewegungsablauf mit meist spontaner Reposition. Eine besondere luxationsauslösende Bewegung ist nicht notwendig (Abb. 5-23).

Im eigenen Krankengut (114 Patellaluxationen) fanden sich in 14% der Fälle traumatische Luxationen. Zu je 42% waren erstmalige Luxationen und rezidivierende Luxationen zu verzeichnen.

Zur adäquaten Diagnostik und möglichst kausalen Therapie sollten die Faktoren, die eine Patellaluxation begünstigen oder prädisponieren, bekannt sein (Tabelle 5-6). Histologische Untersuchungen von Muskelbiopsien bei Patienten mit rezidivierenden Patellaluxationen zeigen einen erhöhten Anteil von anomalen Typ-2C-Fasern [176].

Bei Schmerzen an der medialen Gelenkseite kann die Abgrenzung gegen eine mediale

Abb. 5-23 a, b. Habituelle Patellaluxation (linkes Knie) (**a**) bei konstitutioneller Hyperlaxizität und ausgeprägter Dysplasie der Patella und des femoralen Gleitlagers beidseits (**b**)

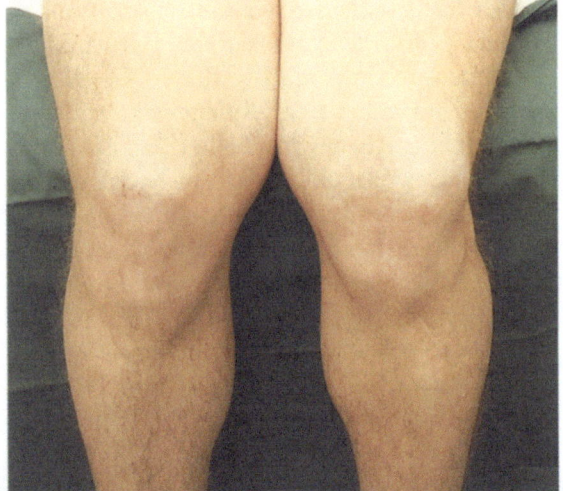

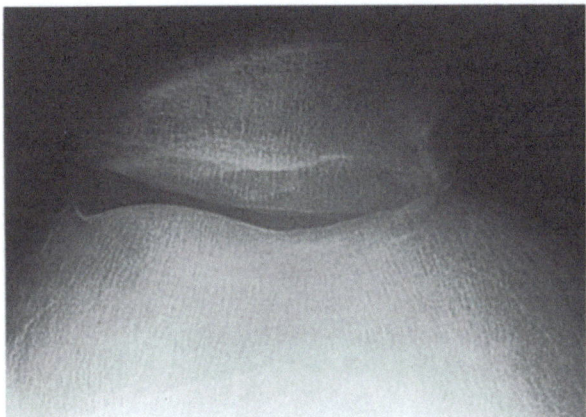
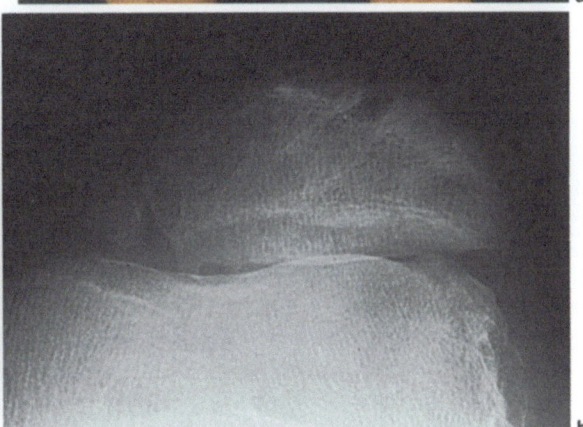

Tabelle 5-6. Prädisponierende Faktoren einer Patellaluxation

1. Dysplasien des femoropatellaren Gleitlagers
2. Genu recurvatum
3. Patella alta
4. Veränderte Zugrichtung der Streckmuskulatur:
   – Q-Winkel >15°
   – Muskelimbalance zwischen M. vastus medialis obliquus und M. vastus lateralis
   – Lateraler Ansatz der Tuberositas tibiae
   – Vermehrte Innenrotation des Femurs
   – Vergrößerte Femurantetorsion
   – Genu valgum
5. Konstitutionell
6. Hyperlaxizität (z.B. Ehlers-Danlos-Syndrom)

Meniskusläsion diagnostische Probleme bereiten, obwohl eine Kombination von Patellaluxation und Meniskusläsion wegen der unterschied-lichen Entstehungsmechanismen eher selten ist [470].

Bei jeder frischen Knieverletzung sollte man an eine Patellaluxation denken und nach klinischen Zeichen suchen (Tabelle 5-7).

Bei jeder Patellaluxation muß aber andererseits auch eine Verletzung des vorderen Kreuz-

Tabelle 5-7. Klinische Zeichen einer Patellaluxation

1. Druckschmerz oder Delle über dem medialen Retinakulum (Einriß beim Luxationsvorgang)
2. Druckschmerz an der medialen Patellafacette (Knorpelverletzung beim Repositionsvorgang)
3. Druckschmerz am lateralen Femurkondylus (Knorpelverletzungen beim Repositionsvorgang)
4. Apprehensiontest nach Fairbank positiv
5. Hämarthros häufig, aber nicht obligat

bandes ausgeschlossen werden (Lachman-Test prüfen). Schon der vom Patienten geschilderte Unfallmechanismus, häufig findet die Patella-luxation bei gebeugtem Kniegelenk, außenro-tiertem Unterschenkel und einer Valguskompo-nente statt, erklärt die häufig gleichzeitig auftre-tende Ruptur des vorderen Kreuzbandes. Daher ist die Prüfung des Lachman-Tests bei jedem Pa-tienten mit Patellaluxation obligat (s. Kap. 3.3.3).

Die Anfertigung der Tangentialaufnahmen zum Ausschluß osteochondraler Aussprengun-gen aus der medialen Patellafacette und dem la-teralen Femurkondylus oder einer Subluxati-onsstellung ist obligatorisch (Abb. 5-24 bis 5-26).

Besteht nach sorgfältiger klinischer Untersu-chung und vorliegendem Hämarthros noch eine diagnostische Unsicherheit, ist eine MR-Tomo-graphie oder Arthroskopie indiziert. Arthro-skopisch sind nach einer Patellaluxation Unter-blutungen oder Einrisse im medialen Retinaku-lum sowie Knorpelkontusionen oder Abspren-gungen aus der medialen Patellafacette und/oder der Lateralseite des lateralen Femurkondy-lus zu finden. Größere osteochondrale Frag-mente können im oberen Rezessus lokalisiert sein.

Auf den Tangentialaufnahmen sind des öfte-ren knöcherne Aussprengungen aus der media-len Patellafacette, die leicht als freie Gelenkkör-per eingestuft werden, zu erkennen. Bei der Ar-

throskopie zeigt sich dann oft, daß diese Frag-mente nicht im intraartikulären Raum, sondern im Ansatzbereich des medialen Retinakulums lokalisiert sind. Größere, freie ausgesprengte Fragmente werden arthroskopisch entfernt und beurteilt. Wenn der Knorpelbelag durch rezidi-vierende Traumata zerbröselt oder nur eine mi-nimale ossäre Schuppe vorhanden ist, wird eine Refixation kaum erfolgversprechend sein. Lie-gen dagegen große osteochondrale Fragmente mit intaktem Knorpel und stabilem ossären An-teil vor, sollte eine Refixation angestrebt werden.

Bei der frischen Luxation mit komplettem Einriß des medialen Retinakulums, der klinisch leicht nachzuweisen ist, ist die arthroskopische Naht des medialen Retinakulums zu empfehlen, um die Reluxationsrate möglichst gering zu hal-ten (Abb. 5-21 und 11-9).

Mit einer erhöhten Rate an Reluxationen ist bei den Patienten zu rechnen, bei denen es bei der Erstluxation zu keinen knöchernen Läsionen (s. oben) gekommen ist. Dispositionsbedingt (Patelladysplasie, Trochleadysplasie, Beinachse, Kollagenzustand) wird der Patella die Luxation bzw. Reposition so „leicht" gemacht, daß hierbei keine ossären Läsionen entstehen. Daher sollte u.E. gerade bei diesen Patienten eine primäre Naht des medialen Retinakulums angestrebt werden. Auf eine Spaltung des lateralen Retina-kulums nach der akuten Luxation sollte auch

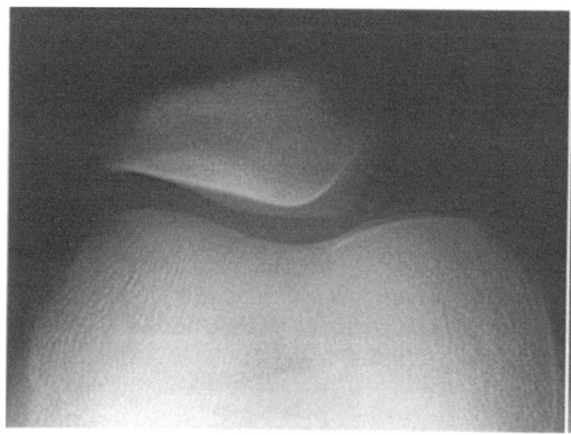
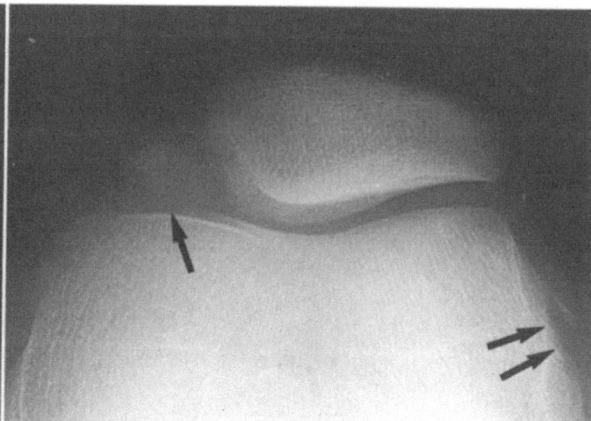

Abb. 5-24. Zeichen einer alten Patellaluxation mit alter Ausspren-gung aus der medialen Patellafacette und Verkalkungen im media-len Retinakulum. Als Hinweis auf eine frische Luxation findet sich lateralseitig ein kleines osteochondrales Fragment *(2 Pfeile)*

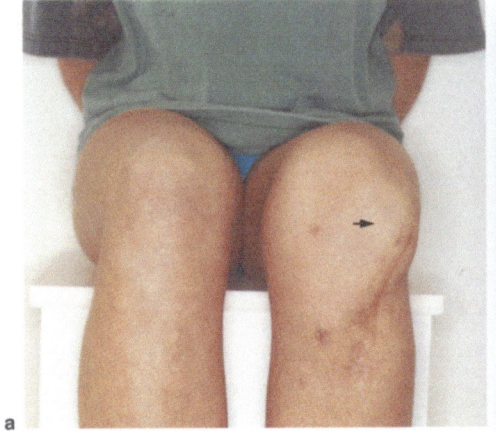

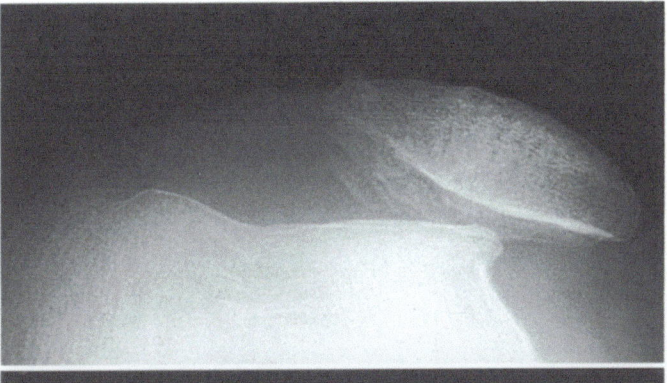

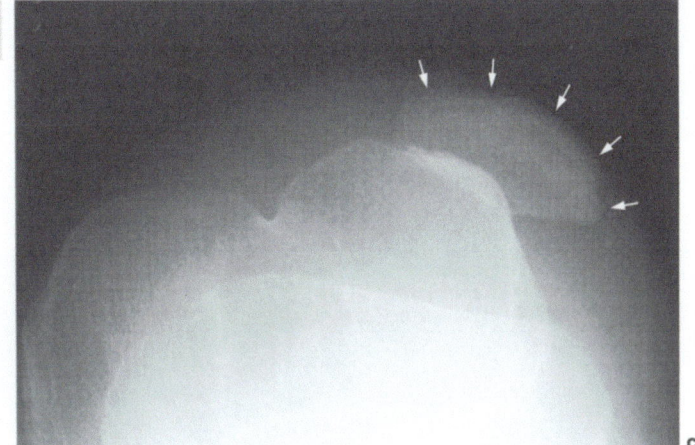

Abb. 5-25 a-c. Habituelle Patellaluxation *(Pfeil).* 2 Operationen zur Gangkorrektur sind bereits erfolgt. Das Lig. patellae ist verkürzt, die Patella steht luxiert (**a**). Röntgenbefund (**b**). Angeborene Patellaluxation (selten). Die Patella *(Pfeile)* ist dysplastisch ausgebildet und befindet sich lateral des lateralen Femurkondylus (**c**)

dann verzichtet werden, wenn nach der Naht des Retinakulums noch eine Lateralisationstendenz zu verzeichnen ist. Bei gleichzeitigem luxationsbedingten Einriß des medialen Retinakulums und iatrogener Durchtrennung des lateralen Retinakulums sind Patellanekrosen gefürchtet. Eine Spaltung des lateralen Retinakulums darf daher frühestens 8 Wochen, besser 3 Monate nach der Verletzung durchgeführt werden.

5.3.1
Apprehensiontest nach Fairbank

Diese oft als Smillie-Test bezeichnete Prüfung wurde bereits 1935 von Fairbank [in 610] beschrieben. Der Untersucher versucht bei in Rükkenlage liegendem Patienten, gestrecktem Kniegelenk und entspannter Oberschenkelmuskulatur den Luxationsvorgang nachzuahmen und die Patella nach lateral zu drücken. Der Patient wird dann gebeten, das Kniegelenk zu beugen. Hat eine Patellaluxation stattgefunden, treten starke Schmerzen und Angst vor einer erneuten Luxation in Streckstellung, spätestens aber in Flexion auf (Abb. 5-27). Ein positiver Apprehensiontest ist beweisend für eine Patellaluxation.

5.3.2
Subluxations-Suppressions-Test

Dieser Test dient dem Nachweis einer medialen (medialer Subluxations-Suppressions-Test) oder lateralen (lateraler Subluxations-Suppressions-Test) Subluxation.

Medialer Subluxations-Suppressions-Test
Zum Nachweis einer medialen Subluxation legt der Untersucher seinen Zeigefinger an die proxi-

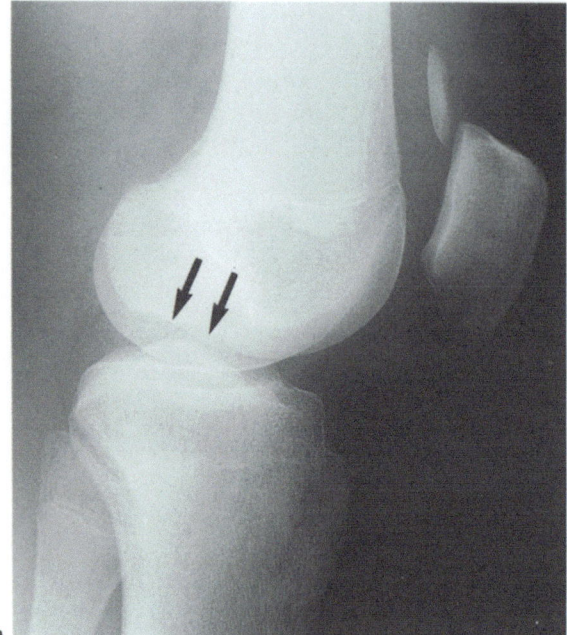

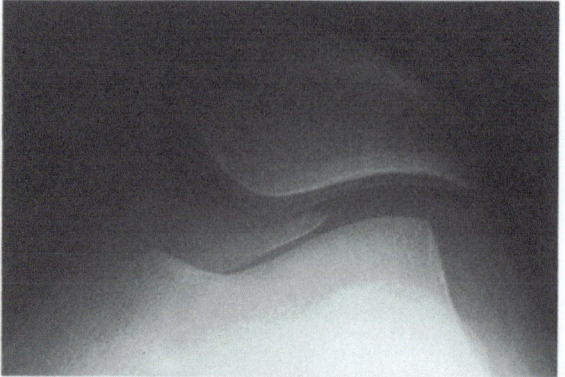

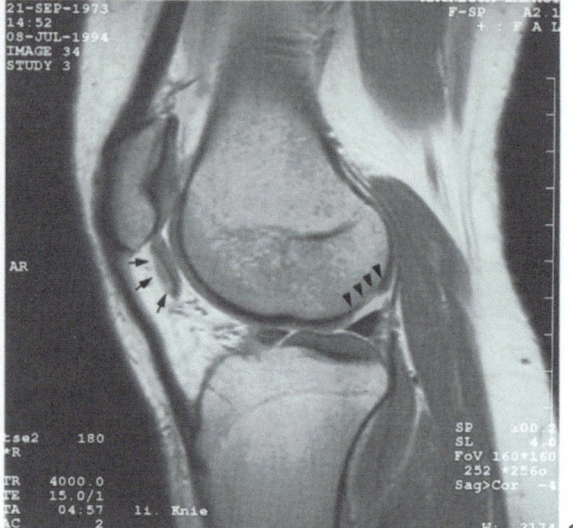

Abb. 5-26 a–c. Osteochondralfraktur nach Patellaluxation. Im seitlichen Bild ist ein großes osteochondrales Fragment im oberen Rezessus zu erkennen (**a**). Intakte Patellarückseite bei der Defiléaufnahme (**b**). Bei genauer Betrachtung kann man auf der seitlichen Aufnahme einen Defekt im lateralen Femurkondylus *(Pfeile)* erkennen (**a**). Mit der MR-Tomographie kann auch die Beschaffenheit des osteochondralen Fragmentes beurteilt werden. Man erkennt den

ossären *(Pfeile)* und chondralen Anteil. In der dorsalen Zirkumferenz des lateralen Femurkondylus ist die Defektzone *(Pfeilspitzen)*, aus der das osteochondrale Fragment stammt, zu erkennen. In Streckstellung befindet sich diese meist über dem Außenmeniskushinterhorn (**c**). Bei der Arthroskopie muß beachtet werden, daß dieser Bereich nicht immer einfach darzustellen ist

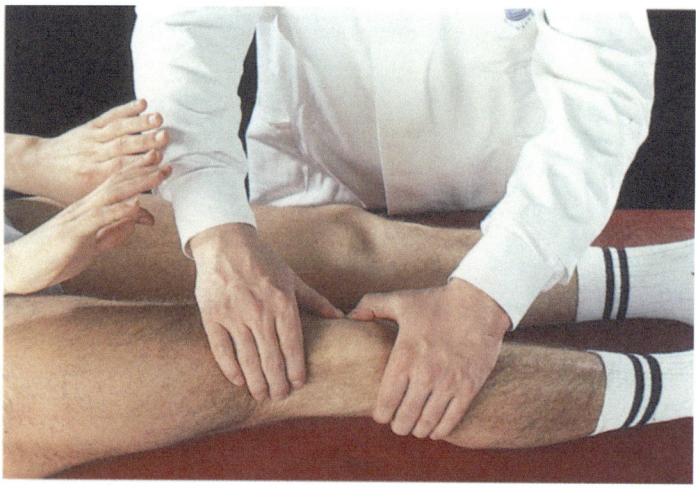

Abb. 5-27. Apprehensiontest nach Fairbank. In Extension Versuch der Lateralisation der Patella. Spätestens bei zunehmender Flexion treten nach einer frischen Patellaluxation starke Schmerzen und Ängste auf, so daß die Patienten oft versuchen, die Untersuchung abzuwehren

male Hälfte der medialen Patellafacette (Abb. 5-28 a). Der Patient wird dann gebeten, das Kniegelenk zu beugen. Hierbei zeigt sich dann ein Fehlen der medialen Subluxation, bedingt durch den Finger des Untersuchers. Eine Flexion des Kniegelenkes ohne diese Subluxationsverhinderung führt dagegen zur medialen Patellasubluxation [149 b]. In gleicher Weise wird der Patient gebeten, auf der Stelle zu gehen, damit der Untersucher die Konfiguration der Patella beobachten kann. Bei gestrecktem Kniegelenk gerät die Patella dann in eine mediale Position.

Lateraler Subluxations-Suppressions-Test
Zum Nachweis einer lateralen Subluxation legt der Untersucher entsprechend seinen Finger an die proximale Hälfte der lateralen Patellafacette (Abb. 5-28 b). Der Patient wird gebeten, das Kniegelenk zu beugen. Dabei zeigt sich eine Verhinderung der lateralen Subluxation durch den Finger bzw. der Untersucher spürt den Lateraldrang der Patella. Flexion des Kniegelenkes ohne die Subluxationsverhinderung führt zur lateralen Patellasubluxation.

5.3.3 Medialer Apprehensiontest

Bei einer medialen Subluxation oder Luxation der Patella nach medial, z. B. nach einer Spaltung des lateralen Retinakulums, findet man einen positiven medialen Apprehensiontest. Bei diesem Test schiebt der Untersucher bei ca. 30° gebeugtem Kniegelenk die Patella nach medial, indem er einen Finger an den lateralen Patellarand anlegt. Beschreibt der Patient bei diesem Manöver ein Gefühl von Unsicherheit (Instabilität), liegt ein positiver Apprehensiontest vor [486 a].

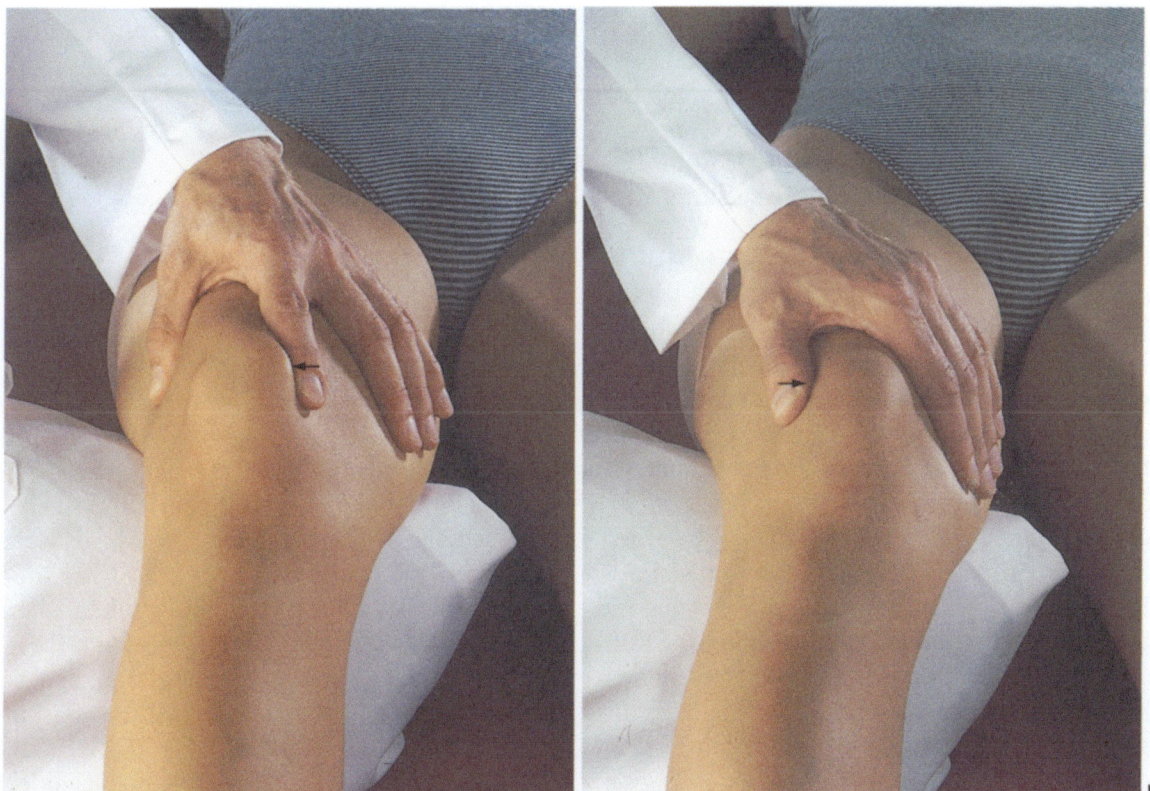

Abb. 5-28 a, b. Medialer (**a**) und lateraler (**b**) Subluxations-Suppressions-Test

5.3.4
Gravity-Subluxations-Test

Eine mediale Subluxation nach einem Lateral release tritt selten auf, muß aber als ernste Komplikation eingestuft werden. Beim Gravity-Subluxations-Test liegt der Patient in Seitenlage, das betroffene Kniegelenk befindet sich oben, und der Untersucher abduziert das gestreckte Bein (Kniegelenk maximal gestreckt) im Hüftgelenk. Bei Vorliegen einer medialen Subluxation nach Lateral release kann der Untersucher auf der Lateralseite das durchtrennte laterale Retinakulum tasten. In dieser Stellung subluxiert die Patella, entsprechend der Schwerkraft, nach medial. Bleibt die Patella unter Anspannung des M. quadriceps in der subluxierten Stellung, spricht man von einem *positiven Gravity-Subluxations-Test* [486a]. In diesem Fall besitzt der M. vastus lateralis keine lateralisierende Wirkung mehr auf die Patella; gleichzeitig fehlt die laterale Zügelung durch das laterale Retinakulum. Manuell kann der Untersucher die Patella aus der Subluxationsstellung wieder in die Normalstellung schieben.

Nonweiler u. DeLee [486a] fanden bei Patienten mit einer medialen Subluxation nach Lateral release eine erhöhte passive Patellamobilität nach medial, eine positiven medialen Apprehensiontest und einen positiven Gravity-Subluxations-Test. Bei der Röntgenuntersuchung fand sich dagegen kein pathologischer Befund. Die Therapie der medialen Subluxation besteht in der operativen Doppelung der lateralen Retinakulastrukturen unter einer sensorischen Epiduralanästhesie. Somit kann intraoperativ bereits geprüft werden, ob unter Kontraktion des M. vastus lateralis noch eine mediale Subluxation auftritt. Bei einer noch persistierenden lateralen Subluxation müssen die Nähte dagegen wieder gelöst und neu geknotet bzw. neu gelegt werden. Bei allen Patienten (n = 5) fanden Nonweiler u. DeLee [486a] einen vom lateralen Patellarand abgelösten M. vastus lateralis. Als klinische Konsequenz darf der M. vastus lateralis, dessen Muskelfasern schon am proximalen Patelladrittel inserieren können, beim Lateral release nicht durchtrennt werden.

5.3.5
Patellaposition

Die Stellung der Kniescheibe wird bei Patienten mit Patellaluxationen in der Anamnese oder mit femoropatellaren Schmerzen in verschiedenen Beuge- bzw. Streckstellungen beurteilt. Die Untersuchung erfolgt sowohl bei entspanntem als auch bei angespanntem M. quadriceps. Bei Anspannung der Muskulatur wird auf eine Seitbewegung der Patella (Lateralisation bzw. Medialisation) geachtet (s. auch McConnell-Test, Abschn. 5.1.3.5).

5.3.6
Reposition

Die *Reposition einer luxierten Patella* sollte möglichst sanft erfolgen. Die Patella wird hierzu manuell lateral fixiert und das Bein langsam gestreckt. Unter leichtem Ankippen der Patella nach medial reponiert sie in extensionsnaher Stellung von selbst. Ausgedehnte Knorpelläsionen können nicht nur bei der spontanen, sondern auch bei der iatrogenen Reposition auftreten.

5.4
Osteochondrosis dissecans

5.4.1
Osteochondrosis dissecans der Patella

Die Osteochondrosis dissecans der Patella, zuerst von Rombold 1936 [557] beschrieben, ist eine sehr seltene Erkrankung (Abb. 5-29). Schwarz u. Blazina [586] berichten über die bisher umfangreichste Studie mit 31 operativ behandelten Fällen bei 25 Patienten. Die Symptome reichen von Schmerzen (87%) über Schwellung, begleitendem Trauma, Blockierungen oder Patellasubluxation bis zum Giving way (22%) [586]. Die klinischen Befunde (Tabelle 5-8) unterscheiden sich kaum von denen des femoropatellaren Schmerzsyndroms.

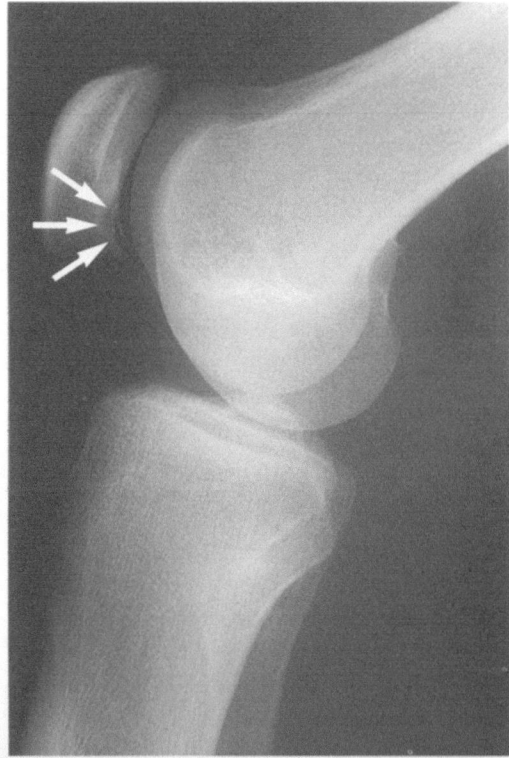

Im seitlichen Röntgenbild zeigt sich im fortgeschrittenen Stadium bei dieser Erkrankung in vielen Fällen eine lokalisierte Aufhellung auf der Patellarückfläche, die dem osteochondrotischen Bereich entspricht (Abb. 5-29). Hauptlokalisationen sind das mittlere und distale Drittel des Patellafirstes [586].

Das wahre Ausmaß der ossären und chondralen Läsionen läßt sich am einfachsten auf einer MR-Tomographie erkennen (Abb. 5-30).

Therapeutisch empfiehlt sich das Durchbrechen der Sklerosezone durch eine transpatellare Anbohrung. Liegt das Dissekat als freier Gelenkkörper vor, muß dieser entfernt werden. Bei Lageanomalien der Patella, z.B. bei einer Lateralisation mit Hyperpression (s. Abb. 5-30 b), empfiehlt sich zur mechanischen Entlastung des Osteochondrosis-dissecans-Herdes auch die Spaltung des lateralen Retinakulums.

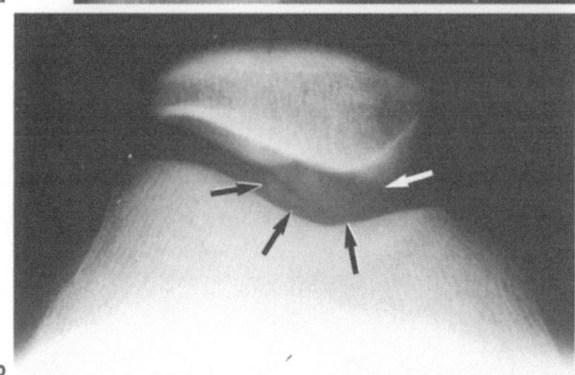

Abb. 5-29 a, b. Osteochondrosis dissecans der Patella. Aufhellung im kaudalen Anteil des Patellafirstes *(Pfeile)* (**a**). Die Defiléaufnahme zeigt eine wolkige Auftreibung *(Pfeile)* und den Defektbereich (**b**)

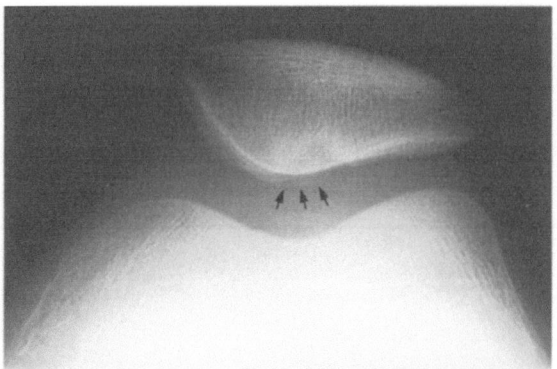

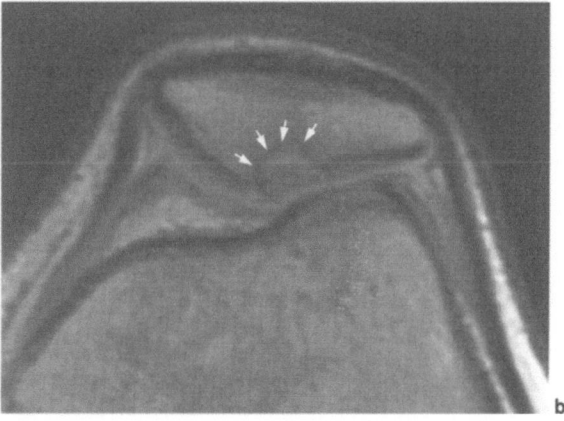

Tabelle 5-8. Präoperative Untersuchungsbefunde bei Osteochondrosis dissecans der Patella. (Nach [586])

Patellofemorales Krepitieren	74%
Gelenkerguß	45%
Subpatellarer Schmerz bei Kompression	41%
Verminderte Patellamobilität	32%
Quadrizepsatrophie	29%
Verminderte Beweglichkeit	25%

Abb. 5-30 a, b. Osteochondrosis dissecans der Patella. Auf der Tangentialaufnahme finden sich nur leichte Konturunregelmäßigkeiten im Bereich des Patellafirstes *(Pfeile)* und eine kleine demineralisierte Zone (**a**). Dieser Befund führte zur Anfertigung einer MR-Tomographie. Hierbei zeigt sich das gesamte Ausmaß der Osteochondrosis dissecans *(Pfeile)* (**b**)

5.4.2
Osteochondrosis dissecans der Trochlea femoris

Wesentlich seltener als retropatellar ist eine Osteochondrosis dissecans im Bereich der Trochlea femoris bzw. der Grenzrinne (Abb. 5-31, Abb. 10-3) zu finden. Die Patienten klagen über

Schmerzen bei Belastung des Femoropatellargelenkes (beim Treppabgehen), manchmal auch über Krepitieren, Schnappen oder Blockierungen. Die Diagnose wird oft erst in fortgeschrittenen Stadien gestellt, da zunächst nicht an die Möglichkeit einer Osteochondrosis dissecans in diesen Gelenkbereichen gedacht wird.

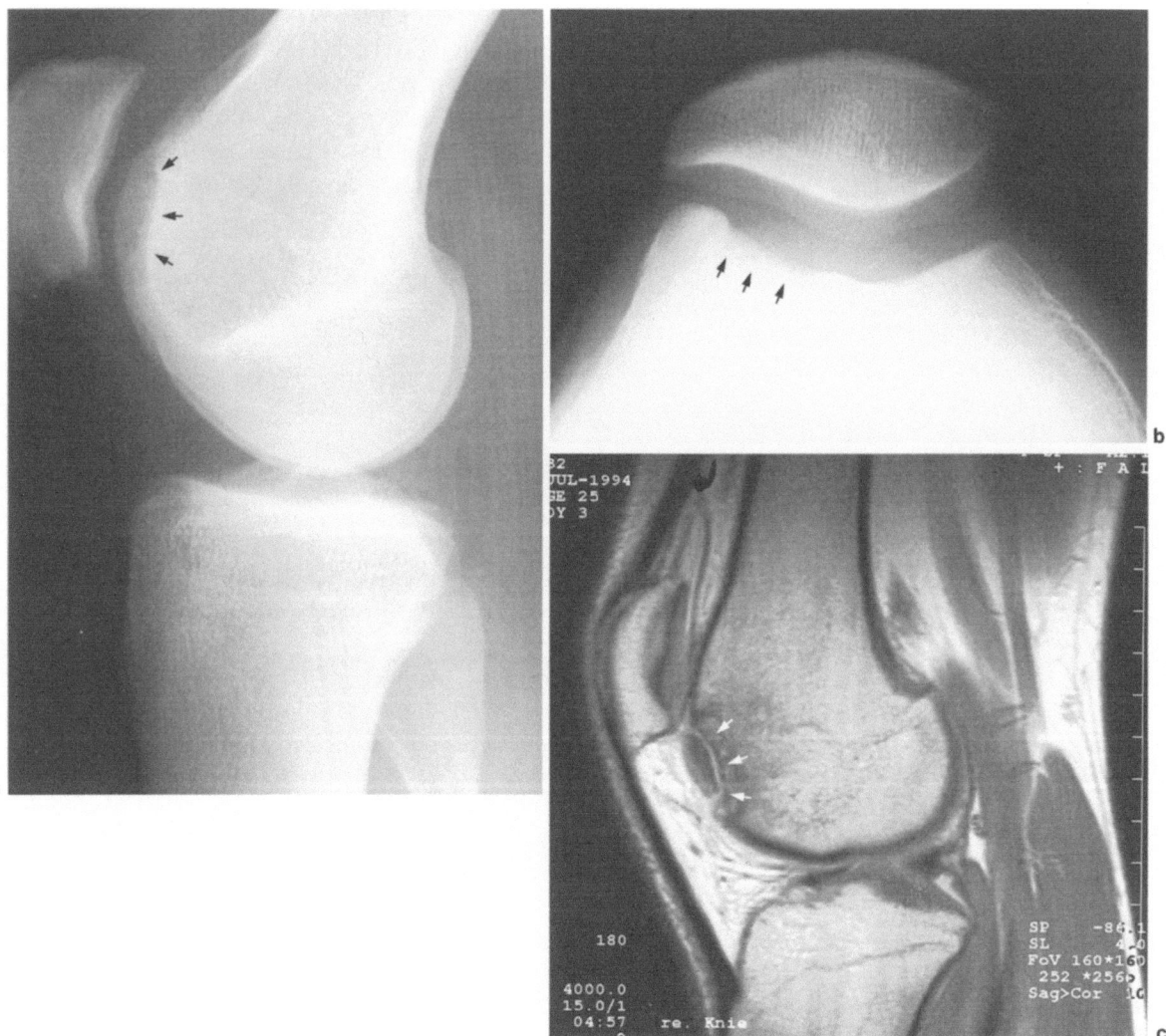

Abb. 5-31 a–c. Osteochondrosis dissecans im lateralen Teil der Trochlea femoris. 15jähriger Patient ohne erinnerliches Trauma mit Schmerzen im vorderen Gelenkbereich, die jahrelang vom Hausarzt als „Wachstumsschmerz" behandelt wurden. Der Patient beschreibt Schmerzverstärkung beim Treppabsteigen, ebenso Knackgeräusche und intermittierende Blockierungen. Im seitlichen Strahlengang zeigt sich eine leichte Demineralisation im Bereich der Trochlea femoris *(Pfeile)* (**a**). Auf der Tangentialaufnahme in 60° Flexion lassen sich Konturunregelmäßigkeiten *(Pfeile)* im lateralen Teil der Trochlea femoris deutlich darstellen (**b**). Das gesamte Ausmaß der Veränderungen wird erst bei der MR-Tomographie deutlich. Hier findet sich ein großes abgelöstes Fragment (Gelenkmaus), das von Flüssigkeit umspült ist *(Pfeilspitzen)*. Das Mausbett zeigt eine Sklerosezone (**c**)

Spezielle diagnostische Verfahren

6 Radiologische Diagnostik

Die Röntgendiagnostik kann und soll die klinische Diagnostik nicht ersetzen. Sie ist aber zur Vervollständigung der Untersuchung und zum Ausschluß von frischen Frakturen, alten knöchernen Verletzungen, degenerativen Veränderungen, kongenitalen Dysplasien und Knochentumoren notwendig. Man sollte, auch wenn die Beschwerden uncharakteristisch sind, z.B. bei unklaren retropatellaren Schmerzen, die leicht als „Chondromalazie" eingestuft werden, nicht auf die Röntgenuntersuchung verzichten. Häufig finden sich degenerative Veränderungen, sel-

tener Knochentumoren (Abb. 6-1), alte Frakturen, freie Gelenkkörper oder sogar Fremdkörper (Abb. 6-2), die für die Beschwerden verantwortlich sein können.

Bei frischen Verletzungen und vor jeder erstmaligen Kniepunktion werden die Standardröntgenaufnahmen zum Ausschluß knöcherner Verletzungen angefertigt, bevor mit der speziellen klinischen Untersuchung des Kapsel-Band-Apparates begonnen wird.

Bei der Erstuntersuchung werden routinemäßig Röntgenbilder im a.-p. und seitlichen

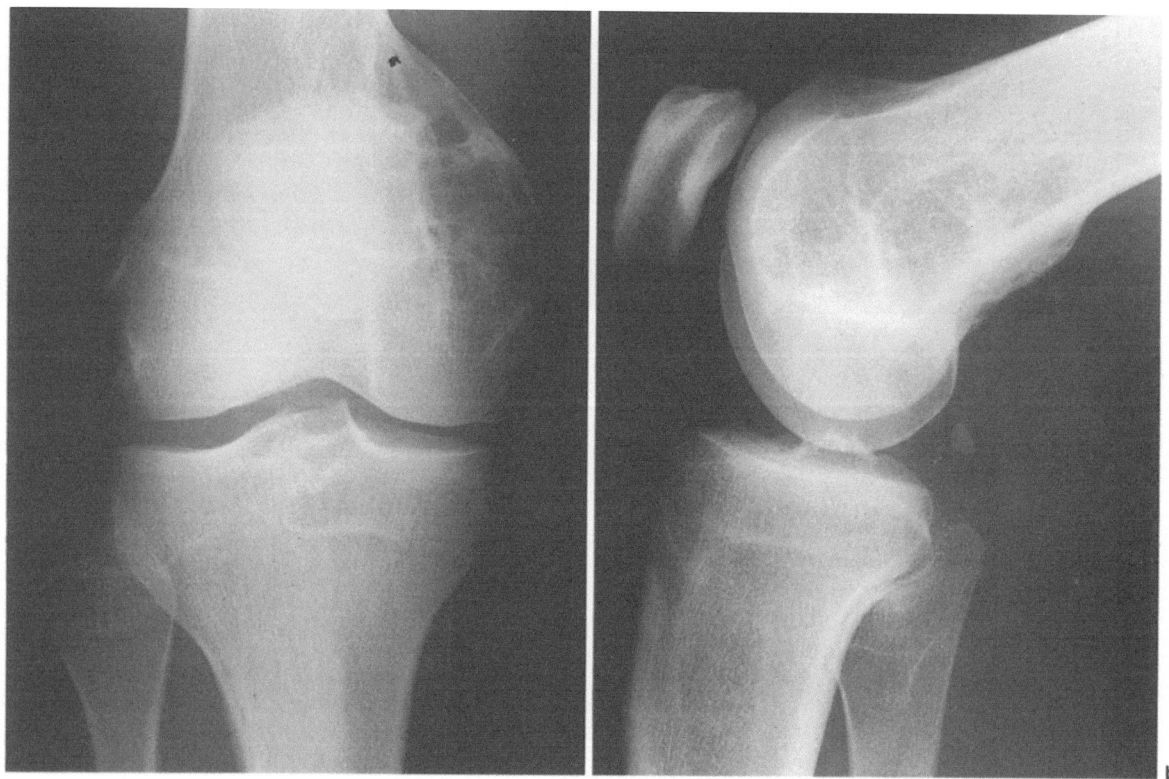

a   b

Abb. 6-1 a, b. Aneurysmatische Knochenzyste im medialen Femurkondylus als Zufallsbefund bei der Standardröntgenuntersuchung. Der 26jährige Patient klagte über unklare retropatellare Beschwer-

den nach längerem Laufen und stellte sich mit der Frage nach einer medikamentösen chondroprotektiven Therapie vor

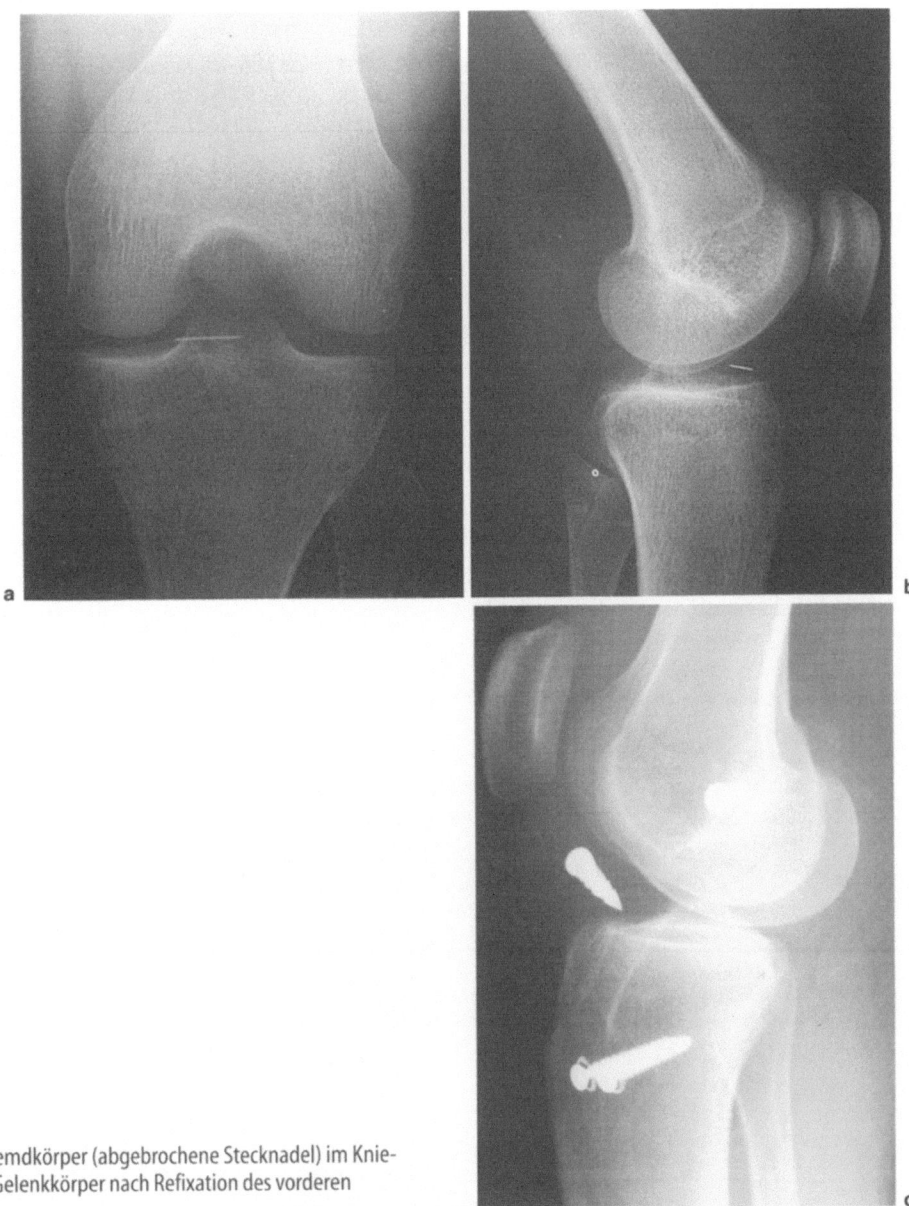

Abb. 6-2 a-c. Metalldichter Fremdkörper (abgebrochene Stecknadel) im Kniegelenk (**a, b**). Staple als freier Gelenkkörper nach Refixation des vorderen Kreuzbandes (**c**)

Strahlengang des betroffenen Kniegelenkes sowie eine Tangentialaufnahme angefertigt. Nur der Seitenvergleich liefert bei unklaren Gelenkbeschwerden ausreichende Informationen über beide Femoropatellargelenke. Bei frischen Verletzungen ist nur in Ausnahmefällen, oder wenn Kinder und Jugendliche mit noch nicht verschlossenen Wachstumsfugen betroffen sind, die beidseitige Röntgenuntersuchung angezeigt. Ergibt sich ein Verdacht auf knöcherne oder intraartikuläre Veränderungen, sind Spezialaufnahmen nötig.

Für die Beurteilung und Einordnung der radiologischen Befunde sollten die möglichen Fehlerquellen bei der Anfertigung von Röntgenaufnahmen, anatomische Normvarianten und pathologische Grenzbefunde bekannt sein. Am Knie sind nicht selten anatomische Varianten wie akzessorische Verknöcherungen, Knocheninseln und Tubercula der Interkondylärregion (s. Abb. 6-10) sowie verschiedene Formen der Patella (s. Abb. 5-17) zu finden.

Auch als postoperative Verlaufskontrolle kommt der Röntgenuntersuchung eine bedeutende Funktion zu. Nach Osteosynthesen des Tibiakopfes, der Patella oder der Femurkondylen und nach Refixation knöcherner Bandausrisse mit Osteosynthesematerial ist die postoperative Röntgenuntersuchung in 2 Ebenen obligat.

Nach Bandrekonstruktionen oder -refixationen sind auf den postoperativen Übersichtsaufnahmen die Bohrkanäle nur dann sichtbar, wenn sie größer als 5–6 mm sind. Eine bessere Beurteilung der Bohrkanäle und damit eine Aussage über den Bandverlauf ist nach einem längeren postoperativen Zeitraum nur mit der MR-Tomographie möglich. Werden zur Refixation jedoch Klammern, Schrauben oder Drahtnähte verwendet, kann man anhand ihrer Lokalisation auf den Insertionsort des refixierten Bandes schließen. Manchmal ist mit Hilfe des Röntgenbildes auch eine Fehleranalyse möglich (Abb. 6-3, s. auch Abb. 1-50 und 1-51).

Nach länger zurückliegenden Rupturen des vorderen Kreuzbandes findet man oft eine Einengung der Fossa intercondylaris (Notch) und bei ca. 40% der Patienten eine Verplumpung und Erhöhung der Tubercula intercondylaria [10, 22, 565] (vgl. Abb. 6-30).

Nach Bandverletzungen läßt sich anhand der Übersichtsaufnahmen die posttraumatische Osteoarthritis nach einem Bewertungsschema (Scoring scale) erfassen [340]. Berücksichtigt werden hierbei Osteophyten, subchondrale Sklerosierung, subchondrale Zysten, Bandverkalkungen, Verengung des Gelenkspaltes und Achsendeformitäten.

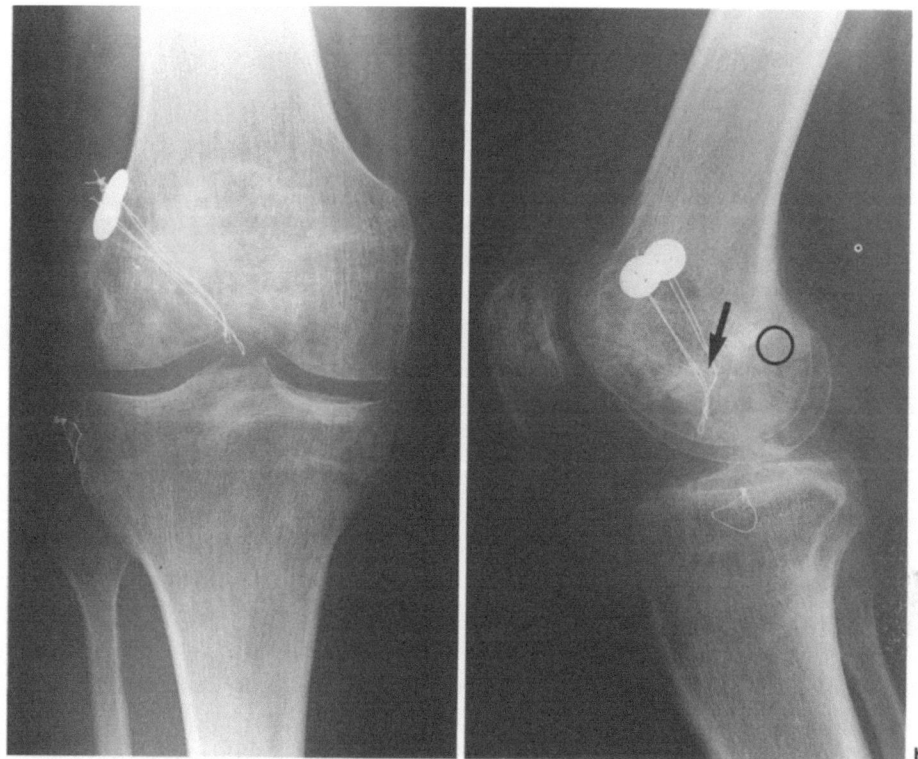

Abb. 6-3 a, b. Drahtnaht nach proximaler Ruptur des vorderen Kreuzbandes und Refixation eines kleinen knöchernen Ausrisses am lateralen Tibiakopf (Segond-Fraktur) mit Drahtnaht. Folgende Fehler liegen vor: 1. Extraanatomisch gewählte Insertion des vorderen Kreuzbandes am lateralen Femurkondylus *(Pfeil),* eine isometrische Insertion läge weiter dorsokranial *(Kreis).* 2. Die Verwendung von Metallunterlegscheiben ist problematisch. Wenn die Nähte reißen, beginnen die Unterlegscheiben zu wandern. 3. Drahtnähte sollten nicht benutzt werden. Ist die Fixation nicht ausreichend und erweist sich ein weiteres operatives Vorgehen als notwendig, gestaltet sich die Entfernung der Drahtnähte als problematisch. Die fleckförmige Entkalkung weist auf eine Algodystrophie hin

6.1
Standardröntgenuntersuchung

Bei der frischen Verletzung wird nach Frakturen, knöchernen Bandausrissen und Osteochondralfrakturen gesucht. Besteht eine schwere, womöglich offene Verletzung und befindet sich der Patient in schlechtem Allgemeinzustand, kann u. U. auf die zweite Ebene verzichtet werden, da gravierende ossäre Verletzungen schon auf der a.-p.-Aufnahme zum Vorschein kommen.

Neben frischen knöchernen Veränderungen sind degenerative Veränderungen wie Gelenkspaltverschmälerungen, Randausziehungen, subchondrale Sklerosierungen und Geröllzysten, aber auch aseptische Knochennekrosen (Osteochondrosis dissecans) zu berücksichtigen (Abb. 6-4 bis 6-6). Hinweise auf frühere Verletzungen geben alte knöcherne Ausrisse oder ein Stieda-Pelligrini-Schatten (Abb. 6-7 und 6-10 a).

Beim Stieda-Pelligrini-Schatten unterscheidet man 3 Typen:

Typ I: Fibroostose oder verknöcherter Ausriß am Ansatz des M. adductor magnus. Es handelt sich um ein betontes Tuberculum adductorium oder einen Knochenschatten, der sich vom Tuberculum absetzt.

Typ II: Paraossale metaplastische Knochenneubildung ohne Beziehung zum medialen Seitenband, die frei im Sehnengewebe lokalisiert ist oder in festem Kontakt mit dem Femur steht.

Typ III: Verknöcherter medialer Kollateralbandriß im Bereich des Ursprungs.

Kalkablagerungen können im lateralen Seitenband, in der Popliteussehne, im Hoffa-Fettkörper, in der Bursa infrapatellaris, in den Kreuzbändern, im Lig. patellae (Abb. 6-8) und im Lig. popliteum obliquum gefunden werden [137]. Meniskusverkalkungen sind in 0,1–0,3 % als Zu-

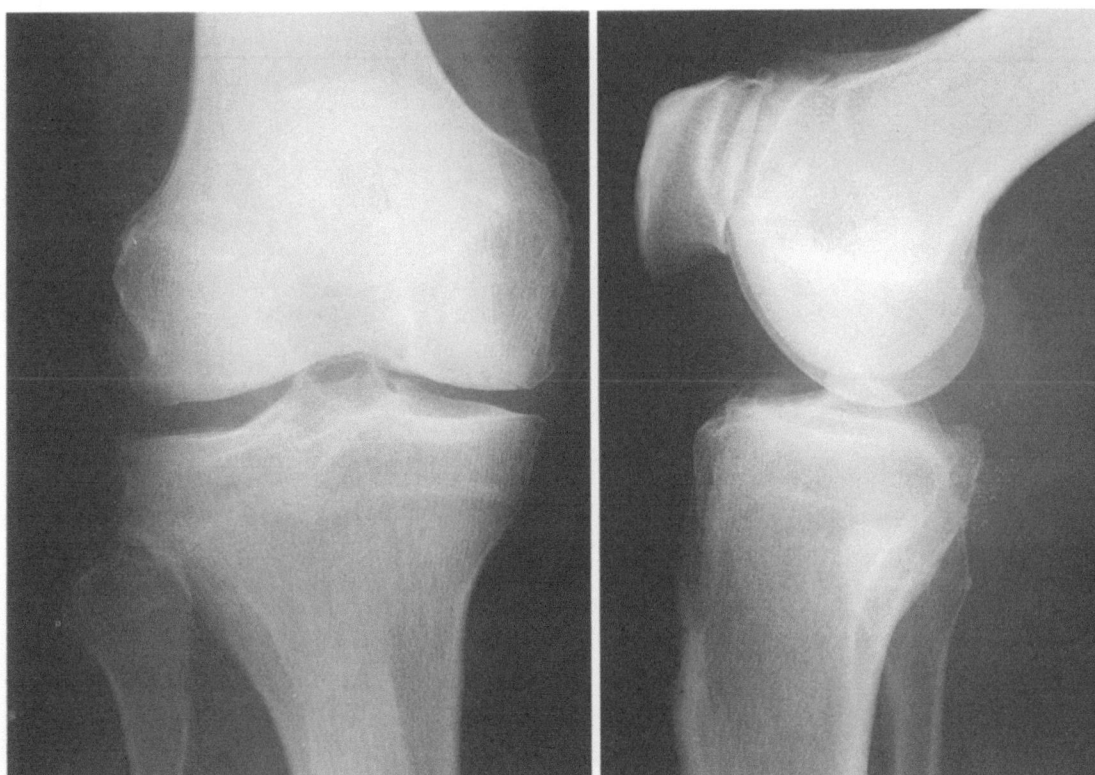

Abb. 6-4 a, b. Mittelgradige degenerative Veränderungen

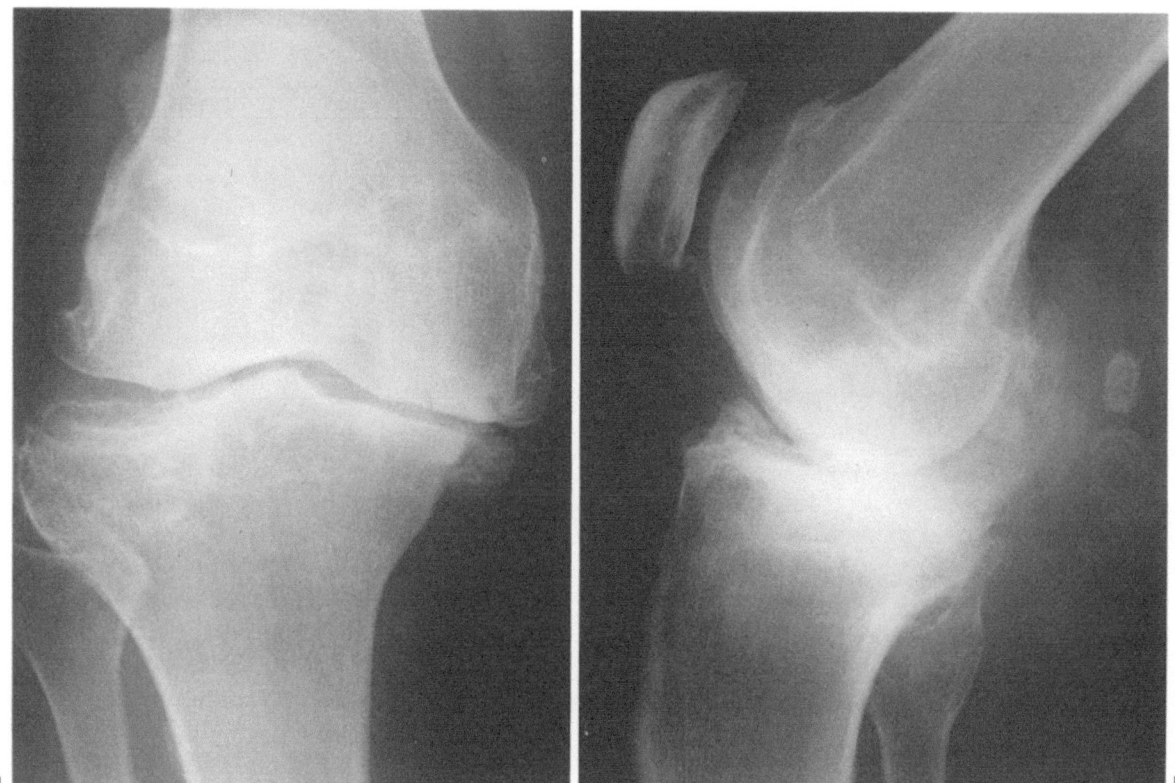

Abb. 6-5 a, b. Schwerste degenerative Veränderungen

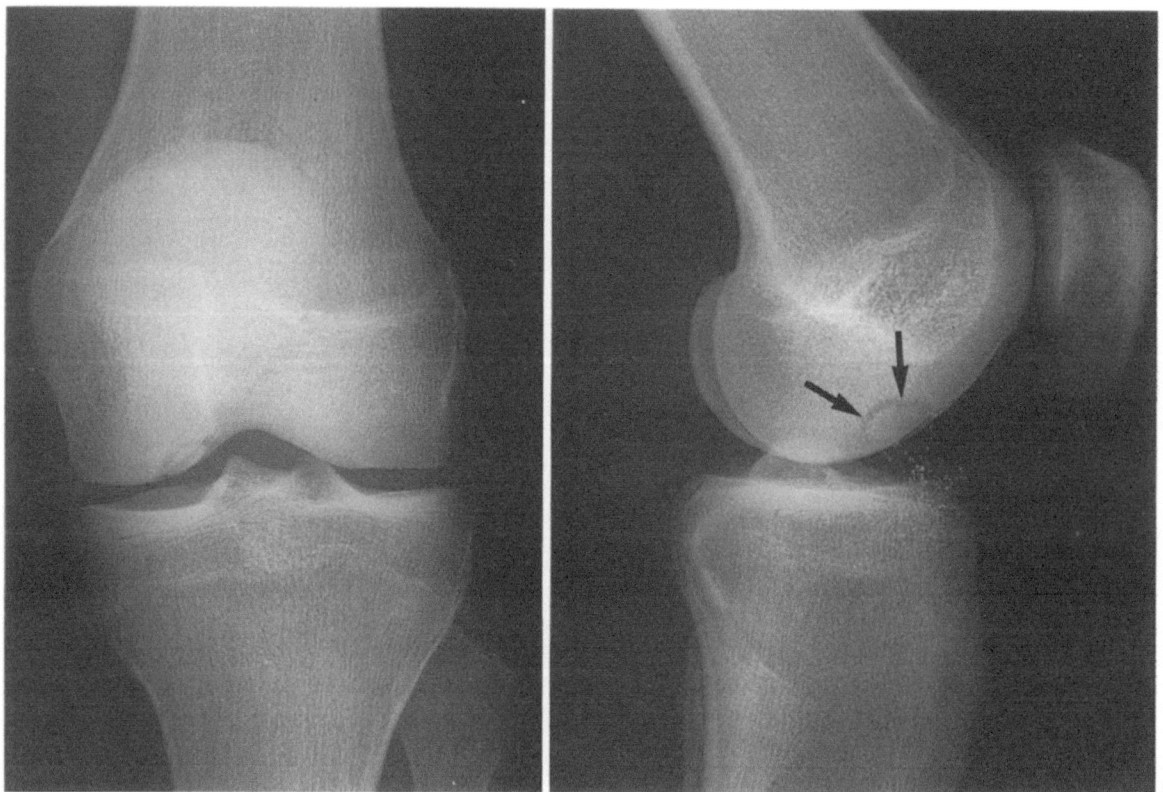

Abb. 6-6 a, b. Osteochondrosis dissecans am medialen Femurkondylus

fallsbefund bei älteren Patienten (älter als 50 Jahre) anzutreffen [553]. Das Spektrum der Beschwerden reicht von völliger Beschwerdefreiheit bis zur typischen Meniskussymptomatik (Abb. 6-9).

Für die Entstehung von Weichteilverkalkungen sind sekundäre Verknöcherungen eines Hämatoms, Knochenneubildung im Narbengewebe des Bandes bzw. der Gelenkkapsel, metaplastische traumabedingte Gewebeveränderungen, verknöcherte Ein- und Ausrisse der Muskulatur und Ossifikationen neurogener Genese verantwortlich (Abb. 6-9) [329, 724].

Ausgedehnte knöcherne Verletzungen wie mono-, bi- und suprakondyläre Femur- und Tibiakopffrakturen sind auf den Standardaufnahmen meist gut zu erkennen. Zur genauen Beurteilung des Frakturausmaßes können weitere Spezialaufnahmen (45° Schrägaufnahmen, Tomographie, Computertomographie) notwendig sein.

Eine vertiefte laterale Grenzrinne (lateral notch-sign) [22] findet man häufig bei Patienten mit veralteten Rupturen des vorderen Kreuz-

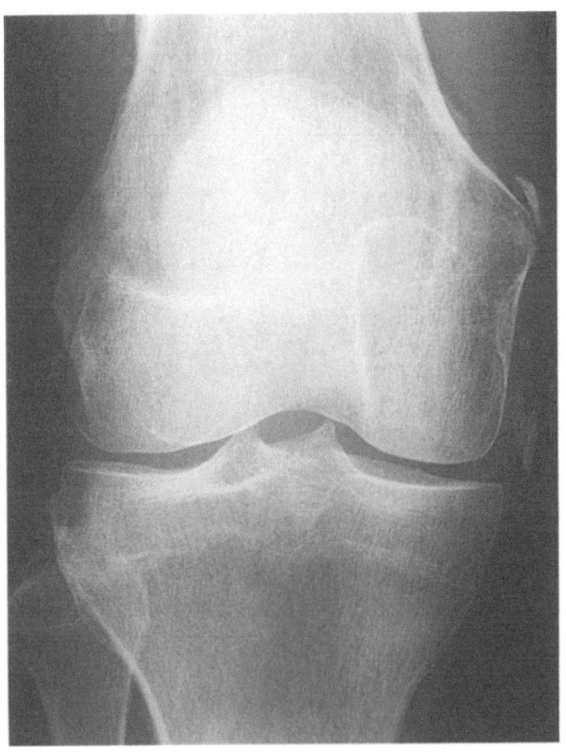

Abb. 6-7. Stieda–Pelligrini-Schatten Typ II und posttraumatische Verkalkungen im medialen Bandapparat

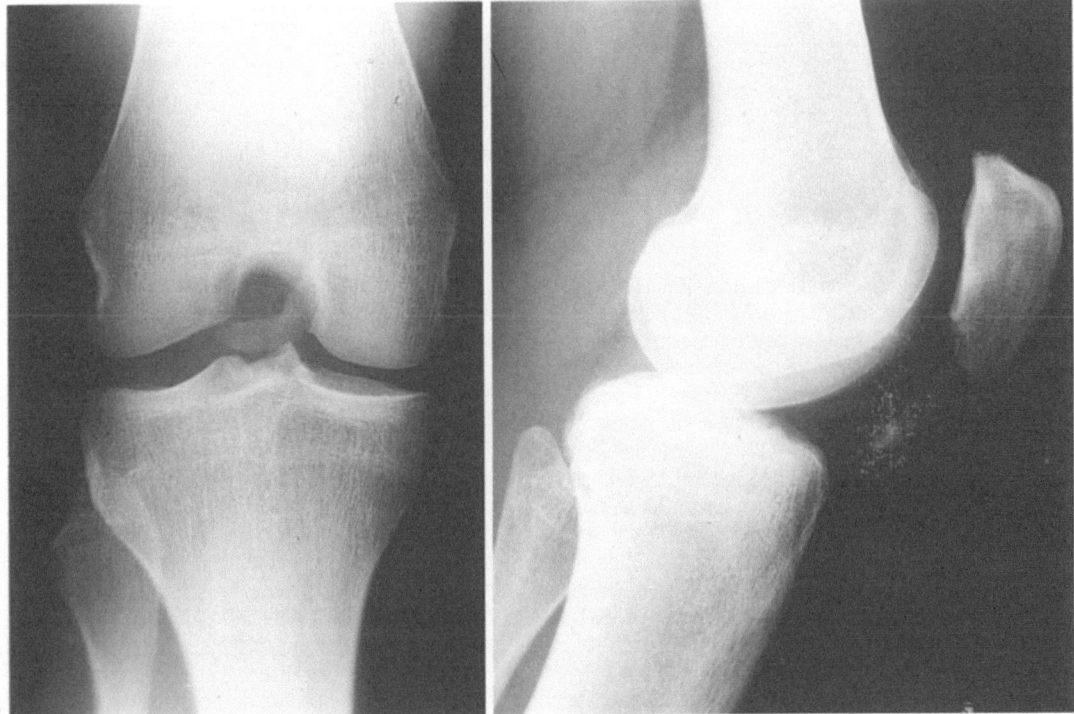

Abb. 6-8 a, b. Verknöcherung im Lig. patellae

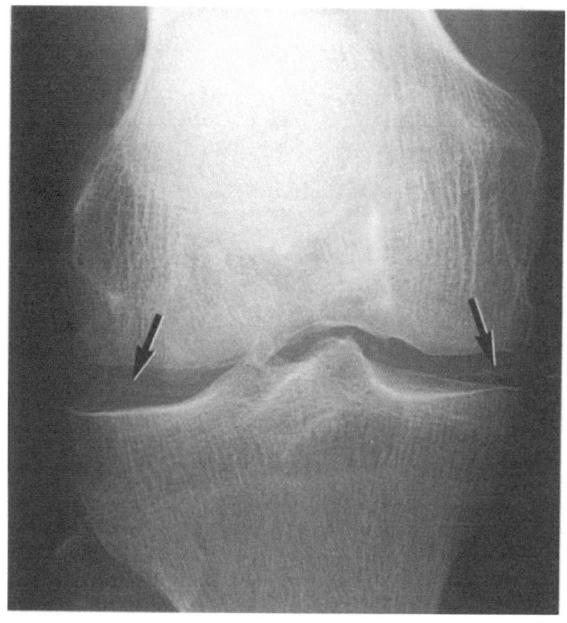

Abb. 6-9. Verkalkung *(Pfeile)* des medialen und lateralen Meniskus (Zufallsbefund)

bandes oder bei einer ausgeprägten Hyperextension (vgl. Abb. 1-46). Nach Hyperextensionstraumen können im Bereich der lateralen Grenzrinne auch Impressionsfrakturen (lateral notch-fracture) nachgewiesen werden (vgl. Abb. 2-3).

Hämophiliepatienten erleiden in ihrem Leben häufig ein Hämarthros des Kniegelenkes. Rezidivierende Gelenkblutungen mehr als 3mal pro Jahr führen fast immer zu einer Osteoarthropathie [150]. Aus diesen Gründen wurde von Patterson ein Bewertungsschema der Hämophilieosteoarthropathie entwickelt. Hierbei werden Osteoporose, Epiphysenvergrößerung, Unregelmäßigkeiten der subchondralen Oberfläche, Gelenkspaltverschmälerungen, subchondrale Zysten, Erosionen an den Gelenkrändern, Inkongruenzen und Gelenkdeformitäten erfaßt (nach [150]).

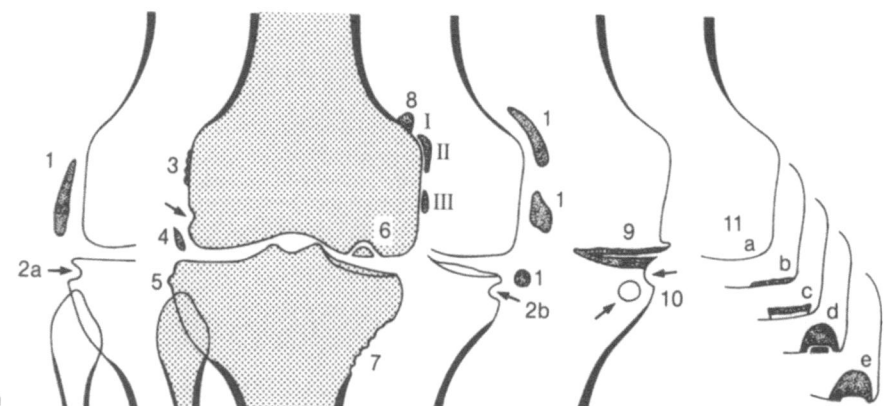

a

Abb. 6-10 a. Lokalisation von knöchernen Veränderungen im a.-p.-Strahlengang (mod. nach Dihlmann [131]). *1.* Heterotope Ossifikationen z. B. nach ausgedehnten Verbrennungen oder bei neurogenen Störungen. *2.* Druckerosion mit scharfem, sklerosierten Rand am lateralen *(2a)* oder medialen *(2b)* Tibiaplateau bei lateralem bzw. medialem (selten) Meniskusganglion. *3.* Fibroostose am Ursprung des lateralen Seitenbandes. *4.* Verkalkung in der Sehne des M. popliteus oder dem lateralen Seitenband. Variable Einbuchtung am lateralen Femurkondylus *(Pfeil)* die Sehne des M. popliteus (Normvariante). *5.* Tuberculum Gerdy (variabel). *6.* Osteochondrosis dissecans. *7.* Lokalisierte subperiostale Knochenresorption am medialen Tibiakopf bei Hyperparathyreoidismus, Differentialdiagnose: maligner Knochentumor. *8.* Stieda–Pelligrini-Schatten Typ I–III. *9.* Gelenkspaltverschmälerung, subchondrale Sklerosierung und Osteophyten *(Pfeil)* bei Gonarthrose. *10.* Randerosion mit zarter Zähnelung *(Pfeil)* und scharf begrenzte Knochendefekte bei chronischer Gicht. Bei diesen Knochenaussparungen handelt es sich um randständige bzw. intraossäre Gichttophi. Gleichzeitig können

pleomorphe Verkalkungen (Gichttophi) an anderen Lokalisationen, z. B. proximal der Tuberositas tibiae vorkommen. Die Kombination von Erosionen und umschriebenen Entkalkungen muß an eine rheumatoide Arthritis und andere Arthritiden denken lassen. *11.* Spontane Osteonekrose am medialen Femurkondylus. Normaler Röntgenbefund; obwohl die Patienten mitunter über starke Schmerzen klagen, bleibt der Röntgenbefund bis zu 6-8 Wochen unauffällig. In diesem Stadium zeigt lediglich die Knochenszintigraphie einen positiven Befund (lokale Anreicherung) *(11a)*. Leichte Abflachung des medialen Femurkondylus mit leichter subchondraler Verdichtung (Röntgenfrühbefund!) *(11b)*. Subchondrale Erhöhung der Strahlentransparenz (frühestens nach 8–12 Wochen) mit variabel ausgeprägter perifokaler Spongiosaverdichtung *(11c)*. Lokaler Defekt mit umgebender Spongiosaverdichtung. Die flache Knochenplatte im Defektbereich ist ein charakteristischer Röntgenbefund *(11d)*. Resorption der flachen Knochenplatte. In diesem Stadium meist auch ausgeprägte Spongiosaverdichtung des korrespondierenden Tibiaanteils *(11e)*

6.1.1
Knöcherne Bandausrisse und Ossifikationen

Knöcherne Bandausrisse, Impressionen und Ossifikationen können an zahlreichen Stellen lokalisiert sein (Tabelle 6-1, Abb. 6-10 bis 6-14) [142, 163, 329, 433].

Eminentiaausrisse und isolierte knöcherne Ausrisse des vorderen Kreuzbandes werden nach Meyers und McKeever klassifiziert:

Tabelle 6-1. Lokalisation knöcherner Bandausrisse

1. Fibulaköpfchen (laterales Seitenband)
2. Laterale Tibiaplateaukante = Segond-Fragment (lateraler Kapsel-Band-Apparat)
3. Tuberculum Gerdy (Tractus iliotibialis)
4. Eminentia intercondylica anterior (vorderes Kreuzband)
5. Area intercondylica posterior (hinteres Kreuzband)
6. Dorsomediale Tibiakante (dorsomediale Kapsel)
7. Mediale Tibiaplateaukante (mediales Kapselband)
8. Lateraler Femurkondylus (laterales Kapselband)
9. Medialseite lateraler Femurkondylus (vorderes Kreuzband)
10. Medialseite medialer Femurkondylus (hinteres Kreuzband)

Typ 1. Vorderer Fragmentrand angehoben.

Typ 2. Fragment weist noch knöchernen Kontakt auf.

Typ 3. Fragment vollkommen aus dem Knochenbett herausgehoben.

Typ 3 a. Diastase und Verdrehung des Fragmentes.

Eine Sonderstellung unter den knöchernen Ausrissen besitzt das Segond-Fragment, das auch als laterales Kapselzeichen bezeichnet wird, da es als Hinweis auf eine assoziierte Läsion des vorderen Kreuzbandes zu interpretieren ist [470, 571, 717] (vgl. Abb. 2-48 a).

Posttraumatisch können groteske Verkalkungen auftreten (Abb. 6-12).

Nicht nur bei einer konservativen Behandlung von medialen Seitenbandrupturen können Verkalkungen der medialen Kapsel oder ein Stieda-Pellegrini-Schatten auftreten (s. Abb. 2-50). Nach operativer Versorgung derartiger Verletzungen können massivste Verkalkungen des medialen und dorsomedialen Kapsel-Band-Apparates mit signifikanten Funktionsbeeinträchtigungen des Kniegelenkes resultieren (s. Abb. 2-51).

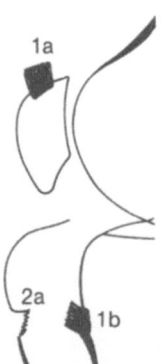
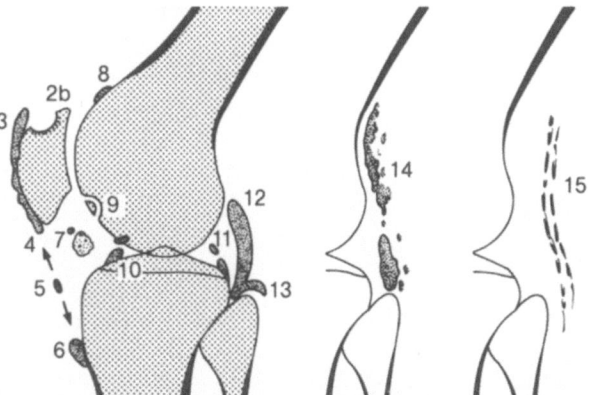
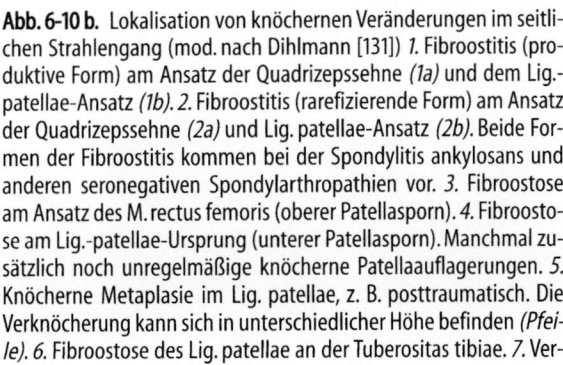

Abb. 6-10 b. Lokalisation von knöchernen Veränderungen im seitlichen Strahlengang (mod. nach Dihlmann [131]) *1.* Fibroostitis (produktive Form) am Ansatz der Quadrizepssehne *(1a)* und dem Lig.-patellae-Ansatz *(1b). 2.* Fibroostitis (rarefizierende Form) am Ansatz der Quadrizepssehne *(2a)* und Lig. patellae-Ansatz *(2b).* Beide Formen der Fibroostitis kommen bei der Spondylitis ankylosans und anderen seronegativen Spondylarthropathien vor. *3.* Fibroostose am Ansatz des M. rectus femoris (oberer Patellasporn). *4.* Fibroostose am Lig.-patellae-Ursprung (unterer Patellasporn). Manchmal zusätzlich noch unregelmäßige knöcherne Patellaauflagerungen. *5.* Knöcherne Metaplasie im Lig. patellae, z. B. posttraumatisch. Die Verknöcherung kann sich in unterschiedlicher Höhe befinden *(Pfeile). 6.* Fibroostose des Lig. patellae an der Tuberositas tibiae. *7.* Verkalkungen (inhomogen) im Hoffa-Fettkörper, meist posttraumatischer Genese (Differentialdiagnose: freier Gelenkkörper). *8.* Outerbridge-Kamm (selten), knorpelige-knöcherne Auflagerung am medialen Femurkondylus im Bereich der medialen Patellagleitbahn. *9.* Osteochondrosis dissecans. *10.* Tuberculum intercondylare tertium. Proximal davon im Verlauf des vorderen Kreuzbandes sind manchmal ebenfalls Verkalkungen zu finden. *11.* Tuberculum intercondylare quartum (wahrscheinlich Fibroostose des hinteren Kreuzbandes). *12.* Verkalkung im Bereich der dorsalen Kapsel (Lig. popliteum obliquum, Lig. popliteum arcuatum). *13.* Persistierender Teil der proximalen Fibulaepiphyse. Differentialdiagnose: veralteter knöcherner Ausriß des lateralen Seitenbandes. *14.* Heterotope Ossifikationen. *15.* Gefäßverkalkungen

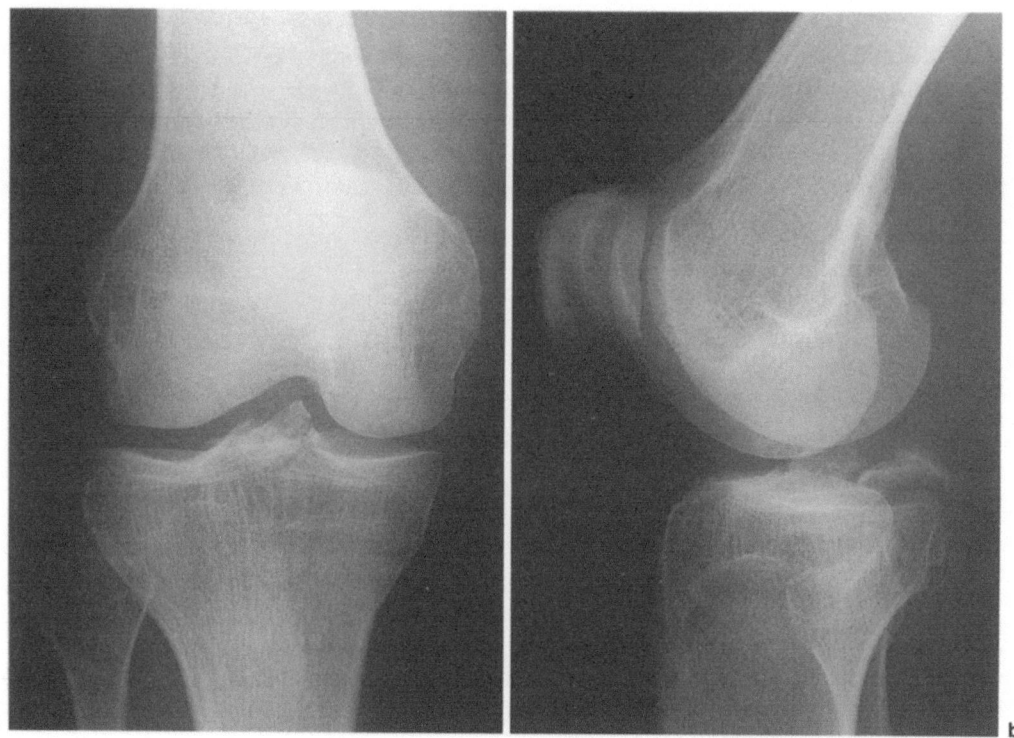

Abb. 6-11 a, b. Frischer knöcherner Ausriß des vorderen Kreuzbandes im a.-p.-Strahlengang (**a**). Die seitliche Aufnahme zeigt zudem einen kompletten Ausriß der Area intercondylaris posterier (Ausriß des hinteren Kreuzbandes) (**b**)

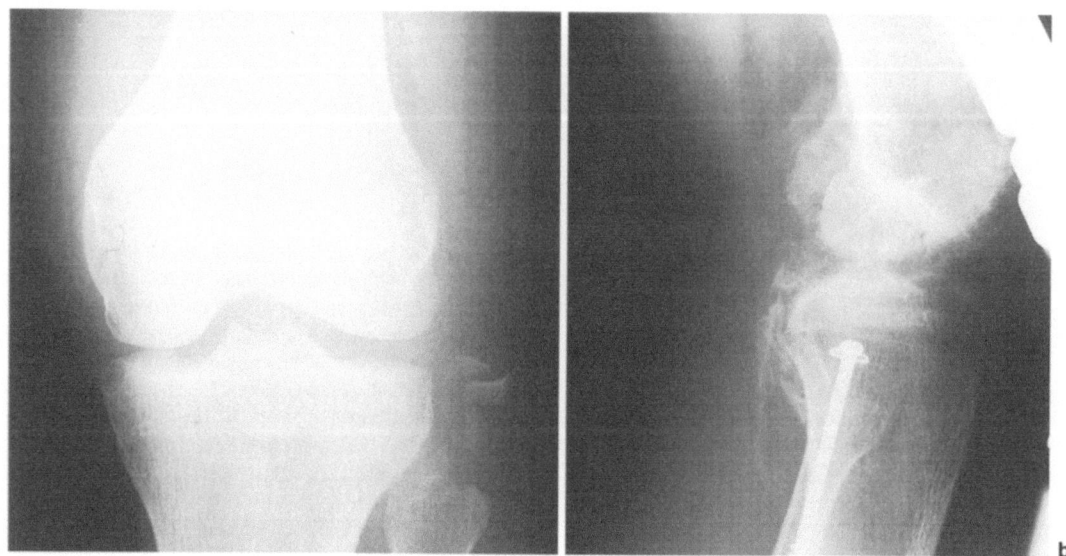

Abb. 6-12 a-c (Legende s. S. 281)

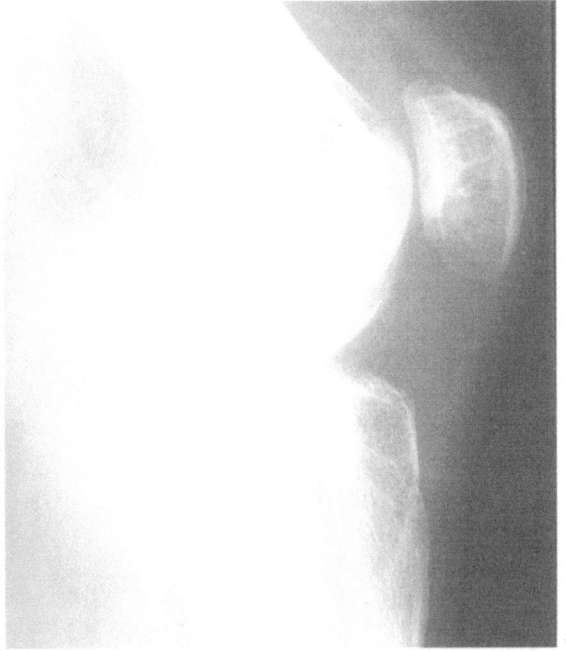

Abb. 6-12 a-c. Verkalkungen nach kompletter Knieluxation bei einem polytraumatisierten Patienten mit knöchernem Ausriß des hinteren Kreuzbandes, fragmentiertem distalen Ausriß des lateralen Seitenbandes und des M. biceps femoris. Aufnahme nach Reposition (**a**). Nach erfolgter Primärtherapie mit Refixation der knöchernen Ausrisse am Fibulaköpfchen und Stabilisierung mit einem gelenkübergreifenden Fixateur externe zeigten sich nach 6 Wochen ausgedehnte Verkalkungen im Bereich der posterioren Kapsel (**b**), nach 12 Wochen fand sich eine völlig verkalkte posteriore Kapsel mit Verkalkung des Ansatzes des hinteren Kreuzbandes. Die Beweglichkeit betrug 0°–15°–60° (**c**)

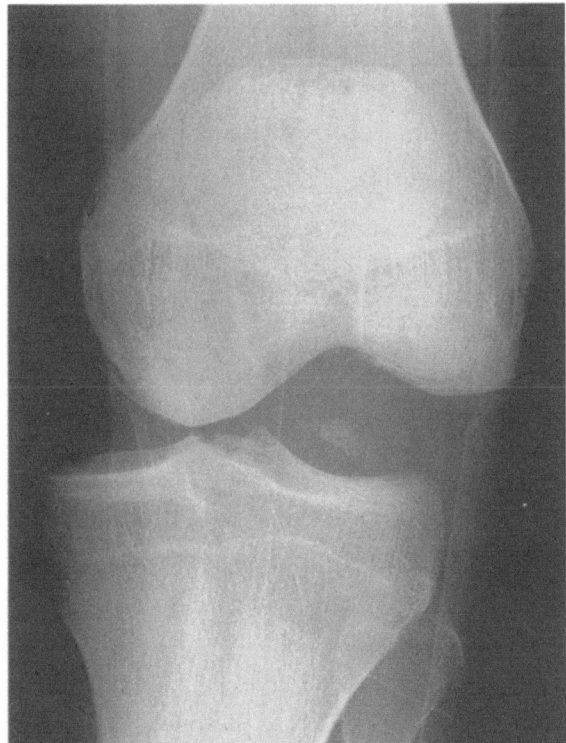

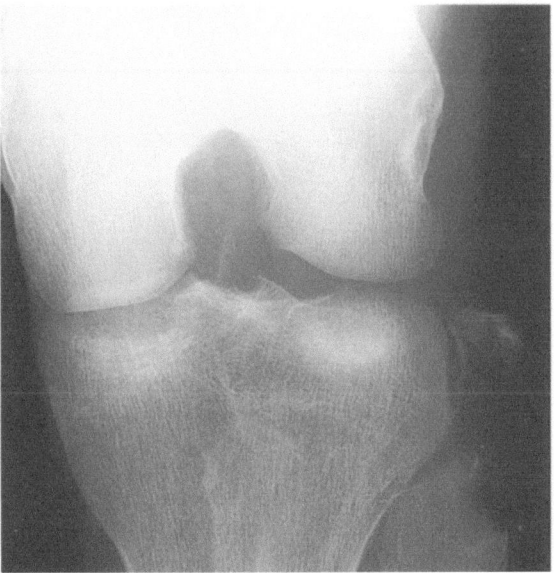

Abb. 6-14. Knöcherner Ausriß des lateralen Seitenbandes und des tibialen Ansatzes des vorderen Kreuzbandes

Abb. 6-13. Knöcherner Ausriß des vorderen und hinteren Kreuzbandes mit Subluxation des Kniegelenkes

6.1.2
Rauber-Zeichen

Schon 2–3 Monate nach einer Meniskusläsion können im Röntgenbild Veränderungen auf der entsprechenden Tibiaplateaukante in Form von periostalen Anlagerungen oder Konsolenbildungen mit spitzen und stumpfen Zacken auftreten. Die Zacken können nach kranial oder kaudal gebogen sein, manchmal ist aber auch nur eine Kortikalisverdickung zu erkennen. Diese von Rauber [534] erstmals beschriebenen Veränderungen wurden von Barucha [31] bei älteren Meniskusläsionen in über 80% der Fälle nachgewiesen (Abb. 6-15).

6.1.3
Patellapositionen

Der Patellaposition (Patellahöhe), beurteilbar im seitlichen Strahlengang, ist eine bedeutende ätiologische Komponente sowohl beim Zustandekommen einer retropatellaren Knorpelschädigung als auch bei einer Patellaluxation zuzuschreiben. Ein Patellahochstand (Patella alta) wird von einem Patellatiefstand (Patella infera) unterschieden.

Von den zahlreichen Methoden zur Bestimmung der Patellahöhe sind die von Blumensaat [54], welche eine genaue Flexionseinstellung von 30° voraussetzt (Abb. 6-16 a), und die von Insall

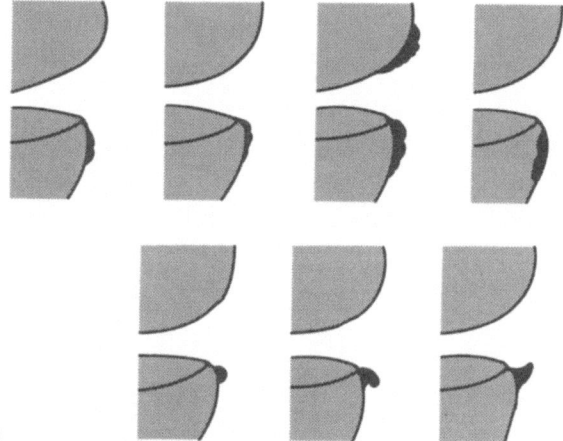

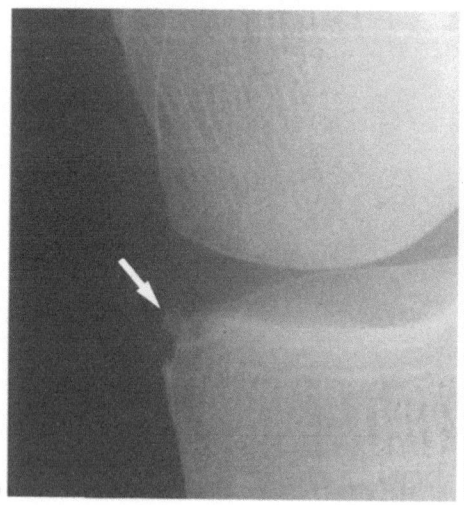

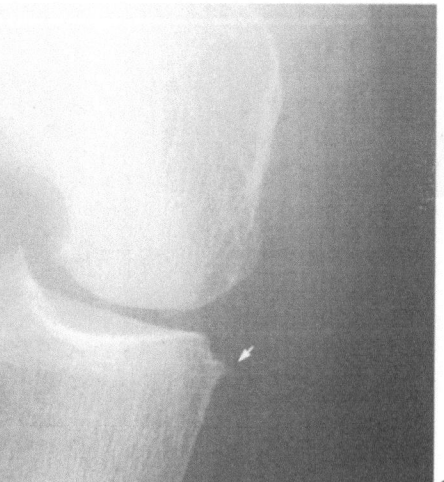

Abb. 6-15 a-c. Verschiedene Ausprägungen des Rauber-Zeichens nach Barucha [31]. Rauber-Zeichen *(Pfeil)* am medialen Tibiakondylus (**b, c**)

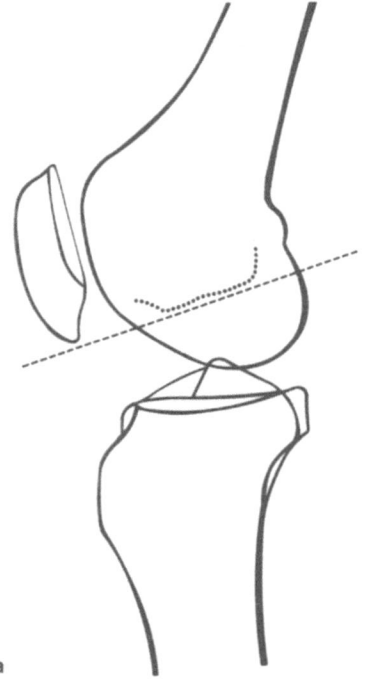

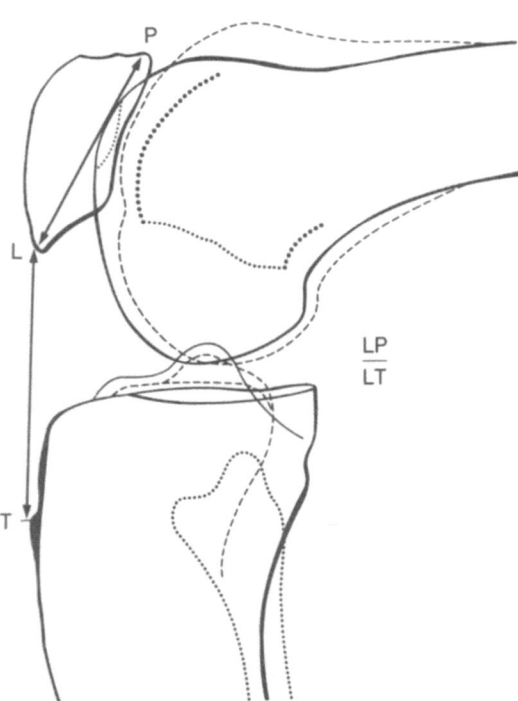

u. Salvati [301], bei der die längste Patelladiagonale durch die Länge des Lig. patellae dividiert wird (Abb. 6-16 b), am weitesten verbreitet.

Da der Quotient von Insall u. Salvati unterschiedlich angegeben wurde (LT/LP und LP/LT), sollte man bei Verwendung dieses Quotienten immer angeben, von welcher Formel man ausgeht. Die Bestimmung des Patellahöhenindex nach Insall u. Salvati [301] weist gegenüber dem Blumensaat-Verfahren den Vorteil der Flexionsunabhängigkeit auf (Abb. 6-16 b). Bei der genauen Lokalisation der Tuberositas tibiae treten bei variablen Ausziehungen manchmal Probleme auf [26, 276].

6.1.3.1
Patella alta

Ein Patellahöhenindex (LP/LT nach Insall u. Salvati) kleiner als 0,8 weist auf eine Patella alta hin, bei der die mittleren und distalen retropatellaren Knorpelareale verstärkt belastet werden [26]. Entsprechend der vermehrten Knorpelbelastung ist die sog. Haglund-Delle, eine im mittleren Patelladrittel lokalisierte retropatellare Eindellung mit subchondraler Sklerosierung,

Abb. 6-16 a, b. Bestimmung der Patellahöhe nach Blumensaat [54]. Bei 30° Flexion liegt die Patellaspitze auf der Verlängerung der radiologischen Verdichtungslinie des Fossadaches (Blumensaat-Linie). Bandi [26] fordert dagegen eine Flexion von 50°, da sonst zu häufig eine Patella alta diagnostiziert wird. (**a**) Patellahöhenindex *(LP/LT)* nach Insall u. Salvati [301] (**b**)

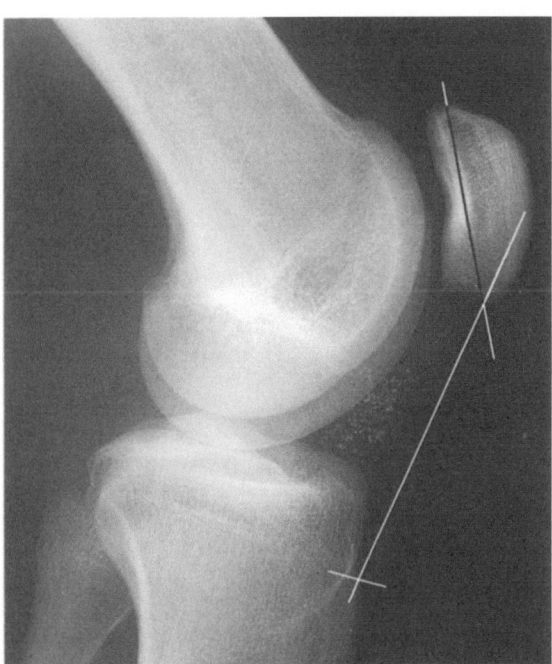

Abb. 6-17. Patella alta bei 17jährigem Patienten, Patellahöhenindex *(LP/LT)* nach Insall u. Salvati 0,68

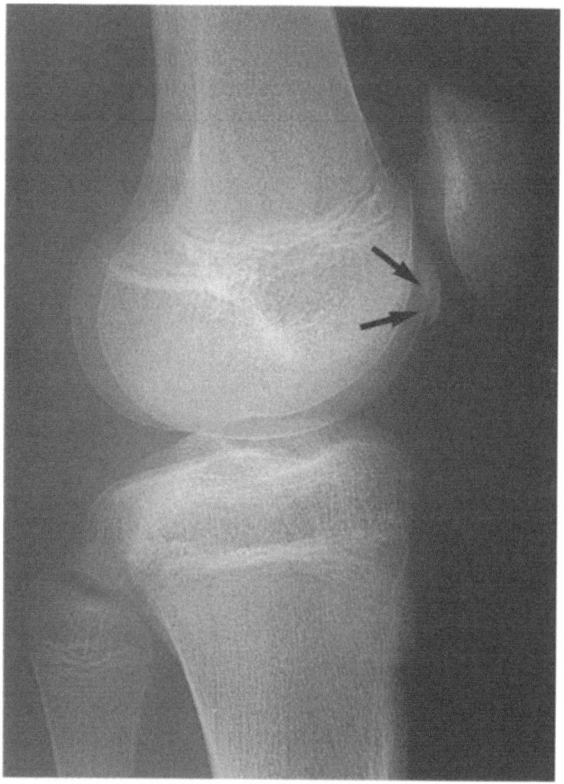

Abb. 6-18. Osteochondrales Fragment (leicht zu übersehen, *Pfeile*) nach Patellaluxation. Gleichzeitig besteht eine leichte Patella alta

die von Bandi [26] v. a. bei Jugendlichen mit einer Patella alta beobachtet wurde (Abb. 6-17). Hierdurch erklärt sich die mögliche Disposition zur Chondromalazie und Retropatellararthrose bei einer Patella alta. Patellaluxationen sind bei Patella alta nicht selten (Abb. 6-18).

6.1.3.2
Patella infera (Patella baja)

Bei einer Patella infera (Patellahöhenindex LP/LT nach Insall u. Salvati größer 1,15) liegt die Hauptbelastung auf den proximalen retropatellaren Knorpelanteilen (Abb. 6-19). Bedingt durch das vermehrte Einsinken der Patella zwischen die Femurkondylen resultiert nach Bandi [26] eine mehr punktuelle Knorpelbelastung. Für eine Patella baja (Patella infera) sind verschiedene Ursachen verantwortlich (Tabelle 6-2).

Eine sekundäre Patella baja liegt häufig in Kombination mit intraartikulären Verwachsungen im vorderen Gelenkanteil vor. Die Verwachsungen resultieren aus einer Arthrotomie, einem Hämarthros, einer Arthroskopie oder einer Verletzung des Hoffa-Fettkörpers. Bei diesem, als

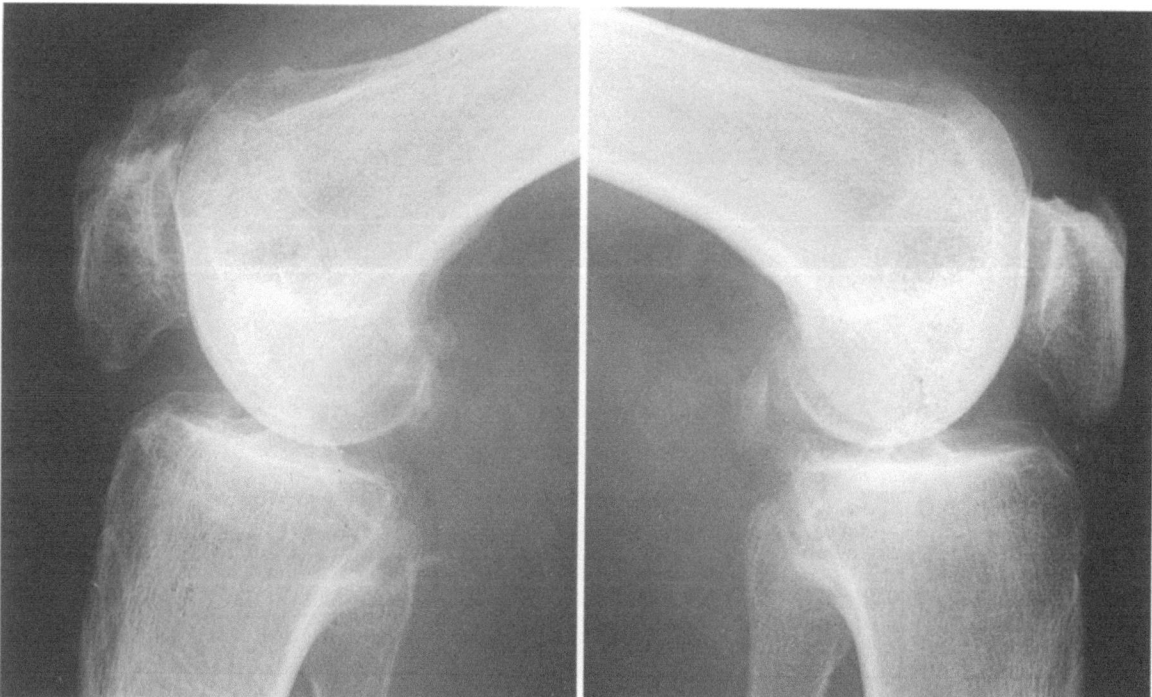

Abb. 6-19 a, b. Patella infera bei ausgeprägter Retropatellararthrose beidseits

Tabelle 6-2. Klassifikation der Patella infera in Abhängigkeit von der Ätiologie. (Mod. nach [521a])

1. Genetisch (Achondroplasie)
2. Normale Variante
3. Postinfektiös (Poliomyelitis)
4. Degenerativ (Femoropatellararthrose, s. Abb. 6-21)
5. Traumatisch
   – Kontusion des Lig. patellae
   – Patellasehnenriß
   – Fraktur des distalen Patellapols
6. Iatrogen
   – Versetzung der Tuberositas tibiae
7. Postoperativ (Patella-Entrapement-Syndrom)
   – Arthroskopie
   – Arthroplastik
   – Kreuzbandrekonstruktion
   – Marknagelung bei Unterschenkelfraktur
   – Tibiakopfkorrekturosteotomie

infrapatellares Kontraktursyndrom (infrapatellar contracture syndrome) bezeichneten Zustand wird die Patella über das Lig. patellae bindegewebig im vorderen Gelenkanteil fixiert (vgl. Abb. 2-24 a, b) [521]. Die Streckfunktion des M. quadriceps ist daher in diesen Fällen oft eingeschränkt, so daß ein Streckdefizit resultiert.

Die Bestimmung der Patellahöhe hat in den letzten Jahren an klinischer Bedeutung verloren. Wie wir im Zeitalter der Arthroskopie wissen, korrelieren femoropatellare Schmerzen (femoropatellares Schmerzsyndrom) und retropatellare Knorpelschäden nur bedingt mit der Patellahöhe. Aus diesem Grunde ist auch die Frequenz der Operationen mit Versetzungen der Tuberositas tibiae rückläufig. Nur in ganz eindeutigen Fällen einer Patella alta oder Patella baja und gleichzeitig nicht anders zu therapierenden Schmerzen sollte eine Versetzung der Tuberositas tibiae die Ultima ratio darstellen (vgl. Kap. 5.1 und 5.1.4).

6.2
Patellatangentialaufnahmen

Mit den Standardröntgenaufnahmen im a.-p.- und seitlichen Strahlengang erhält man nur minimale Informationen über das Femoropatellar-gelenk. Die Tangentialaufnahmen ermöglichen dagegen wesentlich detailliertere Aussagen (Tabelle 6-3). Verschiedene Techniken zur Anfertigung der Tangentialaufnahmen sind bekannt (Abb. 6-20).

Tabelle 6-3. Mögliche Befunde bei Tangentialaufnahmen

– Dicke Patella
– Schmale Patella
– Patelladysplasien (Wiberg III und IV, Jägerhut)
– Dysplasien des femoralen Gleitlagers
– Lateralisation der Patella
– Patella bipartita
– Patellafrakturen (besonders Längsfrakturen)
– Osteochondrosis dissecans patellae
– Patellaluxation (frisch)
– Folgezustände nach Patellaluxation (Verkalkungen, kleine Knochenanteile im medialen Retinakulum)
– Retropatellararthrose
– Laterales Hyperkompressionssyndrom (Verschmälerung des lateralen Gelenkspaltes)

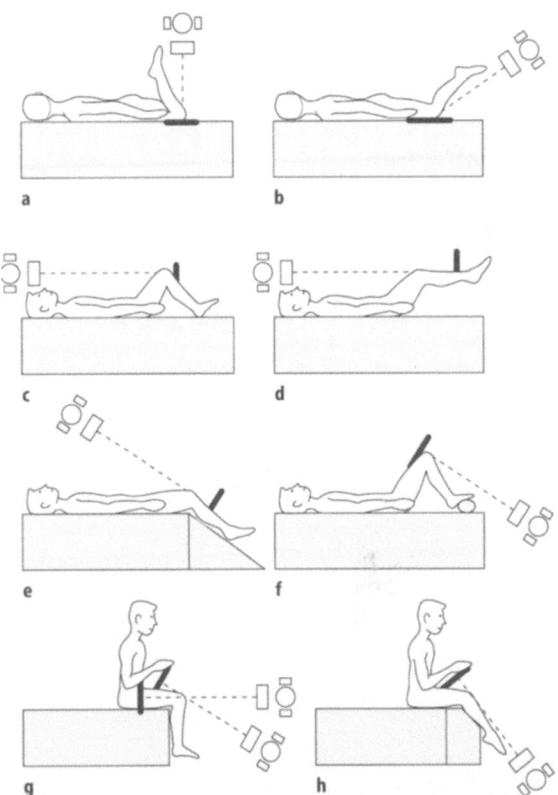

Abb. 6-20 a-h. Techniken zur Anfertigung von Tangentialaufnahmen des Femoropatellargelenkes nach Settegast (**a**), Hughston (**b**), Knutsson (**c**), Fürmaier (**d**), Merchant (**e**), Jaroschy (**f**), Brattström (**g**), Ficat (**h**). (Nach [276, 203 a])

Häufig wird noch die Technik nach Settegast verwendet, da sie einfach auszuführen ist und keine spezielle Lagerungshilfen benötigt. Hierbei liegt der Patient auf dem Bauch und beugt das Kniegelenk maximal. Der Zentralstrahl fällt senkrecht auf die unter das Knie gelegte Röntgenkassette. In dieser Aufnahmetechnik kommt jedoch das Femoropatellargelenk kaum zur Darstellung, da sich die Patella bei 120° Flexion schon fast in der Fossa intercondylaris befindet und nicht mehr mit der Trochlea femoris in Kontakt steht (Abb. 6-20 a).

Wir verwenden die Technik nach Knutsson (Abb. 6-20 c), in der auch die Defiléaufnahmen (Tangentialaufnahmen in 30°, 60° und 90° Flexion) ohne spezielle Lagerungsapparaturen angefertigt werden. Als Standardaufnahme fertigen wir zunächst eine Tangentialaufnahme in 30° Flexion an.

Beachtet werden Patelladysplasien, die Zentrierung der Patella im femoralen Gleitlager, die Weite des radiologischen Gelenkspaltes sowie die Spongiosa- und Trabekelstruktur von Patella und Trochlea femoris.

6.2.1
Patellaformen

Nach Wiberg u. Baumgartl [416] wird die Patellaform in die Typen I–IV und in die Jägerhutform eingeteilt (Abb. 6-21).

Die Einteilung beruht auf der Bestimmung der Facettenlängen, der Ausprägung der Facetten (konvex, konkav) und dem Facettenwinkel (der Winkel, der von Tangenten, die an die mediale bzw. laterale Facette angelegt werden, eingeschlossen wird). Bei der Patellaform vom Typ Wiberg I sind mediale und laterale Patellafacette gleich lang, der Facettenwinkel beträgt zwischen 120 und 140°. Beim Typ II sind die Facetten ebenfalls annähernd gleich lang, der Winkel liegt jedoch zwischen 110 und 120°. Beim Übergangstyp (Typ II/III) ist die mediale Facette konvex ausgebildet, beim Typ III liegt zusätzlich der Winkel zwischen 90° und 110°. Beim Typ IV ist der Facettenwinkel kleiner als 90°, die mediale Facette ist konvex ausgebildet.

Bekanntlich ist die Einteilung nach Wiberg umstritten, da der Typ I nur in etwa 10% der Fälle anzutreffen ist, wogegen die Gruppe der Patellatypen II–III mit 70–80% deutlich überwiegt. Die differenzierte Untersuchung von Hepp [276] zeigt, daß sich 19% der von ihm ausgewerteten Kniescheiben nicht mit diesem Schema erfassen lassen. Daher schlägt er folgende Einteilung vor:

1. *Euplasie* (= Wiberg-Typ I).
2. *Mediale Hypoplasie* (= Wiberg-Typ II–III).
3. *Patelladysplasie* (Jägerhut-, Kieselstein- oder Halbmondform, Wiberg-Typ IV, Patella magna, Patella parva und Patella bipartita).

Funktionell und biomechanisch ist es von untergeordneter Bedeutung, ob die knöcherne me-

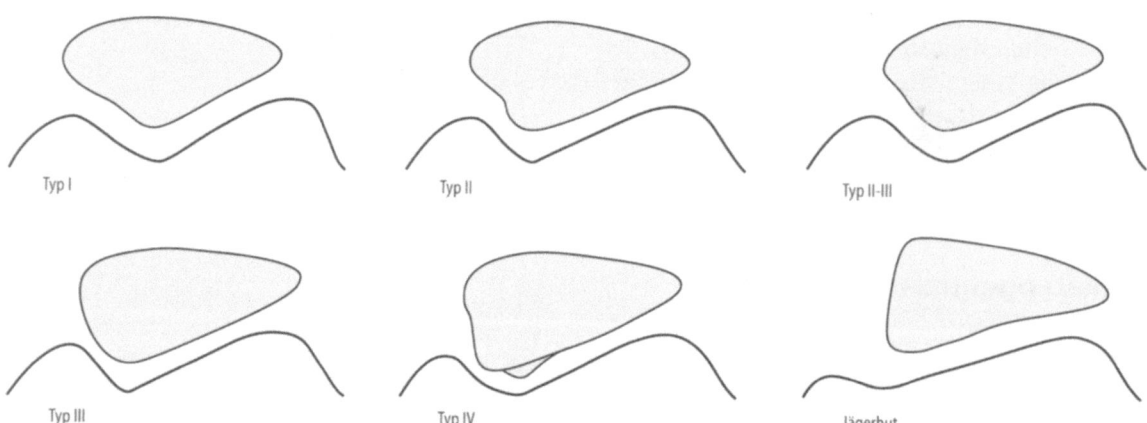

Abb. 6-21. Einteilung der Patellaformen nach Wiberg und Baumgartl [34, 703]

diale Patellafacette leicht konkav, plan, konkav-konvex oder konvex ausgebildet ist. Entscheidend ist vielmehr die Knorpeloberfläche. Diese kann auch bei einer konvexen knöchernen Form (Wiberg III) zu günstigen Artikulationsverhältnissen führen [276].

6.2.2
Formen der Trochlea femoris

Auf den Tangentialaufnahmen wird nicht nur die Form der Patella, sondern auch die der Trochlea femoris beurteilt. Verschiedene Einteilungsschemata sind bekannt [275a] (Abb. 6-22), die gängigste Klassifizierung wurde von Ficat angegeben (Abb. 6-22 a).

Bei der Klassifizierung nach Ficat sind beim Typ I beide Kondylenwangen annähernd gleich hoch und breit sowie fast gleichmäßig rund. Der Sulcus intercondylaris liegt in der Mitte der Trochlea und ist wannen- oder rinnenförmig ausgebildet. Beim Typ II handelt es sich um die

eigentliche „Normalform". Die laterale Kondylenwange ist etwas breiter und deutlich höher ausgebildet als die mediale. Die Sulkustiefe ist nach medial verlagert. Beim Typ III besteht eine Hypoplasie der medialen und eine Hyperplasie der lateralen Kondylenwange. Der Sulcus intercondylaris ist abgeflacht und deutlich nach medial hin verschoben. Im Vergleich zur lateralen Kondylenwange wird die mediale zunehmend kürzer und flacher. Der Typ IV ist durch eine deutliche Abflachung beider Trochleafacetten gekennzeichnet, wobei die laterale meist etwas länger und höher ausgebildet ist als die mediale. Der Sulcus intercondylaris ist flach ausgeprägt, mitunter nur als kleine Delle vorhanden. Beim Typ V fehlt der Sulcus intercondylaris vollständig, die Trochlea ist plan, kann im Extremfall sogar konvex geformt sein [275a].

Im Normalkollektiv zeigt sich eine Verteilung der Trochleaformen zugunsten des Typs II (84,7%). Wesentlich seltener waren die Typen I (13,2%) und III (2,1%) vertreten. Geschlechtsspezifische Unterschiede waren nicht festzustel-

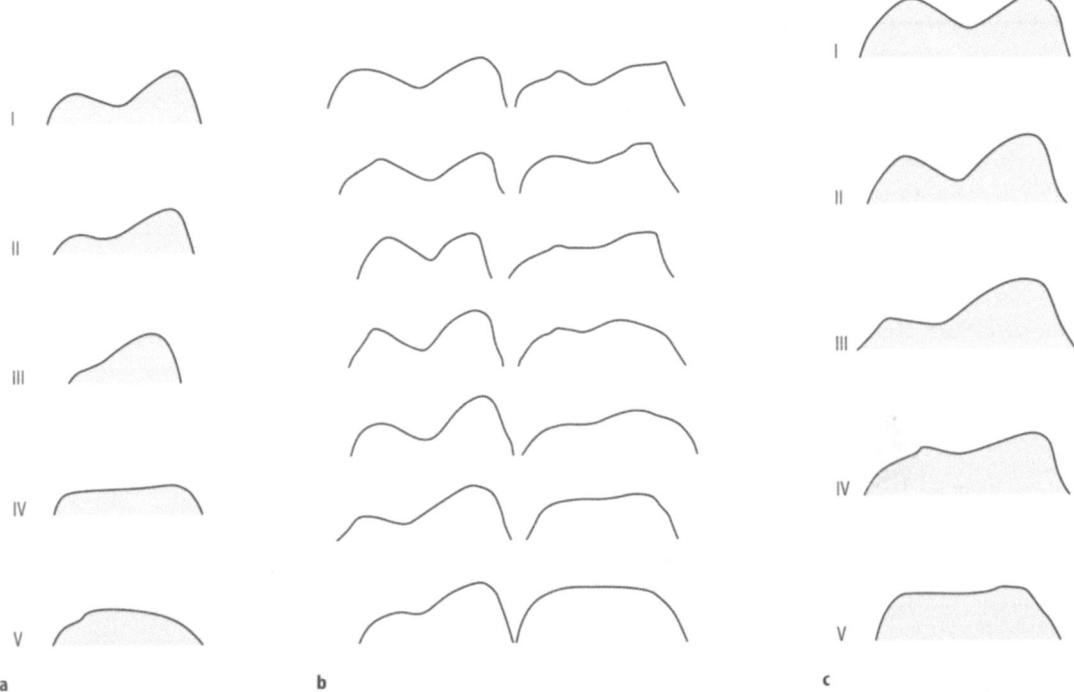

Abb. 6-22 a-d. Einteilungsschema der Trochlea femoris nach Ficat (**a**), teratologische Reihe von Euplasie *(links oben)* bis zur konvexen Form *(rechts unten)* (Aufnahmetechnik nach Knutsson bei 60° Flexion) nach Hepp [275a] (**b**), in die Formen I–V nach Hepp [275a] (**c**), in Hypoplasie, Aplasie und Dysplasieformen nach Fulkerson u. Hungerford [189b] (**d**)

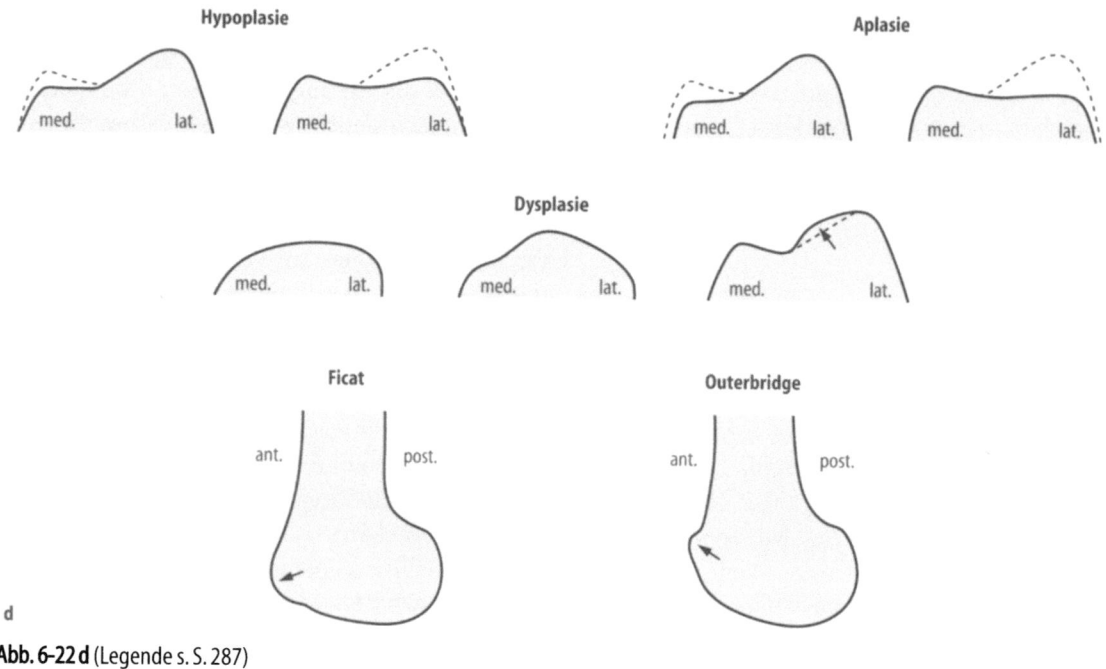

Abb. 6-22 d (Legende s. S. 287)

len. Patienten mit rezidivierender oder habitueller Patellaluxation zeigten dagegen Trochleaformen zu über 90 % vom Typ III und IV. Bei 2,8 % der Patienten war der stark dysplastische Typ V zu verzeichnen. Der Typ II (Normaltyp) trat dagegen nur in 3,5 % der Fälle auf [275 a].

Es ist nicht verwunderlich, daß Hepp [275 a] eine Korrelation zwischen Patella- und Trochleaform fand. Eine Patellaform vom Typ Wiberg I oder II war sehr häufig mit einem Trochleatyp I kombiniert. Handelte es sich dagegen um eine Kniescheibe des Typs IV, eine Jägerhutpatella oder um Kniescheiben, die als Typ III–IV zu bezeichnen sind, fand sich sehr häufig ein Trochleatyp IV. Eine Trochleadysplasie vom Typ IV (s. Abb. 6-22 c) fand sich dagegen nur in Verbindung mit einer Kieselstein- oder einer Halbmondpatella [275 a].

Einen ersten Anhaltspunkt über den Typ der Trochleadysplasie erhält man durch Bestimmung des Gleitlageröffnungswinkels nach Brattström. Hierbei wird der tiefste Punkt des Sulcus intercondylaris mit dem höchsten Punkt der medialen und lateralen Begrenzung verbunden. Im Normalfall liegt der Winkel zwischen 145° und 124° [203 a].

6.2.3
Ausrichtung des Femoropatellargelenkes

Das Femoropatellargelenk ist als funktionelle Einheit zu betrachten. Eine Bewertung von Einzelkomponenten (Wiberg-Dysplasien s. Abb. 6-21) und die Bestimmung des Patellahochstandes (s. Abb. 6-16 und 6-17) sowie die des Q-Winkels erlauben weder statistisch noch individuell eine Aussage über die Leistungsfähigkeit bzw. Störanfälligkeit des gesamten femoropatellaren Gelenksystems [203 a]. Aus diesem Grunde müssen die Form-, Lage-, Achsen- und Rotationskomponenten der Patella differenziert berücksichtigt werden.

Diese Bewegung im Femoropatellargelenk wird im wesentlichen durch die Quadrizepsmuskulatur, das Lig. patellae sowie die anatomische Form von Patella und Trochlea femoris geprägt. Um Aussagen über die Position der Patella im Vergleich zum Femur machen zu können, muß die Stellung der Patella zur Trochlea exakt anzugeben, d. h. auszumessen sein (Abb. 6-23). Zur Vermessung müssen zunächst definierte Strukturen und Punkte auf der Tangentialauf-

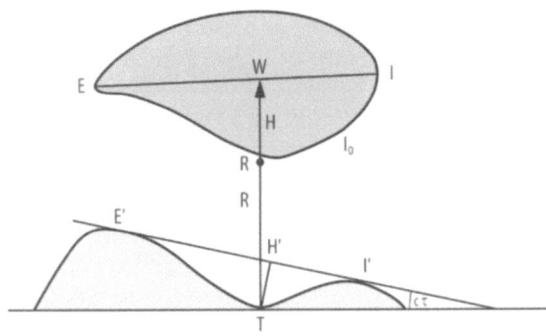

Abb. 6-23. Normale femoropatellare Indizes (Erklärung s. Text). (Nach [189 b])

nahme markiert werden. Diese Punkte werden miteinander verbunden bzw. an die markierten Punkte Tangenten angelegt (s. Abb. 6-23). Aus dem Streckenverhältnis bzw. den Winkeln zwischen den Tangenten ergeben sich die jeweiligen Patella- und Trochleawerte.

Patellawerte
Facettenverhältnis nach Brattström = RE/RI
        Normbereich 1–1,75
Tiefenindex = W/H
        Normbereich 3,6-4,2
Facettenwinkel = Winkel zwischen ERI
        Normbereich: 130° +/– 10°

Trochleawerte
Tiefenindex E'I' / TH'
        Normbereich 5,3 +/– 1,2
Sulkuswinkel E'/TE'
        Normbereich 140° +/– 5°
Inklinationswinkel τ

Auf den Tangentialaufnahmen sollten neben den morphoanatomischen Gegebenheiten auch Lageabweichungen beachtet werden. Die Bewegungen der Patella um die Vertikalachse (Patellakippung = Patella-Tilt) sowie die Verschiebung der Patella nach medial und lateral in Frontalebene (Patella-Shift), aber auch Gelenkspaltverschmälerungen müssen berücksichtigt werden (Abb. 6-24 bis 6-27). Beim ausgeprägten lateralen Patella-Tilt findet sich häufig ein laterales Hyperkompressionssyndrom (excessive lateral pressure syndrome). Fulkerson u. Hungerford [189 b] beschreiben indirekte radiologische Zeichen der lateralen Hyperpression sowie Zeichen der exzessiven Hyperpression mit Hypertension des lateralen Retinakulums (Abb. 6-25), die sich jedoch meist vermischen (s. Abb. 6-25 c).

Auch eine Patella bipartita, die zu 90 % im superior-lateralen Anteil der Patella lokalisiert ist und damit der tendinösen Insertion des M. vastus lateralis entspricht, muß als Zeichen des

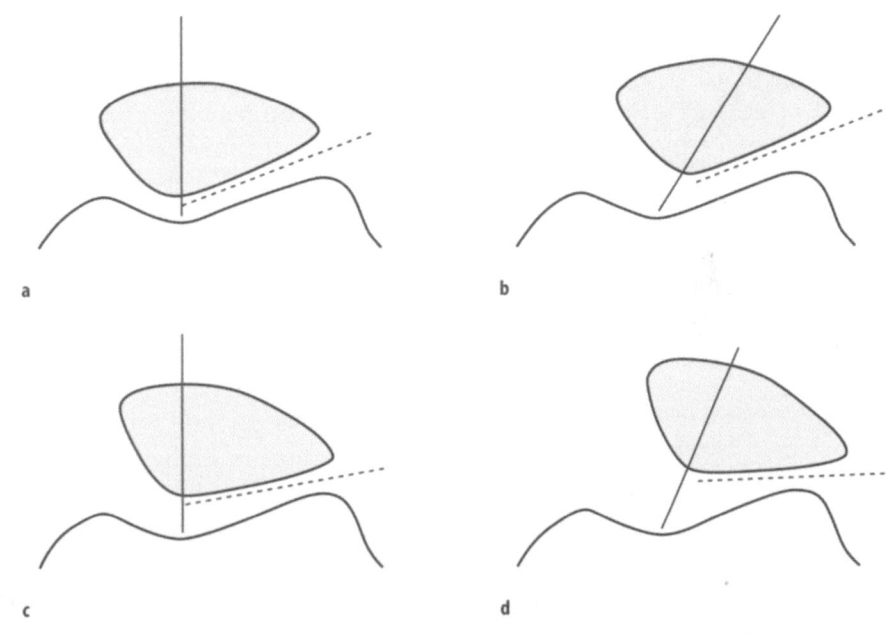

Abb. 6-24 a-d. Normalzustand (a), lateraler Patella-Shift ohne Tilt (b), Patella-Tilt ohne Shift (c), lateraler Patella-Tilt und lateraler Shift (d)

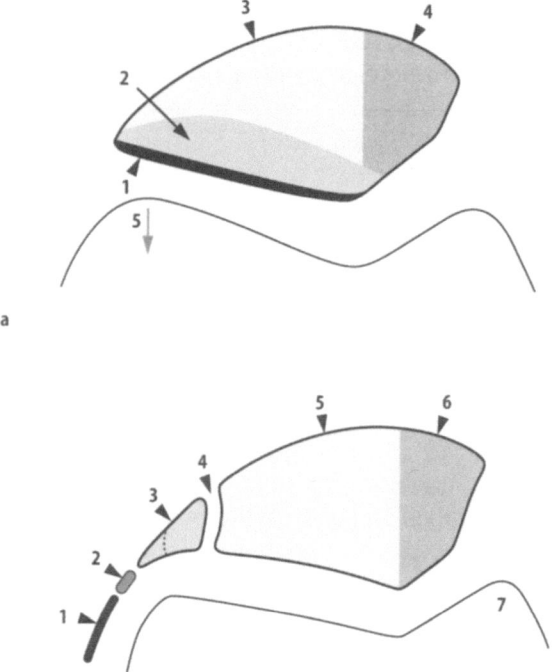

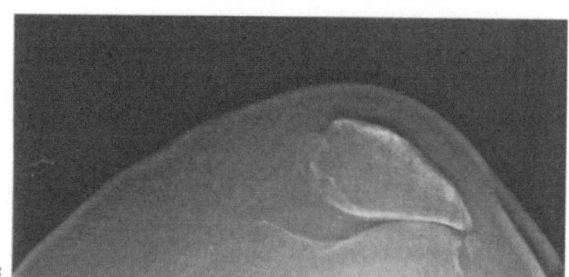

Abb. 6-25 a–c. Indirekte radiologische Zeichen der lateralen Hyperpression: Verdickung der Subchondralschicht *(1)*, vermehrte Spongiosadichte im Bereich der lateralen Patellafacette *(2)*, Lateralisation der Trabekelstruktur *(3)*, Osteoporose der medialen Patellafacette *(4)*, Hypoplasie des lateralen Trochleaanteils *(5)* **(a)**. Indirekte radiologische Zeichen der exzessiven Spannung des lateralen Retinakulums. Fibrose des lateralen Retinakulums *(1)*, Kalzifizierung im lateralen Retinakulum *(2)*, lateraler Patellaosteophyt *(3)*, Patella bipartita *(4)*, Hyperplasie der lateralen Patellafacette *(5)*, Hypoplasie der medialen Patellafacette *(6)*, Hypoplasie des medialen Trochleaanteils *(7)*. (Nach Fulkerson u. Hungerford [189 b]) **(b)**. Radiologischer Befund bei exzessiver lateraler Hyperpression und kontraktem lateralem Retinakulum. Verschmälerung des lateralen femoropatellaren Gelenkspaltes, lateraler Patella-Shift und lateraler Patella-Tilt, der jedoch nicht so ausgeprägt ist. Vermehrte subchondrale Sklerosierung der lateralen Patellafacette sowie Hypoplasie der medialen Patellafacette, des medialen Trochleaanteils und Verkalkung im lateralen Retinakulum. (Nach [189a]) **(c)**

vermehrten Zuges, der am lateralen Patellarand ansetzt, gezählt werden. Eine Patella tripartita tritt wesentlich seltener auf. Die Lage der Partitaanteile kann aber ebenfalls mit der vermehrten Traktion in Verbindung gebracht werden. Bei einer Patella tripartita liegt das zweite Fragment meistens an der inferior-lateralen Kante der Patella, dort wo die Fascia lata bzw. der Tractus iliotibialis inseriert [189 b] (s. Abb. 5-18 a, b). Daher müssen die Beschwerden, die bei einer Patella bi- oder tripartita auftreten, auch als Ausdruck der vermehrten Spannung der lateralen Retinakulumanteile und der resultierenden lateralen Hyperpression interpretiert werden. Therapeutisch empfiehlt sich zunächst die Aufdehnung des M. quadriceps, insbesondere des M. vastus lateralis, sowie des Tractus iliotibialis. Sollten die Beschwerden trotz Therapie persistieren, muß ein operatives Vorgehen diskutiert werden (s. Kap. 2.4.4.2).

6.2.4
Tangentiale Streßaufnahmen

Teidtke [648] beschreibt Streßröntgenaufnahmen bei femoropatellaren Instabilitäten. Bei dieser Technik wird das Kniegelenk für die Tangentialaufnahmen (Merchant-Technik) gelagert. Bei möglichst maximal entspannter Muskulatur wird die Patella mit einem Stab nach medial, dann nach lateral gedrückt. Patella-Tilt und Patella-Shift werden radiologisch erfaßt. Bei femoropatellaren Instabilitäten findet sich unter dem einwirkenden Streß eine ausgeprägte laterale, seltener mediale Subluxation der Patella.

6.2.5
Dynamische tangentiale Funktionsaufnahmen

Das gesamte Femoropatellargelenk ist als funktionelle Einheit von ossären (Patella, Trochlea femoris), ligamentären (Lig. patellae, mediales und laterales Retinakulum) und tendinösen Strukturen (Lig. patellae, Insertionen am lateralen proximalen und medialen Patellarand durch den M. quadriceps) zu betrachten. Will man

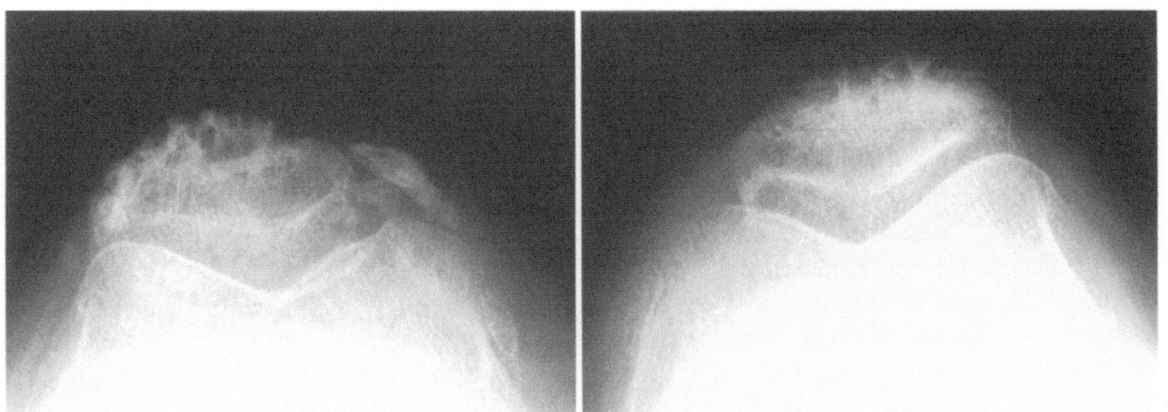

Abb. 6-26 a, b. Fortgeschrittene Retropatellararthrose mit osteophytischen Randausziehungen, Gelenkspaltverschmälerung und subchondraler Sklerosierung

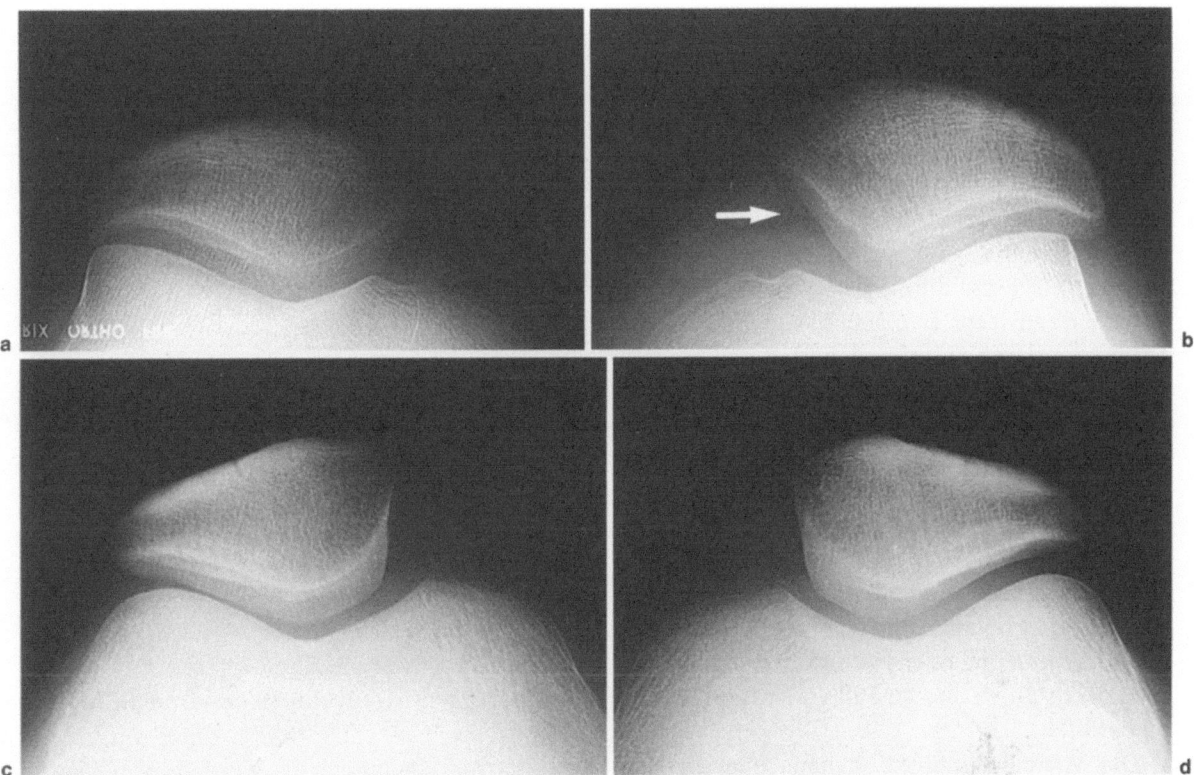

Abb. 6-27 a-d. Nicht optimale Patelladefilée-Aufnahme. Zu klein gewählter Ausschnitt und falsche Einstellung des Zentralstrahls. Der femoropatellare Gelenkspalt und die laterale Kondylenwange (osteochondrales Fragment vorhanden?) sind nur unzureichend zu beurteilen. Auf der rechten Seite zeigen sich als Hinweis auf eine abgelaufene Patellaluxation jedoch ein Vakuumphänomen *(Pfeil)* und eine Verkippung der Patella nach lateral (**a, b**). Patelladysplasie (Typ IV n. Wiberg) (**c, d**)

Funktionsstörungen des Femoropatellargelenkes analysieren und röntgenologisch darstellen, sind dynamische Funktionsaufnahmen der Patella, wie sie von Gaudernak [203a] beschrieben wurden, hilfreich.

Für diese Funktionsaufnahmen liegt der Patient auf dem Untersuchungstisch, die Oberschenkel liegen bis zur Tischkante auf. Die Kniekehlen werden mit Schaumgummirollen unterpolstert. Die Fersen befinden sich auf einer höhenverstellbaren Unterlage, die Knieflexion kann durch Heben und Senken dieser Fersenauflage auf exakt 30° Flexion eingestellt werden. Danach werden zunächst die Oberschenkel in Mittelstellung (Neutralrotation) gelagert. Dann wird der Patient aufgefordert, die Unterschenkel maximal nach außen zu drehen. Wenn der Patient diese Position erreicht hat, wird er aufgefordert, den M. quadriceps anzuspannen; dieses muß in der Regel 2- bis 3mal geübt werden, um dem Patienten zu verdeutlichen, worauf es bei dieser Untersuchung ankommt [203a]. Die erste Aufnahme erfolgt bei auswärts gedrehtem Unterschenkel (Außenrotation), eine ergänzende Aufnahme kann bei einwärts gedrehtem Unterschenkel (Innenrotation) jeweils bei angespanntem M. quadriceps erfolgen. Eine korrekte Aufnahme ist daran zu erkennen, daß das mediale Gleitlager mit scharfer Kontur deutlich abgrenzbar ist und medialer und lateraler Gleitlageranteil relativ rund dargestellt erscheinen. Die Lateralverschiebung der Patella wird in Millimetern gemessen und als funktioneller Patellalateralisationsindex bezeichnet [203a]. Der Winkel wird zwischen der lateralen Patellafacette und der Gleitlagerbegrenzungslinie eingezeichnet. Er kann nach medial oder lateral offen oder auf 0° reduziert sein, in diesem Fall verlaufen die Linien parallel.

Der Vorteil der funktionellen Untersuchung liegt darin, daß auch funktionelle Einzelkomponenten erfaßt werden. Dies gilt besonders für die Zugrichtung des M. quadriceps, der die Patellaposition wesentlich beeinflußt. Gerade querverlaufende Kräfte zur Patella hängen in Größe und Richtung ebenfalls von der Größe und Richtung des einwirkenden Quadrizepszuges, sowie von der Trochlea- und Patellaform ab. Die Untersuchungen von Gaudernak [203a] zeigen, daß bei den normalen Tangentialaufnahmen häufig un-

auffällige Befunde zu verzeichnen sind. Patellainstabilitäten, mediale oder laterale Subluxationen sind kaum zu erfassen. Mit den Funktionsaufnahmen sind dagegen Patellasubluxationen zu erkennen und zu quantifizieren (funktioneller Patellalateralisationsindex). Unter Beachtung eines Grenzwertes von 5 mm dieses Index können bisher unklare Kniegelenkbeschwerden als Patellainstabilitäten erkannt und klassifiziert werden [203a].

Mit diesen Funktionsaufnahmen wird ebenfalls dem Charakter des Femoropatellargelenkes als Gelenk mit Bewegungen in 6 Freiheitsgraden (s. Kap. 5) Rechnung getragen. Es ist damit verständlich, daß Form-, Lage-, Achsen- und Rotationsabweichungen immer in Kombination (gekoppelte Bewegung) mit unterschiedlicher Gewichtung auftreten.

Patellasubluxationen können auch mit Hilfe der Tangentialaufnahmen dokumentiert werden. Die Patienten werden hierbei aufgefordert, einmal die subluxierte Stellung, dann die reponierte Stellung einzunehmen. In diesen Stellungen werden jeweils Tangentialaufnahmen angefertigt (Abb. 6-28).

6.3
Tunnelaufnahme

Mit der Tunnelaufnahme nach Frick ist die radiologische Darstellung der Fossa intercondylaris und der dorsalen Femurkondylenanteile möglich [186]. Besteht der Verdacht auf einen freien Gelenkkörper, einen knöchernen Ausriß des vorderen Kreuzbandes oder eine Osteochondrosis dissecans, sollte diese Aufnahme standardmäßig angefertigt werden (Abb. 6-29).

Bei chronischer Insuffizienz des vorderen Kreuzbandes gehört die beidseitige Tunnelaufnahme nach Frick zum Routineröntgenprogramm. In der normalen a.-p.-Aufnahme ist die Eminentia oft nicht eindeutig beurteilbar. In der Tunnelaufnahmetechnik zeigt sich dagegen sowohl der Zustand der Eminentia als auch die Weite der Notch (Synonym: Fossa intercondylaris). Nach länger bestehenden Insuffizienzen des vorderen Kreuzbandes finden sich, bedingt

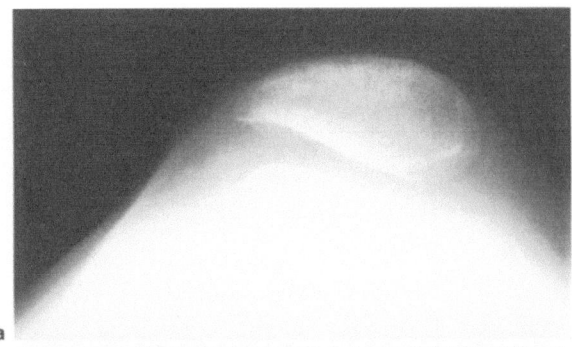

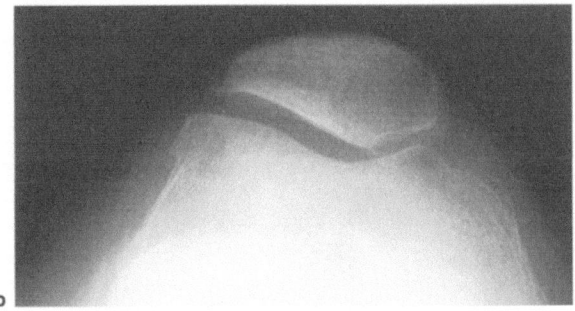

Abb. 6-28 a, b. Tangentialaufnahmen zur Dokumentation einer Patellasubluxation nach lateral. Extensionsnah findet sich die laterale Subluxation. Gleichzeitig liegt eine ausgeprägte Dysplasie der Trochlea femoris vor (**a**). Mit zunehmender Beugung kommt es zur Reposition der Patella (**b**)

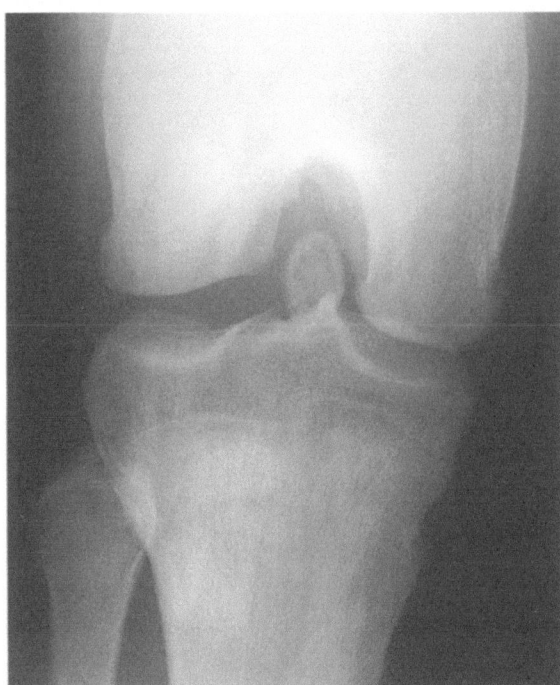

Abb. 6-29. Tunnelaufnahme. Großer freier Gelenkkörper in der Fossa intercondylaris

durch die desintegrierte Gelenkmechanik, eine Einengung der Notch und eine zipfelige Ausziehung der Eminentia intercondylaris (Teton-Zeichen) [10, 22, 159] (Abb. 6-30).

Computertomographisch teilen Anderson et al. [10] die Notchformen in 5 Typen ein (Abb. 6-30 a). Die Typen I und IV liegen im Normalkollektiv mit 18 und 47% am häufigsten vor. Patienten mit einer Ruptur des vorderen Kreuzbandes weisen seltener den Typ IV (29%) und häufiger den Typ V (35%) auf. Der Typ V (Wave-shaped-Typ) findet sich im Normalkollektiv nur zu 6%.

Patienten mit einseitiger oder beidseitiger Ruptur des vorderen Kreuzbandes zeigen ebenfalls verkleinerte Notchöffnungswinkel (48,6°; Normalkollektiv 54,7°). Der Quotient von Notchweite bei 2/3 Notchhöhe zu Kondylenbreite ist bei Patienten mit Rupturen des vorderen Kreuzbandes gegenüber dem Normalkollektiv signifikant erniedrigt (0,185; Normalkollektiv 0,207) [10].

Souryal et al. [615] geben eine andere Meßmethode zur Bestimmung der Notchweite an. Sie berechnen einen Notchweitenindex, indem sie parallel zum Gelenkspalt, auf Höhe der kleinen lateralen Einbuchtung, die durch den M. popliteus hervorgerufen wird (Popliteusrinne), Kondylen- und Notchweite messen. Das Verhältnis von Notchweite zu Kondylenweite in dieser Höhe gibt den Notchweitenindex an [615]. Patienten, die sich in jungen Jahren bei einem Nichtkontaktunfallmechanismus eine Ruptur des vorderen Kreuzbandes zugezogen haben und gleichzeitig einen verkleinerten Notchindex aufweisen, haben ein signifikant erhöhtes Risiko, sich auch auf der noch intakten Seite eine Ruptur des vorderen Kreuzbandes zuzuziehen [615].

Diese Ergebnisse konnten von LaPrade u. Burnett [381 a] in einer prospektiven Untersuchung bestätigt werden. Andere Untersucher fanden dagegen einen signifikant breiteren lateralen Femurkondylus in der Gruppe von Patienten mit beidseitigen Rupturen des vorderen Kreuzbandes. Gleichzeitig stellte sich eine positive Familienanamnese im Hinblick auf Kreuzbandverletzungen heraus [252 a]. Schickendantz

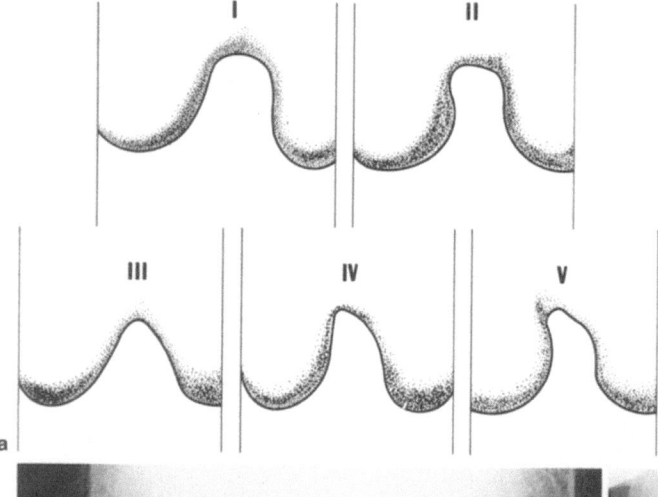

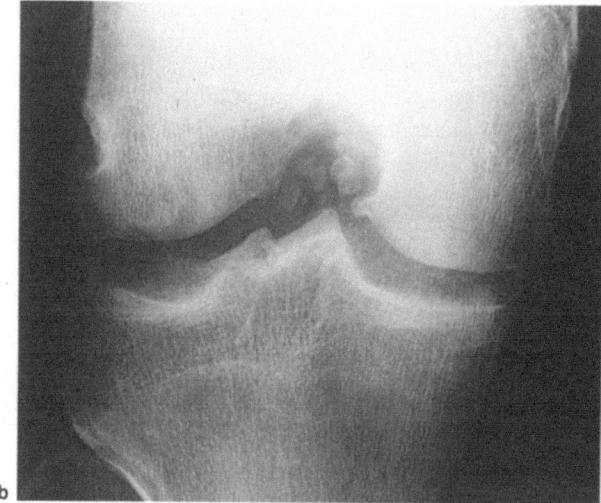

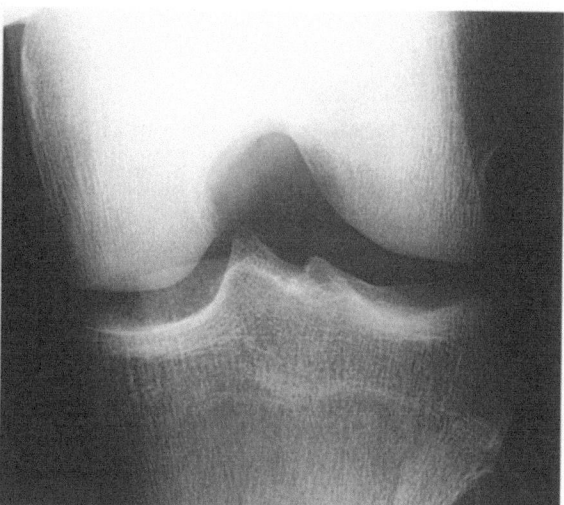

Abb. 6-30 a–c. Verschiedene Notchformen (nach Anderson [10]) (**a**). Tunnelaufnahme beidseits. Ruptur des vorderen Kreuzbandes rechts vor 8 Jahren. Die Eminentia ist zipfelig ausgezogen (Tenton-Zeichen), die Notch stenosiert mit osteophytären Ausziehungen im Bereich des medialen Femurkondylus. Zusätzlich finden sich multiple freie Gelenkkörper (**b**). Die gesunde Seite zeigt eine normal weite Notch (**c**)

u. Weiker [574 a] fanden bei Vermessung der Notch dagegen keinen Indikator, der auf ein erhöhtes Verletzungsrisiko hinweist, daß sich Patienten mit einer einseitigen Kreuzbandruptur auch die gesunde Gegenseite verletzen.

Mit zunehmender Verbreitung der Funktionsaufnahmen in der Rosenberg-Technik (s. Abschn. 6.5.2) verliert die Tunnelaufnahme nach Frick zunehmend an Bedeutung.

6.4
Schrägaufnahmen

Bei unauffälligem Röntgenbefund, aber gleichzeitigem Verdacht auf eine ossäre Verletzung, ist die Anfertigung von 45° Schrägaufnahmen angezeigt, die dann evtl. eine Tibiakopffraktur oder eine Fraktur im Bereich der Femurkondylen bzw. die genaue Ausdehnung der Fraktur erkennen lassen (Abb. 6-31) [106, 393].

Bestehen lokale Druckschmerzen im Bereich des proximalen Tibiofibulargelenkes und ist bei der manuellen Mobilisation des Fibuläköpfchens ein Krepitieren zu tasten, muß eine Arthrose des proximalen Tibiofibulargelenkes ausgeschlossen werden. Auch hierbei sind Schrägaufnahmen zu empfehlen (Abb. 6-31 d).

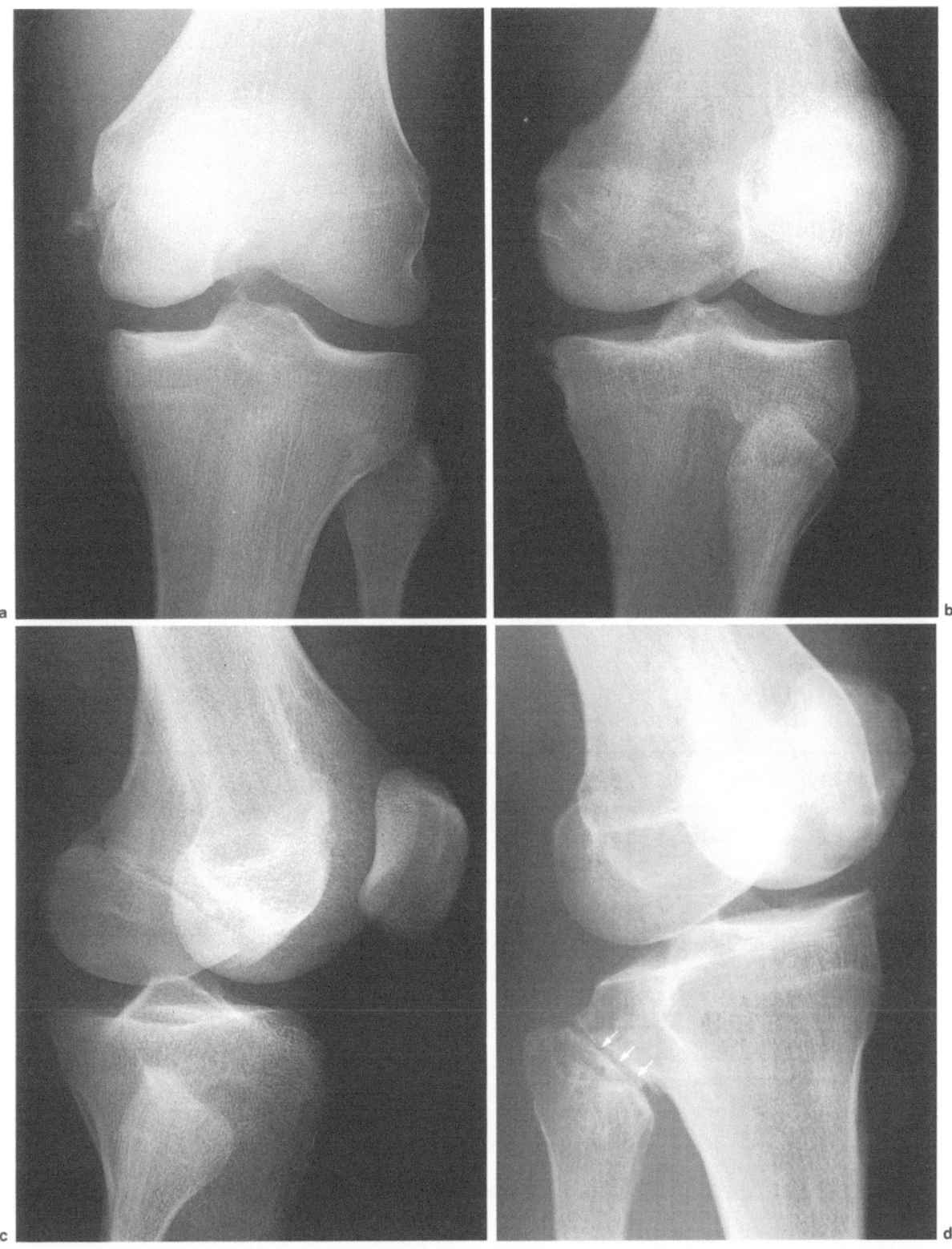

Abb. 6-31 a-d. Schrägaufnahmen. Die a.-p.-Aufnahme zeigt einen knöchernen Ausriß des medialen Seitenbandursprungs und einen Eminentiaausriß (Typ II) (**a**). Im schrägen anteromedial-posterolateralen Strahlengang läßt sich noch ein knöcherner Ausriß von der dorsomedialen Tibiakante erkennen (**b**), im anterolateralen-posteromedialen Strahlengang zeigt sich eine perkondyläre Fraktur des medialen Femurkondylus (**c**). Schrägaufnahme bei Arthrose *(Pfeile)* des proximalen Tibiofibulargelenkes (**d**)

6.5
Funktionsaufnahmen

6.5.1
Gestandene Aufnahmen

Zur Beurteilung einer beginnenden Arthrose des Femorotibialgelenkes ist eine gestandene Röntgenaufnahme hilfreich. Der Patient stellt sich dabei mit dem ganzen Körpergewicht auf beide Beine (Zweibeinstandaufnahme) oder auf ein Bein (Einbeinstandaufnahme). Bei der individuellen Verlaufskontrolle oder beim Vergleich von Patientenkollektiven sollte immer eine konstante Technik (Einbein- oder Zweibeinaufnahme) angewendet werden. Im Falle einer beginnenden Arthrose findet sich meist eine Verschmälerung des medialen Gelenkspaltes. Um identische Aufnahmebedingungen zu erreichen, können auch beide Kniegelenke auf einem Röntgenfilm abgelichtet werden (Abb. 6-32).

6.5.2
Rosenberg-Aufnahme

Rosenberg [559] empfiehlt die gestandene Aufnahme bei 45° Knieflexion im posterior-anterioren Strahlengang unter Abkippung des Strahlengangs um ca. 20° *(Rosenberg-Aufnahme)*. Gelenkspaltverschmälerungen von mehr als 2 mm können dabei als sicherer Hinweis auf eine ausgeprägte Knorpeldegeneration (Chondromalazie Grad III. und IV.) eingestuft werden, wie die Korrelation mit den arthroskopischen Befunden ergab.

Gegenüber der konventionellen gestandenen Aufnahme in Extension im a.-p.-Strahlengang ist die Rosenberg-Aufnahmetechnik diagnostisch bei Knorpelläsionen spezifischer und sensitiver [559]. Bei einer Flexion zwischen 30 und 60° werden genau die Knorpelareale belastet und indirekt durch die Gelenkspaltverschmälerung dargestellt, die in der Hauptbelastungszone liegen (Abb. 6-32 c).

Bei chronischen Verletzungen mit Verdacht auf eine Bandläsion fertigen wir die Rosenberg-Aufnahme als Standardröntgenaufnahme im a.-p.-Strahlengang an. Man erhält somit genaue

Informationen über den gewichtsbelasteten Bereich (gestandene Röntgenaufnahme), die Area intercondylaris (entspricht Tunnelaufnahme nach Frick) sowie vom ossären Zustand (normale a.-p.-Aufnahme) (s. auch Abschn. 6.13).

6.5.3
Gestandene Aufnahmen
mit Teil- und Vollbelastung

Manche Patienten klagen über ein seitliches Unsicherheits- und Wegknickgefühl beim Stehen oder bei Belastung. Das Wegknicken kann dabei nach medial oder lateral erfolgen. In diesen Fällen kann eine Dokumentation mit einer modifizierten gestandenen Röntgenaufnahmetechnik erfolgen. Zunächst wird eine Röntgenaufnahme bei Teilbelastung angefertigt, die nächste unter identischen Bedingungen jedoch unter Vollbelastung. Bei der mit voller Belastung angefertigten Röntgenaufnahme zeigt sich dann oft auch das vom Patienten beklagte Subluxationsphänomen (Abb. 6-32 d, e).

Im seitlichen Strahlengang kann bei Vollbelastung in leichter Flexionsstellung auch eine anteriore Tibiabewegung bei Patienten mit einer Insuffizienz des vorderen Kreuzbandes ausgelöst werden. Hierzu ist allerdings eine spezielle Vorrichtung mit einem Patellasupport notwendig [184 a].

6.5.4
Maximale Flexionsaufnahme

Besteht der Verdacht auf freie Gelenkkörper, die im anterioren Gelenkbereich lokalisiert sind, ist eine seitliche Röntgenaufnahme bei maximaler Flexion indiziert. Die Area intercondylaris anterior wird hiermit dargestellt und dort liegende freie Gelenkkörper können sicher lokalisiert werden. Auf einem im normalen seitlichen Strahlengang bei leichter Flexion des Kniegelenkes angefertigten Bild sind Gelenkkörper nicht immer exakt zu lokalisieren (Abb. 6-33 und Abb. 6-54 a).

Für Streckhemmungen im Kniegelenk können auch Osteophyten im Bereich der Area in-

Abb. 6-32 a, b. Gestandene Röntgenaufnahmen. Auf der a.-p.-Aufnahme erscheint der mediale Gelenkspalt nur gering verschmälert (**a**). Die konventionellen gestandenen Röntgenaufnahmen im a.-p.-Strahlengang zeigen beidseits eine Verschmälerung des medialen Gelenkspaltes (**b**)

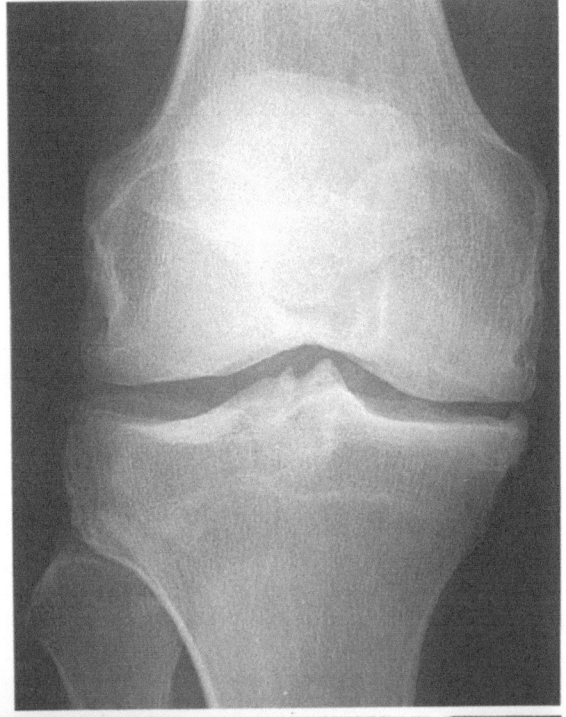

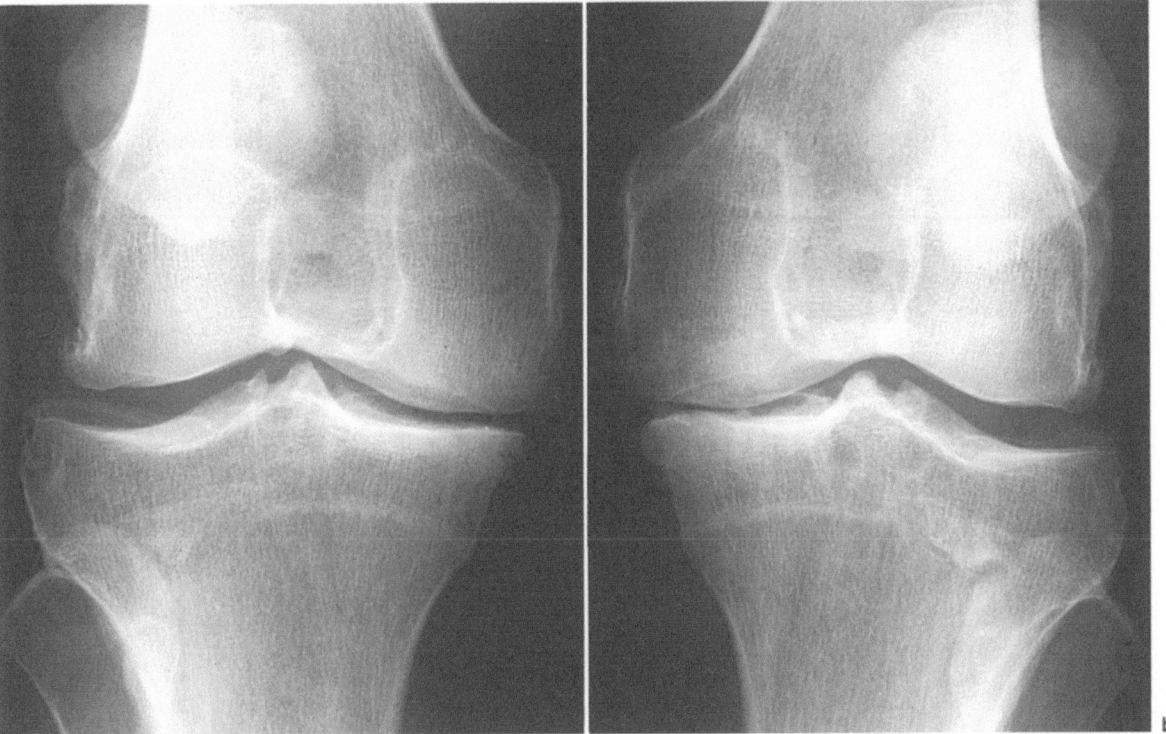

tercondylaris anterior verantwortlich sein. Um die Ausziehung des Tuberculum intercondylare tertium im Bereich dieser Region oder eines dort gelegenen Osteophyten genau zu bestim-men, empfiehlt sich eine seitliche Röntgenaufnahme in erhöhter, besser maximaler Flexion (s. auch Abb. 2-21 c, d).

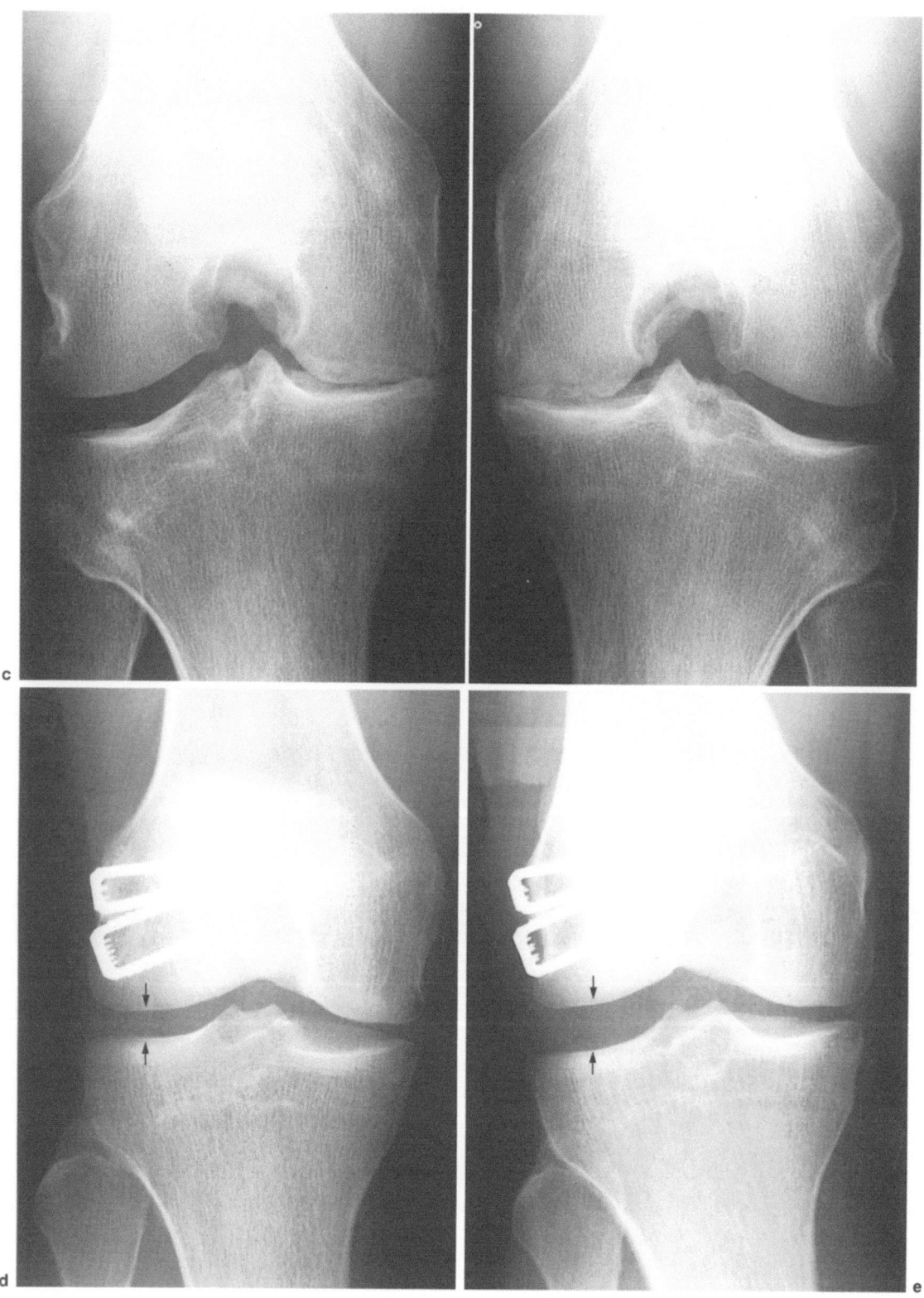

Abb. 6-32 c–e. Erst die gestandene Röntgenaufnahme in 40° Flexion im p.-a.-Strahlengang (Rosenberg-Aufnahme) zeigt den katastrophalen Zustand des medialen Gelenkkompartmentes in der Hauptbelastungszone. Ein medialer Gelenkspalt ist nur noch zu erahnen. (**c**) Gestandene Funktionsaufnahme. Unter Teilbelastung zeigt sich ein normal weiter medialer und lateraler Gelenkspalt (**d**). Unter Vollbelastung erweitert sich der laterale Gelenkspalt *(Pfeile)* deutlich. Es liegt eine posterolaterale Instabilität mit Insuffizienz der dorsolateralen Kapsel und des M. popliteus vor (**e**)

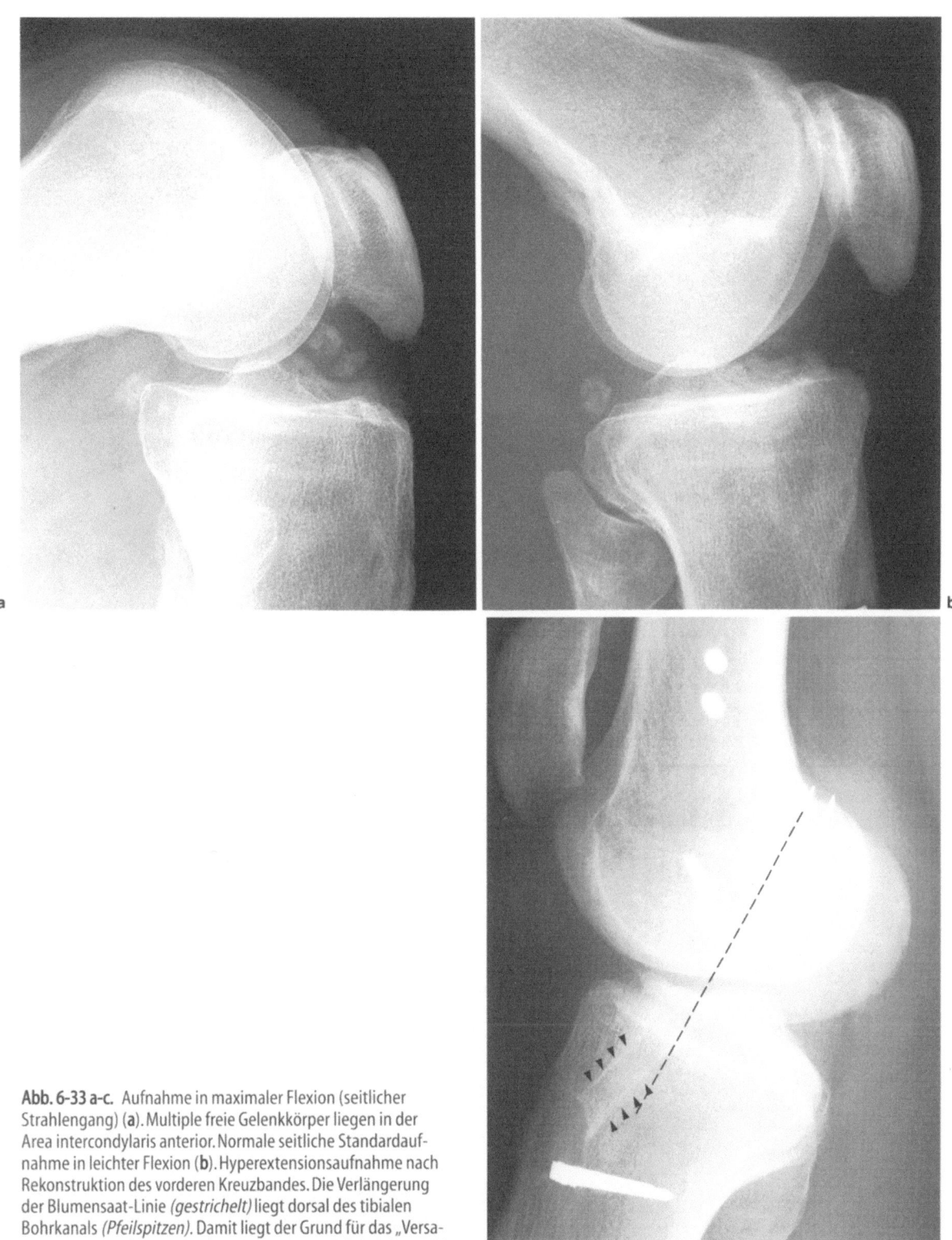

Abb. 6-33 a–c. Aufnahme in maximaler Flexion (seitlicher Strahlengang) (**a**). Multiple freie Gelenkkörper liegen in der Area intercondylaris anterior. Normale seitliche Standardaufnahme in leichter Flexion (**b**). Hyperextensionsaufnahme nach Rekonstruktion des vorderen Kreuzbandes. Die Verlängerung der Blumensaat-Linie *(gestrichelt)* liegt dorsal des tibialen Bohrkanals *(Pfeilspitzen)*. Damit liegt der Grund für das „Versagen" des Transplantates im fehlplazierten tibialen Bohrkanal (**c**)

6.5.5
Maximale Extensionsaufnahme (Hyperextensionsaufnahme)

Im seitlichen Strahlengang wird eine Aufnahme in maximaler Streckung, evtl. auch Überstreckung, angefertigt. Hierbei kann der Patient liegen oder stehen (gestandene Hyperextensionsaufnahme). Mit dieser Aufnahme wird das Ausmaß des Streckdefizits bzw. der Hyperextension dokumentiert.

Nach Rekonstruktionen des vorderen Kreuzbandes kann der tibiale Bohrkanal meist anhand seiner Randsklerosen erkannt werden. Liegt der Austritt des Kanals bei maximaler Streckung weiter anterior als die Verlängerung der Blumensaat-Linie, muß eine zu weit anteriore Plazierung des Bohrkanals konstatiert werden (Abb. 6-33 c). Nicht nur ein Streckdefizit, sondern auch die Insuffizienz des Transplantates ist in derartigen Fällen dann kausal erklärbar (vgl. Kap. 1.4.1).

Mit der Hyperextensionsaufnahme kann sich der Operateur bei einer geplanten Rekonstruktion des vorderen Kreuzbandes schon präoperativ eine relativ genaue Orientierung darüber verschaffen, wie weit dorsal der tibiale Bohrkanal plaziert werden muß. Bei Patienten mit einer Hyperextension empfiehlt sich im Rahmen einer präoperativen Planung diese Aufnahme, insbesondere wenn es sich um Reeingriffe handelt.

6.6
Arthrographie

Die Auffüllung des intraartikulären Gelenkraumes mit negativem Kontrastmittel (Luft), wie früher üblich, ergab eine schlechte Bildqualität, weshalb man zu positiven Kontrastmitteln überging. Hierdurch wurden aber zahlreiche wichtige Strukturen überdeckt. Erst durch die Kombination beider Verfahren (Doppelkontrastmethode) wurde die gewünschte Bildqualität erreicht [379]. Bei der Diagnostik von Meniskusläsionen, der auch heute noch häufigsten Indikation zur Arthrographie, wird über Fehlerquoten zwischen 35 und 40% berichtet [71, 207]. Je erfahrener der Radiologe ist, desto größer ist seine Treffsicherheit. Erfahrene Untersucher mit mehr als 200 Arthrographien geben ihre Treffsicherheit dagegen mit 85–97% an [379, 578] (Abb. 6-34). Trotzdem muß die Arthroskopie im direkten Vergleich mit der Arthrographie als das diagnostisch sicherere Verfahren beurteilt werden. Verschiedene Indikationen zur Arthrographie sind bekannt [50, 379, 595] (Abb. 6-35 und 6-36).

Eine mögliche Indikation ist bei Läsionen im Hinterhornbereich des Innenmeniskus, die selbst mit der Arthroskopie nicht immer einfach zu erkennen sind, gegeben [91, 381]. Ablösungen des Meniskushinterhorns von der dorsalen Gelenkkapsel, die streng genommen zu den liga-

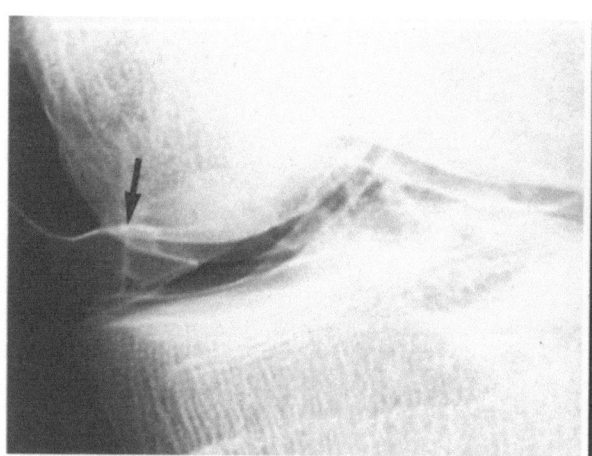
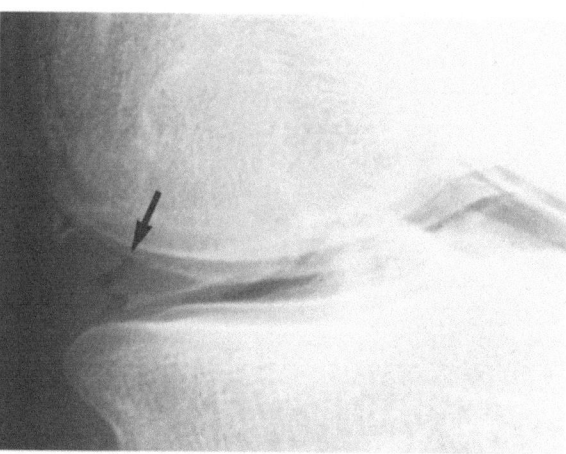

Abb. 6-34 a, b. Arthrographie bei Meniskusläsionen. Längsriß (**a**, *Pfeil*) Korbhenkelläsion (**b**)

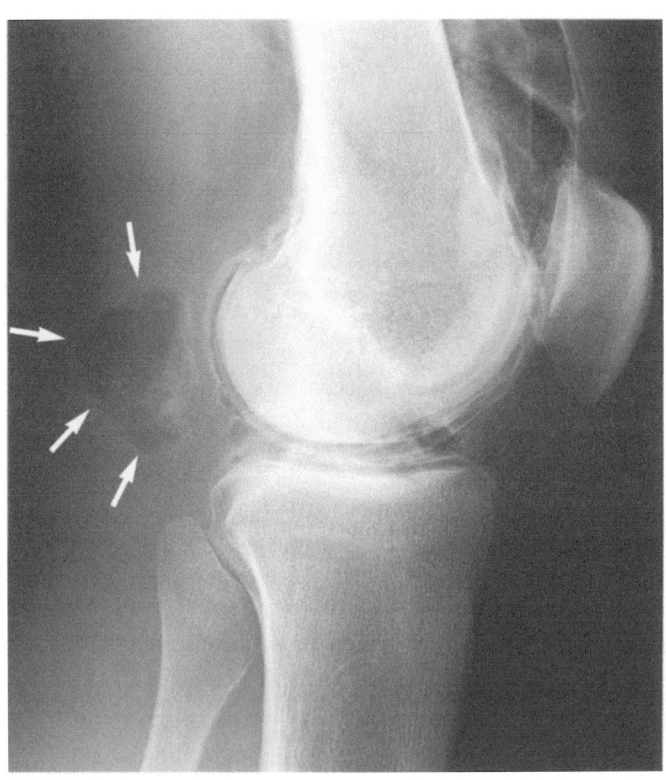

Abb. 6-35. Arthrographischer Nachweis einer Bakerzyste

mentären und nicht zu den meniskealen Verletzungen gezählt werden, sind ebenfalls beurteilbar [470, 510, 511].

Die Arthrographie wurde auch als Arthrotomographie zur Darstellung von Kreuzbandverletzungen verwendet [338]. Diese Vorgehensweise ist aber mit einer hohen Fehlerquote belastet [207, 256]. Erfahrene Untersucher geben eine Treffsicherheit von 78–88% an [540].

Mit zunehmender Verbreitung der Arthroskopie ist fast überall eine Abnahme der Arthrographien verbunden.

6.7 Tomographie

Bei knöchernen Bandausrissen, Tibiakopf- und Femurkondylenfrakturen hilft die Tomographie, das Ausmaß der Fraktur und die Anzahl

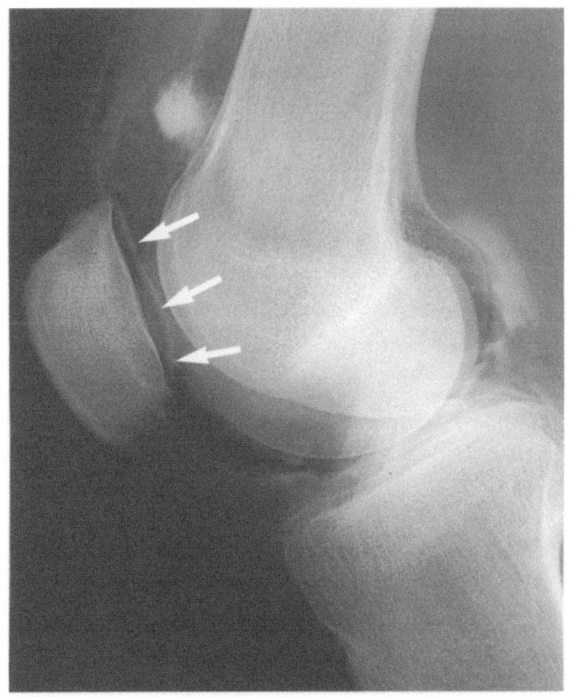

Abb. 6-36. Arthrographische Beurteilung des retropatellaren Knorpels

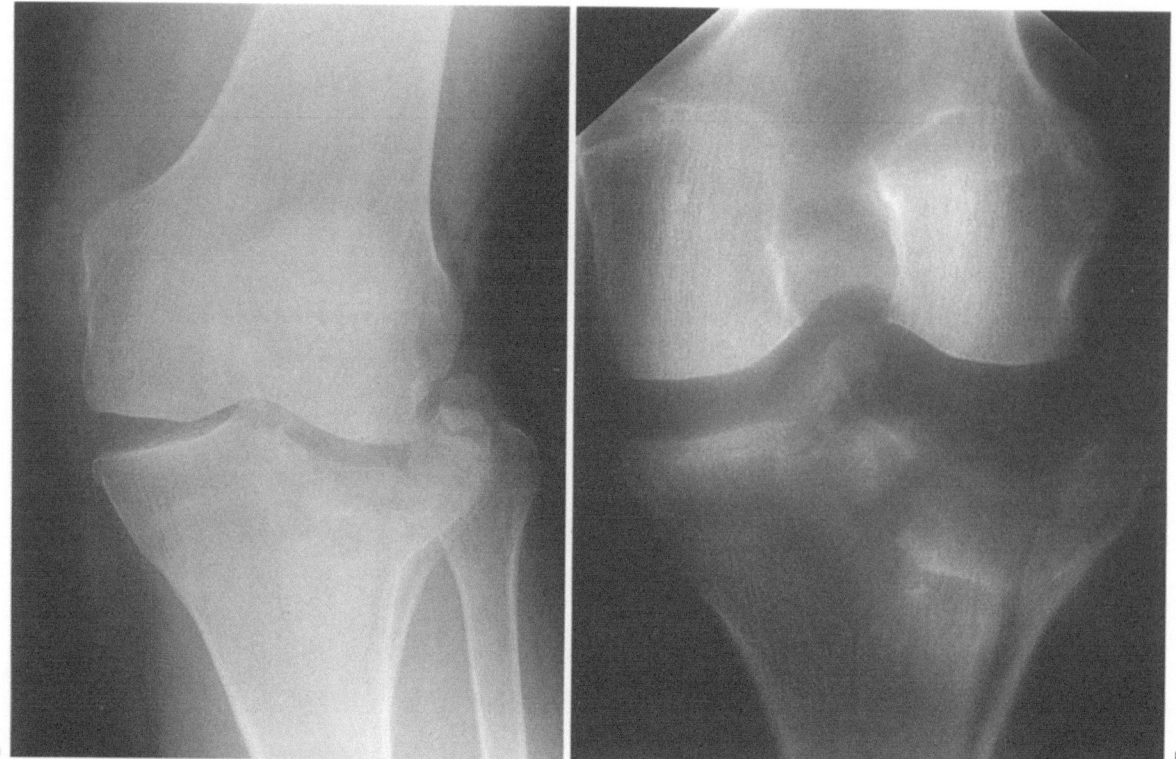

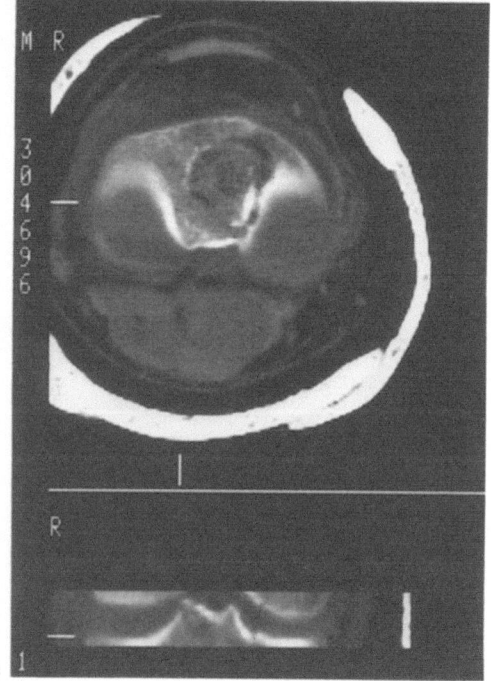

der Fragmente zu bestimmen (Abb. 6-37 a, b). In der Kombination mit der Computertomographie gelingt ebenfalls eine detailgenaue Darstellung (Abb. 6-37 c).

Abb. 6-37 a-c. Laterale Impressionsfraktur des Tibiakopfes. Die Erstaufnahme zeigt eine deutliche Achsenfehlstellung und Impression (**a**). Das wahre Ausmaß der Impression wird erst durch die Tomographie deutlich (**b**). Computertomographie bei Ausriß der Eminentia intercondylaris (**c**)

6.8
Computertomographie

Die Computertomographie besitzt einen festen Platz in der radiologischen Diagnostik, um Ausdehnung und Fragmentanzahl bei komplizierten Tibiakopf- und Femurkondylenfrakturen zu beurteilen (Abb. 6-37 c).

Eine morphologische Beurteilung des vorderen Kreuzbandes ist mit der CT-Arthrographie möglich [522, 542]. Da bei der Untersuchung eine Flexion von 90° erforderlich ist, muß bei frischen Verletzungen wegen auftretender Schmerzen mit Schwierigkeiten gerechnet werden. Ältere Verletzungen des vorderen Kreuz-

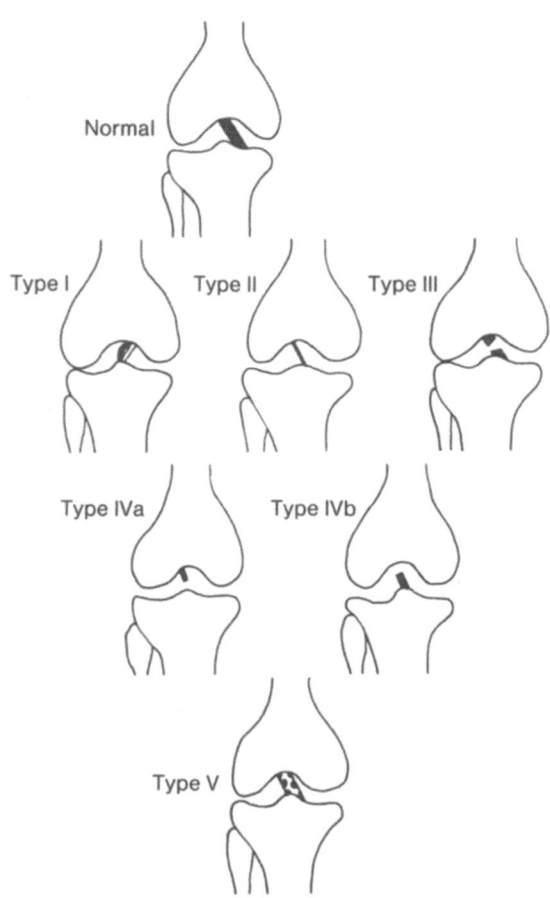

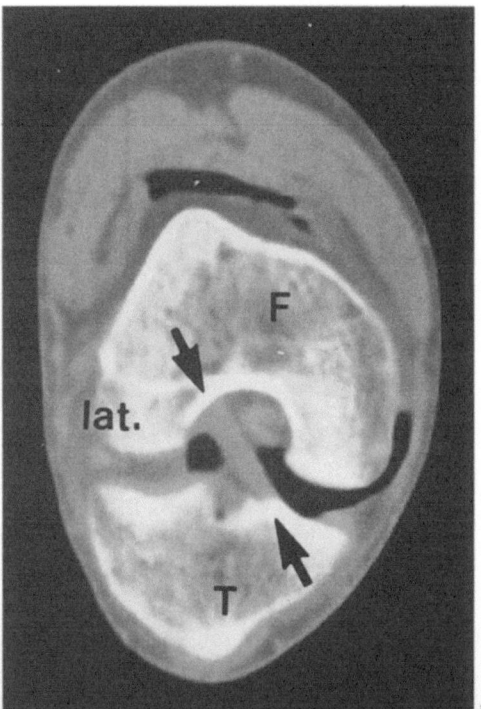

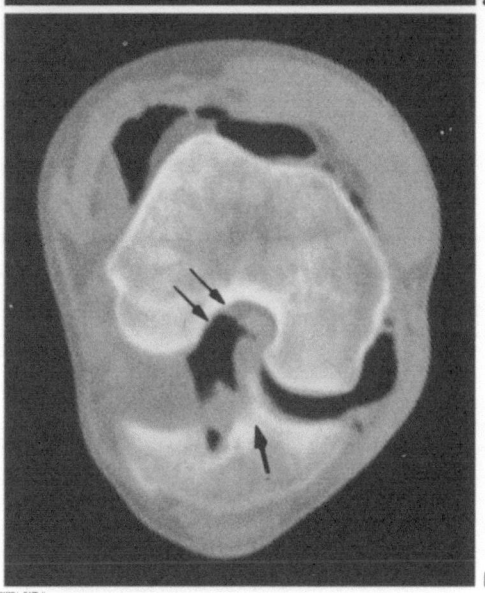

Abb. 6-38. Einteilung der Läsionen des vorderen Kreuzbandes nach Reiser [542] in der CT-Arthrographie. *Typ I* (proximale Ruptur, mit Anlagerung an das hintere Kreuzband, 48%), *Typ II* (intraligamentäre Ruptur mit Verdünnung des Restbandes, 33%), *Typ III* (vollständige Durchtrennung mit Retraktion der Bandanteile, 6%), *Typ IVa* (knöcherner tibialer Ausriß, 3%); *Typ IVb* (knöcherner femoraler Ausriß, 2%), *Typ V* (inhomogene Dichteverteilung mit hypodensen Arealen, 9%)

bandes können dagegen leicht dargestellt und nach Reiser [542] klassifiziert werden (Abb. 6-38 und 6-39).

Da die CT-Arthrographie, wie jedes bildgebende Verfahren, nur eine morphologische Beurteilung erlaubt, kann zwar eine Verdünnung oder Ruptur des vorderen Kreuzbandes erkannt werden, eine Aussage über den funktionellen Zustand, wie bei der klinischen Untersuchung, ist jedoch nicht möglich.

Meniskusläsionen werden von erfahrenen Untersuchern mit der High-resolution-Computer-

Abb. 6-39 a, b. CT-Arthrographie. Intakter Bandzustand (**a**), Ruptur des vorderen Kreuzbandes Typ I nach Reiser (**b**)

tomographie (axiale Schichtebenen) mit einer Sensitivität von 96,5%, einer Spezifität von 81,3% und einer Treffsicherheit von 91% erkannt [417].

Mit zunehmender Verbreitung der MR-Tomographie hat die Computertomographie wesentlich an Bedeutung verloren (s. Kap. 7).

6.9
Xeroradiographie

Die Xeroradiographie ist als Untersuchungsverfahren zur Erfassung von Weichteilveränderungen bekannt. Neben knöchernen Strukturen können Ligamente, Faszien, Muskeln und Subkutangewebe voneinander abgegrenzt werden.

Im Kniegelenkbereich wird die Xeroradiographie bei Veränderungen in der Kniekehle eingesetzt, da Weichteiltumoren, Baker-Zysten und Aneurysmen gut darzustellen sind. Größe und Ausdehnung von Weichteilprozessen sind, da selbst geringfügige Dichteunterschiede erfaßt werden, beurteilbar. Das Verfahren zeichnet sich durch die gesteigerte Kontrastanhebung in Randbereichen aus, so daß sich die Grenzstrukturen schon im Übersichtsbild ausreichend abgrenzen lassen. Nach Otto [509] ist die Beurteilung der Ausdehnung einer Baker-Zyste mit diesem Verfahren sicherer möglich als mit einer konventionellen Arthrographie.

Die xeroradiographische Tomographie wurde auch zur Darstellung der Kreuzbänder benutzt [541], was sich aber nicht durchgesetzt hat.

Im Anbetracht der übrigen bildgebenden Verfahren (MR-Tomographie, Sonographie, Computertomographie) hat die Xeroradiographie heute keine Bedeutung mehr.

6.10
Angiographie, digitale Subtraktionsangiographie (DSA)

Mit Hilfe der Angiographie und der digitalen Subtraktionsangiographie sind posttraumatische, intermittierend auftretende und arteriosklerotisch bedingte Gefäßveränderungen und -verschlüsse im Bereich des Kniegelenkes erfaßbar (Abb. 6-40, s. auch Abb. 2-34 und 2-35).

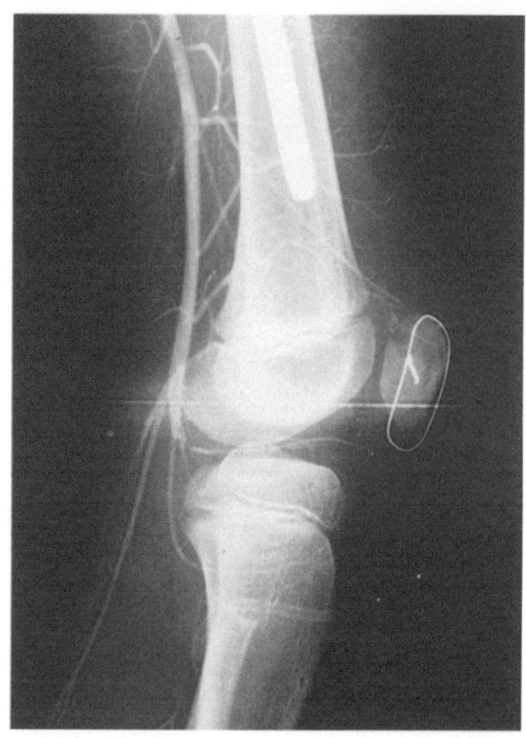

Abb. 6-40. Angiographie. Gefäßverschluß der A. poplitea in Höhe des Kniegelenkes nach Trauma. Primär wurde die Durchblutungssituation unzureichend untersucht. Erst nach notfallmäßiger Versorgung der zuerst ins Auge fallenden Verletzungen (Oberschenkelfraktur, Patellafraktur) fiel die Minderperfusion des Beines auf

6.11
Gehaltene Röntgenaufnahmen

Radiologisch lassen sich ligamentäre Strukturen nicht darstellen. Auf Bandverletzungen kann nur dann geschlossen werden, wenn knöcherne Begleitverletzungen vorliegen (z.B. Segond-Fragment) oder Verkalkungen an bestimmter Stelle lokalisiert sind.

Liegt eine Kapsel-Band-Verletzung ohne knöcherne Beteiligung vor, kann mit Hilfe von gehaltenen Röntgenaufnahmen versucht werden, den verletzungsbedingten Stabilitätsverlust zu dokumentieren [77, 160, 238, 368a, 527, 528, 620, 632].

Wie bei der klinischen Untersuchung können die mediale und laterale Aufklappbarkeit sowie auch die vordere und hintere Schubladenbewegung erfaßt werden, indem eine Kraft auf das Kniegelenk ausgeübt wird, die eine Verschiebung bzw. Verkippung der knöchernen Strukturen gegeneinander bewirkt. Richtung und Ausmaß der radiologisch dokumentierten Dislokation lassen auf die verletzten Kapsel-Band-Anteile schließen.

Für die gehaltene Röntgenaufnahme gelten die gleichen Grundregeln wie für die klinische Untersuchung:

- Entspannte Lagerung des Patienten.
- Schmerzausschaltung. Durch die schmerzbedingte Muskelanspannung erscheint die Laxizität kleiner, als sie in Wirklichkeit ist. Daher werden oft schmerzreduzierende oder -ausschaltende Maßnahmen wie Lokal- [227, 327], Regional- oder Allgemeinanästhesie [96] angewendet. Die Prüfung in Vollnarkose führt zu einer ca. 10- bis 20%igen Vergrößerung der Laxizität.
- Beginn der Untersuchung am gesunden Bein, um den Patienten mit dem Verfahren vertraut zu machen.

Gehaltene Röntgenaufnahmen sollten an beiden Kniegelenken unter identischen Einstellbedingungen angefertigt werden. Aus der Differenz der provozierten Bewegung beider Kniegelenke läßt sich die Laxizität (Abb. 6-41) mit Hilfe eines Ausmeßverfahrens bestimmen.

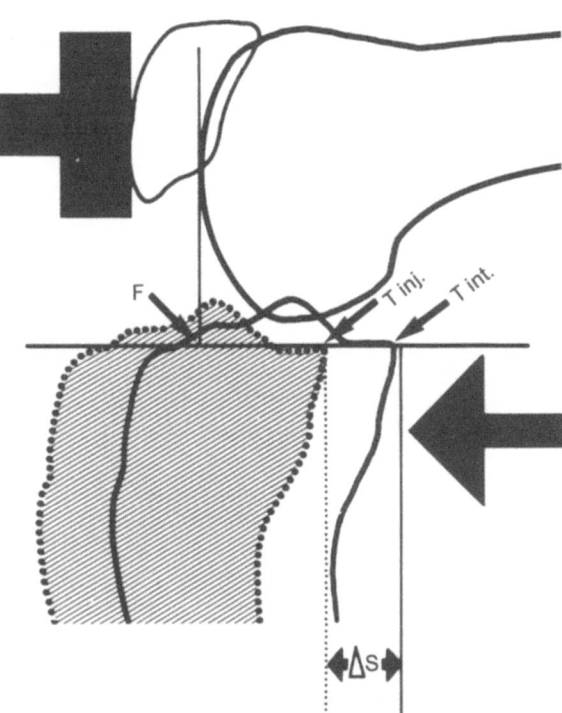

Abb. 6-41. Bestimmung des Schubladenausmaßes (Tibiaverschiebung) des intakten *(T int.)* und verletzten *(T inj.)* Kniegelenkes. Die Differenz (Δ s) entspricht der verletzungsbedingten Tibiaverschiebung, vorausgesetzt, beide Kniegelenke werden unter identischen Einstellbedingungen untersucht. (Nach [623])

6.11.1
Vorteile, Nachteile und Indikationen

Bevor die Indikation zur gehaltenen Röntgenuntersuchung gestellt wird, sind Vorteile (Tabelle 6-4) [77, 291, 309, 319, 329, 428, 469, 527, 662, 665, 700, 715] und Nachteile (Tabelle 6-5) [192, 234, 428, 620, 700, 710] abzuwägen. Man sollte sich der genauen Fragestellung bewußt sein:

1. Erhöhte Laxizität?
2. Mediale oder laterale Aufklappbarkeit bzw. vordere und hintere Schubladenbewegung (qualitativ)?
3. Wie groß ist die Laxizität (quantitativ)?
4. Wie groß ist die Laxizität in einer definierten Gelenkstellung (z. B. 30° Kniebeugung)?
5. Welche rotatorische Reaktion der Tibia (aussen- und innenrotatorische Reaktion) liegt vor (Spezielle Fragestellung)?

Tabelle 6-4. Vorteile gehaltener Röntgenaufnahmen

1. Differenzierung zwischen medialer und lateraler Aufklappbarkeit sowie vorderer und hinterer Schublade
2. Bestimmung des Laxizitätsausmaßes
3. Bestimmung der Instabilitätsart
4. Eindeutige Dokumentation
5. Erfassung der rotatorischen Komponente während der Schubladenprüfung
6. Therapiekontrolle
7. Differenzierung einer Bandläsion von einer Epiphysenlösung bei Jugendlichen und Kindern

Wird die Indikation wegen der Fragen 1 und 2 gestellt, sollte die klinische Untersuchung wiederholt werden. Sollen die Fragen 3–5 beantwortet werden, sollte auf ein apparatives Verfahren zurückgegriffen werden.

Tabelle 6-5. Nachteile gehaltener Röntgenaufnahmen in Abhängigkeit vom Verfahren

1. Nicht korrekt angefertigte Aufnahmen sind wertlos, da eine Beurteilung nicht möglich ist
2. Gefahr von zusätzlichen Bandläsionen besonders bei Durchführung in Allgemein-, Lokal- oder Regionalanästhesie
3. Zeitraubende und technisch schwierige Untersuchung bei aufwendiger Apparatur
4. Negativer Röntgenbefund nicht beweisend für intakten Bandzustand
5. Strahlenexposition des Untersuchers bei manuellen und halbmanuellen Verfahren
6. Kraftanwendung (Streß) bei manuellen Verfahren vom Untersucher abhängig

Gehaltene Röntgenaufnahmen sind nur zur Dokumentation der anterioren bzw. posterioren Tibiaverschiebung (Schublade) indiziert.

Die Bestimmung der Immobilisationsdauer im Gipsverband in Abhängigkeit vom radiologisch dokumentierten Laxizitätsausmaß [56, 291, 527, 700] kann heute nicht mehr aufrechterhalten werden.

Um eine vollständige Dokumentation zu erhalten, müßten nach Müller [470] gehaltene Röntgenaufnahmen in folgenden Einstellungen angefertigt werden:

1. Vordere Schubladenuntersuchung in 90° Flexion in Innen-, Neutral- und Außenrotation des Unterschenkels.
2. Hintere Schubladenuntersuchungen in identischen Stellungen.
3. Extensionsnahe vordere Schublade (Lachman-Test).
4. Extensionsnahe hintere Schublade (reversed Lachman-Test).

Somit wären inklusive der Nativaufnahmen 10 Röntgenaufnahmen je Kniegelenk notwendig, was zwar von großem wissenschaftlichen Interesse, wegen der extrem hohen Strahlenbelastung (insgesamt 20 Röntgenaufnahmen) für den Patienten aber nicht zu verantworten ist [470].

Wir stellen daher die Indikation der gehaltenen Röntgenaufnahme zur Dokumentation einer erhöhten Laxizität wie folgt [632]:

1. Kapsel-Band-Verletzung mit Verdacht auf Läsion des vorderen Kreuzbandes

Vorderer Schubladentest:
– 30° Flexion (Lachman-Test).

2. Kapsel-Band-Verletzung mit Verdacht auf Läsion des hinteren Kreuzbandes

Hinterer Schubladentest (beidseits):
– 90° Flexion (bei spezieller Fragestellung in 30° Innen- und 30° Außenrotation).

Untersuchungen der medialen und lateralen Aufklappbarkeit führen wir wegen der großen intra- und interindividuellen Variabilität nicht mehr durch. Bei ausgedehnten medialen und lateralen Bandrupturen verdrehen sich die Femurkondylen derart gegen das Tibiaplateau, daß eine standardisierte Ausmessung erschwert oder verhindert wird.

6.11.2
Manuelle und halbmanuelle Verfahren

Bei den manuellen Verfahren zur Anfertigung gehaltener Röntgenaufnahmen übt der Untersucher ohne technische Hilfsmittel die dislozierende Kraft auf das Kniegelenk aus. Schon bei dem von Böhler 1943 [56] beschriebenen Verfahren zur Prüfung der Aufklappbarkeit (Abb. 6-42a) wird eine Konstanthaltung der Knieflexion angestrebt, indem ein Holzkeil von definierter Dimensionierung unter das Knie gelegt wurde [287, 291]. Halbmanuelle Verfahren wurden von Hohmann [700], Nyga [496], Haffner [238] und Wirth [707] beschrieben. Am meisten verbreitet war die Keil- und Riemenmethode (Abb. 6-42b).

Sowohl manuelle als auch halbmanuelle Verfahren zeichnen sich durch die fehlende Standardisierung von einwirkender Kraft, Knieflexion und Unterschenkelrotation aus. Die manuellen Techniken disqualifizieren sich schon durch die Strahlenbelastung des Untersuchers und sollten nicht mehr angewendet werden (Abb. 6-43).

Der Anspruch an die gehaltene Röntgenaufnahme sollte nicht darin liegen, eine Kapsel-

Band-Verletzung auszuschließen oder zu bestätigen, sondern das Laxizitätsausmaß in einer
definierten Gelenkstellung eindeutig zu quantifizieren.

6.11.3
Apparative Verfahren

Bedingt durch die gravierenden Nachteile der
manuellen und halbmanuellen Verfahren wurde
nach anderen Lösungswegen gesucht und apparative Techniken (Haltevorrichtungen) zur
Prüfung der medialen und lateralen Aufklappbarkeit (Tabelle 6-6) sowie der vorderen und
hinteren Schublade wurden entwickelt (Tabelle
6-7).

Die Halteapparaturen unterscheiden sich
hinsichtlich der benötigten Hilfsmittel, dem
technischen Aufwand und dem Spektrum der
prüfbaren Tests. Einige Haltegeräte, die nur
Aufklappbarkeiten oder nur Schubladenbewegungen erfassen, sind konstruktionstechnisch
relativ übersichtlich [143, 192, 227, 238, 290, 464,
662]. Wesentlich komplizierter sind die technischen Anforderungen, wenn sowohl seitliche
als auch sagittale Laxizitäten mit einem Gerät

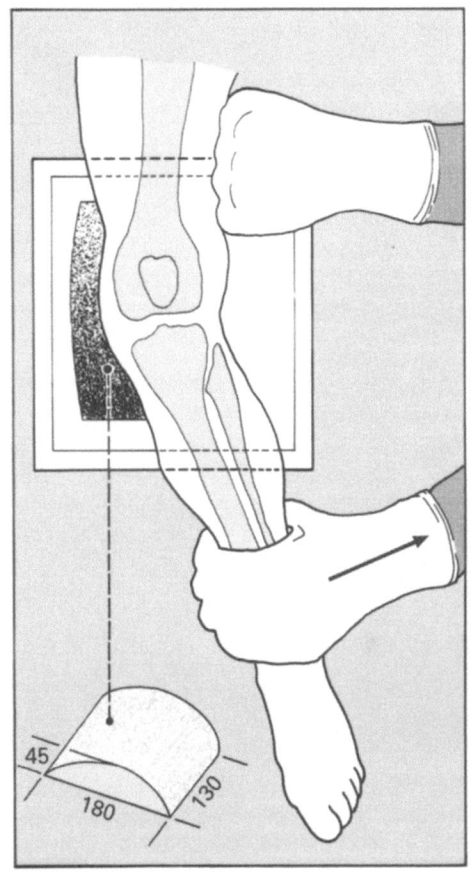

Abb. 6-42 a. Verfahren zur Prüfung der Aufklappbarkeit nach
Böhler [56]

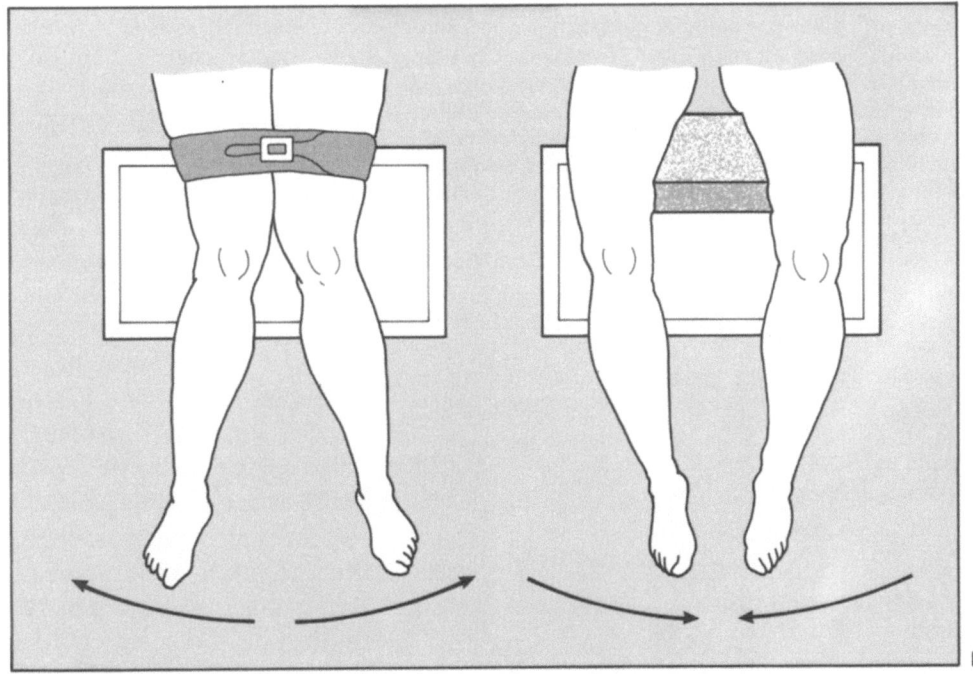

Abb. 6-42 b. Keil- und Riemenmethode zur Prüfung der medialen und lateralen Aufklappbarkeit. (Nach [632])

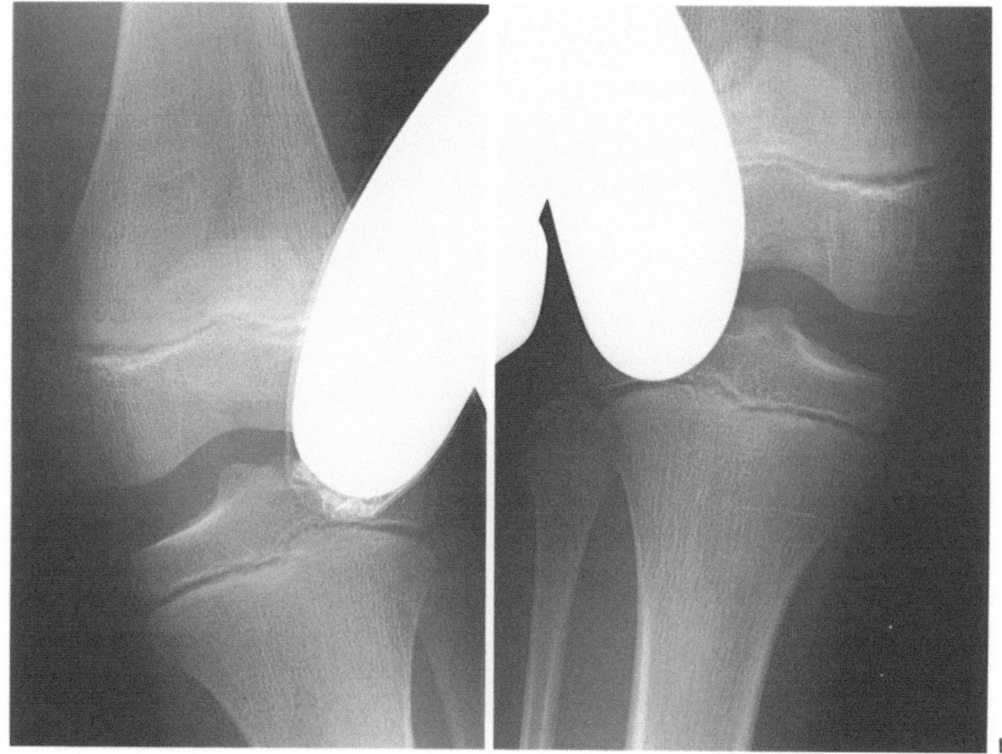

Abb. 6-43 a, b. Manuell gehaltene Aufnahme bei 12jährigem Mädchen. Der Informationsgewinn dieser Aufnahmen ist „gleich Null", da neben einer nichtstandardisierten Technik (Flexionsgrad nicht bekannt) der Gelenkspalt durch die Schutzhandschuhe verdeckt wird. Ein Ausmeßverfahren ist damit nicht anwendbar

Tabelle 6-6. Apparative Verfahren zur Anfertigung gehaltener Röntgenaufnahmen des Kniegelenkes, Beurteilung der Aufklappbarkeit; *Pos* Position des Probanden, *Rot* Unterschenkelrotation, *SI* sitzend, *NR* definierte Neutralrotation, *SL* Seitenlage, *INAR* definierte Innen-, Neutral und Außenrotation, *RL* Rückenlage, *Ext* Extension im Kniegelenk, *F* einwirkende Kraft in kg, *H* Holzkeil, *MAN* in ihrer Größe nicht definierte manuelle Kraft, *x* mögliche, aber nicht definierte Einstellung, *KG* Körpergewicht, *D* definierte Einstellung, *nd* nicht definierte Kraft

Autor	Jahr	Pos	Ext	20°	Rot	F
Wentzlik	1952	RL	H			2–4
Quellet I	1969	RL	x	x		8–12
Kennedy	1971	SI		x	NR	nd
Jäger I	1973	RL	x	x		8
Grosch	1975	RL	x	x		MAN
Hafner	1975	RL	x	x		MAN
Edholm	1976	RL	x			5
Jacobsen	1976	SI		x	NR	9
Moore	1976	RL		x		MAN
Scheuba	1978	SI	x	x		15
Rippstein	1983	RL	x	x		
Stedtfeld	1983	RL	x	x	INAR	10
Hejgaard	1984	SI			D	NR	9

bestimmt werden sollen. So wird bei einigen Apparaturen zugunsten einer simplen Konstruktion und einfachen Handhabung der Anspruch auf die konstante und definierte Einstellung des Probandenbeines hinsichtlich Flexion und Unterschenkelrotation vernachlässigt [551, 574].

Wie bei der klinischen Untersuchung sollten auch bei den gehaltenen Röntgenaufnahmen eher die extensionsnahen Gelenkstellungen (Lachman-Test) als die Positionen in 90° Flexion untersucht werden (Tabelle 6-8) [303, 622]. Daher sollte man bei der Anschaffung eines Haltegerätes darauf achten, daß gerade diese wichtigen Untersuchungseinstellungen möglich sind. Die Auslösung des radiologischen Lachman-Tests gelingt mit einfachen Methoden: Der Patient liegt in Rückenlage, der Unterschenkel wird auf einem Halter gelagert, so daß das leicht gebeugte Knie frei hängt. An den distalen Ober-

Tabelle 6-7. Apparative Verfahren zur Anfertigung gehaltener Röntgenaufnahmen – Beurteilung der vorderen und hinteren Schublade (Legende s. Tabelle 6-6)

Autor	Jahr	Pos	Vordere Schublade					Hintere Schublade					F
			90°	60°	30°	10°	Rot	90°	60°	30°	10°	Rot	
Quellet II	1969	SI	D				NR	D				NR	8–12
Kennedy	1971	SI	D				NR						nd
Volkov	1971	SL	D				NR						15–20
Jäger II	1973	SI	D				NR						nd
Jacobsen	1976	SI	D				INAR	D				INAR	20–30
Scheuba	1978	SL	x					x					15
Stankovic	1979	SI	D				INAR	D				INAR	5–10
Gäde	1980	SI	D	D			INAR	D	D			INAR	9,5
Torzilli	1981	SI	D				NR						15
Pavlov	1983	SI	D	D	D	D		D	D	D	D		nd
Rippstein	1983	SL	x		x			x					nd
Stedtfeld	1983	SL	D	D	D	D	INAR	D	D	D	D	INAR	15
Hejgaard	1984	SI	D				INAR	D				INAR	30
Satku	1984	RL						x					KG/10
Hooper	1986	RL			H								3
Latosiewicz	1986	SI	D				NR	D				NR	14,8
Pässler	1986	SL			x					x			15

Tabelle 6-8. Vordere Schubladenbewegung beim radiologischen Lachman-Test

	n	VKB – rupturiert	n	VKB – intakt
Lerat [389]	125	10,8 mm (+/−2,7)	180	3,3 mm (+/−2,0)
Stäubli [622]	85	12,8 mm (+/−4,1)	53	3,4 mm (+/−2,0)
Pässler [517]	51	14,7 mm (+/−3,9)	80	2,5 mm (+/−1,7)

schenkeldrittel wird dann ein Gewicht gehängt, welches den Oberschenkel nach posterior zieht. Der Tibiakopf wandert relativ nach anterior (Abb. 6-44) [389].

Eine weitere einfache und zugleich sichere Technik zur radiologischen Dokumentation des Lachman-Tests wurde beschrieben [517]. Hierbei wird das Gerät von Scheuba [574] verwendet. Die extensionsnahe vordere Schublade wird unter definiertem Streß ausgelöst. Der Patient liegt in Seitenlage, so daß die Röntgenkassette einfach unter das Kniegelenk gelegt werden kann (Abb. 6-45). Die Rotationsstellung des Unterschenkels bleibt bei diesem Verfahren unberücksichtigt. Mit dieser Apparatur ist auch die

Untersuchung der extensionsnahen hinteren Schublade (reversed Lachman-Test) möglich [517].

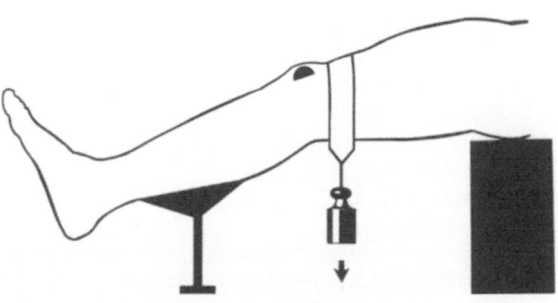

Abb. 6-44. Radiologischer Lachman-Test. (Nach [389])

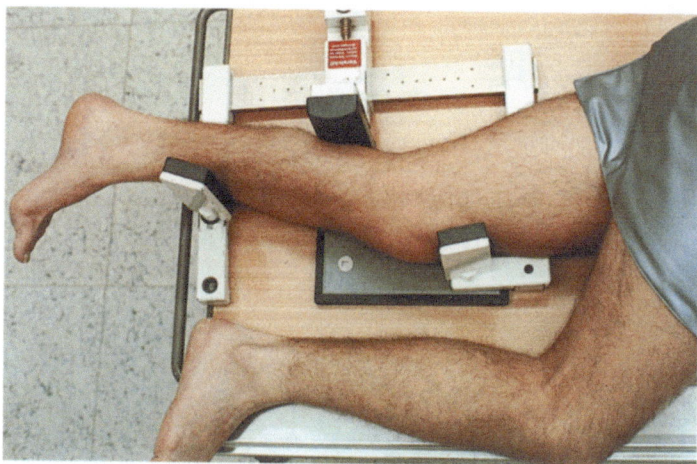

Abb. 6-45. Radiologischer Lachman-Test mit dem Scheuba-Gerät

6.11.4
Standardisierte gehaltene Röntgenaufnahmen

Nur von einer technisch relativ aufwendigen Halteapparatur, nicht aber von manuellen oder halbmanuellen Verfahren können die Anforderungen an eine standardisierte gehaltene Röntgenaufnahmetechnik (Tabelle 6-9) erfüllt werden. Jede Vereinfachung der Halteapparatur vermindert die standardisierten Einstellmöglichkeiten.

Wir haben ein Haltegerät zur Anfertigung standardisierter gehaltener Röntgenaufnahmen entwickelt [623] (Abb. 6-46), mit dem sowohl die

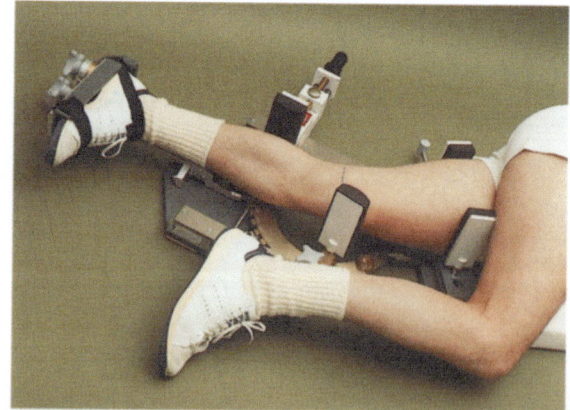

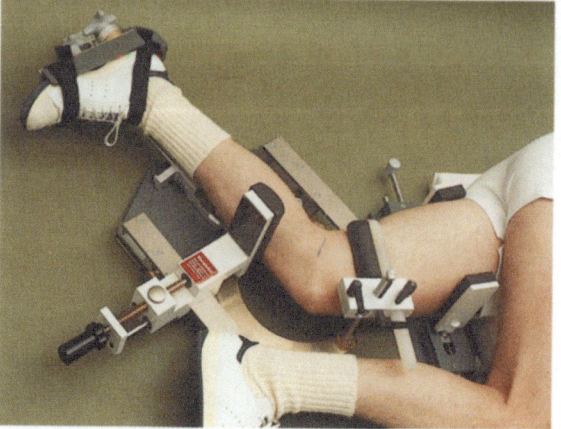

Tabelle 6-9. Anforderungen an ein Haltegerät für standardisierte gehaltene Röntgenaufnahmen

1. Definierte Einstellung von
   - Knieflexion,
   - Unterschenkelrotation,
   - einwirkender Kraft
2. Ausschluß einer axialen Be- bzw. Entlastung
3. Entspannte Lagerung des Patienten
4. Kompaktheit
5. Einfache Bedienbarkeit
6. Prüfung der extensionsnahen vorderen und hinteren Schublade bei definierter Flexion und Unterschenkelrotation (Lachman-Test, reversed Lachman-Test)

Abb. 6-46 a, b. Haltegerät für die standardisierte gehaltene Röntgenuntersuchung [623]. Prüfung der extensionsnahen vorderen Schublade in 30° Flexion (Lachman-Test) bei Neutralrotation (**a**) und der hinteren Schublade in 60° Flexion bei Neutralrotation des Unterschenkels (**b**)

mediale und laterale Aufklappbarkeit in Streckstellung und 20° Knieflexion unter definierter Einstellung der Unterschenkelrotation, als auch die vordere und hintere Schublade in 0–90° Flexion unter definierter Einstellung der Unterschenkelrotation zwischen 30° Innen- und 30° Außenrotation geprüft werden kann.

Die Komplexität des Gerätes macht aber die routinemäßige klinische Anwendung sehr aufwendig und nur für spezielle wissenschaftliche Fragestellungen sinnvoll. Gehaltene Röntgenaufnahmen sollten unter Kontrolle des behandelnden Arztes angefertigt werden, der auf die korrekte und entspannte Lagerung des Patienten achtet. Nur so sind brauchbare und reproduzierbare Ergebnisse zu erhalten (Abb. 6-47 und 6-48).

Der Trend der standardisierten Laxizitätsuntersuchung geht zu den apparativen „nichtradiologischen" Meßapparaturen (vgl. Kap. 9).

Gehaltene Röntgenaufnahmen in 90° Flexion zur Prüfung der vorderen Schubladenbewegung führen wir nicht mehr durch, da sie nur einen relativ geringen Informationswert bieten. Zudem bedeuten sie eine zusätzliche Strahlenexposition für den Patienten und sind im Hinblick auf das weitere therapeutische Vorgehen kaum von Bedeutung. Lediglich bei speziellen Fragestellungen, wissenschaftlichen Untersuchungen oder bei Fragen zur rotatorischen Reaktion des medialen und lateralen Tibiaplateaus können diese Aufnahmen – unter standardisierten Aufnahmebedingungen angefertigt – indiziert sein.

Zur Anfertigung der gehaltenen Röntgenaufnahmen im klinischen Alltag empfiehlt sich aus Gründen der einfachen und sicheren Praktikabilität das Scheuba-Gerät (Abb. 6-45).

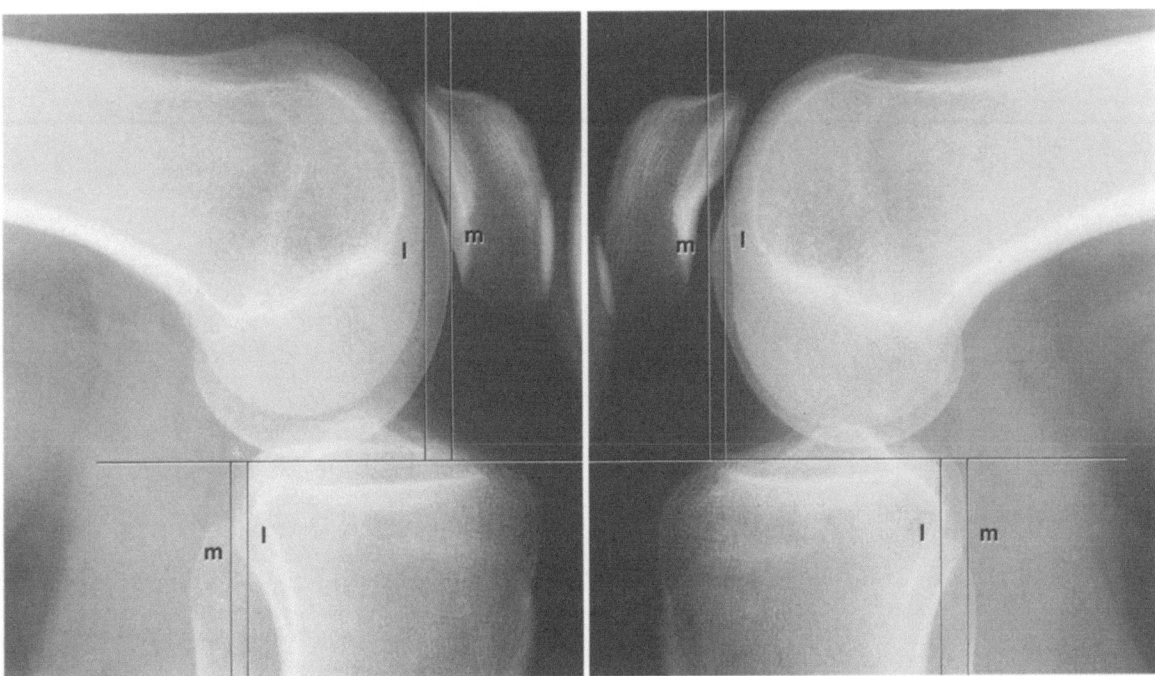

a   b

Abb. 6-47 a-f. Standardisierte gehaltene Röntgenuntersuchung. 22jährige Patientin, Trauma vor 5 Monaten. Die Patientin beschrieb eine Gangunsicherheit, ein häufiges „Umknicken" und „Weggehen im rechten Kniegelenk, als wollte der Unterschenkel nach vorne weitergehen". Ein Gehen auf unebenen Wegen war nicht mehr möglich. Vorderer Schubladentest zur Bestimmung der anterioren Translation *(TL)* des medialen und lateralen Gelenkkompartimen-

tes: 15 kg (aufgewendete Kraft). Ausmeßverfahren nach Jacobsen (vgl. Abb. 6-50):

90° Flexion, 30° Außenrotation
Rechts: med. : 40,0 mm   lat. : 32,0 mm (**a**)
Links: med. : 50,0 mm   lat. : 42,0 mm (**b**)
Differenz: med. TL: 10,0 mm   lat. TL: 10,0 mm

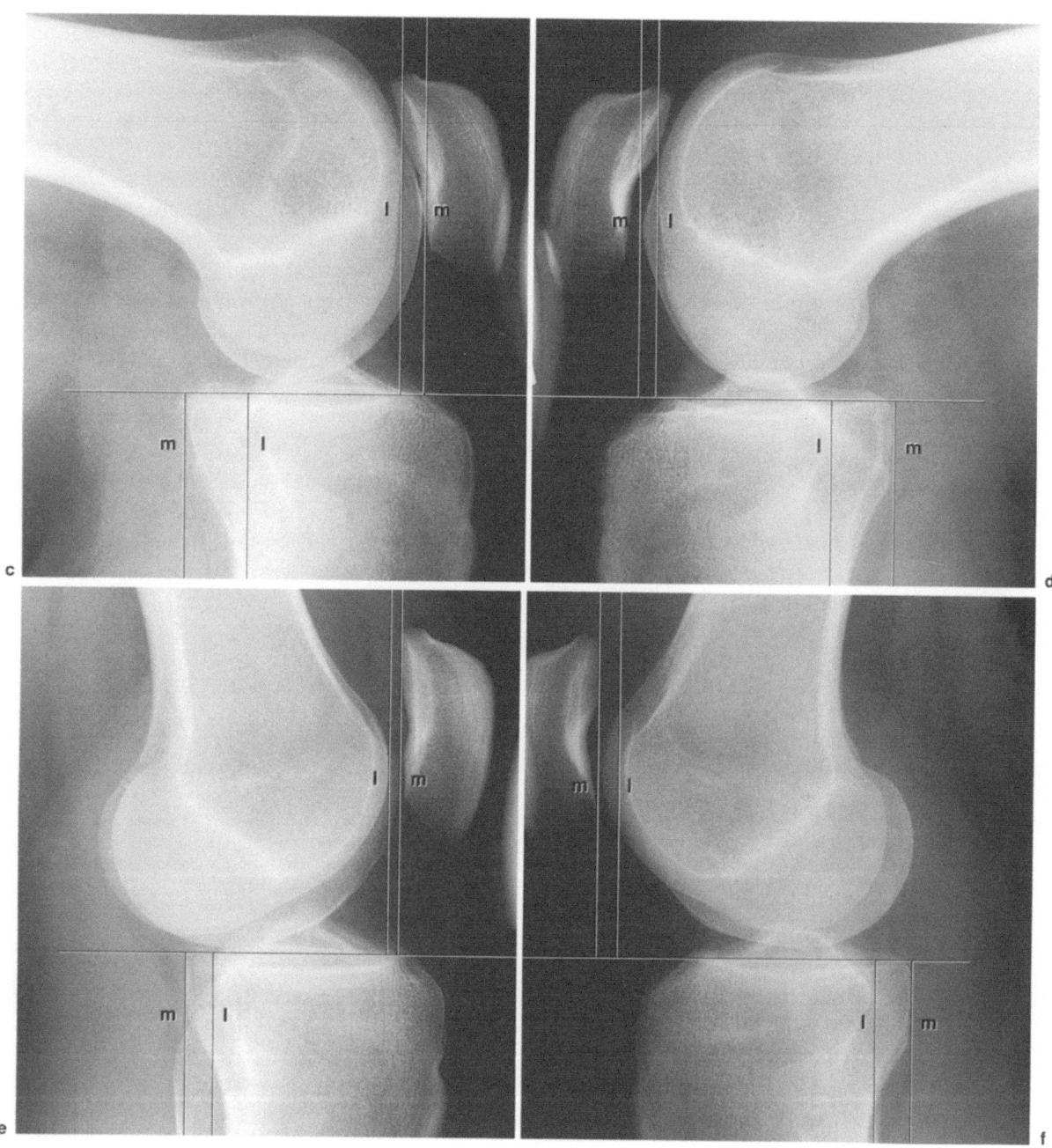

Abb. 6-47 c-f

90° Flexion, 30° Innenrotation

Rechts:	med.	: 52,0 mm	lat.	: 33,0 mm	(c)
Links:	med.	: 56,0 mm	lat.	: 38,0 mm	(d)
Differenz: med. TL:	4,0 mm		lat. TL:	5,0 mm	

30° Flexion, Neutralrotation (Lachman-Test)

Rechts:	med.	: 48,0 mm	lat.	: 39,0 mm	(e)
Links:	med.	: 71,0 mm	lat.	: 58,5 mm	(f)
Differenz: med. TL:	23,0 mm		lat. TL:	19,5 mm	

Beurteilung: Chronische komplexe vordere Instabilität mit Insuffizienz des vorderen Kreuzbandes, des medialen Seitenbandes und der dorsomedialen Kapsel, Lockerung der lateralen und dorsolateralen Bandstrukturen des rechten Kniegelenkes. Die Prüfung des Lachman-Tests verdeutlicht die extreme extensionsnahe Instabilität (**e, f**). Bei der klinischen Untersuchung ließ sich ein positiver Pivot-shift-Test nicht nur bei Innenrotation, sondern auch in Neutral- und Außenrotation des Unterschenkels auslösen

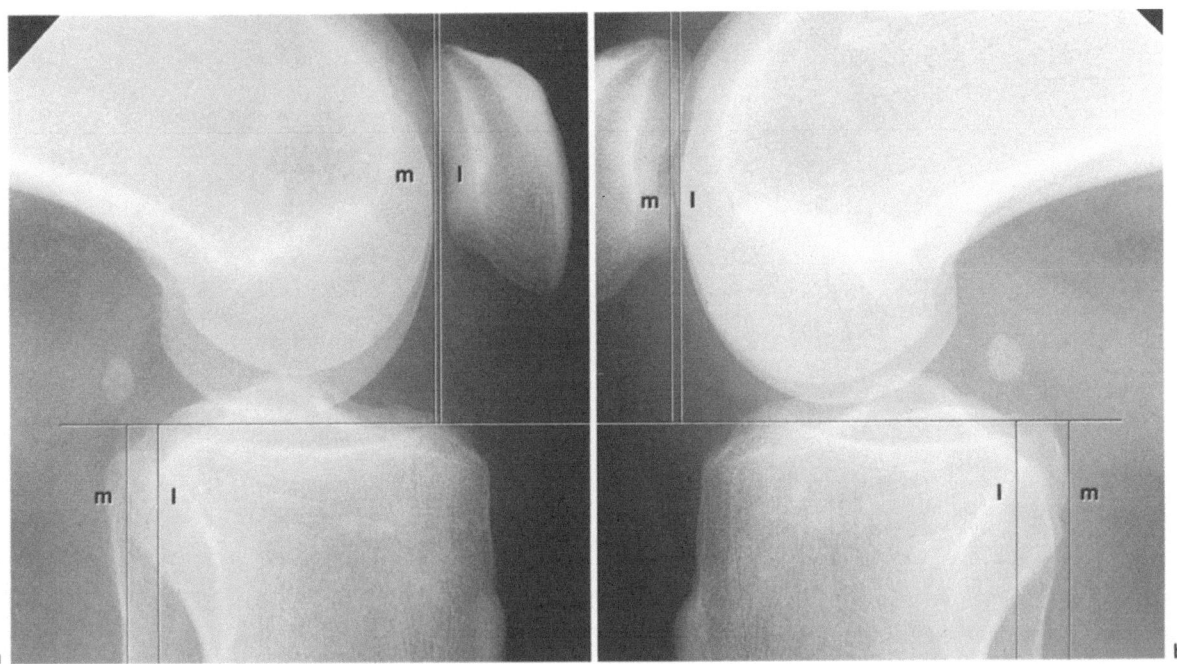

Abb. 6-48 a, b. Standardisiert gehaltene Röntgenuntersuchung. 31jähriger Patient, PKW-Unfall vor 6 Wochen (dashboard-injury links). Hinterer Schubladentest zur Bestimmung der posterioren Translation *(TL)* des medialen und lateralen Gelenkkompartimentes: 15 kg (aufgewendete Kraft).

90° Flexion, Neutralrotation
Rechts: med. : 60,0 mm   lat. : 53,0 mm (**a**)
Links: med. : 78,0 mm   lat. : 65,0 mm (**b**)
Differenz: med. TL: 18,0 mm   lat. TL: 12,0 mm
Beurteilung: ausgeprägte posteriore Instabilität mit Ruptur des hinteren Kreuzbandes

6.11.5
Ausmeßverfahren

Da gehaltene Röntgenaufnahmen nicht nur in Neutralrotation, sondern auch in Innen- und Außenrotation des Unterschenkels angefertigt werden [125, 192, 308, 354, 620, 623], ist die Tibiarotation auch bei den Ausmeßverfahren mit zu berücksichtigen.

Nach Identifizierung der anatomischen Strukturen werden konstante, auf jedem Röntgenbild zu findende Strukturen aufgesucht und über ein Liniensystem (Tangenten, Senkrechten und Parallelen) zueinander in Beziehung gesetzt. Es werden sowohl femorale als auch tibiale Referenzlinien (f, t) und Referenzpunkte (F, T) bestimmt.

Nach der Bestimmung der geometrischen Beziehung zwischen Referenzlinien und -punkten (Abstand in mm, Winkel) werden Schubladen- bzw. Aufklappbarkeitswerte für das jeweilige Kniegelenk berechnet.

Die Wahl des Ausmeßverfahrens hängt vom Zeitaufwand, vom technischen Standard des Haltegerätes, von der Fragestellung des Untersuchers und von der Qualität des Röntgenbildes ab [624].

In der Literatur wurden bisher zahlreiche verschiedene Meßverfahren zur Bestimmung der seitlichen und sagittalen Laxizität beschrieben [624].

Von den Ausmeßverfahren zur Bestimmung der medialen und lateralen Aufklappung [309, 354, 464, 513] erscheint uns das von Palmer [513] einfach und zugleich sehr praktikabel (Abb. 6-49). Die Ausmessung großer Aufklappbarkeiten ist schwierig, da es hierbei zur Torquierung der Gelenkpartner, besonders des Femurs kommt, die durch keines der bekannten Meßverfahren erfaßbar ist.

Von den zahlreichen Ausmeßverfahren zur Bestimmung der sagittalen Laxizität, wie sie von Nyga [496], Leven [390], Franke [180], Stankovic [620], Müller [470], Leven [391], Kennedy u.

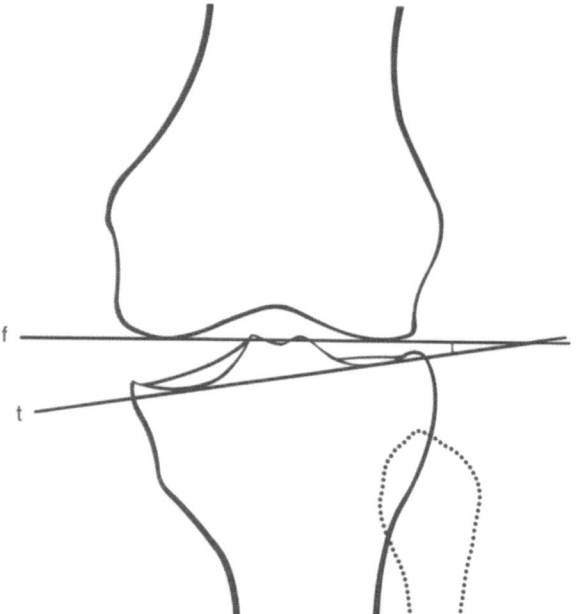

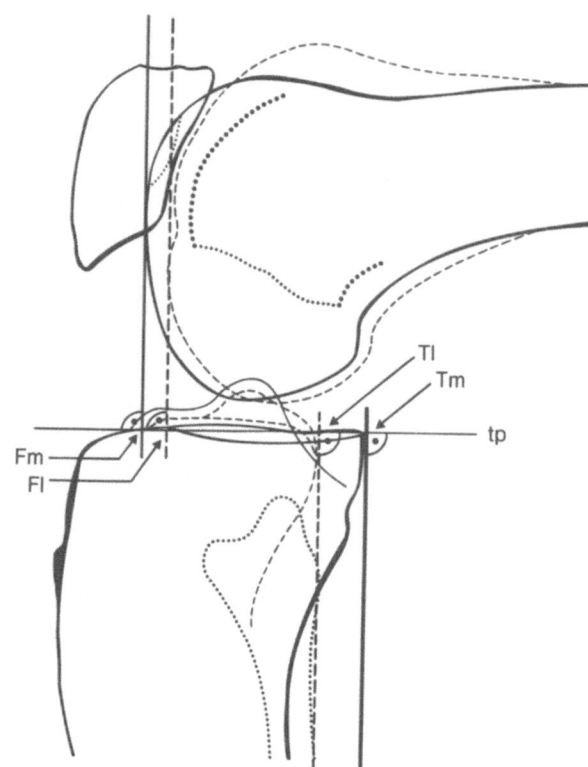

Abb. 6-49. Ausmeßverfahren zur Bestimmung der Aufklappbarkeit nach Palmer [513]; *f* Tangente an die distalsten medialen und lateralen Femurkondylenpunkte; *t* Tangente an die kranialsten (oder kaudalsten) Punkte des medialen und lateralen Tibiaplateaus

Abb. 6-50. Meßverfahren zur Bestimmung des Translationsausmaßes nach Jacobsen. Nach Konstruktion einer Tibiaplateaulinie tp werden hierauf senkrecht stehende Tangenten an die ventralsten Punkte des medialen *(volle Linie)* und lateralen *(gestrichelt)* Femurkondylus sowie an die dorsalsten Punkte des medialen *(volle Linie)* und lateralen *(gestrichelt)* Tibiakondylus gelegt. Die Tangentenschnittpunkte mit der Tibiaplateaulinie tp ergeben die femoralen *(Fm, Fl)* und tibialen *(Tm,Tl)* Referenzpunkte. Die Streckendifferenz von *FmTm (FlTl)* des intakten Kniegelenkes und *FmTm (FlTl)* des verletzten Kniegelenkes gibt das Ausmaß der anterioren bzw. posterioren Translation des medialen (lateralen) Kompartimentes an. (Nach [632])

Fowler [354], Jacobsen [308], Pässler [517] und Torzilli [662] beschrieben wurden, erscheint uns das von Jacobsen am vorteilhaftesten, da die Bestimmung der Referenzlinien und -punkte einfach und die Anwendung bei jedem Flexionsgrad möglich ist. Zudem ist es möglich, die gleichzeitig während der Streßeinwirkung ablaufende Rotationsbewegung der Tibia über die Bestimmung der Translation des medialen und lateralen Gelenkkompartimentes zu erfassen (Abb. 6-50) [624].

Verzichtet man auf die Erfassung der Rotationskomponente der Tibia, bietet sich das Ausmeßverfahren an, bei dem die anteriore Translation mit Hilfe einer Meßschablone ermittelt wird (Abb. 6-51) [517].

Zusammenfassend läßt sich feststellen, daß auch die gehaltene Röntgenaufnahme nur eine Momentaufnahme darstellt. Die Untersuchung der diagnostischen Wertigkeit bleibt trotz instrumenteller Testung hinter der sorgfältigen klinischen Untersuchung zurück [268 a]. Dies liegt sicherlich im wesentlichen daran, daß mit den Aufnahmen zwar das Ausmaß der Tibiaver-

schiebung quantifiziert werden kann. Die Charakteristik des Anschlages (Endpunkt), die bei der klinischen Untersuchung eine wesentliche Information über die Suffizienz des vorderen Kreuzbandes liefert, kann aber mit keiner gehaltenen Aufnahmetechnik erfaßt werden.

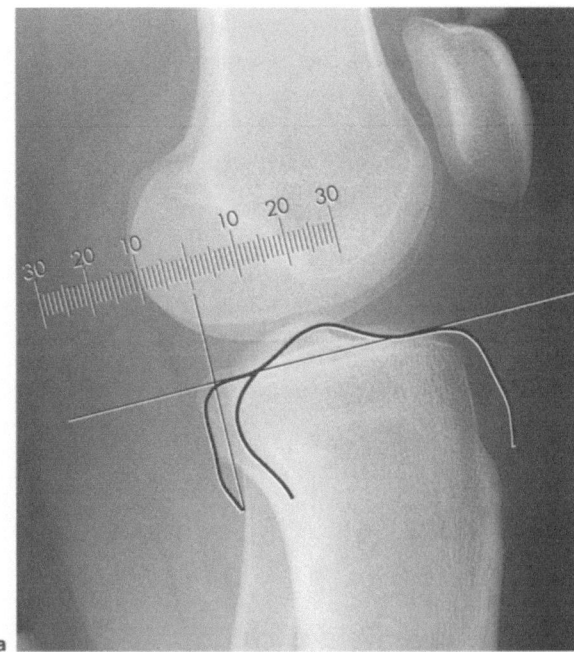

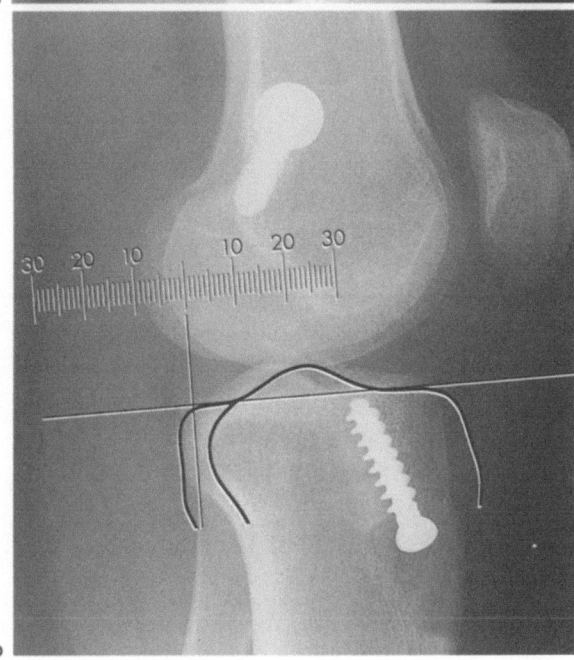

Abb. 6-51 a, b. Ausmeßverfahren nach Pässler [517] mit Meßschablone. Präoperative (**a**) und postoperative Aufnahme (**b**) nach Ersatz des vorderen Kreuzbandes

6.12
Radiologische Dokumentation aktiver Tests

6.12.1
Aktiver radiologischer Lachman-Test (Aktiver Quadrizepstest in 30° Flexion)

Die durch Anspannung des M. quadriceps in extensionsnaher Gelenkstellung provozierte anteriore Bewegung des Tibiakopfes (aktiver Quadrizepstest in 30° Flexion) kann leicht radiologisch dokumentiert werden [24, 121, 389].

Hierbei ermittelten Dejour [121] und Lerat [389] eine durchschnittliche anteriore Bewegung von 3,2 bzw. 3,3 mm im Normalkollektiv. Bei Patienten mit rupturiertem vorderem Kreuzband wurde dagegen eine anteriore Translation des Tibiakopfes von 11,0 [121] bzw. 10,8 mm [389] nachgewiesen. Die Korrelation mit nichtradiologischen apparativen Techniken (z. B. dem KT-1000 Arthrometer) fällt für die radiologische Dokumentation der aktiven Laxizitätstests günstig aus. Die Ergebnisse von Lerat [389] zeigen eine geringere anteriore Tibiaverschiebung nach aktiver Muskelanspannung im Vergleich zur apparativen Laxizitätsprüfung (KT-1000 Arthrometer) bei kniegesunden Probanden. Bei Patienten mit rupturierten vorderen Kreuzbändern zeigte sich dagegen kein signifikanter Unterschied. Die diagnostisch wichtige Differenz von intaktem zu verletztem Zustand läßt sich mit dem radiologisch dokumentierten aktiven Lachman-Test (aktiver Quadrizepstest in 30° Flexion) signifikant sicherer nachweisen [389] (Abb. 6-52).

6.12.2
Modifizierter aktiver Schubladentest in 90° Flexion

Genau wie der aktive Lachman-Test lassen sich auch die aktiven Tests in 90° Flexion radiologisch dokumentieren. Gerade bei Patienten mit fraglicher Läsion des hinteren Kreuzbandes läßt sich das Ausmaß der posterioren Translation, hervorgerufen durch die Anspannung der ischiokruralen Muskulatur, sicher radiologisch

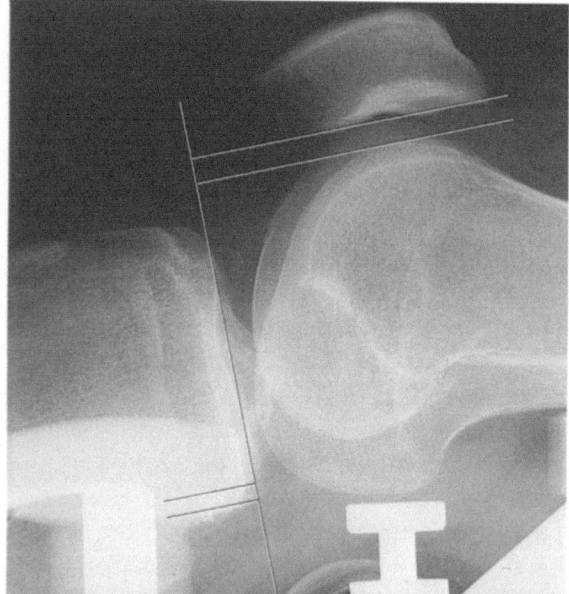

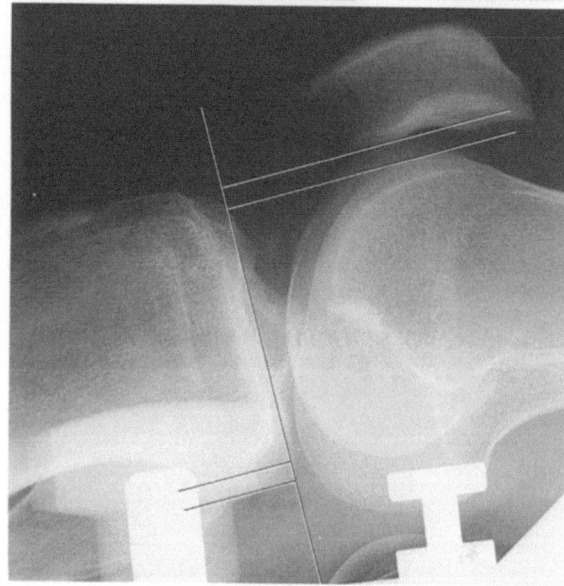

Abb. 6-52 a, b. Aktiver radiologischer Lachman-Test. Definierte Flexion durch Lagerung in Halteapparatur, Ausgangsstellung (**a**). Nach Aufforderung an den Patienten, das Kniegelenk zu strecken (Anspannung des M. quadriceps), subluxiert der Tibiakopf um 10 mm (Meßverfahren nach Jacobsen) nach ventral (**b**). Es liegt eine Ruptur des vorderen Kreuzbandes vor

den Patienten. Für die Untersuchung in 90° Flexionsstellung wird die Röntgenkassette auf einen seitlich dem Kniegelenk positionierten, höhenverstellbaren Halter gestellt. Bei seitlichem Strahlengang wird der Fuß fixiert und der Patient aufgefordert, das Bein zu strecken (M. quadriceps) bzw. den Fuß zum Gesäß (ischiokrurale Muskulatur) zu ziehen. Bemerkt der Untersucher die maximale Anspannung der entsprechenden Muskelgruppe, läßt er den Röntgenfilm genau zu diesem Zeitpunkt belichten.

Weitere Untersuchungen zu diesen neuen Techniken sind aber noch erforderlich.

6.13
Rationelle radiologische Untersuchung

Im vorliegenden Kapitel wurden zahlreiche Spezialaufnahmen sowie die Standardröntgenaufnahmen behandelt. Aus Gründen der Strahlenexposition und des Aufwandes (Zeit, Kosten) ist es kaum zu vertreten, daß bei einem Patienten nahezu sämtliche Röntgenaufnahmen angefertigt werden. Daher sollten für bestimmte Patientengruppen konstante Röntgenaufnahmeschemata vorhanden sein, um mit möglichst wenig Aufnahmen, d.h. mit möglichst geringer Strahlenbelastung, ein Maximum an Information zu erhalten. Wir unterscheiden im wesentlichen zwischen drei Röntgenschemata:

1. Frische Verletzung
2. Chronische Verletzung mit Verdacht auf Bandläsion
3. Degenerative Veränderungen

6.13.1
Frische Verletzung

Bei einer frischen Verletzung werden zunächst 3 Standardaufnahmen (a.-p. und seitlicher Strahlengang, Tangentialaufnahme) angefertigt, um knöcherne Veränderungen auszuschließen. Kommt der Patient gehend ohne Gehhilfen und

erfassen. Auch der modifizierte aktive Schubladentest in 90° Flexion (vgl. Abb. 3-52) ist radiologisch einfach dokumentierbar (Abb. 6-53).

Der Vorteil dieser radiologisch dokumentierten aktiven Untersuchungsverfahren liegt im geringen instrumentellen Aufwand bei gleichzeitig schmerzfreien Untersuchungsbedingungen für

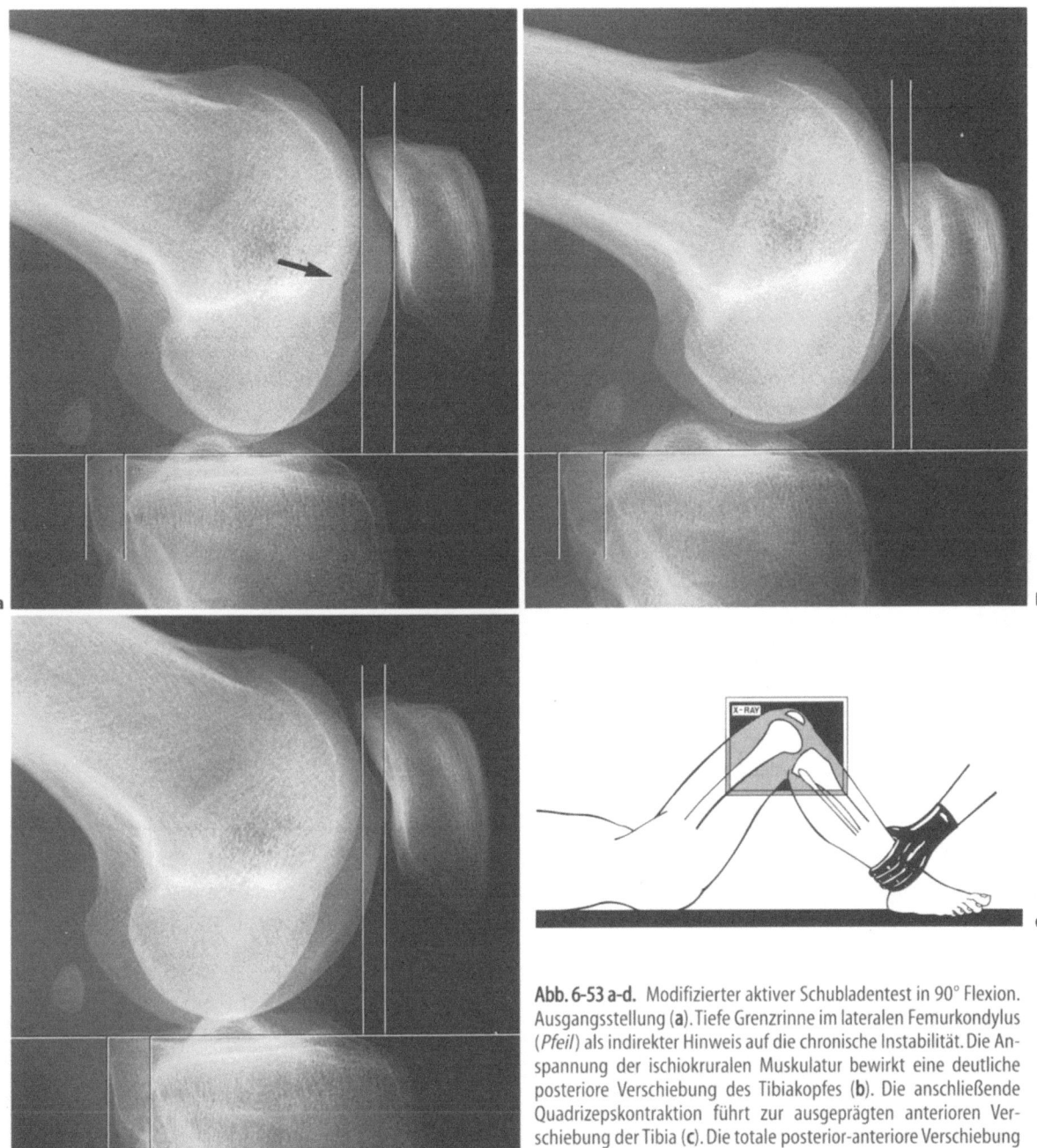

Abb. 6-53 a-d. Modifizierter aktiver Schubladentest in 90° Flexion. Ausgangsstellung (**a**).Tiefe Grenzrinne im lateralen Femurkondylus (*Pfeil*) als indirekter Hinweis auf die chronische Instabilität. Die Anspannung der ischiokruralen Muskulatur bewirkt eine deutliche posteriore Verschiebung des Tibiakopfes (**b**). Die anschließende Quadrizepskontraktion führt zur ausgeprägten anterioren Verschiebung der Tibia (**c**). Die totale posterior-anteriore Verschiebung beträgt 18 mm (Meßverfahren nach Jacobsen). Der Patient liegt in Rückenlage, der Fuß wird auf dem Röntgentisch fixiert (**d**)

ohne Abstützung in die Praxis bzw. in das Krankenhaus, kann nach der klinischen Untersuchung die seitliche Röntgenaufnahme bei unauffälliger a.-p.-Aufnahme schon als gehaltene Röntgenaufnahme in extensionsnaher Stellung (radiologischer Lachman-Test) angefertigt werden (s. Abb. 6-51). Die normale seitliche Aufnahme wird eingespart.

Ergibt die klinische Untersuchung den Verdacht auf eine Läsion des hinteren Kreuzbandes, wird in 60–90° Flexion eine gehaltene Röntgenaufnahme zum Ausschluß dieser Läsion angefertigt. Klagt der Patient über Schmerzen bei der hinteren Schubladenuntersuchung und besteht der Verdacht auf eine Läsion des hinteren Kreuzbandes (Anamnese, spontane oder palpatorische hintere Schublade), sollte diese durch eine MR-Tomographie ausgeschlossen werden (s. Kap. 7.3.2).

Zeigen sich auf den Erstaufnahmen Frakturen, müssen diese, falls erforderlich, mit den speziellen Röntgentechniken (Schrägaufnahme, CT) oder auch mit einer MR-Tomographie weiter abgeklärt werden.

Eine Tangentialaufnahme in 30° Flexion sollte obligatorisch sein. Zeigen sich dabei Gangabweichungen der Patella oder auffällige Befunde, sollten auch Aufnahmen in anderen Flexionsstellungen (Defiléaufnahmen) angefertigt werden.

6.13.2
Chronische Verletzung mit Verdacht auf Kreuzbandläsion

Berichtet der Patient über eine länger zurückliegende Verletzung und Unsicherheitsgefühl, wird keine normale a.-p.- und seitliche Röntgenaufnahme aus dem Standardröntgenprogramm angefertigt, sondern zunächst eine Rosenberg-Aufnahme des betroffenen Beines (s. Abschn. 6.5.2). Mit dieser erhält man einen Überblick über die Kondylenform von Tibia und Femur, die Weite bzw. Enge des Gelenkspaltes in den gewichtstragenden Arealen sowie die Ausdehnung der Fossa intercondylaris, die bei chronischen Bandschäden nicht selten ausgeprägte Einengungen zeigt. Ebenfalls stellen sich Ausziehungen der Eminentia mit dieser Aufnahmetechnik besser dar.

Die seitliche Röntgenaufnahme wird bereits als radiologischer Lachman-Test angefertigt, die Tangentialaufnahme in 30° Flexion. Bei Bedarf können Aufnahmen nachträglich in anderen Beugegraden ergänzt werden.

Zeigt die klinische Untersuchung den Verdacht auf eine Insuffizienz des hinteren Kreuzbandes, wird an beiden Kniegelenken eine gehaltene Röntgenaufnahme in 70–90° Flexion mit hinterem Schubladenstreß (gehaltene hintere Schublade) angefertigt.

Mit diesem Röntgenprogramm werden dem Patienten mit chronischen Verletzungen 2–4 Aufnahmen erspart. Zudem bieten die normalen Standardaufnahmen bei dieser Patientengruppe in der Regel eher wenig Information. Sind zusätzliche Röntgenaufnahmen notwendig, können diese nachträglich angefertigt werden. Bei speziellen Fragestellungen kann eine MR-Tomographie indiziert sein (s. Kap. 7).

6.13.3
Degenerative Veränderungen

Bei älteren Patienten wird routinemäßig die a.-p.-Aufnahme als gestandene Röntgenaufnahme oder als Rosenberg-Aufnahme (s. Abschn. 6.5.2) angefertigt. Die seitlichen Aufnahmen werden nicht als gehaltene Röntgenaufnahmen, sondern in der Standardtechnik durchgeführt; ebenfalls erfolgt eine Tangentialaufnahme in 30° Flexion.

Je nach Befund können weitere Röntgenaufnahmen und Zusatzuntersuchungen indiziert sein.

6.14
Zukunftsperspektiven

Die digitale Röntgentechnik findet in den letzten Jahren zunehmende Verbreitung. Bei diesem Verfahren wird kein konventioneller Röntgenfilm, sondern eine spezielle Folie belichtet. Die erforderliche Strahlendosis ist geringer als bei konventionellen Röntgenaufnahmen, was einer Reduktion der Strahlenbelastung um 30% entspricht.

Ebenso werden die Untersuchungszeiten kürzer. Fehlbelichtungen, die wesentlich zur hohen Strahlenbelastung beitragen, sind nahezu ausgeschlossen, da die Bilder auch nachträglich bearbeitet werden können. Je nach Erfordernis können die Knochenanteile durch eine Kantenanhebung hervorgehoben werden. Auch die Weichteile lassen sich differenzierter darstellen, was bei der konventionellen Röntgentechnik nur marginal mit der sog. „Weichteilaufnahme" möglich ist (Abb. 6-54 a, b). Mit der digitalen Bildverarbeitung können bestimmte Bildausschnitte gezielt vergrößert und Knochen- oder Weichteilstrukturen präzise vermessen werden.

Das Röntgenbild wird nicht wie bisher als Röntgenbildfolie, sondern als Datensatz auf einer Festplatte oder einer optischen Platte archiviert. Diese Speichermedien sind in ihrer Kapazität nahezu unbegrenzt und gleichzeitig platzsparend. Auf Wunsch können Hardcopies mit einem Videoprinter oder einer Multiformatkamera erstellt werden. Die Datensätze der digitalisierten Bilder können auch in Grafikprogramme eingelesen und verändert werden; auf Wunsch ist bei wissenschaftlichen Ansprüchen auch eine Ausgabe über einen Diabelichter (s. Abb. 11-69) möglich.

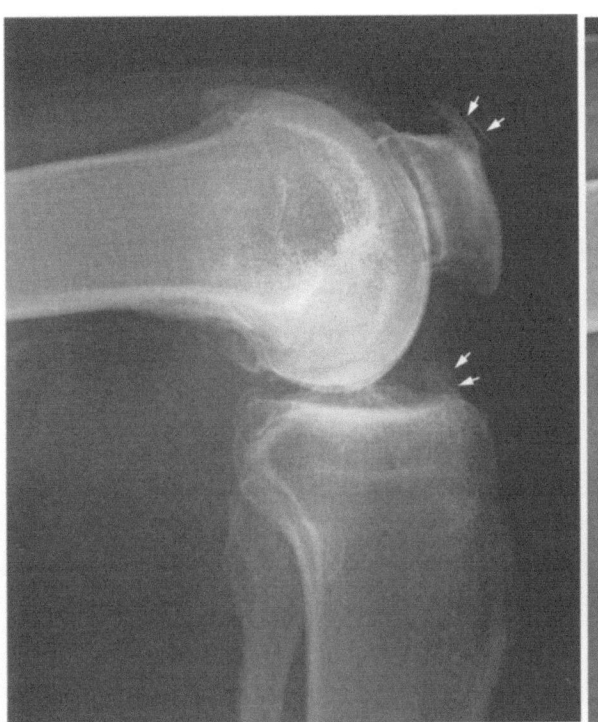
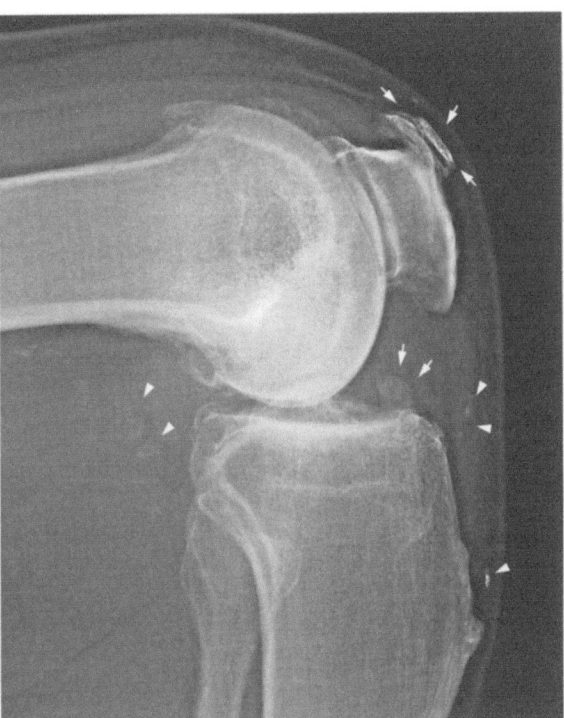
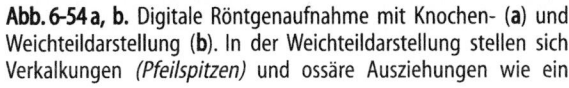

Abb. 6-54 a, b. Digitale Röntgenaufnahme mit Knochen- (**a**) und Weichteildarstellung (**b**). In der Weichteildarstellung stellen sich Verkalkungen *(Pfeilspitzen)* und ossäre Ausziehungen wie ein Osteophyt in der Area intercondylaris *(Pfeile)* oder an der Patellabasis *(Pfeile)* wesentlich deutlicher dar

7 Magnetische Resonanztomographie

Die magnetische Resonanztomographie (MRT) ist neben der Sonographie das einzige nicht auf ionisierender Strahlung beruhende bildgebende Verfahren. Richtete sich das Hauptaugenmerk in der Anfangszeit der MRT auf die Diagnostik der parenchymatösen Organe und Veränderungen der Hirnsubstanz, so zeigte sich, daß dieses Verfahren auch zur Darstellung von Gelenkstrukturen geeignet ist. Am Kniegelenk können knöcherne Gelenkanteile, der hyaline Gelenkknorpel, die Menisken, die Bandstrukturen, aber auch die Synovialis und die umgebenden Weichteile dargestellt und pathologische Veränderungen beurteilt werden [4, 124, 194, 233, 242, 250, 305, 334, 351, 371, 529, 537, 543, 580, 602, 614, 716].

Jedes bildgebende Verfahren zur Darstellung von Gelenken stellt hohe Qualitätsanforderungen an den Bildkontrast und das räumliche Auflösungsvermögen.

7.1
Apparative Voraussetzungen

Durch Verwendung von Hochfeldmagneten mit einem statischen Magnetfeld von 1 Tesla und mehr (z. B. 1, 5 Tesla Magnetom – Fa. Siemens, Erlangen) wird ein hohes Signal-Rausch-Verhältnis und damit eine detailgenaue Darstellung möglich (Abb. 7-1). Zur Untersuchung des Kniegelenkes empfiehlt sich die Verwendung spezieller Spulen. Bei Oberflächenspulen können inhomogene Signalverläufe auftreten, die zu Bildverzerrungen und damit diagnostischen Schwierigkeiten führen können. Daher sind Volumenspulen mit mindestens 2 Leitstrukturen, die das zu untersuchende Gelenk mehrseitig umschließen, vorteilhaft (Helmholtz-Spule, Wrap-around-Spule). Die Datenerfassung sollte mit einer Bild-matrix von mindestens 256×256 Bildpunkten erfolgen. Die Patienten werden zur Untersuchung in Rückenlage bei gestrecktem Hüft- und fast gestrecktem Kniegelenk gelagert. Der untere Patellapol wird dabei in der Mitte der sog. Kniespule eingestellt (Abb. 7-1 b).

7.1.1
Untersuchungssequenzen

Die T1- und T2-gewichteten Spinechosequenzen, die als Standardsequenzen in der MRT anzusehen sind, werden v. a. zur Darstellung der abdominellen Organe, des Gehirns und des Rückenmarks benutzt. Sie eignen sich aber auch zur Gelenkuntersuchung. T1-gewichtete und protonendichte betonte Bilder liefern eine ausgezeichnete anatomische Abgrenzung, während T2-gewichtete Bilder ödematöses Gewebe und Flüssigkeit enthaltende Massen besser erkennen lassen. Eine wesentliche Bereicherung der MR-Gelenkdiagnostik bieten die Gradientenechosequenzen (GE-Sequenzen). Durch die Veränderung von TR (Repetitionszeit) und TE (Echozeit) sowie des Flipwinkels können die Sequenzen für spezielle Fragestellungen optimal gewählt werden. Bei dem verwendeten MR-Gerät (Abb. 7-1) lassen sich FLASH- (hohe Protonendichte, Flipwinkel bestimmt T1- oder T2-Wichtung) und FISP-Sequenzen (Bildkontrast durch T1-/T2-Verhältnis bestimmt) unterscheiden.

Ein wesentlicher Vorteil der Gradientenechosequenzen ist ihre Eignung für die 3-D-Aufnahmetechnik. Hierbei wird das gesamte Untersuchungsvolumen angeregt und anschließend in Einzelschichten unterteilt. Bei Verwendung der 3-D-Technik ist eine sekundäre räumliche Rekonstruktion einzelner anatomischer Strukturen in einer anderen, beliebig wählbaren Ebene im nachhinein möglich (vgl. Abb. 7-3).

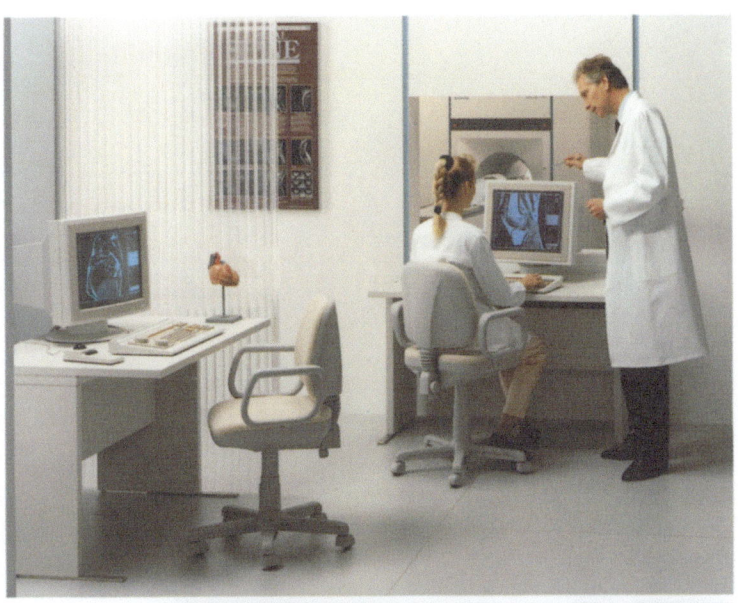

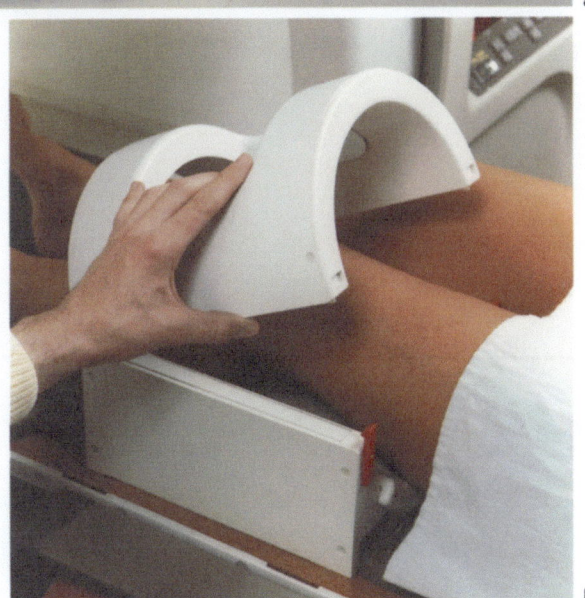

Abb. 7-1 a, b. Magnetom 1, 5 Tesla (Fa. Siemens, Erlangen) (**a**).
Das Knie des Patienten liegt in der sog. Kniespule (**b**)

7.2
Menisken

In sagittalen Schichten können die Vorder- und
Hinterhörner der Menisken, in koronaren die
Pars intermedia dargestellt werden (Abb. 7-2).
Radiäre Rekonstruktionen sind bei Untersu-
chung mit der 3-D-Technik möglich. So läßt sich
der Meniskus entsprechend seinem Verlauf re-

konstruieren. Sämtliche Meniskusabschnitte
werden dadurch in der typischen keilförmigen
Form dargestellt (Abb. 7-3).

Für die Einteilung der Meniskusläsionen im
MRT hat sich die Klassifikation nach Reicher
[539 a] bewährt (Tabelle 7-1) (Abb. 7-4).

Meniskusveränderungen im Stadium I und II
sind arthroskopisch nicht zu diagnostizieren, da
es sich um intrameniskeale Strukturveränderungen handelt. Diese werden als Vorstufen ei-

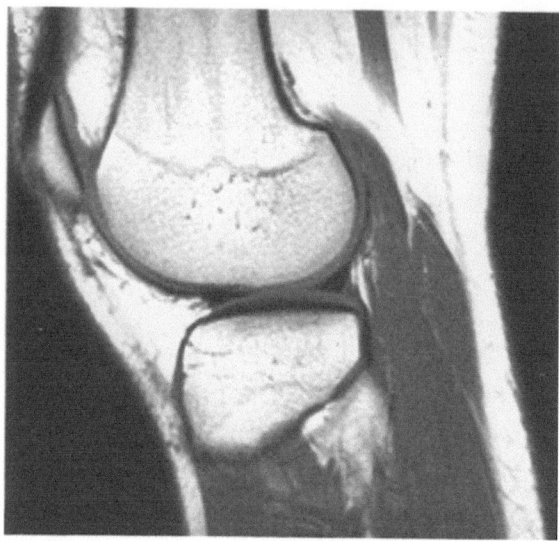

Abb. 7-2. Intaktes Vorder- und Hinterhorn des Außenmeniskus

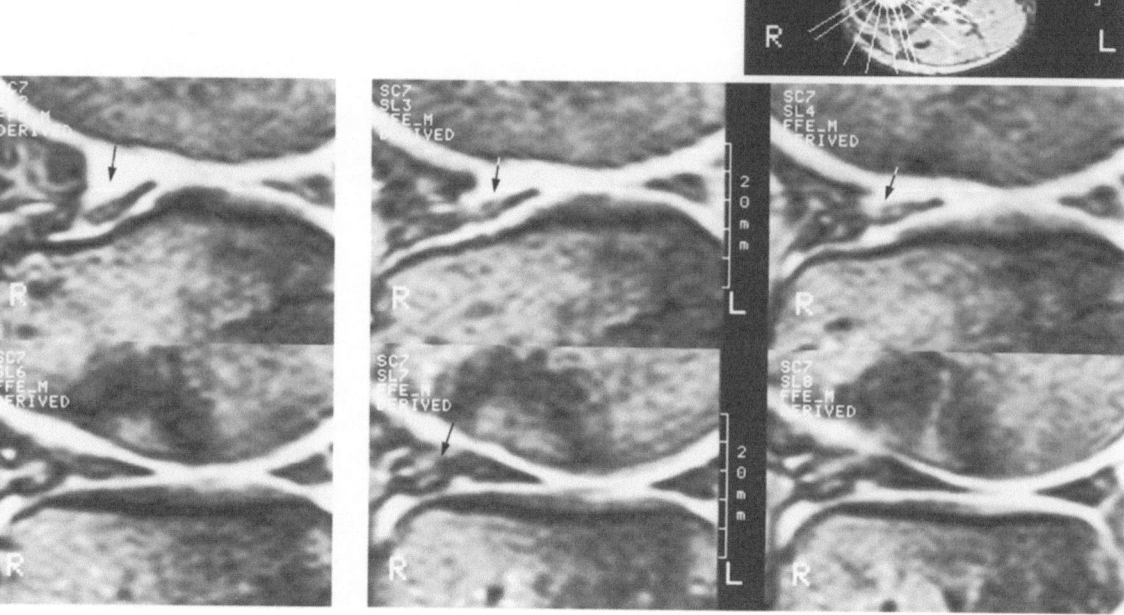

Abb. 7-3. Rekonstruktion des Außenmeniskus bei Anwendung der 3-D-Technik. Gewählte Schnittebenen *(weiße Linien) (oben links).* Nach der Rekonstruktion ist der Meniskus in jeder der gewählten Ebenen in seiner typischen dreickigen Form erkennbar. Es finden sich ausgedehnte Grad-III-Läsionen *(Pfeile).* Der gesamte Außenmeniskus ist betroffen

Tabelle 7-1. Klassifikation der Meniskusläsionen nach Reicher [539 a]

Grad	MRT	Pathologie	Läsion
0	Homogene, niedrige SI	Normal	Keine
I	Punktförmige SI-Erhöhung auf einer Schicht ohne Verbindung zur Meniskusoberfläche	Mukoide Degeneration	Unwahrscheinlich
II a	Mehrere punktförmige SI-Erhöhungen	Ausgedehnte mukoide Degeneration	Wahrscheinlich
II b	Lineare SI-Erhöhung ohne Verbindung zur Meniskusoberfläche		
III	Longitudinale oder unregelmäßige SI-Erhöhung, Deformierung, Dislokation von Fragmenten	Riß mit Verbindung zur Meniskusoberfläche	Sicherer Riß

ner Ruptur angesehen, die zu einem späteren Zeitpunkt wahrscheinlich in einer klinisch manifesten Ruptur enden. Derartige intrameniskeale Veränderungen können aber auch schon mit einem klinischen Beschwerdebild einhergehen, das dem einer chronischen Meniskusläsion ähnelt. Einklemmungserscheinungen bestehen jedoch nicht. Differentialdiagnostisch muß man

die physiologische Signalanhebung im Meniskusgewebe, die regelmäßig geformt und in vielen Meniskusbereichen anzutreffen ist, abgrenzen (vgl. Abb. 7-4).

Meniskusläsionen des MRT-Stadiums III stellen sich arthroskopisch als Läsionen unterschiedlicher Ausdehnung dar. Die Korrelation der MR-Befunde mit den histologischen Befunden zeigt bei Grad-I-Läsionen eine Ansammlung mukoider Zellen in degenerativ verändertem Meniskusgewebe, in dem die Chondrozyten deutlich reduziert sind. Eine Strukturunterbrechung ist aber noch nicht nachzuweisen. Diese Veränderungen sind als rein degenerativ und nicht als traumatisch einzustufen. Grad-II-Veränderungen resultieren aus einer umschriebenen Zerreißung innerer Fibrillen. Es können größere Areale des fetthaltigen, degenerativen Ersatzgewebes nachgewiesen werden. Die typische längliche Anordnung der Veränderungen weist auf eine über die Degeneration hinausgehende Traumatisierungsfolge hin.

Grad-III-Läsionen zeichnen sich bereits makroskopisch durch eine Unterbrechung der Kontinuität der Oberfläche aus, sind also auch arthroskopisch sichtbar. Diese Kontinuitätsunterbrechung setzt sich nach zentral unterschiedlich tief fort. In der Umgebung derartiger Risse werden histologisch häufig degenerativ veränderte Zellen gefunden. Daneben finden sich jedoch oberflächennah auch regenerative Chondrozyten. Die Regenerationstendenz bei Grad-III-Läsionen korreliert mit der traumatischen Genese, während die mukoiden Zellen darauf hin-

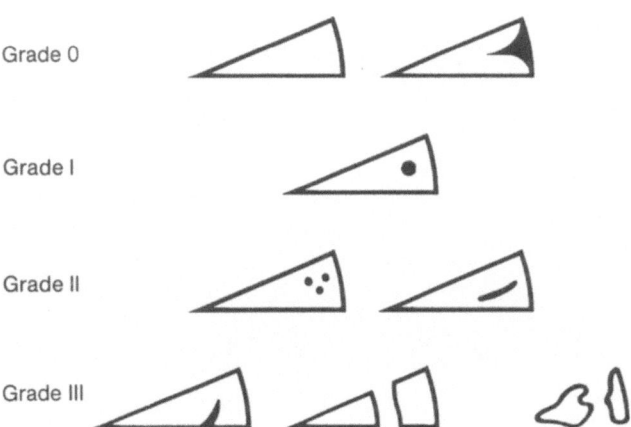

Abb. 7-4. Klassifikation der MRT-Befunde am Meniskus. (Nach Reicher [539 a])

weisen, daß der Riß in degenerativ veränderten Zonen des Meniskusgewebes auftritt. Die Lokalisation der Meniskusveränderung ist je nach Stadium unterschiedlich häufig. Während sich bei Grad-I- und -II-Veränderungen keine sichere Bevorzugung eines Meniskusbereichs zeigt, ist die Grad-III-Läsion besonders häufig am Innenmeniskushinterhorn anzutreffen.

Die MRT weist für die Diagnose von Meniskusläsionen eine hohe Spezifität, Sensitivität und Treffsicherheit auf (Tabelle 7-2). Die Rate von falsch-positiven Befunden liegt zwischen 5 [459] und 20% [600], die der falsch-negativen zwischen 3 und 33% [600].

Die MRT ist demnach ein aussagekräftiges Verfahren zur Diagnostik von Meniskusläsionen (Abb. 7-5), wobei zu bedenken gilt, daß mit Hilfe der klinischen Untersuchung in 60–90% der Fälle die Diagnose einer Meniskusläsion sicher gestellt werden kann. Nicht selten projizieren sich aber Symptome eines Außenmeniskusrisses oder eines retropatellaren Knorpelschadens nach medial [627] und werden dann irrtümlich als Innenmeniskusläsion eingestuft. Eine MR-Tomographie ist u. E. bei Meniskusläsionen dann indiziert, wenn der Patient wegen einer Meniskussymptomatik arthroskopiert worden ist und hierbei ein intakter Meniskus gefunden wurde. Klagt der Patient danach wieder über Beschwerden, die auf eine Meniskusläsion hindeuten, sollten mit Hilfe der MRT intrameniskeale Läsionen ausgeschlossen werden, um dem Patienten eine erneute Arthroskopie zu ersparen. Bei der primären Meniskusdiagnostik sollte die

Tabelle 7-2. Sensitivität, Spezifität und Treffsicherheit der MRT bei Meniskusläsionen; *MM* medialer Meniskus, *LM* lateraler Meniskus

Autor	Jahr		Spezifität (%)	Sensitivität (%)	Treffsicherheit (%)
Mandelbaum	1986	MM	82	96	100
		LM	95	75	91
Jung	1988		83	88	94
Minkoff	1988	MM	94		89
		LM	95		83
Polly	1988	MM	100	96	98
		LM	95	67	90
Silva	1988				49
Jackson	1988	MM	89	98	93
		LM	99	85	97
Glashow	1989		84	83	
Imhoff	1994	MM	78	79	78
		LM	98	50	94

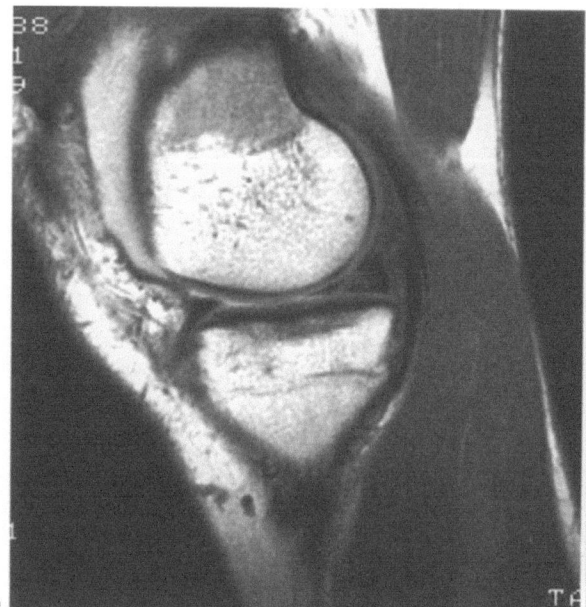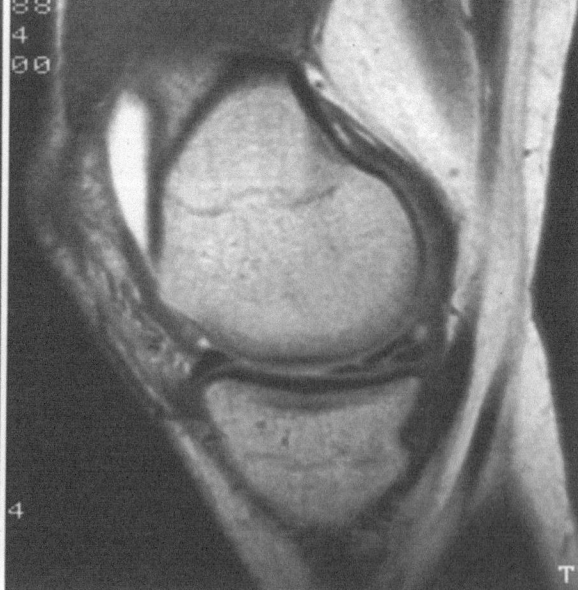

Abb. 7-5 a, b. Läsion des Innenmeniskushinterhorns (**a**). Durch die intraartikuläre Injektion von Gadolinium-DTPA ließ sich hier der Kontrast verstärken (**b**). Es liegen ein inferiorer Längsriß und eine Horizontalruptur vor

MRT nicht zuletzt aus Kostengründen eher zurückhaltend eingesetzt werden. Lediglich bei lateralen Beschwerden und klinischem Verdacht auf einen lateralen Scheibenmeniskus kann eine MR-Tomographie indiziert sein.

7.3
Kreuzbänder

Die strukturelle Hauptkomponente eines gesundes Ligaments ist das Kollagen, das jedoch nur wenige bewegliche Wasserstoffionen enthält. Mobile Wasserstoffionen sind jedoch für die Erzeugung von MR-Signalen notwendig. Gehen von gesunden Bändern bei den meisten MR-Pulssequenzen nur minimale Signale aus, lassen sich Bandanomalien an einer erhöhten Signalintensität innerhalb der Bandsubstanz als Folge eines Ödems, einer Blutung oder einer Degeneration erkennen. Morphologische Veränderungen, wie eine Hypertrophie, eine Verdünnung bzw. eine Ruptur, können ebenfalls nachgewiesen werden. Anhand des periligamentären

Weichteilgewebes kann das Alter eines Bandschadens bestimmt werden. Bei einer akuten oder subakuten Bandläsion ist üblicherweise ein periligamentäres Ödem nachweisbar. Ödematöses Gewebe ist daran erkennbar, daß es eine niedrige Signalstärke auf dem T1-gewichteten und eine hohe auf dem T2-gewichteten Bild erzeugt. Bei alten Bandläsionen findet sich nicht selten eine periligamentöse Fibrose, v.a. bei Schädigungen des medialen oder lateralen Seitenbandes. Diese erkennt man als einen Herd linearen oder amorphen Gewebes, der in den meisten MR-Pulssequenzen eine geringere Signalstärke aufweist. Wegen der Abwinkelung der normalen Bänder im Kniegelenk kommt der Wahl der Bildebenen bei der Untersuchung der Kreuzbänder große Bedeutung zu (Abb. 7-6).

Zur Beurteilung der Bänder eigenen sich T1- und protonendichte gewichtete Sequenzen optimal für die Abklärung morphologischer Veränderungen. Eine T2-gewichtete oder Gradientenechosequenz erweist sich für die Feststellung des Ausmaßes einer Bandruptur als notwendig. Damit können Lokalisation und Ausmaß der Ruptur abgeklärt werden.

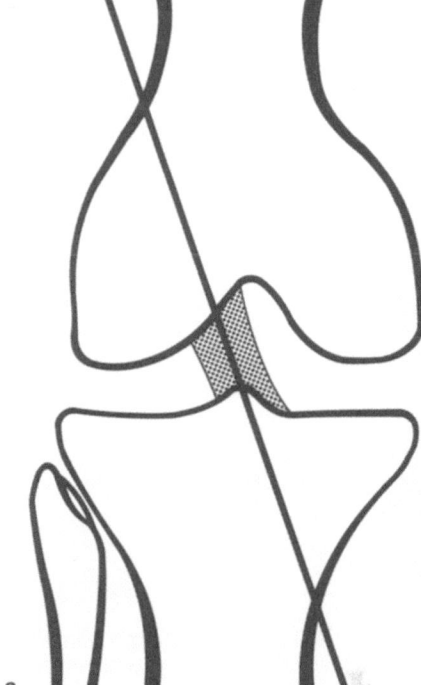 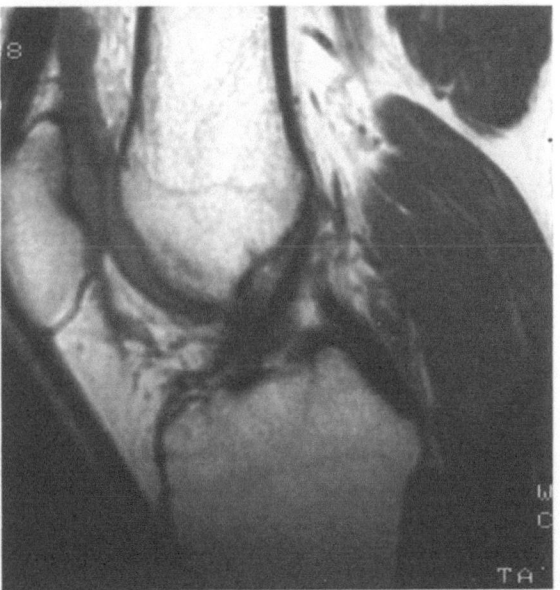

Abb. 7-6 a, b. Paraxiale Schichtebene zur Darstellung des vorderen Kreuzbandes (**a**). Intaktes vorderes Kreuzband. Die Abgrenzung gegenüber den umgebenden Weichteilen ist nicht immer einfach (**b**)

Vorderes und hinteres Kreuzband zeigen ein unterschiedliches Rupturverhalten. Während beim vorderen Kreuzband häufig eine komplette Zerreißung festgestellt wird, findet man beim hinteren Kreuzband oft nur Teilrupturen.

Zahlreiche MR-Untersuchungen haben gezeigt, daß bei einer Ruptur des vorderen Kreuzbandes nicht nur eine reine Bandruptur vorliegt, sondern daß in vielen Fällen auch intraossäre Veränderungen wie Ödeme, Hämatome und Mi-

krofrakturen auftreten, die mit keiner anderen Untersuchungstechnik darzustellen sind [218 a, 385 b, 616 a, b].

7.3.1
Vorderes Kreuzband

Das vordere Kreuzband kann auf sagittalen Schichten bei leichter Außenrotation des Beines

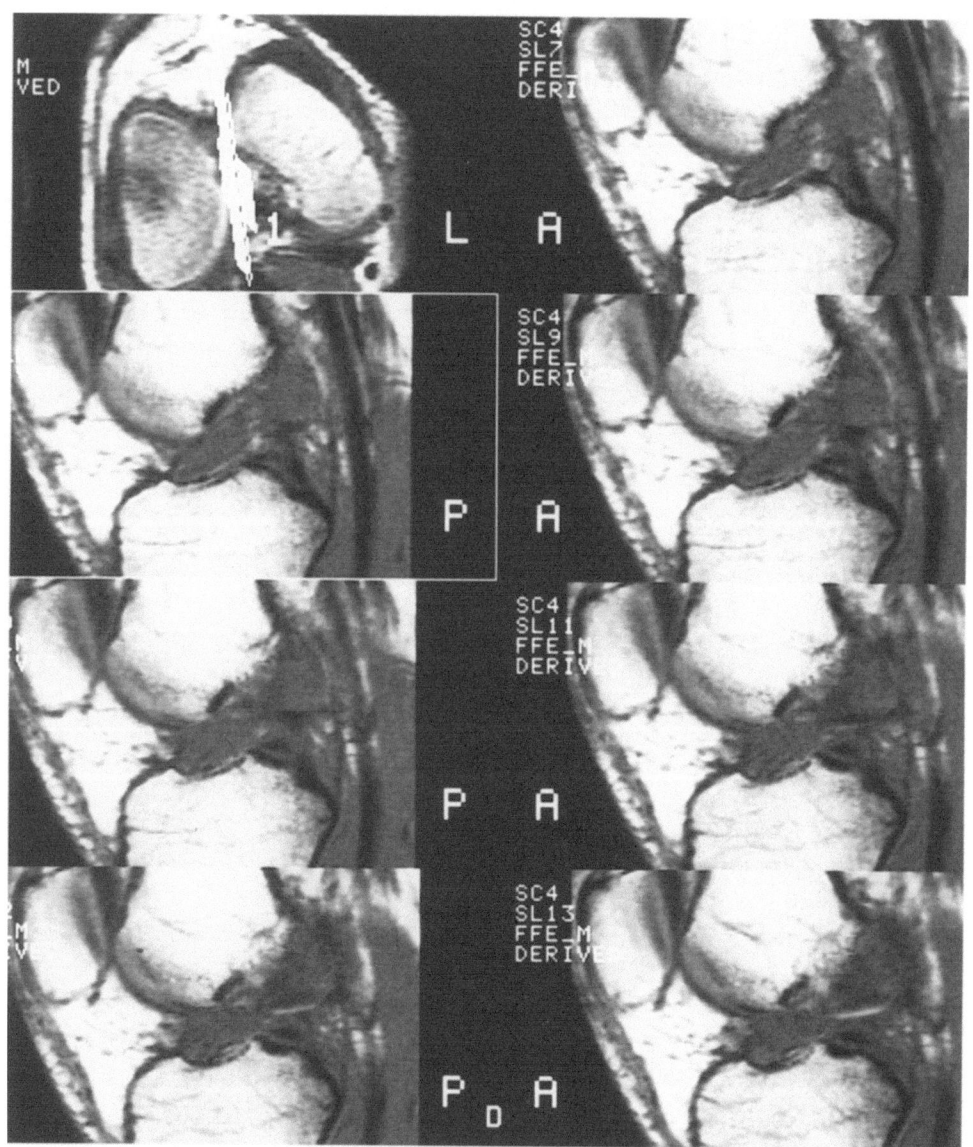

Abb. 7-7. 3-D-Rekonstruktion bei 4 Tage alter Ruptur des vorderen Kreuzbandes. Die gewählten Schnittebenen *(oben links)* sind als weiße Linien markiert. Die Ruptur ist komplett, Reststrukturen sind nicht mehr nachzuweisen. Mit dieser Dünnschichttechnik ist eine sehr detaillierte Beurteilung der Ruptur möglich

(10–20°) im ganzen Verlauf dargestellt werden. Auch in paraxialen Schichten ist der Bandverlauf beurteilbar (Abb. 7-6 a). Eine Rekonstruktion des Kreuzbandverlaufes ist bei Volumenmessungen (3-D-Technik) möglich (Abb. 7-7).

Im Vergleich zum hinteren Kreuzband ist die Signalintensität des vorderen Kreuzbandes erhöht. Es ist demnach nicht wie das hintere Kreuzband als homogener schwarzer (signalarm) Strang, sondern mehr als inhomogene schwarze, von hellen (signalreich) Zonen durchzogene Struktur zu erkennen. Diese Inhomogenität wird darauf zurückgeführt, daß insbesondere in den distalen Kreuzbandanteilen die Kollagenfasern divergierend verlaufen und zwischen ihnen Fett eingelagert ist (Abb. 7-6 b).

Rupturen des vorderen Kreuzbandes werden bei der klinischen Untersuchung mit dem Lachman-Test (vgl. Kap. 3.3.3) erfaßt. Läsionen des vorderen Kreuzbandes sind im MRT unterschiedlich ausgeprägt und können nach Reiser [545 a] klassifiziert werden (Abb. 7-8). Obwohl die Diagnostik einer Ruptur des vorderen Kreuzbandes mittels MRT sehr häufig ohne Probleme möglich ist, können bei der MRT dennoch Schwierigkeiten bei der Diagnose auftreten, insbesondere deshalb, weil sich das vordere Kreuzband nicht so homogen schwarz (signalarm) im MRT darstellt wie das hintere. Boeree u. Ackroyd [55 a] beschreiben ein Phänomen bei

Patienten mit Ruptur des vorderen Kreuzbandes. Beim intakten vorderen Kreuzband verläuft das hintere Kreuzband bogenförmig. Liegt jedoch eine Ruptur des vorderen Kreuzbandes vor, verläuft es dagegen sigmoidartig, so daß man auch von einem „kinking" des hinteren Kreuzbandes sprechen kann (intaktes hinteres Kreuzband s. Abb. 7-11 a, „kinking" des hinteren Kreuzbandes s. Abb. 1–50a).

Mit Hilfe der MRT läßt sich nicht nur die Diagnose der Ruptur des vorderen Kreuzbandes mit hoher diagnostischer Genauigkeit sichern (Tabelle 7-3), sondern auch die Lokalisation der Ruptur bestimmen. Die Lokalisation der Ruptur

Tabelle 7-3. Spezifität, Sensitivität und Treffsicherheit der MRT bei Rupturen des vorderen Kreuzbandes

Autor	Jahr	Spezifität (%)	Sensitivität (%)	Treffsicherheit (%)
Mandelbaum	1986	100	100	100
Jung	1988	82	100	95
Haller	1988	100		100
Glashow	1988	82	61	
Minkoff	1988	87		80
Jackson	1988	96	100	97
Polly	1988	100	97	97

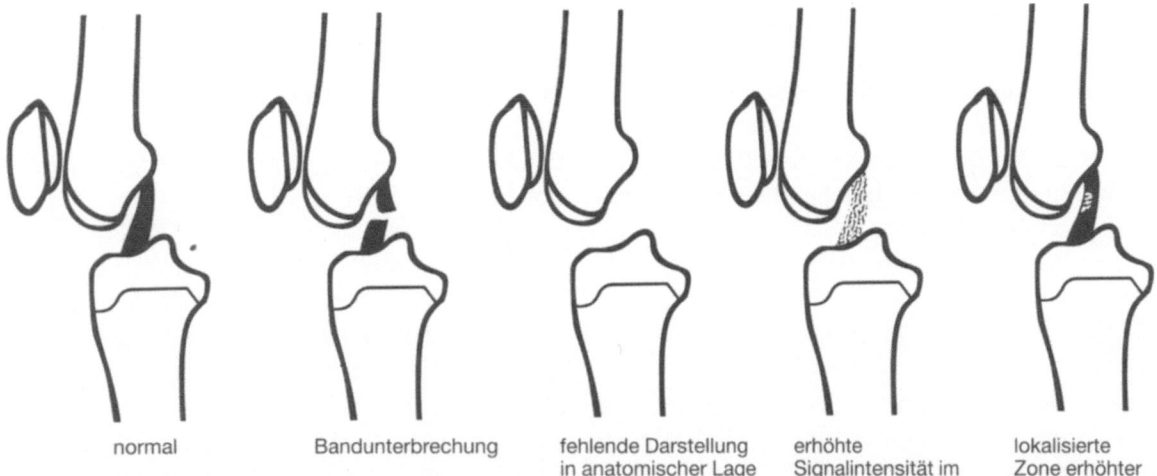

normal   Bandunterbrechung   fehlende Darstellung in anatomischer Lage   erhöhte Signalintensität im Intercondylenraum   lokalisierte Zone erhöhter Signalintensität

Abb. 7-8. Klassifikation der MRT-Befunde bei Läsionen des vorderen Kreuzbandes. (Nach Reiser [545a])

besitzt heute, da diese Läsion relativ einheitlich mit einer verzögert primären Bandrekonstruktion therapiert wird, eher eine untergeordnete Bedeutung. Die MRT hätte nur dann therapeutische Konsequenzen für die Versorgung des vorderen Kreuzbandes, wenn sich eine ganz proximale Ruptur zeigen würde; diese sind aber eine absolute Rarität.

Bei frischen Rupturen des vorderen Kreuzbandes sind häufig Mikrofrakturen, Hämatome und Ödeme der subchondralen Spongiosa (Bone bruises) zu finden (Abb. 7-9). Es kommt damit nicht nur zur reinen Bandruptur, sondern auch zu intraossären Läsionen, die auf den Standardröntgenaufnahmen nicht zu erkennen sind [218a, 385b, 616a, b].

Speer et al. [616b] untersuchten Patienten mit einer frischen kompletten Ruptur des vorderen Kreuzbandes innnerhalb von 45 Tagen nach der Verletzung. Bei 88% dieser Patienten waren intraossäre Kontusionen am lateralen Femurkondylus, hier insbesondere im Bereich der Grenzrinne (Sulcus terminalis), nachzuweisen. Diese intraossären Veränderungen sind in ihrer Ausdehnung und der MR-tomographischen Darstellung sehr variabel. Bei der Gruppe, die diese intraossären Veränderungen aufwies, zeigte sich in 96% gleichfalls eine Verletzung des posterolateralen Gelenkbereiches (M. popliteus, Arkuatumkomplex, posterolaterales Tibiaplateau) (Abb. 7-9). Diese Feststellung stimmt mit den arthroskopischen Befunden bei frischen Rupturen des vorderen Kreuzbandes überein. Hierbei finden sich sehr häufig Verletzungen des Aussenmeniskushinterhorns, teilweise regelrechte Hinterhornquetschungen. Lee u. Yao [385b] zeigten die deutliche Abhängigkeit der intraossären Veränderungen vom Alter der Verletzung. In diesen Veränderungen kann ein möglicher Grund für persistierende Schmerzen im Kniegelenk gesehen werden.

Die zeitliche Abhängigkeit der intraossären Veränderungen (Bone bruises) untersuchten Graf et al. [218a]. Bei Patienten, die in den ersten 6 Wochen nach der Verletzung MR-tomographisch untersucht wurden, zeigte sich bei 71% ein Bone bruise. Derartige Veränderungen konnten 6 Wochen nach der Verletzung bei keinem der Patienten mehr nachgewiesen werden. Diese Veränderungen waren, wie auch Speer

et al. [616a] beschreiben, meist im mittleren Drittel des lateralen Femurkondylus und im posterioren Drittel des lateralen Tibiaplateaus lokalisiert. Die Korrelation der MRT-Befunde mit dem arthroskopischen Befund ergab keinen Zusammenhang zwischen Vorkommen und Lokalisation der Bone bruises mit den arthroskopisch festgestellten Gelenkveränderungen [218a]. Die Lokalisation dieser Veränderungen erklärt sich aus dem Unfallmechanismus. Hierbei kommt es zur Impaktierung der Spongiosa bzw. subchondraler Knochenanteile während des Traumas, die in seltenen Fällen bereits radiologisch durch eine sog. „lateral notch fracture" sichtbar ist (s. Abb. 2-3). Gleichfalls findet man arthroskopisch, wenn auch selten, direkte chondrale Läsionen im Bereich der lateralen Grenzrinne (s. Abb. 2-14).

Welche klinischen und therapeutischen Konsequenzen diese intraossären Veränderungen haben, kann noch nicht eindeutig beurteilt werden. Vorstellbar ist jedoch, daß der laterale Femurkondylus noch zusätzlich traumatisiert wird, wenn eine primäre Rekonstruktion des vorderen Kreuzbandes durchgeführt wird. Durch das Operationstrauma (femoraler Bohrkanal – Durchmesser meist zwischen 8 und 10 mm) und eine Blutsperre wird die Durchblutungssituation des lateralen Femurkondylus weiter reduziert bzw. eine Restitutio der intraossären Veränderungen sicherlich gestört, zumindest verzögert. Retrospektiv kann man sich auf diese Weise protrahierte Heilungs- und Behandlungsverläufe mit lange persistierenden Schmerzen im operierten Kniegelenk nach primärer Kreuzbandrekonstruktion oder ähnlich großen Eingriffen unmittelbar nach der Verletzung erklären. Auch aus diesen Gründen erscheint das verzögert primäre Vorgehen sinnvoll (vgl. Kap. 3.16).

Eine gute Indikation für die MRT ergibt sich bei postoperativen Problemen nach Ersatz des vorderen Kreuzbandes. Hauptsächlich ist der Verlauf der Bohrkanäle nach erfolgter Kreuzbandplastik zu beurteilen. Ist dies radiologisch nicht möglich, erscheint eine MR-Tomographie sinnvoll. Bei Streckhemmungen, die 2–3 Monate postoperativ auftreten, kann anhand der Anamnese (nach Rekonstruktion des vorderen Kreuzbandes, nichthaltenkönnen der

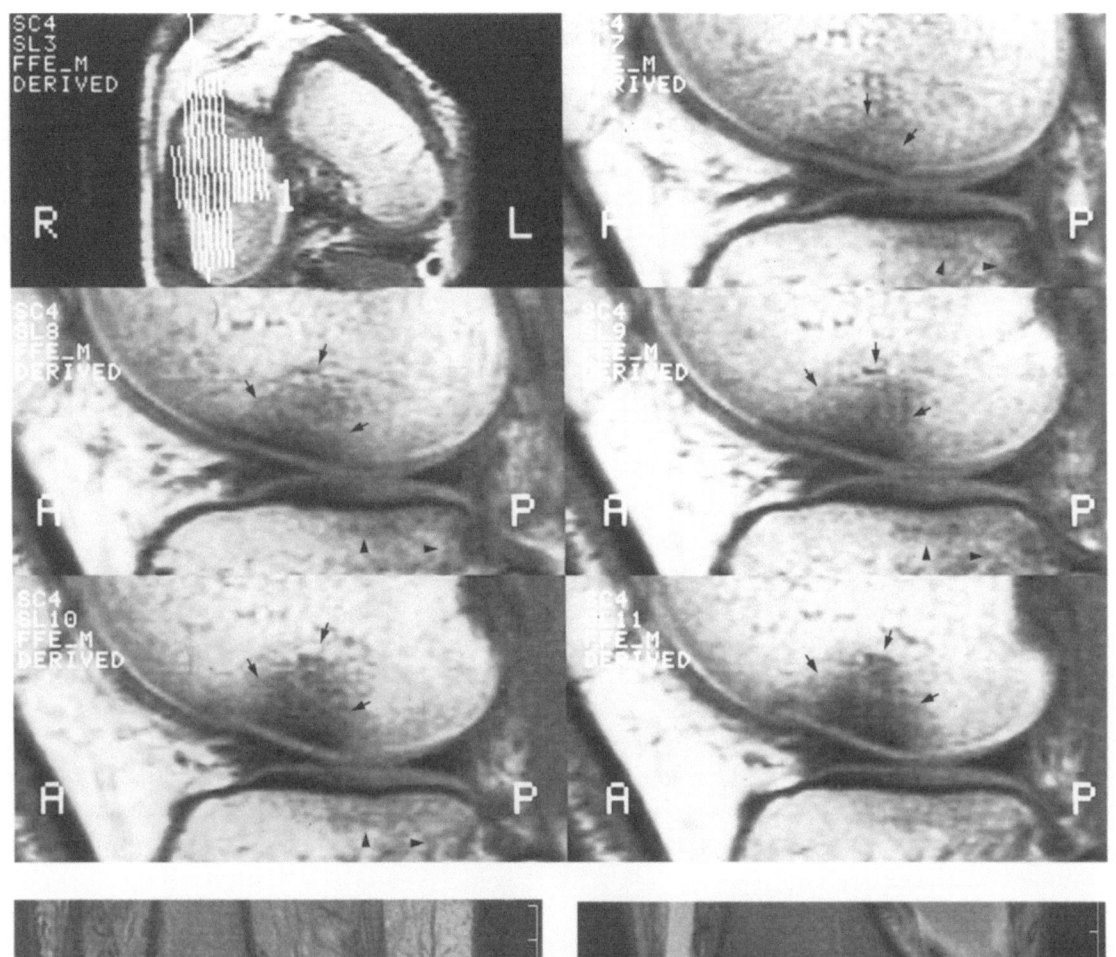

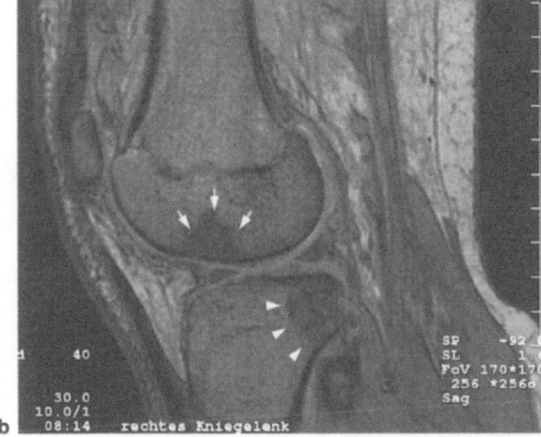

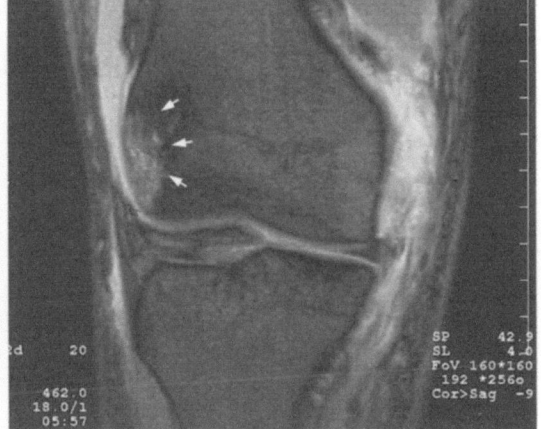

Abb. 7-9 a-c. Bone bruises nach Ruptur des vorderen Kreuzbandes im Bereich der lateralen Grenzrinne und am lateralen Tibiaplateau (MRT 8 Tage nach Verletzung), 3-D-Rekonstruktion (gewählte Schnittebenen als *weiße Linien* erkennbar, *oben links*). Die Ausdehnung der intraossären Veränderungen *(Pfeile)* läßt sich in der 3-D-Rekonstruktion exakt bestimmen. Gleichzeitig finden sich, wenn auch geringer, im posterolateralen Anteil des lateralen Tibiapla-

teaus intraossäre Läsionen *(Pfeilspitzen)* (**a**). Bone bruises bei Ruptur des vorderen Kreuzbandes im mittleren Drittel des lateralen Femurkondylus *(Pfeile)* (MRT 5 Tage nach Trauma). Intraossäre Ödeme finden sich ebenfalls im dorsalen Bereich des lateralen Tibiaplateaus *(Pfeilspitzen)* (**b**). Bone bruises nach Patellaluxation (MRT 3 Tage nach Luxation) im Bereich des lateralen Femurkondylus *(Pfeile)* (**c**)

vollen Streckung nach krankengymnastischer Übungstherapie, kein Erfolg nach forcierter Krankengymnastik) und des klinischen Befundes die Diagnose eines Zyklopssyndroms gestellt werden. Hierbei ist eine MRT u.E. nicht unbedingt notwendig (s. Abb. 2-25c). Es erfolgt vielmehr die arthroskopische Entfernung des Narbengewebes. Bei unklaren Streckhemmungen oder sonstigen Problemen nach Bandrekonstruktionen (roof impingement, sidewall impingment) kann eine MRT jedoch hilfreich sein.

Nicht nur der Bandverlauf mit den tibialen und femoralen Insertionen und Bohrkanälen, sondern auch das umgebende Gewebe lassen sich beurteilen (Abb. 7-10). Liegt die tibiale Insertion zu weit ventral, oder sind Verdickungen des Transplantates (Transplantathypertrophie) oder des umgebenden Gewebes nachzuweisen, ist die Ursache der postoperativen Streckhemmung geklärt (vgl. Abb. 2-25 b).

Entsteht eine langsam progrediente Streckhemmung, kann mit Hilfe des MRT die Ursache eruiert werden. Manchmal sind Osteophyten, die radiologisch nur sehr diskret erscheinen, ursächlich verantwortlich. Osteophyten ohne Knochenmark sind aber auch im MRT nur schlecht zu erkennen.

Die MRT ist nach autologen Kreuzbandplastiken nur bedingt geeignet, den intraligamentären Zustand und die Homogenität des Transplantates zu beurteilen [241, 543]. Untersuchungen zeigen, daß klinischer und kernspintomographischer Befund nicht immer übereinstimmen. Bei einigen klinisch stabilen Kniegelenken wurde nach einer Kreuzbandplastik kernspintomographisch keine einheitliche Bandstruktur, sondern nur faseriges Gewebe nachgewiesen [241].

7.3.2
Hinteres Kreuzband

Im MRT stellt sich das hintere Kreuzband als dorsal konvexe, bogenförmige schwarze (signalarme) homogene Struktur dar. Verlauf und Kontinuität können mit beurteilt werden (Abb. 7-11 a).

Die klinische Diagnostik einer Läsion des hinteren Kreuzbandes ist im Vergleich zu der bei einer des vorderen Kreuzbandes diffiziler. In einigen Fällen zeigt sich trotz Ruptur des hinteren Kreuzbandes gerade beim frischen Trauma we-

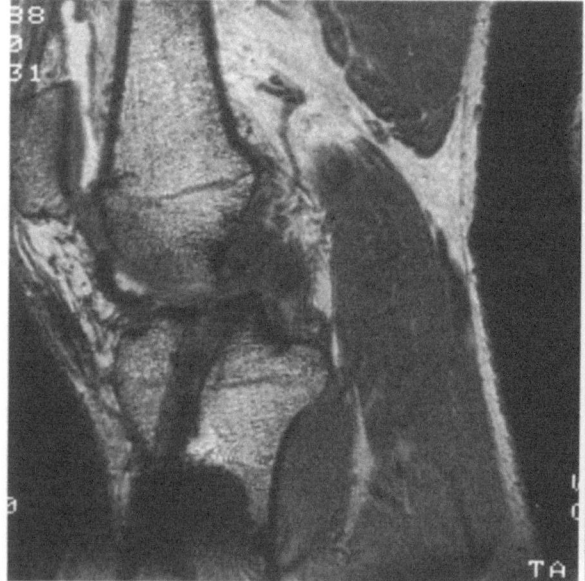
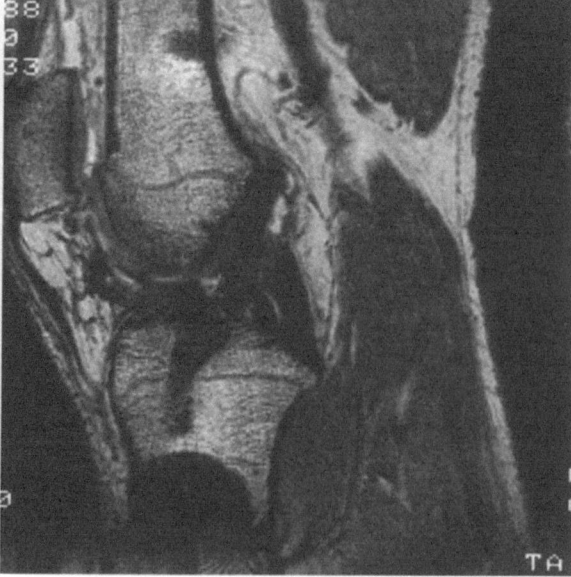

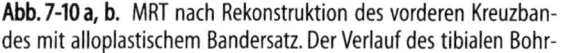

Abb. 7-10 a, b. MRT nach Rekonstruktion des vorderen Kreuzbandes mit alloplastischem Bandersatz. Der Verlauf des tibialen Bohrkanals ist regelrecht (**a**). Das Band verläuft über den lateralen Femurkondylus (over-the-top) (**b**)

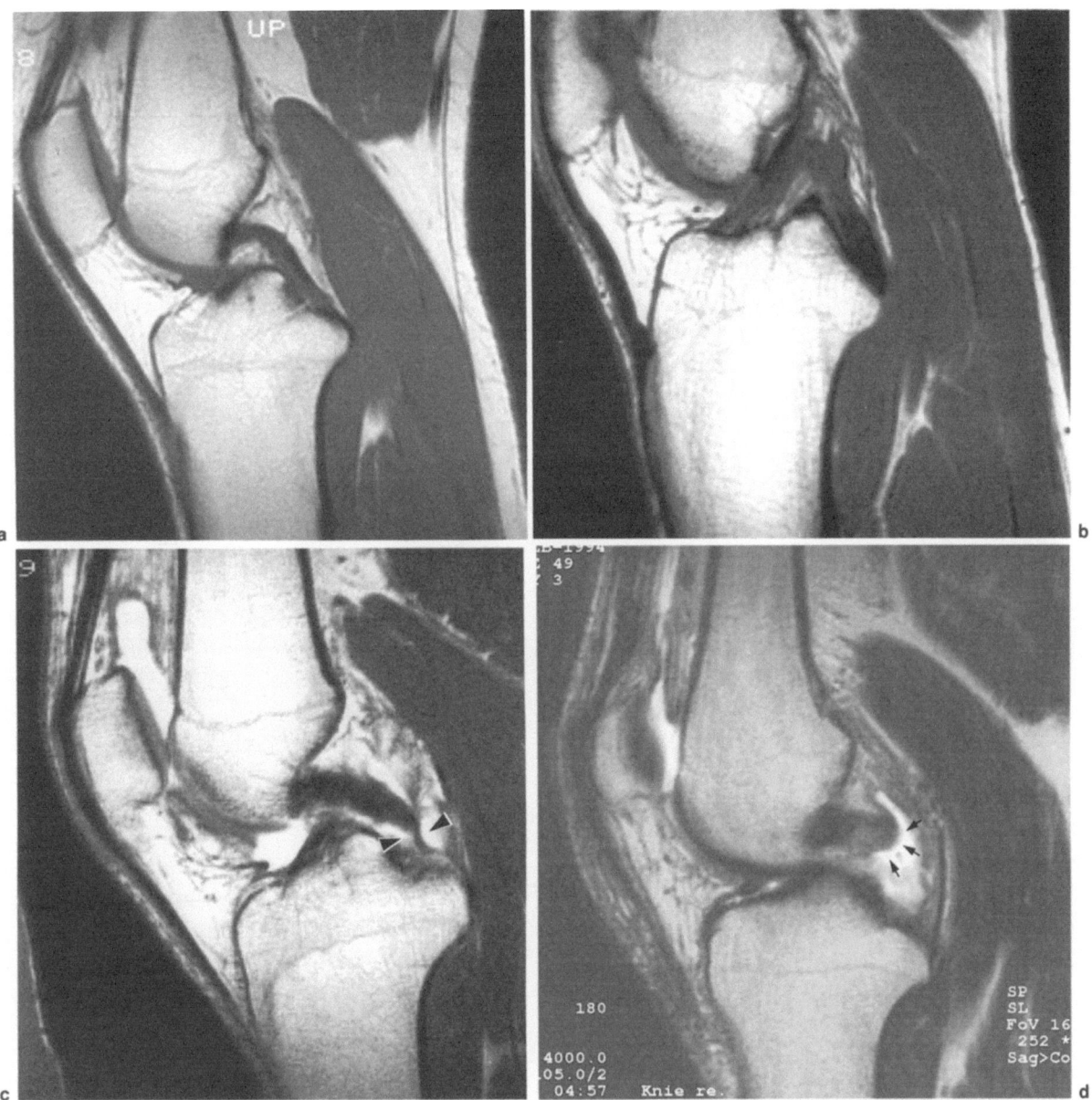

Abb. 7-11 a-d. Intaktes hinteres Kreuzband (**a**), proximale Ruptur (**b**), distale Ausdünnung *(Pfeile)* (**c**), komplette Ruptur *(Pfeile)* (**d**)

der eine spontane hintere Schublade noch ein positiver hinterer Schubladentest (299). Daher stellt der begründete Verdacht auf eine Läsion des hinteren Kreuzbandes mit gleichzeitig klinisch unklarem Befund eine Indikation zur MRT dar (Abb. 7-11 b–d).

Insbesondere bei frischen Rupturen des hinteren Kreuzbandes liefert die MRT wichtige Hinweise zur präoperativen Planung. Gross et al. [227 a] prüften die diagnostische Wertigkeit der MRT bei Läsionen des hinteren Kreuzbandes. Sie fanden keine falsch-positiven Ergebnisse bei Patienten mit rupturiertem hinteren Kreuzband (n = 13). Es waren auch keine falschnegativen Ergebnisse zu verzeichnen. Damit liegt die Spezifität und Sensitivität dieses Verfahrens bei 100 %. Zeigt sich eine proximale oder proximal intermediäre Ruptur, kann eine arthroskopische Naht mit Augmentation durchgeführt werden. Die Fäden müssen hierbei dann aber über einen femoralen Bohrkanal geführt werden. Findet sich dagegen eine intermediärdistale oder distale Ruptur des hinteren Kreuzbandes, müssen die Fäden bei der arthroskopischen Naht durch einen tibialen Bohrkanal geführt werden.

Bei älteren Verletzungen sollten lückenlos dünne (<4 mm) sagittale Schichten gefahren werden, um ein „Fehlen" des hinteren Kreuzbandes sicher nachzuweisen (Abb. 7-12).

7.4
Knorpel

Der hyaline Gelenkknorpel besteht im Gegensatz zum fibrokartilaginären Knorpel aus Typ-II-Kollagen, das im Verhältnis zum Typ-I-Kollagen deutlich hydrophiler ist. Der erhöhte Wassergehalt und damit auch der erhöhte Protonengehalt ist für die unterschiedliche Signalcharakteristik dieser beiden Knorpelgewebe verantwortlich. In allen Sequenzen und Wichtungen ist der Gelenkknorpel von mittlerer Signalintensität deutlich heller dargestellt als der Faserknorpel.

In der protonengewichteten Spinechosequenz – oder noch mehr in den gespoilten GE-Sequenzen mit mittlerem bis hohem Flipwinkel und kurzem TE – ist der hyaline Gelenkknorpel signalintensiv erkennbar.

Axiale, koronare und sagittale Ebenen dienen zur Darstellung des Knorpels. Für den retropatellaren Knorpel haben sich die axialen Schichtebenen bewährt.

Eine Beurteilung des Knorpelzustandes ist mit Hilfe der klinischen Untersuchung nur bedingt möglich. Schmerzen oder rezidivierende Gelenkergüsse treten auch bei zahlreichen anderen Erkrankungen auf und sind daher unspezifisch. Auf den Nativröntgenaufnahmen kann nur anhand von Sekundärveränderungen (Verschmälerung des Gelenkspaltes, Osteophyten) auf degenerative Knorpelveränderungen geschlossen werden. Selbst mit Hilfe der Arthrographie oder dem Arthro-CT können nur die Knorpeloberflächen beurteilt werden. Bei der Arthroskopie sind zwar sämtliche oberflächlich gelegenen Knorpelläsionen sichtbar, über die strukturelle Knorpelbeschaffenheit oder die Knorpeldicke können aber keine eindeutigen Aussagen gemacht werden. Dieses gelingt jedoch mit der MRT.

Eigene Untersuchungen zeigen, daß zur Knorpeluntersuchung Gradientenechosequenzen mit mittleren Flipwinkeln (FISP 30 und 40°,

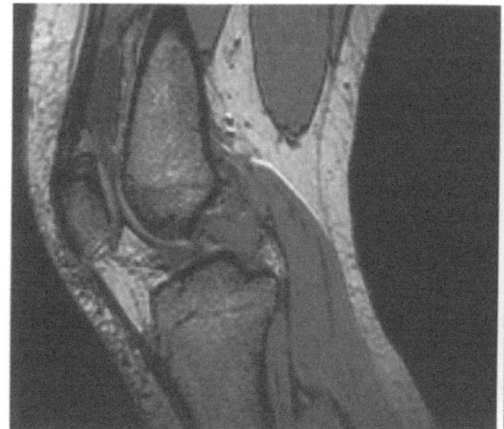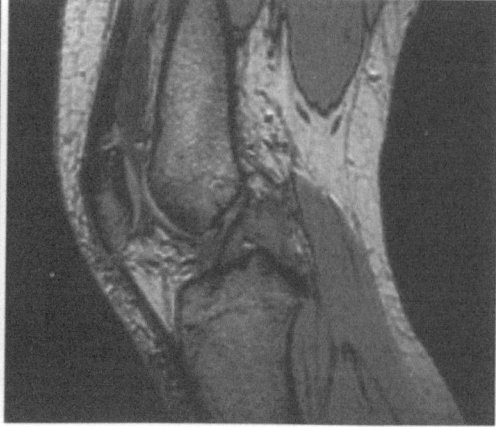

Abb. 7-12 a, b. „Fehlendes" hinteres Kreuzband (a, b). In mehreren Schichten wird nach der Struktur des hinteren Kreuzbandes ge-fahndet. Das vordere Kreuzband ist als signalstärkere Struktur zu erkennen (b)

FLASH 30 oder 40°) besonders geeignet sind. Im retropatellaren Knorpel autoptisch gewonnener menschlicher Patellae wurden longitudinale definierte Knorpeldefekte von 1 und 2 mm Tiefe sowie bis zum subchondralen Knochen reichend, gesetzt. Die Patellae wurden anschließend mit verschiedenen Spin- und Gradientenechosequenzen untersucht (Abb. 7-13).

Mit Hilfe geeigneter Untersuchungssequenzen lassen sich Knorpelveränderungen im Bereich der Femurkondylen, aber auch retropatellar nachweisen. Beim Vergleich von arthroskopischen und MRT-Befunden bei retropatellaren Knorpelveränderungen ergab sich für die MRT eine Sensitivität von 95%, eine Spezifität von 66%, eine Treffsicherheit von 88%, ein positiver prädiktiver Wert von 90%, ein negativer prädiktiver Wert von 20% und eine Prävalenz von 76% [545]. Bei der erstgradigen Chondromalazie findet sich bei der MRT eine Inhomogenität im Bereich des retropatellaren Knorpels. Die Struktur ist jedoch noch komplett erhalten, Oberflächenunregelmäßigkeiten sind nicht zu verzeichnen. Unregelmäßigkeiten der Knorpeloberfläche charakterisieren dagegen das Stadium II. Reichen sie bis zum subchondralen Knochen, liegt ein Stadium III vor (Abb. 7-14).

Sind Knorpel und ossäre Strukturen gleichzeitig pathologisch verändert, wie bei einer Osteochondrosis dissecans (Abb. 7-15) oder einer Osteonekrose (Abb. 7-16), ist die MRT ein hilfreiches Verfahren, um einen Eindruck vom Ausmaß der Schädigung zu erhalten. Bei einer Osteochondrosis dissecans zeigt sich bei Intaktheit der Knorpeloberfläche kein Flüssigkeitssaum um das Dissekat.

Nach einer subchondralen Abrasionschondroplastik oder nach Pridie-Bohrungen kann man den weiteren postoperativen Verlauf ebenfalls mit Hilfe der MRT verfolgen. Das Auftreten von Faserknorpel, der den Knorpeldefekt auffüllt, kann festgestellt und eine Kontrollarthroskopie zum optimalen Zeitpunkt terminiert werden.

Nach Knorpel-Knochen-Transplantationen konnten König et al. [372] bei Patienten mit erneut aufgetretenen Beschwerden deren Ursache (z. B. Marködem, exsudative Synovialitis, Knorpelödem, degenerative Knorpelveränderungen

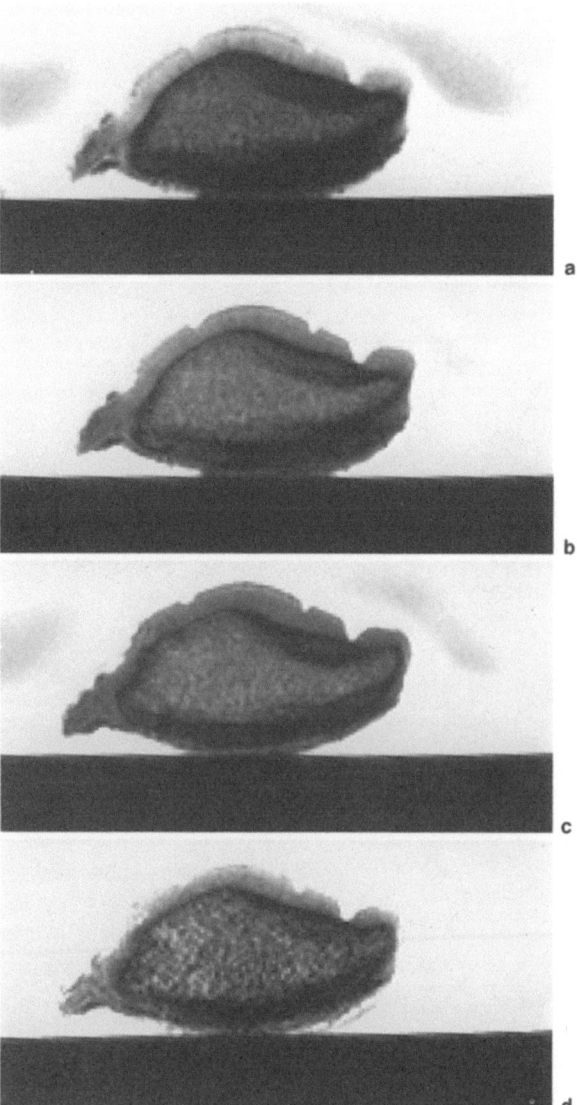

Abb. 7-13 a-d. Ermittlung optimierter Untersuchungssequenzen bei Knorpelläsionen. Definiert gesetzte Läsionen des retropatellaren Knorpels wurden mit verschiedenen Gradientenechosequenzen dargestellt: FISP 10 (**a**), FISP 30 (**b**), FISP 50 (**c**), FISP 90 (**d**). Die beste Knorpeldarstellung zeigt die Sequenz FISP 30 (**b**)

mit Faserknorpelregeneraten, umschriebene Knorpeldefekte) mit Hilfe der MRT nachweisen. Auch hierbei erwiesen sich die Gradientenechosequenzen zur Darstellung der Knorpelveränderungen vorteilhaft. Zur Beurteilung der knöchernen Anteile waren dagegen die Spinechosequenzen besser geeignet.

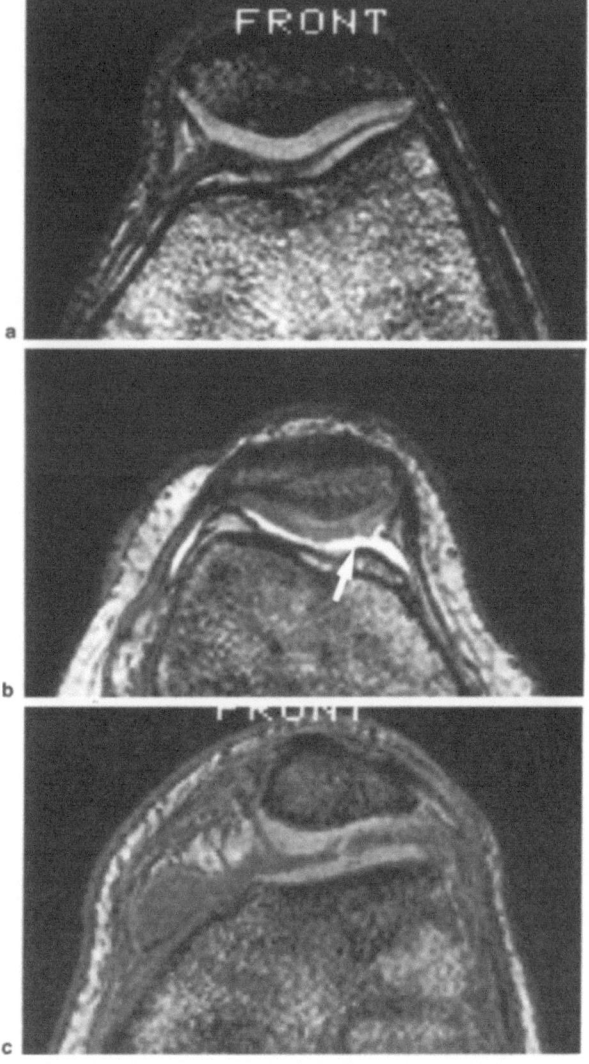

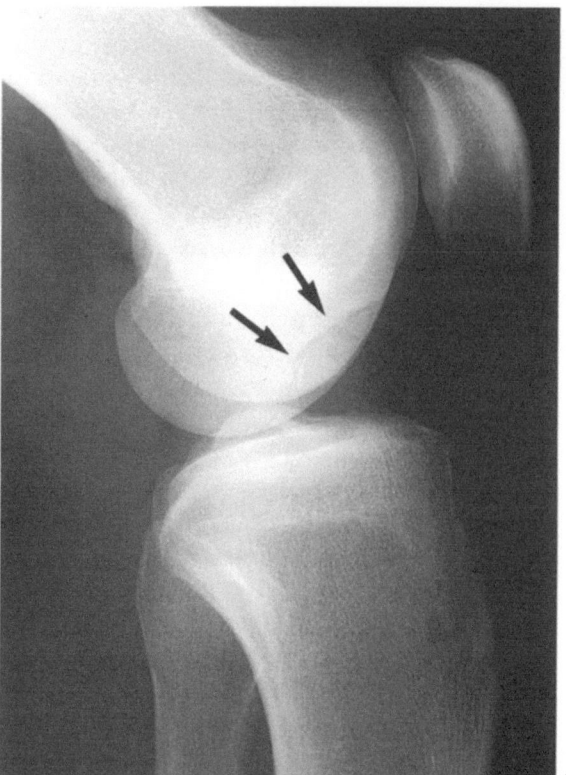

Abb. 7-14 a-c. Intakter retropatellarer Knorpel (**a**). Knorpelunregel-mäßigkeiten und kleine Fissuren bei Chondromalazie Grad II. (**b**). Tiefe Fissuren und Knorpeldefekte, die bei einer Chondromalazie Grad III. bis zum subchondralen Knochen reichen (**c**)

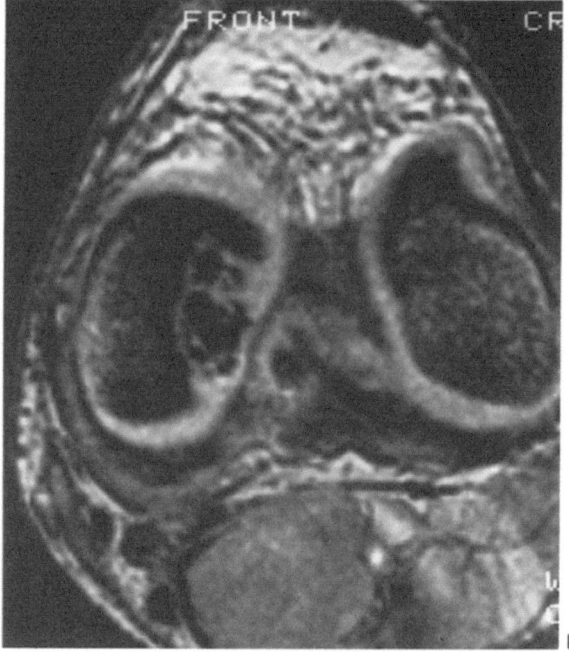

Abb. 7-15 a, b. Osteochondrosis dissecans des medialen Femurkon-dylus. Röntgenbefund (**a**), im MRT zeigt sich die gesamte Ausdeh-nung (**b**)

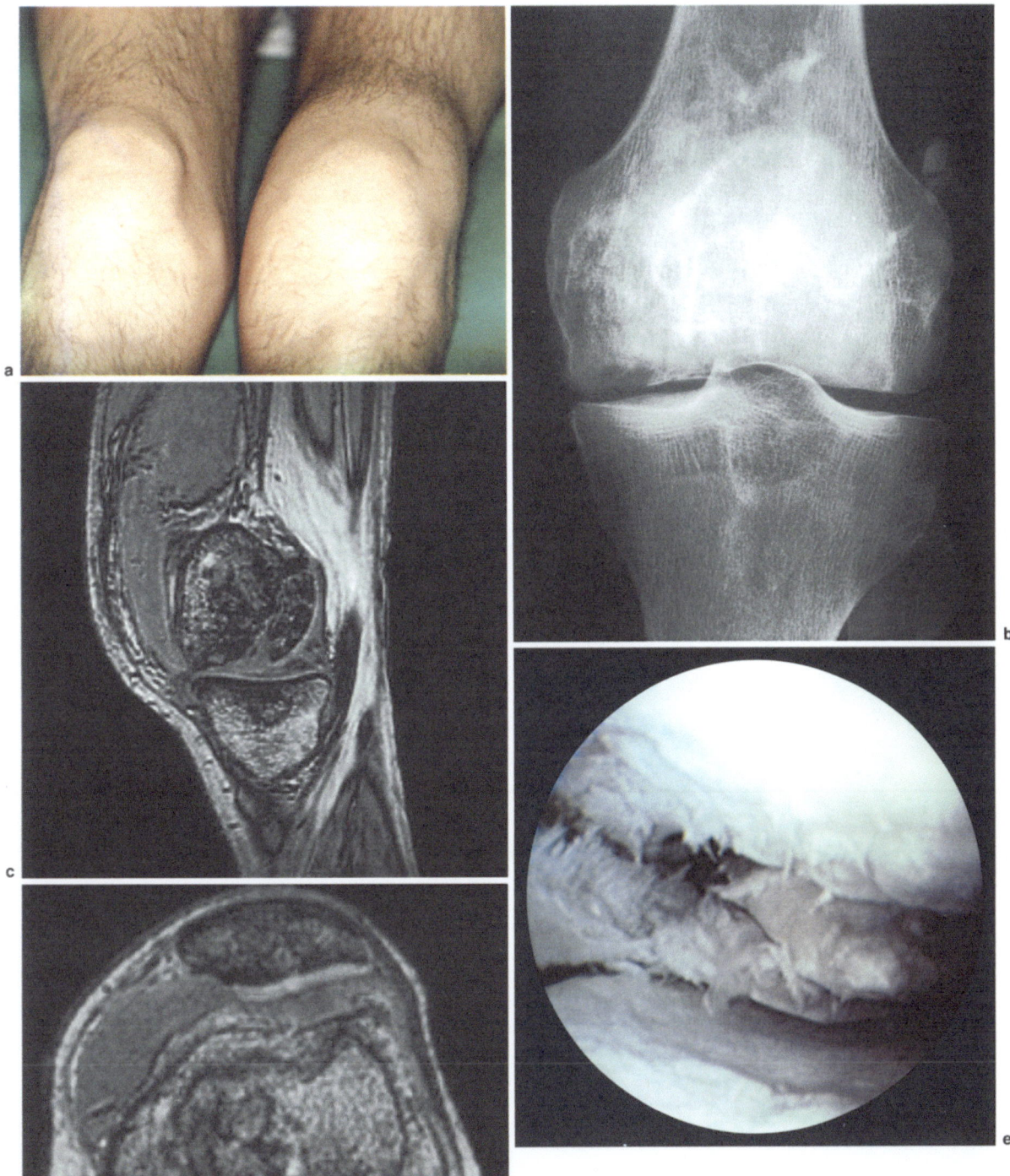

Abb. 7-16 a-e. Ausgeprägter Kniegelenkerguß 3 Tage nach Rotationstrauma bei einem 36jährigen dialysepflichtigen Patienten (**a**). Röntgenologisch zeigen sich eine massive Osteonekrose (langjährige Kortisontherapie), ein positives Rauber-Zeichen am medialen Tibiaplateau und multiple freie Gelenkkörper (**b**). Erst die MR-Untersuchung in der Sagittalebene (**c**) verdeutlicht die wahre Ausdehnung der tiefgreifenden Knorpelschäden am medialen Femurkondylus und zeigt eine basisnahe Meniskusläsion. In den transversalen Schichten findet sich ein Knorpeldefekt der gesamten medialen Patellafacette (**d**). Der arthroskopische Befund bestätigte den MR-Befund. Es fanden sich multiple freie Gelenkkörper, osteochondrale Fragmente und ein degenerativ zerfaserter Innenmeniskus (**e**)

7.5
Periartikuläre Weichteile

Mit der MRT lassen sich periartikuläre Raumforderungen wie Tumoren, Meniskusganglien, Baker-Zysten (Abb. 7-17 bis 7-20), aber auch Verdickungen des Lig. patellae, wie z. B. beim Jumper's knee, darstellen.

7.6
Synovialmembran

Bei Rheumatikern werden nicht selten enorme Verdickungen und Auflagerungen auf der normalen Synovialmembran gefunden. Daneben liegen gehäuft Knorpelveränderungen vor. Beides läßt sich mit der MRT erfassen (Abb. 7-21).

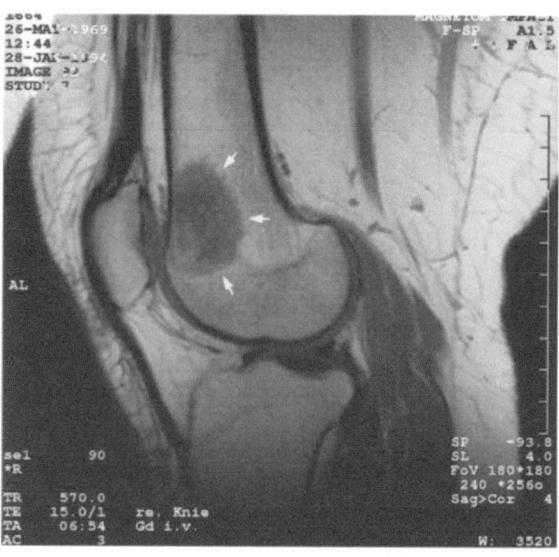

Abb. 7-18. Intraossäres Hämangiom *(Pfeile)* in der Femurmetaphyse. Klinisch bestand ein unklarer Knieschmerz, der 3 Monate persistierte; die Röntgenaufnahmen zeigten leichte Unregelmäßigkeiten im spongiösen Bereich der Metaphyse

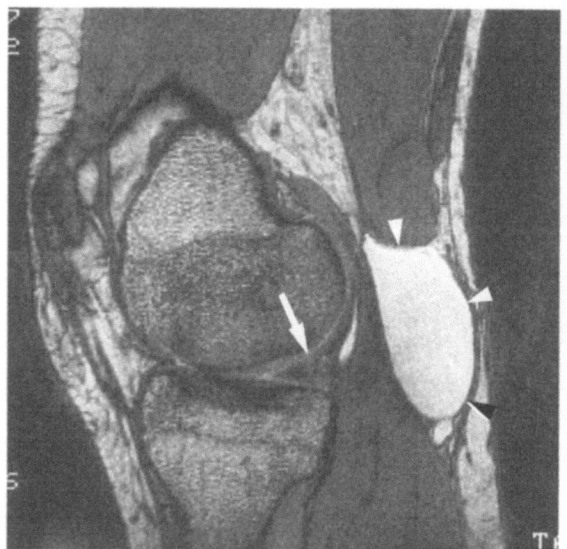

Abb. 7-17. Baker-Zyste *(Pfeilspitzen)* bei gleichzeitig bestehender Läsion des Innenmeniskushinterhorns *(Pfeil)*

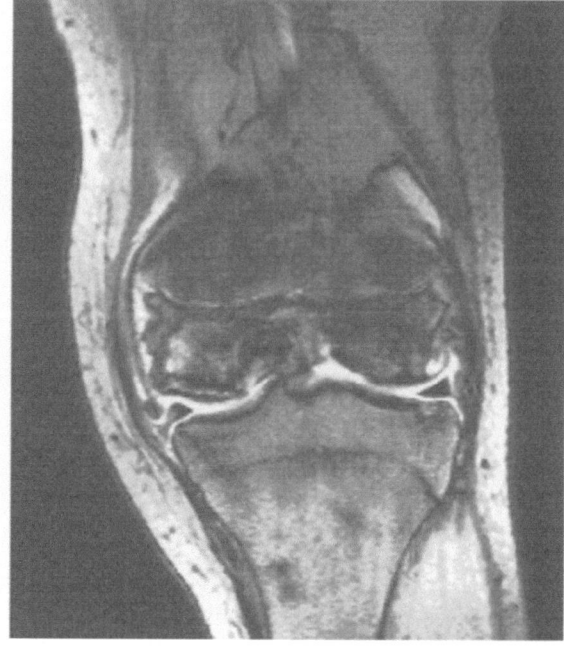

Abb. 7-19. Multiple Knocheninfarkte im medialen und lateralen Femurkondylus bei einem 15jährigen Patienten. Es liegt eine semimaligne Systemerkrankung vor. Klinisch standen zunächst Schwellneigung und unklare Schmerzen in beiden Kniegelenken im Vordergrund der Beschwerden

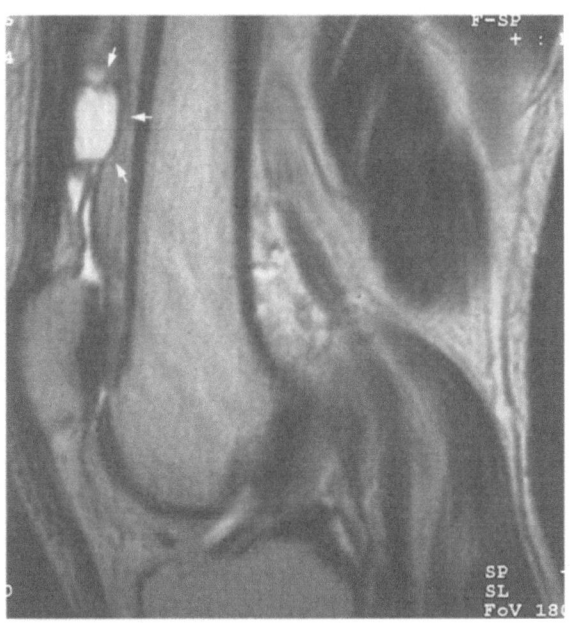

Abb. 7-20. Ganglion *(Pfeile)* proximal des oberen Rezessus unter dem M. quadriceps. Klinisch stand ein lokaler Druckschmerz bei gleichzeitig vorliegenden femoropatellaren Schmerzen im Vordergrund der Beschwerden

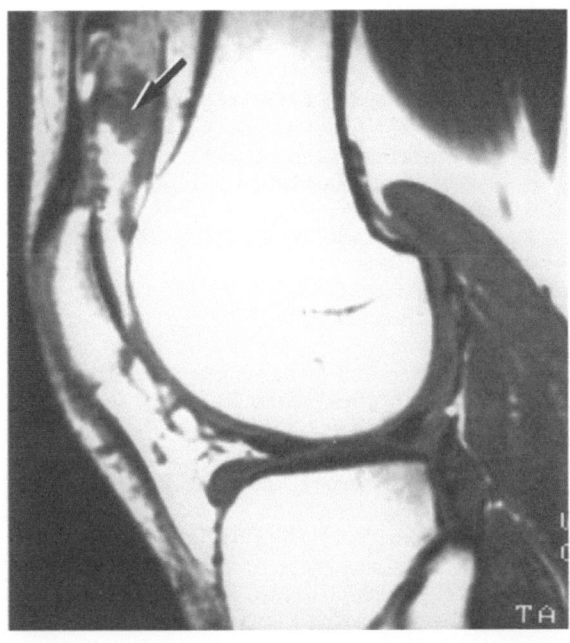

Abb. 7-21. Synoviahypertrophie *(Pfeil)* bei rheumatischer Erkrankung

7.7 MR-Arthrographie

Die intraartikuläre Injektion von Gadolinium-DTPA dient zur Verbesserung des Kontrastes.

Gadolinium-DTPA ist ein paramagnetisches Kontrastmittel, das sowohl die T_1- als auch T_2-Relaxationszeiten verkürzt. Der Effekt auf die T_1-Zeit ist klinisch ausnutzbar. Nach DTPA-Applikation werden stark perfundierte Gewebe (Tumoren, Infiltrate) in der T_1-Wichtung sehr signalintensiv. Diese Kontrastierung kann notwendig werden, wenn die Abbildungsqualität mit der T_2-Wichtung nicht zufriedenstellend oder eine Abgrenzung zwischen Perfusionserhöhung und Ödem nicht möglich ist. Die intraartikuläre Injektion von Gadolinium-DTPA wird lediglich am Knie- und Schultergelenk durchgeführt. Sie erhöht die natürlich erzielbaren Kontraste und ermöglicht damit eine bessere Detailerkennung umschriebener Strukturen. Dies ist insbesondere dann hilfreich, wenn kein „körpereigenes" Kontrastmittel, z. B. Synovialflüssigkeit, vorhanden ist.

Die MR-Arthrographie kann auch zur Knorpelbeurteilung eingesetzt werden [233, 545]. Bei einer Chondromalazie I. Grades (Aufweichung, Ödem) bietet die MR-Arthrographie keine wesentliche Bereicherung. Finden sich dagegen tieferliegende Knorpelschäden – Chondromalazie II. (Erosion) oder III. Grades (Läsion bis zur Kortikalis mit Knorpelverlust) – zeigt sich die MR-Arthrographie der konventionellen MRT überlegen. Der Grund dafür liegt in der günstigen T_1-Wichtung der Sequenzen, wie sie bei der MR-Arthrographie angewendet wird. Es ist jedoch zu bedenken, daß bei der T_1-Wichtung intrakartilaginäre Veränderungen nicht erfaßt werden können.

Eine weitere Indikation für die MR-Arthrographie kann die Abgrenzung zwischen Pannus und Narbengewebe bei entzündlichen Synovialisveränderungen, z. B. bei der chronischen Polyarthritis, sein. Es handelt sich hierbei jedoch nicht um die klassische MR-Arthrographie, bei der das Kontrastmittel intraartikulär appliziert wird, sondern es reicht eine intravenöse Kontrastmittelapplikation. Das bei den Synovialitiden heftige Kontrastmittelenhancement in den

T1-gewichteten Spinechosequenzen ermöglicht maximale Kontrastdifferenzen zwischen Synovialitis und Gelenkflüssigkeit einerseits, sowie Synovialitis und Kapsel-Band-Apparat andererseits. Der für die rheumatischen Erkrankungen typische Pannus kann durch sein typisches Signalverhalten vor und nach Gadolinium-DTPA-Gabe differenziert werden.

Das vordere Kreuzband läßt sich nach vorheriger intraartikulärer Injektion von Gadolinium-DTPA oft besser gegen die Umgebung abgrenzen, so daß in einigen Fällen Teilrupturen sicherer erkannt werden. Auch bei Meniskusläsionen kann diese Technik von Vorteil sein und die diagnostische Aussagefähigkeit verbessern (vgl. Abb. 7-5 b und 7-11 c). Mit der MR-Arthrographie geht jedoch der prinzipielle Vorteil der Nichtinvasivität verloren. Zahlreiche weitere klinische Studien werden daher notwendig sein, um die diagnostische Wertigkeit und Notwendigkeit der MR-Arthrographie zu belegen. In vielen Fällen ist es heute nicht mehr notwendig, das Kontrastmittel intraartikulär zu applizieren, die i. v.-Applikation ist ausreichend.

7.8
Mögliche Fehlerquellen

Bei der Beurteilung der MRT müssen in Anbetracht der sehr komplexen, aber bisweilen auch variablen Anatomie vereinzelter ligamentärer Strukturen mögliche Fehlerquellen beachtet werden. So kann das Lig. transversum genu einen Riß im Außenmeniskusvorderhorn vortäuschen. Die anatomische Variabilität des Lig. meniscofemorale anterius und posterius kann dazu führen, daß diese Anteile als osteochondrale oder Meniskusfragmente fehlinterpretiert werden. Relativ leicht werden diese Bandstrukturen auch als freie Gelenkkörper angesehen [690 b].

Der Hiatus popliteus kann einen Riß im Außenmeniskushinterhorn vortäuschen. Eine hohe Signalintensität, bedingt durch Bursen oder Fettgewebe, kann im Bereich der Seitenbänder zur Fehlinterpretation einer Bandruptur oder Einblutung führen [300 a, 690 b].

MRT-Untersuchungen nach ausgiebigen arthroskopischen Operationen zeigen nicht selten multiple intraartikuläre Metallartefakte, welche die Bildqualität beeinträchtigen. Hierbei handelt es sich um kleinste metallische Abriebteilchen von den arthroskopischen Operationsinstrumenten. Diese Teilchen lassen sich weder klinisch noch röntgenologisch verifizieren, zumal sie keine Beschwerden verursachen. Sie behindern aber einen störungsfreien Bildaufbau bei der MRT.

7.9
Indikationen

Die MRT kann bei zahlreichen Erkrankungen und Gelenkveränderungen eingesetzt werden. Eine sinnvolle Indikation stellt sich jedoch nur in Fällen, in denen durch die klinische Untersuchung allein eine exakte Diagnose nicht gestellt werden kann. Für bestimmte Indikationen kann die MRT eine Bereicherung des diagnostischen Spektrums sein (Tabelle 7-4). Der Stellenwert der MRT beim frisch verletzten Kniegelenk wird

Tabelle 7-4. Indikationen zur MRT des Kniegelenkes

1. Frische Knieverletzung mit Verdacht auf
   – Läsion des hinteren Kreuzbandes
   – M.-popliteus-Läsion
2. Streckhemmung nach Rekonstruktion, Naht oder Refixation des vorderen Kreuzbandes
3. Erfassung von Knorpelläsionen
4. Kontrolle nach Knorpeleingriffen
5. Kontrolle nach Knorpel-Knochen-Transplantationen
6. Rißlokalisation bei Rupturen des vorderen Kreuzbandes
7. Beurteilung des hinteren Kreuzbandes
8. Tumoren
9. Unklare Raumforderungen
10. Unklare Meniskussymptomatik bei klinisch gleichzeitig unauffälligem Meniskusbefund
11. Restbeschwerden (Meniskussymptome) nach Arthroskopie wegen Meniskusläsion, die aber einen unauffälligen Meniskus zeigte (Grad-II-Läsion?)
12. Präoperative Erfassung von Begleitschäden
13. Unklare Gelenkbeschwerden bei gleichzeitiger Kontraindikation für invasive Diagnostik

sicherlich noch zunehmen. Da sich zur Zeit die verzögert primäre Therapie der Ruptur des vorderen Kreuzbandes durchsetzt, bleibt damit aber dem Untersucher nicht erspart, die primär versorgungspflichtigen Läsionen nachzuweisen bzw. auszuschließen. Als versorgungspflichtige Läsionen sind eine Ruptur des hinteren Kreuzbandes, eine Läsion des M. popliteus, eine distale mediale Seitenbandruptur oder eine Korbhenkelläsion zu nennen (s. Kap. 11.9.1). Mit Hilfe der MRT läßt sich damit auch die große Anzahl von Arthroskopien beim frischen Hämarthros vermeiden, die nicht selten ohne wesentliche therapeutische Konsequenzen bleiben. Hierbei wird dann lediglich die klinische Diagnose einer Ruptur des vorderen Kreuzbandes bestätigt.

Bei all den „schönen Bildern" die mit der MRT zu erhalten sind, ist die Bedeutung der klinischen Untersuchung nicht zu vergessen. Keinesfalls darf bei einem Patienten eine MRT veranlaßt werden, bevor nicht eine ausführliche klinische Untersuchung erfolgt ist. Die MRT darf nicht als „diagnostische Befreiungsaktion" oder als „diagnostisches Screeningverfahren" eingesetzt werden. Schließlich lassen sich mit der MRT nur strukturelle (morphologische) Veränderungen aber keine funktionellen Störungen nachweisen.

Oft wird bei unklaren klinischen Beschwerden oder unklaren Schmerzen von einem unerfahrenen Untersucher oder sogar dem Patienten selbst eine MRT veranlaßt bzw. gefordert. Diese Tatsache erhöht natürlich die Frequenz der nicht oder nicht eindeutig indizierten MR-Untersuchungen. Findet sich hierbei dann ein pathologischer Befund, wird die Therapie oft auf diesen „morphologischen Befund" gerichtet. Wird z. B. ein pathologischer Meniskusbefund erhoben, wird dem Patienten eine arthroskopische partielle Meniskektomie empfohlen. Bei zahlreichen Patienten sind aber auch bei völlig unauffälligem klinischen Befund pathologische Meniskusbefunde im MRT nachweisbar. Durch ein derart „morphologisch" ausgerichtetes Vorgehen, werden funktionelle Störungen wie Insertionstendinosen oder induzierte Kniebeschwerden, z. B. beim femoropatellaren Schmerzsyndrom, nicht erkannt. Dieses ist nur durch spezielle Funktionstests und die gezielte Palpation zu verifizieren.

Es bleibt festzustellen, daß die Indikation zur MRT, nicht zuletzt aus Kostengründen kritisch und differenziert zu stellen ist. **Eine MRT ist zur Bestätigung einer klinischen Diagnose nicht indiziert, wenn dieses voraussichtlich keine therapeutischen Konsequenzen (Entscheidung über operatives oder konservatives Vorgehen) nach sich zieht.** Wird z. B. klinisch eine Meniskusläsion durch positive Meniskustests und der typischen klinischen Symptomatik (Blockierungen) nachgewiesen, erübrigt sich eine MRT.

7.10 Ausblick

Herzog [280 a] sieht gegenwärtig eine der größten Herausforderungen an die bildgebenden Verfahren bei der Diagnostik von Muskel-, Skelett- und Gelenksystemen darin, daß die Untersuchungen rasch und v. a. kosteneffizient durchgeführt werden können und dabei gleichzeitig bessere Bildqualitäten zu erhalten sind. 3-D- und schnelle MR-Bildgebungen werden es in Zukunft gestatten, diese Ziele zu erreichen. Bislang war nur eine begrenzte Zahl von kontrollierten Studien unter Verwendung dieser Techniken möglich, so daß über deren Qualitäten nur bedingt Aussagen zu treffen sind.

Der noch hohe Kostenfaktor und nicht zuletzt der beträchtliche Zeitaufwand für Arzt und Patient sind Nachteile, die Halbrecht u. Jackson [238 a] dazu geführt haben, den Einsatz der „Office-Arthroskopie" (Praxisarthroskopie) (s. Kap. 11.12) als diagnostische Alternative zu propagieren.

Ganz wesentlich für eine differenzierte Diagnostik ist die gute Zusammenarbeit zwischen Radiologen und Orthopäden bzw. Chirurgen. Man sollte sich bemühen, möglichst präzise und differenzierte Fragestellungen zu formulieren und dem Radiologen mitzuteilen. Keinesfalls sollte ein Patient mit verletztem Kniegelenk zur MR-Tomographie mit der Diagnose „Kniegelenkverletzung" geschickt werden. Ist durch die klinische Untersuchung eine Ruptur des vorderen Kreuzbandes nachgewiesen, erübrigt es sich logischerweise, den Radiologen zu fragen, ob das vordere Kreuzband auch wirklich rupturiert ist. Differenzierte Fragestellungen, z. B. zur Beteiligung des hinteren Kreuzbandes oder intraossärer Läsionen (Bone bruises), bieten dem Radiologen die Möglichkeit, die Fähigkeiten der MRT ganz einzusetzen.

Bei der Wertung sämtlicher MR-Befunde ist es von sehr großer Bedeutung die morphologischen MRT-Befunde immer mit dem vorliegenden klinischen Befunden zu korrelieren. Man sollte sich bei allen im MRT dargestellten Veränderungen fragen: „Ist oder kann die nachgewiesene Veränderung auch für die klinischen Beschwerden des Patienten verantwortlich sein?" Diese Frage kann nur der erfahrene Knieuntersucher beantworten.

8 Sonographie

Die Sonographie ist eine sehr verbreitete Untersuchungstechnik mit zahlreichen Vorteilen (Tabelle 8-1). Daher bewährt sie sich im klinischen Alltag bei abdominellen, retroperitonealen und vaskulären Erkrankungen sowie in der Gynäkologie. In der Orthopädie ist die Früherkennung kongenitaler Hüftdysplasien seit Jahren eine Domäne sonographischer Untersuchungstechniken. Aber auch bei Erkrankungen anderer Gelenke (Schulter, Knie), Sehnen und Muskulatur gewinnt die Sonographie zunehmend an Bedeutung. Am Kniegelenk sind zahlreiche Verletzungen und Erkrankungen sonographisch diagnostizierbar (Tabelle 8-2) [145, 187, 205, 206, 258, 269, 456, 556].

8.1
Apparative Voraussetzungen

Wir verwenden ein Real-time-Sonographiegerät mit einem 5- und 7,5-MHz-Sektor-Scan-Schallkopf (Abb. 8-1). Weichteiluntersuchungen werden mit einem 5-MHz-Schallkopf durchgeführt, insbesondere dann, wenn adipöse Patienten zu untersuchen sind. Wir arbeiten im normalen Videomode (echoarm = dunkel, echoreich = hell). Eine inverse Darstellung, wie sie bei der Sonographie der Säuglingshüfte gebräuchlich ist, bietet sich für die Weichteil- und Kniegelenksonographie nicht an. Zur Dokumentation dienen ein Videoprinter, ein Videorecorder oder eine Multiformatkamera.

Tabelle 8-1. Vorteile der sonographischen Untersuchung

1. Keine Nebenwirkungen bekannt
2. Reduzierung invasiver diagnostischer Verfahren
3. Im Kindes- und Säuglingsalter anwendbar
4. Einfache Anwendung
5. Rascher Untersuchungsablauf
6. Relativ niedriger Kostenaufwand
7. Untersuchung am Krankenbett oder ambulant möglich
8. Differenzierte Weichteildiagnostik
9. Darstellung von Muskeln, Sehnen und Gelenken

Tabelle 8-2. Sonographisch darstellbare Veränderungen und Erkrankungen im Kniegelenkbereich

1. Baker-Zyste
2. Meniskusläsion (Ruptur, Ganglion)
3. Hämatom
4. Abszeß
5. Erguß
6. Veränderungen am lig. patellae (z.B. Jumper's knee)
7. Osteochondrosis dissecans
8. Vorderes und hinteres Kreuzband
   - Frische komplette Rupturen
   - Alte Rupturen bei gleichzeitigem Gelenkerguß
   - Schwellungszustände (entzündlich, traumatisch)
9. Mediales Seitenband
10. Synovialitis
11. Bursitis
12. Weichteiltumoren
13. Gelenknahe Osteochondrome
14. Knochenfragmente (auch bei Patella bipartita)
15. Freie Gelenkkörper
16. Epiphysenfraktur und -lösung
17. Gefäßveränderung
    - Thrombosierung der A. poplitea
    - Aneurysma der A. poplitea
    - Verschluß der A. poplitea
18. Weichteilinfiltration von Knochentumoren
19. Patellagleitlageranomalien
20. Knorpeldicke

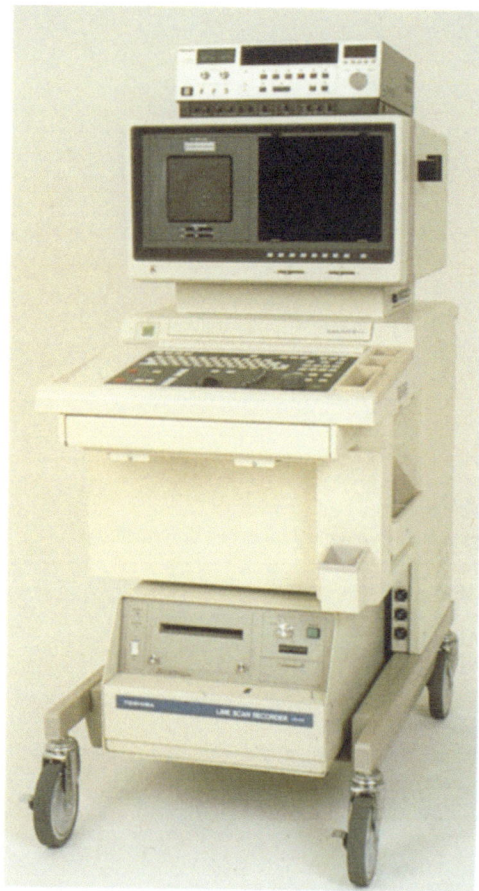

Abb. 8-1. Sonographiegerät

Tabelle 8-3. Sonographischer Untersuchungsgang nach Röhr [556]. In Klammern sind die darstellbaren anatomischen Strukturen angegeben

1. Suprapatellarer Längs- und Transversalschnitt
2. Suprapatellarer Transversalschnitt bei gebeugtem Kniegelenk (femoropatellares Gleitlager)
3. Infrapatellarer Transversalschnitt bei gestrecktem Kniegelenk (femoropatellares Gleitlager)
4. Infrapatellarer Längsschnitt (Lig. patellae, Bursitis infrapatellaris?, Veränderung der Tuberositas tibiae?)
5. Medialer Längsschnitt (mediales Seitenband, Meniskusganglion?)
6. Medialer Längsschnitt bei 90° Knieflexion und bei maximaler Außenrotation des Unterschenkels (mediales Seitenband, Pars intermedia des Innenmeniskus)
7. Infrapatellarer Längsschnitt bei maximal gebeugtem Kniegelenk und leichter Außenrotation (ca. 15°) des Schallkopfes (vorderes Kreuzband, Hoffa-Fettkörper)

*Umlagerung des Patienten in Bauchlage zur
Untersuchung der dorsalen Gelenkanteile*

8. Dorsomedialer Längsschnitt bei leichter Flexion (Innenmeniskushinterhorn); zusätzlich bei 60–80° Flexion in Neutral-, Innen- und Außenrotationsstellung des Unterschenkels (Meniskushinterhornläsionen)
9. Dorsointerkondylärer Längsschnitt (hinteres Kreuzband, dorsale Gelenkkapsel)
10. Dorsolateraler Längsschnitt in Streckstellung (Außenmeniskushinterhorn, Popliteusbereich); zusätzlich in Flexion mit Innen-, Neutral- und Außenrotation des Unterschenkels (Außenmeniskushinterhorn)
11. Dorsaler Transversalschnitt (ohne Rotation) in verschiedenen Höhen (vorderes Kreuzband, hinteres Kreuzband, fibröse dorsale Gelenkkapsel)
12. Dorsaler Transversalschnitt mit Innenrotation des Unterschenkels (vorderes Kreuzband)

8.2
Untersuchungsgang

Beim Kniegelenk sind mehrere Gelenkbereiche zu untersuchen. Daher ist die Knie- im Vergleich zur Hüftsonographie zeitaufwendiger (ca. 20-30 min). Das gesunde Kniegelenk sollte immer zum Vergleich mitsonographiert werden.

Ähnlich wie bei der Arthroskopie ist auch bei der sonographischen Untersuchung ein systematisches Vorgehen zu empfehlen, um keine pathologischen Veränderungen zu übersehen. Wir orientieren uns an dem von Röhr [556] empfohlenen Untersuchungsgang (Tabelle 8-3).

Bei jeder sonographischen Untersuchung sollten auch die Gefäße in der Kniekehle darge-

stellt werden, da auch Gefäßerkrankungen (z. B. Aneurysma, Gefäßverschluß, Thrombose) für Kniebeschwerden verantwortlich sein können.

8.3
Menisken

Mit zunehmendem Erfolg wird die Sonographie zur Diagnostik von Meniskusläsionen eingesetzt [205, 206, 221 b, 556].

Vom Innen- und Außenmeniskus sind besonders die dorsalen Meniskusanteile, in denen bekanntlich die meisten Läsionen lokalisiert sind, sonographisch zugänglich (Abb. 8-2 bis 8-6). Die sonographische Darstellung des Innenmeniskusvorderhorns bereitet dagegen häufig Probleme [556].

Die diagnostische Sicherheit der Sonographie bei Meniskusläsionen wurde in der Literatur in früheren Jahren zwischen 70 und 90 % [205, 206] angegeben. Diese konnte aber nur von wenigen Untersuchern erreicht werden. In den letzten Jahren nahm daher die „Begeisterung" für die Meniskussonographie stetig ab. Eindeutige Beurteilungskriterien, prospektive Studien sowie definierte Vorgehensweisen waren lange Zeit nicht vorhanden.

Eine umfangreiche prospektive Studie mit 1186 Meniskussonographien wurde von Grifka et al. [221 c] vorgestellt. Dabei zeigte sich eine gute Sensitivität und ausgezeichnete Spezifität. Für den Außenmeniskus (Innenmeniskus) lag

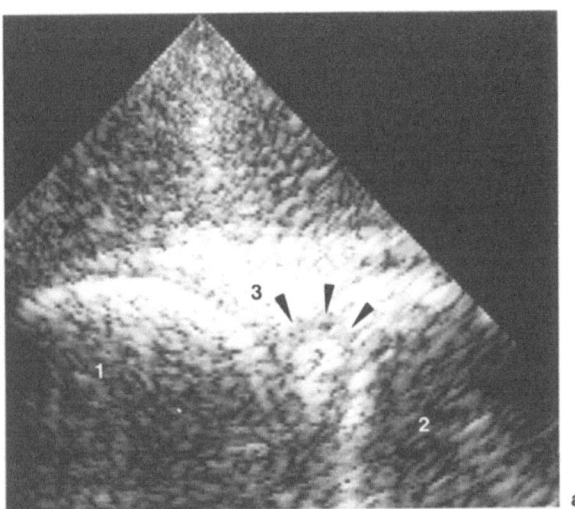

Abb. 8-2. Intaktes Hinterhorn des Innenmeniskus; medialer Femurkondylus *(1)*, medialer Tibiakopf *(2)*, Innenmeniskushinterhorn *(3)*

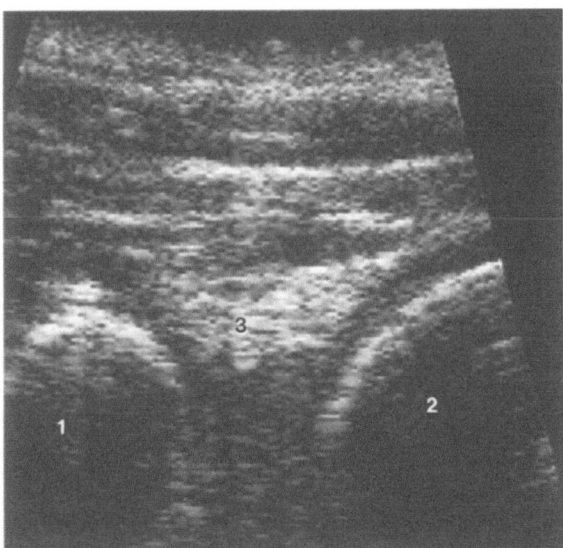

Abb. 8-3. Meniskusrest nach partieller Meniskusresektion vor 6 Monaten; medialer Femurkondylus *(1)*, medialer Tibiakopf *(2)*, Innenmeniskusrest *(3)*

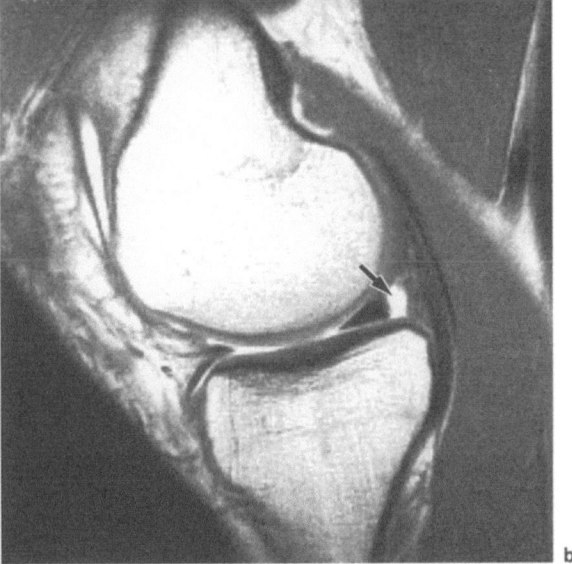

Abb. 8-4 a, b. Hinterer Längsriß des Innenmeniskus *(Pfeil)* **(a)**. Eine schmale Restbasis ist noch erhalten *(3)*; medialer Femurkondylus *(1)*, mediales Tibiaplateau *(2)*. Die MRT zeigt ebenfalls die basisnahe Läsion *(Pfeil)* des Innenmeniskushinterhorns **(b)**

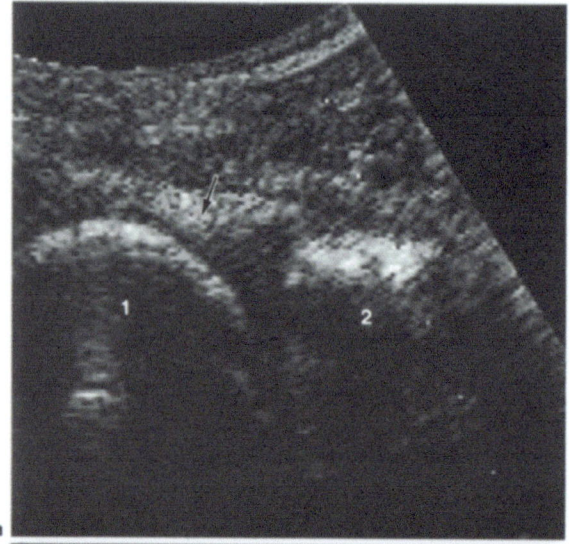

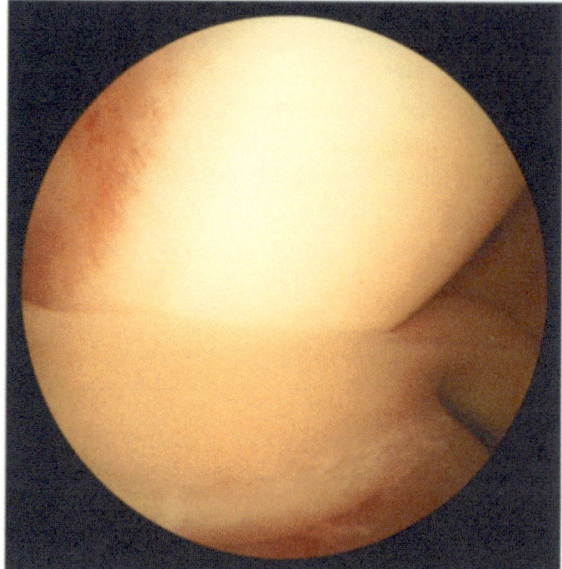

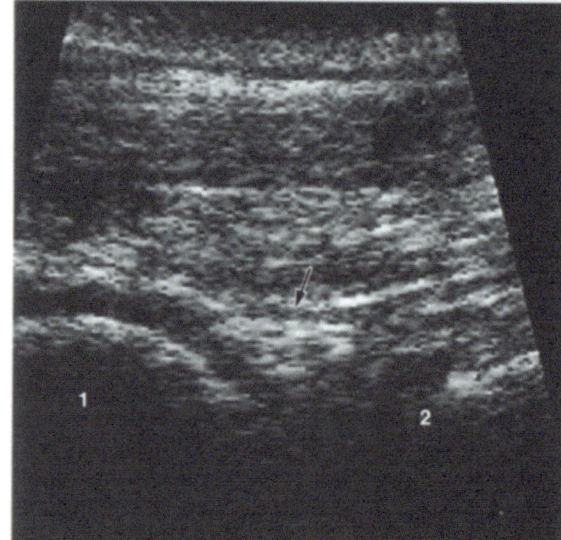

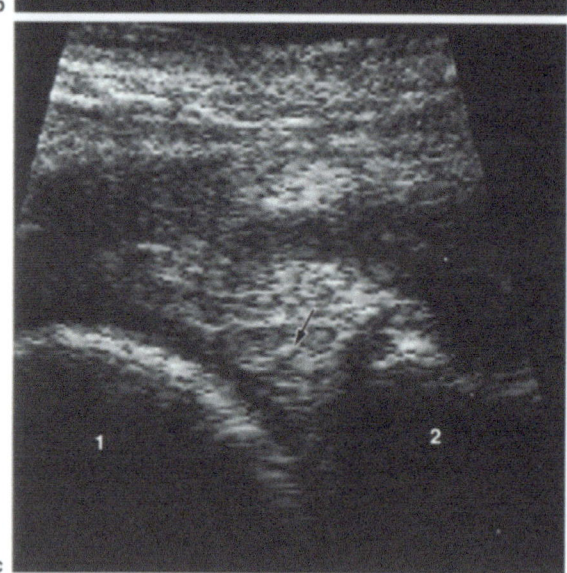

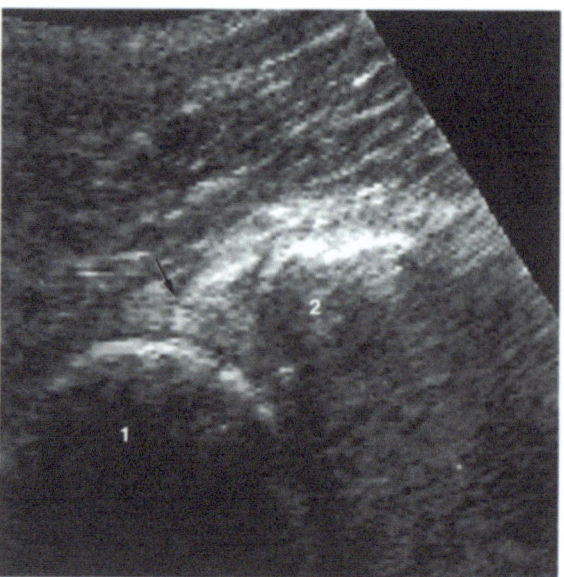

Abb. 8-5 a–d. Korbhenkelläsion des Innenmeniskus. Sehr kleine Restbasis *(Pfeil)* (**a**). An einer anderen Stelle der Restbasis findet sich noch eine zusätzliche basisnahe Unterbrechung *(Pfeil)* der Meniskuskontur als Hinweis auf eine zusätzliche Ruptur (**b**). Gegenseite mit intaktem Meniskus *(Pfeil)* (**c**). Arthroskopisch fanden sich eine Korbhenkelläsion und ein basisnaher hinterer Längsriß. Der Korbhenkel war in die Fossa intercondylaris luxiert (**d**); medialer Femurkondylus *(1)*, mediales Tibiaplateau *(2)*

Abb. 8-6. Hinterer Längsriß des Innenmeniskus *(Pfeil)*; medialer Femurkondylus *(1)*, medialer Tibiakopf *(2)*

diese Sensitivität bei 58 % (83 %), die Spezifität bei 98 % (90 %). Deutliche Unterschiede in der Treffergenauigkeit waren in Abhängigkeit von Rißart und Rißlokalisation zu verzeichnen.

8.3.1
Untersuchungstechnik

Die bisherigen Techniken zur Meniskussonographie wurden am liegenden Patienten mit Umlagerung des Patienten in Bauch- und Rückenlage durchgeführt. Demgegenüber untersuchten Grifka et al. [221c] die Patienten im Sitzen am hängenden Kniegelenk. Der Unterschenkel berührt dabei nicht den Boden. Der Untersucher sitzt vor dem Kniegelenk, das in dieser Position von allen Seiten zugänglich ist. Durch das Eigengewicht des Unterschenkels wird das Kniegelenk distrahiert, der Gelenkspalt erweitert und der Meniskus damit leichter zugänglich. Auch die gewünschte Beuge- bzw. Rotationsstellung des Unterschenkels kann vom Untersucher beliebig verändert werden, ohne daß der Patient dazu umgelagert werden muß.

Um einen Meniskus von der Basis bis zum freien Rand überblicken zu können, wird zunächst eine patientenbezogene Grundeinstellung des Gerätes hinsichtlich Schallintensität, Kontrasteinstellung und Fokusbereich empfohlen [221c]. Der in Längsrichtung des Unterschenkels ausgerichtete Schallkopf wird dann vorsichtig am Gelenkspalt entlanggeführt, um die Menisken in allen Anteilen orthograd überschauen zu können. Im klinischen Alltag empfiehlt es sich, am Hinterhornbereich zu beginnen, da hier auch für den nicht so erfahrenen Untersucher die einfachste Orientierung möglich ist. Es sollte darauf geachtet werden, daß die Schnittebene mit der gewünschten Darstellung des Meniskus in Bildmitte bzw. in Richtung der Schallausbreitung übereinstimmt, da so der beste Einblick in den Gelenkspalt gegeben ist.

Grifka u. Richter [221b] gaben ebenfalls eine Differenzierung echoreicher Reflexionen bei der Meniskussonographie an (Tabelle 8-4), ebenso verglichen sie die verschiedenen, arthroskopisch verifizierten Läsionstypen mit den sonographischen Ergebnissen (Tabelle 8-5 und 8-6).

Die Analyse der Wertigkeit der Meniskussonographie, bezogen auf die einzelnen Meniskusanteile, zeigt, daß Sensitivität und positiver Vorhersagewert für Risse des Innenmeniskushinterhorns am höchsten sind (Sensitivität 88 %, Spezifität 97 %, positiver Vorhersagewert 97 %, negativer Vorhersagewert 91 %). Somit ist die Aussagekraft der Meniskussonographie in der beschriebenen Technik für die häufigsten Rißlokalisation als sehr gut zu bezeichnen.

Tabelle 8-4. Differentialdiagnose echoreicher Reflexionen in der Meniskussonographie. (Nach Grifka u. Richter [221b])

Rißechos bei Meniskusrupturen
1. Scharf begrenzte, strichförmige, echoreiche Reflexionsebenen
2. Echostärke entsprechend Kortikalisreflex
3. Zumeist als Doppelstrichfigur z. T. als Einfachstrichecho, selten in Form mehrerer Striche
4. Bei erneuter Einstellung reproduzierbar
5. Lokalisation: meist in Meniskusmitte oder im Bereich der Meniskusbasis

Meniskusdegeneration
1. Echoarme Areale mit vergleichsweise echoreichen Umgebungsstrukturen
2. Geringere Echogenität als Kortikalis
3. Nicht als helles Doppelstrichecho
4. Bei erneuter Einstellung reproduzierbar
5. Lokalisation: meist basisnah

Falsch-positive Befunde, Artefakte
1. Teils scharf begrenzte, teils unscharfe echoreiche Reflexionsmuster
2. Echogenität von unterschiedlicher Stärke
3. Zumeist als Strichfigur
4. Reproduzierbar, durch Schwenken des Scans zu identifizieren
5. Lokalisation: Meniskusspitze, Meniskusbasis und außerhalb des Meniskus

Tabelle 8-5. Verschiedene Meniskusrißformen am Innenmeniskus (n = 699); *AC* arthroskopisch verifiziert, *Sono* sonographisch erkannt, *%* prozentualer Anteil der sonographisch richtig erkannten Rupturen. (Nach Grifka et al. [221c])

	AC	Sono	%
Zungenrisse	184	171	93
Komplette Längsrisse	98	87	89
Inkomplette Längsrisse	56	39	70
Korbhenkelrisse	73	60	82
Degenerative Risse	202	167	83
Radiärrisse	42	28	67
Horizontalrisse	44	25	57

Tabelle 8-6. Verschiedene Meniskusrißformen am Außenmeniskus (n = 206); *AC* arthroskopisch verifiziert, *Sono* sonographisch erkannt, *%* prozentualer Anteil der sonographisch richtig erkannten Rupturen. (Nach Grifka et al. [221c])

	AC	Sono	%
Zungenrisse	42	39	93
Komplette Längsrisse	17	15	88
Inkomplette Längsrisse	15	7	47
Korbhenkelrisse	26	8	31
Degenerative Risse	39	23	59
Radiärrisse	46	19	41
Horizontalrisse	21	8	38

Es läßt sich feststellen, daß bei vielen Studien relativ kleine Fallzahlen vorgelegen haben, aus denen dann entsprechende Schlüsse gezogen wurden. Definierte Rißkriterien wurden dabei nicht angegeben. Es ist demnach nur verständlich, daß bei Fehlen von definierten Beurteilungskriterien jeder Untersucher eine exzessive Lernphase durchmachen muß. Es bleibt daher zu hoffen, daß basierend auf den oben angegebenen Ergebnissen die Lernphase deutlich kürzer ist.

Bei der Einstellung der Hinterhornbereiche werden auch die posterioren Rezessus beurteilt (Abb. 8-7).

8.4 Kreuzbänder

Die klinische Diagnostik der Ruptur des vorderen Kreuzbandes bereitet mit Hilfe des Lachman-Tests (vgl. Kap. 3.3.3) keine großen Probleme. Es ist jedoch nicht möglich, die Rupturstelle zu lokalisieren. Einem erfahrenen Untersucher kann es gelingen, sonographisch auch die proximalen Bandanteile zu beurteilen. Dies wird erleichtert, wenn die Patella bei maximaler Flexion relativ hoch steht. Der Ursprungsbereich des vorderen Kreuzbandes kann dargestellt werden. Bei alten Rupturen des vorderen Kreuzbandes ist die sonographische Darstellung erschwert, wenn nicht gleichzeitig ein Begleiterguß vorliegt [556].

Ein indirektes Verfahren, die anteriore Tibiabewegung nach Ruptur des vorderen Kreuzbandes zu beurteilen, stellt die sonographische Objektivierung des Lachman-Tests dar [577]. Hierbei wird der Schallkopf in einer am Knie aufgesetzten Halteapparatur fixiert. Sonographisch wird der Auslenkwinkel (Tibiakopfabflachung zur Schallwelleneingangsebene) in Ruheposition und unter maximalem Schubladenstreß bestimmt. Bei rupturiertem vorderem Kreuzband unterscheidet sich die Differenz der Auslenkwinkel signifikant vom Normalkollektiv [577]. Mit diesem Verfahren läßt sich auch der nach einer Bandrekonstruktion erzielte Stabilitätszustand des Kniegelenkes reproduzierbar erfassen.

Von Grifka et al. [221a] wurde eine sonographische Untersuchungstechnik zur Bestimmung der Tibiaverschiebung entwickelt. Neben einem Sonographiegerät ist hierfür auch eine speziell entwickelte Haltevorrichtung notwendig (Abb. 8-8).

Im Haltegerät liegt der Patient in Seitenlage. Damit wird die Dorsalverlagerung des Unterschenkels, wie sie bei Rückenlage oder im Sitzen

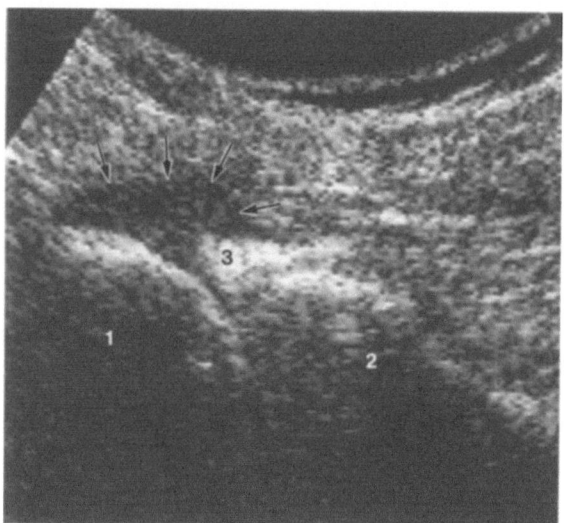

Abb. 8-7. Vergrößerung des dorsomedialen Rezessus *(Pfeile)* bei einer Patientin mit rheumatischer Polyarthritis. Vor 2 Jahren war eine arthrotomische Synovektomie erfolgt. Seit dieser Zeit bestanden anhaltende Beschwerden im dorsomedialen Gelenkbereich. Bei der Arthroskopie fand sich ein mit hypertrophiertem Synoviagewebe ausgefüllter dorsomedialer Rezessus; medialer Femurkondylus *(1)*, medialer Tibiakopf *(2)*, Innenmeniskushinterhorn *(3)*

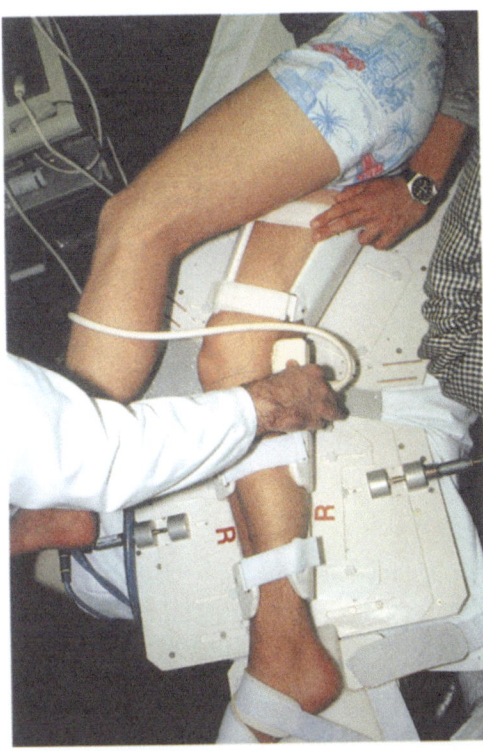

Abb. 8-8. Sonographische Untersuchungstechnik der anterioren Tibiaverschiebung [221 a]

dern gesteuert, um eine lineare Verschiebung unter konstanter Kraft zu gewährleisten.

Die sonographische Darstellung der Konturen und deren Verschiebung erfolgt mit einem linearen oder konvexen Schallkopf, der in der Kniekehle angelegt wird. Auf diese Weise werden die dorsalen knöchernen Konturen von Femur und Tibiakante dargestellt. Für das Ausgangsbild wird die knöcherne Kontur des Femurkondylus und der Tibiahinterkante dargestellt (Abb. 8-9 a). Dann folgt die anteriore Verschiebung des Unterschenkels. Die sonographisch dargestellte Verschiebung wird an der Tibiahinterkante markiert und ausgemessen (Abb. 8-9 b). Da zahlreiche Sonographiegeräte eine integrierte Software zur Distanzmessung besitzen, läßt sich die Tibiaverschiebung ohne manuelle Ausmessung der Bilder unmittelbar bestimmen.

Der Vorteil dieser Untersuchungstechnik liegt sicherlich in der Wahl der Referenzpunkte. Weiterhin kann die anteriore Tibiaverschiebung des medialen und lateralen Gelenkkompartments isoliert erfaßt werden. Durch verschiedene Rotationsstellungen des Unterschenkels können

mit angehobenen Beinen auftritt, vermieden. Grifka et al. [221 a] versuchen damit die Problematik der Neutralposition zu umgehen [221 a]. Die modernen Testgeräte zur nichtradiologischen Laxizitätserfassung (s. Kap. 9) basieren aber nahezu sämtlich darauf, daß der Patient in Rückenlage liegt, da dies einerseits die entspannteste Lage ist, und weil andererseits der Unterschenkel von der dorsalsten Position aus untersucht werden kann. Es ist sicherlich günstiger, die Untersuchung von einer konstant dorsalen Position aus zu beginnen als von einer nicht definierten Position.

Im Testgerät werden Ober- und Unterschenkel mit breitflächig anliegenden gepolsterten Schalen fixiert. Die Beugung des Kniegelenks ist stufenlos einstellbar. Der Unterschenkel ist auf einem verschiebbaren Teil gelagert, so daß die Tibia aus der Mittelstellung nach vorne oder hinten bewegt werden kann. Das bewegliche Geräteteil wird mit pneumatischen Druckzylin-

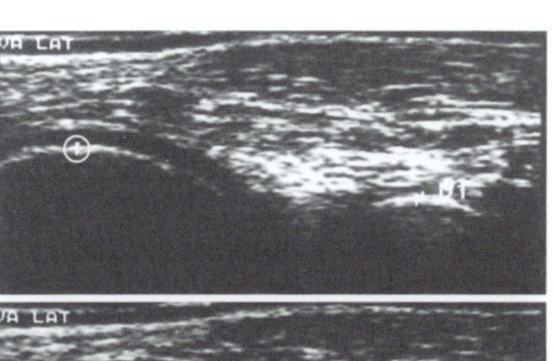
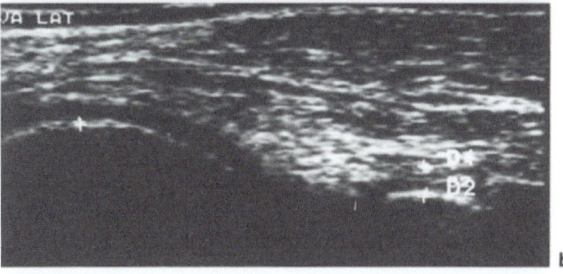

Abb. 8-9 a, b. Sonographische Bestimmung der anterioren Tibiaverschiebung. Einstellung der dorsalen knöchernen Konturen von Femur und Tibia (**a**). Zunächst wird die dorsale Schallkontur des Femurkondylus markiert, um den ersten Referenzpunkt festzulegen. Dann erfolgt die Markierung der Tibiahinterkante *(D1)*. Nach Auslösung der Tibiaverschiebung wird die Tibiahinterkante in der vorgeschobenen Position erneut markiert *(D2)*. Die Distanz zwischen den Punkten D1 und D2 kann abgelesen werden (**b**). (Photos: J. Grifka)

ebenfalls rotatorische Kompensationsmechanismen nachgewiesen werden.

Diese Untersuchungstechnik erscheint zwar interessant, gleichzeitig aber sehr aufwendig. Wegen der komplexen Halteapparatur dürfte diese Technik jedoch lediglich wissenschaftlichen Fragestellungen vorbehalten bleiben.

Im Gegensatz zu den Techniken der apparativen Laxizitätsbestimmung (vgl. Kap. 9.3) treten bei der sonographischen Untersuchung die Weichteile, auch wenn sie sehr adipös sind, nicht störend in Erscheinung, da die Messung allein an knöchernen Strukturen erfolgt.

Verletzungen des hinteren Kreuzbandes sind durch die klinische Untersuchung nicht immer sicher auszuschließen [299]. Daher liegt hier ein besonderer Indikationsbereich für die bildgebenden Untersuchungsverfahren.

Sonographisch sind der distale und mittlere Bereich des hinteren Kreuzbandes darstellbar (Abb. 8-10). Bei einer Läsion zeigt sich eine Verbreiterung des Kreuzbandechos [258, 556] (Abb. 8-11). Nach frischen Bandverletzungen sind jedoch Bandgewebe und Einblutungen schlecht zu differenzieren, was mit der MR-Tomographie wiederum gut möglich ist. Der proximale Bereich und der Ursprung des hinteren Kreuzban-

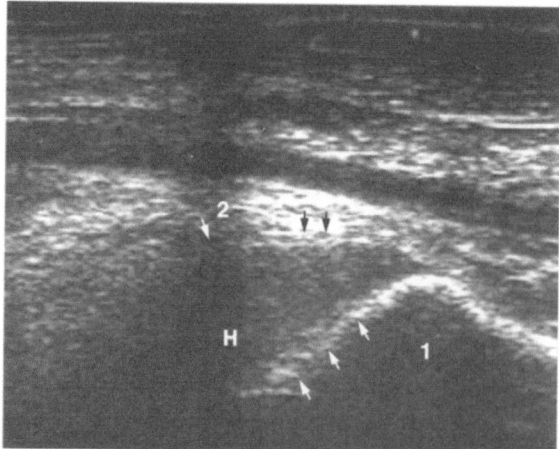

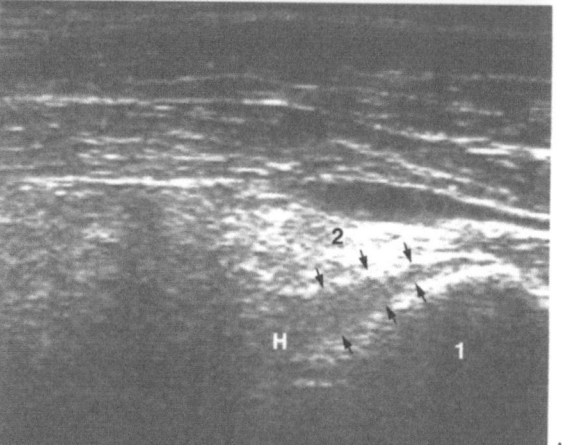

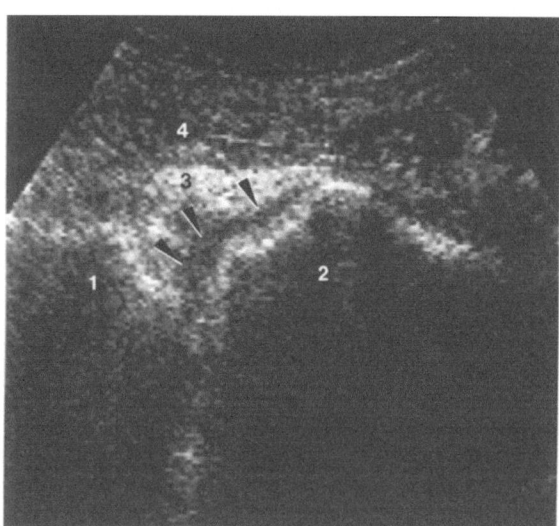

Abb. 8-10. Intaktes hinteres Kreuzband *(Pfeile)*; Dach der Fossa intercondylaris *(1)*, dorsaler interkondylärer Tibiakopfanteil *(2)*, dorsale Gelenkkapsel *(3)*, M. gastrocnemius *(4)*

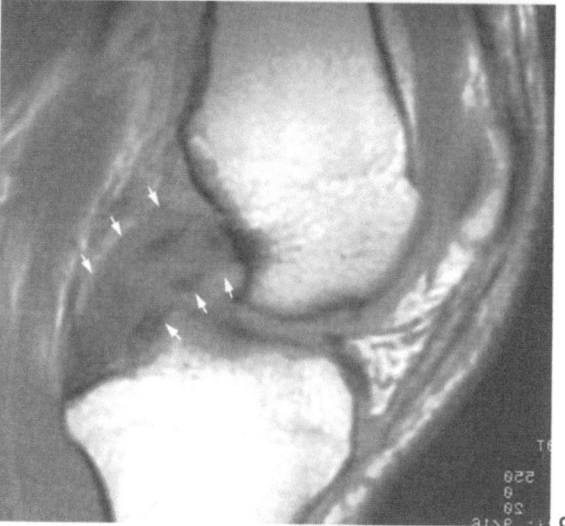

Abb. 8-11 a–c. Ruptur des hinteren Kreuzbandes (6 Tage alt). Das Kreuzbandecho *(Pfeile)* ist deutlich verbreitert *(H)* (a). Im Gegensatz dazu erscheint das Kreuzbandecho der intakten Seite sehr schmal (b). Dorsaler interkondylärer Tibiakopfanteil *(1)*, dorsale Gelenkkapsel *(2)*. Die sonographische Diagnose konnte bei der MR-Tomographie bestätigt werden. Hier zeigt sich das rupturierte hintere Kreuzband ödematös und deutlich verbreitert *(Pfeile)* (c)

des entziehen sich meist der sonographischen Darstellung, da der schräg auftreffende Schall an den Wänden des Interkondylenraums stark gestreut wird [258]. Trotzdem ist die Sonographie bei Verdacht auf eine Läsion des hinteren Kreuzbandes ein geeignetes bildgebendes Untersuchungsverfahren, zumal alle anderen Techniken mit einem wesentlich höheren apparativen und auch finanziellen Aufwand verbunden sind.

8.5
Kollateralbänder

Röhr [556] differenziert am medialen Seitenband die Grade der Bandverletzung sonographisch:

Grad I (Banddehnung):
Echoarme Verdickung des medialen Seitenbandes. Das Band erscheint homogen, weist aber wenig Binnenechos auf.

Grad II (Teilruptur):
Echoarme Verdickung des Bandes. Das Band selbst ist aber von relativ vielen unregelmäßig verteilten Binnenechos durchsetzt.

Grad III (komplette Ruptur):
Massive Verdickung mit echoarmen und echoreichen Arealen.

Ähnlich der Dokumentation des Lachman-Tests (s. oben) ist auch die Quantifizierung der medialen Aufklappung des Gelenkspaltes sonographisch möglich [53].

8.6
Femoropatellargelenk

Störungen des Femoropatellargelenkes, besonders eine Instabilität oder Dezentrierung der Patella, sind durch die klinische Untersuchung allein recht schwierig zu erfassen. Sonographisch können eine Verkippung der Patella, eine Late-

ralisation und die Weite des femoropatellaren Gelenkspaltes beurteilt werden [145]. Größere Studien liegen aber z. Z. noch nicht vor.

8.7
Knorpel

Die Dicke des Gelenkknorpels der Femurkondylen kann sonographisch bestimmt werden [6, 269]. Die Untersuchung ist nicht möglich, wenn das Kniegelenk nicht ausreichend gebeugt werden kann oder wenn ein intraartikulärer Erguß vorliegt. Dieser drängt die Weichteile, die im Normalzustand ventral den Femurkondylen anliegen, vom Knorpel ab. Den notwendigen Impedanzunterschied zum Knorpel bieten demnach die Weichteile und die subchondrale Grenzlamelle des Knochens [269]. Eigene Erfahrungen mit der sonographischen Bestimmung der Knorpeldicke liegen nicht vor.

8.8
Lig. patellae

Neben der Ruptur ist die Ansatztendinose am kaudalen Patellapol, auch als „Jumper's knee" bezeichnet, die häufigste pathologische Veränderung des Lig. patellae. Diagnostisch bereitet die Ruptur kaum Schwierigkeiten. Demgegenüber kann der morphologische Zustand des proximalen Lig.-patellae-Ansatzes durch die klinische Untersuchung nur unzureichend beurteilt werden.

Beim Jumper's knee können sonographisch charakteristische Befunde erhoben werden [187]:

- Verdickung oder Schwellung der Sehne.
- Heterogene Strukturen. *Echoreiche* Areale sprechen für Narbengewebe, umschriebene Fibrosen oder intratendinöse Verkalkungen. Diese Verkalkungen und Narben stellen das Endstadium einer chronischen Entzündung dar. *Echoarme* Areale sind Anzeichen für entzündlich oder ödematös veränderte Bezirke,

frische Einblutungen oder kleine intraligamentäre Teilrupturen.
– Unregelmäßigkeiten der Sehnenumhüllung (z. B. Verdickungen, Unregelmäßigkeiten).

Auf der Basis des sonographischen Befundes teilt Fritschy [187] die Sehnenveränderungen in 3 Stadien ein:

1. *Entzündungsstadium (Anfangsstadium).*
   Charakterisiert durch ein Ödem der Sehnenfasern. Die Sehne ist geschwollen, aber noch homogen strukturiert.
2. *Beginnende irreversible Veränderungen.*
   Heterogene Sehnenstrukturen (echoarme und echoreiche Areale).
3. *Endstadium.*
   Sehnenumhüllung unregelmäßig und verdickt, die Sehnenfasern erscheinen heterogen, Abnahme der Schwellung.

Therapieerfolge, aber auch ein Fortschreiten des Jumper's knee, können mit Hilfe der Sonographie erfaßt werden, die sich somit als sensitives diagnostisches Verfahren bei der Evaluation und Therapiekontrolle dieser Erkrankung empfiehlt [187, 265].

Da das Lig. patellae bevorzugt als autologer Ersatz des vorderen Kreuzbandes verwendet wird, bietet sich eine postoperative sonographische Verlaufskontrolle fast von selbst an. Die Vermutung, daß das Lig. patellae über einen längeren Zeitraum sehr dünn bleibt und somit eine Schwachstelle darstellt, trifft nach Dupont [139] nicht zu. Er beschreibt, daß der verbliebene Lig.-patellae-Anteil deutlich hypertrophiert, selbst wenn die zentralen 50–60% der Sehne zum Ersatz des vorderen Kreuzbandes verwendet werden. Von ihm durchgeführte sonographische Kontrollen zeigten eine ausgeprägte Erhöhung des Sehnenquerschnittes, der sich nach dem 1. postoperativen Jahr tendenziell wieder zurückbildet [139].

8.9
Probleme bei der Sonographie

Nicht bei jedem Patienten ist eine Sonographie unter optimalen Bedingungen durchführbar.

Folgende Faktoren erschweren die Kniegelenksonographie [556]:

1. *Bewegungseinschränkung des Kniegelenkes* (z. B. eingeklemmter Meniskus oder freier Gelenkkörper). Das vordere Kreuzband kann nur bei maximaler Flexion, die Pars intermedia des Innenmeniskus nur in 90° Flexion und gleichzeitig maximaler Außenrotation des Unterschenkels sonographisch dargestellt werden.
2. *Patella baja.* Eine tiefstehende Patella erschwert beim infrapatellaren Längsschnitt und gleichzeitig maximal gebeugtem Kniegelenk die Beurteilung des vorderen Kreuzbandes.
3. *Adipositas permagna.* Beträgt der Kniegelenkumfang mehr als 50 cm, reicht selbst die Eindringtiefe des 5-MHz-Schallkopfes nicht aus, um die Fossa intercondylaris ausreichend zu beurteilen.
4. *Ausgeprägte Osteophyten bei schwerer Arthrosis deformans.* Die darunterliegenden Weichteile können nur unzureichend beurteilt werden.

8.10
Ausblick

Die Sonographie des Kniegelenkes konnte die in sie gesetzten Erwartungen noch nicht ganz erfüllen. Die ersten sehr positiven Mitteilungen bei der Diagnostik von Meniskusläsionen ließen sich in der Folgezeit nicht bestätigen, was aber nicht zuletzt an den fehlenden Zuordnungskriterien lag. Neueste Untersuchungen könnten hier möglicherweise zu einem bedeutenden Wandel führen [221 b, c].

Der Indikationsbereich der Sonographie am Kniegelenk liegt v. a. bei Funktionsstörungen im muskulären, tendinösen und kapsulären Bereich (Muskelfaserrisse, tiefe Hämatome, unklare Schwellungen, Raumforderungen sowie Baker-Zysten).

9 Apparative Laxizitätsbestimmung

9.1
Muß das Ausmaß der Laxizität bei einer Kapsel-Band-Verletzung quantifiziert werden?

Es stellt sich berechtigterweise die Frage, ob es bei der klinisch gesicherten Diagnose, z. B. einer Ruptur des vorderen Kreuzbandes, unbedingt anzustreben ist, das Ausmaß der anterioren Tibiaverschiebung (vorderen Schublade) exakt zu quantifizieren. Man sollte bedenken, daß eine der Hauptfunktionen des vorderen Kreuzbandes darin besteht, die extensionsnahe anteriore Tibiaverschiebung zu limitieren. Bei Kapsel-Band-Verletzungen mit Ruptur des vorderen Kreuzbandes ist aber gerade dieser Funktionsverlust das wesentliche klinische Symptom. Es wird von den Patienten als Gefühl der Instabilität, des Wegknickens oder des sich „Nicht-verlassen-Könnens" beklagt. Diese Beschwerden stellen darüber hinaus auch die Indikation zum therapeutischen Handeln dar (Bandrekonstruktion). Das Verschwinden dieser Subluxationssymptomatik ist daher eines der wesentlichsten Kriterien, an denen der Therapieerfolg bzw. der Mißerfolg gemessen wird. Zahlreiche Arbeitsgruppen beschäftigen sich deshalb auch mit der Fragestellung, wie mit externen Maßnahmen, z. B. durch Anlage von Kniebraces, das Ausmaß der Subluxation zu verhindern oder zumindest zu verringern ist [24 a, b, 80, 179 c, 416 a, 601 a].

Bei einer Läsion des vorderen Kreuzbandes, aber auch nach deren Therapie, sollte das Ausmaß des Funktionsverlustes erfaßt und auch dokumentiert werden. Hiermit können verschiedene therapeutische Konzepte (Operationstechnik, Nachbehandlungsmaßnahmen) bezüglich des erzielten Stabilitätsgewinns bzw. des Stabilitätsverlaufs beurteilt werden. Bei der klinischen Untersuchung kann eine Quantifizierung

der Tibiaverschiebung durch Einteilung in die Grade 1–3, 0–3 bzw. Grade 1–4 (Tabelle 9-1) versucht werden.

An instrumentellen Techniken zur Quantifizierung der Laxizität eignen sich gehaltene Röntgenaufnahmen (s. Kap. 6.11) oder sonographische Verfahren (s. Kap. 8.4). Die sehr verbreiteten gehaltenen Röntgenaufnahmen erfordern aber nicht nur einen hohen apparativen Aufwand (komplette Röntgenanlage, Testgerät), sondern haben auch den gravierenden Nachteil der Strahlenexposition des Patienten. Bei wiederholten Untersuchungen oder bei nicht eindeutigen Befunden wird daher im Zweifelsfall auf eine Wiederholung der Untersuchung verzichtet. Durch wiederholte Bestimmung der Laxizität kann der Verlauf (Zu- bzw. Abnahme) der Tibiaverschiebung analysiert werden. Verzichtet man auf eine Quantifizierung der Tibiaverschiebung, besteht am Kniegelenk nur noch die Möglichkeit, externe Meßparameter, wie z. B. Muskelumfänge, Gelenkumfänge sowie das Ausmaß von Rotation und Flexion zu bestimmen. Subjektive, nur sehr schwer quantifizierbare Angaben des Patienten (z. B. Schmerzzustand, Stabilitätsgefühl) kann man nicht direkt registrieren.

Tabelle 9-1. Vorgegebene Grade bei der subjektiven Einschätzung von Bewegungsausmaßen (in mm) in der Literatur und verwendete Einteilung

Autor	Jahr	Grad 0	Grad 1	Grad 2	Grad 3	Grad 4
Noesberger	1975		3–5	6–10	>10	
Ballmer	1988	0–2	3–5	6–10	>10	
Glousman	1988		0–5	5–10	>10	
Hefti	1990		<5	6–10	>10	
Müller	1990		3–5	6–10	10–15	>16
O'Brien	1991		1–5	>5–10	>10	
Verwendete Einteilung			0–5	6–10	>10	

Flandry et al. [175a] versuchen diese Parameter mit Hilfe visueller Analogskalen zu quantifizieren.

An dieser Stelle soll noch einmal betont werden, daß der Erfolg der therapeutischen Maßnahmen nach einer Kapsel-Band-Verletzung nicht nur an der erreichten Stabilität allein gemessen werden darf. Das oberste Ziel einer jeden therapeutischen Maßnahme sollte immer die Erlangung einer möglichst *optimalen Gelenkfunktion* sein (näheres s. Kap. 3.17).

9.2
Welcher Test sollte quantifiziert werden?

Von den zahlreichen verschiedenen Knietests zur Untersuchung des Kapsel-Band-Apparates (s. Kap. 3) ist die Prüfung der extensionsnahen vorderen Tibiaverschiebung (Lachman-Test) der klinisch wichtigste Test (s. Kap. 3.3.3). Dies gilt insbesondere im Hinblick auf das weitere therapeutische Vorgehen. Ist das vordere Kreuzband intakt und sind bei unauffälligem Röntgenbefund operationspflichtige Läsionen ausgeschlossen (Ruptur des hinteren Kreuzbandes, Läsion des M. popliteus, Korbhenkelläsion, distale Seitenbandruptur), kann eine konservativ-funktionelle Behandlung erfolgen.

9.3
Genauigkeit der subjektiven Einschätzung eines Bewegungsausmaßes

Bei der klinischen Untersuchung löst der Untersucher nicht nur die Tibiaverschiebung aus, sondern er versucht auch, das Ausmaß dieser Bewegung möglichst genau einzuschätzen. Die Einschätzung in Millimeter gilt als schwierig, so daß die Einteilung in die Grade 1–3 gefordert wird [25a, 213a, 260a, 472, 472a, 496b].

Um die Genauigkeit des palpatorischen und optischen Einschätzungsvermögens von Bewe-

gungsausmaßen beurteilen zu können, führten wir zahlreiche Untersuchungen durch. Verschiedene Untersucher (n = 12) wurden gebeten, das Ausmaß einer von ihnen selbst ausgelösten Bewegung an einem standardisierten Modell einzuschätzen. Die Bewegungsausmaße bewegten sich zwischen 2 und 16 mm, wobei der 8-mm-Wert 4mal, der 5 mm-Wert 3mal und der 10-mm-Wert 2mal einzuschätzen waren. Das Ausmaß der Bewegung sollte sowohl palpatorisch entsprechend der Situation bei den passiven Tests, wie auch optisch entsprechend dem Zustand bei den aktiven Tests eingeschätzt werden. Die Bewegungsausmaße wurden von jedem Untersucher an 3 verschiedenen Tagen jeweils in die Grade 1–3 sowie in Millimetern eingeschätzt. In gleicher Weise erfolgte die optische Einschätzung des Bewegungsausmaßes in Millimetern und in die Grade 1–3 (s. Tabelle 9-1, verwendete Einteilung) [637a].

Bei der palpatorischen Einschätzung liegen die Mittelwerte zwar in der Nähe des definiert vorgegebenen Millimeterwertes. Die genaue Datenanalyse zeigt jedoch, daß eine sehr große Streuung der Werte zu verzeichnen war (Abb. 9-1). Die Häufigkeitsverteilung, z. B. einer Einschätzung eines vorgegebenen 8-mm-Wertes ist in Abb. 9-2 dargestellt.

Wurden die Untersucher aufgefordert, größere Bewegungsausmaße einzuschätzen, z. B. 15 mm, zeigte sich hierbei auch eine ausgeprägte Streuung der Häufigkeitsverteilungen (Abb. 9-3).

Erscheint schon die palpatorische Einschätzung von Bewegungen sehr ungenau, trifft dies nahezu in gleichem Maße auf die Einschätzung von Bewegungsausmaßen zu, wenn die Untersucher aufgefordert werden, diese in die Grade 1–3 einzuschätzen (Abb. 9-4). Es ist verständlich, daß die Einschätzungen an den Klassengrenzen (5 mm, 10 mm) in bis zu 50 % falsch sind. Dieses trifft jedoch auch auf die Einschätzung der 8 mm-Klasse zu; hier liegen zu 20–40 % falsche Einschätzungen vor (Abb. 9-5) [637a].

Ob sich ein Lerneffekt einstellt, kann durch Aufschlüsselung der Ergebnisse nach Untersuchungstagen erfolgen. Hierbei ist jedoch zu bedenken, daß ähnlich wie bei der klinischen Untersuchung bei dem gewählten Versuchsaufbau nach der Einschätzung dem Untersucher nicht

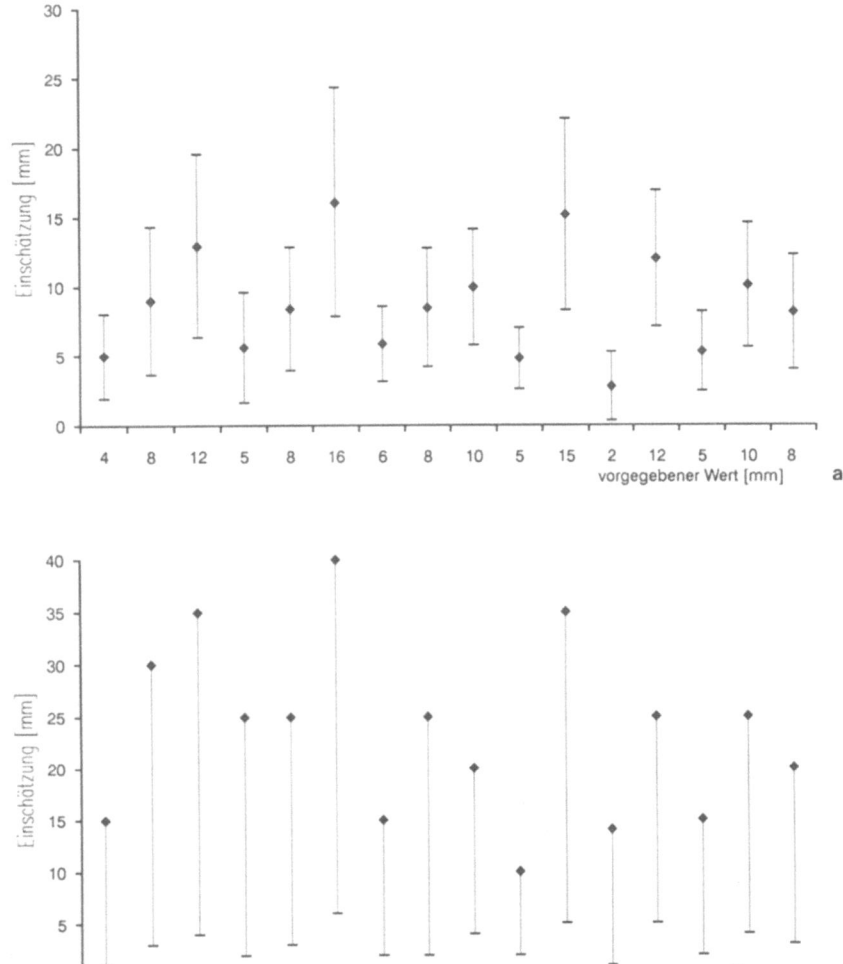

Abb. 9-1 a, b. Palpatorische Einschätzung von definierten Bewegungen (in mm) verschiedener Untersucher an jeweils 3 Untersuchungstagen (n = 36). Die Mittelwerte *(Viereck)* liegen in der Nähe der vorgegebenen Meßwerte, es ist aber eine große Standardabweichung *(Querstrich)* zu verzeichnen (**a**). Insbesondere die Darstellung der Spannweiten (Maximalwert – Minimalwert) deutet auf die Ungenauigkeit der subjektiven Einschätzung hin. *(Querstrich* Minimum, *Viereck* Maximum) (**b**). (Aus [637a])

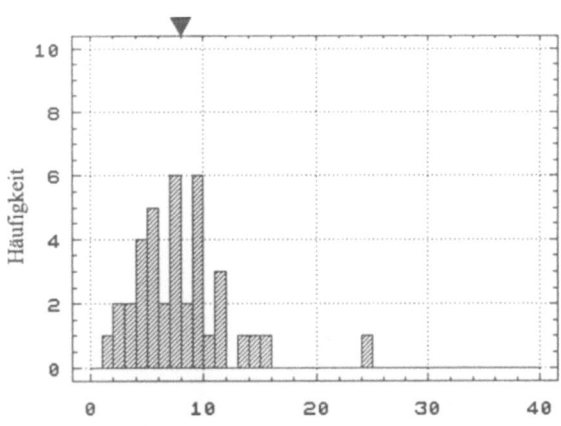

Abb. 9-2. Palpatorische Einschätzung (n = 36) des vorgegebenen Bewegungsausmaßes von 8 mm. Häufigkeitsverteilungen der Meßergebnisse bei Einschätzung des 8-mm-Wertes

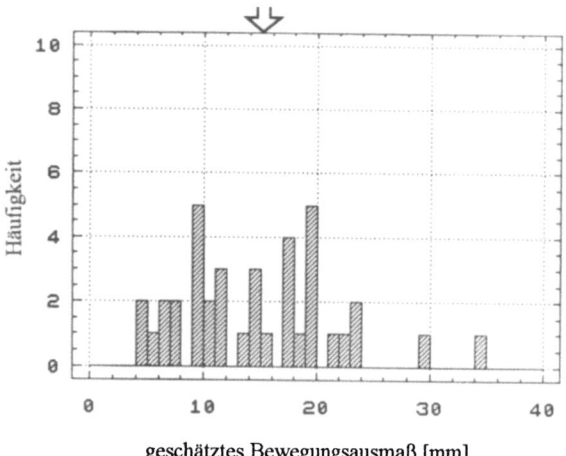

Abb. 9-3. Häufigkeitsverteilung bei palpatorischer Einschätzung (n = 36) einer vorgegebenen Bewegung von 15 mm

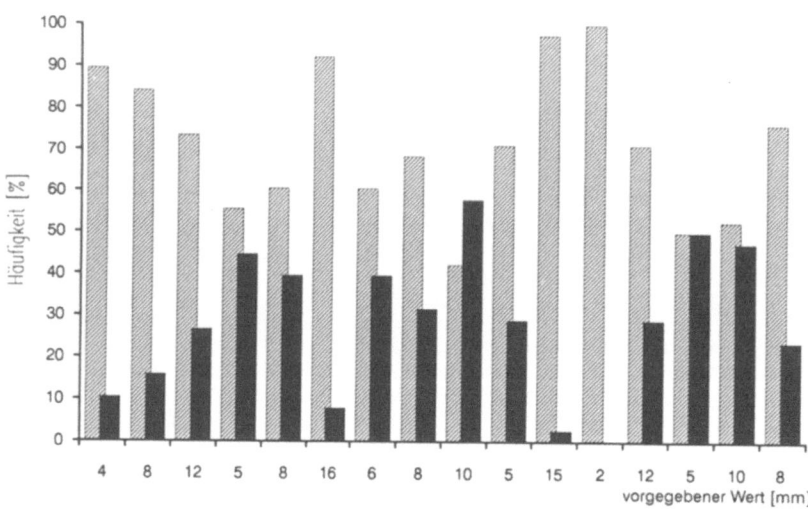

Abb. 9-4. Palpatorische Einschätzung von definiert vorgegebenen Bewegungen (vorgegebener Wert in mm) in die Grade 1, 2 und 3 durch verschiedene Untersucher (n = 12) an 3 Untersuchungstagen. Häufigkeit der richtigen *(schraffiert)* und falschen *(schwarz)* Zuordnungen (in %). (Aus [637 a])

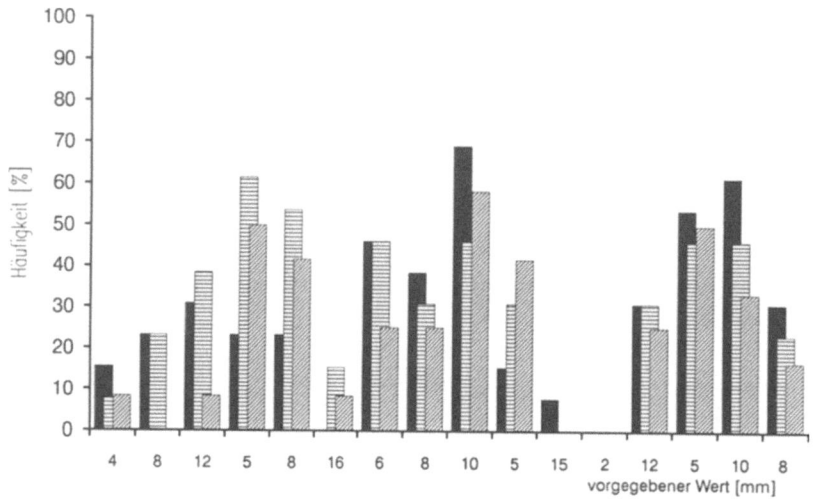

Abb. 9-5. Palpatorisch falsche Einschätzung (in %) von definiert vorgegebenen Bewegungen (vorgegebener Wert in mm) in die Grade 1, 2 und 3 durch verschiedene Untersucher (n = 12) am Untersuchungstag 1 *(schwarz)*; Untersuchungstag 2 *(gestreift)* und Untersuchungstag 3 *(schraffiert)*. (Aus [637 a])

mitgeteilt wurde, ob seine Untersuchung richtig oder falsch ist.

In gleicher Weise wurde auch das optische Einschätzungsvermögen von Bewegungsausmaßen untersucht. Dabei ergaben sich keine auffälligen Unterschiede im Vergleich zur palpatorischen Einschätzung (Abb. 9-6).

Die Analyse der Häufigkeitsverteilungen zeigt auch hier ein sehr uneinheitliches Bild, z. B. bei der optischen Einschätzung eines Bewegungsausmaßes von 15 mm (Abb. 9-7). Die optische Einschätzung in die Grade 1–3 ist ähnlich ungenau wie die palpatorische.

Wie ungenau das palpatorische und das optische Einschätzungsvermögen von Bewegungs-

ausmaßen in Millimeter bzw. in die Grade 1–3 ist, zeigen eindrucksvoll die durchgeführten Untersuchungen. Bei der palpatorischen Einstellung führt selbst unter Laborbedingungen (fehlender Weichteileffekt des Patienten, keine Abwehrspannung bzw. Muskelanspannung und ein sicher beurteilbarer fester Anschlag) die dreimalige Wiederholung der identischen Bewegung unter definierten Bedingungen keinesfalls zu zufriedenstellenden Ergebnissen. Bei allen Einschätzungen war eine enorme Streuung der ermittelten Werte zu verzeichnen. Zufriedenstellende Ergebnisse waren lediglich dann zu sehen, wenn sehr kleine Bewegungsausmaße einzuschätzen waren. Aber auch hier lag die Spann-

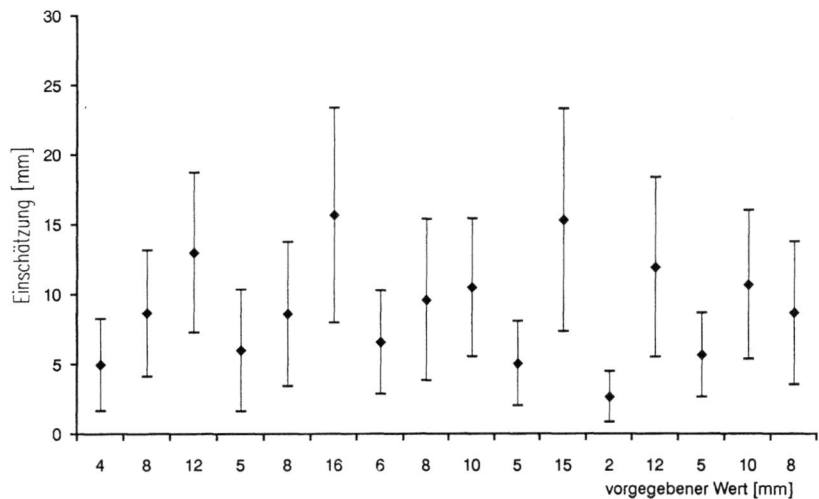

Abb. 9-6. Optische Einschätzung von definierten Bewegungen (in mm) verschiedener Untersucher (n = 12) an jeweils 3 Untersuchungstagen. Die Mittelwerte *(Viereck)* liegen in der Nähe der vorgegebenen Meßwerte, es ist aber eine große Standardabweichung *(Querstrich)* zu verzeichnen. (Aus [637 a])

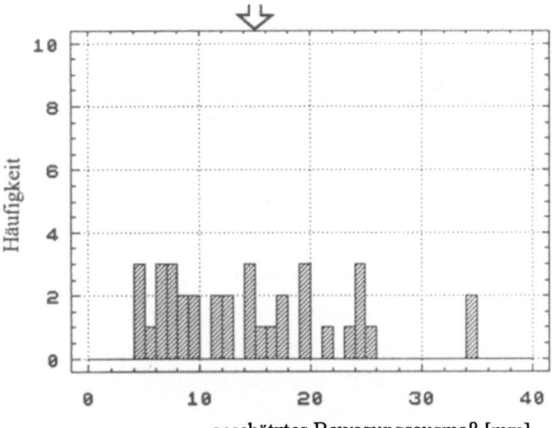

Abb. 9-7. Häufigkeitsverteilung bei optischer Einschätzung von 15 mm Bewegungsausmaß durch verschiedene Untersucher (n = 36)

weite noch zwischen 1 und 14 mm (z. B. bei einem Bewegungsausmaß von 2 mm). Die Varianzanalyse der Daten der palpatorischen Einschätzung von Bewegungsausmaßen zeigte, daß Bewegungsausmaße von 5 und 8 mm nicht signifikant zu unterscheiden sind (p > 0.05). Gleiches trifft auf die Unterscheidung der Bewegungsausmaße von 2 und 5 mm zu. Große metrische Unterschiede von beispielsweise 4 und 8 mm können gerade noch statistisch signifikant unterschieden werden.

Diese Untersuchungen zeigen weiterhin, daß zwischen der palpatorischen und optischen Einschätzung von Bewegungen kein auffälliger Unterschied besteht. Beide Formen der Bewegungseinschätzung sind gleich unzuverlässig.

In Anbetracht dieser Ungenauigkeit der metrischen Einschätzung wird empfohlen, das Ausmaß der resultierenden Tibiabewegung zu klassifizieren. Weit verbreitet ist hier die Einschätzung in die Grade 1–3 [25 a, 260 a, 472 a, 496 b]. Die durchgeführten Untersuchungen zeigen aber auch hier, daß sowohl bei der palpatorischen als auch bei der optischen Einschätzung von definierten Bewegungsausmaßen bis zu 60 % der Werte falsch eingeschätzt werden (s. Abb. 9-5). Selbst eindeutige Bewegungsausmaße von 8 bzw. 12 mm werden bis zu 60 % falsch eingeschätzt [637 a]. Demzufolge leistet auch diese Klassifizierung keinen wesentlichen Beitrag, die Genauigkeit der subjektiven Einschätzung von Tibiabewegungen zu verbessern. Bei Einteilungen in 4 Klassen, wie sie z. B. beim neuen OAK-Score vorgesehen ist (0–2 mm = normal; 3–5 mm = 1+; 6–10 mm = 2+; über 10 mm = 3+ in der Seitendifferenz) [472, 472 a], wird nach den durchgeführten Untersuchungen ein sehr hoher Prozentsatz von Falscheinschätzungen zu erwarten sein.

Günstiger ist u. E. daher die Verwendung eines einfacheren Einteilungsschemas, bei dem die Einschätzung in eine Normalgruppe und 2 Instabilitätsklassen vorgenommen wird. Die Gruppe mit 0–2 mm Seitendifferenz könnte als normal, die Gruppe zwischen 3 und 10 mm als mittlere Laxizität, die Gruppe mit mehr als 10 mm als große Laxizität bezeichnet werden.

Aufgrund dieser sehr unbefriedigenden Ergebnisse drängt sich der Verdacht auf, bei der Untersuchung seien nicht alle Untersucher „knieerfahren" gewesen. In der Untersuchergruppe waren keine international renommierten „Kniespezialisten" vertreten, sondern neben knieerfahrenen Fachärzten, auch Ärzte in der Weiterbildung, Ärzte in Praktikum und Studenten im praktischen Jahr sowie ein Medizinstudent. Damit setzte sich das Untersucherkollektiv aus einer „gesunden Mischung" von Untersuchern zusammen, die der realistischen Zusammensetzung von Untersuchern z. B. in einer Ambulanz oder auf einer Station entsprechen dürfte.

Nahezu groteske Abweichungen bei der subjektiven Einschätzung von Bewegungsausmaßen und Rotationsstellungen finden sich aber selbst dann, wenn sich die Untersuchergruppe aus sehr bekannten Kniespezialisten zusammensetzt. Noyes et al. [495 c] untersuchten das subjektive Einschätzungsvermögen von 11 international renommierten Kniechirurgen, die sämtlich Mitglieder des International Knee Documentation Commitee (IKDC) sind, das sich unter der Obhut der American Orthopedic Society of Sports Medicine (AOSSM) und der European Society of Knee Surgery und Arthroscopy (ESKA) gebildet hat. Darunter waren Wissenschaftler wie P. Fowler, E. Erikkson, R. Jakob, W. Müller, D. Daniel, E. Grood, J. Feagin, F. Noyes und R. Warren. Diese Gruppe wurde aufgefordert, die anteriore Tibiaverschiebung im zentralen Tibiabereich einzuschätzen. Dabei wurde als Minimalwert −2 mm, als Maximalwert 7 mm bei einer definierten Verletzung an ein und demselben Leichenknie ermittelt. Vor allem bei der Einschätzung der Tibiaverschiebung, aber auch bei Einstellung des Flexionswinkels zeigten sich große individuelle Unterschiede. Manche Untersucher untersuchten in Streckstellung, andere dagegen in einer Stellung zwischen 30° und 40° Flexion. Selbst bei dieser erfahrenen Untersuchergruppe stellten Noyes et al. [495 c] zusammenfassend fest, daß es sehr große Unterschiede bei der Flexionsstellung zu Beginn einer jeden Untersuchung gab. Darüber hinaus war die subjektive Einschätzung sowohl der resultierenden anterioren Tibiaverschiebung, als auch des Innen- und Außenrotationsausmaßes sehr unterschiedlich. Nur 6 der 11 Untersucher (67 %) lagen bei der Einschätzung der anterioren und posterioren Tibiaverschiebung, der Tibiarotation und der medialen und lateralen Aufklappbarkeit innerhalb der Spannweite von 2 mm bzw. 5° und 3 mm bzw. 5°. Das gleiche Untersucherkollektiv wurde im Rahmen einer weiteren Studie gebeten, bei 10 Patienten das Ausmaß der anterioren Tibiaverschiebung bei 25° Knieflexion anzugeben. Die Maximal- und Minimalwerte dieser Untersuchungen lagen bei einigen Patienten zwischen 2 und 10 mm bzw. 0 und 9 mm [117 b].

Selbstverständlich variiert auch das Ausmaß der Tibiaverschiebung bei einem Laxizitätstest je nach der individuellen Untersuchungsart. So fanden Noyes et al. [495 d] bei der Analyse des Pivot-shift-Phänomens, bei dem die oben genannte Untersuchergruppe der international renommierten Kniespezialisten herangezogen wurde, erhebliche Unterschiede. An dem zu untersuchenden Kniegelenk wurde ein Elektrogoniometer angebracht, mit dem die anteriore Tibiaverschiebung exakt bestimmt wurde. Je nach Untersucher fanden sich goniometrisch gemessene Werte zwischen 6 und 16,9 mm [495 d]. Demzufolge variiert auch die Klassifizierung des Pivot-shift-Phänomens, denn gerade bei diesem Test können verschiedene Untersucher unterschiedlich große Tibiaverschiebungen auslösen. Hiermit zeigt sich deutlich, daß sich dieser Test nicht für die apparative Laxizitätsdiagnostik eignet.

Bei der Einschätzung einer konstanten Folge von Bewegungsausmaßen an 3 verschiedenen Tagen, wie sie in der vorliegenden Studie vorgenommen wurde, könnte man annehmen, daß vom 1. bis zum 3. Untersuchungstag eine Verbesserung der Ergebnisse zu registrieren sei. Es zeigte sich aber keine Verbesserung des Einschätzungsvermögens. Dies liegt wahrscheinlich darin begründet, daß der Untersucher nicht über sein Testergebnis informiert wurde. Das geschah nicht unabsichtlich, denn ein Lerneffekt sollte vermieden werden, vergleichbar der Situation bei der klinischen Untersuchung. Auch hierbei erfährt der Untersucher nach Beendigung der Untersuchung nicht, um wieviel Millimeter die Tibia nach anterior bzw. posterior verschiebbar ist. Demnach lassen die durchgeführten Untersuchungen darauf schließen, daß es

auch durch mehrfache klinische Stabilitätsprüfung kaum möglich ist, das eigene Einschätzungsvermögen zu verbessern [637 a]. Das gleiche Ergebnis zeigen die Untersuchungen von Noyes et al. [495 c, d]. Um die fehlende Rückkopplung des Untersuchers zu beseitigen, müßte man entweder gleichzeitig bei der klinischen Untersuchung ein Testgerät auf das Bein auflegen, das die klinische Untersuchung dokumentiert, oder es müßte ein Übungsmodell eingesetzt werden. Dies würde konsequenterweise zur Forderung nach einem Kniemodell führen, an dem das Ausmaß der Tibiabewegung definiert einzustellen ist und durch den Untersucher genau eingeschätzt werden kann. Hierbei könnte durch eine entsprechende Polsterung auch der Weichteileffekt, wie er sich beim Patienten finden läßt, berücksichtigt werden.

Noyes et al. [495 d] kommen zu dem Schluß, daß unbedingt Lehrmodelle entwickelt werden müssen, um den Untersuchern die Möglichkeit zu geben, ihr Einschätzungsvermögen zu verbessern. Ein erstes Modell eines derartigen Übungsgerätes zur Prüfung der anterioren und posterioren Tibiabewegung wurde bereits von Oswald et al. [508 a] entwickelt. Damit kann durch regelmäßiges Üben über mehrere Tage ein signifikanter Lerneffekt erzielt werden. Der einmalige Gebrauch dieses Gerätes aber führt nicht zur Verbesserung der Untersuchungsergebnisse [508 a]. Für das Erlernen von verschiedenen Untersuchungstechniken wurde von Wirz et al. [714 a] ebenfalls ein Kniemodell entwickelt, mit dem die typischen Knietests nachvollzogen werden können. Mit diesem Gerät können das Schubladenphänomen in 90° Flexion, der Lachman-Test, der Pivot-shift-Test, der reversed Pivot-shift-Test sowie die Hyperextension untersucht werden [714 a]. Es ist jedoch nicht bekannt, ob mit diesem Gerät das Ausmaß der Tibiabewegung definiert einzustellen ist.

Zusammenfassend läßt sich feststellen [637 a].
1. Bei der klinischen Untersuchung am Patienten bzw. am Probanden wird immer wieder über sehr untersucherabhängige Quantifizierungen berichtet [27, 60 a, 495 c, d]. Bei der subjektiven Einschätzung von Bewegungen, sei es palpatorisch oder optisch, sind sowohl bei sehr erfahrenen als auch bei gemischten Un-

tersuchergruppen sehr große individuelle Unterschiede zu verzeichnen.

2. Die Einschätzung einer Bewegung in Millimeter muß als sehr ungenau eingestuft werden.

3. Auch die Einschätzung in 3 verschiedene Grade muß als sehr fehlerbehaftet angesehen werden, da bis zu 60 % der Ergebnisse falsch sind. Dies darf aber keinesfalls zu der Annahme führen, daß die klinische Untersuchung überflüssig ist.

4. Bei den durchgeführten Laboruntersuchungen schätzten die Untersucher das Bewegungsausmaß im Vergleich zur klinischen Untersuchung am Patienten bzw. Probanden unter Idealbedingungen ein.

Nach den vorliegenden Ergebnissen muß man auch am subjektiven Einschätzungsvermögen von sehr erfahrenen Untersuchern Zweifel anmelden. Das Einschätzungsvermögen von metrischen Werten durch die Sinnesorgane Auge und „Hand" ist beim Menschen eher schwach ausgeprägt.

5. Die wiederholte Einschätzung führt nicht zur Verbesserung der Ergebnisse. Ein Lerneffekt ist nur dann zu erwarten, wenn eine unmittelbare Rückkopplung stattfindet, der Untersucher also die Qualität seiner Einschätzung kontrollieren kann.

6. Zur Verbesserung der Ergebnisse sind Trainingsmodelle erforderlich, bei denen unter Berücksichtigung des Weichteileffektes definierte Tibiaverschiebungen subjektiv eingeschätzt werden müssen (positive Rückkopplung).

7. Will man ein kleines Bewegungsausmaß (2–15 mm) quantifizieren, ist dies nur mit einem instrumentellen Testgerät sinnvoll, da die subjektive Einschätzung zu ungenau ist.

9.4
Anforderungen an ein Testgerät

Eine Testapparatur sollte verschiedene Anforderungen erfüllen (Tabelle 9-2). Um die bisher beschriebenen und zum großen Teil auch im Handel erhältlichen Testgeräte vergleichen zu kön-

Tabelle 9-2. Anforderungen an ein Testgerät

1. Geringes Gewicht
2. Stabile und einfache Fixation
3. Einfache Handhabung
4. Kurze Untersuchungszeit
5. Transportabilität
6. Erfassung der wichtigsten Knietests
7. Solide Konstruktion
8. Berücksichtigung der Laxizitätsparameter
9. Einfaches und sicheres Meßprinzip
10. Einfacher und schneller Eichvorgang
11. Untersucherunabhängige Meßwerterfassung (Reliabilität, Validität)
12. Geringer Anschaffungspreis

nen, sollten diese auf die genannten Anforderungen hin überprüft werden.

Um die Testapparatur möglichst einfach und bequem am zu untersuchenden Bein fixieren zu können, sollte die Apparatur möglichst leicht sein. Damit werden Druckstellen an den Fixationspunkten vermieden. Schwere Testgeräte können bei der Fixation am Unterschenkel leicht zur Seite verkippen; dies erfordert dann eine permanente Neufixierung des Testgerätes durch den Untersucher. Der wesentliche Faktor einer verkippungssicheren Fixation scheint aber nicht das absolute Gewicht, sondern primär die Gewichtsverteilung des Gerätes in Beziehung zum Unterschenkel zu sein. Der Schwerpunkt des Gerätes sollte möglichst nahe am Unterschenkel liegen. Je voluminöser das Gerät ist, d. h. je weiter die Gerätemasse vom Unterschenkel entfernt ist, desto größer ist die Verkippungstendenz einzuschätzen. Die Anzahl der Fixationspunkte wirkt sich auch auf die Verkippungsstabilität aus. Je mehr Fixationspunkte vorhanden sind, die mit Riemen o. ä. fest am Unter- bzw. am Oberschenkel verbunden werden, desto weniger verkippungsanfällig ist die gesamte Apparatur. Um jedoch eine einfache und schnelle Fixation zu erhalten, sollte versucht werden, mit möglichst wenigen Fixationspunkten auszukommen. Zudem führt die Fixation sowohl am Ober- als auch am Unterschenkel eher zu einem Gefühl des „Eingezwängtseins" beim Patienten.

Die Fixation hängt darüber hinaus auch von den verwendeten Meßpunkten (Referenzpunkte) am zu untersuchenden Bein bzw. am Kniegelenk ab. Zahlreiche Halteapparaturen werden am Unterschenkel fixiert (KT 1000, s. Abb 9-8 und 9-9, Stryker Knee-Laxity Tester, s. Abb. 9-13).

Als femoraler Referenzpunkt wird die Patellavorderfläche bei diesen Testgeräten verwendet. Dies erscheint günstig, da hier sehr wenig Weichteile vorhanden sind. Eine Fixation an Stellen mit großer Weichteildeckung kann nur dann wirklich stabil sein, wenn die Fixationsriemen oder Klemmbacken entsprechend fest angezogen werden.

Diese erzwungene Fixation wird vom Patienten aber eher als unkomfortabel angesehen. Die daraus resultierende erhöhte Muskelanspannung beeinflußt wiederum die Untersuchung und kann sie im Extremfall sogar unmöglich machen. Daher eignet sich der Oberschenkel nur bedingt zur Fixation einer Halteapparatur.

Am Unterschenkel bietet sich das distale Unterschenkelviertel zur Fixation an, da hier insbesondere auch dorsal relativ wenig Weichteile vorhanden sind. Die direkten Auflagepunkte sollten aber nicht unmittelbar auf der relativ schmerzempfindlichen Tibiavorderkante, sondern eher seitlich angeordnet sein. Die Form der Auflage ist ebenfalls für eine sichere und problemlose Fixation von Bedeutung. Vorgeformte halbrunde Schalen sind nur dann optimal, wenn sie genau dem Unterschenkel angepaßt sind. Es erscheint daher günstiger, eine Auflageform mit 2, im Winkel zueinanderstehenden ebenen Flächen zu verwenden [637 a]. Zur Fixation der Testgeräte haben sich Klettverschlüsse (Velcro-Straps) bewährt.

Generell ist festzustellen, daß der Patient trotz fixiertem Testgerät nicht das Gefühl haben sollte, als sei das Bein eingeengt. Die Auflagepunkte sollten keine Druckstellen an der Haut hinterlassen.

Ein Testgerät sollte leicht und schnell am Unterschenkel zu fixieren sowie möglichst einfach und sicher zu handhaben sein. Das Testergebnis sollte einfach und direkt dargestellt werden. Es erscheint wichtig, daß die Bedienung des Gerätes schnell zu erlernen ist. Ebenso sollte das Gerät nicht nur von einigen wenigen Speziali-sten genutzt werden können, sondern auch vom ärztlichen Hilfspersonal oder weniger erfahrenen Kollegen. Bei aufwendigen Testgeräten, wie z. B. dem „Knee Laxity Tester" von Edixhoven (Abb. 9-10), dem „Knee Instability Tester" von Shino (s. Abb. 9-11) oder dem „Clinical Knee Testing Apparatus" von Markolf et al. ist eine längere Einarbeitungszeit nicht zu umgehen. Auch bei zahlreichen Goniometern muß mit einer längeren Einarbeitungszeit gerechnet werden. Beim Genucom-Gerät (s. Abb. 9-16) wird sogar über eine Einarbeitungszeit von bis zu 20 h berichtet [284].

Die Zeitdauer, die für eine Untersuchung benötigt wird, ist ein wesentlicher Faktor, von dem die Akzeptanz eines Testgerätes im klinischen Alltag abhängt. Die benötigte Zeit für die Untersuchung beider Kniegelenke mit der Testapparatur sollte keinesfalls 5–8 min überschreiten. Hier sind auch die Zeiten für die Fixation und Eichung der Apparatur mit eingerechnet. Längere Untersuchungszeiten sind in Anbetracht der angespannten Personalsituation in den meisten Kliniken und Praxen kaum mehr akzeptabel, können aber bei wissenschaftlichen Fragestellungen oder bei der Untersuchung von speziellen Patientenkollektiven durchaus sinnvoll sein.

Eine leicht zu transportierende Testapparatur kann an verschiedenen Orten, z. B. in verschiedenen Untersuchungszimmern, aber auch im Operationssaal beim narkotisierten Patienten eingesetzt werden. Alle Bestandteile der Untersuchungsapparatur sollten in einem Set zusammengefaßt und transportiert werden können. Es sind zahlreiche Testgeräte bekannt, die sehr viel Raum beanspruchen, wie z. B. das Genucom-Gerät (s. Abb. 9-16), das CA-4000 (vormals KSS-Gerät, s. Abb. 9-17) sowie der „Knee Laxity Tester" von Edixhoven (s. Abb. 9-10) oder der „Knee Instability Tester" von Shino (s. Abb. 9-11). Für diese sehr großen und aufwendigen Testgeräte ist fast ein ganzer Raum notwendig, in dem die Apparaturen zusammen mit den notwendigen Auswertungsapparaturen untergebracht werden können. Die Konzeption eines eigenen Knietestraumes ist vielleicht anzustreben, ausreichende räumliche Voraussetzungen sind aber nur in den wenigsten Kliniken und Praxen gegeben.

Der Lachman-Test hat sich aufgrund seiner zahlreichen Vorteile als der wichtigste Knietest herausgestellt (s. Kap. 3.3.3). Um die Patienten wie bei der klinischen Untersuchung in einem konstanten Flexionsgrad und mit einer konstanten Rotation des Unterschenkels zu untersuchen, empfiehlt sich auch bei der apparativen Untersuchung ein konstantes Vorgehen. Bei der klinischen Untersuchung dient der Oberschenkel des Untersuchers als Unterlage für den Oberschenkel des Patienten (s. Abb. 3-19). Bei der apparativen Untersuchung sollte daher ebenfalls eine Oberschenkelunterlage verwendet werden, um einen konstanten extensionsnahen Flexionswinkel zu erzielen. Mit einer Unterlage von definierter Größe, die unter den Oberschenkel gelegt wird, ist zwar nicht bei jedem Patienten ein identischer Flexionswinkel zu erzielen, in einer wiederholten Untersuchung sind aber annähernd identische extensionsnahe Flexionswinkel zu erreichen. Mit dieser Intention wird auch beim KT-1000 (s. Abb. 9-8 und 9-9) eine Oberschenkelunterlage mit definierten Abmessungen mitgeliefert. Somit erübrigt sich ein genaues Ausmessen des Flexionsgrades vor jeder Untersuchung, womit wieder eine Zeitersparnis verbunden ist.

Testgeräte, mit denen nicht nur die extensionsnahe vordere Schubladenprüfung (Lachman-Test) möglich ist, sondern auch noch zusätzlich eine Prüfung der medialen und lateralen Aufklappbarkeit bzw. eine Schubladenprüfung in anderen Flexionsstellungen, sind sehr aufwendig konstruiert. Dadurch wird nicht nur die einfache, schnelle und sichere Handhabung beeinträchtigt, sondern auch die Transportierbarkeit. Eine solide Konstruktion des Testgerätes sollte angestrebt werden, da es beim täglichen Einsatz im klinischen Alltag Erschütterungen erleiden, im schlimmsten Falle sogar auf den Boden fallen kann. Feine Meßtaster, Wegaufnehmer, Potentiometer und ähnliche Präzisionsmeßinstrumente müssen daher entsprechend sicher im oder am Testgerät angebracht sein, so daß sie nicht beschädigt werden können.

Wie bei der klinischen Untersuchung sollten auch bei der Untersuchung mit einem Testgerät die Laxizitätsparameter berücksichtigt werden (s. Kap. 3.1.1.5). Axiale Be- und Entlastungen

können durch geeignete Lagerung nahezu ausgeschlossen werden. Bei den meisten Testgeräten ist wie bei der klinischen Untersuchung die Rückenlage des Patienten vorgesehen. Ein wesentlicher Punkt bei der Untersuchung ist die Muskelentspannung des Patienten. Daher sollte die Testapparatur möglichst vorsichtig und schonend am zu untersuchenden Bein fixiert werden. Abpolsterungen der Auflageflächen und eine kurze Untersuchungsdauer führen ebenfalls zu einer „entspannten Situation" für den Patienten. Eine rigide (einzwängende) Fixation des Beines im Testgerät und eine grobe Kraftanwendung über einen mehr oder weniger unkomfortablen Applikator führen unweigerlich zur Erhöhung des Muskeltonus. Selbstverständlich muß der Patient wie bei der klinischen Untersuchung bequem und entspannt gelagert sein; bei Rückenlagerung sollte der Kopf mit einem Kissen oder einer separaten Unterlage unterpolstert werden. Bei einigen Testapparaturen wird die Untersuchung auch bei sitzendem Patienten vorgenommen („Knee Laxity Tester" von Edixhoven, s. Abb. 9-10; „Knee Instability Tester" von Shino, s. Abb. 9-11).

Die konstante Knieflexion kann durch eine Oberschenkelunterlage erreicht werden (s. oben). Andernfalls muß am Testgerät eine entsprechende Mechanik vorhanden sein, mit der die Flexion definiert einstellbar ist. Die definitive Einstellung der Unterschenkelrotation erfordert eine spezielle Fußhalterung, wie sie bei den Testgeräten von Edixhoven (s. Abb. 9-10) und Shino (s. Abb. 9-11) vorhanden ist. Diese Fußhalterung kompliziert nicht nur die Testapparatur, sondern vermindert auch das Ausmaß der aktiven und passiven Schubladenbewegung, wie Fukubajashi et al. [189] nachweisen konnten. Da die Untersuchung aber ein möglichst großes Ausmaß an tibiofemoraler Bewegung nachweisen soll, darf die Unterschenkelrotation möglichst nicht erzwungen werden. Vielmehr sollte eine Halterung vorhanden sein, in welcher der Fuß in einer angenehmen Stellung gelagert werden kann. Als angenehme Ausgangsstellung hat sich eine leichte Außenrotation des Unterschenkels bewährt. Eine entsprechende Fußhalterung bzw. ein Fußlagerungsteil wurde für das KT-1000 entwickelt (s. Abb. 9-8 und 9-9). Die Rotationsstellung des Unterschenkels wird hierbei nicht erzwungen, sondern es wird dabei nur verhindert, daß sich der Unterschenkel weiter außenrotiert. Ohne seitliche Fußabstützung würde die entspannungsbedingte Außenrotation reflektorisch vom Patienten verhindert, was wiederum eine Muskelanspannung zur Folge hätte.

Die einwirkende Kraft zur Erzeugung der Tibiabewegung ist ein weiterer Laxizitätsparameter, der ihr Ausmaß wesentlich beeinflußt. Es existieren hierbei 3 unterschiedliche Kraftapplikationsarten:

1. **Manuelles Aufbringen der Kraft ohne Kraftmessung:** Die Kraft wird vom Untersucher direkt manuell aufgebracht. Die Größe der Kraft wird nicht gemessen und nicht registriert.
2. **Aufbringen einer definierten Kraft mit einem Kraftapplikator:** Die Kraft wird entweder auf einer Skala, z. B. einer Federwaage, angezeigt (Stryker Laxity Tester, s. Abb. 9-13), oder es ertönt ein akustisches Signal, wenn die gewünschte Kraft erreicht ist (KT-1000, s. Abb. 9-8 und 9-9).
3. **Aufbringen der Kraft mit gleichzeitiger Registrierung der applizierten Kraftgröße:** Die Kraft wird gemessen und permanent registriert; die Meßwerte können dann als Kraft-Weg-Diagramm graphisch dargestellt werden.

Darüber hinaus muß noch unterschieden werden, ob die Kraft einmalig oder in kürzeren Abständen auf das Kniegelenk einwirkt. Eine statische Kraftapplikation liegt dann vor, wenn unter einer einmalig aufgebrachten Kraft die Tibiaverschiebung provoziert wird [25, 337, 363, 407, 618, 619]. Bei einer dynamischen Krafterhöhung wird die definierte Kraft in einer festgelegten Frequenz abwechselnd im Sinne einer sinusoidalen Bewegung aufgebracht [104, 530, 531, 702].

Zur instrumentellen Erfassung des Lachman-Tests benötigt man ein einfaches, unempfindliches und sicheres Meßprinzip. Es sollen die Wegänderungen bestimmt werden, d. h. die Strecken, die der zentrale Tibiaanteil (Eminentia intercondylaris) im Vergleich zum Oberschenkel unter Einwirkung der applizierten Kraft zurücklegt. Als tibialer Referenzpunkt bietet sich die Tuberositas tibiae an, die bei jedem Patienten einfach zu lokalisieren ist und nur von wenigen Weichteilen bedeckt ist. Zu beachten ist, daß die im Bereich der Tuberositas tibiae zurückgelegte Strecke nicht exakt mit der Strecke übereinstimmt, die zu messen ist. Der im Bereich der Tuberositas tibiae gemessene Weg in bezug zum Oberschenkel ist etwas kleiner als die Strecke, die vom zentralen Tibiaanteil (Eminentia intercondylaris) bei der Prüfung der anterioren Tibiaverschiebung zurückgelegt wird.

Bei jeder neuen Untersuchung muß das Testgerät nach der Fixation auf dem Bein und bei entspannter Lagerung des Patienten neu geeicht werden; die Meßwertanzeige muß dabei auf den Nullwert eingestellt werden. Der Eichvorgang sollte schnell und einfach möglich sein. Bei rein mechanischen Testapparaturen, z. B. dem KT-1000 (s. Abb. 9-8 und 9-9) oder dem Stryker „Knee Laxity Tester" (s. Abb. 9-13), wird durch Verdrehen oder Verschieben der gesamten Anzeigeskala gegenüber dem Meßwertzeiger neu geeicht. Sind zwischen den einzelnen Messungen erneute Eichungen notwendig, kann leicht eine Nachjustierung erfolgen. Bei aufwendigen Testgeräten wie dem Genucom (s. Abb. 9-16) dauert der gesamte Eichvorgang dagegen mehrere Minuten.

Das Meßergebnis kann als zurückgelegte Strecke des Tibiakopfes im Vergleich zum Femur als Meßwert (Maximalwert) angegeben werden. Dieser Wert wird vom Untersucher abgelesen und notiert. Beim KT-1000 muß der Maximalwert gemerkt werden, da sich der Zeiger in die Ausgangsstellung zurückdreht. Die Meßwertanzeige sollte gut lesbar und deutlich am Gerät angebracht sein, unabhängig davon, ob das rechte oder linke Kniegelenk untersucht wird. Meßuhren wie beim KT-1000 (s. Abb. 9-8) zeigen das gleiche Phänomen wie alle Uhrensysteme, die mit Zeigern arbeiten: Die wirklich genaue Zeit ist nur dann exakt abzulesen, wenn der Betrachter direkt vor der Uhr steht. Steht er mehr rechts oder links von der Uhr, ergeben sich automatisch Leseungenauigkeiten.

Bei kontinuierlicher Registrierung der Tibiabewegung ist ein Meßtaster bzw. eine Meßvorrichtung erforderlich, die pro Sekunde mehrere Werte zur Verfügung stellt. Der Untersucher kann diese Werte zwar optisch registrieren, eine Hilfe bietet diese kontinuierliche Meßwertregistrierung jedoch nur dann, wenn sie graphisch in Form einer Kurve dargestellt wird. Hierzu ist jedoch ein wesentlich größerer apparativer Aufwand (Auswertungseinheit, Plotter) notwendig.

Ein Testgerät muß nicht nur mechanisch genau messen, sondern verschiedene Untersucher müssen bei unabhängigen Messungen auch die gleichen Meßwerte erhalten. Im Idealfall sollten bei wiederholten Messungen bei *In-vitro-* und *In-vivo*-Untersuchungen identische Meßwerte ermittelt werden.

In diesem Zusammenhang sind für jedes Testgerät folgende Fragen zu klären [637c].

1. Wie groß ist der Unterschied der Meßwerte zwischen 2 Untersuchern bei Untersuchungen am gleichen Tag *(interindividuelle Variabilität)?*
2. Wie groß ist der Unterschied der Meßwerte bei wiederholter Untersuchung durch einen Untersucher am gleichen Tag *(intraindividuelle Variabilität)?*
3. Wie groß ist der Unterschied der Meßwerte zwischen 2 Untersuchern bei Untersuchungen an verschiedenen Tagen *(interindividuelle Variabilität)?*
4. Wie groß ist der Unterschied der Meßwerte bei Untersuchungen durch einen Untersucher an verschiedenen Tagen *(intraindividuelle Variabilität)?*

Die Beantwortung von Frage 2 ist im klinischen Alltag von untergeordneter Bedeutung, da diese Situation nur äußerst selten anzutreffen ist. Derartige Untersuchungen sollten aber mit jedem Testgerät bei einer Probandengruppe und einer Patientengruppe mit bekannter Bandläsion vorgenommen werden. Bisher sind nur einige Testgeräte von wenigen Untersuchern mit nur relativ geringen Probanden und Patientenzahlen dahingehend untersucht worden. Browne et al. [69a], Emery et al. [149a], Forster et al. [177a], Hanten u. Tace [248a], Riedermann et al. [550a] und Zentano u. Hunter [722a] untersuchten das KT-1000. Das Genucom-Gerät wurde von Emery et al. [149a], Riederman et al. [550a] und von Wroble et al. [718a] untersucht.

Ein Testgerät wird nur dann eine weite Verbreitung finden, wenn es neben den oben angeführten Forderungen gleichzeitig auch kostengünstig ist. Zahlreiche Knietestgeräte sind aber sehr teuer (Genucom, s. Abb. 9-16; CA-4000, s. Abb. 9-17) und zugleich, bedingt durch ein umfangreiches Testspektrum und die angeschlossene computerisierte Auswertung, relativ aufwendig.

9.5 Bestimmung der medialen und lateralen Aufklappbarkeit

Bisher wurden zahlreiche statische und dynamische apparative Verfahren zur Bestimmung der medialen und/oder lateralen Aufklappbarkeit beschrieben (Tabelle 9-3).

Klein [363] entwickelte mit dem „Knee Ligament Testing Instrument", das aus 2 gelenkig miteinander verbundenen Unter- und Oberschenkelhülsen mit dazwischengeschalteter mechanischer Meßvorrichtung besteht, die erste apparative nichtradiologische Untersuchungseinheit. Sprague [618, 619] projizierte ein Winkelgrade anzeigendes Raster auf den Unterschenkel, applizierte den Streß und wertete die dann angefertigten Photographien aus. Kalenak

Tabelle 9-3. Apparative Verfahren zur Bestimmung der Aufklappbarkeit; *Pos* Position des Probanden, *Rot* Unterschenkelrotation, *SI* sitzend, *NR* definierte Neutralrotation, *SL* Seitenlage, *AR* definierte Außenrotation, *RL* Rückenlage, *INAR* definierte Innen-, Neutral- und Außenrotation, *SRL* Sitzend und Rückenlage, *H* über Fußhalteteil definierte Unterschenkelrotation, *HNR* über Fußhalteteil definierte Neutralrotation, *HAR* über Fußhalteteil definierte Außenrotation, *Ext* Extension im Kniegelenk, *Fl* Flexion im Kniegelenk, *U* definierte Knieflexion, *var* variable Einstellung möglich, *x* mögliche, aber nicht definierte Einstellung, *kg, N* oder *Nm* Kraftangabe, *D* definierte Einstellung, *MAN* in ihrer Größe nicht definierte manuelle Kraftapplikation, *nd* nicht definierte Einstellung oder nicht definierte Kraft

Autor	Jahr	Pos	Ext	10°	20°	30°	Fl	Rot
Klein	1962	SRL	x					nd
Sprague	1965	SI	x	U				nd
Kalenak	1975	SI	x	U				nd
Crowninshield	1976	RL					15°	DH
Pope	1976	RL	D		D			DH
Lowe	1977	RL	D	D				nd
Narechania	1977	SL	D		D			nd
Markolf	1978	RL	D		D			NR
Pope	1979	RL		x				AR
Balkfors	1982	RL	D		D			nd
Genucom	1983	RL					D	D
Acufex	1987	SRL					D	D

u. Morehouse [337] erfassen das Ausmaß der Aufklappbarkeit über ein Potentiometer. Balkfors [25] liest diese auf einer Skala in Winkelgraden ab. Einige dynamische Untersuchungsvorrichtungen sind auf x-y-Plotter zur Darstellung ihrer Ergebnisse angewiesen, mit denen eine laufende Aufzeichnung erfolgt, da auch der Nulldurchgang beim Wechsel von medialer zu lateraler Aufklappung interpretiert wird [103, 407, 530]. Pope [530] bestimmt die Größe der resultierenden Valgus-Varus-Bewegung mit einem Bandmaß.

Neben diesen Einzelverfahren kann die Bestimmung der Aufklappbarkeiten Teil einer komplexen Untersuchungsvorrichtung sein, mit der weitere Laxizitätstests erfaßt werden können [3, 154, 422].

Keines der beschriebenen Verfahren, die einzig und allein die mediale und laterale Aufklappung bestimmen, konnte sich bisher im klinischen Alltag durchsetzen. Dies ist verständlich, da die isolierte Untersuchung der Aufklappbarkeit keinesfalls ausreicht, eine Bandläsion bzw. Laxizität hinreichend genau zu beurteilen [637 a].

9.6
Bestimmung des Rotationsausmaßes

Verschiedenen Apparaturen zur aktiven und passiven Bestimmung des Rotationsausmaßes wurden entwickelt (Tabelle 9-4). Die Meßergeb-

Tabelle 9-4. Verfahren zur Bestimmung des Rotationsausmaßes (Legende s. Tabelle 9-3)

Autor	Jahr	Pos	15°	20°	30°	45°	60°	90°
Crowninshield	1976	RL						D
Markolf	1978	SRL		D				D
Bargar	1983	SI						D
Ross	1932	SI				x		x
Ruepp	1977	SI						D
Khasigian	1978	SI						D
Osternig	1978	SI				D		D
Zarins	1983	SL	D		D		D	D

Tabelle 9-5. Ergebnisse von Rotationsmessungen (Legende s. Tabelle 9-3)

Autor	Jahr	Flexionsgrad					
		20°	45°	60°	90°	120°	135°
Meyer	1853			52°	42°	33°	
Fick	1911				50°		
Ross	1932		34°		31°		34°
Hallen	1965				26°		
Ruetsch	1977				36°		
Khasigian	1978				68°		
Shoemaker	1982	82°			91°		
Zarins	1983		72°	73°	74°		

nisse unterscheiden sich jedoch z. T. erheblich (Tabelle 9-5).

Shoemaker [596] ermittelte bei 20° Flexion 41°, bei 90° Flexion 47° reine Tibiarotation. Die Fußrotation ist damit doppelt so groß wie die reine Tibiarotation. Neben den unterschiedlichen Apparaturen dürften die uneinheitlichen Untersuchungsbedingungen für die stark variierenden Meßergebnisse verantwortlich sein. So haben Hüftflexion und einwirkende Kraft zwar Einfluß auf das Rotationsausmaß [596], werden aber nicht bei allen Verfahren berücksichtigt.

Der routinemäßige klinische Einsatz dieser Apparaturen ist wegen der geringen klinischen Bedeutung der isolierten Bestimmung des Rotationsausmaßes nicht sinnvoll.

9.7
Bestimmung der vorderen und hinteren Schublade (Tibiaverschiebung)

9.7.1
Problematik der Neutralposition

Die Frage der Standardisierung und Reliabilität eines apparativen Verfahrens wirft nicht nur dann Probleme auf, wenn es technisch aufwendig konzipiert ist. Die Bestimmung einer seitengleichen Ausgangs- bzw. Neutralposition des Kniegelenkes ist bei gleichzeitigem Vorliegen einer Läsion des vorderen und hinteren Kreuzbandes noch nicht befriedigend gelöst [637 a].

Die Neutralposition müßte theoretisch zuerst am gesunden Kniegelenk bestimmt werden, um sie dann unter Voraussetzung einer seitengleichen Laxizität bei identischer Untersuchungsposition auf die verletzte Seite übertragen zu können. Zu bedenken bleibt, daß schon durch die Fixierung einer Halteapparatur am Unterschenkel in Rückenlage des Patienten und bei gebeugtem Kniegelenk der Tibiakopf durch das Eigengewicht und das Apparatureigengewicht in eine dorsale Position gedrückt wird.

Die Problematik der Neutralposition wird durch die Bestimmung der totalen Schubladenbewegung (anteroposteriore Schubladenbewegung) umgangen. Dabei wird der Tibiakopf zuerst nach ventral gezogen (Ausgangspunkt der Messung) und anschließend nach dorsal gedrückt (Endpunkt der Messung). Aus dem Ausmaß der Gesamtverschiebung sind aber die vorderen und hinteren Schubladenkomponenten nicht eindeutig bestimmbar. Da sowohl die Festlegung der Neutralposition als auch die Differenzierung von vorderer und hinterer Schubladenbewegung aus dem Ausmaß der Gesamtschublade noch nicht hinreichend geklärt sind, wird in der Regel die Ausgangsstellung des Kniegelenkes als „Neutralposition" angenommen.

Daniel [117] ermittelt die Neutralposition mit Hilfe des sog. „Quadrizeps-Neutralwinkel-Tests" (s. Abb. 3-53). Hierbei wird zuerst die Neutralposition des gesunden Beines ermittelt. Unter Neutralposition wird dabei der Flexionswinkel des Kniegelenkes verstanden, in dem eine Anspannung des M. quadriceps weder zu einer anterioren noch zu einer posterioren Bewegung des Tibiakopfes führt. Ist dieser Neutralwinkel bestimmt, wird mit der Untersuchung des verletzten Kniegelenkes in genau diesem Flexionsgrad begonnen.

9.7.2
Apparaturen zur Bestimmung der anterioren und posterioren Tibiabewegung

Bisher wurden zahlreiche Testapparaturen zur Bestimmung der vorderen und hinteren Schubladenbewegung entwickelt (Tabelle 9-6 und 9-7).

Bei der Beschreibung der Testgeräte wird nur auf diejenigen detailliert eingegangen, die entweder eine Besonderheit darstellen oder sich einer mehr oder minder großen Verbreitung erfreuen.

Tabelle 9-6. Apparative Verfahren zur Bestimmung der vorderen Schublade (anteriore Tibiaverschiebung) (Legende s. Tabelle 9-3)

Autor	Jahr	Pos	Ext	20°	90°	Fl	Rot
Narechania	1977	RL			D		INAR
Markolf	1978	SRL	D	D	D		INAR
Pope	1979	RL				x	H
Sylvin	1975	RL			x		nd
Rodriguez	1981	RL		x	x		NR
Daniel	1982	RL		U			HAR
Jonsson	1982	SI		D	D		nd
Edixhoven	1983	nd			x	25°	HNR
Genucom	1983	RL				D	INAR
Johnson	1984	RL		x	x		nd
Sodem-CALT	1984	SRL		D	D	x	H/nd
Stryker	1984	RL		D	x		nd
Tittel	1984	RL			x		nd
Acufex	1987	SRL				D	INAR
Crawford	1987	RL		D			nd
Harding	1987	nd	D	D	D		nd
Markolf	1987	RL		D			H
Turner	1987					x	
Calville	1988	RL		U			NR

Tabelle 9-7. Apparative Verfahren zur Bestimmung der hinteren Schublade (posteriore Tibiaverschiebung) (Legende s. Tabelle 9-3)

Autor	Jahr	Pos	Ext	20°	90°	Fl	Rot
Markolf	1978	SRL	D	D	D		INAR
Sylvin	1975	RL			x		nd
Rodriguez	1981	RL		x	x		nd
Daniel	1982	RL		U			HAR
Dandy	1982	RL			x		nd
Edixhoven	1983	nd			x	25°	HNR
Genucom	1983	RL				D	INAR
Sodem-CALT	1984	SRL		D	D	x	H/nd
Stryker	1984	RL		D	x		nd
Tittel	1984	RL			x		nd
Acufex	1987	SRL				D	INAR
Harding	1987	nd	D	D	D		nd
Turner	1987					x	

9.7.3
Apparaturen zur Bestimmung der anterioren Tibiaverschiebung

Die „Knee-stress-Machine" nach Clancy et al. (zit. nach [351a]) bietet die Möglichkeit der Untersuchung der anterioren Tibiabewegung in 90° Flexion. Dieses Gerät fand aber keine Verbreitung. Lediglich Keene et al. [351a] untersuchten hiermit die Abhängigkeit zwischen chirurgischem Zugang und resultierender Laxizität.

Das Testgerät von Jonsson et al. [331, 332, 332a] besteht aus einem umgebauten Zahnarztstuhl, auf dem der Patient während der Untersuchung sitzt. Die Untersuchung ist nicht nur in 90° Knieflexion, sondern auch in extensionsnaher Stellung möglich.

Mit dem Testgerät nach Johnson et al. [325a, 662] wird die extensionsnahe Tibiaverschiebung wie auch die in 90° Knieflexion bestimmt.

Das „Westminster Cruciometer" nach Crawford et al. [99] ist ein kleines Testgerät, das auf die Vorderseite des Unterschenkels aufgesetzt wird. Das Ausmaß der anterioren Tibiaverschiebung wird auf einer Meßuhr in Millimetern abgelesen. Moyes et al. [465b] verglichen dieses Testgerät mit dem KSS-Gerät (s. Abb. 9-17). Hierbei wurden die Meßwerte, aber auch die benötigte Untersuchungszeit bestimmt. Es zeigte sich, daß das Westminster-Cruciometer wesentlich anwenderfreundlicher, einfacher und schneller im Gebrauch war. Die normale Untersuchungszeit betrug 4 min, die Untersuchungszeit mit dem KSS dagegen 16 min.

Das an der University of California Los Angeles (UCLA) entwickelte Testgerät basiert auf dem klinischen Testgerät von Markolf u. Amstutz [426]. Waren bei dem Markolf-Stuhl noch sämtliche Möglichkeiten der Stabilitätsprüfung gegeben, so zeigt auch die Entwicklung des UCLA-Testgerätes den Trend in Richtung der extensionsnahen vorderen Schubladenuntersuchung. Da sowohl die Tibiaverschiebung als auch die einwirkende Kraft gleichzeitig aufgezeichnet werden, sind mit diesem Testgerät Kraft-Weg-Diagramme zu erhalten (s. Abb. 9–18). Eine wesentliche Verbreitung hat dieses Testgerät aber auch nicht gefunden.

9.7.4
Apparaturen zur Bestimmung der posterioren Tibiabewegung

Mit dem Testgerät nach Dandy u. Pusey [109] wird das Ausmaß der spontanen hinteren Schublade bei Insuffizienz des hinteren Kreuzbandes bestimmt. Damit ist dieses Testgerät der einzige Vertreter bei dieser Fragestellung.

9.7.5
Apparaturen zur Bestimmung der anterioren und posterioren Tibiabewegung

Mit dem Testgerät nach Lindahl (aus Sylvin [642]) ist die Prüfung der anterioren Tibiabewegung in 90° Flexion möglich; wie das Testgerät von Rodriguez et al. [555], mit dem die Tibiaverschiebung nur in 90° Flexion bestimmt werden kann, hat es jedoch keine Verbreitung gefunden.

9.7.5.1
KT-1000

Im Jahre 1982 entwickelten Daniel et al. [112, 113] ein Knietestgerät zur Bestimmung der anterioren und posterioren extensionsnahen Tibiabewegung. In der Folgezeit fand dieses Gerät zunehmende Verbreitung, nicht zuletzt wegen seiner sicheren und einfachen Handhabung. Es ist heute mit großem Abstand das am weitesten verbreitete Knietestgerät (Abb. 9-8 u. 9-9).

Das Gerät wird zur Untersuchung auf die Unterschenkelvorderseite aufgesetzt. Am Gehäuse findet sich ein Handgriff, mit dem die anterior bzw. posterior gerichtete Kraft aufgebracht wird. Bei Zug an diesem Griff ertönt ein akustisches Signal bei einer Kraftgröße von 77, 89 und 133 N. Bei posterior gerichteter Kraft ertönt ein Ton bei 67 und 89 N. Das gesamte Gerät wird mit 2 breiten Klettverschlüssen am Unterschenkel fixiert. Aus dem Gehäuse treten 2 Auflageflächen hervor, die im Gerät beweglich miteinander verbunden sind. Eine Auflage wird auf die Patella gelegt (Patellasensor), die andere auf die Tuberositas tibiae (Tibiasensor). Das Ausmaß der Tibiabewegung wird auf einem runden Anzeigeinstrument abgelesen; die Skala dieses Anzeige-

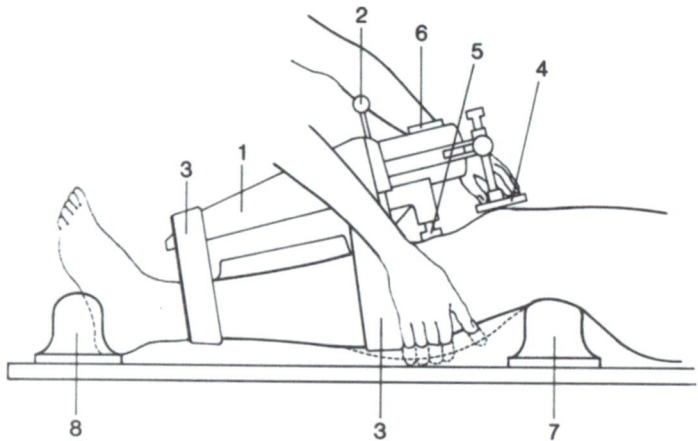

Abb. 9-8. KT-1000 auf Unterschenkel aufgesetzt (schematisch). *1* Gerätegehäuse, *2* Handgriff für Kraftaufbringung, *3* Velcrostraps, *4* Patellaauflage, *5* Tuberositas-tibiae-Auflage, *6* Anzeige, *7* Oberschenkelunterlage, *8* Fußsupport

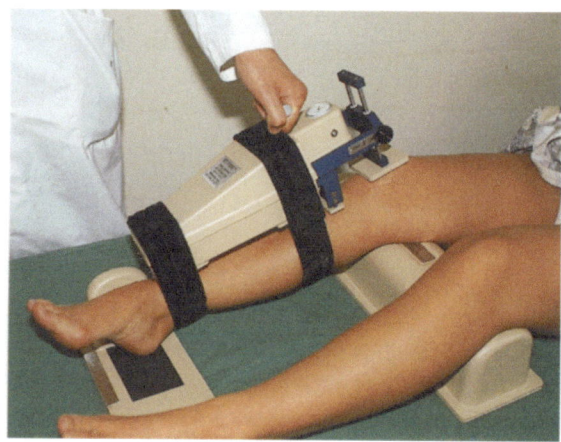

Abb. 9-9. KT-1000 Arthrometer

instrumentes ist drehbar, so daß jederzeit eine Eichung auf die Nullstellung erfolgen kann. Am Gerät ist eine Markierung vorhanden, die in Höhe des Gelenkspaltes eingestellt werden muß.

Bei der Untersuchung liegt der Patient auf dem Rücken. Unter den distalen Oberschenkel wird der Oberschenkelteil gelegt, um eine konstante Knieflexion von ca. 25° zu erzielen. Die Füße werden auf das Fußteil gelegt, das bei entspannter Lage des Patienten die Füße nach lateral abstützt, so daß eine leichte Außenrotation erreicht wird, die der Patient durch aktive Muskelanspannung nicht selbst halten muß. Dann wird das Testgerät auf der Unterschenkelvorderseite aufgesetzt und mit 2 Klettverschlüssen fixiert. Es ist dabei darauf zu achten, daß sich die

Gelenkspaltmarkierung auch in Höhe des Gelenkspaltes befindet. Der Untersucher dreht dann die justierbare Skala so, daß der Zeiger auf den Nullwert zeigt, und betätigt den Handgriff des Testgerätes in posteriore Richtung. Stellt sich der Unterschenkel nach 3 Probedurchgängen wiederholt auf den Nullwert, wird mit der Untersuchung begonnen. Der Test wird 3mal durchgeführt, wobei das endgültige Meßergebnis durch Mittelwertbildung der 3 Einzelmeßwerte bestimmt wird.

Folgende Tests sind mit dem KT-1000 möglich:

1. Passiver vorderer Schubladentest in 20° oder 70° Flexion, Kraftapplikation 67 oder 89 N.
2. Passiver hinterer Schubladentest in 70° Flexion, Kraftapplikation 67 oder 89 N.
3. Maximaler Schubladentest (maximal manueller Test). Hierzu fixiert der Untersucher nach Anbringen des Testgerätes am Unterschenkel mit einer Hand die Patellaauflage, mit der anderen greift er auf die Unterschenkelrückseite und zieht den Unterschenkel nach vorne bzw. drückt ihn bei Prüfung der posterioren Tibiabewegung nach hinten.
4. Aktiver Schubladentest (aktiver Test, maximal aktiver Test). Der Untersucher fixiert hierbei mit einer Hand den Patellasensor und bittet den Patienten, den Fuß von der Unterlage abzuheben. Das Ausmaß der durch die Quadrizepskontrakturen provozierten anterioren Tibiabewegung wird auf dem Anzeigeinstrument abgelesen. Beim maximalen Test fixiert der Untersu-

cher den Fuß auf der Unterlage und bittet den Patienten, den Fuß gegen den Widerstand abzuheben.

Zur Prüfung des hinteren Kreuzbandes empfiehlt Daniel den aktiven Schubladentest bei 70° Knieflexion.

Da beim KT-1000 bei einer Kraftapplikation von 67 und 89 N ein Signalton ertönt, kann auch ein sog. Complianceindex bestimmt werden. Hierzu wird der Meßwert bei 67 N vom Meßwert bei 89 N abgezogen. Bei intaktem Bandzustand liegt der Complianceindex bei 1, bei Kreuzbandverletzungen zwischen 2 und 3 (Tabelle 9-8 und 9-9).

Das KT-1000 wird z. Z. von zahlreichen Arbeitsgruppen zur prä- und postoperativen Bestimmung des Stabilitätszustandes verwendet [10 a, b, 77 b, 93 a, 118 a, 213 a, 420 a, 434 a, 495 a, 598 b, 654, 704 a, 722 a]. Auch bei der operativen bzw. konservativen Behandlung von Verletzungen des hinteren Kreuzbandes wird das KT-1000 zur Therapiekontrolle eingesetzt [30 a, 179 b, 277 a, 515, 561 b].

Tabelle 9-8. Bestimmung der anterioren Tibiaverschiebung mit dem KT-1000 in 30° Flexion. ( ) Standardabweichung, [ ] Spannweite, *LMT* Lachman-Test, *MM* maximal manueller Test, *MAK* maximal aktive Kraft, *R* rechts, *L* links. (Mod. nach [637 a])

Autor	Jahr	n	VKB intakt	VKB-Ruptur	LMT aktiv	Kraft
Daniel	1985 (1)	338	R 5.5 (1.8)			89N
			L 5.8 (1.9)			
		89	7.4 (1.7)	13 (3.5)		
Daniel	1985 (2)	65	7.3 (1.9) [3–13.5]	11.4 (2.9) [6–19]		89N
			8.5 (2.2) [5–15]			MM
Langrana	1985	22	6.85 (1.1)	11.09 (1.42)		89N
Malcolm	1985	24	7.2 (1.9) [3–13.5]	11.3		89N
		19	8.5 (1.9) [5–11.5]	15.3		
Bach	1987	141	5.2 [1.5–10]			67N
			6.3 [2–12]			89N
		112		7.4 [3–15]		67 N
				9.7 [4.5–19]		89N
		153		9.4 [3–19]		67 N
				11.5 [3–21]		89N
Higgins	1987	16	4.65 (2.06) [2–10]			67N
			5.56 (2.14) [2.5–11]			89N
					7.21 (2.2) [4–12]	
Sherman	1987	67	5.6 (2.0)			89N
				12.1 (2.6)		
Daniel	1988	240	7.2 (1.9) [3–13.5]			89N
			8.5 (2.2) [5–15]			MM
Lerat	1988		5.7 (4.8)	10.6 (3.1)		MAK
Harter	1989	50	5.5 (1.9)	7.5 (3.5)		68N
			6.2 (2.1)	8.1 (3.5)		90N
Highgenboten	1989	30	4.67 (1.66)			89N
			4.63 (1.63)			
Pattee	1989	40	6.3	9.4 [6–15]		89N
Sommerlath	1989	20	8.0 (2.0)	14.0 (4.0)		90N
Bach	1990	141	6.3 (1.84) [2–12]			89N
			7.0 [4–11]			MM
		107		9.6 (3.1) [4.5–19]		89N
				13.0 [5–22]		MM
		153		11.4 (3.7) [3–21]		89N
				13.5 [7–22]		MM
Neuschwander	1990	21	8.9 (1.6)	12.3 (3.4)		67N
			10.3 (1.7)	16.6 (3.6)		89N
			10.3 (1.8)	18.1 (3.0)		MM

Tabelle 9-9. Ermittelte Seitendifferenzen mit dem KT-1000 in 30° Flexion bei intakten Kniegelenken *(VKB i/i)* und Ruptur des vorderen Kreuzbandes *(VKB v/i)*. ( ) Standardabweichung, [ ] Spannweite, *PS* Pivot-shift-Test, *MM* maximal manueller Test, *EWA* Untersuchung ohne Narkose, *EUA* Narkoseuntersuchung, *VKB* vorderes Kreuzband, *HKB* hinteres Kreuzband, *MSB* mediales Seitenband. (Mod. nach [637 a])

Autor	Jahr	n	VKB i/i	VKB v/i	Kraft	Anmerkung
Daniel	1985	338	0.3 (1.3)		89N	
		89		5.6 (2.6)	89N	
Daniel	1985	120	0.8 (0.7) [0–3.5]		89N	
			0.8 (1.0) [0–3.5]		MM	
Malcolm	1985	24		4.0	89N	EWA
				5.6 [1.5–14.5]		EUA
		19		6.8 (2.7) [2–12.5]	89N	EWA
				6.4 [1.5–16]		EUA
Sherman	1987	48	0.4 (0.1)		89N	
				5.9 (3.4)		
Daniel	1988	50		6.0	89N	
				9.0	MM	
Glousman	1988	82		4.8	89N	
Anderson	1989	39		4.35	89N	
		11		4.4		
		50		4.4		
				3.8		
		45		4.3	89N	Isolierte VKB-Ruptur
		4		5.6		VKB + MSB
		3		4.0		VKB + MSB + HKB
Dahlstedt	1989	23		3.1 (1.7)	89N	EWA, frische Verletzung
				4.8 (1.9)		EUA
				4.8 (2.1)	MM	EWA
				7.4 (2.6)		EUA
		18		5.6 (29)	89N	EWA, alte Verletzung
				7.1 (2.7)		EUA
				7.7 (3.0)	MM	EW
				9.2 (3.1)		EUA
Indelicato	1989	39		5.4	89N	
Pattee	1989	40		3.1	89N	
Sommerlath	1989	20		6.0 (3.0)	90N	
Neuschwander	1990	5		7.8	89N	
Franklin	1991	10	1.0 (0.5) [0.5–2.5]			
Johnson	1991	63		5.2	89N	
Stäubli	1991	16		5.7 (3.1)	89N	
Woods	1991	41		4.4 [0–10]	89N	

Anwendung fand das KT-1000 bei experimentellen Untersuchungen zur Bestimmung des stabilisierenden Effektes von Knieorthesen [35 a]. Burks et al. [74 a] ermittelten die Tibiabewegung während der Übungstherapie auf einer Motorschiene bei Patienten nach Rekonstruktion des vorderen Kreuzbandes. Der stabilisierende Effekt von Knieorthesen bei alter Insuffizienz des vorderen Kreuzbandes wurde ebenfalls von Hillard-Sembell [284 b] bestimmt. Noyes et al. [495 a] bestimmten nach Rekonstruktion des vorderen Kreuzbandes mit einem Allograft, ob der Patient das operierte Bein mit ganzem Kör-

pergewicht oder weiter nur teilbelasten darf. Falls bei der Untersuchung eine Zunahme des Meßwertes um mehr als 2 mm im Vergleich zum Operationszeitpunkt zu verzeichnen war, durfte der Patient nicht voll, sondern nur mit 75 % des Körpergewichtes belasten.

Im Handel ist auch ein sog. KT-2000 erhältlich. Dieses Gerät ist baugleich mit dem KT-1000, kann jedoch an einen mitgelieferten Plotter angeschlossen werden, der die Meßergebnisse dann als Kraft-Weg-Diagramm graphisch darstellt. Mit einer modifizierten Auswertung geben Rijke et al. [550 b] an, daß sie zwischen einer Komplett- und Partialruptur des vorderen Kreuzbandes unterscheiden können. Da das Patientenkollektiv aber nur 19 Patienten umfaßt, müssen diese Ergebnisse äußerst zurückhaltend interpretiert werden.

9.7.5.2
AP-Drawer-Tester nach Edixhoven [144 a, b]

Der Patient muß zur Untersuchung mit diesem Gerät das Bein in eine Rahmenkonstruktion legen (Abb. 9–10). Das Bein wird mittels Klemmen fixiert; auf die Patella und die Tuberositas tibiae werden Meßsensoren aufgesetzt, deren Verschiebungen gegeneinander elektronisch registriert werden, ebenso wie das Ausmaß der ap-

plizierten Kraft. Positionsänderungen der Patella und der Tuberositas tibiae werden elektronisch registriert und voneinander subtrahiert, so daß die isolierte Bewegung des Tibiakopfes aufgezeichnet wird. Mit diesem Gerät können die anteriore und posteriore Tibiabewegung in extensionsnaher Stellung und in 90° Knieflexion untersucht werden. Die applizierte Kraft liegt zwischen 20 und 250 N.

9.7.5.3
„Knee Instability Tester" nach Shino [593]

Das Testgerät besteht aus einem Stuhl, der auf einem schweren Metallrahmen befestigt ist und horizontal und vertikal verstellbar ist. Am Me-

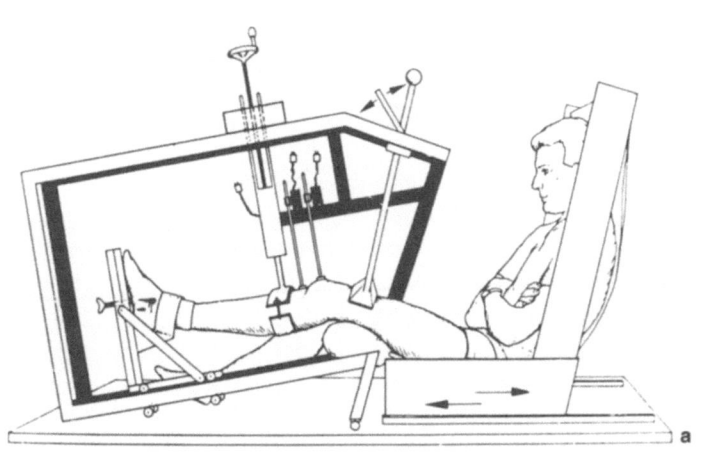

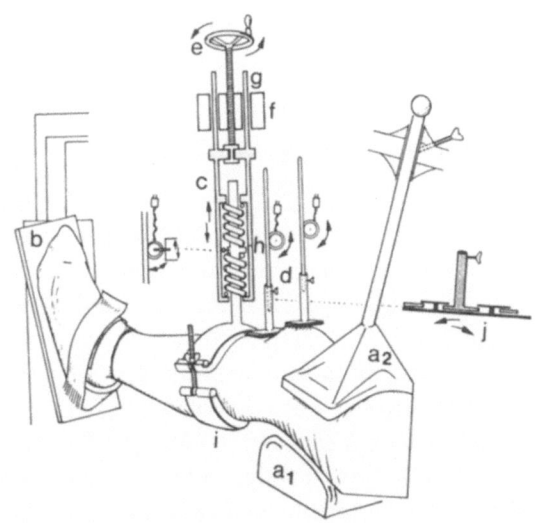

Abb. 9-10 a, b. „AP Drawer Tester" nach Edixhoven. Untersuchung der extensionsnahen anterioren bzw. posterioren Tibiabewegung (Übersicht) (**a**). Registrierung des Meßwertes und der applizierten Kraft (Detailzeichnung) (**b**). Der Oberschenkel liegt auf dem Oberschenkelkeil *(a₁)* und wird mit einer Klemme *(a₂)* gegen diese Oberschenkelauflage gepreßt und somit fixiert. Der Fuß befindet sich auf der Fußhalterung *(b)*. Die Kraftapplikation erfolgt manuell über Drehen an der Drehspindel *(e)*. Das Kraftausmaß wird potentiometrisch registriert *(c)*. Die gesamte Kraftspindel setzt über die Unterschenkelmanschette *(i)* am Unterschenkel an. (Aus [622 b])

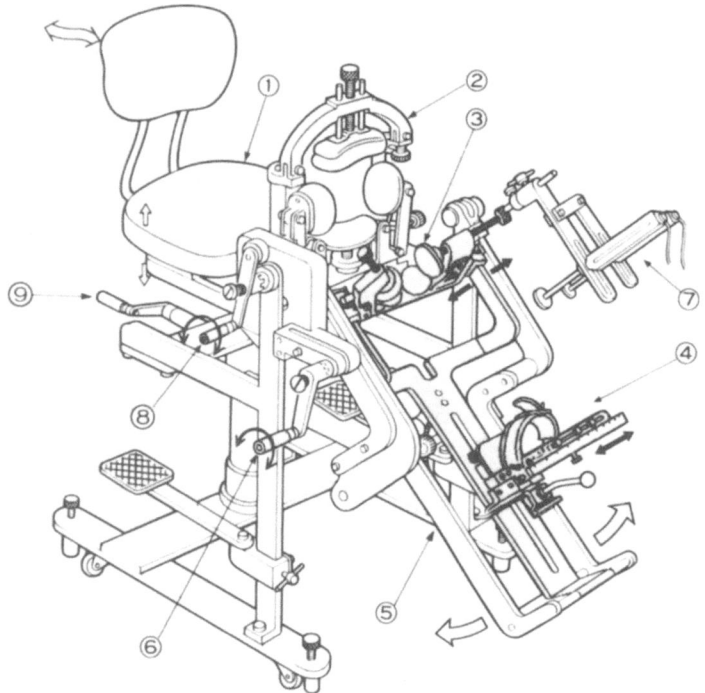

Abb. 9-11. „Knee Instability Tester" nach Shino. (Aus [595])

tallrahmen sind aufwendige Fixationsvorrichtungen zur Fixation des distalen Oberschenkelanteiles sowie des Unterschenkelteiles angebracht. Der Fuß wird auf eine Fußhalterung gestellt und mit einem Riemen befestigt, wobei die Rotation des Unterschenkels jedoch nicht fixiert ist. Ein Kraftaufnahmesystem registriert das Ausmaß der einwirkenden Kraft, die Tibiabewegung wird von 2 elektronischen Meßinstrumenten (Transducer), die auf der Patellaoberfläche und der Tuberositas tibiae aufgesetzt werden, aufgezeichnet (Abb. 9-11).

9.7.5.4
Computerized Accurate Ligament Tester (CALT) [611]

Der Patient befindet sich in sitzender Position auf einem Sitzgestell, das auf die Untersuchungsliege aufgesetzt werden kann. Das Meßgerät wird auf der Unterschenkelvorderseite so fixiert, daß der Längenmeßstempel auf der Patella liegt. Dann wird es mit Klettverschlüssen am distalen Unterschenkel befestigt (Abb. 9-12).

Die Kraftapplikation erfolgt über einen Handgriff, der am Unterschenkel angesetzt

wird. Gestützt durch einen Mikroprozessor werden die Größe der aufgebrachten Kraft, das Ausmaß der erreichten anterioren, posterioren und der gesamten anteroposterioren Tibiabewegung gespeichert und digital angezeigt. Bei Bedarf kann ein graphikfähiger Drucker angeschlossen werden. Der Nachteil dieses Gerätes liegt in seinem sehr weit vom Unterschenkel entfernten Schwerpunkt, so daß es sehr leicht zum Verkippen neigt, was einer Verbreitung entgegenstand.

9.7.5.5
Stryker Laxity Tester

Nach dem KT-1000 ist der „Stryker Laxity Tester" das Knietestgerät, das die meiste Verbreitung fand (Abb. 9-13). Die Untersuchungsvorrichtung besteht aus einer Sitzfläche, die auf die Untersuchungsliege aufgelegt und durch das Körpergewicht des Patienten auf der Liege fixiert wird. Der Unterschenkelteil ist gegen die Sitzfläche abklappbar, so daß die Beugung definiert einstellbar ist. Knapp proximal der Patella werden beide Oberschenkel gleichzeitig auf der Sitzfläche fixiert. Beide Unterschenkel werden knapp proximal der Malleolen auf das mit der

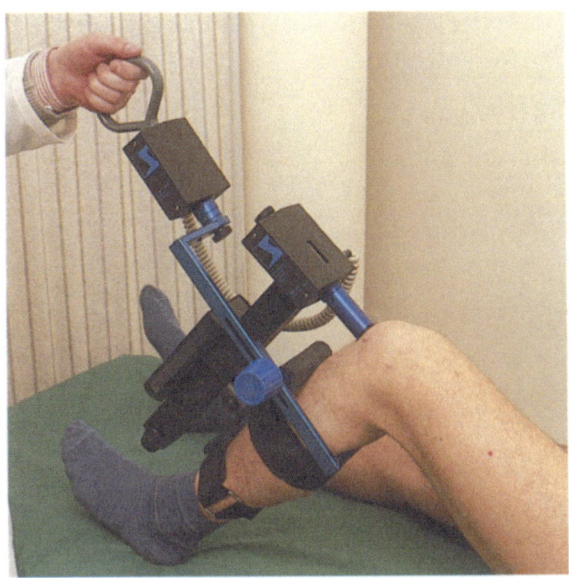

Abb. 9-12. CALT-Testgerät

Von zahlreichen Untersuchern wird das Stryker Gerät zur prä- und postoperativen Stabilitätsprüfung eingesetzt [10 b, 57, 221, 284 a, 612, 612 c, 628, 628 a] (Tabelle 9-10 und 9-11).

Wie mit dem KT-1000 wurden auch mit dem Stryker-Testgerät zahlreiche Untersuchungen in bezug auf die untersucherbedingte Variabilität und die Treffsicherheit bei Rupturen des vorderen Kreuzbandes durchgeführt [284 a, 360 a, c]. King [360 a] konnte lediglich bei 40 % der Patienten mit einer arthroskopisch nachgewiesenen Ruptur des vorderen Kreuzbandes und einem positiven Pivot-shift-Zeichen ohne Anästhesie eine Seitendifferenz von mehr als 2 mm mit dem Stryker-Testgerät nachweisen. Der 2-mm-Wert wird vom Hersteller als aussagekräftig genug angegeben, um eine Ruptur des vorderen Kreuzbandes nachzuweisen. King u. Kumar [360 c] kamen jedoch zu dem Schluß, daß mit diesem Testgerät jedoch nur geringe Seitenunterschiede bei Patienten mit Ruptur des vorderen Kreuzbandes zu verzeichnen waren. Die größten Seitendifferenzen ergaben sich bei einer Kraftapplikation von 89 N. Bei wiederholten Untersuchungen von normalen Kniegelenken, aber auch bei Untersuchungen eines Kniegelenkes durch verschiedene Untersucher zeigten sich Seitendifferenzen von mehr als 2 mm bei 60 % der Kniegelenke.

Sitzfläche verbundene Unterschenkelteil aufgelegt und mit einem Klettverschluß fixiert.

Die Kraft wird mit Hilfe des Kraftapplikators, der an der Unterschenkelrückseite angesetzt wird, aufgebracht. Das Ausmaß der Tibiaverschiebung ist auf dem Meßzeiger des Meßstabes, der in der Maximalstellung stehen bleibt, abzulesen.

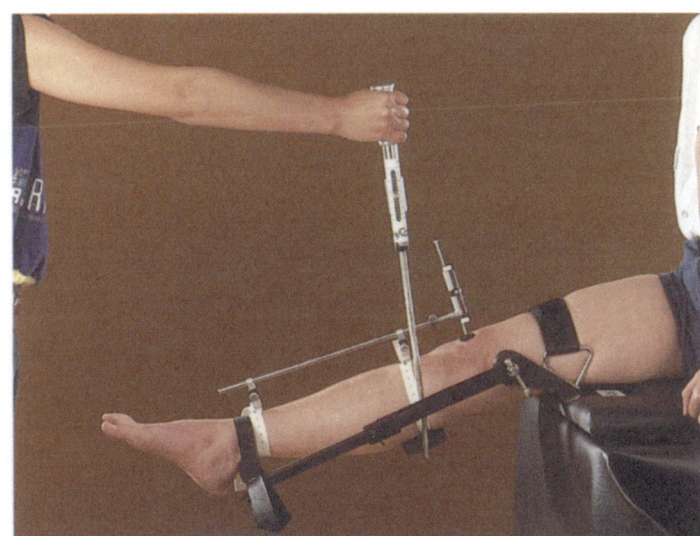

Abb. 9-13. Stryker Laxity Tester. Das nicht untersuchte Bein ist aus Gründen der Übersichtlichkeit nicht auf dem Unterschenkelteil fixiert

Tabelle 9-10. Bestimmung der anterioren Tibiaverschiebung mit dem „Knee Laxity Tester" in 30° Flexion (Abkürzungen s. Tabelle 9-9). (Mod. nach [637 a])

Autor	Jahr	n	VKB intakt	VKB-Ruptur	Kraft	Anmerkung
Boniface	1986	246	2.5 [1–7]			
		32	3.0 [1–7]	8.1 [2–17]		
		11	3.1 [2–5]			
Steiner	1986	9	2.8 (1.7)		133N	Studenten
		24	3.8 (1.6)			Gewichtheber
		10	2.9 (1.5)			Basketballspieler
		12	1.6 (1.3)			Läufer
		11	3.3 (1.7)			EUA
Grana	1988	32	RM 2.4		133N	
			LM 2.8			
		32	RW 2.9			
			LW 2.9			
		26		M 8.2		
				W 9.3		
Sommerlath	1988	50	7.0 (2.0)	10.0 (4.0)	90N	
Andersson	1989	27		7.0 (3.0)	90N	
		25	5.0 (3.0)			
		26		11.0 (3.0)	180N	
		24	8.0 (4.0)			
		20	6.0 (3.0)	8.0 (4.0)	90N	
		13		12.0 (4.0)	180N	
		14	9.0 (3.0)			
		43		10.0 (3.0)	90N	
		56	6.0 (3.0)			
		37		14.0 (4.0)	180N	
		49	9.0 (3.0)			
Highgenboten	1989	30	2.5 (1.24)		89N	
			2.39 (1.16)			
Sommerlath	1989	20	7.0 (3.0)	12.0 (4.0)	90N	
Steiner	1990	28	2.9 (2.3) [1–6]		89N	
			3.5 (2.4) [1.5–7]		133N	
		15		6.9 (3.2) [3–12]	89N	
				8.3 (2.1) [3.5–14.5]	133N	
Sommerlath	1991	53	7.0 (2.0)	10.0 (2.0)	90N	

Tabelle 9-11. Ermittelte Seitendifferenz mit dem „Stryker Knee Laxity Tester KLT" in 30° Flexion (Abkürzungen s. Tabelle 9–9). (Aus [637 a])

Autor	Jahr	n	VKB i/i	VKB v/i	Kraft	Anmerkung
Sommerlath	1988	50		3.0 (3.0)	90 N	
Andersson	1989	25		2.0 (3.0)	90N	
		24		3.0 (4.0)	180N	
		18		2.0 (3.0)	90N	
		13		3.0 (4.0)	180N	
		42		4.0 (3.0)	90N	
		36		5.0 (4.0)	180N	
Anderson	1989	39		4.4	89N	Frische Verletzung
		11		5.2	89N	Alte Verletzung
		50		4.6	89N	Frische + alte Verletzung
Sommerlath	1989	20		5.0 (2.0)	90N	
Sommerlath	1991	53		3.0 (3.0)	90N	

9.7.5.6
Knielaxizitätstester (KLT)

Basierend auf unserem Röntgenhaltegerät [623] haben wir ein nicht radiologisches Verfahren zur Bestimmung des Schubladenausmaßes entwickelt. Die Tibiabewegung wird gegenüber dem fixierten Femur mit einem elektronischen Meßtaster erfaßt, der mit einem Schlitten auf dem Haltegerät fixiert ist und ventral auf der Tuberositas tibiae aufsetzt (Abb. 9-14).

Nach computerisierter Auswertung werden die Meßergebnisse in Form von dreidimensionalen Landschaften dargestellt (s. Abschn. 9.8.2). Der routinemäßige, klinische Einsatz dieses Gerätes ist jedoch nicht anzustreben, da die Untersuchung sehr zeitaufwendig ist.

Es wurde daher ein einfaches Knietestgerät entwickelt (Knielaxizitätsmesser, KLT), mit dem die normale extensionsnahe Tibiabewegung bestimmt werden kann (Abb. 9-15).

Das Testgerät besteht aus einem 35 cm langen Vierkantrohr, an dem im oberen Teil eine gummiunterpolsterte Patellaauflage angebracht ist. Auf der Brücke des Gerätes ist der Meßaufnehmer befestigt. Der Meßtaster – ein induktiver Wegaufnehmer – befindet sich dabei im Meßkasten auf einem speziellen Schlitten. Mit einer Sicherungsschraube kann der Taster des Wegaufnehmers am Gerät fixiert werden, so daß bei Verkippung oder bei der Lagerung des Gerätes keine Schäden am elektronischen System auftreten können.

Am unteren Teil findet sich eine Unterschenkelauflage (Abb. 9-15). Gleichzeitig ist auf dem Gerät eine Tastatur zur Bedienung des Auswertungs- und Anzeigegerätes integriert. Über ein Kabel wird das Testgerät mit einem Auswertungs- und Anzeigesystem verbunden, das den aktuellen Meßwert, aber auch die gemessenen Maximalwerte bzw. Minimalwerte angezeigt. Ebenfalls wird von der Auswertungsapparatur der Mittelwert der letzten 3 Maximal- bzw. Minimalwerte angegeben. Gleichzeitig wird der über der Tuberositas tibiae gemessene Wert mit Hilfe eines speziell berechneten Korrekturfaktors multipliziert, um die Längenmessung auch auf die Tibiaverschiebung in Höhe des Tibiakopfes (Eminentia intercondylaris) zu beziehen [637a].

Bei Untersuchungen mit diesem Testgerät zeigten sich bei Überprüfung der Validität und Reliabilität im Vergleich zum KT-1000 etwas bessere Ergebnisse, ohne daß diese statistisch signifikant sind [637a].

Weitere Untersuchungen und instrumentelle Vereinfachungen sind jedoch auch bei diesem Gerät noch nötig. Sein Vorteil liegt im Vergleich mit anderen Geräten in der geringen Dimensionierung, der einfachen und schnellen Positionierung auf dem Unterschenkel sowie der Nutzung der modernen Elektronik. Der Untersucher braucht sich beispielsweise keine einzelnen Meßwerte zu merken, da sie vom Testgerät angezeigt werden; auch der Mittelwert wird berechnet.

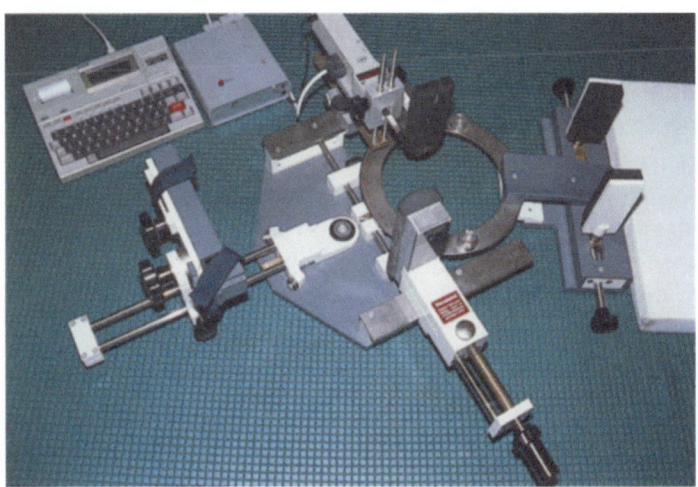

Abb. 9-14. Geräteaufbau zur Untersuchung des Lachman-Tests in Neutralrotation des Unterschenkels

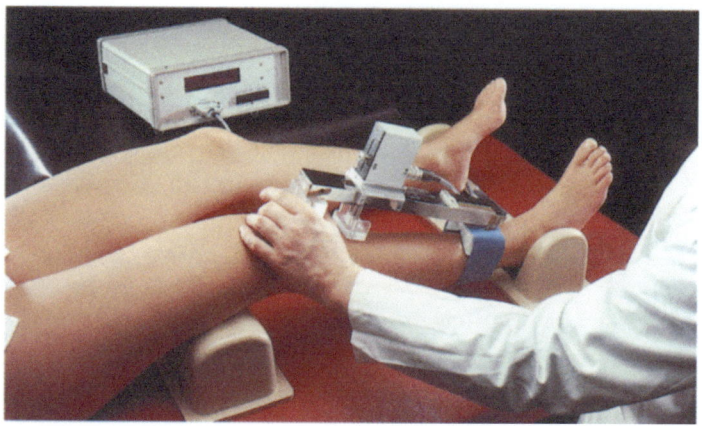

Abb. 9-15. Knielaxizitätstester (KLT). Lagerung des Patienten zur Prüfung des Lachman-Tests. Der Patient wird aufgefordert, maximal zu entspannen. Dann wird das Testgerät auf den Nullwert geeicht. Auf der Anzeige des Auswertungsgerätes erkennen Patient und Untersucher den Nullwert. Spannt der Patient seine Muskulatur an, verändert sich dieser Wert; entspannt er noch mehr, sinkt dieser Wert unter Null. Dann ist eine Neueichung erforderlich. Hiermit hat der Patient auch die „optische Kontrolle" über seinen Entspannungszustand (Biofeedback). Unter optimaler Entspannung wird die Tibiaverschiebung manuell ausgelöst (maximal manueller Test)

9.7.6
Goniometer und komplexe Untersuchungsapparaturen

Der Anspruch, mit der gleichen Untersuchungsvorrichtung mehr als nur einen Laxizitätstest quantitativ erfassen zu können, machte die Entwicklung von komplexen Untersuchungsapparaturen notwendig. Technisch aufwendige Goniometer sind von Townsend [663] und Hang [247] beschrieben worden. Wie das CARS-UBC-Goniometer [330] dienten diese Apparaturen primär zur Gangbildanalyse, aber auch zur Bestimmung der Flexions- und Rotationsausmaße.

Mit einem modifizierten Zahnbehandlungsstuhl als grundlegendem Element demonstrierte die Arbeitsgruppe um Markolf bei der apparativen Laxizitätsdiagnostik ein breites Untersuchungsspektrum: Mediale und laterale Aufklappbarkeit, vordere und hintere Translation sowie die gesamte anteroposteriore Verschiebung konnten unter gleichzeitiger Berücksichtigung rotatorischer Komponenten bestimmt werden [27, 28, 422, 424, 596].

9.7.6.1
„Knee Analysis System" (Genucom)

Das Genucom ist das wohl teuerste und elektronisch aufwendigste Testgerät, das im Handel ist. Es bietet allerdings auch ein sehr umfangreiches Testspektrum (Tabelle 9-12).

Das Genucom besteht aus einem gepolsterten Untersuchungsstuhl mit verstellbaren Rückenlehnen, in dessen Unterbau ein mikroprozessorgestütztes Meßsystem untergebracht ist. In der Sitzfläche befindet sich ein Dynamometer, der die auf das Kniegelenk bzw. den Oberschenkel einwirkenden Kräfte mißt. Über ein an der Vorderseite angebrachtes Elektrogoniometer mit 6 Freiheitsgraden werden die Bewegungsausmaße des Kniegelenkes registriert. Die eingehenden Signale werden so verarbeitet, daß auf dem Monitor die simultane numerische und graphische Darstellung von Kraft- und resultierenden Bewegungsveränderungen erfolgt (Abb. 9-16).

Mit Hilfe der aufwendigen Elektronik ist es nach den Angaben des Herstellers möglich, die Femurbewegungen im Oberschenkelweichteilmantel von den realen Femurbewegungen bei Krafteinwirkung abzugleichen, um bei der Kraftapplikation lediglich die Tibiabewegung zu erhalten. Obwohl das Gerät schon mehrere Jahre

Tabelle 9-12. Testspektrum des „Knee Analysis System" (Genucom). *IR* Innenrotation, *NR* Neutralrotation, *AR* Außenrotation, *INAR* Innen-, Neutral- und Außenrotation, *A/P* anterior/posterior, *M/L* medial/lateral, *V/V* varus/valgus, *I/A* Innen/Außenrotation. (Aus [637 a])

Test	Flexion	US-Rotation	Kraft
V/V Stress-Test	0–10°, 20–30°	Nicht definiert	0–20 Nm
30° A/P Drawer Test	30°	Definierbare INAR	0–150 N
A/P Drawer-Test	90°	Definierbare INAR	0–150 N
Dual Lachman-Test	30°	NR	0–150 N
Dual A/P Drawer-Test	90°	NR	0–150 N
I/A Rotatory Stress-Test	20°, 80°	max. IR und AR, NR	0–50 N
M/L Pivot-shift-Test	20–30°	Definierbare INAR	0–150 N
Genu-Recurvatum-/Screw Home-Test	Extension und Hyperextension	Nicht definiert	0–150 N
Patella-Position-Test	45°, 90°	Nicht definiert	
Q-Angle-Test	Extension	Nicht definiert	
Patellar Hypermobility-Test	Beliebiger Winkel	Nicht definiert	Bis Subluxation
Dynamic M/L Patellar Tracking-Test	Beliebiger Winkel	Nicht definiert	Aktive Extension/Flexion
Discrete Patellar Tracking-Test	Beliebiger Winkel	Nicht definiert	Aktive Extension/Flexion
Axial Alignment-Test	Extension	Nicht definiert	

im Handel ist, wurde erst kürzlich über die Reproduzierbarkeit der Testergebnisse berichtet [718 a].

Ein wesentlicher Faktor bei der Verwendung des Genucoms scheint uns die Untersuchungsdauer zu sein, die für den jeweiligen Patienten notwendig ist. Ein erfahrener Untersucher benötigt für eine 14 Tests umfassende Untersuchung beider Kniegelenke etwa 25–30 min [507]. Damit dürfte sich die Verwendung des Genucom-Testgerätes auf einige wissenschaftliche Fragestellungen beschränken. Gleichzeitig wird angegeben, daß eine Einarbeitungszeit von ca. 20 h zu veranschlagen ist [284].

Die Korrelation der Ergebnisse des Genucoms mit der klinischen Untersuchung zeigt eine ungenügende Übereinstimmung. Der Lachman-Test war bei 9 Patienten mit Ruptur des vorderen Kreuzbandes bei der klinischen Untersuchung positiv, mit dem Genucom aber lediglich bei 4 Patienten (Seitendifferenz >4 mm). Bei 3 kniegesunden Probanden fiel das Testergebnis dagegen ebenfalls positiv aus (Seitendifferenz >4 mm) [291 a].

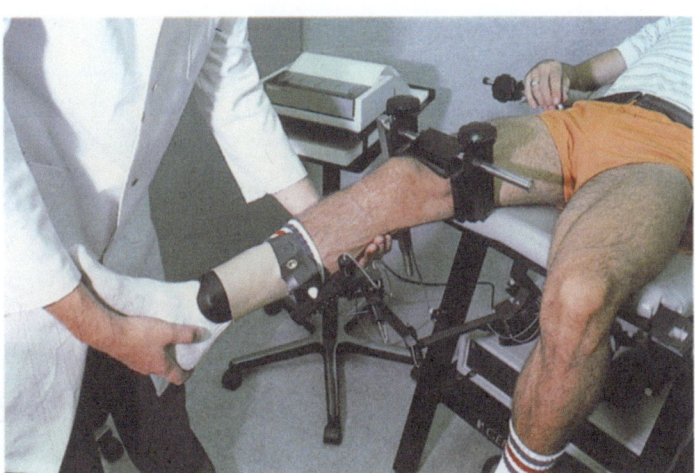

Abb. 9-16. Genucom-Gerät, Prüfung des Lachman-Tests

Auch Anderson u. Lipscomb [10 b] konnten mit diesem Gerät bei Patienten mit klinisch nachweisbarer Ruptur des vorderen Kreuzbandes lediglich in 70 % der Fälle diesen Befund auch mit dem Genucom bestätigen.

An dieser Stelle kann nur die Forderung von Wroble et al. [718 a] bekräftigt werden, daß die mit Testgeräten gewonnenen Ergebnisse äußerst vorsichtig zu interpretieren sind. Die Autoren fordern daher unserer Meinung nach völlig zu Recht, daß bei allen bekannten Testgeräten Studien zur Reproduzierbarkeit und Reliabilität der Testergebnisse durchgeführt werden sollten.

Sommerlath u. Gillquist [612] verglichen die Ergebnisse einer einfachen (Stryker Laxity Tester) und einer komplexen Apparatur (Genucom) mit den Ergebnissen der klassischen klinischen Untersuchung. Beim Lachman-Test stimmten die Ergebnisse des Stryker Laxity Testers in 72 %, die des Genucoms aber nur in 58 % mit der klinischen Untersuchung überein.

Beim Vergleich der Meßergebnisse bei Patienten mit Ruptur des vorderen Kreuzbandes liegen die mit dem Genucom ermittelten Werte deutlich niedriger als die mit anderen Testapparaturen erhaltenen.

9.7.6.2
CA-4000 Kniebewegungsmesser (vormals „Knee-Signature-System": KSS)

Nachdem das Gerät zunächst 1987 vorgestellt wurde, erfolgte eine grundlegende Modifizierung der Auswertungssoftware. Nach dem Wechsel des Vertreibers wird das Gerät unter der Bezeichnung CA-4000 verkauft.

Das Testgerät besteht aus einer Femur- und einer Tibiaschiene (Abb. 9-17). Die Femur- und Tibiaschienen werden jeweils mit 2 Verschlüssen am Ober- bzw. Unterschenkel fixiert. Die Kraft wird durch einen am proximalen Unterschenkel ventral (dorsale Kraftrichtung) und dorsal (anteriore Kraftrichtung) anzusetzenden Kraftspender aufgebracht und gleichzeitig registriert. Meßwerte werden vom Computer verrechnet sowie in Form einer Graphik (Hysterese) dargestellt.

Die Untersuchungen mit diesem Gerät zeigen, daß die Resultate in Abhängigkeit von den Untersuchern stärker variieren als z. B. mit dem KT-1000. Statistisch signifikant sind diese Unterschiede jedoch nicht [69 a]. Das Fixationsgestänge wird als sehr empfindlich beschrieben, speziell die Verbindungsstreben seien leicht verbiegbar. Auch von den Patienten wird das Gerät als nicht so komfortabel angesehen wie das KT-1000 [69 a]. Nicht nur eine lange Untersuchungszeit von 16 min [465 b] bzw. 20 min [478 a], sondern auch die Komplexität der Apparatur dürften einer weiten Verbreitung entgegenstehen (Tabelle 9-13).

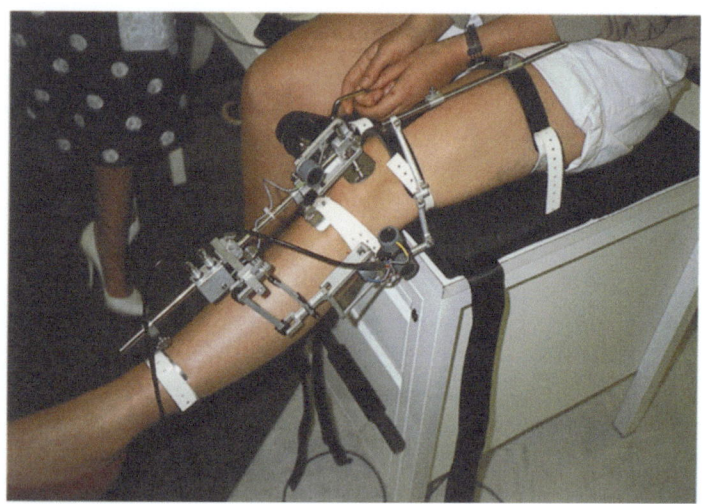

Abb. 9-17. Knee Signature System (KSS)

Tabelle 9-13. Bestimmung der anterioren Tibiaverschiebung mit dem „Knee Signature System" (KSS) in 30° Flexion (Abkürzungen s. Tabelle 9-8). (Aus [637 a])

Autor	Jahr	n	VKB intakt	VKB-Ruptur	Kraft
Sommerlath	1989	20	7.0 (2.0)	10.0 (4.0)	90N
Drez	1991	5	5.6 (1.18)	8.9 (2.32)	89N
Neuschwander	1990	21	6.1 (1.4)	11.3 (3.5)	89N
			7.8 (1.8)	14.9 (3.8)	133N
			9.6 (1.9(	17.2 (3.4)	MM
Steiner	1990	30	4.7 (3.1) [1–8]		89N
			5.6 (5.4) [2–11]		133N
		15		10.4 (4.4) [7–14.5]	89N
				12.6 (5.2) [7.5–16.5]	133N
Riedermann	1991	6	R 4.7 (2.0)		89N
			L 5.7 (1.7)		
			R 7.1 (2.8)		133N
			L 7.9 (2.0)		

9.8
Graphische Darstellung von Laxizitäten

Mit der Durchführung apparativer Laxizitätsmessungen ist zwangsläufig die Auswertung eines mehr oder weniger großen Datenmaterials verbunden. Bei den Apparaturen, mit denen das Kniegelenk nur in einer Position untersucht und dabei nur der maximale Laxizitätswert erfaßt wird, bestehen keine Schwierigkeiten, den Meßwert zu erfassen und zu dokumentieren.

Bei der Bestimmung der Tibiabewegung in 3 verschiedenen Gelenkstellungen resultieren bei Bestimmung der medialen und lateralen tibialen Bewegung mindestens 6, bei der Untersuchung beider Kniegelenke sogar 12 Meßwerte. Wird noch die hintere Schublade geprüft, müssen 24 Meßwerte registriert und verarbeitet werden. Eine Darstellung in Zahlenreihen ist wegen der Unübersichtlichkeit nicht anzustreben. Vielmehr sollte eine leicht verständliche graphische Darstellung, die dem Untersucher die Erfassung des Laxizitätsverhaltens erleichtert, angeboten werden.

Eine manuelle rechnerische Bewältigung der erhaltenen Meßwerte ist zwar möglich, bei der manuellen Übertragung von Werten resultieren aber zahlreiche Übertragungsfehler. Darüber hinaus ist dieses mit einem beträchtlichen Zeitaufwand verbunden. Komplexe mathematische Prozeduren sind nur dann ohne übergroßen Zeit- und Personalaufwand zu bewältigen, wenn die entsprechende Software vorhanden ist.

9.8.1
Zweidimensionale Darstellung

Die Mehrzahl der bekannten graphischen Darstellungen ist zweidimensional. Der den Untersucher am meisten interessierende Aspekt ist dabei das Ausmaß der Tibiaverschiebung bzw. deren Änderung in Abhängigkeit von der Kraft. Somit ist das Kraft-Weg-Diagramm die am meisten verbreitete Darstellungsweise. Andere Faktoren wie Tibiarotation und Flexion des Kniegelenkes müssen konstant gehalten werden. Man kann daher eine zweidimensionale Darstellungsart nur als Momentaufnahme ansehen.

Eine sehr verbreitete Darstellung der anterioren und posterioren Tibiaverschiebung wurde von Markolf, Mensch u. Amstutz [421] entwickelt. Hierbei werden die Parameter in Form einer Kurve in einem Koordinatsystem erfaßt. Auf der Ordinate wird die anterior wirkende Kraft (oberer Teil der Ordinate) und die posterior einwirkende Kraft (unterer Teil der Koordinate) aufgetragen. Auf der Abszisse wird die anteriore (positiver Bereich) und posteriore (negativer Bereich) Verschiebung der Tibia aufgetragen. Die Untersuchung beginnt nach Eichung des Systems vom Nullpunkt (Kreuzung von Abszisse und Ordinate). Zuerst wird ein anteriorer Streß aufgebracht und die Verschiebung der Tibia aufgetragen (gestrichelte Linie in Abb. 9-18). Ist nach Beendigung der anterioren Streßeinwirkung die Abszisse wieder erreicht, wird der posteriore Streß aufgebracht. Das passive Zurückgleiten der Tibia in die Normalstellung wird ebenfalls registriert. Mit Hilfe dieser Kurven lassen sich die anteriore „stiffness", definiert als Anstiegssteilheit der Kurve unter einem anterioren Streß von 50 N, die anteriore Laxizität, definiert als anteriore Tibiaverschiebung bei 200 N, und die totale Laxizität (Verschiebung), definiert als Tibiaverschiebung zwischen 200 N posteriorem und 200 N anteriorem Streß, ermitteln (Abb. 9-18).

Verletzungen des Kapsel-Band-Apparates zeigen sich in einer verringerten Anstiegssteilheit oder Verschiebung der Kurve auf der y-Achse. Zur Erzeugung dieser Kurve muß die Messung simultan mit der Kraftapplikation erfolgen. Das Genucom-Gerät (vgl. Abb. 9-16) und das KSS-Gerät (vgl. Abb. 9-17) stellen die Untersuchungsergebnisse in Form von derartigen Kurvendiagrammen dar. Demnach erhält man für jede Gelenkeinstellung eine Kurve. Untersucht man das verletzte und das intakte Kniegelenk in 5 verschiedenen Gelenkpositionen, so erhält der Untersucher 10 (!) Kurven. Wird nur ein Patient untersucht, ist die Auswertung noch zu bewältigen. Werden aber im Rahmen einer größeren Studie mehrere Patienten untersucht, sind einige hunderte graphischer Darstellungen auszuwerten.

9.8.2 Dreidimensionale Darstellung

Soll ein Darstellungsverfahren Flexion und Unterschenkelrotation als unabhängige Größen berücksichtigen, reichen 2 Dimensionen, wie z. B. ein Kraft-Weg-Diagramm, zur graphischen Präsentation nicht aus. Da nur eine dreidimensionale Darstellung diesen Anforderungen genügt, wurde diese in Zusammenarbeit mit Herrn Prof. Dr. Werner (†) und Herrn Prof. Dr. H. Stenzel (Institut für Angewandte Mathematik der Rheinischen Wilhelms-Universität Bonn) entwickelt.

In einem dreidimensionalen Koordinatensystem werden Flexion, Rotation und gemessener Schubladenwert (in mm) aufgetragen. Über der Grundfläche (vgl. Bewegungsspektrum des Kniegelenkes, Abb. 3-2), die von der x- und z-Achse begrenzt wird, werden an den Stellen, an denen Messungen vorgenommen wurden, die ermittelten Schubladenwerte als „Höhenwerte" aufgetragen (Abb. 9-19). In experimentellen Untersuchungen mit definierten Banddurchtrennungen fertigten wir in 19 verschiedenen Gelenkstellungen (s. Abb. 3-57, 3-59 bis 3-62) standardisierte gehaltene Röntgenaufnahmen an. Bei Patienten- und Probandenuntersuchungen wurde in 13 verschiedenen Gelenkeinstellungen das anteriore und posteriore Schubladenausmaß mit dem nichtradiologischen Verfahren (vgl. Abb. 9-14) bestimmt (Abb. 9-20 und 9-21).

Messungen an biologischen Systemen jeglicher Art sind naturgemäß Schwankungen und Störungen unterworfen, die üblicherweise durch Mittelwertbildung ausgeglichen werden, wenn sich die Parameter der gemessenen Größe nicht verändern. Kompliziertere nichtlineare Meß-

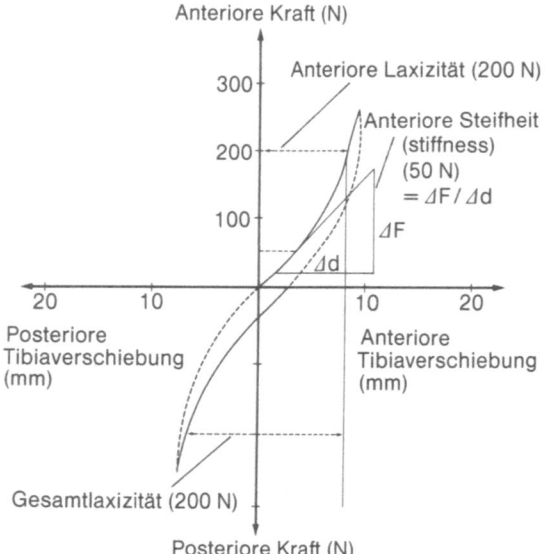

Abb. 9-18. Zweidimensionale Darstellung der anterioren und posterioren Tibiabewegung. (Nach Markolf [422])

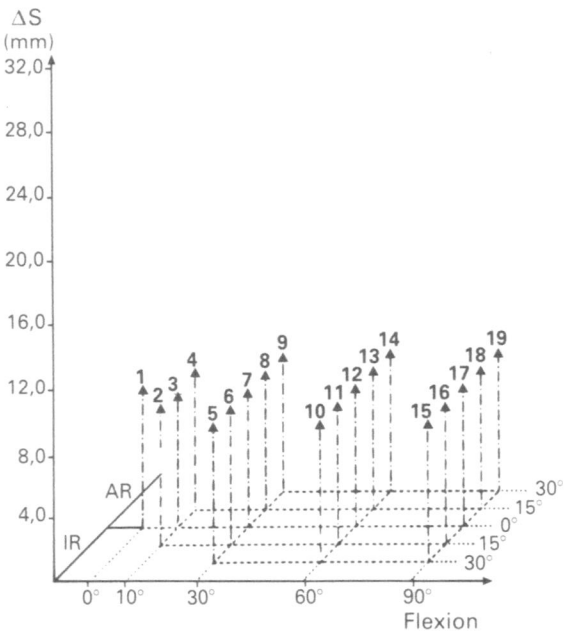

Abb. 9-19. Dreidimensionales Koordinatensystem mit Grundraster (19 verschiedene Gelenkstellungen). Auf der y-Achse wird die Tibiaverschiebung in mm, auf der x-Achse die Flexion und auf der z-Achse die Rotation in Grad aufgetragen; *AR* Außenrotation, *IR* Innenrotation. (Nach [625])

liche Information über den Zustand des vorderen Kreuzbandes durch die Anschlagcharakteristik (fester oder weicher Anschlag) zu erhalten ist. Dies kann mit keiner der beschriebenen Testapparaturen nachvollzogen werden.

9.9 Grenzwertbestimmung zum Nachweis einer Ruptur des vorderen Kreuzbandes

Ergebnisse der apparativen Kniediagnostik sollten eindeutig Normalwerte und pathologische Werte unterscheiden lassen. Diese Forderung gilt nicht für die Meßwerte zwischen rechtem und linkem Kniegelenk bei intakten Bandverhältnissen, sondern für den Differenzwert zwischen rechtem und linkem bzw. verletztem und intaktem Kniegelenk bei einer Ruptur des vorderen Kreuzbandes.

Der 89 N-Test, der maximale manuelle Test sowie der aktive und maximal aktive Test wurden beim KT-1000 und bei dem von uns entwickelten Knietestgerät (Abb. 9-15) auf die Unterschiede zwischen Probanden und Patientengruppe überprüft. Bei jedem Gerät zeigte sich für jeden Test ein statistisch auffälliger Unterschied ($p < 0.05$) zwischen den Werten der Probanden- und der Patientengruppe [637a]. Trotz der großen Streuung der Ergebnisse läßt sich – bedingt durch die große Anzahl der Untersuchungen (Probandengruppe n = 208, Patientengruppe n = 80) – bei jedem klinischen Test der Mittelwert der Seitendifferenz hinreichend genau bestimmen, so daß die Patientengruppe von der der Probanden auf einem sehr hohen Signifikanzniveau unterschieden werden kann [637a].

Hier zeigt sich auch eine Tücke der Statistik: Bei der Beurteilung von Testgeräten bzw. von einzelnen Testtechniken hilft es nicht, wenn konstatiert wird, daß sich Probanden- und Patientengruppe „statistisch signifikant" unterscheiden. Für den klinischen Alltag ist diese statistische Analyse wenig hilfreich. Viel entscheidender ist die detaillierte Betrachtung der

werte, wie z. B. bei der Stabilitätsprüfung, zeigen bei der graphischen Darstellung gebogene oder gewellte Ausgleichsgebilde, deren Form mit der „Methode der kleinsten Quadrate" bestimmt wurde. Während der mathematischen Berechnungen und computerisierten Darstellung der Landschaften zeigte sich, daß Polynome 3. Grades dazu am besten geeignet waren.

Die Darstellung einer Tibiabewegung in Form einer dreidimensionalen Landschaft macht es erforderlich, die Untersuchung in verschiedenen Positionen durchzuführen.

In Anbetracht der heutigen Erkenntnisse ist dies zwar von hohem wissenschaftlichem Interesse, für den klinischen Alltag jedoch von geringerer Bedeutung. Entscheidend ist hier die Beschränkung auf die wesentliche Prüfung der extensionsnahen vorderen Tibiabewegung. Auch an dieser Stelle muß erneut festgestellt werden, daß die apparative Untersuchung keinesfalls die klinische Untersuchung ersetzen kann. Man muß bedenken, daß bei dieser eine ganz wesent-

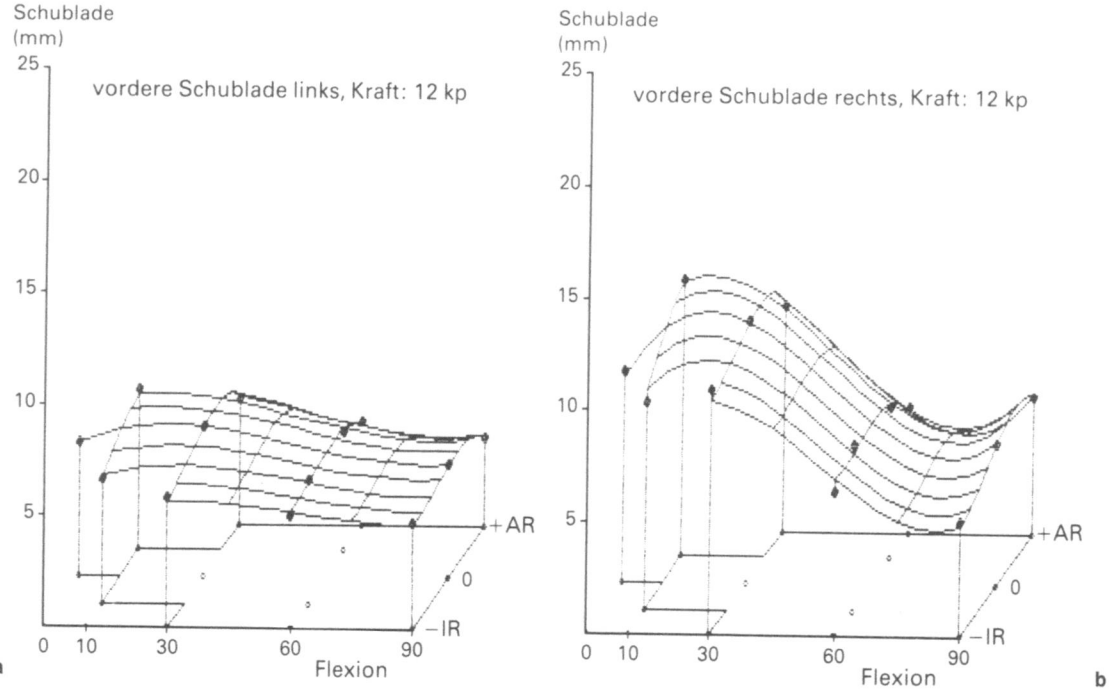

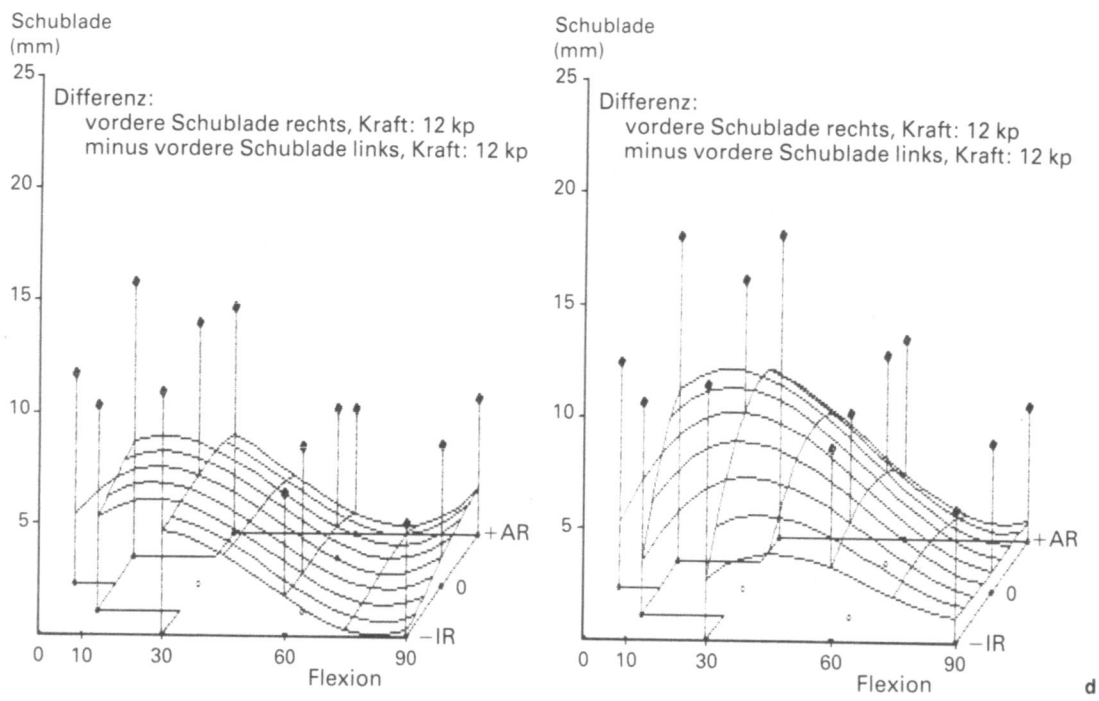

Abb. 9-20 a–d. Nichtradiologische Bestimmung der vorderen Schubladenbewegung und Darstellung als dreidimensionale „Landschaft" des linken (intakt) (**a**) und rechten Kniegelenkes (verletzt) (**b**). Die vom Computer berechnete Differenzlandschaft zeigt als Ausdruck der Ruptur des vorderen Kreuzbandes eine ausge- prägte extensionsnahe Schubladenbewegung bis zu 7 mm (**c**). Die Differenzlandschaft eines anderen Patienten mit ausgeprägterer klinischer Instabilitätssymptomatik (positiver Pivot-shift-Test) zeigt ebenfalls eine signifikante extensionsnahe Schubladenbewegung (**d**); *IR* Innenrotation, *AR* Außenrotation; Kraft 120 N

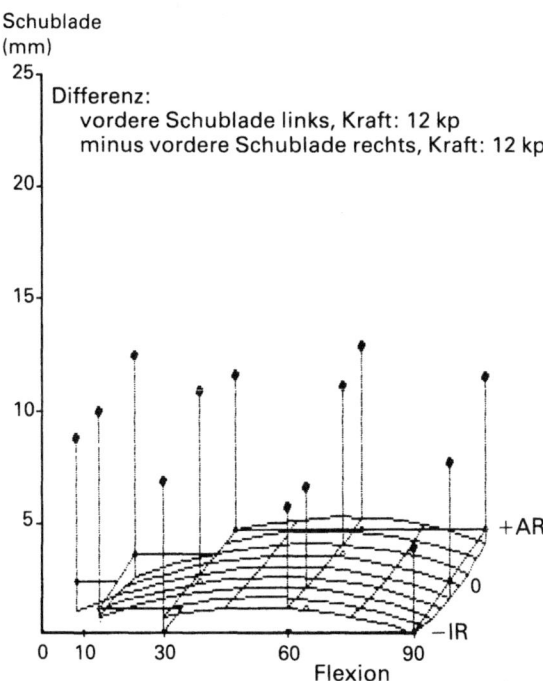

Abb. 9-21. Die „Landschaft" eines Probanden ohne erinnerliches Knietrauma bewegt sich um die Ausgangsebene; Kraft 120 N

Grenzbereiche, in denen sich physiologische und pathologische Seitendifferenzen überlappen. Aus diesem Grunde sollten bei der Beschreibung von Untersuchungsergebnissen nicht nur die Mittelwerte, sondern auch deren Verteilung angegeben werden [637 a]. So geben McCarrol et al. [434 a], O'Brian et al. [496 b, c], Saglione et al. [587 a] und Woods et al. [717 a] ihre Ergebnisse in nach Millimeterbereichen gestaffelter Form an.

Es ist das Ziel, eine Millimetergrenze zu ermitteln, mit deren Hilfe sowohl falsch-positive als auch falsch-negative Werte auszuschließen sind, um Patienten mit einer Ruptur des vorderen Kreuzbandes sicher zu diagnostizieren. Falsch-positive Ergebnisse sind solche, die einen pathologischen Zustand anzeigen, obwohl keiner vorliegt. Falsch-negative Ergebnisse sprechen für ein intaktes vorderes Kreuzband, obwohl dieses verletzt ist.

In der Literatur ist die 3-mm-Grenze geläufig [10 b, 112–114, 116, 561 a, b, 612]. Die Analyse einer Grenze wird jedoch erst mit Hilfe von Histogrammen der relativen und absoluten Häufig-

keitsverteilungen verständlich, in welchen verschiedene Tests mit dem KT-1000 und dem KLT (Abb. 9-15) verglichen werden (Abb. 9-22).

Bei der Untersuchung mit dem KT-1000 ist die 3-mm-Grenze nur für den maximal manuellen Test sinnvoll, obwohl auch hier noch bei 5 % der Probanden und 6 % der Patienten mit einer falschen Diagnose gerechnet werden muß (Abb. 9-23).

Die 3-mm-Grenze erweist sich bei den aktiven Tests (aktiver und maximal aktiver Test) als nicht sinnvoll (Abb. 9-24 und 9-25). Bei Verwendung des KLT sind 12 % der Diagnosen falsch [637 a].

Diese Ergebnisse zeigen, daß keine absolut eindeutige Grenze existiert, die nach oben und

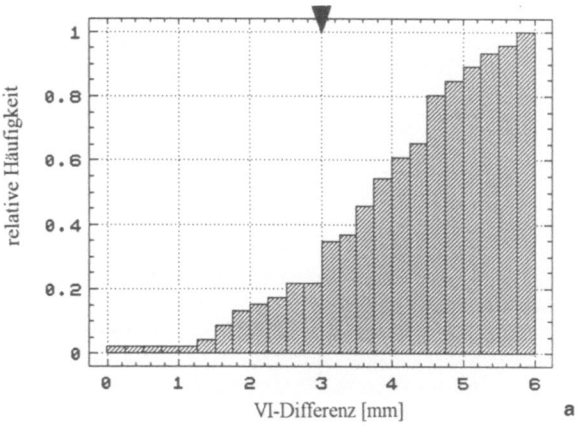

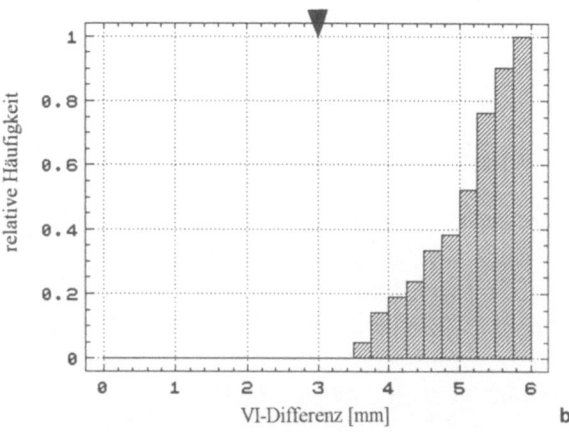

Abb. 9-22 a, b. Relative Häufigkeitsverteilung der VI-Differenzen (Meßwertdifferenz zwischen verletztem und gesundem Kniegelenk) beim 89 N-Test (**a**) und beim maximal manuellen Test (**b**) bei Erfassung der anterioren Tibiabewegung mit dem KLT bei Patienten (n = 80) mit einer Ruptur des vorderen Kreuzbandes. Die 3-mm-Grenze ist mit einem *Pfeil* markiert. (Aus [637 a])

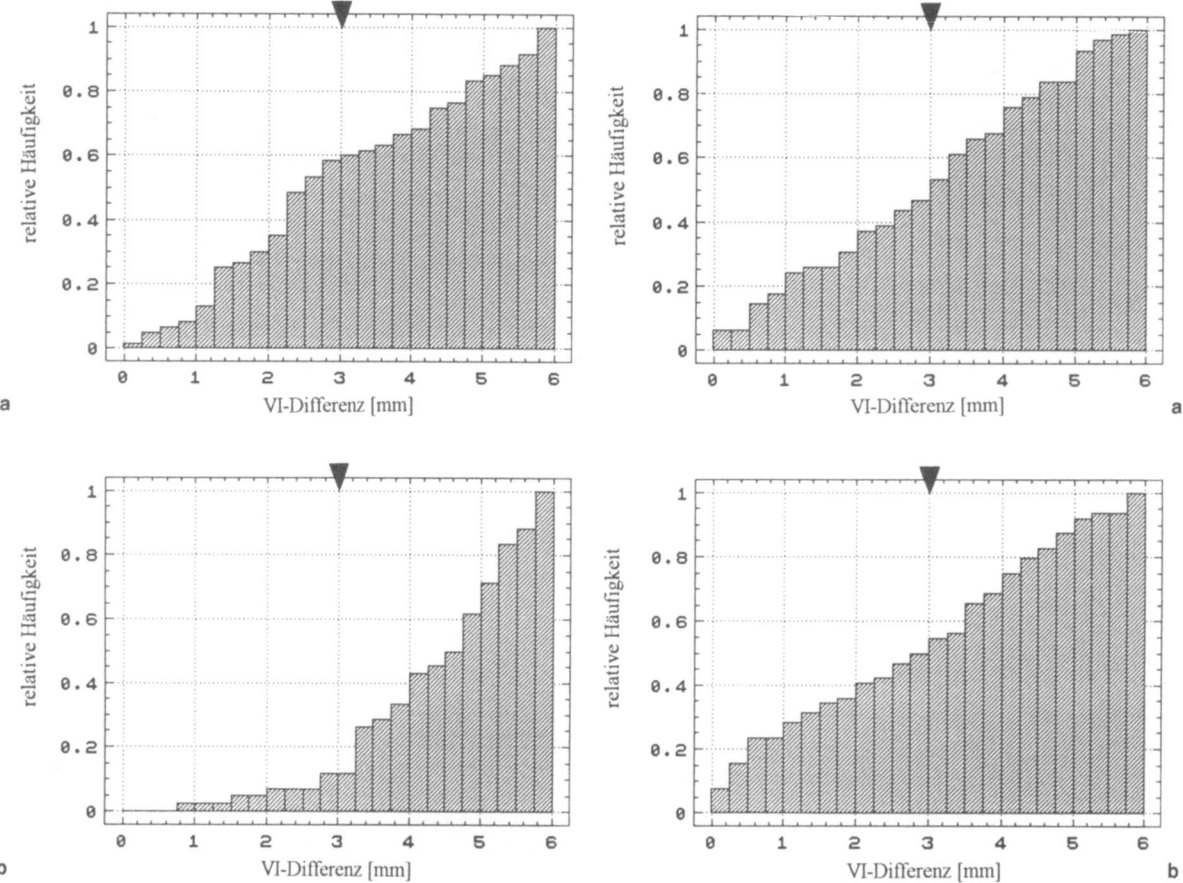

Abb. 9-23 a, b. Relative Häufigkeitsverteilung der VI-Differenzen (Meßwertdifferenz zwischen verletztem und gesundem Kniegelenk) beim 89 N-Test (**a**) und beim maximal manuellen Test (**b**) bei Erfassung der anterioren Tibiabewegung mit dem KT-1000 bei Patienten (n = 80) mit einer Ruptur des vorderen Kreuzbandes. Die 3-mm-Grenze ist mit einem *Pfeil* markiert. (Aus [637 a])

Abb. 9-24 a, b. Relative Häufigkeitsverteilung der VI-Differenzen (Meßwertdifferenz zwischen verletztem und gesundem Kniegelenk) beim aktiven Test (**a**) und beim maximal aktiven Test (**b**) bei Erfassung der anterioren Tibiabewegung mit dem KLT bei Patienten (n = 80) mit einer Ruptur des vorderen Kreuzbandes. Die 3-mm-Grenze ist mit einem *Pfeil* markiert. (Aus [637 a])

unten sichere Aussagen zuläßt. Es gilt zu beurteilen, inwieweit noch relativ zuverlässige Aussagen zur Unterscheidung von Patienten und Probanden gemacht werden können. Sicher positive Ergebnisse bei den aktiven Tests fanden sich bei Werten >4 mm. Ein Wertebereich für sicher negative Ergebnisse (d. h. das vordere Kreuzband ist intakt) existiert jedoch nicht. 52 % der Patienten wiesen eine Seitendifferenz <4 mm, 23 % sogar <2 mm auf. Für den maximal aktiven Test gilt ähnliches.

Der *maximal manuelle Test* ist demnach der einzige Test, der eine sichere Aussage zuläßt. Anteriore Tibiaverschiebungen mit einer Seitendif-

ferenz <3 mm sind ein klares Zeichen für die Intaktheit des Kreuzbandes. Liegt dagegen eine Seitendifferenz >4 mm vor, ist dies ein hinreichender Hinweis für eine Verletzung des vorderen Kreuzbandes. Im Wertebereich von 3–4 mm liegen nur 4 % der Probanden sowie 4 % der Patienten. Dies gilt für das von uns entwickelte Knietestgerät (KLT); für das KT-1000 gilt das gleiche beim maximal manuellen Test mit über 4 mm Seitendifferenz [637 a].

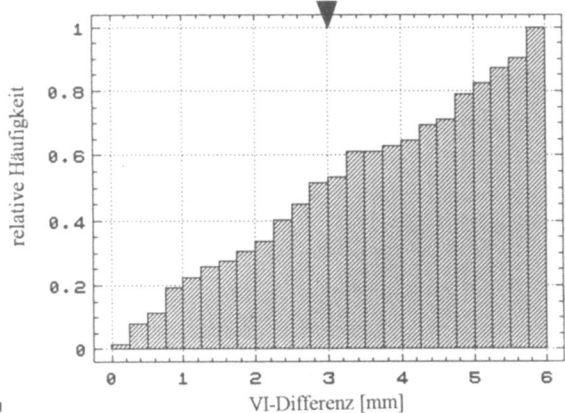

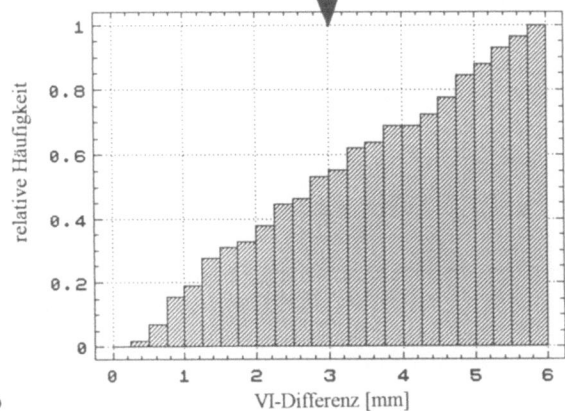

Abb. 9-25 a, b. Relative Häufigkeitsverteilung der VI-Differenzen (Meßwertdifferenz zwischen verletztem und gesundem Kniegelenk) beim aktiven Test (**a**) und beim maximal aktiven Test (**b**) bei Erfassung der anterioren Tibiabewegung mit dem KT-1000 bei Patienten (n = 80) mit einer Ruptur des vorderen Kreuzbandes. Die 3-mm-Grenze ist mit einem *Pfeil* markiert. (Aus [637 a])

Tabelle 9-14. Prozentuale Verteilung von Probanden und Patienten mit Ruptur des vorderen Kreuzbandes unterhalb und oberhalb der 3-mm-Grenze der Meßwertdifferenzen zwischen rechtem und linkem Kniegelenk (Proband) bzw. verletztem und intaktem Kniegelenk (Patient) nach Prüfung des 89N-Tests und maximal manuellen Tests *(MMT)* mit dem KT-1000 und dem KLT

Gerät	Test	Grenze	Ergebnis
KT-1000	89N-Test	< 3 mm	94 % der Probanden
		≥3 mm	58 % der Patienten
	MMT	< 3 mm	95 % der Probanden
		≥3 mm	94 % der Patienten
KLT	89N-Test	< 3 mm	100 % der Probanden
		≥3 mm	88 % der Patienten
	MMT	< 3 mm	96 % der Probanden
		≥3 mm	100 % der Patienten

9.10
Eignung der verschiedenen Tests und Testgeräte zum Nachweis einer Ruptur des vorderen Kreuzbandes

Die durchgeführten Untersuchungen zeigen, daß beim maximal manuellen Test sowohl beim eigenen Knietestgerät (KLT) als auch beim KT-1000 Seitendifferenzen >4 mm als sicheres Zeichen einer Insuffizienz des vorderen Kreuzbandes anzusehen sind. Kein Proband wies eine Seitendifferenz >4 mm auf, womit eine eindeutige Zuordnung möglich ist (Tabelle 9–14).

Mit dem KT-1000 ist nur dann eine hohe Treffsicherheit in der Unterscheidung von Patienten- und Probandengruppe zu erwarten, wenn der maximal manuelle Test verwendet wird. Die Ergebnisse des 89 N-Tests sind dagegen für die sichere Unterscheidung von Patienten und Probanden nicht geeignet. Obwohl zahlreiche Untersucher den 89 N-Test empfehlen und prüfen [10 d, 23 a, 93 a, 106 a, 112–115, 133 c, 177 a, 213 a, 252 a, 282 a, 343 a, 379 e, 478 a, 550 a, 591 a, 612 a, b, 622 e, 628 a, 718 a], sollte bei der instrumentellen Laxizitätsdiagnostik darauf verzichtet und statt dessen der maximal manuelle Test angewendet werden [637 a].

Der maximal manuelle Test ist nicht nur der Test, der am untersucherunabhängigsten ist, sondern auch der, mit dem am sichersten eine Ruptur des vorderen Kreuzbandes diagnostiziert werden kann. Der 89 N-Test enttäuscht dagegen, insbesondere bei der Anwendung mit dem KT-1000. Eine mögliche Ursache für diese schlechten Ergebnisse könnte im Patientenkollektiv gesucht werden, insbesondere dann, wenn es sich um überwiegend frische Verletzungen handelt. Im untersuchten Patientenkollektiv lag die Verletzung des vorderen Kreuzbandes aber durchschnittlich 2,5 Jahre zurück, so daß auch hier ein „chronischer Zustand" erreicht war.

Das auffällig bessere Abschneiden des maximal manuellen Tests ist u. E. auch auf die Untersuchungssituation zurückzuführen [637 a]. Mit diesem Test wird genau die klinische Untersuchung (Lachman-Test) imitiert. Dort umfaßt der Untersucher auch den Unterschenkel des Patienten und löst die anteriore Tibiabewegung aus. Durch den Hautkontakt kann der Untersucher genau fühlen, ob der Patient entspannt ist oder eher verkrampft. Der Untersucher kann somit auch genau den Zeitpunkt der maximalen Entspannung abpassen. Läßt man dagegen eine definierte Kraft auf den Unterschenkel einwirken, wird diese über einen externen Kraftapplikator oder über den zur Fixation dienenden Gurt wie beim KT-1000 aufgebracht (s. Abb. 9-8). Der Patient ist hierbei einer mechanischen apparativen Untersuchungssituation ausgesetzt, was sicherlich nicht einer möglichst guten Entspannung förderlich ist.

Auch die enttäuschenden Ergebnisse der aktiven Tests bedürfen der Diskussion. Der aktive Test mit dem KLT bzw. KT-1000 liefert 3 bzw. 7 % falsch-positive und 35 bzw. 40 % falsch-negative Ergebnisse. Der maximal aktive Test ist diagnostisch ebenfalls unsicher (6 % bzw. 15 % falsch-positiv, 40 % falsch-negativ) [637a]. Franklin et al. [181a] ermittelten bei Probanden und Patienten mit Ruptur des vorderen Kreuzbandes mit dem röntgenologisch dokumentierten maximalen aktiven Test die anteriore Tibiaverschiebung. Bei Probanden konnten sie eine Seitendifferenz von maximal 2,5 mm feststellen, bei Patienten dagegen eine von 7,5 mm. Sowohl Probanden als auch Patienten wurden mit dem KT-1000 untersucht. Dabei zeigte der maximal manuelle Test eine deutlich schlechtere Differenzierbarkeit von Patienten- und Probandengruppe [181a]. Der aktive Test mit dem KT-1000 wurde jedoch nicht geprüft.

Diese Ergebnisse erscheinen zunächst widersprüchlich, lassen sich aber erklären. Bei allen radiologischen Techniken (gehaltene Röntgenaufnahmen) – seien sie nun passiv oder aktiv ausgelöst – wird die Röntgenaufnahme mit einem Meßverfahren ausgewertet, um die Tibiaverschiebung zu bestimmen. Diese Ermittlung erfolgt direkt an den knöchernen Strukturen (Femurkondylus, Tibiaplateau) (s. Kap. 6.11). Bei der Untersuchung mit Testgeräten (KT-1000, KLT) wird dagegen die Patella als femoraler Referenzpunkt verwendet. Während der aktiven Tests bewegt sich die Patella (= femoraler Referenzpunkt) durch die Quadrizepskontraktion,

nicht nur nach proximal, sondern auch im femoralen Gleitlager – wahrscheinlich in eine im Vergleich zur Tibia posteriore Richtung. Bei der Berechnung der Bewegungen der Referenzpunkte, wie beispielsweise bei der Konzeption des KLT, zeigte sich, wie empfindlich der Korrekturfaktor auf Bewegungen der Patella reagiert. In Anbetracht der nicht zu erfassenden Lageveränderung der Patella wurde daher ein entsprechend „stabiler Korrekturfaktor" gewählt. Ob derartige Berechnungen beim KT-1000 und anderen Testgeräten durchgeführt worden sind, ist nicht bekannt. Nach Untersuchungen von Franklin et al. [181a], Hooper [290], Jonsson et al. [330a] und Lerat et al. [389] ist den aktiven Tests, werden sie radiologisch erfaßt, Beachtung zu schenken. Dagegen ist, wie oben ausgeführt, die Prüfung der aktiven Tests mit den Testgeräten diagnostisch nicht sinnvoll. Eigene Untersuchungen mit Prüfung des maximal manuellen Tests mit und ohne Narkose zeigen, daß durch die Narkose bei chronischer Ruptur des vorderen Kreuzbandes kein ausschlaggebender Meßwertanstieg zu verzeichnen war. Untersucht man dagegen das Kniegelenk mit dem 89 N-Test, läßt sich ein deutlicher Anstieg der Meßwerte unter Narkose verzeichnen. Auch diese Ergebnisse favorisieren den maximal manuellen Test als den „Test der Wahl" bei der Anwendung von Testgeräten.

9.11
Schlußfolgerungen

Es stellt sich die Frage, ob der hohe instrumentelle und zeitliche Aufwand, der mit den apparativen Untersuchungsverfahren verbunden ist, in einem realistischen Verhältnis zum diagnostischen Gewinn steht. Es ist unbedingt festzustellen, daß mit den apparativen Techniken lediglich eine Dokumentation der Tibiaverschiebung erfolgt. Die primäre Diagnostik des Kapsel-Band-Apparates erfolgt nach wie vor durch die klinische Untersuchung. Auch der Nachweis bzw. der Ausschluß einer Ruptur des vorderen Kreuzbandes durch die differenzierte klinische Untersuchung (Lachman-Test, s. Kap. 3.3.3) ist mit einem Testgerät **nicht** zu übertreffen. Hierbei beruht ein wesentlicher Teil bei der Beurteilung des vorderen Kreuzbandes auf der Bestimmung des Endpunktes (weicher bzw. harter Anschlag). Hierin liegt auch der essentielle Vorteil der klinischen Untersuchung gegenüber allen apparativen und bildgebenden Techniken.

Auch sollte das weitere therapeutische Vorgehen nicht von den gewonnenen Meßwerten abhängig gemacht werden.

Die apparative Untersuchung dient nur der Quantifizierung der Tibiabewegung.

Zahlreiche Apparaturen zur Erfassung der Tibiabewegung sind sehr komplex aufgebaut (s. oben). Für wissenschaftliche und experimentelle Fragestellungen sind sie möglicherweise hilfreich. Im klinischen Alltag bewähren sich dagegen die einfachen Apparaturen wie das KT-1000 oder der Stryker Knee Laxity Tester nicht zuletzt deshalb, weil sie problemlos und einfach zu handhaben sind.

Vergleicht man die Möglichkeiten der apparativen Diagnostik mit denen der gehaltenen Röntgenaufnahmen, erhält man bei letzteren ein Dokument der Tibiaverschiebung, die dann objektiv belegt werden kann (s. Kap. 6.11). Bei der Auswahl einer apparativen Technik sollte man daher berücksichtigen, daß auch eine gehaltene Röntgenaufnahme nur eine Momentaufnahme des Kniegelenkes darstellt. Zum Zeitpunkt der Kraftapplikation kann der Untersucher den Spannungszustand der Muskulatur nicht kontrollieren. Ob die Dokumentation der klinisch festgestellten Laxizität wirklich gelungen ist, stellt sich erst nach Entwicklung und Ausmessung der Röntgenbilder heraus. Zwischen der Untersuchung und der endgültigen Auswertung der Röntgenaufnahmen liegt nicht selten ein erheblicher Zeitraum, manchmal werden sie auch vom medizinischen Hilfspersonal angefertigt. Ein wesentlicher Nachteil der gehaltenen Röntgenaufnahmetechnik ist auch die eingeschränkte Wiederholbarkeit der Untersuchung bei unklaren oder zweifelhaften Befunden. Aus Gründen der Strahlenbelastung wird darauf dann meist verzichtet.

Demgegenüber besitzen die nichtradiologischen Techniken den grundlegenden Vorteil, daß sie nicht auf ionisierender Strahlung beruhen. Die Untersuchungen können beliebig oft wiederholt werden.

Beabsichtigt man, die Tibiaverschiebung zu quantifizieren, gelingt dies, wie die Untersuchungen zeigen (s. Abschn. 9.3), mit der subjektiven Einschätzung nur sehr ungenau. Soll das Ausmaß der Tibiaverschiebung quantifiziert werden, ist dies nur mit einer Testapparatur sinnvoll.

10 Seltene Untersuchungsverfahren

10.1
Szintigraphie

Auf Röntgenaufnahmen, bei der Computer-oder MR-Tomographie zeigen sich die morphologischen Veränderungen von degenerativen Erkrankungen und von frischen ossären Verletzungen. Über den Aktivitätszustand bzw. die Stoffwechselaktivität der betroffenen Region läßt sich aber mit diesen Untersuchungstechniken keine definitive Aussage machen.

Drei Zustände können zu einem erhöhten Knochenstoffwechsel führen oder sind mit diesem verbunden:

1. *Mechanisches Trauma.* Hierunter fallen Frakturen, Heilungsvorgänge nach Frakturen und vermehrte mechanische Belastungen, wie z. B. bei einer Streßfraktur oder bei sonstigen reparativen Vorgängen.
2. *Neurovaskuläre Dysfunktion.* Zu nennen sind Störungen, wie sie z. B. bei einer sympathischen Reflexdystrophie (Algodystrophie) auftreten. Auch erhöhte intraossäre Drücke und Remodellierungsvorgänge nach Frakturen können zu einem erhöhten Knochenstoffwechsel führen.
3. *Humorale Faktoren.* Der Knochenstoffwechsel kann auch durch Zytokine, z. B. Prostaglandine, Interleukin I, Tumornekrosefaktoren und Interferon-gamma, stimuliert werden [141a].

Der erhöhte Knochenstoffwechsel kann mit der Szintigraphie erfaßt werden.

Auch zur Diagnostik von entzündlichen Prozessen hat sich die Szintigraphie als sensitives Suchverfahren schon seit Jahren bewährt. Neben einer 3-Phasenknochenszintigraphie mit ^{99m}Tc-markierten Phosphonaten ist eine unspezifische Entzündungsdiagnostik mit ^{99m}Tc-markierten Nanokolloiden und ^{67}Ga-Zitrat bekannt. Neuere Verfahren mit In-vitro-Markierung separierter Granulozyten durch ^{111}In- oder ^{99m}Tc-HMPAO bzw. In-vitro-Markierungen mit ^{99m}Tc- oder ^{123}J-Antigranulozytenantikörpern weisen spezifische Vorteile auf (geringere Strahlenbelastung, höhere Sensitivität und Spezifität, frühere Untersuchungszeitpunkte, bessere Verfügbarkeit, bessere Bildqualität).

Durch den kombinierten Einsatz von Skelett-und Leukozytenszintigraphie läßt sich die Spezifität der nuklearmedizinischen Verfahren erhöhen. Eine bessere morphologische Zuordnung erzielt man durch die tomographische Darstellung mit der rotierenden Gammakamera (Emissionstomographie; SPECT = single photon emission computed tomography).

Mit der Leukozytenszintigraphie steht ein sensitives Verfahren zur Verfügung, um granulozytäre Entzündungsprozesse nachzuweisen. Vielfach ist sogar eine Unterscheidung von einem postoperativen und damit nicht therapiebedürftigen Zustand und einer manifesten Infektion möglich [589]. Für die Skelettszintigraphie beträgt die Sensitivität je nach Untersuchungszeitpunkt, Untersuchungstechnik und Infektlokalisation 70–100% [587]. Die Szintigraphie mit ^{99m}Tc-Pyrophosphat bei Meniskusläsionen zeigte in ersten Untersuchungen eine Sensitivität von 56% (laterale Meniskusläsion) bis 95% (mediale Meniskusläsion, Läsion beider Menisken) und eine Spezifität von 93% [431].

Endgültige Aussagen über die diagnostische Wertigkeit der Leukozytenszintigraphie bei Knieerkrankungen sind z. Z. noch nicht möglich, da größere kontrollierte Studien fehlen.

Bezogen auf das Kniegelenk ist die Indikation zur Szintigraphie bei zahlreichen Erkrankungen gegeben (Tabelle 10-1). Insbesondere zur Lokalisation von entzündlichen Prozessen ist die Kom-

Tabelle 10-1. Indikationen zur Szintigraphie

1. Lokalisation von Entzündungsherden
2. Aseptische Knochennekrosen (Osteochondrosis dissecans der Femurkondylen und der Patella)
3. Algodystrophie (Sudeck-Dystrophie)
4. Rheumatische Erkrankungen
5. Morbus Paget
6. Systemische Knochenerkrankungen (Osteoporose)
7. Streßfrakturen
8. Metastasen
9. Tumoren
10. Degenerative Gelenkerkrankungen
11. Unklare Schmerzzustände
12. Chronische Schmerzzustände

bination von Knochen- und Leukozytenszintigraphie ein probates Verfahren (Abb. 10-1).

Die Skelettszintigraphie kann als hochsensitives, aber wenig spezifisches Verfahren zur Früherfassung und Verlaufskontrolle von Knieerkrankungen beitragen. Die Leukozytenszintigraphie ist bei klinischem Verdacht einer entzündlichen Kniegelenkerkrankung oder bei einer kniegelenknahen Osteitis indiziert. Durch

Metallimplantate (z. B. Endoprothesen) wird die Aussagekraft nur unwesentlich reduziert.

Bei 85 % der Patienten mit einer alten Ruptur des vorderen Kreuzbandes konnte szintigraphisch eine vermehrte Aktivität nachgewiesen werden, obwohl auf Röntgenaufnahmen und in der MR-Tomographie ein normaler knöcherner Befund zu verzeichnen war [141a]. Ebenfalls wurde eine vermehrte Anreicherung im Technetiumszintigramm bei dieser Patientengruppe im medialen Gelenkkompartment, gefolgt vom lateralen Kompartment und dem femoropatellaren Bereich, festgestellt [141a].

Fritschy et al. [187a] konnten einen überraschend hohen Anteil von pathologischen Befunden bei Patienten nach erfolgter Rekonstruktion des vorderen Kreuzbandes nachweisen, selbst wenn durch die Operation eine ausreichende Kniestabilität erreicht worden war. Bei der Untersuchung wurden 22 Patienten mit Rekonstruktion des vorderen Kreuzbandes mit einer Kontrollgruppe verglichen (n = 75). Die Auswertung erfolgte mit einem semiquantitativen Score für die Knochenaktivität und die radiologisch darstellbaren degenerativen Veränderun-

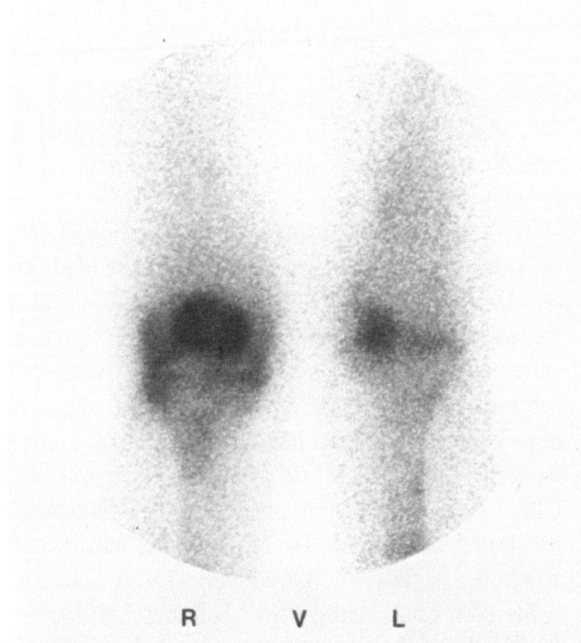

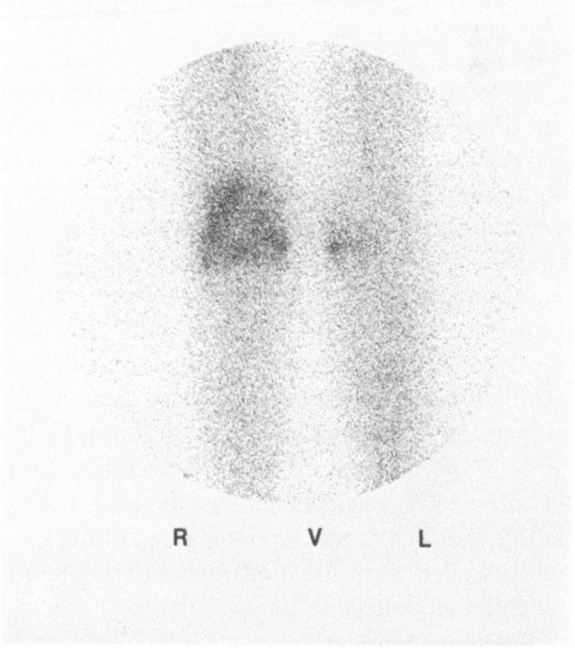

Abb. 10-1a, b. 60jähriger Patient: Zustand nach totalem prothetischem Kniegelenkersatz. Verdacht auf Infekt. Die Skelettszintigraphie mit ^{99m}Tc-MDP zeigt einen postoperativ gesteigerten Knochenstoffwechsel (**a**). Mit der Leukozytenszintigraphie mit ^{111}In-markierten, separierten Leukozyten läßt sich kein Infektherd (**b**) nachweisen

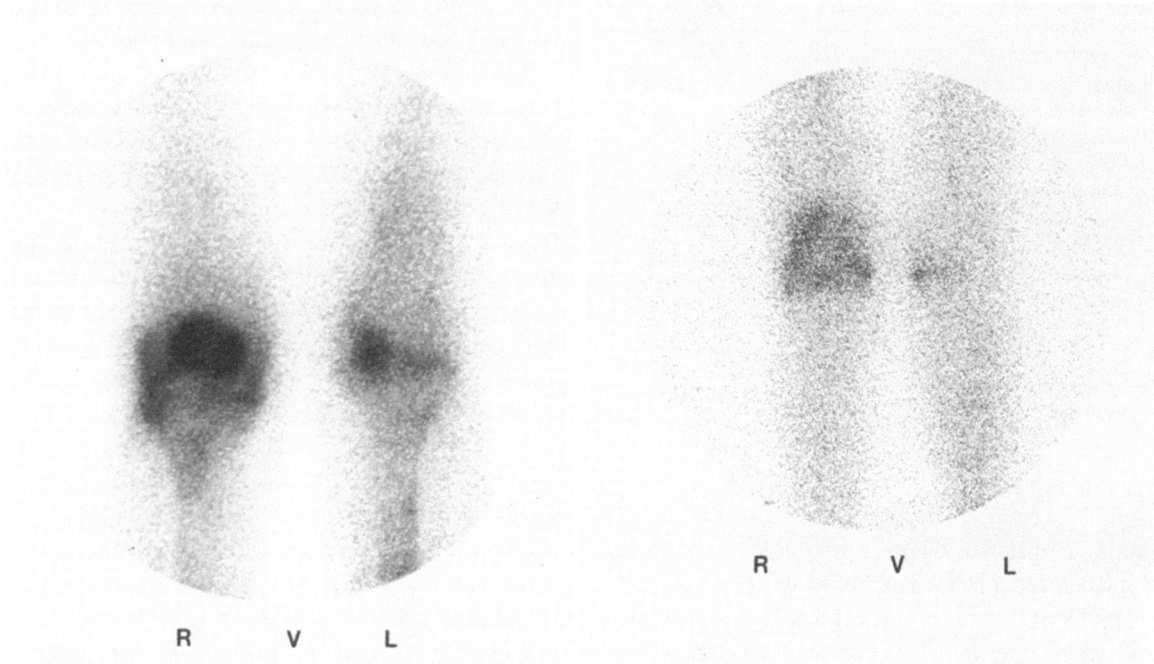

c

d

Abb. 10-1 c, d. 32jähriger Patient: Zustand nach offenen Kniegelenkverletzungen beidseits und operativer Revision rechts. Die Knochenszintigraphie mit ^{99m}Tc-MDP ergibt einen gesteigerten Knochenstoffwechsel im gesamten rechten Knie und im medialen Gelenkkompartment des linken Knies (**c**). Die Leukozytenszintigraphie mit ^{123}J-markierten monoklonalen Antikörpern zeigt eine Anreicherung im gesamten rechten Knie und im medialen Kompartment des linken Knies. Dieses weist auf eine Infektion des rechten Kniegelenkes sowie auf ein lokales Entzündungsgeschehen im medialen Kompartment des linken Kniegelenkes hin (**d**)

gen. Der durchschnittliche Wert für die Aktivität auf dem Knochenszintigramm war 12,1 von möglichen 24 Punkten für die rekonstruierten Kniegelenke und 4,7 Punkte für die Kontrollgruppe. Der durchschnittliche Score für die radiologisch darstellbaren Veränderungen betrug 6,2 von möglichen 18 Punkten für die rekonstruierten Kniegelenke, in der Kontrollgruppe lag der Wert bei 0,7 Punkten. Die Ergebnisse dieser Studie unterstreichen die Bedeutung eines „physiologischen Denkens", d. h. die mechanisch erzielte Stabilität stellt nur einen Einzelfaktor des gesamten Kniegelenkes dar (s. Kap. 3.17). Ebenfalls lassen sich durch die Stabilitätsprüfung keine Aussagen über die Stoffwechselaktivität im betroffenen Gelenk machen.

Ein Knochenszintigramm kann daher auch bei den Patienten indiziert sein, die nach einer Rekonstruktion des vorderen Kreuzbandes über persistierende Beschwerden klagen, obwohl klinisch an Hand des Bewegungsumfanges und der erreichten Stabilität ein für den Untersucher zufriedenstellendes Ergebnis erzielt wurde (Abb. 10-2).

Die Szintigraphie kann ebenso zur Klärung von unklaren Schmerzen im vorderen Kniegelenkbereich oder im periartikulären Bereich beitragen [141a]. Bei chronischen Gelenkbeschwerden bei Sportlern zeigt eine Aktivitätsanreicherung im Knochenszintigramm an, daß eine erhöhte Stoffwechselaktivität im Knochen vorliegt (Abb. 10-3). Die Ursache kann in einer Überbelastung der entsprechenden Gelenkregion liegen. Auch Streßfrakturen sind damit auszuschließen bzw. nachzuweisen. Deren Therapie sollte sich nach den pathomechanischen Veränderungen richten und eine antiinflammatorische Therapie sowie ein Rehabilitationsprogramm beinhalten, das Überbelastungen vermeidet bzw. reduziert [141a].

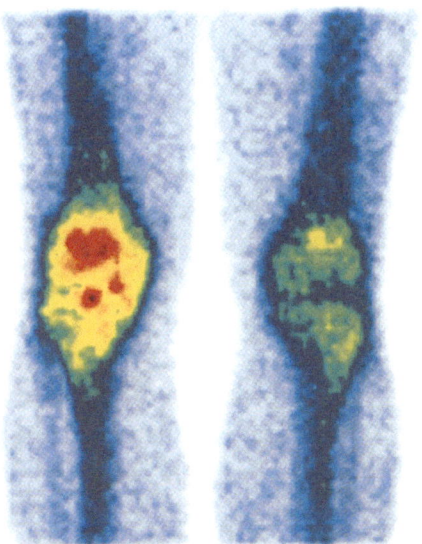

◀ **Abb. 10-2.** Knochenszintigramm wegen persistierender Schmerzen bei 32jähriger Patientin 18 Monate nach Rekonstruktion des vorderen Kreuzbandes. Die klinische und radiologische Untersuchung (klinischer Lachman-Test: fester Anschlag, radiologischer Lachman-Test: anteriorer Tibiavorschub kleiner als 3 mm) ergab stabile Bandverhältnisse. Im Knochenszintigramm zeigt sich eine deutlich erhöhte Aktivität auf der operierten Seite

▼ **Abb. 10-3 a-e.** 3-Phasen-Knochenszintigramm. Es bestand ein unklarer Knieschmerz auf der Medialseite. Die statischen Aufnahmen nach 3 h lassen eine umschriebene Mehranreicherung, die sich auf den medialen Femurkondylus projiziert, erkennen (**a, b**). Schon auf den Frühaufnahmen nach 5 (**c**) und 15 min (**d**) deutet sich dieses an. Daraufhin wurde die Röntgenuntersuchung einschließlich der Tangentialaufnahmen wiederholt. Hierbei zeigte sich ein umschriebener Bezirk im medialen Teil der Trochlea femoris *(Pfeile)* (**e**). Die Osteochondrosis dissecans im Bereich der Trochlea femoris ist äußerst selten [373 d]

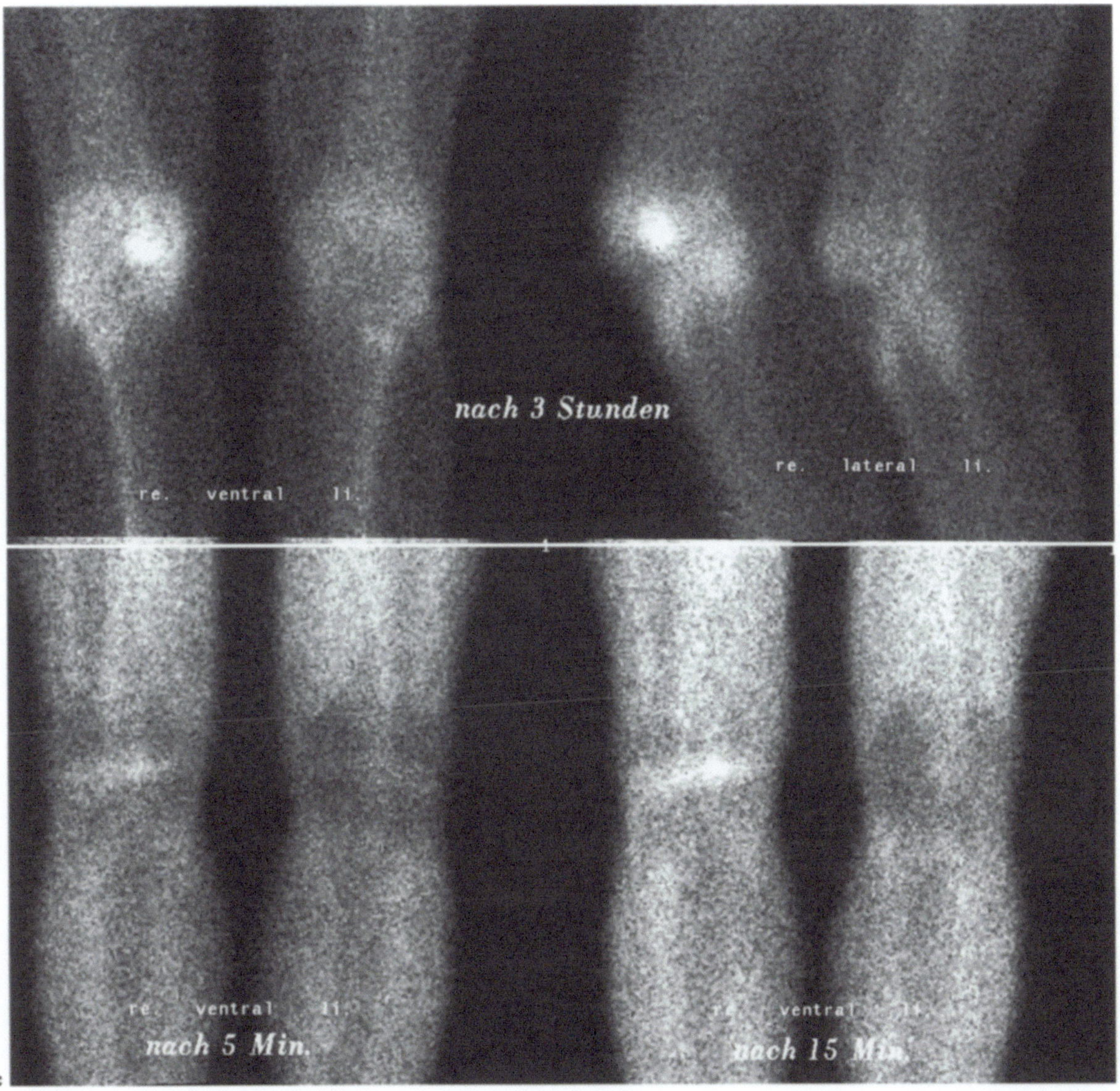

nach 3 Stunden

re. lateral li.

re. ventral li.

a

b

re. ventral li.

re. ventral li.

nach 5 Min.

nach 15 Min.

c

d

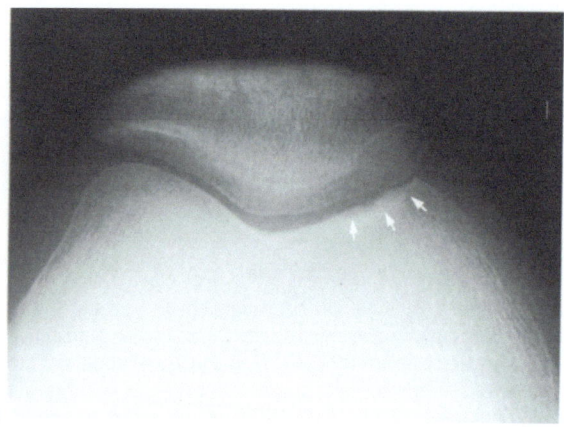

Abb. 10-3 e. (Legende s. S. 389)

Auch nach einer Osteosynthese steigt die Temperatur bis zu 2°C an und ist 4–6 Wochen nach Abschluß der Frakturheilung wieder rückläufig. Demgegenüber bleibt die Hyperthermie von bis zu 2°C bei einer Lockerung eines Implantates, z. B. einer Knieendoprothese, bestehen. Bei Infektionen ist dagegen sogar ein Temperaturanstieg von bis zu 4°C thermographisch nachzuweisen [380].

Die Thermographie ist für die Diagnostik des Kniegelenkes ein Verfahren mit nicht unerheblichem Aufwand, das sich z.T. noch im experimentellen Stadium befindet. Lediglich zur Dokumentation einer lokalen Überwärmung des Kniegelenkes bei der Algodystrophie ist u.E. eine Indikation zur Thermographie gegeben (Abb. 10-4).

10.2
Thermographie

Die kontaktlose Infrarotthermographie ermöglicht die Aufzeichnung der abgegebenen Infrarotstrahlung ohne Berührung des Patienten.

Alle thermographischen Verfahren sind sehr von äußeren Bedingungen abhängig. Daher wurden von der Europäischen Gesellschaft für Thermologie und der American Academy of Thermology die Standardbedingungen für den Untersuchungsraum (Raumtemperatur 18°C), die Vorbereitung des Patienten, den Meßablauf und die Ausstattung erarbeitet. Der Patient darf keine vasoaktiven Substanzen zu sich nehmen. Eine Erwärmung des Patienten, z. B. durch einen vorherigen Saunabesuch oder eine krankengymnastische Behandlung unmittelbar vor der Thermographie, ist zu vermeiden.

Mit der Thermographie ließen sich in 85% der Fälle Meniskusläsionen richtig diagnostizieren [598]. Patienten mit einem femoropatellaren Schmerzsyndrom zeigten zu 96% (n = 56) thermographisch ein typisches Überwärmungsmuster der Patella. Hierbei war eine Temperatursteigerung von 1–3°C über dem Normalwert zu verzeichnen [599]. Arthroskopisch wurde aber nur bei 49% dieser Patienten ein pathologischer Knorpelbefund (Chondromalazie Grad I. und II.) nachgewiesen.

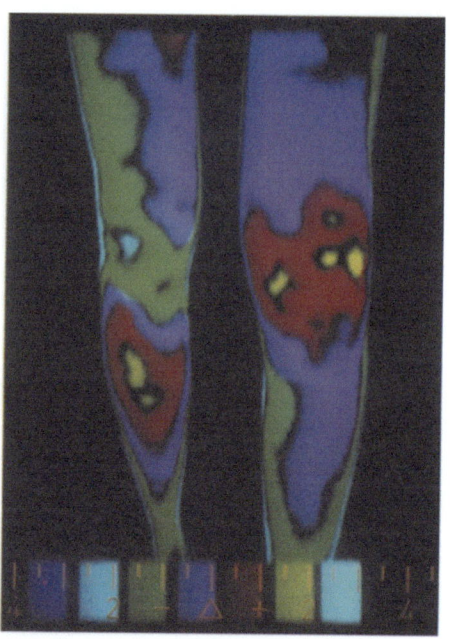

Abb. 10-4. Thermographie bei Algodystrophie des linken Kniegelenkes. Es zeigt sich eine deutliche Überwärmung des gesamten linken Kniegelenkes, speziell der Patella. Diese erscheint im Normalzustand als „kalter Fleck" (hellblaues Areal am rechten Kniegelenk)

10.3
Phonoarthrographie

An vielen Gelenken, so auch am Kniegelenk, sind während des Bewegungsablaufs Geräusche wahrzunehmen. Liegen pathologische Veränderungen wie Meniskusläsionen, freie Gelenkkörper oder retropatellare Knorpelschäden vor, sind oftmals Gelenkgeräusche laut und deutlich, manchmal sogar für umstehende Personen zu hören. Der Patient bemerkt in seinem Knie ein Knacken, Knirschen oder Reiben. Die Auskultation von Gelenkgeräuschen mit einem Stethoskop ist schon seit langem bekannt [45, 376, 613, 724]. Wesentlich für die Geräuschintensität sind der Inhalt des Gelenkes (Erguß – geringe oder keine Geräusche; pannusartige Verdickungen der Kapsel – dumpfe Geräusche), die Belastung des Gelenkes während der Bewegung (z.B. bei Kniebeugen) und die Geschwindigkeit, mit der ein Bewegungszyklus abläuft. Der Klangcharakter hängt nach Sonnenschein [613] von der Veränderung des geräuscherzeugenden Gewebes (Knorpel, fibrosierte Kapsel, Knorpelauflagerungen) ab.

Mit speziellen Mikrophonen gelingt die Aufzeichnung des sog. Patellaklicks und der Krepitationen im femoropatellaren Gelenk. Hintergrundgeräusche, die besonders bei schnellen Bewegungsabläufen auftreten, verfälschen teilweise die Tonaufzeichnung [437], so daß auch Vibrationsmesser (Akzelerometer) eingesetzt werden [438].

Von Pässler wurde eine neue phonoarthrographische Untersuchungstechnik entwickelt [518]. Die intraartikulären Geräusche werden mit Hilfe eines speziell entwickelten hochempfindlichen Mikrophons, das auf die Patella aufgesetzt wird, registriert. Der Flexionswinkel des Kniegelenkes, bei dem die Geräusche auftreten, gibt dabei wichtige Hinweise auf die Lokalisation der Knorpelschäden. Daher wird dieser während der Untersuchung mit einem seitlich am Bein angebrachten Winkelmesser bestimmt (Abb. 10-5). Zur Provozierung der Geräuschphänomene wird der Patient aufgefordert, Kniebeugen zu machen. Frequenz bzw. Geschwindigkeit der Kniebeugen werden dabei von einem Ballpendel (grüner Ball, s. Abb. 10-5) vorgegeben.

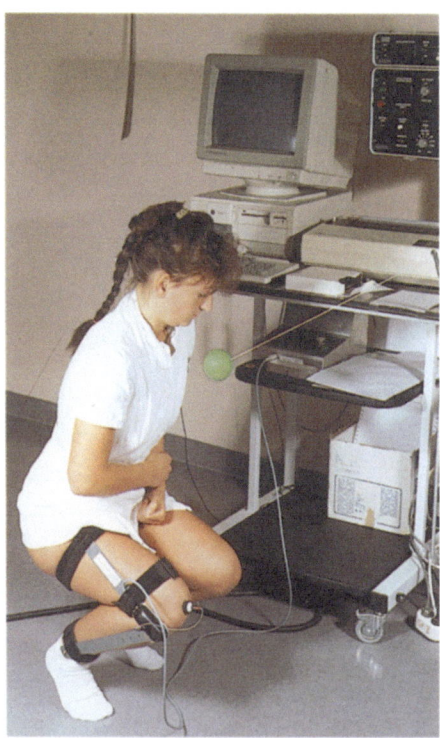

Abb. 10-5. Phonoarthrographische Untersuchungstechnik

Die vom Mikrophon aufgenommenen Geräusche und die vom Winkelmesser gemessenen Flexionswinkel werden über einen Verstärker einem Analogdigitalwandler zugeführt, mit Hilfe eines Personalcomputers ausgewertet und graphisch aufgezeichnet (Abb. 10-6).

Am gesunden Kniegelenk tritt bei maximaler Flexion oft ein lautes Geräusch auf, dem aber keine pathologische Bedeutung beizumessen ist, wenn es nach einigen Bewegungszyklen verschwindet. Bei einer Gonarthrose werden Geräusche über den gesamten Beugungsbereich aufgezeichnet. Retropatellare Knorpelschäden führen dagegen zu kurzstreckigen Geräuschphänomenen, besonders zwischen 20 und 60° Flexion (Abb. 10-6).

Sollten sich die ersten ermutigenden Ergebnisse bestätigen, stellt die Phonoarthrographie eine nichtinvasive Technik dar, mit deren Hilfe der retropatellare Knorpel funktionell, d.h. unter Belastung, untersucht werden kann. Weitere Untersuchungen zur diagnostischen Wertigkeit dieser Technik sind aber noch notwendig.

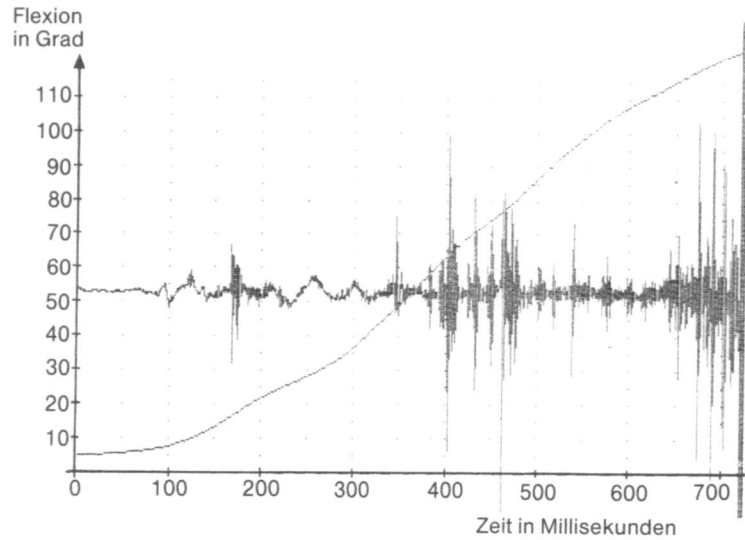

a

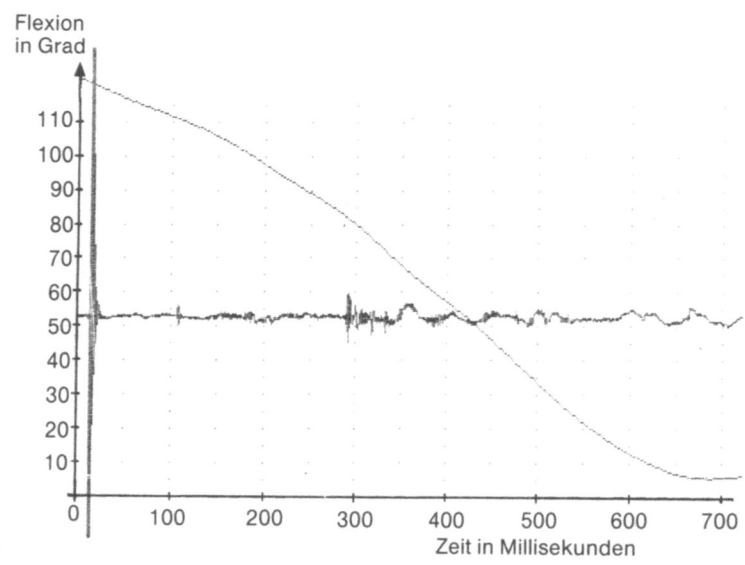

b

Abb. 10-6 a, b. Phonoarthrographische Befunde. Pathologische Geräuschphänomene im Flexionsbereich von 20–90° als Hinweis auf einen retropatellaren Knorpelschaden bei chronischer Insuffizienz des vorderen Kreuzbandes (a). Das intakte Kniegelenk der Gegenseite zeigt keine pathologischen Geräusche (b)

10.4
Vibrationsarthrographie

Die bei der Bewegung auftretenden Vibrationen werden von kleinen Akzelerometern, die durch Hautreibung und Hintergrundgeräusche nicht wesentlich gestört werden, aufgezeichnet.

Bei kniegesunden Probanden werden 3 Signale in unterschiedlicher Häufigkeit gefunden. Über der Patella fanden sich ein physiologisches patellofemorales Krepitieren in 99% der Fälle

und ein Patellaklick. Ein sog. „lateral band phenomen" fand sich in 22% auf der lateralen Gelenkseite [436]. Pathologische Signale sind bei Meniskusverletzungen, beim Plicasyndrom und bei degenerativen Knorpelveränderungen zu verzeichnen [436, 438]. Besonders bei patellofemoralen Knorpelläsionen zeigten sich bei der Vibrationsarthrographie schon pathologische Befunde, bevor radiologische Veränderungen vorlagen. Nach einer Meniskusoperation verkleinerte sich die Signalintensität des pathologischen Meniskussignales um den Faktor 10. Dieses Verfahren eignet sich nach McCoy [436] demnach auch zur Kontrolle der Effizienz einer arthroskopischen Meniskusresektion.

Bisher haben sich nur wenige Untersucher mit der Vibrationsarthrographie beschäftigt. Daher sind noch zahlreiche grundlegende Untersuchungen notwendig, bis man dieser Technik auch eine diagnostische Relevanz bescheinigen kann.

10.5
Isokinetik

Isokinetische Test- und Trainingssysteme erfreuen sich bei Patienten und Therapeuten allgemeiner Beliebtheit, nicht zuletzt deshalb, weil sie die erzielten oder auch nicht erzielten Leistungen graphisch darstellen. Man könnte manchmal meinen, je mehr Kurven auf dem Monitor dargestellt werden, desto begeisterter sind die Patienten von der Isokinetik.

Einerseits fragen viele Patienten nach einer Verordnung derartiger Übungen, in der Hoffnung, daß diese „hochtechnischen Trainingssysteme", an denen auch Spitzensportler trainieren und sich nach Erkrankungen rehabilitieren, genau „das Richtige" sind; andererseits besteht auf allen Seiten nicht selten ein beträchtliches Wissens- und Informationsdefizit, was mit isokinetischen Systemen zu erreichen ist und wie diese wirken bzw. auf welchen Mechanismen sie beruhen, aber auch in bezug auf die Gefahren dieser Systeme.

10.5.1
Muskuläre Funktionen

Die Funktion des Bewegungsapparates und somit der gesamten Motorik ist v. a. durch die Leistungsfähigkeit der Muskulatur bedingt. Das eigentliche Erfolgsorgan ist die Muskulatur, die in ihrer Arbeitsfähigkeit von den sog. motorischen Grundeigenschaften abhängt. Diese sind energetisch oder neuromuskulär limitiert. Energetisch limitiert sind Kraft und Ausdauer, neuromuskulär begrenzt sind Schnelligkeit, Flexibilität sowie Koordination.

Jede Bewegung basiert auf einem Zusammenspiel verschiedener Kräfte, die von den jeweiligen beteiligten Muskelgruppen realisiert werden [522 a].

10.5.2
Kontraktionsformen der Muskulatur

Die motorische Hauptbeanspruchungsform **Kraft** kennzeichnet im wesentlichen, aber nicht allein, die Leistungsfähigkeit der Muskulatur.

Man unterscheidet verschiedene Kontraktionsformen:

Konzentrische Kontraktion. Jede Muskelkontraktion, bei der sich Muskelursprung und -ansatz einander annähern. Die Muskellänge verkürzt sich (dynamische überwindende Arbeit).

Isometrische Kontraktion. Muskuläre Spannungsentwicklung ohne Veränderung des Abstands zwischen Muskelursprung und -ansatz. Die Muskellänge bleibt unverändert (statische Arbeit).

Exzentrische Kontraktion. Muskuläre Kontraktion bei gleichzeitiger Zunahme der Muskellänge durch eine von außen einwirkende Kraft. Muskelursprung und -ansatz entfernen sich hierbei voneinander.

Da aufgrund der physikalischen Gegebenheiten die Fortbewegung mit Stütz- und Flug- bzw. Schwungphasen verbunden ist, stellt die notwendige Kombination aus exzentrischer und nachfolgend konzentrischer Arbeitsweise eine relativ eigenständige und somit gesondert zu betrachtende Arbeitsform der Muskulatur dar, den sog. *Dehnungs-Verkürzungszyklus* [370 b].

10.5.3
Muskuläre Kraft

10.5.3.1
Einflußgrößen der Kraft

Die zur Realisierung der motorischen Aufgabe notwendige muskuläre Kraft ist das Ergebnis einer Vielzahl von Einflußgrößen. Diese lassen sich zunächst in *neuronale, muskuläre* und *anthropometrisch-biomechanische Einflußgrößen* subsummieren (Tabelle 10-2). Weitere psychophysische Faktoren wie Motivation, Angst etc. sind ebenfalls von Bedeutung, sollen hier aber nicht berücksichtigt werden.

Es wird deutlich, daß die anatomisch-morphologischen Gegebenheiten lediglich den Rahmen der aktuellen Kraftfähigkeit abstecken, die geforderte Kraftentwicklung aber über neurophysiologische Steuerungsmechanismen geschieht.

Die wichtigsten Steuerungsmechanismen laufen dabei im Rahmen der anthropometrisch-biomechanischen Gegebenheiten ab. Diese sind normalerweise nur begrenzt adaptierbar, sie können aber bei Gelenkverletzungen oder durch Veränderungen der Sehnenelastizität, etwa nach einer Immobilisation, die Leistungsfähigkeit der Muskulatur erheblich einschränken.

Die vorgegebenen anatomisch-morphologischen Faktoren der Muskulatur sind dabei im individuellen genetischen Rahmen den motorischen Dimensionen der Alltagsbelastung angepaßt. Muskuläre Einflußgrößen sind *Muskelquerschnitt* (Dicke), eine entsprechend der Charakteristik der Alltagsbewegungen (Tempo, Intensität der entsprechenden Bewegungsaus-

Tabelle 10-2. Einflußgrößen der motorischen Kraft

Neuronale Einflüsse
Rekrutierung
Frequenzierung
Synchronisation
Inhibitionsabbau
Reflexförderung

Muskuläre Einflüsse
Muskelquerschnitt
Muskelfaserzusammensetzung
Muskelfaserausprägung
Metabolische Kapazität
Kapillarisierung
Muskelelastizität

Anthropometrische / biomechanische Einflüsse
Hebelverhältnisse
Gelenkbeschaffenheit
Sehnenelastizität
Externe Bedingungen (z. B. Schuhwerk)

führungen) ausgeprägte *Muskelfaserzusammensetzung* (ST-Fasern und FT-Fasern vom Typ I und II und eine entsprechende Adaptation der Typ-IIa-Faseranteile) mit der dazugehörigen energetischen (*metabolische intrazelluläre Kapazität*) und Stoffwechselver- und -entsorgung *(Kapillarisierung)* [370 b].

Hierbei wird eine Aufgabenverteilung und Spezialisierung mit Hilfe *neuronaler Steuerungsmechanismen* quasi „spannungsorientiert" vorgenommen. Die Muskelspannungen werden dabei je nach Anforderung (Bewegungstempo, Intensität etc.) von unterschiedlichen Muskelfasern mit unterschiedlichen Innervationsmustern durchgeführt.

Jeder Muskel muß zur Kontraktion einen entsprechenden Reiz erhalten. Dabei wird über Motoneuronen eine bestimmte Anzahl von Nervenimpulsen übertragen. Ab einer Impulsfrequenz von etwa 10 Hz kommt es dabei zu einer andauernden Kraftentfaltung. Dabei bewirken höhere Impulsraten größere Kräfte sowie eine schnellere Verfügbarkeit der Kraft (schneller Kraftanstieg). Die mit der Impulsrate verbundene Anzahl von Aktionspotentialen, die eine Muskelfaser in einer definierten Zeiteinheit innerviert, wird als *Frequenzierung* bezeichnet.

Um ein Kraftpotential zu entfalten, muß eine bestimmte Anzahl von Muskelfasern aktiviert werden. Wieviele Fasern synchron aktiviert werden können, hängt vom Trainingszustand der betreffenden Muskulatur ab. Gut trainierte Muskeln können mehr Fasern synchron aktivieren und dadurch – ohne Hypertrophie – bereits einen deutlichen Kraftzuwachs realisieren. Dies wird unter dem Begriff der *Rekrutierung* verstanden.

Eine weitere neuronale Einflußgröße betrifft die *Synchronisation* der aktivierten Muskelfasern. Für ein bestimmtes Kraftpotential benötigt der Muskel eine bestimmte Anzahl Muskelfasern. Diese werden jedoch nicht permanent, sondern aus dem „großen Topf" der vorhandenen Fasern abwechselnd aktiviert, um eine intrazelluläre Regeneration der einzelnen Fasern während der Kontraktion zu ermöglichen.

Eine weitere Ökonomisierung der Kontraktion wird durch den sog. *Inhibitionsabbau* erreicht. Dabei wird eine der jeweiligen Kontraktion entgegengesetzte Spannungsentwicklung der Antagonisten reduziert bzw. gar nicht erst aufgebaut, wodurch besonders in der ersten Phase einer Kontraktion eine schnellere und effizientere Agonistenspannung gewährleistet werden kann.

10.5.3.2
Komponenten der motorischen Kraft

Je nach Leistungszustand kann jeder Muskel in Abhängigkeit von den Einflußgrößen eine Spannung gegen einen äußeren Widerstand entwickeln. Dabei kann man von der genetisch und körperbaulich limitierten, theoretisch erreichbaren *individuellen Grenzkraft* lediglich die aufgrund des aktuellen Trainings- bzw. Leistungszustandes realisierbare *Absolutkraft* (unter Aktivierung auch aller autonom geschützten Reserven) erreichen [522 a].

Von der unter Alltagsbedingungen willkürlich erreichbaren Kraftentwicklung kann die Maximalkraft als die höchstmögliche willkürlich realisierbare Kraft des Nerven-Muskel-Systems definiert werden. Diese hat dabei je nach Muskelarbeitsweise die nachfolgenden – auf die isometrische Maximalkraft relativierten – Erscheinungsformen:

Bei willkürlichen maximalen Kontraktionen (dynamisch und isometrisch) können folgende Teilaspekte der Kontraktion bestimmt werden. Neben der Maximalkraft kann die *Explosivkraft* als weiteres Beschreibungsmerkmal genutzt werden. Hierbei wird der Kraftanstieg im Verlauf der Kontraktion in einem definierten Zeitintervall als größte Kraftentfaltung pro Zeiteinheit interpretiert. Die *Startkraft* wird als Fähigkeit beschrieben, in einem definierten Zeitraum (50 ms) vom Anfangsmoment der Spannungsentwicklung eine höchstmögliche Kraft entfalten zu können. Start- und Explosivkraft bzw. deren Ausprägung charakterisieren weiterhin die *Schnellkraft*. Darunter ist die Fähigkeit zu verstehen, einen möglichst großen Kraftimpuls zu produzieren, d. h. so schnell wie möglich eine möglichst große Fläche im Rahmen des jeweiligen Kraftverlaufes.

Dabei sollte beachtet werden, daß das Schnellkraftvermögen bei Kontraktionen im *Dehnungs-Verkürzungs-Zyklus* (Realisierung der größtmöglichen Kraft nach vorausgegangener exzen-

trischer Muskelaktion) methodisch eine eigenständige Dimension muskulärer Fähigkeiten darstellt.

Schließlich ist die *Kraftausdauer* als Fähigkeit des Nerven-Muskel-Systems, eine möglichst hohe Kraft in einem definierten Zeitraum gegen höhere Lasten (>30 % der isometrischen Maximalkraft) zu realisieren, zu bestimmen.

Zur ganzheitlichen Betrachtung des Bewegungsapparates ist die Funktionsfähigkeit des Bewegungsapparates (ossäre und ligamentäre Strukturen) und die Leistungsfähigkeit der Muskulatur zur Qualifizierung und Quantifizierung der muskulären Kraft notwendig. In diesem Zusammenhang ist die Basis eines gezielten und ökonomischen Erreichens bzw. Wiederherstellens nach einer Verletzung der muskulären Leistungsfähigkeit in einer adäquaten Dosierung der jeweiligen Trainings- bzw. Therapiereize zu sehen. Hierzu ist eine funktionsdiagnostische Bestimmung der Kraftkomponenten (Kraftanalyse) notwendig [522 a].

10.5.4
Kinematische und meßtechnische Aspekte

Um die menschliche Motorik exakt zu bestimmen, werden kinematische und dynamische Parameter gemessen.

Die *kinematischen Parameter* können dabei durch Bestimmung des Weges bzw. Winkels und der Zeit entweder direkt bestimmt oder indirekt durch mathematische Ableitung errechnet werden.

An *dynamischen Parametern* können die am Bewegungsapparat angreifenden äußeren Kräfte/Drehmomente je nach Bewegungstyp (translatorische oder rotatorische Komponente) bestimmt werden.

Die Bewegung der beteiligten Gelenke erstreckt sich je nach Freiheitsgrad auf eine oder verschiedene Bewegungsebenen. Hieraus ergibt sich die Möglichkeit, je nach Bewegung die äußeren Widerstände, gegen die der aktive Bewegungsapparat bei translatorischen (Kraft) und rotatorischen Bewegungen (Drehmoment) zu arbeiten hat, zu bestimmen.

Bei *translatorischen Messungen* wird die resultierende Kraft aller über die Gesamtheit der beteiligten Gelenke synergistisch arbeitenden Muskeln, bei *rotatorischen Messungen* das Drehmoment, das von der resultierenden Muskelkraft der Agonisten bzw. Antagonisten produziert wird, gemessen.

Als weiterer physikalischer Parameter ist bei dynamischen Messungen die Massenträgheit zu beachten. Jede Veränderung der Bewegungsgeschwindigkeit führt aufgrund der Massenträgheit in Form von Brems- oder Beschleunigungskräften wiederum zu unterschiedlichen Muskelspannungen und Drehmomenten. Diese Massenträgheit ist es auch, die bei „ungeführten" Bewegungen mit nahezu isotonischer Muskelarbeitsweise die Muskulatur lediglich in den Endpunkten der Bewegung ganz auslasten, während im mittleren Bereich einer Extremitätenbewegung lediglich submaximale, deutlich geringere Muskelkräfte zur Aufrechterhaltung der Bewegung benötigt werden.

10.5.5
Prinzipien isokinetischer Messungen

Um physikalisch genaue Kraftmessungen und deren Interpretation zu ermöglichen, können nur zwei Parameter, d. h. jeweils ein kinematischer und ein dynamischer, bestimmt werden. Die übrigen Parameter werden konstant gehal-

ten. Es bietet sich an, die Bewegungsgeschwindigkeit konstant zu halten und als freie Parameter Kraft und Zeit, bei rotatorischen Bewegungen den Lagewinkel zu bestimmen. Es wird dabei entweder isometrisch oder dynamisch mit konstanter Bewegungsgeschwindigkeit oder isokinetisch die Muskelkraft quantifiziert und qualifiziert [522 a]. Die geschwindigkeitsabhängigen Kraft-Zeit- oder Kraft-Winkel-Verläufe können graphisch in Form von Kurven dargestellt werden (vgl. Abb. 10-10 und 10-12).

Um eine isokinetische Bewegung zu gewährleisten, muß die Geschwindigkeit maschinell kontrolliert werden. Dabei wird vom isokinetischen System ein akkommodierender Widerstand produziert. Hierdurch kann, je nach Arbeitsintensität und Motivation des Probanden, die Muskulatur über die gesamte Bewegungsamplitude ausgeschöpft werden. Somit wird unter Isokinetik eine limitierte oder fixierte Bewegungsgeschwindigkeit bei vorgegebener Bewegungsrichtung (meist in einer Bewegungsebene) mit akkommodierendem Widerstand verstanden.

Bei der Betrachtung der Muskelausschöpfung muß berücksichtigt werden, daß diese nur innerhalb der isokinetischen Bewegungsamplitude durchgeführt werden kann. Jede isokinetische Bewegung setzt an den jeweiligen Umkehrpunkten der Bewegung eine je nach Bewegungsgeschwindigkeit unterschiedlich große Be-

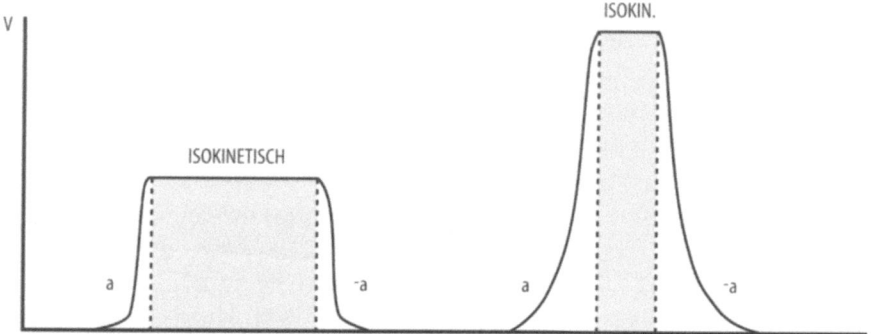

Abb. 10-7. Schematische Darstellung der geschwindigkeitsabhängigen isokinetischen Bewegung *(gerasterte Flächen)* mit Beschleunigungsphase *(a)* und Bremsphase *(-a)*

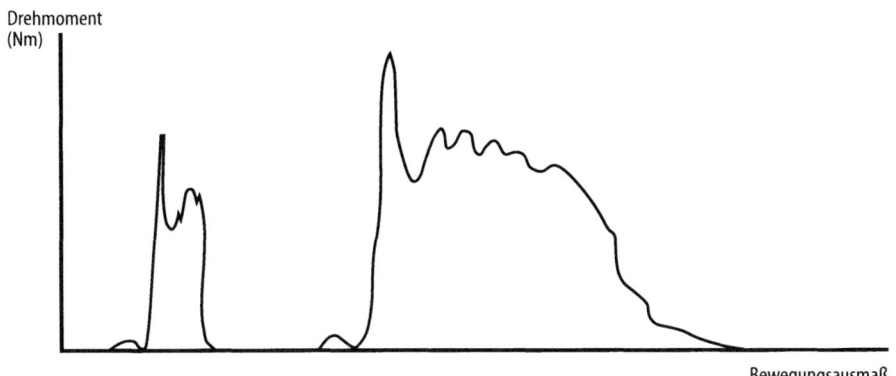

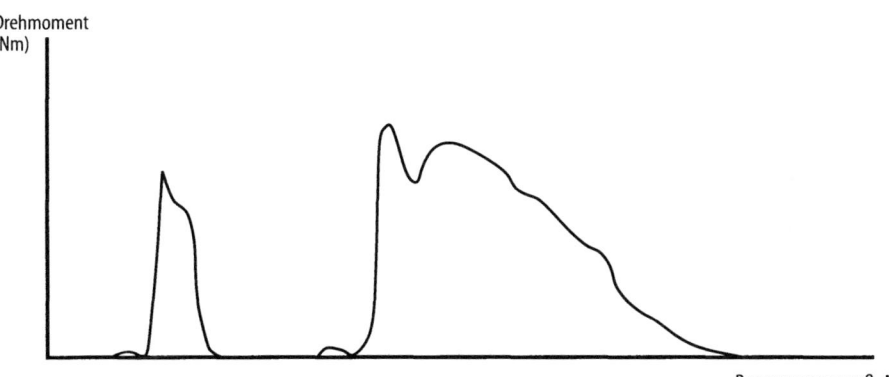

Abb. 10-8 a, b. „Overshot-Phänomen" ohne (**a**) und mit (**b**) Filterwirkung

schleunigungs- und Bremsphase voraus. Je höher die isokinetische Bewegungsgeschwindigkeit, desto länger dauert die Beschleunigungs-/Bremsphase und desto kürzer wird damit auch die eigentliche isokinetisch realisierbare Bewegungsamplitude (Abb. 10-7).

Bei isokinetischen Bewegungen werden aufgrund der Massenträgheit auch in der Beschleunigungs- und Bremsphase erhöhte Kräfte bzw. Drehmomente notwendig, die eine Interpretation der Kraft-Zeit-Verläufe erschweren würden. Zusätzlich entsteht ein „Kraftpeak" am Ende jeder Beschleunigungsphase eines Bewegungssegmentes, da sich das beschleunigte Bewegungssegment auf die eigentliche isokinetische Bewegungsgeschwindigkeit einpendeln und damit nahezu abgebremst werden muß. Dieses wird als *„Overshot-Phänomen"* bezeich-

net und als Meßartefakt (mit meßtechnisch bedingten systematischen Meßfehlern wie etwa die Meßzelle betreffende interne Trägheitsprobleme bei der Aufzeichnung schneller Kraftänderungen) bei neueren Geräten durch Verwendung von „Korrekturfiltern" (Dumping) unterschiedlicher Stärke und Qualität weiterverarbeitet (Abb. 10-8). Es besteht ferner die Möglichkeit, die Beschleunigungs- bzw. Bremskräfte durch die sog. „preload force" zu minimieren, wobei zunächst eine isometrische Vorspannung eine möglichst kurze nachfolgende Beschleunigung mit möglichst geringen, nicht-isokinetischen „Artefakten" garantieren soll [522a].

Bei der isokinetischen Messung der Kraft können die folgenden dynamischen und kinematischen Parameter bestimmt werden:

Maximalkraft (N) bzw. maximales Drehmoment (Nm): maximale Momentankraft/Drehmoment im Verlauf der Bewegung zu einem bestimmten Zeitpunkt mit einem bestimmten Gelenkwinkel.

Arbeit (Joule): darstellbar als umschriebene Fläche im Kraft-Zeit-Diagramm bzw. Kraft-Winkel-Diagramm. Bei gleicher Maximalkraft können durchaus erhebliche Unterschiede, die von erheblicher therapeutischer Bedeutung sind, zu verzeichnen sein.

Leistung (Watt) stellt die Beziehung der Arbeit zu der dazu benötigten Zeit dar und umschreibt die Leistungsfähigkeit einer getesteten Muskelgruppe.

Startkraft und Explosivkraft sind anhand der Kraft-Zeit-Verläufe bestimmbar. Leider gibt es noch keine einheitliche Normierung und Definition der dazugehörigen Zeitintervalle, mit denen diese Parameter von der jeweiligen Gerätesoftware „instrumentenkompatibel" zur Verfügung gestellt werden können. Diese Parameter sind zur Beurteilung der Wiederherstellung der Trainings- und/oder Wettkampffähigkeit sowie der Belastungsfähigkeit im Rahmen der Rehabilitation nach Verletzungen als sehr hoch einzustufen.

Die entsprechenden Parameter können mit Hilfe entsprechender Auswertungssoftware auf die Körpermasse bezogen werden, so daß *relative Kraftparameter* (z. B. Maximalkraft/kg KG) zu errechnen sind. Die relativen Kraftparameter sind für die Beurteilung der Funktionsfähigkeit wichtig, um die Belastungsgestaltung bei der Therapie den individuellen Verhältnissen anzupassen. Ebenso können intraindividuelle Seitendifferenzen berechnet werden, um muskuläre Dysbalancen zu erfassen oder auch Agonisten-Antagonisten-Verhältnisse zu errechnen.

Es ist zu bedenken, daß die isokinetischen Meßergebnisse zunächst aufgrund der physiologischen Kraftverhältnisse für jede agonistische Muskelgruppe ein lage- bzw. winkelspezifisches Kraftvermögen darstellen. Aus langjährigen Erfahrungen besonders aus dem angloamerikanischen Raum können Normwerte für die verschiedenen Kraftverhältnisse angegeben werden

[522 a]. Zur adäquaten Beurteilung der Testergebnisse ist demnach ein breites Basiswissen erforderlich.

Bei der Darstellung und Aufbereitung der gemessenen Daten werden die beschriebenen Parameter gemäß ihrer Definition berechnet und im Rahmen einer numerischen Auswertung zusammengestellt. Weiterhin werden die jeweiligen Kraft-Zeit- und/oder Kraft-Winkel-Verläufe graphisch dargestellt, um individuelle Anstiegs- oder Abfallverläufe, gelenkspezifische Krafteinbrüche und/oder Schwankungen sowie die Charakteristik der Umkehrphasen beurteilen zu können. Auf den numerischen Standardauswertungen kommt dies nicht zum Ausdruck. Um eine Geräte- und Untersucherunabhängigkeit und damit die Vergleichbarkeit von isokinetischen Tests zu gewährleisten, wurde ein Konzept für einen Standardbericht vom Kostenträger erarbeitet. Bei speziellen Rehabilitationsmaßnahmen müssen vorgegebene Tests mit definierten Testparametern zur Therapiedokumentation standardisiert durchgeführt werden (Abb. 10-9 bis 10-12).

Weiterhin gilt es, bei der Beurteilung isokinetischer Testergebnisse belastungsspezifische Adaptationen des aktiven Bewegungsapparates (arbeitsspezifische und/oder sportartspezifische Adaptationen) an stereotype Bewegungsabläufe mit in die Interpretation einfließen zu lassen und hier evtl. die Tabelle der Normwerte weiter zu entwickeln und bezüglich der Belastungsstruktur zu spezifizieren.

10.5.6
Isokinetische Test- und Trainingsgeräte

Aufgrund der beschriebenen Überlegungen entwickelte bereits gegen Ende der 60er Jahre James Perrine die erste isokinetische Test- und Trainingsmaschine und etablierte diese auch in der Physiotherapie. Seitdem wurde von der Industrie eine Vielzahl isokinetischer Test- und Trainingssysteme entwickelt, die aufgrund der technischen Anforderungen sehr teuer sind [522 a].

Prinzipiell unterscheidet man aktive und passive Systeme. *Passive Systeme* sind dabei lediglich in der Lage, mittels eines Dynamometers

```
TESTPROTOKOLL ISOKINETIK: SEITENVERGLEICH


                                        Gesund            Verletzt           Verletzt/ Gesund

  Wiederholungen              :          5.0                5.0                 ----

  Drehmoment max     (EXT):             270.0   Nm        106.6   Nm           39.5 %
  Drehmoment max Ø   (EXT):             259.7   Nm         97.9   Nm           37.7 %
     bei Winkel Ø    (EXT):              45.6   Grad       37.4   Grad
         Arbeit Ø    (EXT):             225.7   J          87.8   J            38.9 %
       Leistung Ø    (EXT):             179.7   Watt       68.0   Watt         37.9 %

  Drehmoment max    (FLEX):             167.1   Nm         94.2   Nm           56.4 %
  Drehmoment max Ø  (FLEX):             148.9   Nm         84.2   Nm           56.5 %
     bei Winkel Ø   (FLEX):              20.0   Grad       46.8   Grad
         Arbeit Ø   (FLEX):             140.8   J          70.9   J            50.3 %
       Leistung Ø   (FLEX):             110.7   Watt       54.8   Watt         49.6 %

  Drehmoment max Ø (FLEX/EXT):           0.6   %           0.9   %           149.9 %
       Arbeit Ø    (FLEX/EXT):           0.6   %           0.8   %
     Leistung Ø    (FLEX/EXT):           0.6   %           0.8   %

  Drehmoment max Ø / Gewicht  (EXT):    108.2   Nm/kg      40.8   Nm/kg         37.7 %
         Arbeit Ø / Gewicht   (EXT):     94.0   J/kg       36.6   J/kg         38.9 %
       Leistung Ø / Gewicht   (EXT):     74.9   Watt/kg    28.3   Watt/kg      37.9 %
  Drehmoment max Ø / Gewicht (FLEX):     62.0   Nm/kg      35.1   Nm/kg        56.5 %
         Arbeit Ø / Gewicht  (FLEX):     58.7   J/kg       29.5   J/kg         50.3 %
       Leistung Ø / Gewicht  (FLEX):     46.1   Watt/kg    22.8   Watt/kg      49.6 %

       Explosive Arbeit Ø     (EXT):      9.5   J           2.5   J            26.0 %
       Explosive Arbeit Ø    (FLEX):      3.7   J           1.1   J            29.2 %
      Abfall Drehmomentmaxima  (EXT):    -0.1   Nm/s        0.1   Nm/s
      Abfall Drehmomentmaxima (FLEX):    -0.4   Nm/s        0.2   Nm/s
           Anpaßgenauigkeit    (EXT):    45.1   %          48.3   %
           Anpaßgenauigkeit   (FLEX):    46.4   %          53.8   %
        Bewegungsausmaß max    (EXT):    -1.0   Grad       -2.0   Grad
        Bewegungsausmaß max   (FLEX):    67.0   Grad       64.0   Grad
          Dauer der Messung     :        12.6   s          12.9   s
```

Abb. 10-9. Standardtest „Isokinetik" nach BG-Norm. Numerische Auswertung eines isokinetischen Tests im Seitenvergleich bei einem Patienten 10 Wochen nach Rekonstruktion des vorderen Kreuzbandes mit dem mittleren Drittel des Lig. patellae. Gemessen wurde der Kraft-Zeit-Verlauf über das gesamte Bewegungsausmaß (ROM) bei einer Winkelgeschwindigkeit von 60.0°/s. Die durchschnittlichen Werte wurden anhand von 5 Bewegungswiederholungen berechnet. Bei der Untersuchung des gesunden Beines *(gesund, linke Spalte)* zeigten sich keine Auffälligkeiten. Sämtliche Werte wurden für die Extensoren *(EXT)*, d. h. den M. quadriceps und die Beuger (ischiokrurale Muskulatur, *FLEX*) bestimmt. Das maximale Drehmoment betrug bei den Extensoren 270.0 Nm, bei den Flexoren 167.1 Nm. Auf der gesunden Seite läßt sich damit ein Extensoren-Flexoren-Verhältnis von 61,8 % ermitteln. Demgegenüber findet sich bei der Untersuchung der verletzten Seite ein durchschnittliches maximales Drehmoment der Extensoren von 106.6 Nm und der Flexoren von 94.2 Nm. Damit ergibt sich ein Flexoren-Extensoren-Verhältnis von 88,7 %. Hieraus läßt sich erkennen, daß die ischiokrurale Muskulatur im Vergleich zum M. quadriceps schon wieder in Richtung der Normalwerte auftrainiert werden konnte. Demgegenüber bleibt der M. quadriceps, was in Anbetracht der Rekonstruktionsart nicht verwunderlich ist, deutlich zurück

isometrische und konzentrische Muskelkräfte sowie in einem „spannungsorientierten Modus" quasi isotonische Muskelaktivitäten mittels mechanischer, magnetischer, hydraulischer oder elektromechanischer Widerstandsgebung zu messen. Dabei wird mit einer Meßzelle die vom muskulären System aufgebrachte Kraft unabhängig von der Widerstandsgebung bestimmt (1. Generation isokinetischer Systeme).

Im Gegensatz dazu sind die *aktiven Systeme* der 2. Generation durch Dynamometer charakterisiert, die mittels elektromechanischer oder hydraulischer Antriebe sowohl isometrische, konzentrisch isokinetische und wiederum „quasi isotonische" Muskelkräfte passiv messen, als auch aktiv Kräfte, gegen die der Patient mittels exzentrischer Muskelaktivitäten arbeiten muß, produzieren können. Dabei werden die notwen-

Testkurven Isokinetik

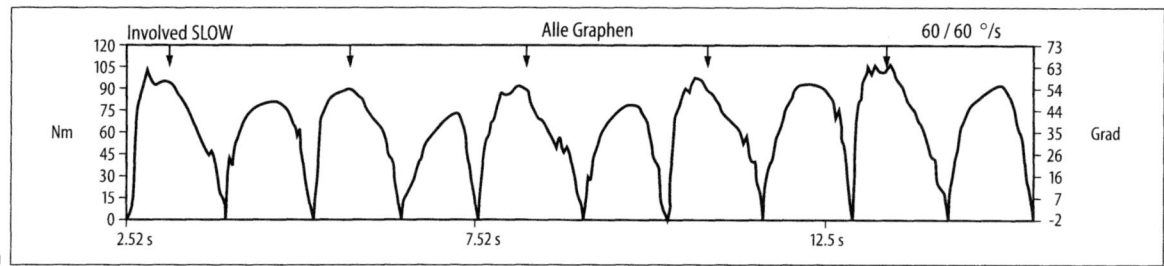

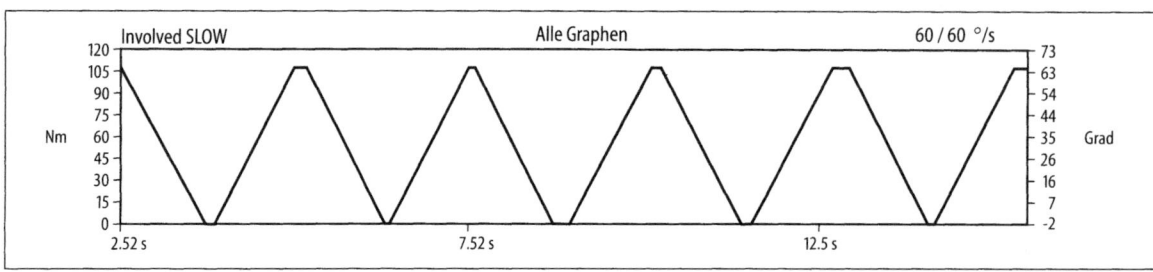

Abb. 10-10 a, b. Darstellung des Drehmoment-Zeit-Verlaufes (**a**) und der Winkelgrade (**b**) bei Untersuchung des verletzten Kniegelenkes (gleicher Patient wie in Abb. 10-9). Im Drehmoment-Zeit-Verlauf sind abwechselnd die Extensoren und Flexoren dargestellt. Die Unterscheidung zwischen Extensoren und Flexoren läßt sich anhand der synchron angegebenen Winkelgrade zwischen 0 und 105° (**b**) ableiten. Charakteristisch ist die unterschiedliche Kurven-form der Extensoren *(Pfeile)* von Bewegungszyklus zu Bewegungszyklus. Dies ist ein Hinweis auf die ungenügende Bewegungskoordination (mangelnde neuromuskuläre Qualität). Rückschlüsse auf eine ungenügende neuromuskuläre Steuerung beim Gehen (geschlossenes System) lassen sich jedoch nicht zwingend ableiten, da dieser Test im offenen System geprüft wird (s. Abb. 10-13)

digen Antriebe direkt von der Software des angeschlossenen Computers geregelt (Abb. 10-13). Durch die Entwicklung der aktiven Systeme wurden die Möglichkeiten isokinetischer Systeme erheblich erweitert. Dabei unterscheiden sich die vorhandenen Systeme vornehmlich in den maximalen Test- bzw. Trainingsgeschwindigkeiten (bis etwa 300–500°/s konzentrisch und 250°/s exzentrisch). Alle realisierten Geschwindigkeiten reichen aber nicht an die hohen Gelenkgeschwindigkeiten bei normalen oder bei sportlichen Bewegungsabläufen (Kniegelenk beim Joggen bis 700°/s oder Ellbogendrehgeschwindigkeiten bei Wurfbewegungen bis zu 5000°/s) heran. Weiterhin sind die einzelnen Systeme aufgrund ihrer Antriebe bezüglich der Maximalkräfte limitiert (konzentrisch bis etwa 600 Nm, exzentrisch bis etwa 500 Nm bei rotatorischen, 1000 bis über 3000 N bei translatorischen Systemen).

Gegenwärtig unterscheidet man weiterhin zwischen rotatorischen und translatorischen Meßeinheiten, die spezifische Vor- und Nachteile aufweisen (Tabelle 10-3). Die meisten z. Z. erhältlichen Geräte sind als rotatorische Systeme konzipiert, um multifunktionell möglichst sämtliche Extremitätengelenke spezifisch testen zu können. Ein Hersteller bietet dabei einen Adapter an, mit dem das rotatorische System in ein translatorisches verändert werden kann (Abb. 10-13).

10.5.6.1
Probleme

Bei rotatorischen Systemen ist immer zu bedenken, daß die apparative Rotationsachse mehr oder minder gut mit der wirklichen Gelenkachse übereinstimmt. Dies wird besonders am

TESTPROTOKOLL ISOKINETIK: SEITENVERGLEICH

		Gesund		Verletzt		Verletzt / Gesund
Wiederholungen	:	15.0		15.0		----
Drehmoment max	(EXT):	193.2	Nm	111.1	Nm	57.5 %
Drehmoment max Ø	(EXT):	161.3	Nm	107.7	Nm	66.8 %
bei Winkel Ø	(EXT):	36.3	Grad	33.0	Grad	
Arbeit Ø	(EXT):	145.7	J	97.7	J	67.1 %
Leistung Ø	(EXT):	298.5	Watt	206.4	Watt	69.1 %
Drehmoment max	(FLEX):	121.5	Nm	90.0	Nm	74.1 %
Drehmoment max Ø	(FLEX):	108.1	Nm	82.1	Nm	76.0 %
bei Winkel Ø	(FLEX):	31.8	Grad	39.3	Grad	
Arbeit Ø	(FLEX):	94.5	J	69.3	J	73.3 %
Leistung Ø	(FLEX):	194.4	Watt	146.4	Watt	75.3 %
Drehmoment max Ø	(FLEX/EXT):	0.7	%	0.8	%	113.8 %
Arbeit Ø	(FLEX/EXT):	0.6	%	0.7	%	
Leistung Ø	(FLEX/EXT):	0.7	%	0.7	%	
Drehmoment max Ø / Gewicht	(EXT):	67.2	Nm/kg	44.9	Nm/kg	66.8 %
Arbeit Ø / Gewicht	(EXT):	60.7	J/kg	40.7	J/kg	67.1 %
Leistung Ø / Gewicht	(EXT):	124.4	Watt/kg	86.0	Watt/kg	69.1 %
Drehmoment max Ø / Gewicht	(FLEX):	45.0	Nm/kg	34.2	Nm/kg	76.0 %
Arbeit Ø / Gewicht	(FLEX):	39.4	J/kg	28.9	J/kg	73.3 %
Leistung Ø / Gewicht	(FLEX):	81.0	Watt/kg	61.0	Watt/kg	75.3 %
Explosive Arbeit Ø	(EXT):	24.8	J	20.1	J	80.9 %
Explosive Arbeit Ø	(FLEX):	12.1	J	8.5	J	70.0 %
Abfall Drehmomentmaxima	(EXT):	-0.4	Nm/s	0	Nm/s	
Abfall Drehmomentmaxima	(FLEX):	-0.2	Nm/s	0.1	Nm/s	
Anpaßgenauigkeit	(EXT):	61.8	%	78.9	%	
Anpaßgenauigkeit	(FLEX):	71.9	%	76.8	%	
Bewegungsausmaß max	(EXT):	-1.0	Grad	-2.0	Grad	
Bewegungsausmaß max	(FLEX):	67.0	Grad	64.0	Grad	
Dauer der Messung	:	14.6	s	14.2	s	

Abb. 10-11. Numerische Auswertung der isokinetischen Tests mit einer Winkelgeschwindigkeit von 180.0°/s (gleicher Patient wie in Abb. 10-9). Der sonstige Ablauf entspricht dem in Abb. 10-9 beschriebenen. Bei dieser höheren Winkelgeschwindigkeit nehmen die Unterschiede zwischen der verletzten und der intakten Seite ab. Die jeweiligen Agonisten-Antagonisten-Verhältnisse bleiben aber annähernd gleich, so daß zunächst von einer Verbesserung der Koaktivation ausgegangen werden kann

Kniegelenk deutlich, da sich hier die Position der Gelenkachse im Verlauf der Bewegung verändert (s. Kap. 1.9.2).

Ein weiteres Problem ist die Übertragbarkeit der speziellen Testsituation und -position auf die normale Alltagsmotorik. Auch der funktionale Unterschied einer Testübung gegenüber Alltagsbewegungen ist zu berücksichtigen. Diese Diskrepanz wird besonders am Kniegelenk deutlich. Die Alltagsmotorik findet in einer sog. *geschlossenen kinematischen Kette* statt. Hierbei sind bestimmte Muskeln synergistisch für die Extension verantwortlich. Dieselben Muskeln arbeiten in einer Testsituation in einer sog. *offenen kinematischen Kette,* aber antagonistisch [142a]. Diese Tatsache muß bei der Beurteilung der gemessenen Werte berücksichtigt werden (Abb. 10-14, Tabelle 10-4).

Daher sollte, wenn nur irgend möglich, in einer geschlossenen kinematischen Kette trainiert bzw. die Muskulatur untersucht werden. Geschieht dies nicht, treten völlig unkontrollierte, ungewollte kinematische Parameter im Gelenksystem auf, die manchmal sogar der Therapie entgegenwirken [142a].

Testkurven Isokinetik

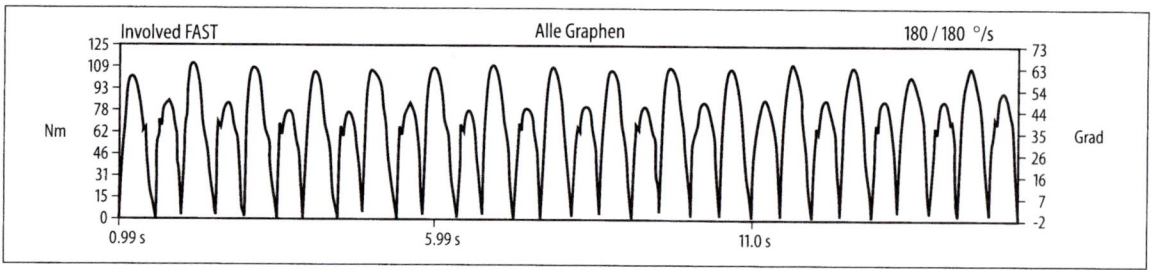

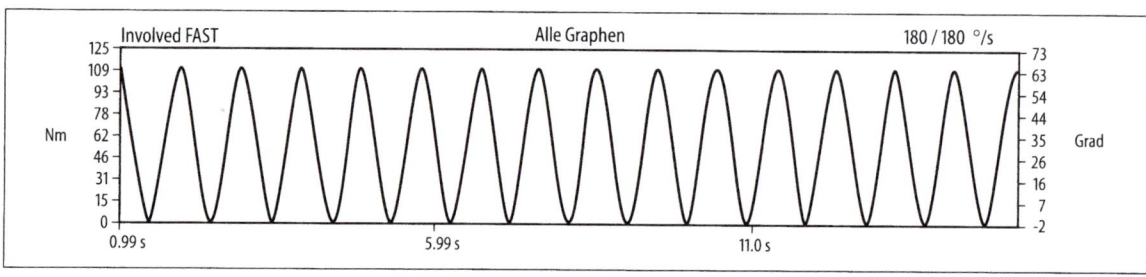

Abb. 10-12 a, b. Darstellung des Drehmoment-Zeit-Verlaufes (**a**) und der Winkelgrade (**b**) (gleicher Patient wie in Abb. 10-10). Der Kurvenverlauf für die Extensoren und Flexoren ist aufgrund des funktionelleren Bewegungszyklus wesentlich einheitlicher und homogener. Dies läßt auf einen wesentlich koordinierteren Bewegungsablauf schließen

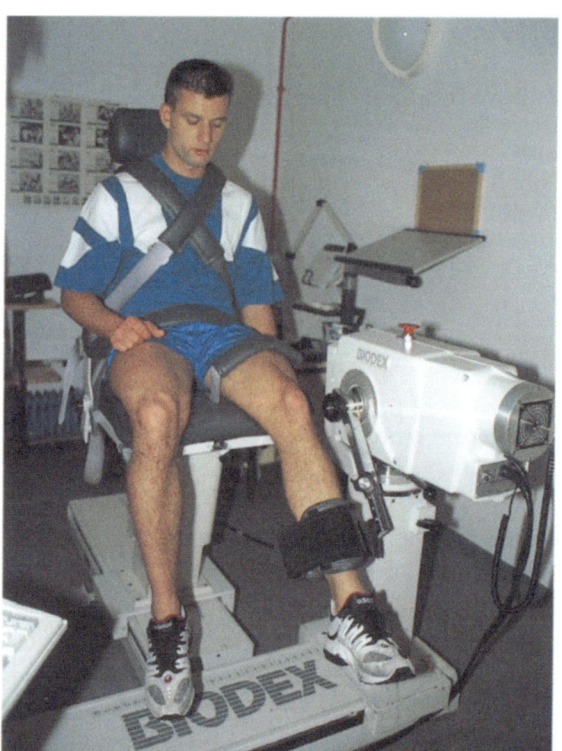

Abb. 10-13. Isokinetisches Test- und Trainingssystem. Übung im offenen System

Tabelle 10-3. Vor- und Nachteile rotatorischer und translatorischer Systeme

Rotatorische Systeme
Vorteile:
Exakte Bestimmung der Kräfte vom Agonisten/Antagonisten
Validität für Diagnose/Training
Intraindividuelle präzise Seitenvergleiche möglich

Nachteile:
Differenz physiologische/apparative Gelenkachse (daraus resultierend Testdifferenzen)
Dysbalancen provozierend
Agonist
Antagonisten

Translatorische Systeme
Vorteile:
Einfache Eichung
Gelenkachsen unabhängig
Hohe prognostische Validität
Schlechter Muskelanteil wird maximal trainiert
Keine Dysbalancen provozierend

Nachteile:
Nicht valide bezüglich Kraftverhalten innerhalb synergistischer Muskelgruppen
Keine Diagnosemöglichkeit für schlechten Muskelanteil
Keine intramuskulär-spezifische Adaptation möglich

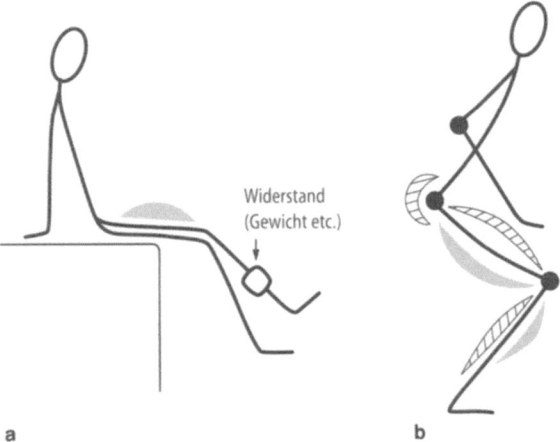

Abb. 10-14 a, b. Offenes (a) und geschlossenes (b) kinematisches System (schematisch). (Nach Eder [142 a])

Tabelle 10-4. Charakteristika von Bewegungen in einer offenen und geschlossenen kinematischen Kette

Offene kinematische Kette
Punctum fixum und Punctum mobile der Arbeitsmuskulatur gegenüber der Gebrauchssituation (Laufen/Gehen) vertauscht

Keine funktionelle Stabilisation der Kniegelenke

Keine Kokontraktion der Antagonisten

Aufgrund des distal ansetzenden Widerstandes wirkt eine erhöhte Zugspannung auf das vordere Kreuzband

Keine physiologische Propriozeption (neuronaler Input verändert)

Geschlossene kinematische Kette
Physiologische Muskelarbeitsweise

Trainingseffekt auf intra- und intermuskuläre Koordinations verbesserung des muskulären Stabilitätsanteils

Physiologische Kokontraktion der Antagonistengruppe (ischiokrurale Muskulatur)

Physiologische Propriozeption

10.5.6.2
Negativbeispiele von Übungen im offenen kinematischen System

Die folgenden, oft von Patienten beschriebenen Übungen verdeutlichen als Negativbeipiele die Problematik von physiotherapeutischen Übungen im offenen kinematischen System.

1. Insuffizienz des vorderen Kreuzbandes
Durch ein Gewicht, das auf den Unterschenkel aufgelegt wird, z. B. bei sitzendem Patienten, wird im offenen System versucht, den M. quadriceps zu stärken, in der *(irrsinnigen)* Meinung, hierdurch die aus der Insuffizienz des vorderen Kreuzbandes resultierende Instabilität kompensieren zu können. Die bei diesen Übungen besonders in den extensionsnahen Stellungen resultierenden Kräfte führen zu einer ausgeprägten anterioren Tibiaverschiebung (vgl. aktiver Quadrizepstest, s. Abschn. 3.9). Die pathomorphologischen Folgeerscheinungen bei einer Insuffizienz des vorderen Kreuzbandes werden durch derartige Übungen nicht verhindert, sondern verstärkt.

2. Rekonstruktion des vorderen Kreuzbandes
Die Folge einer Rekonstruktion des vorderen Kreuzbandes mit dem mittleren Drittel des Lig. patellae ist unausweichlich eine mehr oder minder ausgeprägte Atrophie des M. quadriceps. Diese Atrophie führt leider sehr häufig dazu, daß im Rahmen der Nachbehandlung dem Auftrainieren des M. quadriceps sehr große Beachtung geschenkt wird. Vielfach werden dem Patienten nach Abheilung der Operationswunden zur Kräftigung des M. quadriceps Gewichte an den freihängenden Fuß gehängt, und dann wird er aufgefordert, das Bein zu strecken. In Extremfällen werden Patienten in Fitneßstudios oder Bodybuildingcenter sogar an Beincurler gesetzt, um dieses muskuläre Defizit möglichst schnell wieder auszugleichen (Abb. 10-15). Bei all diesen Übungen im offenen System treten in den extensionsnahen Gelenkstellungen anteriore Tibiaverschiebungen auf, die zur Dehnung des rekonstruierten vorderen Kreuzbandes führen. Besitzt dieses beispielsweise bei Verwendung des Lig. patellae in den ersten 4 Wochen nach der Operation noch eine gute eigene Stabilität, findet in der Folgezeit eine ausgeprägte Umbauphase statt, die mit einer Schwächung des Transplantates verbunden ist. Werden in dieser „vulnerablen" Phase exzessive Quadrizepsübungen im offenen System, z. B. in einem Beincurler, durchgeführt, können sich die Patienten selbst ihr rekonstruiertes vorderes Kreuzband „locker trainieren".

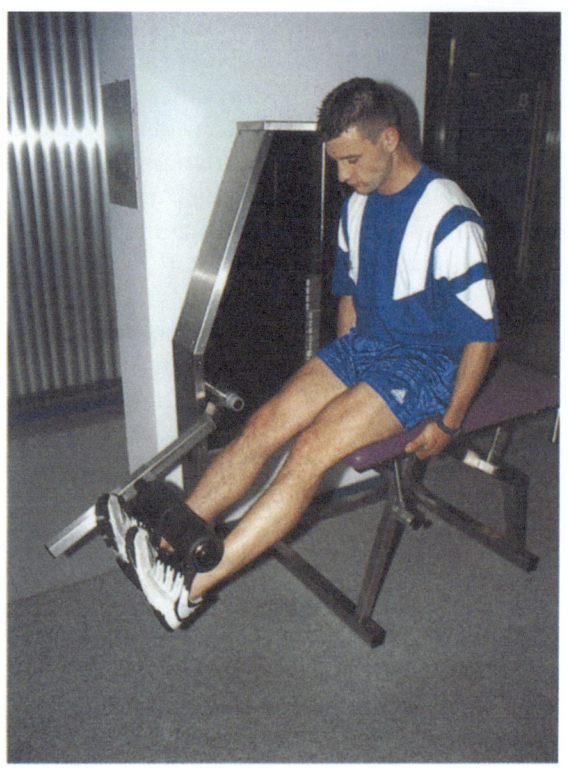

Abb. 10-15. Negativbeispiel für Quadrizepstraining im Beincurler (offenes kinematisches System)

tellare Anpreßdrücke auf, die einem weiteren Knorpelschaden Vorschub leisten.

4. Femoropatellare Schmerzen
Femoropatellare Schmerzen sind häufig mit einer Verkürzung des M. quadriceps verbunden, manchmal auch dadurch bedingt (s. femoropatellares Schmerzsyndrom, Kap. 5.1). Nicht selten wird in diesen Fällen ohne Prüfung des Dehnungszustandes dem Patienten eine Kräftigung des M. quadriceps angeraten und entsprechende krankengymnastische Übungen rezeptiert. Durch das Auftrainieren des M. quadriceps werden die femoropatellaren Schmerzen bei diesem Typ des femoropatellaren Schmerzsyndroms keinesfalls reduziert, sondern eher verstärkt. Liegen gleichzeitig peripatellare Insertionstendopathien oder ein Patellaspitzensyndrom vor, können diese Erkrankungen durch das „gutgemeinte" Therapiekonzept in ihrer Intensität noch verstärkt werden. Gerade ein Patellaspitzensyndrom, das häufig bei Sportlern zu finden ist, die auf eine ausgeprägte Kraftentwicklung aus dem M. quadriceps angewiesen sind (z. B. Eiskunstläufer, Volleyballspieler, Bodybuilder), kann massiv verschlechtert werden, wenn die Therapie ein Auftrainieren des M. quadriceps im offenen System, z. B. mit dem Beincurler, beinhaltet.

Wesentlich sinnvoller sind z. B. Kniebeugen, wie wir sie bereits einige Tage nach einer Rekonstruktion des vorderen Kreuzbandes den Patienten gestatten (vgl. Abb. 10-14 b). Bei einer Kniebeuge werden gleichzeitig der M. quadriceps und die ischiokrurale Muskulatur angespannt. Unter diesen Bedingungen wirken nur minimale Zugkräfte auf das Transplantat.

3. Retropatellarer Knorpelschaden
Ein femoropatellarer Schmerz mit gleichzeitig ausgeprägtem Krepitieren ist bei retropatellaren Knorpelschäden häufig anzutreffen und gleichzeitig oft mit einer Quadrizepsatrophie verbunden. Aus diesen Gründen wird als therapeutische Maßnahme ohne Beachtung der pathomechanischen Konsequenzen die Kräftigung des M. quadriceps als besonders wichtig erachtet. Gerade in offenen Systemen treten in Abhängigkeit vom Drehmoment exzessiv hohe femoropa-

Soll der M. quadriceps auftrainiert werden, sollte dieses unbedingt im sog. *geschlossenen System* erfolgen. Übungen im geschlossenen System sind z. B. Kniebeugen oder das Wegdrücken von Gewichten in der sog. Beinpresse (Abb. 10-16). Soll mit einem isokinetischen System trainiert oder der Muskel aufgebaut werden, sollte unbedingt auch hier im geschlossenen System gearbeitet werden (Abb. 10-17). Diesen Erkenntnissen sollte bei der Auswahl des isokinetischen Systems Rechnung getragen werden.

10.5.7
Schlußfolgerungen –
Zukunftsperspektiven

Isokinetische Test- und Trainingsverfahren zur Beurteilung der Funktionsfähigkeit des Bewegungsapparates sowie der Entwicklungsstand

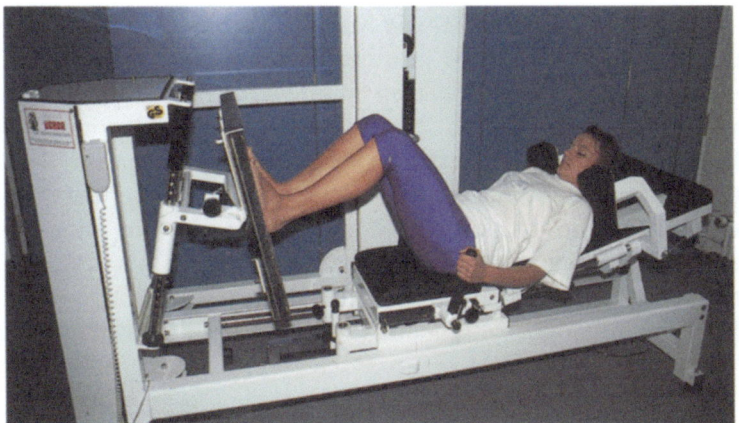

Abb. 10-16. Auftrainieren des M. quadriceps in der sog. Beinpresse (geschlossenes kinematisches System)

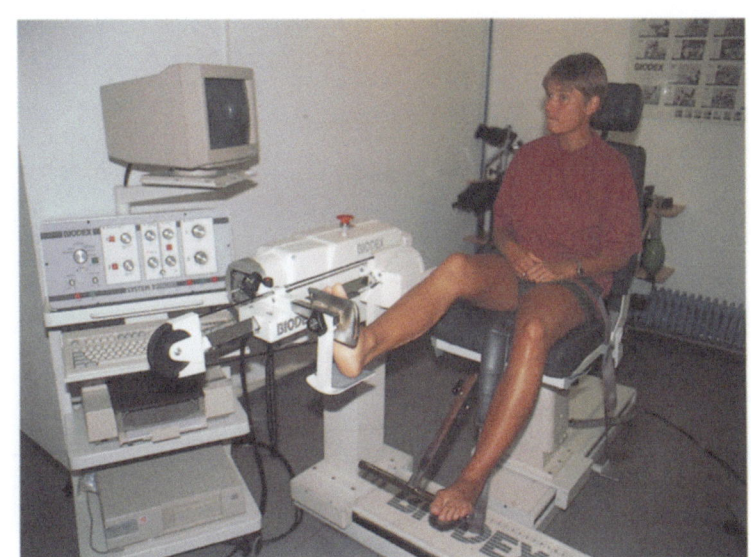

Abb. 10-17. Training im geschlossenen kinematischen System mit einem isokinetischen System

der isokinetischen Systeme haben einen Standard erreicht, der die reflektierte, v. a. aber problemorientierte Anwendung in Ergänzung zu herkömmlichen diagnostischen Techniken sinnvoll erscheinen läßt. Die gewonnenen Hinweise und die daraus ableitbaren therapeutischen Konsequenzen können einen Rehabilitationsverlauf optimieren, ihn möglicherweise auch verkürzen [522a].

Isokinetische Systeme unterstützen, werden sie geschult und reflektiert eingesetzt, die Wiederherstellung der Funktionsfähigkeit des Bewegungsapparates. Dabei reicht die Palette der Einsatzmöglichkeiten von einer aktiv assistiv geführten Bewegung über eine adäquate Reizsteuerung und Dosierung im Bereich eines komplexen Muskelaufbautrainings bis hin zu exzentrischen Maximalkraftbelastungen. Hierbei ist eine exakte Belastungsgestaltung aufgrund der meßtechnischen Dokumentationsmöglichkeiten sowie der Belastungslimitierungen zur Vermeidung von Überlastungsschäden erforderlich.

Ebenso haben sich diese Systeme in Verbindung mit herkömmlichen Trainingsgeräten (wie etwa Seilzügen) bei komplexen Stabilisierungsübungen mit Biofeedbackcharakter bewährt. Eine Verbreitung der Geräte sowie die Weiterentwicklung der notwendigen Computertechnologie läßt mittelfristig die Möglichkeiten einer Kombination oder sogar Integration weiterer biokinetischer Meßmethoden (z. B. EMG-Messungen) möglich erscheinen.

Die wesentlichste Indikation für isokinetische Tests liegt u. E. in der Überprüfung des nach der Physiotherapie erreichten muskulären Zustandes, insbesondere bei Patienten, die wegen ihres Sports (Berufs- und Spitzensportler) oder ihres Berufs auf eine optimal auftrainierte Muskulatur angewiesen sind. In den ersten Wochen (1. bis 6. Woche) nach bandstabilisierenden Operationen sind isokinetische Übungen dagegen nicht indiziert.

11 Arthroskopie

Die Arthroskopie des Kniegelenkes ist ein weit verbreitetes Verfahren zur Diagnostik und Therapie nahezu sämtlicher pathologischer intraartikulärer Veränderungen. Daher wird die Indikation zur Arthroskopie oft sehr großzügig, manchmal sogar vorschnell gestellt, obwohl die Diagnose häufig auch durch eine gründliche klinische Untersuchung zu stellen wäre. Die Arthroskopie als diagnostisch und operativ, ambulant oder stationär durchführbares Verfahren steht am Ende der „diagnostischen Kette". Die Hauptgefahr der Arthroskopie liegt in der zu kritiklosen Anwendung.

Im folgenden wird vorwiegend auf die diagnostische Arthroskopie eingegangen, die Grundlage für die arthroskopischen Operationsverfahren ist. Zur operativen Arthroskopie sei auf die Lehrbücher und Atlanten von Johnson [325], O'Connor [499], Glinz [212], Henche u. Holder [273], Löhnert u. Raunest [400] sowie Chassaing u. Parier [91] verwiesen.

11.1
Historischer Rückblick

Anfang des 19. Jahrhunderts begannen Mediziner, menschliche Hohlorgane mit Hilfe optischer Instrumente zu inspizieren. Zuerst wurden Verfahren zur Untersuchung von Blase, Vagina, Rektum und Pharynx entwickelt. Erste Mitteilungen über die Arthroskopie des Kniegelenkes stammen von Takagi aus dem Jahre 1918. Er versuchte, mit einem Zystoskop in das Innere von Leichenkniegelenken zu gelangen, war jedoch nicht sehr erfolgreich. Im Jahre 1920 entwickelte er ein einfaches Arthroskop ohne Linsensystem und untersuchte tuberkulöse Kniegelenke [643, 644]. Bereits 1921 berichtete

der Schweizer Eugen Bircher [44] über erste Arthroskopieversuche an der Leiche und über Arthroskopien bei 18 Patienten (Abb. 11-1). Er sah in der Arthroskopie ein allen anderen Untersuchungsmethoden überlegenes Verfahren, konnte jedoch zur damaligen Zeit seine Kollegen noch nicht für diese neuartige Technik begeistern. Eugen Bircher war nicht nur der erste, der die Arthroskopie erfolgreich klinisch einsetzte, sondern er sah auch die weitere Entwicklung voraus:

„Die Methode der Arthro-Endoskopie gestattet uns, das Gelenkinnere sichtbar zu machen und krankhafte Veränderungen zu beurteilen, das heißt, die Diagnose aufgrund der Gesichtsbeobachtun-

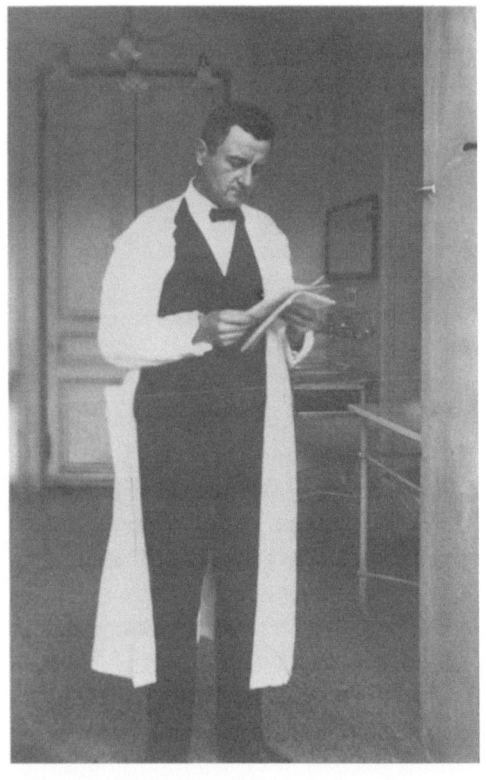

Abb. 11-1. Eugen Bircher (1882–1956)

gen sicherzustellen. Sie ist dadurch allen übrigen Untersuchungsmethoden überlegen und läßt, ähnlich wie die Endoskopie der Blase, bestimmte Operationsindikationen stellen. Sie wird auch wie diese auf Widerstände stoßen, sicher aber an Boden gewinnen und sich so ausbauen lassen, daß sie, wie die Zystoskopie, unentbehrlich wird" (Bircher 1922).

Zwischen 1930 und 1960 interessierten sich bereits zahlreiche Wissenschaftler für die Arthroskopie [75, 76, 432, 676, 704]. Die Amerikaner Harry Mayer und Leo Finkelstein vom Hospital for Joint Diseases in New York entwickelten in den 30er Jahren ein Arthroskop mit einem Durchmesser von 8 mm für Biopsien. 1931 konstruierte Michael S. Burman, der heute als der amerikanische Pionier der Arthroskopie gilt, zusammen mit dem Instrumentenbauer Wappler ein Arthroskop, das in seiner Konstruktion bereits wichtige Grundmerkmale heutiger Instrumente vereinte. Mit Untersuchungen an Leichengelenken legte Burman in Zusammenarbeit mit Finkelstein und Mayer die Basis zur klinischen Anwendbarkeit der Arthroskopie. Nach Einführen eines Trokars von 4 mm Durchmesser wurde das Gelenk mit Ringer-Lösung aufgefüllt und anschließend mit einer 3-mm-Vorausblickoptik inspiziert. Burman beschrieb verschiedene Zugänge zum Kniegelenk und erforschte die Anwendbarkeit der Arthroskopie an Hüft-, Sprung-, Schulter- und Ellenbogengelenk. Technische Unzulänglichkeiten riefen jedoch die Skepsis zahlreicher Kollegen hervor. Sein „Atlas der Arthroskopie" blieb leider unveröffentlicht.

Der Entwicklung des Arthroskops Nr. 21 durch Watanabe, einem Schüler von Takagi, ist es im wesentlichen zu verdanken, daß die Arthroskopie seit 1960 einen gewaltigen Aufschwung erlebte [691–693].

In den darauffolgenden Jahren entwickelte O'Connor [499] das erste Operationsarthroskop und war neben Gillquist in Schweden [207, 208], Dandy in Großbritannien [108], Johnson in den Vereinigten Staaten [325], Glinz, Kieser und Wruhs in der Schweiz sowie Henche in der Bundesrepublik Deutschland [272, 273] Wegbereiter der modernen Arthroskopie.

Heute nimmt die Arthroskopie einen bedeutenden Stellenwert im klinischen Alltag einer jeden orthopädischen und traumatologischen Abteilung ein.

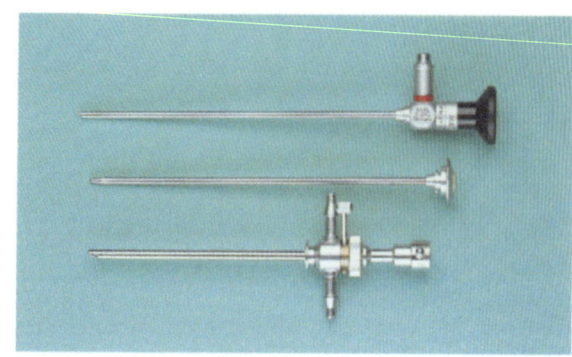

Abb. 11-2. Optik, stumpfer Trokar und Trokarhülse. Die Ebene der Anschlußhähne ist drehbar (Fa. Storz)

11.2
Instrumentelle Voraussetzungen

Die Arthroskopie ist ein aufwendiges diagnostisches Verfahren. Die Grundausstattung besteht aus den arthroskopischen Optiken und der Trokarhülse (Synonym: Schleuse, Schaft) mit stumpfem Trokar (Abb. 11-2) sowie einem Lichtleitkabel und einer Lichtquelle.

11.2.1
Optiken

Die Optiken werden als 0°-Geradeausoptik, 30 oder 70°-Winkeloptik angeboten (Abb. 11-3).

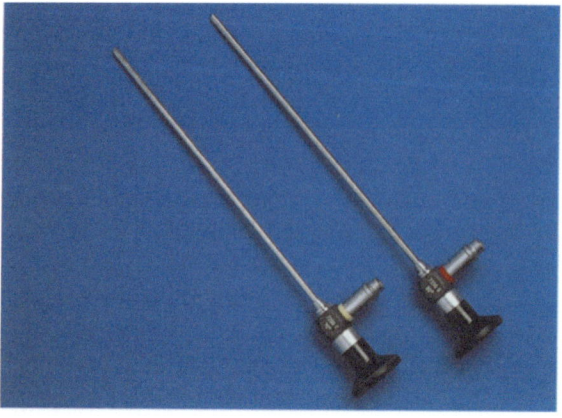

Abb. 11-3. Arthroskopische Optiken (30- und 70°-Weitwinkeloptik) (Fa. Storz)

Diese Optiken sind auch als autoklavierbare Optiken erhältlich. Die Verwendung der 30°-Winkeloptik reicht aber aus, um nahezu den gesamten Gelenkbinnenraum durch Rotation des Arthroskops zu inspizieren. Zur Beurteilung der Aufhängung des Innenmeniskushinterhornes (Meniskusrampe) ist eine 70°-Weitwinkeloptik oder ein kleiner Spiegel (s. Abb. 11-10 und 11-22) hilfreich. Ebenfalls kann hiermit das hintere Kreuzband besser übersehen werden.

Früher bestand das Bildübertragungssystem in den Optiken aus einer Vielzahl von kleinen, dünnen, hintereinander angeordneten Linsen, zwischen denen sich jeweils eine Luftkammer befand. Eine entscheidende Verbesserung gelang dem englischen Physiker Hopkins mit der Erfindung des Stablinsensystems. Dieses System ermöglichte den Bau von arthroskopischen Optiken mit einer wesentlich besseren Bildqualität bei gleichzeitiger Vergrößerung des Öffnungswinkels und einer Steigerung der Bildhelligkeit, was besonders bei Optiken mit kleinem Systemdurchmesser, wie z.B. arthroskopischen Optiken, von Bedeutung ist. In den sog. Weitwinkeloptiken sind weniger Glas-Luft-Grenzflächen vorhanden als in den konventionellen Optiken. Damit ist die Streustrahlung, die durch Lichtreflexion an den Grenzflächen entsteht, deutlich reduziert.

Bei den Optiken muß man *Blickrichtung* und *Blickfeld* unterscheiden. Bei einer 30°-Optik ist die Blickrichtung um 30° gegenüber dem Optikschaft abgeknickt. Dabei ist die Blickrichtung immer entgegen dem Eintritt des Lichtkabels ausgerichtet. Steht das Lichtkabel z.B. oben, ist die Blickrichtung bei einer 30°-Winkeloptik um 30° nach unten gerichtet. Das Blickfeld umfaßt bei Weitwinkeloptiken ca. 90° im gasförmigen Milieu. Aufgrund des höheren Brechungsindex für Wasser reduziert sich der Öffnungswinkel (arthroskopisches Blickfeld) bei der Arthroskopie im flüssigen Medium jedoch um ca. 25–30%.

Die arthroskopische Optik (Durchmesser 4 mm) liegt im Inneren der Trokarhülse (Durchmesser 5 mm), die mit 2 Anschlußhähnen für den Zu- und Ablauf der Spülflüssigkeit versehen ist. Der Spalt zwischen Trokarhülse und Optik dient der Absaugung und dem Zulauf der Spülflüssigkeit.

Auch Trokarhülsen mit einem Innendurchmesser von 5,5 oder 6 mm sind erhältlich. Der dadurch vergrößerte Spalt zwischen Optik und Trokarhülse beschleunigt die Auffüllung des Gelenkraumes mit Spülflüssigkeit und macht bei arthroskopischen Operationen das zusätzliche Legen einer großlumigen Zulaufkanüle überflüssig.

Die Optik wird über ein Lichtkabel mit der Lichtquelle (Kaltlicht oder Xenonlicht) verbunden. Bei Verwendung einer ausreichend lichtempfindlichen Videokamera reicht eine Lichtstärke von 250 Watt aus, um sämtliche, auch schlecht ausleuchtbare Gelenkregionen (z.B. oberer Rezessus) ausreichend zu untersuchen (Abb. 11-4). Der Vorteil einer starken Lichtquelle kommt dann zur Geltung, wenn die arthroskopische Optik und/oder das Lichtkabel Alterungserscheinungen zeigen (Abb. 11-4 b). Bei maximaler Ausschöpfung der Lichtintensität kann in diesen Fällen noch eine ausreichende Bildqualität erzielt werden.

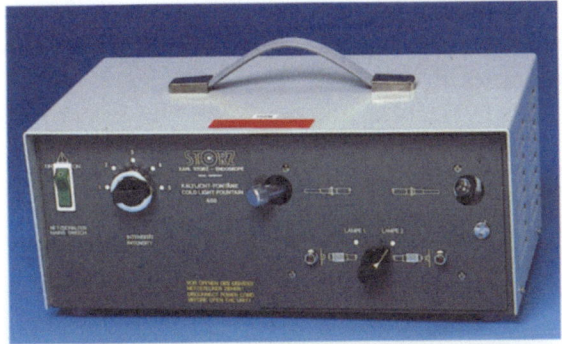

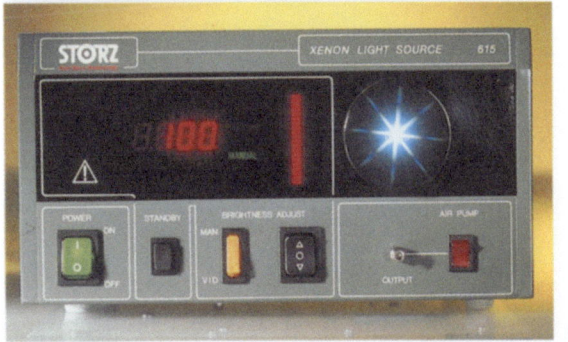

Abb. 11-4 a, b. Kaltlichtquelle (250 Watt) (**a**). Xenonlichtquelle (300 Watt) (**b**) (Fa. Storz)

11.2.2
Videokette

Der Untersucher mußte früher bei der Arthroskopie direkt durch die arthroskopische Optik blicken und die intraartikulären Befunde erheben. Es mußte dabei jedoch sehr sorgfältig unter Beachtung der Sterilität vorgegangen werden, da die Hand, mit der das Arthroskop geführt wurde, als unsteril zu betrachten war. Die Demonstration der arthroskopischen Befunde bereitete aber in der Regel Schwierigkeiten, da schon kleinste Positionsveränderungen zu einem völlig veränderten Bild führten und so das Verständnis zwischen Operateur und Assistent erschwerte. Dies galt besonders für die operative Arthroskopie.

Die Verwendung einer Videokette, bestehend aus Videokamera, Monitor und evtl. Videorecorder, ist daher unbedingt erforderlich. Bei der Auswahl des Monitors sollte man darauf achten, ihn ausreichend groß zu wählen. Das Arbeiten mit einem großen Monitor, z. B. mit einer 51-cm-Bildröhre, ist für den Operateur wesentlich angenehmer. Gleichzeitig sind auch kleinere Details deutlicher als auf einem kleineren Bildschirm zu erkennen. Ebenso ist der intraartikuläre Befund für alle im Operationssaal Anwesenden auf dem Monitor sichtbar und kann entsprechend diskutiert und beurteilt werden (Abb. 11-5). Nicht nur der Lehr- und Lerneffekt

für Operateur und Assistent wird erhöht, auch der Patient kann, falls eine Lokal- oder rückenmarknahe Anästhesieform gewählt wurde, an der „Life-Übertragung" aus seinem Kniegelenk teilnehmen. Viele Patienten, besonders die mit ausgeprägten degenerativen Gelenkschäden, verstehen dann besser, wo die Ursachen der Beschwerden liegen und warum möglicherweise nicht mehr mit einer vollständigen Wiederherstellung des Gelenkzustandes zu rechnen ist.

Mit Beginn der Videoarthroskopie wurden zunächst Röhrenkameras entwickelt (Abb. 11-6 a). Diese lieferten ein brillantes Bild mit sehr guter Tiefenschärfe und Farbwiedergabe. Der Nachteil dieser Kameras bestand aber neben Größe und Gewicht in der relativen Empfindlichkeit der Röhre. Um Gewicht und Größe der Kameras zu reduzieren, wurden Chipkameras entwickelt (Abb. 11-6 a). Diese weisen eine ausreichende Farbwiedergabe und Bildqualität auf, waren jedoch hinsichtlich der Tiefenschärfe nicht so ausgewogen wie eine Röhrenkamera.

Chipkameras bieten, bedingt durch neue Chipentwicklungen, eine höhere Auflösung von bis über 450 Linien horizontal. Die Belichtungsregelung erfolgt digital automatisch, ebenso die Farbeinstellung und der Weißabgleich. Darüber hinaus ist ein Anschluß an einen S-VHS-Videorecorder möglich. Die modernsten Kameras verfügen nicht nur über eine manuelle Nachfokussierung an der Kamera, sondern auch über ein

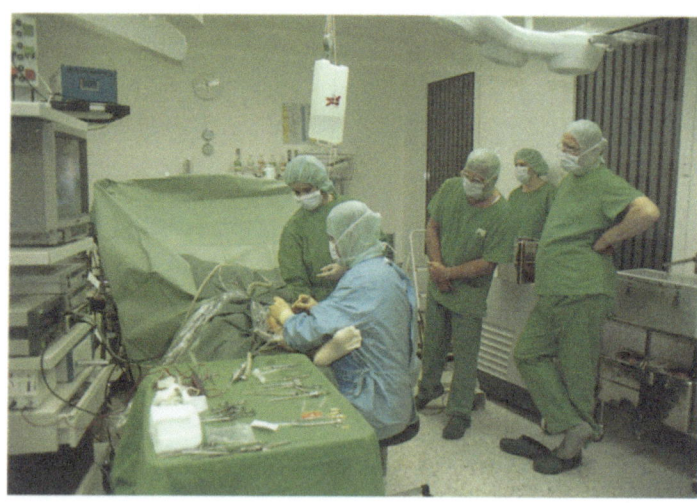

Abb. 11-5. Videoarthroskopie. Operateur, Assistent, Operationsschwester und sonstige im Operationssaal anwesende Personen schauen auf den Monitor

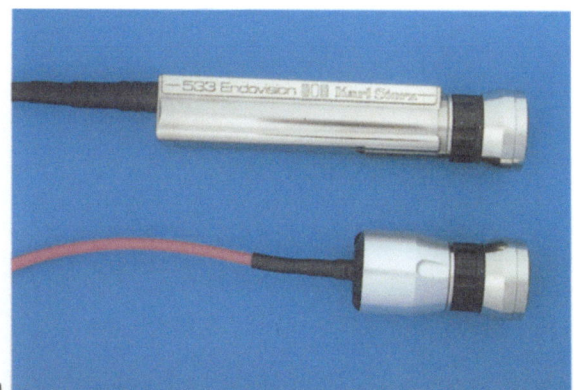

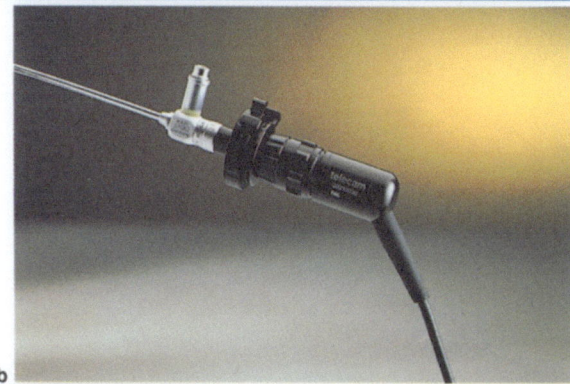

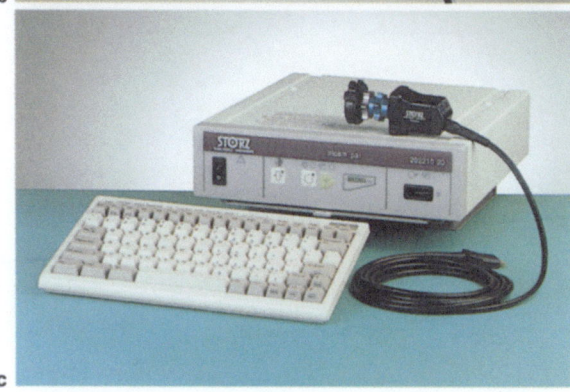

Abb. 11-6 a–c. Röhrenkamera (Endovision 533), Lichtempfindlichkeit 5 Lux *(oben)* und kleine Chipkamera (TV-Endopocket 536) *(unten)* mit direkter Anschlußmöglichkeit an jeden handelsüblichen TV-Monitor, Lichtempfindlichkeit 5 Lux. Chipkamera (Endovision TELECAM) (**b**) und 3-Chip-Kamera (Endovision TRICAM) (**c**) (Fa. Storz)

integriertes Zoomobjektiv, mit dem die Größe des Bildes auf dem Monitor eingestellt werden kann (Abb. 11-6 b). Dies ist dann von Vorteil, wenn kleinere Gelenke, z. B. das Handgelenk, mit kleinen Optiken (Small-joint-Set) arthroskopiert werden. Das Bild auf dem Monitor kann

mit Hilfe des Zoomobjektives auf eine adäquate Größe gebracht werden. Bei Verwendung einer Videokamera ohne Zoomobjektiv ist bei Verwendung dieser Optiken auf dem Monitor oft nur ein sehr kleines Bild zu sehen.

Die jüngste Entwicklung auf dem Kamerasektor stellt die 3-Chip-Kamera dar (Abb. 11-6 c). Mit Hilfe von 3 Chips werden die 3 Grundfarben getrennt erfaßt und verarbeitet. Damit ist eine Farbwiedergabe von bisher kaum gekannter Natürlichkeit bei gleichzeitig höchster Wiedergabetreue möglich. Durch die außergewöhnlich hohe horizontale Auflösung mit über 600 Linien werden selbst feinste Gewebeunterschiede sichtbar. Neben der digitalen automatischen Belichtungsregelung sowie digitalen Farbeinstellungen erfolgt ein automatischer Weißabgleich. Die Verschlußzeit kann zwischen 1/30 und 1/10000 s eingestellt werden (Abb. 11-6 c).

Chipkameras können durch Einlegen in eine Desinfektionslösung keimarm gemacht werden. Wegen der benötigten aggressiven Desinfektionsmittel ist jedoch die Schonung von Kameragehäuse und Dichtungen nicht ausreichend gewährleistet, so daß wir die Kamera präoperativ in eine sterile Plastikhülle einpacken, die an der arthroskopischen Optik befestigt wird (Abb. 11-5). Zudem besteht die Möglichkeit, daß derartige Desinfektionsmittel eine Synovitis auslösen können [252]. Ein Wechsel der Optik, z. B. der Austausch einer 30°-Winkeloptik gegen eine 70°-Winkeloptik, ist nach Einpacken in eine Plastikhülle nur unter großem Aufwand (neues Einpacken der Kamera) möglich [370].

Nicht selten ist das Bild auf dem Monitor relativ kontrastarm, v. a. dann, wenn die Optik schon etwas matt ist. Mitunter ist es auch schwierig, feine Kontrast- und Konturunterschiede innerhalb einer Knorpelfläche zu erkennen.

Für diese Situationen wurde ein digitales Bildverarbeitungssystem entwickelt (*Digivideo, Fa. Storz*), das eine Kontrast- und Schärfenverbesserung des Videobildes in Echtzeit durchführt (Abb. 11-7). Hiermit ist eine wesentlich bessere Darstellung von Details möglich, zumal die Kontrastanhebung stufenweise abgestimmt werden kann. Die Kontrastanhebung wird durch die gezielte Veränderung aller Grauwerte des Videobildes erreicht. Zunächst wird das gesamte Videobild digitalisiert und digital weiter-

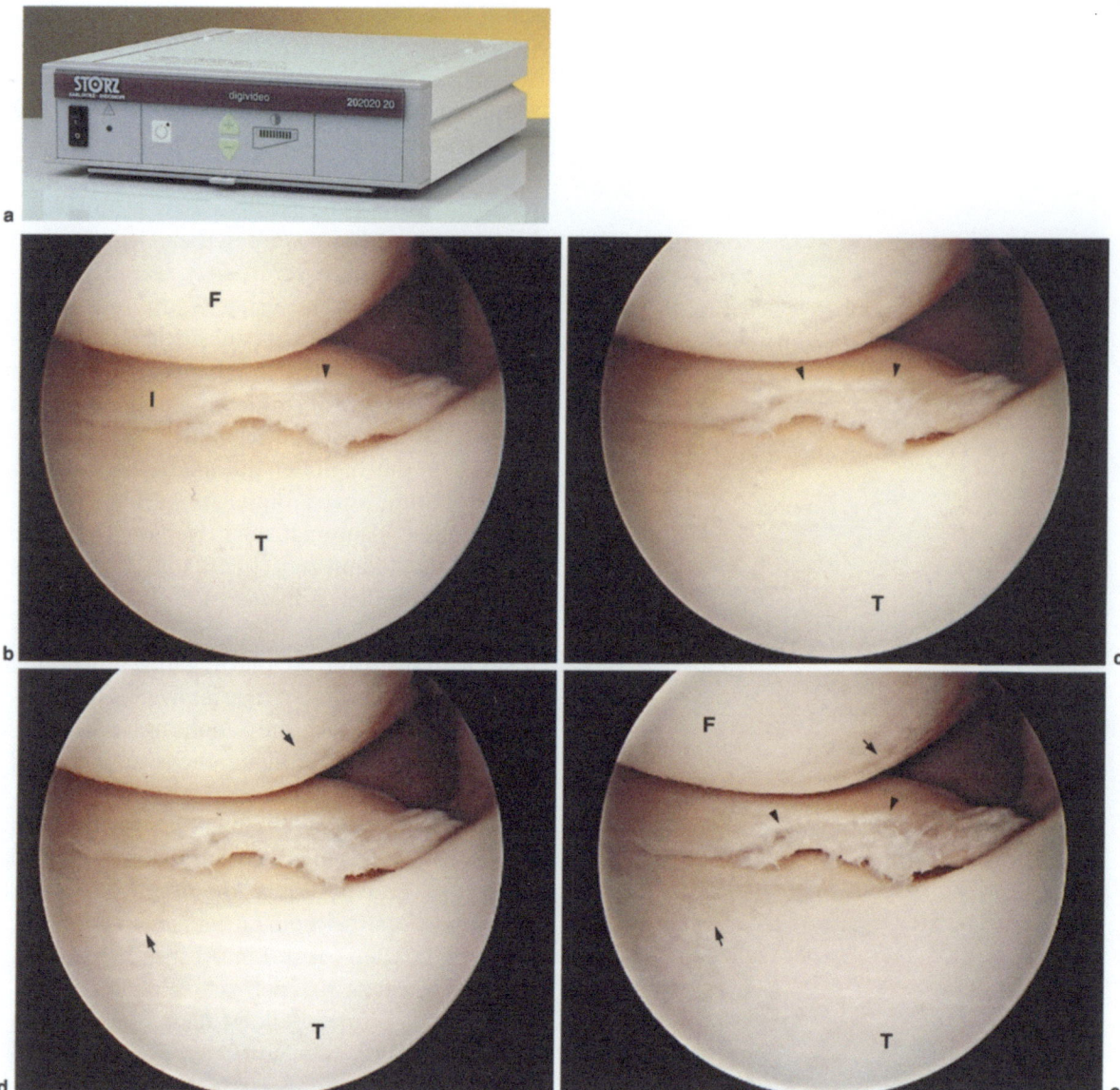

Abb. 11-7 a-e. Digitaler Bildprozessor – Digivideo (*Fa. Storz*) (**a**). Der Wert der digitalen Bildaufbereitung zeigt sich bei homogenen struktur- und kontrastarmen Bildern ohne digitale Kontrastanhebung. Bis auf den Innenmeniskusschaden ist kein pathologischer Befund zu erheben (**b**). Durch die stufenweise Kontrastanhebung können die degenerativen Veränderungen am Innenmeniskus *(I, Pfeilspitzen)* deutlicher erkannt werden (**c-e**). Durch Kontrastanhebung mit Stufe 2 (**c**), besser Stufe 4 (**d**) und 6 (**e**) sind aber feine Knorpelveränderungen am medialen Femurkondylus *(F)* und auf dem medialen Tibiaplateau *(T)* zu erkennen *(Pfeile)*

verarbeitet. Die digitalen Grauwerte werden dann pixelweise nach definierten Zielkriterien einer zweidimensionalen Filterung unterzogen und gewichtet. Diese Gewichtsfaktoren werden dabei so gewählt, daß eine für das visuelle Empfinden des Menschen deutlich erhöhte Kontrast- und Schärfenanhebung erzielt wird. Um diese Form der Bildverarbeitung in Echtzeit durchführen zu können, ist ein spezieller Mikroprozessor, der pro Sekunde ca. 500 Millionen Rechenschritte durchführt, im System integriert.

Mit Hilfe dieser elektronischen Konturanhebung werden die Randkonturen deutlicher hervorgehoben. Bei Verwendung einer guten Optik ist eine Konturanhebung zwischen Stufe 1 und Stufe 2 hilfreich. Bei zu starker Konturanhebung kann das Bild überzeichnet oder unrealistisch erscheinen. Der Wert der elektronischen Verstärkung zeigt sich besonders dann, wenn eine ältere, matte Optik verwendet wird. Die Kombination von 3-Chip-Kamera und Digivideo führt zu dem Eindruck eines „dreidimensionalen Bildes" (Abb. 11-7 b–e). Manchmal sind feine Knorpelläsionen erst mit Hilfe der Konturanhebung in ihrer Tiefe und Ausdehnung zu erkennen.

Ein weiterer Vorteil dieses Bildverarbeitungssystems besteht in der Digitalisierung der Videobilder. Somit können diese Bilder direkt über eine entsprechende Videokarte, die in einen Personalcomputer eingesteckt wird, weiterverarbeitet werden (s. Abschn. 11.12).

11.2.3
Tasthaken

Die alleinige Inspektion des Gelenkbinnenraumes reicht nicht aus, um sämtliche pathologischen Veränderungen zu erfassen. Für die Palpation der intraartikulären Strukturen wird daher ein Tasthaken benötigt, der während der Arthroskopie durch einen zusätzlichen instrumentellen Zugang eingeführt wird (Abb. 11-8).

Der Tasthaken sollte Längenmarkierungen in 5-mm-Abständen aufweisen, um dem Untersucher die Größenzuordnung der intraartikulären Befunde (freier Gelenkkörper, Ausdehnung eines Meniskusrisses) zu erleichtern. Ohne Markierung fällt dem arthroskopisch Unerfahrenen eine Größenzuordnung wegen des Vergrößerungseffektes von 10 : 1 bis ca. 30 : 1 im flüssigen Spülmedium gewöhnlich schwer.

Mit dem Tasthaken wird das vordere Kreuzband auf Spannung und Intaktheit geprüft, der

Meniskus angehoben und die Unterseite bzw. die submeniskeal gelegenen Knorpelregionen werden inspiziert und palpiert. Bei Druck auf den Meniskus zeigen sich alte Meniskusnarben als Verhärtungen, inferior gelegene inkomplette Rupturen und Degenerationen als lokale Erweichungszonen.

11.2.4
Operationsinstrumente

Die Arthroskopie wird in Anbetracht der ausgereiften klinischen und apparativen Diagnostik heute fast ausschließlich zur definitiven Therapie (arthroskopische Operation) genutzt (s. Abschn. 11.11). Zur Durchführung von arthroskopischen Operationen sind spezielle Operationsinstrumente notwendig. Die Instrumente sollten möglichst klein sein bei gleichzeitig guter Stabilität und einfacher Handhabung. Von der Industrie werden viele verschiedene Instrumente angeboten, die häufig aber nur für einen speziellen Anwendungsbereich vorgesehen sind. Man unterscheidet mechanische, motorisierte und elektrochirurgische Instrumente, darüber hinaus werden Spezialinstrumente für bestimmte Operationen angeboten. Die Lasertechnologie findet bei der Arthroskopie eine zunehmende Verbreitung.

11.2.4.1
Mechanische Instrumente

Nach der Instrumentenform unterscheidet man gerade, gebogene und abgewinkelte Instrumente. Die geraden Instrumente gelten als Basisinstrumente. Die Anwendung des Instrumentes wird wesentlich vom angelegten Instrumentenzugang und der individuellen Gelenkkonfiguration (enger Gelenkspalt, weiter Gelenkspalt) vorgegeben. Mit abgewinkelten Instrumenten (nach rechts, nach links oder nach oben abge-

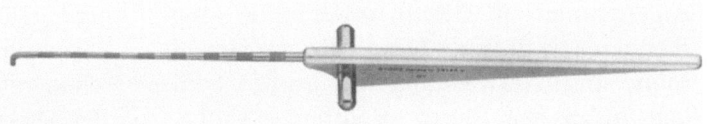

Abb. 11-8. Tasthaken mit Längenmarkierungen (Fa. Storz)

winkelt) ist auch ein Arbeiten seitlich der Ein-
führungsrichtung möglich. Gebogene Instrumente sind durch die Biegung des Instrumen-
tenschaftes gekennzeichnet. Hierdurch ist es
möglich, z. B. den medialen Femurkondylus zu
umgehen. Eine Rotation dieser Instrumente ist
aber aus Platzgründen im Gelenkraum kaum
möglich. Daher sind gebogene Instrumente u. E.
nur begrenzt anwendbar.

Die folgenden mechanischen Instrumente werden häufig eingesetzt:

1. *Faßzange:* Zum Fassen von freien Gelenkkörpern und Extraktion von abgetrenntem Gewebe (z. B. einer Meniskuszunge). Die wichtigsten Zangenformen sind eine gerade und
nach oben abgewinkelte Zange.

2. *Schere:* In den Anfängen der arthroskopischen
Chirurgie wurden Scheren häufig verwendet,
um Meniskusgewebe abzutrennen. Die Gefahr
von Scheren liegt im Abbrechen der Bran-
chen, besonders wenn in unübersichtlichen
Gelenkbereichen operiert wird.

3. *Punch:* Das am häufigsten verwendete mechanische Operationsinstrument ist der sog.
Punch. Je nach Hersteller sind auch die Begriffe Korbzange, Hakenstanze, Stanze,
durchschneidende Stanze oder Knipszange
gebräuchlich. In Abhängigkeit der Maulgröße
wird von der zu resezierenden Struktur ein
Fragment abgekniffen, das zunächst im Gelenk verbleibt. Auch die Punche werden als
gerade, abgewinkelte und gebogene Instrumente angeboten. Zur Basisausstattung sollte
ein gerader sowie ein nach oben abgewinkel-
ter Punch (15° nach oben abgewinkelt)
gehören. Der nach oben abgewinkelte Punch
ist ein hilfreiches Instrument zur Bearbeitung
des Innenmeniskushinterhorns.

Zur rationelleren Bearbeitung von Meniskusschäden werden Punche mit relativ
großen Maulformen angeboten. Der Nachteil
dieser Instrumente besteht aber darin, daß die
abgetrennten, im Gelenk rotierenden Fragmente relativ groß sind und teilweise nur mit
Mühe unter Verwendung von großen Spül-
kanülen aus dem Gelenk zu entfernen sind.

4. *Messer:* Die Messer werden je nach Klingen-
form (Bananenmesser, Rosettenmesser, retro-
grad schneidendes Messer etc.) unterschieden. Bei Verwendung von Messern ist zu bedenken, daß eine Scheideunterlage (Knorpel
auf dem Tibiaplateau) benötigt wird. Dieser
ist bei der Verwendung von Messern immer
gefährdet, insbesondere in den dorsalen Gelenkregionen.

11.2.4.2
Motorisierte Instrumente
(Shaver-Instrumentarium)

Mit motorisierten Instrumenten ist eine gleichzeitige Gewebeabtrennung und Absaugung der
Gewebsfragmente aus dem intraartikulären
Raum möglich. Die Antriebseinheit befindet
sich entweder im Handstück oder besteht aus einer separaten Einheit. In diesem Fall muß die
„Kraft" über eine Biegewelle zum Handgriff geleitet werden. Auf den Handgriff werden Ansätze aufgesteckt, die aus einem feststehenden
äußeren Rohr und einem innenliegenden rotierenden Messer bestehen. Gleichzeitig wird eine
Absaugung angeschlossen, um die abgetrennten
Gewebsfragmente durch das Lumen des innenliegenden rotierenden Messers abzusaugen. Die
Schneidefunktion wird vom Drehmoment, von
der Geschwindigkeit des rotierenden Messers,
der Größe und Form der Öffnung im feststehenden Teil sowie der Form des rotierenden Messers bestimmt. Bei Verwendung des Shaverin-
strumentariums ist es wesentlich, auf die dosierte Absaugung zu achten, da ansonsten das Gelenk bei eingeführtem Shaver kollabieren kann.
Hierdurch wird nicht nur der intraartikuläre
Überblick aufgehoben, sondern auch Strukturen, die möglicherweise nicht behandelt werden
sollen, gefährdet.

Die am häufigsten verwendeten Shaveransät-
ze sind:

1. *Meniskuscutter:* (Resektion von Meniskusgewebe, Narbengewebe)
2. *Rosenberg-Resektor:* (Entfernung von Synovia-
lis-Gewebe, evtl. auch Knorpelfransen)
3. *Fräse:* (Kugelfräse oder zapfenförmige Fräse zur
Abtragung von Knochenanteilen, zur Durchbre-
chung der Sklerosezone bei einer subchondro-
len Abrasionschondroplastik (zur Notchplastik)

11.2.4.3
Elektrochirurgisches Instrumentarium

Aus der Chirurgie und Urologie sind seit vielen Jahren elektrochirurgische Geräte zur Blutstillung bekannt. Eine Modifikation der elektrischen Leistungsparameter hat es ermöglicht, daß mit Hilfe von kleinen Hakenelektroden, die kaum größer sind als ein Tasthaken, Gewebe im intraartikulären Raum in allen Geweberichtungen durchtrennt werden kann. Bei Verwendung der Hochfrequenzgeräte ist es notwendig, daß am Patienten eine Neutralelektrode angelegt wird. Die in den intraartikulären Raum eingeführten Hakenelektroden sind in verschiedenen Längen und Formen lieferbar. Die Hakenelektrode ist bis auf den freien Hakenanteil mit einer Gummimantelung isoliert. Sie werden in den Koagulationshandgriff eingesteckt, auf dem die Bedienungstasten zur Freigabe des Koagulations- bzw. Schneidestroms angebracht sind.

Bei arthroskopischen Operationen ohne Blutsperre oder Blutleere ist mit elektrochirurgischen Instrumenten eine gezielte Blutstillung sehr hilfreich.

11.2.4.4
Spezialinstrumente

Für das Plazieren von Bohrkanälen bei Kreuzbandoperationen werden spezielle Zielgeräte angeboten; um das Transplantat unter definierter Spannung zu fixieren, wurden spezielle Tensiometer entwickelt. Oft kann sich der Operateur aber auch mit einfachen, in jedem Operationssaal vorhandenen „Utensilien" behelfen. So ist eine Meniskusrefixation in der Outside-in-Technik mit normalen Injektionskanülen möglich. Auch für die Raffung des medialen Retinakulums bei Patellaluxation sind neben einfachen Injektionskanülen nur noch eine kleine Faßzange und eine kleine Öse (Instrument zur Zerumenentfernung aus dem HNO-Bereich) erforderlich (Abb. 11-9).

Wird jedoch an der Innenmeniskusrampe oder am Außenmeniskushinterhorn eine Meniskusrefixation notwendig, werden spezielle Nahtinstrumente (Suture Hooks) benötigt (Abb. 11-10, s. Abb. 11-63).

11.2.4.5
Laser

Von allen Operationsinstrumenten hat der Laser für die größte Nachfrage und am meisten für Diskussionsstoff bei den Patienten gesorgt. Nicht zuletzt haben Pressemitteilungen darüber, daß selbst Patienten mit einem desolaten Gelenkzustand nach laserchirurgischen Eingriffen wieder „beschwerdefrei" wurden, dazu beigetragen, daß zahlreiche Patienten nach einer Laseroperation fragen.

Die Weiterentwicklung der Lasertechnologie hat es ermöglicht, einen Laser auch im flüssigen Medium einzusetzen. Zum heutigen Zeitpunkt ist der Holmium:YAG-Laser der am meisten verbreitete Lasertyp für die Arthroskopie. Die Laser weisen eine Leistung zwischen 25 und 40 Watt auf. Sie werden zur Entfernung von Osteophyten, bei arthroskopischen Arthrolysen oder bei einer Notchplastik hilfreich eingesetzt. Ebenso kann eine Meniskusresektion bei sehr engen Gelenkverhältnissen mit Hilfe des Lasers erleichtert werden. Demgegenüber wird die Knorpelglättung (Knorpelversiegelung), wie sie von der Industrie häufig als wesentlichste Indikation für den Lasereinsatz angepriesen wird, sehr zurückhaltend bewertet, da vermutlich in den tiefen Knorpelschichten Veränderungen, wie z. B. Nekrosen von Chondrozyten, auftreten. Die Nachteile der Laseranwendung liegen in den sehr hohen Anschaffungskosten und den Folgekosten für die Lasersonden, die nicht selten nur als Einmalinstrumente angeboten werden.

Durch die geringe Dimensionierung (Durchmesser: 1–2 mm) der Lasersonden bietet sich der Laser auch als Operationsinstrument für die kleinen Gelenke (Ellbogengelenk, Handgelenk und oberes Sprunggelenk) an.

11.3
Vorbereitung

Die Arthroskopie muß unter den gleichen Sterilitätskautelen wie andere operative Eingriffe am Kniegelenk, z. B. Osteosynthesen oder Bandrekonstruktionen, erfolgen.

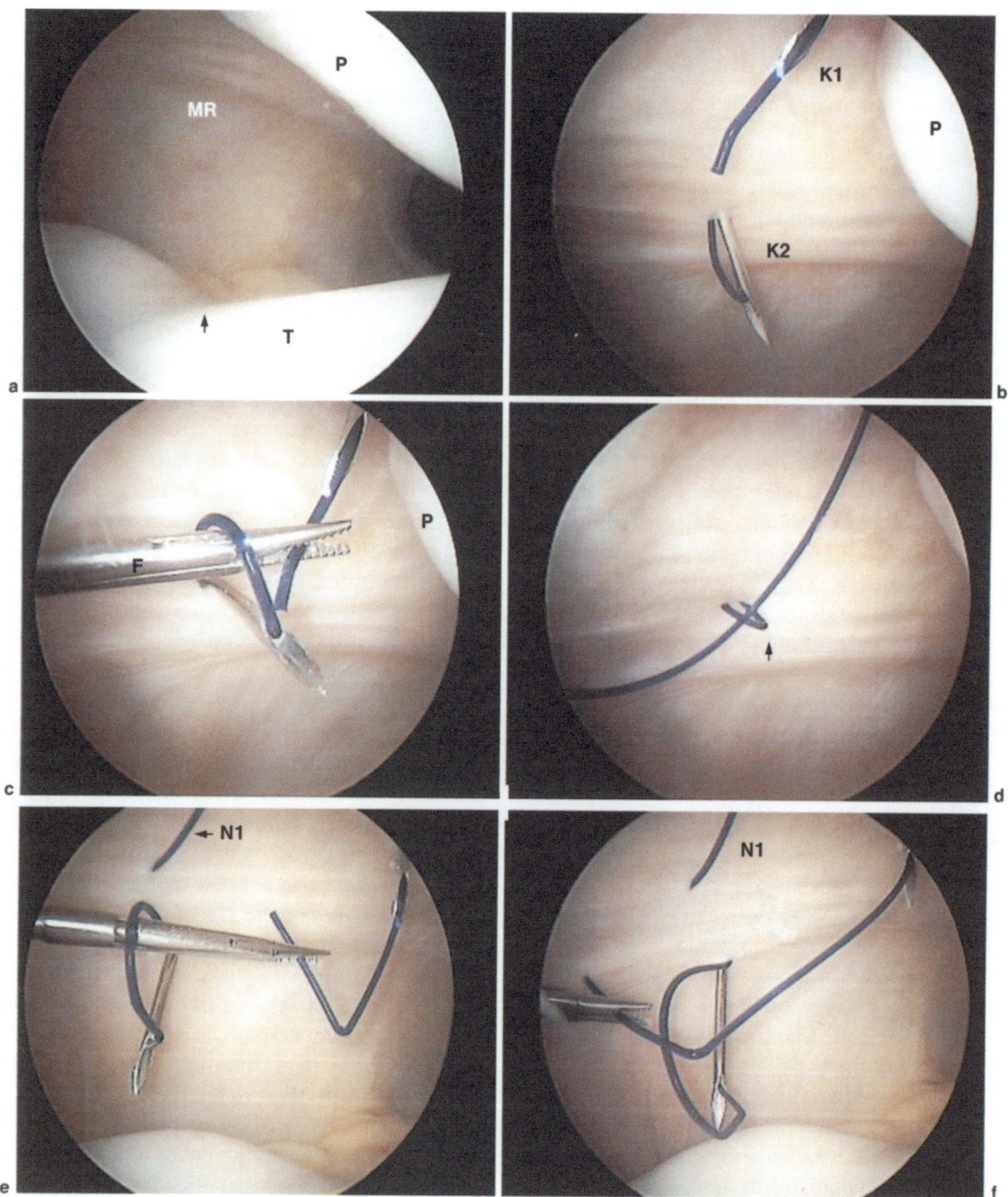

Abb. 11-9 a-n. Raffung des medialen Retinakulums und Lateral release wegen rezidivierender Patellaluxation bei 24jähriger Patientin. Die Inspektion des femoropatellaren Gelenkes zeigt eine deutliche Lateralisation der Patella *(P)*, Trochlea femoris *(T)*. Der normale Aufsetzpunkt im Bereich der Trochlea ist markiert *(Pfeil)*. Das mediale Retinakulum *(MR)* ist deutlich gelockert (**a**). Es erfolgt die arthroskopische Raffung des medialen Retinakulums. Hierfür wird zunächst eine Kanüle mit einem freien Fadenende *(K1)*, anschließend eine mit einer Fadenschlaufe *(K2)* in das Gelenk eingestochen (**b**). Durch die Fadenschlaufe wird das freie Fadenende mit einer kleinen Faßzange *(F)* gefaßt (**c**). Der Faden wird mit Hilfe der Fadenschlaufe nach außen gezogen *(Pfeil)* (**d**) und anschließend subkutan zu der Stelle gezogen, an der die Kanüle mit dem freien Fadenende eingestochen wurde. In gleicher Weise erfolgen 3–4 Nähte (**e, f**). Die erste Naht *(N1)* liegt distal. Nach Legen der Nähte werden Arthroskop- und Instrumentenzugang gewechselt. Hierzu wird ein Wechselstab *(W)* durch den Instrumentenzugang eingeführt (**g**). Über den lateralen Arthroskopzugang wird dann das HF-Messer *(E)* eingebracht. Laterales Retinakulum *(LR)* (**h**). Spaltung des lateralen Retinakulums *(Pfeile)* (**i, j**). Mit dem HF-Messer erfolgt zudem eine lokale Blutstillung *(Pfeilspitze)* (**k**). Bei der Spaltung wird der M. vastus lateralis nicht verletzt *(Pfeilspitze)*. Zum abschließenden Wechsel von Arthroskop- und Instrumentenzugang wird der Wechselstab *(W)* erneut eingeführt (**l**). Durch den medialen Instrumentenzugang wird der Shaver *(S)* zur Synovektomie so eingeführt, daß er kapselnah unter den gelegten Nähten liegt. Mediale Kapsel *(K)* (**m**). Es erfolgt die Synovektomie *(Pfeile)*, bis sich Blutpunkte *(Pfeilspitze)* zeigen (**n**). Erst dann werden die gelegten Nähte geknotet

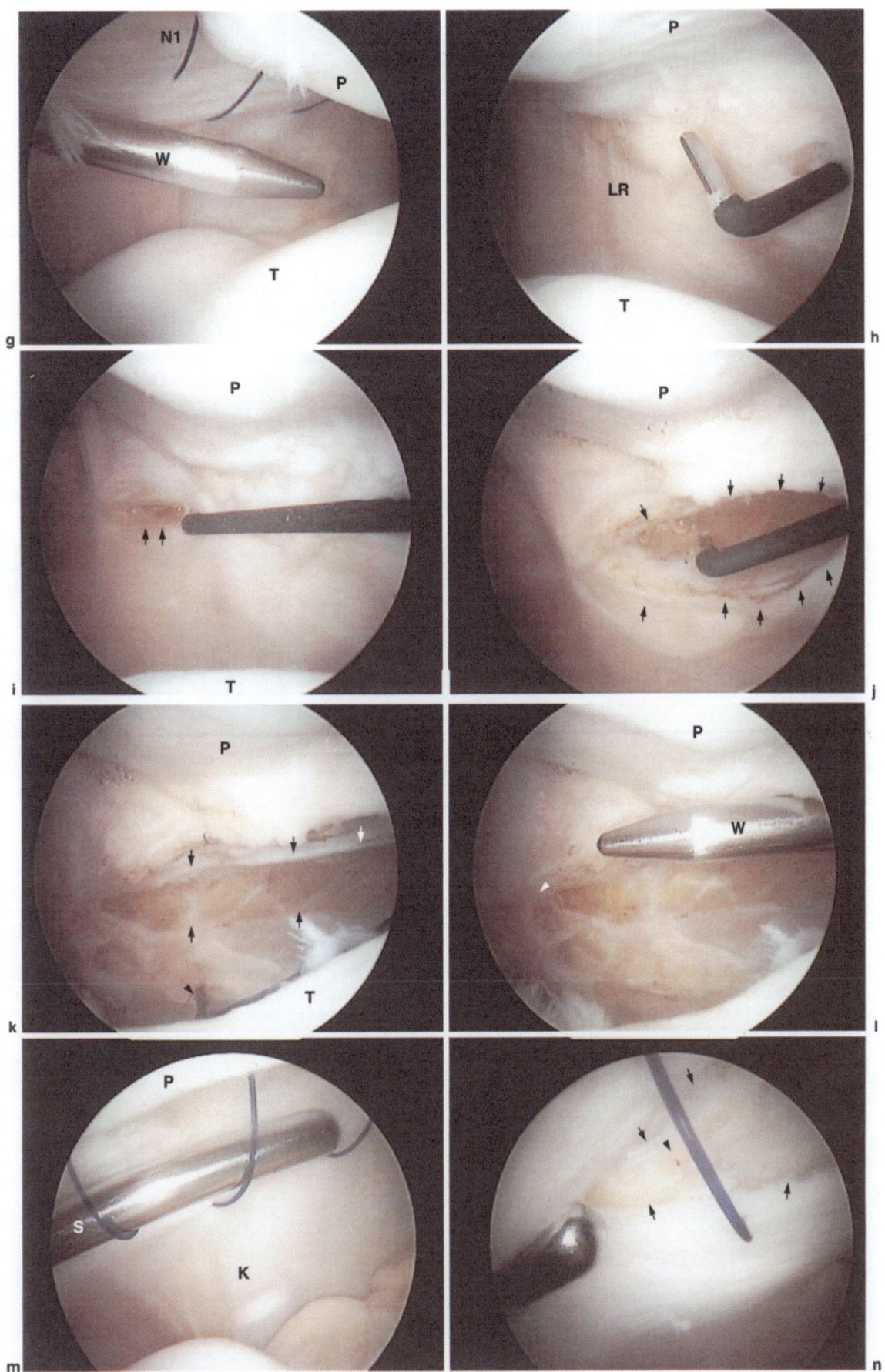

Abb. 11-9 g–n. (Legende s. S. 416)

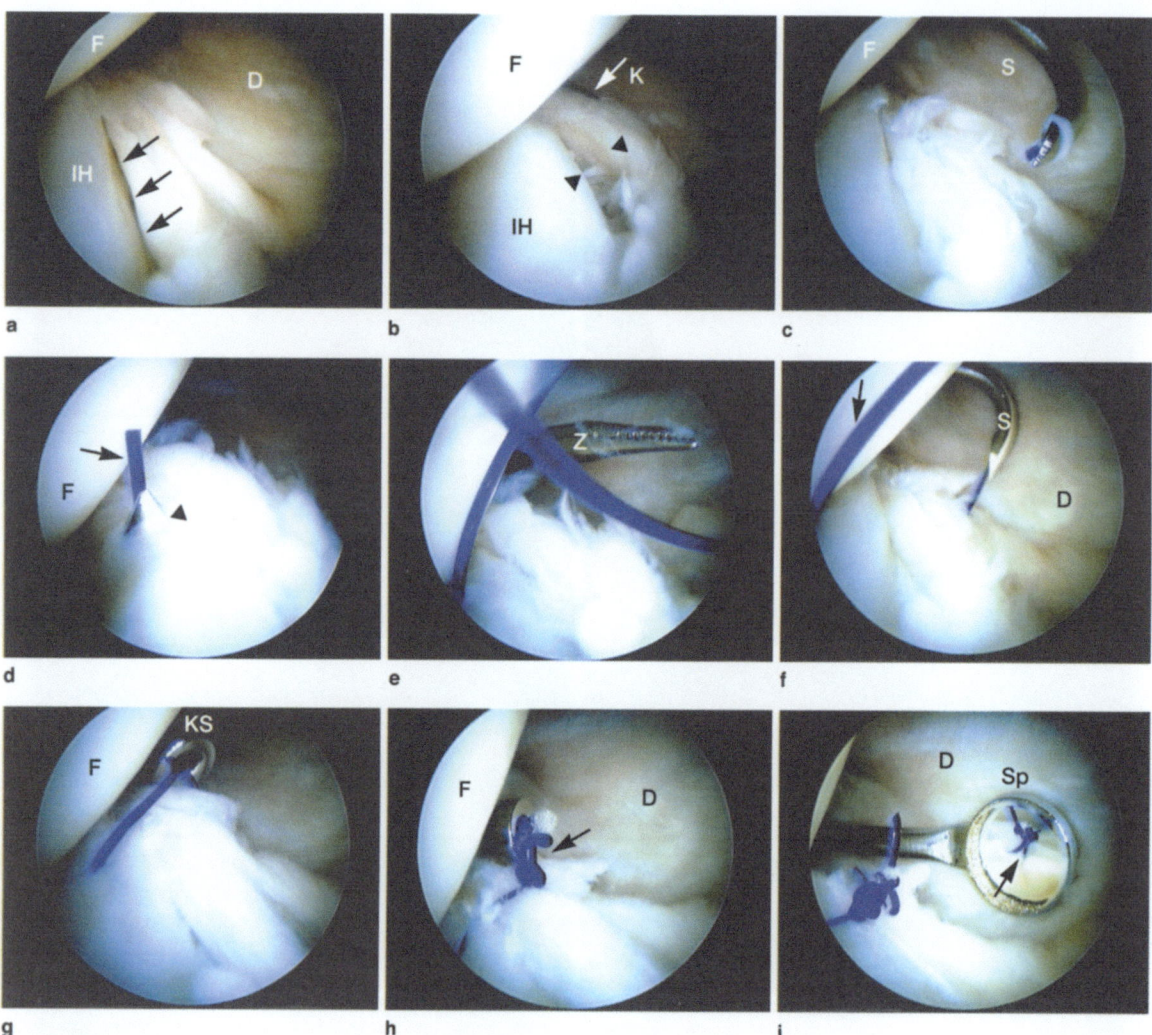

Abb. 11-10 a-i. Refixation einer Innenmeniskusrampenläsion mit all-inside-Technik bei einem Patienten mit chronischer Insuffizienz des vorderen Kreuzbandes. Bei der Inspektion des dorsomedialen Rezessus *(D)* zeigt sich eine Läsion der Innenmeniskusrampe *(Pfeile)*. Medialer Femurcondylus *(F)*, Innenmeniskushinterhorn *(IH)* (**a**). Die Ausdehnung des Risses ist nicht eindeutig beurteilbar. Daher wird eine Kanüle *(K)* in den dorsomedialen Rezessus eingestochen. Mit ihr wird der dorsal der Ruptur liegende Meniskusteil „angestochen" und die Kanüle nach dorsal bewegt. Hierdurch stellt sich die Rupturzone *(Pfeilspitzen)* wesentlich deutlicher dar (**b**). Durch einen dorsomedialen Zugang wird nach Anfrischung der Rupturzone der Suture hook *(S)* eingeführt (**c**). Zunächst wird der posterior gelegene Meniskusteil, dann der anteriore Meniskusanteil durchstochen bis die Spitze des Nahthaken erscheint *(Pfeilspitze)*. Über den Rollmechanismus am Suture hook wird der Faden *(Pfeil)* in den Gelenkraum vorgetrieben (**d**). Mit einer kleinen Faßzange *(Z)* wird das freie Fadenende gefaßt und aus dem dorsomedialen In-strumentenzugang herausgezogen (**e**). Anschließend wird der Suture hook aus dem Gelenkraum entfernt (**f**). Bevor mit dem Knoten begonnen wird, muß eine Weichteilbrücke, die das spätere Knoten verhindern würde, ausgeschlossen werden. Hierzu wird zunächst der Knotenschieber *(KF)* über beide Fäd0en ohne gelegten Knoten bis zur Rupturzone geführt (**g**). Danach werden die Knoten *(Pfeil)* mit dem Knotenschieber vorgeschoben (**h**). Nach Legen von 4, manchmal auch 5 Knoten, werden die Fäden abgeschnitten. Neben der abschließenden Palpation wird der Sitz des Knotens auch mit einem kleinen Spiegel kontrolliert. Insbesondere interessiert der posterior des Knotens liegende Fadenanteil, d. h. ob dieser auch ausreichend Meniskusgewebe gefaßt hat. Im Spiegel *(SP)* ist der posterior des Knotens liegende Fadenanteil *(Pfeil)* gut zu erkennen (**i**). Die Erstellung dieser Abbildungen erfolgte nicht auf photographischem Wege, sondern das von der Arthroskopiekamera erhaltene Videobild wurde mit einer speziellen Videokarte (Grabberkarte) digitalisiert und als Datensatz gespeichert

Als Anästhesieformen bieten sich neben der Vollnarkose die rückenmarknahen Anästhesieformen (Peridural- und Spinalanästhesie) an. Eine Lokalanästhesie ist zwar möglich, wir wenden sie aber nicht an.

Aus praktischen und systematischen Gründen sollte sowohl bei der Vorbereitung und Lagerung des Patienten, als auch bei der Abdeckung des Operationsgebietes sowie dem Aufbau von Spülsystem und Instrumentarium ein „hauseigener Standard" angestrebt werden.

11.3.1
Lagerung

Der Patient befindet sich in Rückenlage. Für die Lagerung des zu arthroskopierenden Beines bieten sich 2 Möglichkeiten an:

1. *Lagerung mit gestrecktem Kniegelenk* (Abb. 11-11 a). Eine seitliche Stütze, die bei der medialen Aufklappung des Gelenkspaltes als Widerlager dient, wird auf der Lateralseite in Höhe des distalen Oberschenkeldrittels angebracht.

2. *Lagerung mit hängendem Unterschenkel* (Abb. 11-11 b). Hierbei ist die Verwendung einer speziellen Oberschenkelhalterung (leg holder), die im mittleren Oberschenkeldrittel fixiert wird, obligatorisch. Der verwendete Beinhalter besitzt im Gegensatz zu anderen Beinhaltern keine sperrigen seitlichen Klemmbacken (Abb. 11-10b). Er liegt dem Oberschenkel so flach an, daß z. B. die Anlage eines femoralen Bohrkanals bei Kreuzbandrekonstruktionen oder Refixationen des Außenmeniskushinterhorns nicht behindert werden. Darüber hinaus ist ein Öffnen oder

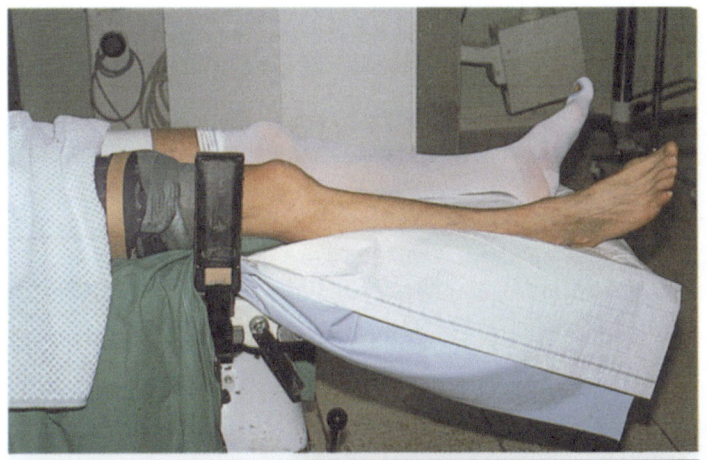
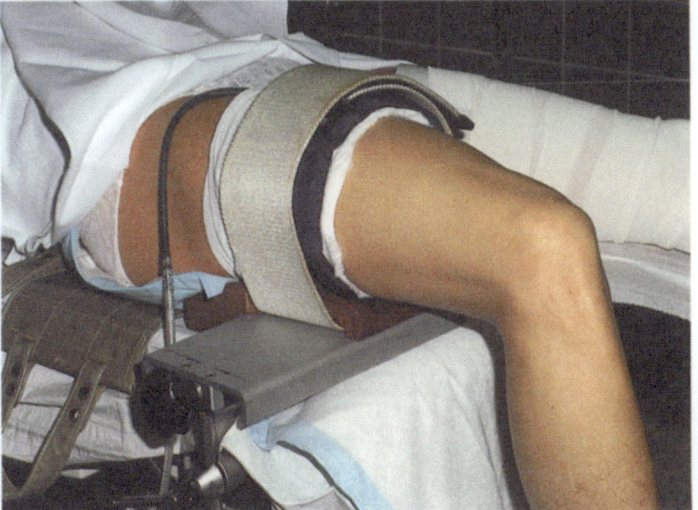

Abb. 11-11 a, b. Lagerung mit gestrecktem Kniegelenk. Auf der Lateralseite, ca. handbreit proximal der Patella, dient eine Stütze als Widerlager bei der Aufklappung des medialen Gelenkspaltes (**a**). Beinhalter (leg-holder) (**b**)

ein Entfernen des Beinhalters ohne Beeinträchtigung der Sterilität möglich, wenn z. B. eine arthrotomische Rekonstruktion notwendig ist.

Bei den „normalen" arthroskopischen Operationen (Meniskusteilresektion, Knorpelglättung, Lateral release, Entfernung freier Gelenkkörper) verwenden wir keine Blutleere oder Blutsperre. Vor der Operation wird dem Patienten zwar eine Druckmanschette am Oberschenkel angelegt, diese aber nur bei Blutungen, die während der Operation auftreten und ein gezieltes intraartikuläres Arbeiten unmöglich machen, aufgepumpt. Um Blutungen aus den Zugangswegen zu vermeiden, werden sowohl der Arthroskop- als auch der Instrumentenzugang mit einem Lokalanästhetikum mit Adrenalinzusatz infiltriert. In über 90 % der Fälle ist während der Operation ein Aufpumpen der Druckmanschette nicht notwendig.

Die Operation ohne Blutleere bzw. Blutsperre bietet für den Patienten und den Operateur einige essentielle Vorteile:

1. Geringere postoperative Schmerzen
2. Exakte Lokalisation einer auftretenden Blutungsquelle und gezielte Koagulation, z. B. mit dem HF-Messer
3. Geringere postoperative Neigung zum Hämarthros (reduzierte reaktive Hyperämie, gezielte lokale Blutstillung)
4. Fehlende Kreislaufreaktion nach Öffnen der Blutleere bzw. Blutsperre
5. Keine Druckstellen durch die Druckmanschette
6. Zeitersparnis
7. „Erzieherischer Effekt" für den Operateur: Will er ein klares Monitorbild haben, muß er auf eine atraumatische Operationstechnik bzw. die sorgfältige Blutstillung achten

Bei Rekonstruktionen des vorderen Kreuzbandes beginnen wir zunächst die Arthroskopie ohne Blutsperre oder Blutleere. Mit Beginn der eigentlichen Kreuzbandoperation wird die Druckmanschette aufgepumpt, nachdem das Bein zwischen 30 und 60 s nach oben gehalten wurde. Mit diesem Vorgehen reduziert sich die Zeit der Blutsperre, die sicherlich keinen unwesentlichen Faktor bei der Gesamttraumatisie-

rung des Gelenkes im Rahmen einer Operation darstellt, um ca. 15–20 min. Damit konnten die Tourniquetzeiten für die reine Kreuzbandoperation auf 30–45 min reduziert werden.

11.3.2
Abdeckung

Nach Entfettung der Haut und zirkulärer Abjodierung wird der gesamte Operationsbereich abgedeckt. Zur Abdeckung werden wasserdichte Abdeckmaterialien (Einmalartikel) verwendet, wenn im flüssigen Medium arthroskopiert wird (Abb. 11-12).

Der gesamte Abdeckvorgang gestaltet sich dann sehr zeitaufwendig und unrationell, wenn sämtliche Abdeckmaterialien einzeln verpackt sind. Es bietet sich daher die Verwendung eines speziellen Abdecksets für die Arthroskopie an, in dem alle notwendigen Abdeckmaterialien für die Arthroskopie einschließlich des wasserdichten Kittels für den Operateur zusammengestellt sind.

Auf eine Inzisionsfolie wird bei Arthroskopien und arthroskopischen Operationen ver-

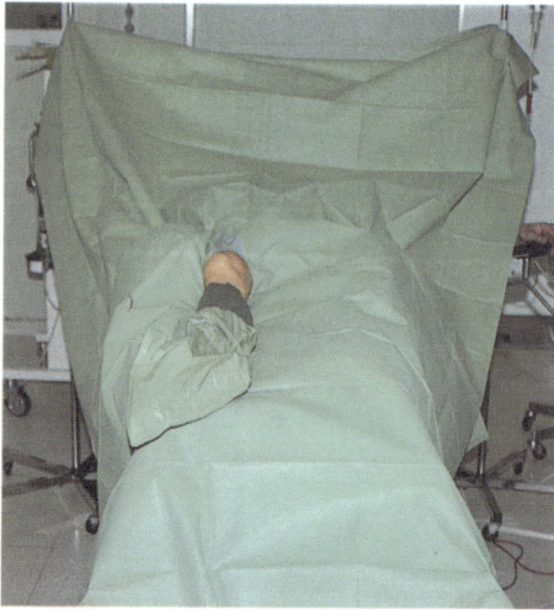

Abb. 11-12. Wasserdichte Abdeckung des Operationsgebietes. Operateur und Assistent tragen wasserdichte Kittel. Lagerung mit gestrecktem Bein

zichtet. Auch bei Rekonstruktionen des vorderen oder des hinteren Kreuzbandes, die sich ggf. an die Arthroskopie anschließen, wird von uns keine Inzisionsfolie mehr verwendet.

11.3.3
Spülsystem

Der Gelenkraum wird mit Gas, Flüssigkeit oder in Kombination (zuerst Gas, dann Flüssigkeit) aufgefüllt. Den Vorteilen der Arthroskopie unter Gas (Tabelle 11-1) stehen zahlreiche Nachteile gegenüber (Tabelle 11-2). Wird bei der Gasarthroskopie das Gelenk zuerst mit etwas Flüssigkeit durchgespült, läßt sich die oft kritisierte Blasenbildung weitgehend vermeiden.

Seit der Beschreibung von 2 tödlich verlaufenen Luftembolien nach Arthroskopie bei knöchernen Verletzungen (Eminentiaausriß, Tibiakopffraktur) [231] sollte Luft als Auffüllmedium bei einem Hämarthros oder frischen knöchernen Verletzungen mit Eröffnung spongiöser Räume nicht mehr verwendet werden.

Demgegenüber weist die Arthroskopie im flüssigen Medium zahlreiche Vorteile auf (Tabelle 11-3), besonders dann, wenn arthroskopische Operationen durchführt werden [362].

Tabelle 11-1. Vorteile der Gasarthroskopie [362]

1. Bessere Bildqualität
2. Einfachere Diagnostik bei Hämarthros
3. Leichtere Differenzierung zwischen alter und frischer Ruptur des vorderen Kreuzbandes
4. Schnelle Auffüllung des Gelenkraumes

Tabelle 11-2. Nachteile der Arthroskopie unter Gas

1. Gasaustritt durch Inzision mit der Folge des Gelenkkollapses
2. Sichtbehinderung durch Blasenbildung der intraartikulären Restflüssigkeit
3. Verschmieren der Optik durch Blut
4. Beschlagen der Optik durch Verdampfung (besonders bei Verwendung hochenergetischer Lichtquellen)
5. Hautemphysemgefahr durch Gasaustritt in die Weichteile
6. Gasinsufflationsgerät notwendig
7. Gefahr einer Gasembolie

Tabelle 11-3. Vorteile der Arthroskopie in flüssigen Medien

1. Kostengünstig
2. Ausspülung des Gelenkraumes von
   - Zelldetritus (therapeutische Maßnahme zur Schmerzlinderung bei degenerativen Gelenkveränderungen),
   - kleinen und kleinsten freien Gelenkkörpern,
   - Hämarthros,
   - Fibrinbelägen
3. Einsatzmöglichkeit bei der operativen Arthroskopie von
   - elektrochirurgischen Instrumenten,
   - Saugpunches,
   - motorgetriebenen Instrumenten (z.B. Shaver, Cutter)

Die im Gelenkraum durch flottierende Synovialzotten bisweilen hervorgerufene Sichtbehinderung und die Verwendung von wasserdichten Abdeckmaterialien werden bei der „Wasserarthroskopie" in Kauf genommen. Der Untersucher muß sich auf den flüssigkeitsbedingten „Aquariumeffekt" (nach Henche [273]) einstellen. Der Anblick der intraartikulären Strukturen unterscheidet sich deutlich vom „arthrotomischen Aussehen" (Abb. 11-13).

Als Spülflüssigkeiten bieten sich Ringer-, physiologische Kochsalz- oder eine elektrolytfreie Lösung (z. B. Purisole SM, Fa. Fresenius) an. Beabsichtigt man, nach der diagnostischen Arthroskopie bei der arthroskopischen Operation mit elektrochirurgischen Instrumenten zu arbeiten (Elektroresektion), muß man eine elektrolytfreie Lösung benutzen. Wir verwenden bei jeder Arthroskopie 2 Beutel von je 3000 oder 5000 ml Purisole SM, die entweder an einem Deckenlift (Abb. 11-14) oder einem elektrisch in der Höhe verstellbaren Infusionsständer (Fa. Fresenius) aufgehängt werden. Zur Regulierung des Spülflüssigkeitsdruckes werden die Beutel entsprechend höher oder niedriger gehängt.

Steht eine Rollenpumpe zur Verfügung, wird die gewünschte Flüssigkeitszufuhr (inflow) direkt am Gerät eingestellt. Durch die Kombination von Gas- und Flüssigkeitsarthroskopie kann man sich die Vorteile des jeweiligen Mediums zunutze machen. In diesem Falle wird das Gelenk erst nach mehrmaliger Flüssigkeitsspülung mit Gas aufgefüllt und untersucht. Folgt eine operative Maßnahme, wird das Gas abgelassen und das Gelenk mit Flüssigkeit aufgefüllt.

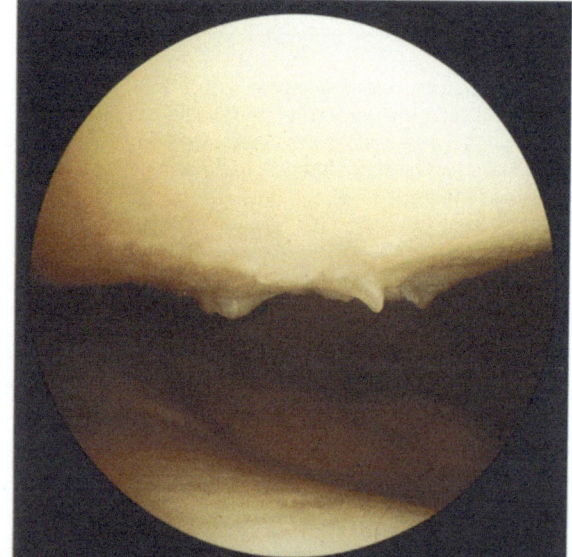

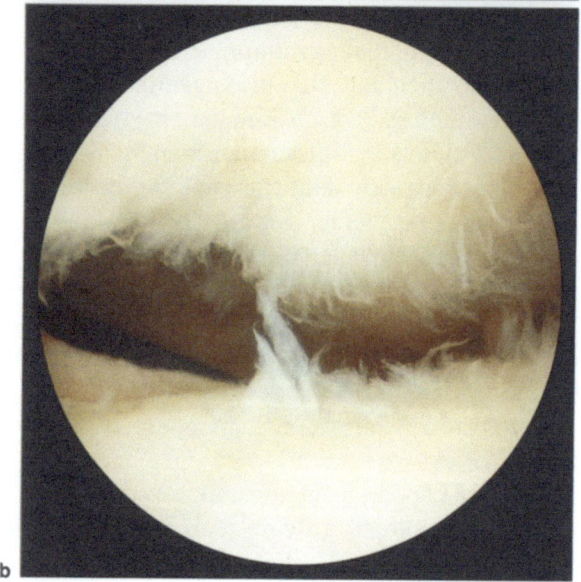

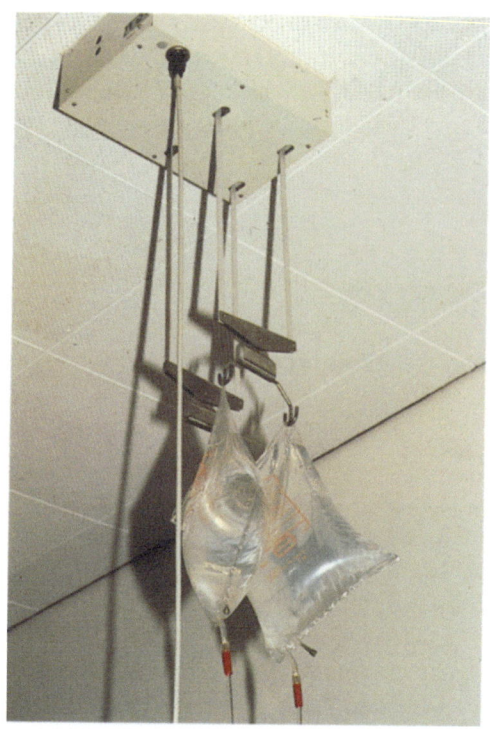

Abb. 11-14. Deckenlift mit Flüssigkeitsbeuteln (Purisole SM, Fa. Fresenius)

Abb. 11-13 a, b. Vergleich von Gas- und Wasserarthroskopie. Auf den ersten Blick scheint es sich um 2 völlig verschiedene Befunde zu handeln. Wird das Kniegelenk mit einem gasförmigen Medium aufgefüllt (**a**), legen sich kleine Synovialzotten und Knorpelfransen der Umgebung an. Die gesamte Oberfläche erscheint glänzend. Nach Auffüllung des Gelenkes mit Flüssigkeit flottieren dagegen Synoviazotten und Knorpelfransen im Auffüllmedium (**b**). Der Untersucher muß bei der Beurteilung des intraartikulären Befundes den prinzipiellen Unterschied zwischen gasförmigem und flüssigem Auffüllmedium bedenken

In den letzten Jahren hat sich aber zunehmend die Auffüllung des Gelenkraumes mit Flüssigkeit durchgesetzt. Kombinierte Verfahren werden nur noch vereinzelt angewandt.

Bewährt hat sich eine fahrbare Arthroskopieeinheit (Arthroskopieturm), auf der die gesamten technischen Apparaturen für die Videoarthroskopie (Monitor, Videorecorder, Lichtquelle, ggf. Rollenpumpe) übersichtlich angeordnet sind (Abb. 11-15). Am Wagen befindet sich zudem eine zentrale Steckerleiste, über die sämtliche Geräte ihre Stromzufuhr erhalten. Der Arthroskopiewagen braucht demnach nur über einen Anschluß mit einer Steckdose im Operationssaal verbunden werden. Ein „Kabelsalat" wird dadurch sicher vermieden. Seitenwechsel nach Arthroskopien im Laufe eines Operationstages sind ohne zeitaufwendige Gerätumstellungen möglich.

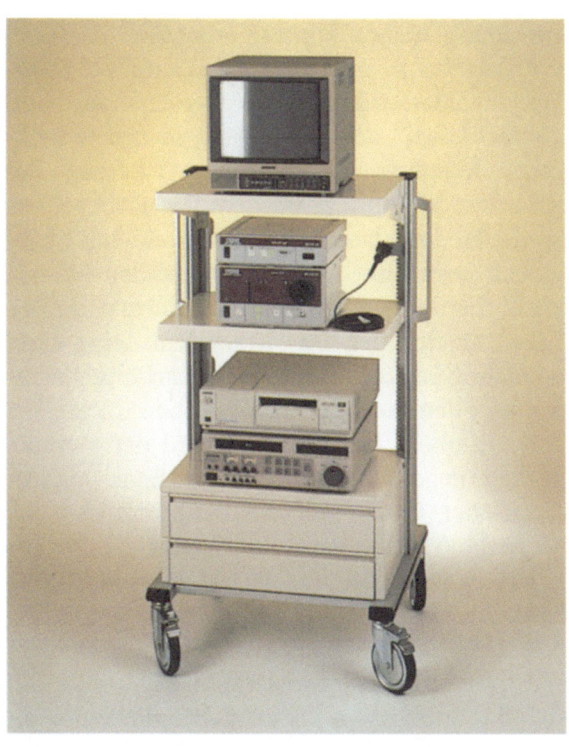

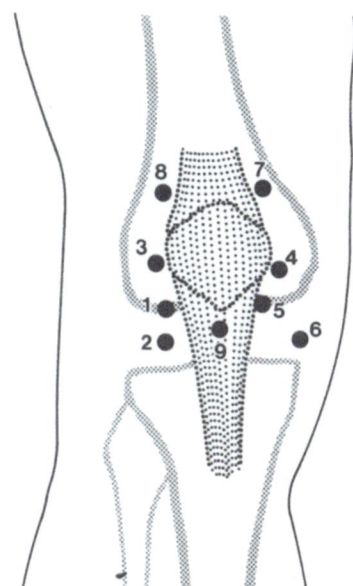

Abb. 11-16. Arthroskopische Zugangswege: hoher anterolateraler Zugang (in Höhe der Patellaspitze lateral des Lig. patellae) *(1)*, tiefer anterolateraler Zugang *(2)*, mediopatellar-lateraler Zugang *(3)*, mediopatellar-medialer Zugang *(4)*, hoher medialer Zugang (Instrumentenzugang zum Außenmeniskus und zum Innenmeniskushinterhorn) *(5)*, suprameniskeal-medialer Zugang (Instrumentenzugang in Abhängigkeit von der Läsion und der Aufklappbarkeit des Gelenkes mehr ventral oder medial) *(6)*, suprapatellar-medialer *(7)* und lateraler *(8)* Zugang, transligamentärer (Gillquist-)Zugang *(9)*

Abb. 11-15. Fahrbarer Arthroskopieturm mit Monitor, Videorecorder, Lichtquelle und Rollenpumpe (Fa. Storz)

11.4
Zugangswege

Die Wahl des richtigen Zugangsweges ist für den reibungslosen Untersuchungsablauf unerläßlich. Legt man einen ungünstigen Zugangsweg für das Arthroskop, kann nur ein Teil des Gelenkbinnenraums inspiziert werden [519, 520]. Werden die weiteren intraartikulären Bewegungen mit dem Arthroskop erzwungen, resultieren mehr oder minder tiefgehende iatrogene Knorpelläsionen [91, 129, 637]. Gleiches gilt für den Instrumentenzugang.

11.4.1
Arthroskopzugang

Von den zahlreichen möglichen Zugangswegen (Abb. 11-16) verwenden wir als Hauptzugangsweg den *hohen anterolateralen* Zugang. Dieser

Zugang ist für uns der Standardzugang. Lediglich wenn eine arthroskopische Spaltung des lateralen Retinakulums geplant ist, legen wir einen tiefen anterolateralen Arthroskopzugang. Der hohe anterolaterale Zugang wird lokalisiert, indem man bei ca. 70° gebeugtem Knie mit dem Daumen die Patellaspitze und den lateralen Rand des Lig. patellae tastet (Abb. 11-17). In Höhe der Patellaspitze erfolgt eine ca. 0,5 cm lange quere Hautinzision mit einem spitzen Messer (11er oder 15er Klinge). Subkutangewebe und fibröse Kapsel werden in Längsrichtung inzidiert.

Vielfach wird beschrieben, daß die Trokarhülse zuerst mit eingesetztem spitzen Trokar vorgeschoben wird. Nach Passieren der Lamina fibrosa, was am nachlassenden Widerstand zu bemerken ist, wird der spitze dann gegen den stumpfen Trokar ausgetauscht. Zahlreiche Arthroskopiker sind aber dazu übergegangen, den

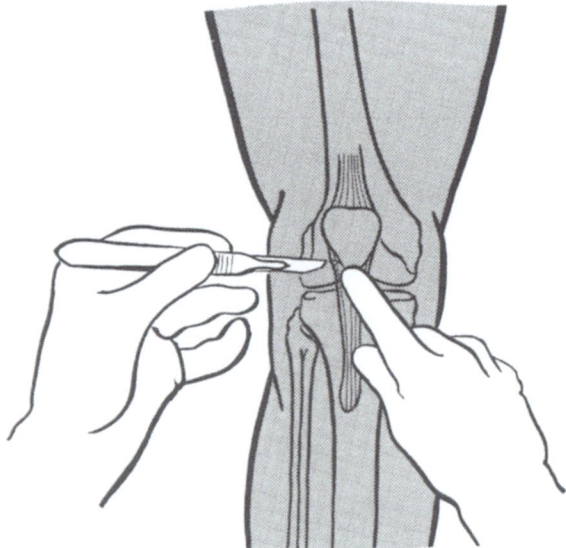

Abb. 11-17. Lokalisation des hohen anterolateralen Arthroskopzuganges. Palpation der Patellaspitze und des lateralen Randes des Lig. patellae. Stichinzision in Höhe der Patellaspitze. (Aus [637])

spitzen Trokar nicht mehr zu verwenden, zumal die Trokarhülse bei eingesetztem stumpfen Trokar eine ausreichend homogene Spitze aufweist, um Subkutangewebe und fibröse Kapsel zu passieren. Der Verzicht auf den spitzen Trokar erspart nicht nur den Wechsel zwischen spitzem und stumpfem Trokar, sondern stellt auch eine nicht unerhebliche Sicherheitsreserve für den Knorpel dar. Tiefe iatrogene Knorpelläsionen sind selbst dann unwahrscheinlich, wenn man plötzlich den Gelenkraum erreicht und der stumpfe Trokar mit dem Knorpel in Kontakt gerät (s. Abb. 11-66). Daher empfiehlt es sich, nach der Hautinzision bei ca. 70° gebeugtem Kniegelenk die Trokarhülse mit eingesetztem stumpfen Trokar vorsichtig unter rotierenden Bewegungen in Richtung des vorderen Kreuzbandes vorzuschieben. Dabei liegt der rechte Zeigefinger (beim Rechtshänder) ca. 2–3 cm vor der Spitze auf der Trokarhülse auf. Der Zeigefinger dient als „Notbremse", wenn der Gewebewiderstand plötzlich nachläßt und man mit der Trokarhülse in das Gelenk „hineinschießt".

Ein weiterer wichtiger Faktor beim Einführen der Trokarhülse ist das vorsichtige Vorschieben unter leicht rotierenden Bewegungen. Hiermit wird der Gewebewiderstand reduziert und die Bewegung besser kontrollierbar. Bei Zielrichtung auf das vordere Kreuzband kann bei plötzlich nachlassendem Gewebewiderstand und „Vorschießen" der Trokarhülse in den Gelenkraum lediglich der synoviale Überzug des Kreuzbandes verletzt werden. Der Knorpel des medialen und lateralen Femurkondylus bleibt jedoch verschont. Am nachlassenden Widerstand bemerkt man, daß der intraartikuläre Raum erreicht ist. Das Kniegelenk wird dann vorsichtig gestreckt und die Trokarhülse gleichzeitig in den medialen Teil des oberen Rezessus vorgeschoben. Anschließend wird der stumpfe Trokar gegen die mit vorgesetzter arthroskopischer Optik (30°-Weitwinkeloptik) steril verpackte Videokamera ausgetauscht.

Bei zu kranialer und lateraler Stichrichtung kann die Trokarhülse zwischen Gelenkkapsel und Lamina synovialis vorgeschoben werden. Wird die Spülflüssigkeitszufuhr angestellt, füllt sich das Subkutangewebe auf und die Synovialmembran wird ballonartig in den Gelenkbinnenraum vorgetrieben; die weitere Inspektion nach Erreichen des Gelenkraums ist erschwert.

Wird schon zu Beginn bei noch gebeugtem Knie eine zu horizontale Stichrichtung (Richtung des medialen Gelenkspaltes) mit der Trokarhülse gewählt, kann diese im Hoffa-Fettkörper plaziert werden. Dieser wird beim Anstellen der Spülflüssigkeit aufgebläht und behindert das weitere arthroskopische Vorgehen. Daher werden erst nach sicherer intraartikulärer Lage die Flüssigkeitszufuhr und Absaugung an die Trokarhülse angeschlossen und der Gelenkraum aufgefüllt.

Beim Hämarthros empfiehlt sich vor Einführen der Optik zuerst eine ausgiebige Spülung des Gelenkes. Durch abwechselnde Auffüllung und Absaugung der Spülflüssigkeit nach Entfernung des stumpfen Trokars und manuellem Verschluß der Trokarhülse wird so lange gespült, bis sich nur noch klare Flüssigkeit absaugen läßt. Erst dann wird die Optik mit angeschlossener Kamera eingesetzt und der Gelenkbinnenraum erneut aufgefüllt. Alternativ kann man auch einen Instrumentenzugang anlegen und große organisierte Blutkoagel mit einer Faßzange extrahieren oder mit dem motorisierten Instrumentarium (Shaver), falls vorhanden, zerkleinern und gleichzeitig absaugen.

11.4.2
Instrumentenzugang (Arbeitszugang)

In Abhängigkeit vom arthroskopischen Befund wird die Position des Instrumentenzugangs gewählt. Dessen optimale Positionierung erleichtert die Palpation mit dem Tasthaken und auch die folgenden arthroskopisch-chirurgischen Maßnahmen. Zudem wird das Risiko iatrogener Knorpelläsionen, das durch eine erzwungene Palpation schlecht erreichbarer Strukturen erhöht wird, vermindert.

Pathologische Befunde und Bandlaxizität sind individuell unterschiedlich ausgeprägt. Manchmal ist der Gelenkspalt weit, manchmal dagegen selbst durch einen starken Valgusdruck fast überhaupt nicht aufklappbar. Mal ist die Läsion im Außenmeniskusbereich, mal im Hinterhornbereich des Innenmeniskus lokalisiert. Demnach existiert kein Standardinstrumentenzugang, von dem aus sämtliche intraartikuläre Strukturen optimal erreichbar sind.

Der Instrumentenzugang wird immer mit der Kanülentechnik unter arthroskopischer Sichtkontrolle angelegt (Abb. 11-18 und 11-19).

11.4.2.1
Anlage des Instrumentenzugangs

Die erste Groborientierung erfolgt anhand des durch die Haut scheinenden Lichtkegels der arthroskopischen Optik (Translumination) (Abb. 11-18). In diesem Bereich palpiert der Untersucher dann das Gelenk. Auf dem Monitor sieht er die durch den Finger entstehende Vorwölbung der Gelenkkapsel. In diesem Bereich sticht er unter Sicht eine Kanüle transkutan in das Gelenk ein (Abb. 11-19 a). Schon mit dieser Kanüle versucht der Untersucher die Zielstruktur, z. B. das Innenmeniskushinterhorn, zu erreichen (Abb. 11-19 b). Gelingt dieses nicht, so ist es mit dem größeren Tasthaken noch wesentlich schwieriger. Überhaupt nicht oder nur mit dem hohen Risiko einer iatrogenen Knorpelverletzung kann dieser Bereich dann mit Operationsinstrumenten während der arthroskopischen Operation erreicht werden.

Kann mit der Kanüle der Zielbereich nicht optimal erreicht werden, wird sie erneut an einer anderen Stelle eingestochen. Ein mehrmaliges Einstechen der Kanüle schadet nicht so sehr wie ein falsch oder ungünstig positionierter Zugang, der alle folgenden Manöver erschwert. Ist die optimale Position gefunden, werden ebenfalls unter optischer Kontrolle fibröse Kapsel und Synovialmembran mit einem Messer (11er Klinge) in Längsrichtung geschlitzt (Abb. 11-19 c). Die Messerklinge zeigt dabei nach oben, um nicht bei versehentlichem Abrutschen den Meniskus zu verletzen.

Es ist darauf zu achten, daß sowohl Haut, Subkutangewebe als auch fibröse Kapsel gleichweit geschlitzt werden. Wird die Haut zu klein, die fibröse Kapsel dagegen zu weit geschlitzt, tritt Spülflüssigkeit aus dem Gelenk aus und sammelt sich im Subkutangewebe an. Wird dagegen

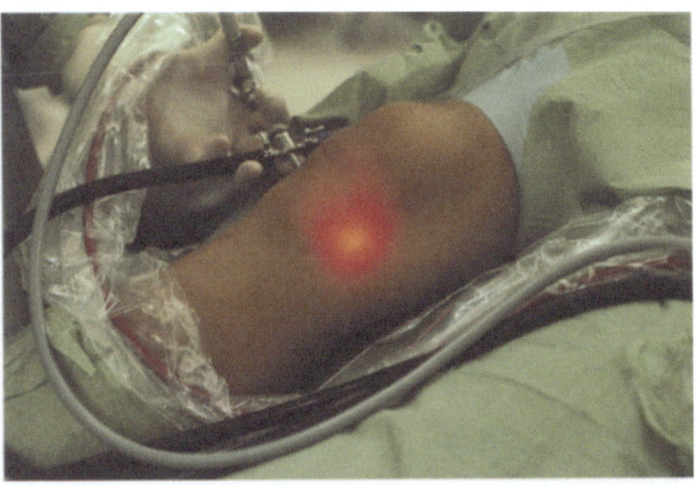

Abb. 11-18. Translumination

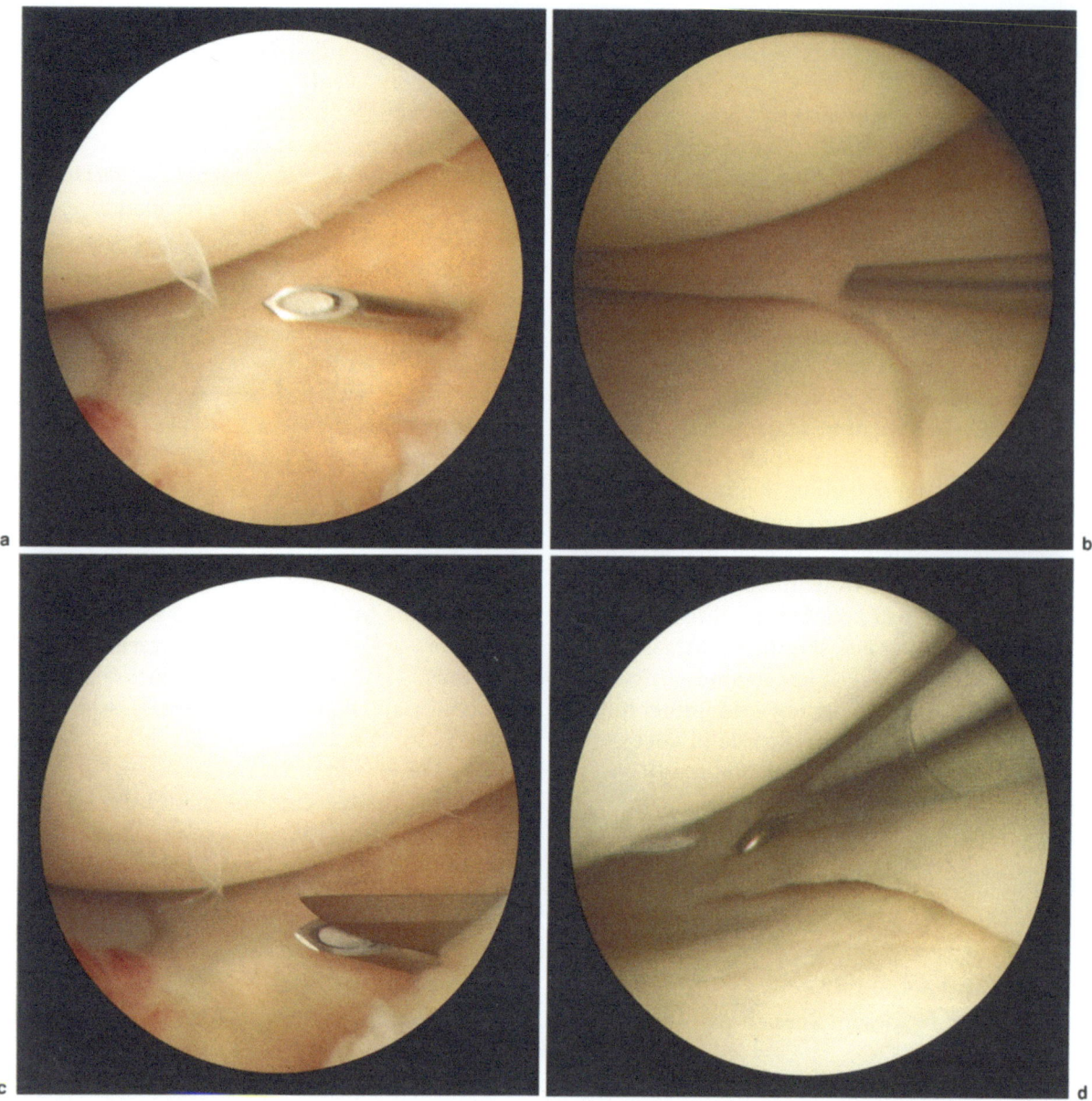

Abb. 11-19 a-d. Anlage eines medialen suprameniskealen Instrumentenzugangs unter arthroskopischer Kontrolle. Einstechen der Kanüle unter Sichtkontrolle unmittelbar über dem Innenmeniskus (**a**) und der Versuch, mit der Kanüle den inspektorisch verdächtigen hinteren Anteil des Innenmeniskus zu erreichen (**b**). Nach optimaler Positionierung werden fibröse Kapsel und Membrana synovialis mit dem Messer geschlitzt (Klinge zeigt nach oben, um nicht den Meniskus zu verletzen) (**c**). Anschließend Einführen des Tasthakens und Palpation des Meniskus (**d**)

die Hautinzision sehr weit und die Kapselinzision eng angelegt, gestaltet sich das Einführen von Tasthaken und Operationsinstrumenten schwierig. Nach Anlage des Instrumentenzugangs wird zuerst der Tasthaken (Abb. 11-19 d) eingeführt. Zu bedenken bleibt, daß es bei jeder Positionsänderung des Kniegelenkes, z. B. bei Änderung des Flexionsgrades, zur kulissenartigen Verschiebung von Gelenkkapsel, Subkutangewebe und Haut kommt. Dieses „Kulissenphänomen" kann das erneute Einführen erschweren oder sogar verhindern. Daher sollten die Instrumente genau in der Gelenkposition eingeführt werden, in welcher der Instrumentenzugang angelegt wurde.

11.4.2.2
Position des Instrumentenzugangs

Gerade im Hinblick auf die arthroskopische Operation ist die Position des Instrumentenzugangs von besonderer Bedeutung. Obwohl die Arthroskopie auch heute noch ihre diagnostische Indikation besitzt, ist das Hauptaugenmerk auf die arthroskopische Chirurgie gerichtet. Der Instrumentenzugang muß daher nicht nur den Anforderungen einer schonenden Palpation, sondern denen der arthroskopischen Chirurgie genügen. Jeder Knorpelkontakt sollte unbedingt vermieden werden.

Der am häufigsten benötigte Zugang ist der mediale suprameniskeale Instrumentenzugang (Abb. 11-20). Er wird unmittelbar proximal der Meniskusbasis angelegt. Von diesem Zugang aus ist in Abhängigkeit von der Aufklappbarkeit des Gelenkes der gesamte Innenmeniskus zu erreichen (Abb. 11-21). Bei straffer Gelenkführung, die nur eine minimale Aufklappung des medialen Gelenkspaltes zuläßt, kommt der Positionierung des Instrumentenzugangs besondere Bedeutung zu, wenn der Hinterhornbereich des Innenmeniskus erreicht werden soll. Je schmaler der Gelenkspalt, desto weiter medial muß der Instrumentenzugang angelegt werden. Bei sehr straffer Gelenkführung wird der Instrumentenzugang daher unmittelbar am Vorderrand des medialen Seitenbandes angelegt (Abb. 11-21 b). Besteht dagegen eine deutliche Aufklappung des Gelenkspaltes, ist fast von jedem suprameniskealen Punkt aus der Innenmeniskus zu erreichen (Abb. 11-21 c).

Das Innenmeniskushinterhorn ist direkt über einen hohen medialen Zugang erreichbar. Dieser Zugang wird unmittelbar medial des Lig. patellae in Höhe der Patellaspitze (vgl. hoher anterolateraler Arthroskopzugang) angelegt. Nach Umlagerung in die Viererposition kann man über diesen Zugang auch den gesamten

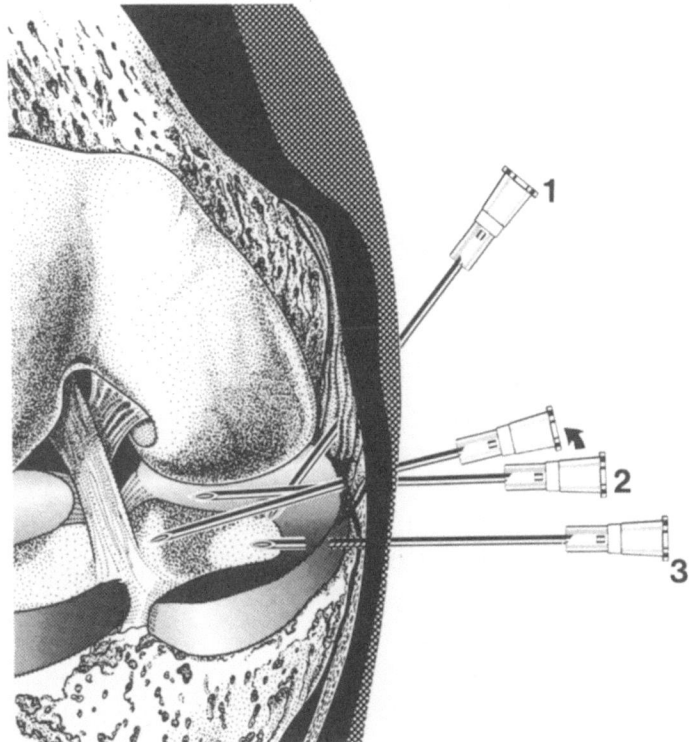

Abb. 11-20. Anlage des medialen suprameniskealen Instrumentenzugangs mit der Kanülentechnik. Bei zu weit kranialer Anlage des Zugangs wird die Kanüle vom medialen Femurkondylus abgedrängt *(1).* Die Palpation des Meniskus ist erschwert. Die direkt suprameniskeale Lage gewährt eine ausreichende Bewegungsfreiheit, um das vordere Kreuzband und dorsale Meniskusanteile zu erreichen *(2).* Eine zu weit distale Position gefährdet den Meniskus *(3).* (Aus [637])

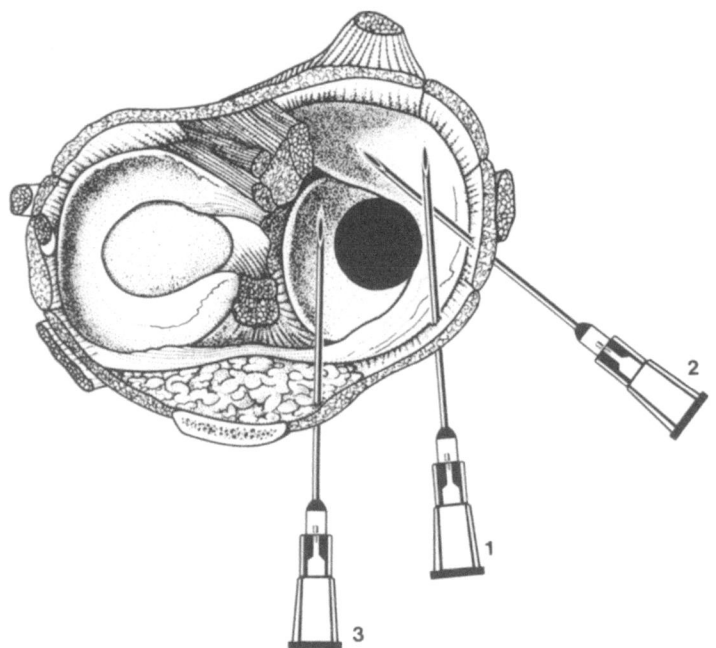

a

Abb. 11-21 a Position des suprameniskealen Instrumentenzugangs-
weges in Abhängigkeit von der Aufklappung des medialen Gelenkspaltes. **a** Normale Aufklappung: Nur ein Teil des medialen Femurkondylus liegt in der suprameniskealen Eingangsebene *(schwarzer
Bereich).* Die dorsalen Meniskusanteile sind über einen sehr weit
ventral des medialen Seitenbandes angelegten Zugang nicht er-

reichbar. Die Kanüle wird vom medialen Femurkondylus abgedrängt *(1).* Ein knapp vor dem medialen Seitenband angelegter Zugang umgeht dagegen den Femurkondylus, so daß auch die dorsalen Meniskusanteile erreicht werden *(2).* Über einen hohen medialen Zugang kann man das Hinterhorn direkt erreichen *(3)*

Außenmeniskusbereich palpieren und bei einer
arthroskopischen Operation auch bearbeiten. Es
ist zu empfehlen, diesen Zugang für die Palpation im lateralen Gelenkbereich erst dann an-
zulegen, wenn das Bein in die Viererposition
(s. Abb. 11-57) umgelagert worden ist.

Eine identische Technik kann auch bei Anlage
eines dorsomedialen Zuganges, wie er z. B. zur
Naht von Innenmeniskushinterhornläsionen
(Rampenläsionen) notwendig ist, gewählt werden. Die Auslotung des Zugangs erfolgt bei 90°
gebeugtem Kniegelenk mit einer Kanüle. Es
folgt dann die Hautinzision und Spaltung des
Subkutangewebes. Mit einer Mosquitoklemme
sollte schon der intraartikuläre Raum erreicht
werden, was auf dem Monitorbild kontrolliert
wird. Anschließend kann ein Operationsinstrument, z. B. ein Suture hook (s. Abb. 11-10) zur
Naht der Innenmeniskusrampe oder ein kleiner
Spiegel zur Inspektion der Rampe (Abb. 11-22)
eingeführt werden.

11.4.2.3
Wechsel von Arthroskopie- und
Instrumentenzugang

Bei zahlreichen arthroskopischen Operationen,
z. B. einem Lateral release, ist ein Wechsel von
Arthroskop- und Instrumentenzugang notwendig. Um diesen Wechsel möglichst atraumatisch
und zeitsparend ohne neue Synoviaperforation
zu gestalten, empfiehlt sich unbedingt die Verwendung eines Wechselstabes. Dieser wird
durch den Instrumentenzugang eingeführt, bis
er auf dem Monitorbild erscheint. Der Wechselstab hat somit eine sicher intraartikuläre Lage.
Dann werden Arthroskop und Trokarhülse aus
dem Gelenk entfernt, lediglich der Wechselstab
verbleibt im Gelenk. Über diesen wird dann die
Trokarhülse ohne eingesetzte Optik in das Gelenk eingeschoben. Der Gelenkraum kann ohne
Probleme erreicht werden. Lediglich die Haut
muß, wurde die Hautinzision am Instrumentenzugang sehr klein gewählt, noch nachinzidiert

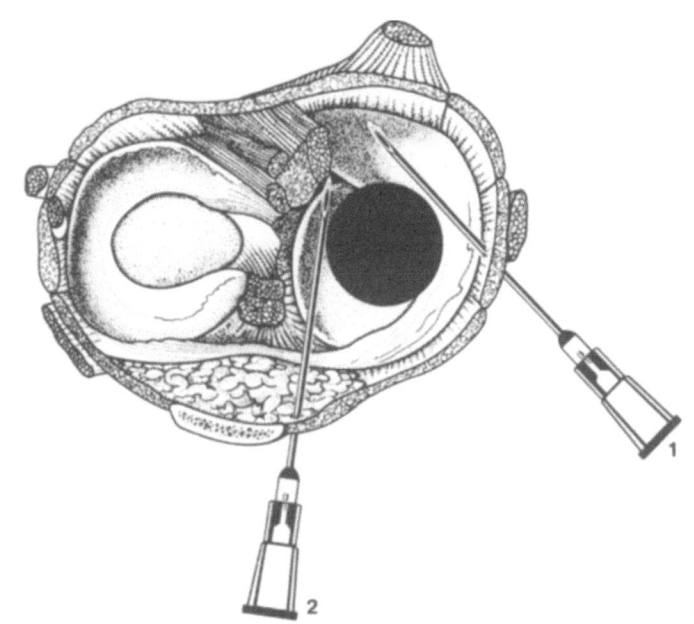

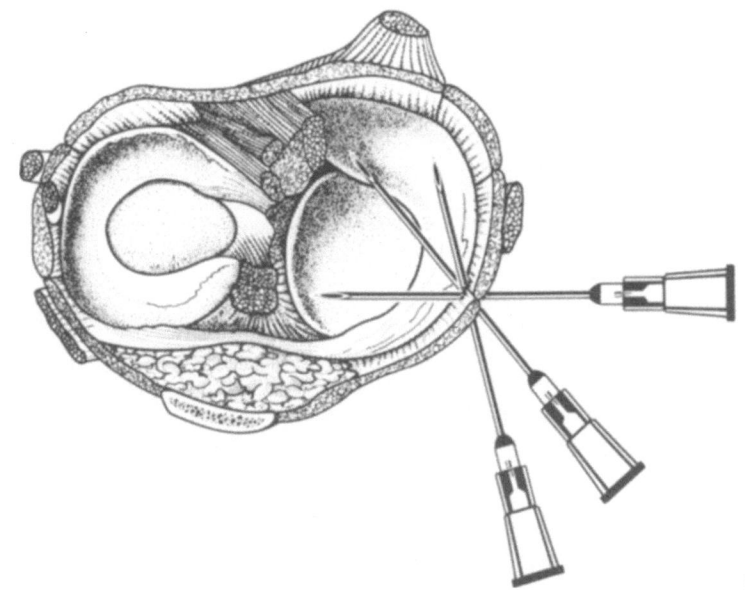

Abb. 11-21 b, c. Geringe Aufklappung, **b** z.B. bei straffer Bandführung (tight knee): In der supra-meniskealen Ebene *(schwarzer Bereich)* liegt der mediale Femurkondylus. Der Zugang zum Hinterhorn des Innenmeniskus erfolgt unmittelbar ventral des medialen Seitenbandes *(1)*. Bei etwas ventralerer Position würde die Kanüle vom Femurkondylus abgelenkt und die dorsalen Meniskusanteile wären nicht erreichbar. Der direkte Zugang zum Innenmeniskus-hinterhorn befindet sich direkt medial des Lig. patellae in Höhe des hohen anterolateralen Arthroskopzugangs *(2)*. **c** Deutliche Aufklappung bei Hyperlaxizität oder medialer Bandläsion: Der Femurkondylus liegt nicht mehr in der supra-meniskealen Ebene *(fehlender schwarzer Bezirk)*. Die Wahl des Zugangsweges ist einfach. Von jedem suprameniskealen Punkt aus sind sämtliche Meniskusanteile zu erreichen. (Nach [637])

werden. Ist der Gelenkinnenraum erreicht, erkennt man dieses auch am Zurückfließen der Spülflüssigkeit über die Trokarhülse. Anschließend wird das Arthroskop nach Entfernen des Wechselstabes eingeführt. Der Instrumentenzugang ist jetzt zum Arthroskopzugang geworden.

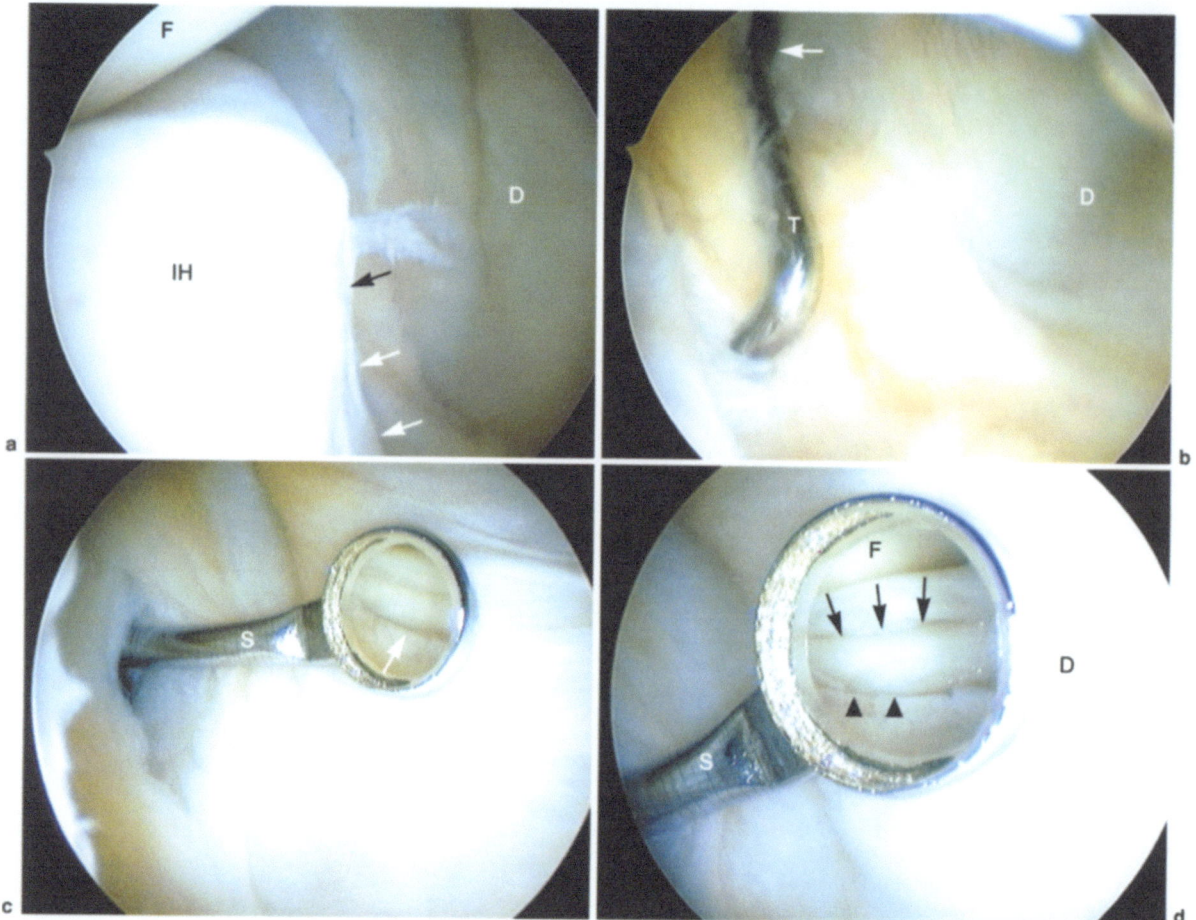

Abb. 11-22 a-d. Inspektion des Innenmeniskushinterhorns mit Hilfe des Spiegels. Wegen einer Meniskussymptomatik wurde der Patient bereits einmal arthroskopiert. Es wurde jedoch kein pathologischer Meniskusbefund erhoben. Wegen der persistierenden Meniskussymptomatik erfolgte eine erneute Arthroskopie. Inspektorisch zeigte sich sowohl bei der Einstellung von anterior, als auch bei der direkten Einstellung des Innenmeniskushinterhornes *(IH)* kein auffälliger Befund. Auch im Bereich der Innenmeniskusrampe findet sich keine Ruptur *(Pfeile)*. Dorsomedialer Rezessus *(D)*, medialer Femurkondylus *(F)* (**a**). Nach Anlegen eines dorsomedialen Zuganges *(Pfeil)* wird der Tasthaken *(T)* eingeführt und das Innenmeniskushinterhorn gezielt palpiert. Auch hierbei zeigt sich keine Ruptur oder Rißformation (**b**). Erst die Inspektion des Überganges pars intermedia-Hinterhorn von dorsal mit einem kleinen Spiegel *(S)* ergibt erste Hiweise *(Pfeil)* auf einen Meniskusriß (**c**). Bei genauerer Betrachtung zeigen sich zwei Rupturen. Eine von dorsal in den Meniskus hineinziehene Horizontalruptur *(Pfeile)* und eine inferiore Ruptur *(Pfeilspitzen)*. Medialer Femurkondylus *(F)* (**d**). Die nachgewiesenen Befunde erklären die Beschwerden des Patienten. Die Erstellung dieser Abbildungen erfolgte nicht auf photographischem Wege, sondern das von der Kamera erhaltene Videobild wurde mit einer speziellen Videokarte (Grabberkarte) digitalisiert und als Datensatz gespeichert.

11.4.3
Triangulation

Die gleichzeitige Handhabung von Tasthaken und Arthroskop bereitet besonders dem Ungeübten Schwierigkeiten. Der Tasthaken ist immer leicht im arthroskopischen Blickfeld einzustellen. Eine Hilfe bietet das von Dehaven [119] beschriebene sog. Triangulationsprinzip. Hierbei bilden die Enden von Tasthaken und Arthro-skop die Spitze eines gedachten Dreieckes. Führt der Untersucher Arthroskop und Tasthaken, bereitet ihm die Vorstellung der Triangulation – vergleichbar dem Essen mit Messer und Gabel – meist keine Schwierigkeiten. Er sollte die Instrumente so führen, daß sie sich an der Spitze fast berühren. Meist kann der Tasthaken dann nach vorsichtigem Zurückziehen des Arthroskops im Blickfeld eingestellt werden.

Mit dem Tasthaken werden der Gelenkknorpel auf Erweichungen, Abhebungen und Defekte untersucht, die Menisken auf submeniskeale oder inkomplette Rupturen palpiert, sowie Spannung und Kontinuität des vorderen Kreuzbandes geprüft.

11.5 Orientierung und systematischer Untersuchungsgang

Ebenso wie die klinische Untersuchung sollte auch der arthroskopische Untersuchungsgang systematisch erfolgen. Die Reihenfolge der zu inspizierenden Strukturen und Gelenkanteile kann von Untersucher zu Untersucher individuell variieren. Es muß jedoch gewährleistet sein, daß sämtliche intraartikulären Befunde erfaßt werden (Tabelle 11-4).

Die Orientierung ist für den Unerfahrenen oft schwierig, da er immer nur einen Bruchteil vom gesamten Gelenkbinnenraum betrachten kann. Ähnlich schwierig wäre z. B. die Orientierung auf einer Landkarte, wenn immer nur ein 2 x 2 cm großes Areal zu überblicken ist. Eine sinnvolle Beurteilung ist nur möglich, wenn man sich von sicher zu identifizierenden Punkten aus orientiert.

Blickt man direkt durch die Optik, ist der Blickwinkel bei Verwendung einer 30°-Winkeloptik um 30° nach unten gerichtet, wenn das Lichtkabel nach oben zeigt (Abb. 11-23). Zeigt das Lichtkabel dagegen nach unten, ist die Blickrichtung entsprechend nach oben orientiert.

Die Stellung des Lichtkabels ist eine wichtige Orientierungshilfe!

Tabelle 11-4. Systematischer Untersuchungsgang

1. Retropatellarer Knorpel
2. Oberer Rezessus
   - Plica superior
3. Lateraler Rezessus
   - Popliteussehne
   - Lateralseite der Außenmeniskusbasis
4. Patellofemorales Gleitlager
5. Mediale Gelenkkapsel
   - Plica mediopatellaris
6. Mediales Gelenkkompartment
   - Medialer Meniskus
   - Mediale femorotibiale Gelenkfläche
7. Area intercondylaris
   - Plica infrapatellaris
   - Vorderes Kreuzband
   - Hinterhorn des Innenmeniskus
   - Dorsomedialer Rezessus
   - Hinteres Kreuzband

Umlagerung in Viererposition
8. Laterales Gelenkkompartment
   - Lateraler Meniskus
   - Hiatus popliteus
   - Laterale femorotibiale Gelenkfläche

Bei Verwendung einer Videokamera stimmt die Lokalisation der intraartikulären Strukturen auf dem Monitor dagegen nicht immer mit der wahren anatomischen Lokalisation überein. Man muß daher zuerst einmal bestimmen, wo die kaudale und kraniale bzw. mediale und laterale Seite lokalisiert ist. Auch hierbei dient die Stellung des Lichtkabels als entscheidende Orientierungshilfe, nachdem das gesamte arthroskopische System an einem leicht aufzufindenden Punkt geeicht wurde. Der „Eichvorgang" wird durch die Palpation von außen unterstützt, da die durch den palpierenden Finger entstehende Beule der Gelenkkapsel leicht auf dem Monitor erkannt werden kann.

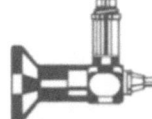

Abb. 11-23. 30°-Weitwinkeloptik, die Blickrichtung ist um 30° nach unten gerichtet, wenn das Lichtkabel nach oben zeigt. Die Größe des Blickfeldes *(gerasterte Fläche)* umfaßt ca. 90°

Bei der Orientierung empfiehlt es sich, standardisiert vorzugehen, d.h. die anatomischen Strukturen, die bei gestrecktem Kniegelenk oben liegen (retropatellarer Knorpel, Quadrizepssehnenrückseite), werden oben auf dem Monitor eingestellt. Dieses geschieht durch Rotation der Kamera gegen die Optik, wobei die Stellung von Optik und Lichtkabel nicht verändert werden darf.

Zuerst wird der retropatellare Knorpel oben auf dem Monitor eingestellt.

Nach der Groborientierung wird bei der Inspektion des Gelenkes die Einstellung der Seitenlokalisation so gewählt, als blicke man von ventral in das Kniegelenk, d.h. der Innenmeniskus wird bei der Arthroskopie eines rechten Kniegelenkes auch rechts, bei der Arthroskopie eines linken Kniegelenkes entsprechend links auf dem Monitor eingestellt. Dabei hilft neben der Translumination (Durchleuchtung der Haut mit der arthroskopischen Lichtquelle, s. Abb. 11-18) die manuelle Palpation in Höhe des Gelenkspaltes. Man kann leicht im Bereich der medialen Kapsel den palpierenden Finger erkennen und überlegen, ob die richtige Seitenlokalisation auf dem Bildschirm vorliegt oder ob noch eine Korrektur zu erfolgen hat. Die Gelenkflächen des femorotibialen Gelenkes sollten, ebenso wie der Menikusverlauf, horizontal auf dem Monitor erscheinen.

Je nach zu inspizierender Gelenkregion sind zahlreiche Nachjustierungen, beim arthroskopi-

schen Anfänger möglicherweise zahlreiche „Neuorientierungen" notwendig. Keinesfalls sollte man sich dazu verleiten lassen, ohne Orientierung das Gelenk zu untersuchen. Eine diagnostische Beurteilung ist dann nicht möglich, vielmehr besteht die Gefahr der iatrogenen Knorpel- und Bandläsion. Geht die Orientierung verloren, sollte sich der Untersucher an leicht aufzufindenden Gelenkstrukturen (retropatellarer Knorpel, Innenmeniskus oder vorderes Kreuzband) neu orientieren und das Monitorbild entsprechend korrigieren.

11.6
Arthroskopische Anatomie und pathologische Befunde

11.6.1
Retropatellarraum

Nach der Einführung des Arthroskops steht das Problem der Orientierung an erster Stelle, da nur so die weitere Untersuchung möglich ist. Das Arthroskop wird um 180° gedreht, so daß das Lichtkabel nach unten zeigt (Abb. 11-24). Die Blickrichtung ist demnach bei Verwendung der 30°-Winkeloptik um 30° nach oben gerichtet. Das in den oberen Rezessus vorgeschobene Arthroskop wird langsam zurückgezogen, bis im Normalfall bei gestrecktem Kniegelenk der re-

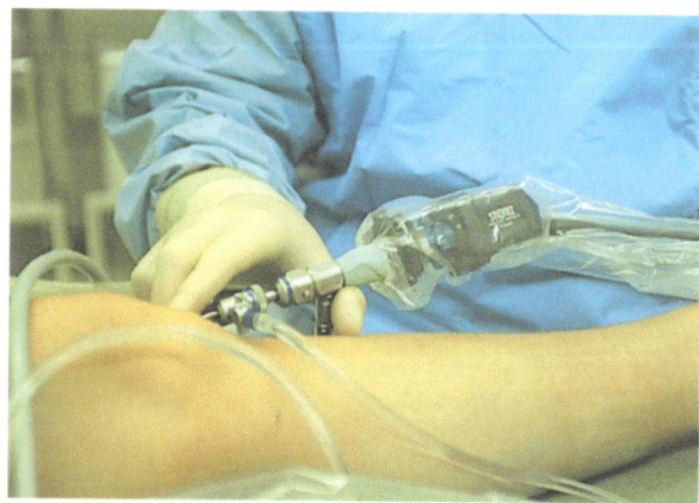

Abb. 11-24. Stellung des Arthroskopes zur Einstellung des retropatellaren Knorpels. Das Lichtkabel zeigt nach unten, der Blick ist demnach nach oben gerichtet

tropatellare Knorpel als weiß schimmernder Bezirk erscheint, der auf dem Monitor aber oben, seitlich oder sogar unten lokalisiert sein kann. Durch Rotation der Kamera gegenüber der Optik wird das Bild entsprechend korrigiert, so daß der retropatellare Knorpel oben auf dem Monitor erscheint. Durch manuellen Druck auf die Patella wird geprüft, ob wirklich die Kniescheibe oben eingestellt wurde und nicht das gegenüberliegende femorale Gleitlager (Trochlea femoris).

11.6.1.1
Knorpel

Der intakte hyaline Gelenkknorpel erscheint arthroskopisch mit einer weißen, glatten, perlmuttartigen Schicht, die bei Palpation mit dem Tasthaken straff und elastisch ist.

Im Frühstadium einer Knorpelveränderung ist bekanntlich die klinische und röntgenologische Diagnostik schwierig. Röntgenbilder lassen in der Regel keinen pathologischen Befund erkennen. In diesen Fällen kann mit Hilfe der Arthroskopie Ausmaß und Lokalisation der Knorpelschädigung präzisiert und nach Ficat [166] eingeteilt werden:

Grad I: Ödematös veränderter, mit dem Tasthaken eindrückbarer Knorpel (s. Abb. 11-44).
Grad II: Rissiger Knorpel mit Fissuren, Knorpelklappen und Geschwüren ohne Erreichen des subchondralen Knochens.
Grad III: Der subchondrale Knochen wird sichtbar, weil sich Knorpelanteile gelöst haben und mit zahlreichen Fasern im Gelenk flottieren (Abb. 11-25).

Bei der Beurteilung von Knorpelläsionen im Kniegelenk sollte der morphologische Befund streng vom klinischen Befund getrennt werden. Zwar beschreiben einige Autoren, wie z. B. Baumgartl u. Thieml [34a], bei drittgradigen Knorpelschäden würden klinische eine sehr starke Schmerzhaftigkeit und Gelenkschwellung, ein großer Erguß und eine Atrophie der Streckmuskulatur, besonders des M. vastus medialis, die Gelenkfunktion minimieren. Nach ihrer Meinung wird „jede Bewegung zur Qual" [34a]. Analysiert man aber die morphologisch festgestellten Knorpelveränderungen, zeigt sich, daß

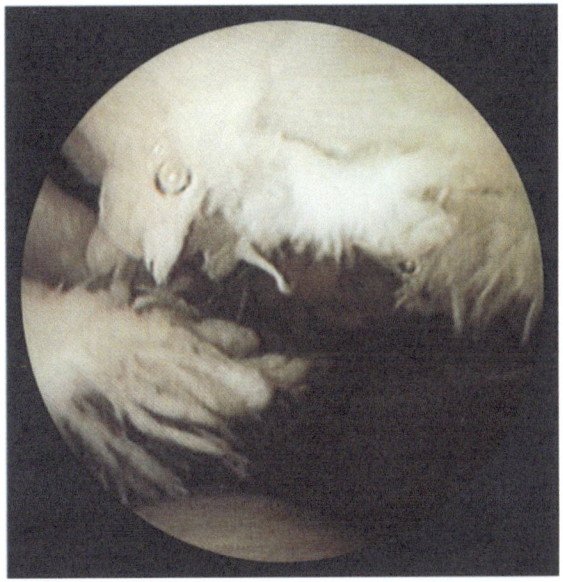

Abb. 11-25. Retropatellarer Knorpel, rissig mit tiefen Fissuren und Knorpelanteilen, die im Gelenk flottieren. Chondromalazie Stadium III

der klinische Befund häufig nicht mit dem arthroskopisch sichtbaren Knorpelschaden in Einklang zu bringen ist. Eine wesentliche Gefahr liegt demnach darin, daß einerseits Knorpelveränderungen für alle Schmerzen verantwortlich gemacht werden, andererseits aus den Knorpelschäden zu aggressive therapeutische Schlüsse gezogen werden.

Retropatellare Knorpelveränderungen betreffen besonders die mediale Facette und den kaudalen Patellaanteil (Abb. 11-26). Die Palpation mit dem Tasthaken ist über einen medialen instrumentellen Zugang möglich, so daß die Knorpelveränderungen eindeutig der retropatellaren Topographie zugeordnet und in Ausdehnung und Tiefe eingeschätzt werden können [81, 91]. Zur leichteren Inspektion der lateralen Patellafacette wird die Patella manuell nach medial verkippt und das Lichtkabel gleichzeitig in mediale Richtung gestellt.

Veränderungen des retropatellaren Knorpels zählen zu den häufigsten arthroskopischen Befunden. Nicht selten findet man ausgeprägte degenerative retropatellare Veränderungen, obwohl der Patient im femoropatellaren Gelenk keine klinische Symptomatik und keine Be-

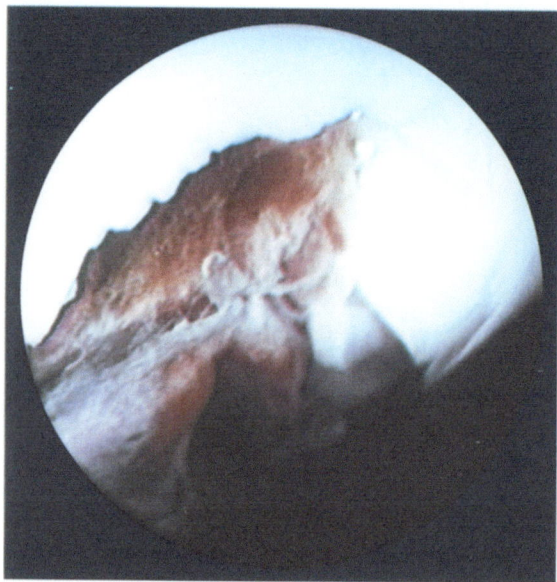

Abb. 11-26. Frischer osteochondraler Defekt an der medialen Patellafacette nach Patellaluxation

schwerden aufweist. Andererseits findet man häufig eine Chondromalazie Grad I. oder II. bei jungen Patienten, die gleichzeitig über heftigste Knieschmerzen klagen. Bei sonst unauffälligem klinischen Befund ist man daher leicht geneigt, in dieser Knorpelerweichung die Hauptursache der Beschwerden zu sehen. Man sollte aber vielmehr versuchen, funktionelle Störungen im femoropatellaren Gelenk auszuschließen. Der Begriff der „Chondromalazie" ist lediglich die Beschreibung eines morphologischen Zustandes. Ihm kann nicht zwingend ein Krankheitswert bzw. ein Krankheitsbild zugeordnet werden. Es ist demnach notwendig, die morphologischen retropatellaren Veränderungen immer im Zusammenhang mit dem klinischen Beschwerdebild des Patienten zu interpretieren (s. Kap. 5.1). Bei Patienten, die älter als 50 Jahre sind, finden sich in nahezu 100% der Fälle retropatellare Knorpelveränderungen jeglichen Ausmaßes.

11.6.2
Oberer Rezessus

Nach der Orientierung am retropatellaren Knorpel wird das Arthroskop in den oberen Rezessus

geschoben. Durch Rotation des gesamten Arthroskops (Lichtkabel zeigt nach medial) und anschließende Nachkorrektur des Monitorbildes erhält man einen Überblick über den oberen Rezessus.

Durch die weitere Rotation des gesamten Arthroskops um 90° (Lichtkabel zeigt nach oben) blickt man auf den Boden des oberen Rezessus (Ventralseite des Femurs).

11.6.2.1
Membrana synovialis

Die normale Membrana synovialis ist glatt, transparent und weist eine feine Gefäßzeichnung auf. Auf dem Boden des Gelenkes (Facies anterior femoris) finden sich transparente Zotten, die zentral ein kleines versorgendes Blutgefäß enthalten. Daneben existieren dort gelbliche, sehr fetthaltige Zotten, die keinen pathologischen Krankheitswert besitzen.

Pathologische Veränderungen können sich in Form einer mechanischen Synovitis zeigen. Die Zotten verlieren ihre Transparenz und werden ganz oder teilweise lichtundurchlässig (Abb. 11-27). Bei einer entzündlichen Synovitis finden

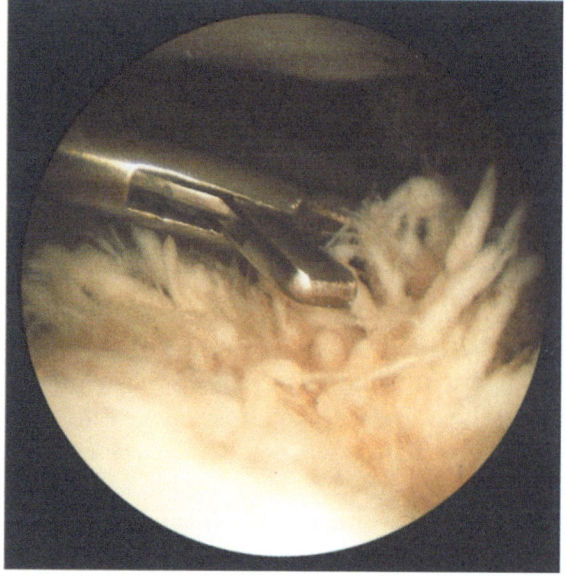

Abb. 11-27. Synovitis mit deutlicher Zottenhypertrophie im oberen Rezessus bei degenerativer Gelenkerkrankung. Entnahme einer Synoviabiopsie

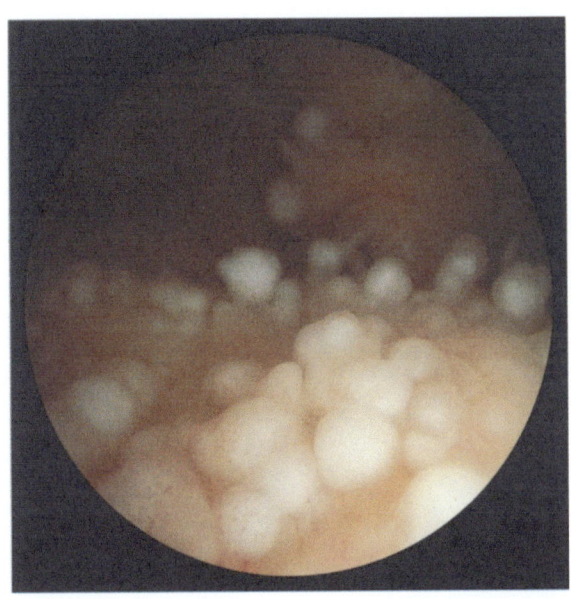

Abb. 11-28. Synoviale Chondromatose. Die Chondrome werden von der Synovialmembran produziert und permanent in das Gelenk abgegeben

Spülflüssigkeit nicht möglich ist. Bei einer unzureichenden Entfaltung des femoropatellaren Raums in Streckstellung sollte man an diese Möglichkeit denken.

Trennt die Plica superior den oberen Rezessus vom übrigen Gelenkbereich ab, endet das Gelenk ca. 1 cm proximal der Patellabasis. In diesen Fällen bezeichnet man die Plica auch als Septum superius. Bei ausgeprägten retropatellaren Knorpelveränderungen oder einem femoropatellaren Schmerzsyndrom sollte ein Septum superius ausgeschlossen werden. Dieses kann, falls es fibrosiert ist, die Patellamobilität herabsetzen und damit den femoropatellaren Druck erhöhen bzw. auch dafür verantwortlich sein, daß eine Aufdehnungstherapie des M. quadriceps erfolglos ist. In diesen Fällen sollte das Septum superius arthroskopisch durchtrennt werden. Dabei zeigt sich, daß es eine Dicke von bis zu 3 mm aufweisen kann.

sich dagegen zahlreiche kolbenförmig veränderte Zotten. Die Membrana synovialis ist glatt, ödematös, hyperämisch oder sklerosiert [91, 364]. Selten findet man eine synoviale Chondromatose mit multiplen freien Gelenkkörpern (Abb. 11-28).

Bei verdächtigem Befund ist eine Synoviabiopsie mit einer durch den instrumentellen Zugang eingeführten Biopsiezange zu empfehlen (Abb. 11-27).

11.6.2.2
Plica superior

Neben der Synovialis müssen auch die vielfältigen Synoviaduplikaturen und Synovialfalten berücksichtigt werden, da ihnen eigene Krankheitsbilder zugeordnet werden können [249, 270, 271, 560].

Im oberen Rezessus zeigt sich die variabel ausgeprägte Plica superior (Synonym: Plica suprapatellaris), die sowohl lateral als auch medial meist sichelförmig etwas kranial der Patella erscheint. Durch diese Plica kann aber auch eine komplette Abtrennung des oberen Rezessus vom übrigen Gelenkraum bestehen [91, 271, 560], so daß eine Auffüllung des oberen Rezessus mit

11.6.3
Lateraler Rezessus

Das Lichtkabel zeigt nach oben, d. h. die arthroskopische Blickrichtung ist nach unten gerichtet.

Freie Gelenkkörper und kleine, im Gelenk flottierende Knorpelanteile können sich im lateralen Anteil des oberen Rezessus oder im lateralen Rezessus befinden (Abb. 11-29).

Um in den lateralen Rezessus zu gelangen, wird das Arthroskop lateral des lateralen Femurkondylus in dorsokaudaler Richtung vorgeschoben, wobei der direkte Weg oft durch variabel ausgeprägte Synovialfalten versperrt wird (Abb. 11-30). Hilfreich ist ein Zurückziehen des gesamten Arthroskops unter leichten vorsichtigen Drehbewegungen, bis die Synoviastruktur wieder sichtbar wird. Erst wenn das Arthroskop erneut vorgeschoben wird, erreicht man den lateralen Gelenkspalt, die Lateralseite des Außenmeniskus und die Sehne des M. popliteus (Abb. 11-31).

Nach einer *Patellaluxation* können osteochondrale und/oder chondrale Fragmente oder Knorpelkontusionsmarken mit Unterblutungen an der Lateralseite des lateralen Femurkondylus (Outerbridge-Kante) gefunden werden.

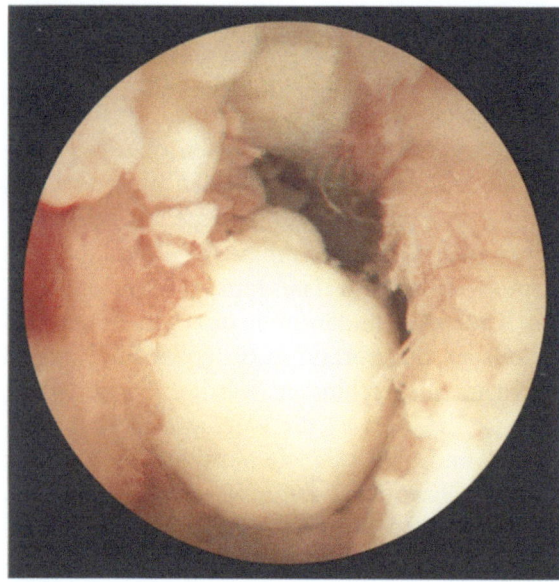

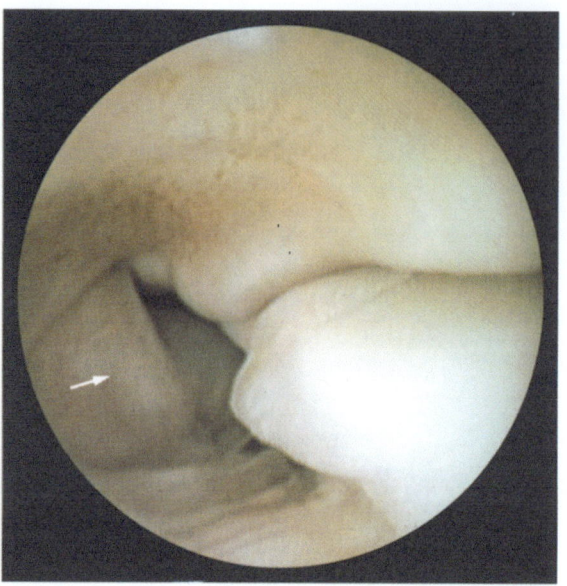

Abb. 11-29. Großer freier Gelenkkörper im lateralen Rezessus. Gleichzeitig besteht eine grob- und feinzottige Synovitis

Abb. 11-31. Inspektion der Lateralseite des Außenmeniskus, Femurkondylus mit Osteophyt. Die Sehne des M. popliteus liegt dorsal *(Pfeil)*

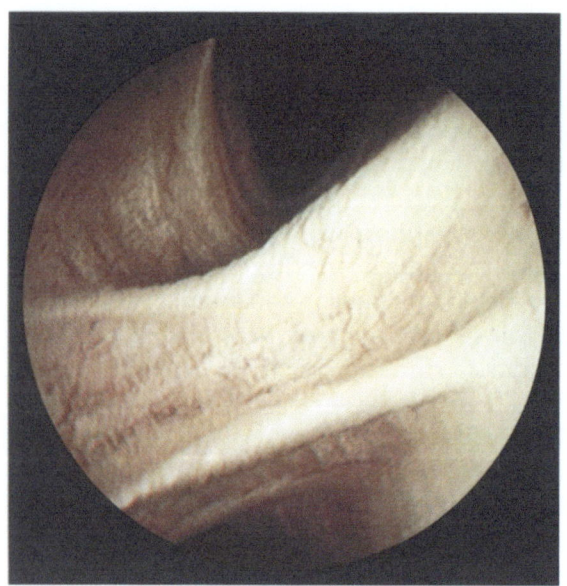

Abb. 11-30. Lateraler Rezessus mit variabler Faltenbildung und feiner Gefäßzeichnung der dünnen Membrana synovialis

ten Position leicht gebeugt und gleichzeitig der Retropatellarraum arthroskopisch eingestellt wird (Abb. 11-32). Das Arthroskop wird in Richtung der medialen Kapsel geschoben und das Lichtkabel in Richtung des Unterschenkels verdreht. Da retropatellare Knorpelläsionen oftmals mit Knorpelveränderungen im Bereich der Trochlea femoris verbunden sind, sollte auf diese Einstellung nicht verzichtet werden.

Eine Subluxationstendenz oder ein laterales Aufsetzen der Patella sind ebenfalls erkennbar (s. Abb. 11-9). Ebenfalls sollte nach Kontusionsmarken, Einblutungen und Einrissen des medialen Retinakulums als Zeichen einer abgelaufenen Patellaluxation gesucht werden (Abb. 11-33).

Bei habituellen oder rezidivierenden Patellaluxationen findet sich ein laterales Aufsetzen der Patella (s. Abb. 11-9 a). Das mediale Retinakulum ist in diesen Fällen meist deutlich „ausgeleiert".

11.6.4
Patellofemorales Gleitlager

Die patellofemorale Kontaktzone wird bestimmt, indem das Kniegelenk aus der gestreck-

11.6.5
Mediales Gelenkkompartment

Nach der Inspektion des Retropatellarraums wird das Arthroskop in Richtung des medialen oberen Rezessus vorgeschoben und anschlie-

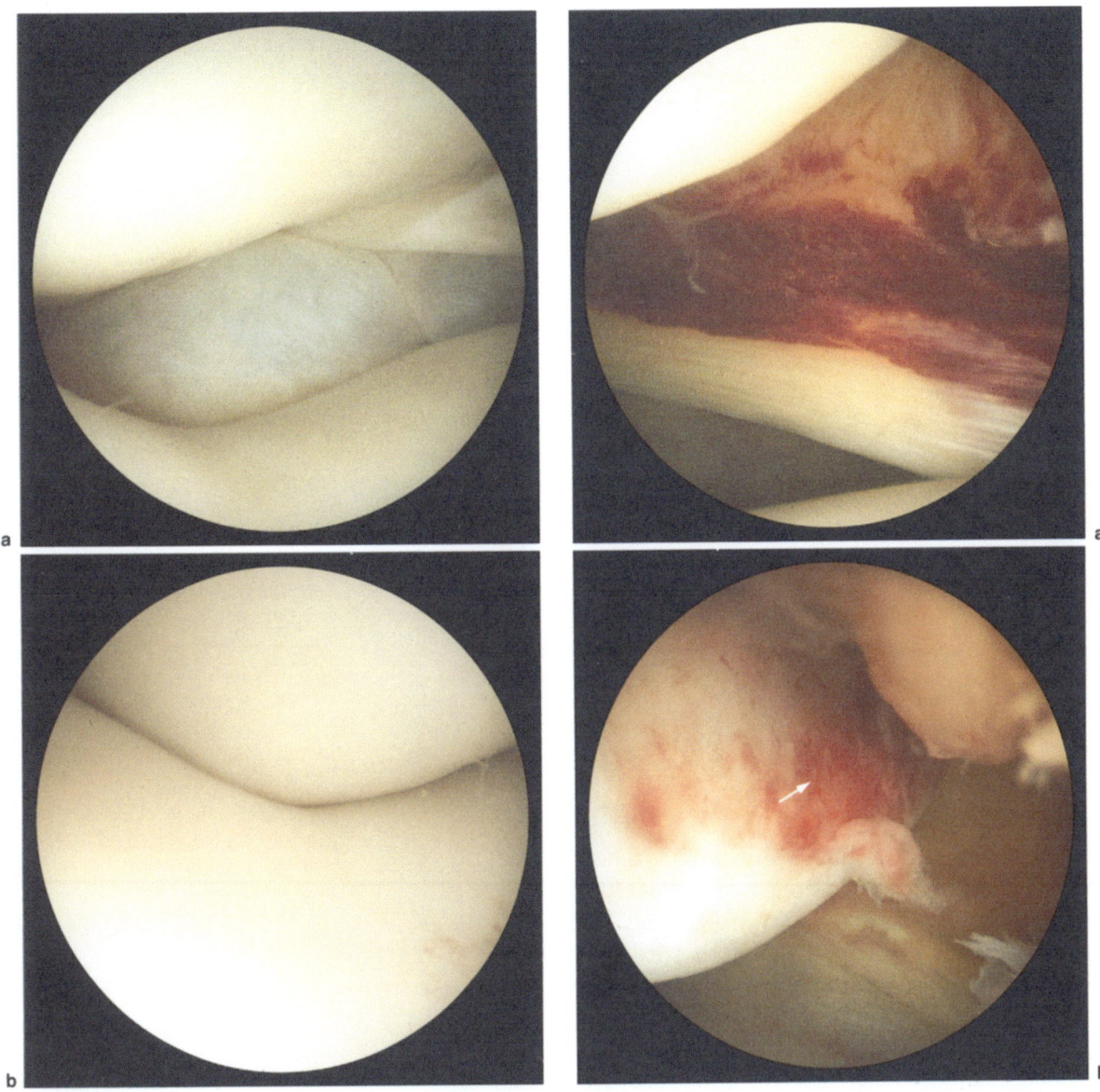

Abb. 11-32 a, b. Inspektion des Femoropatellargelenkes. In Extension (**a**) großer Abstand, mit zunehmender Flexion Annäherung der Knorpelflächen. Bei weiterer Flexion wird der genaue Aufsatzpunkt der Patella auf dem Femur bestimmt (**b**). Die Patella setzt zentral auf

Abb. 11-33 a, b. Einblutung und Einriß des medialen Retinakulums (**a**) und Kontusionsmarken *(Pfeil)* an der medialen Patellafacette (**b**) nach Patellaluxation

ßend über den medialen Femurkondylus in Richtung des medialen Gelenkspaltes geschwenkt (Lichtkabel zeigt nach medial).

Eine Synovialfalte (Plica mediopatellaris) von unterschiedlicher Ausprägung kann sich an der anteromedialen Gelenkkapsel befinden (Abb. 11-34).

11.6.5.1
Plica mediopatellaris

Die Plica mediopatellaris findet sich an der medialen Wand der Gelenkhöhle, auf der sie senkrecht steht. Sie besitzt die größte klinische Relevanz aller Synovialfalten [271, 365]. Ist sie fibrös verändert oder vergrößert, kann sie wie ein

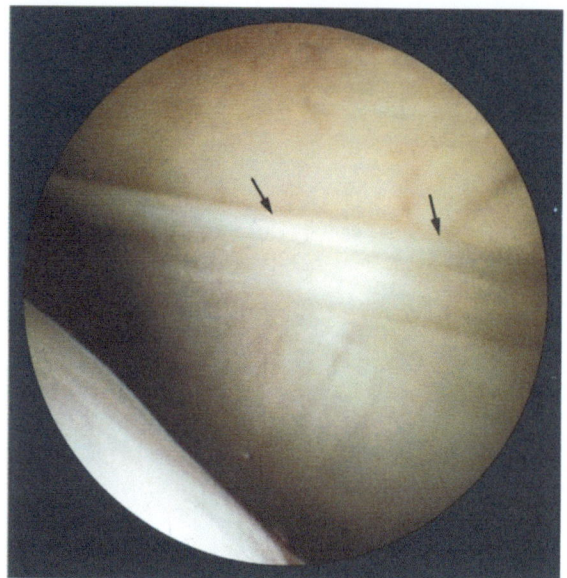

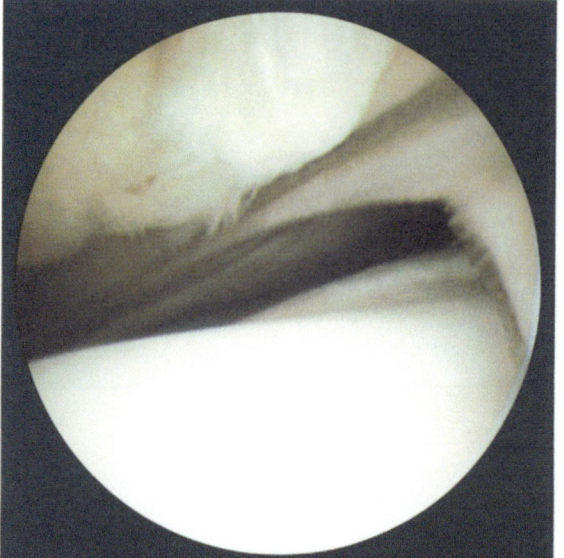

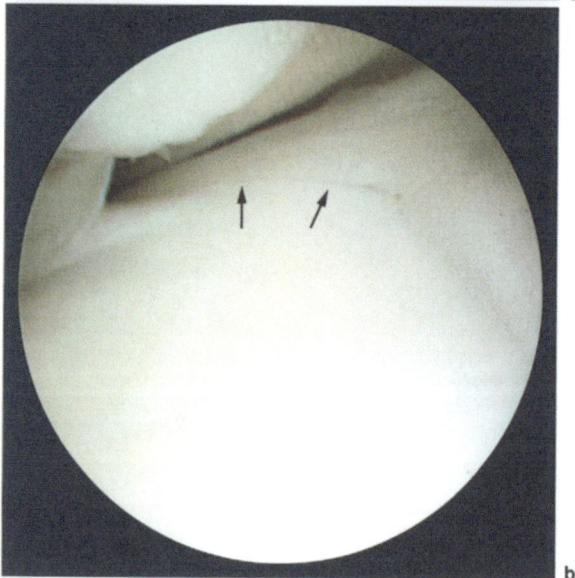

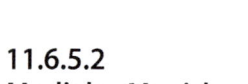
Abb. 11-34. Plica mediopatellaris *(Pfeil)* an der anteromedialen Kapsel

„Meniskus" aussehen und bei zunehmender Flexion in Kontakt mit dem medialen Femurkondylus geraten (Abb. 11-35). Die dort entstandenen Knorpelaffektionen können für Schmerzen im medialen Gelenkbereich oder etwas kranial des Gelenkspaltes verantwortlich sein. Die Häufigkeit der Plica mediopatellaris wird zwischen 20 und 50% angegeben [396, 581], wobei sie nach Hempfling [271] nur dann als pathologisch einzustufen ist, wenn Knorpelveränderungen am medialen Femurkondylus oder retropatellar eingetreten sind (Medial-shelf-Syndrom, Plicasyndrom). Eine große hypertrophe Plica mediopatellaris wird als anatomische Normvariante angesehen, wenn durch sie noch keine Knorpelveränderungen entstanden sind.

Abb. 11-35 a, b. Hypertrophierte Plica mediopatellaris (**a**). Mit zunehmender Flexion verkleinert sich der Abstand zwischen medialem Femurkondylus und Plica, bis es zum Kontakt kommt *(Pfeile)* (**b**)

11.6.5.2
Medialer Meniskus

Das Lichtkabel zeigt nach medial (Abb. 11-36). Von dieser Position aus werden die medialen Strukturen (Meniskus, Tibiaplateau und Femurkondylus) inspiziert. Zur leichteren Orientierung wird der mediale Meniskus bei der Untersuchung eines linken Kniegelenkes auf der linken Monitorseite, bei der eines rechten Kniege-

lenkes auf der rechten Monitorseite eingestellt. Eine leichte Knieflexion (10–20°) und gleichzeitig mediale Aufklappung des Gelenkspaltes erleichtern die Inspektion des medialen Gelenkkompartments. Das Innenmeniskushinterhorn ist nur bei vorliegender medialer Instabilität oder einer Hyperlaxizität komplett von medial her einstellbar.

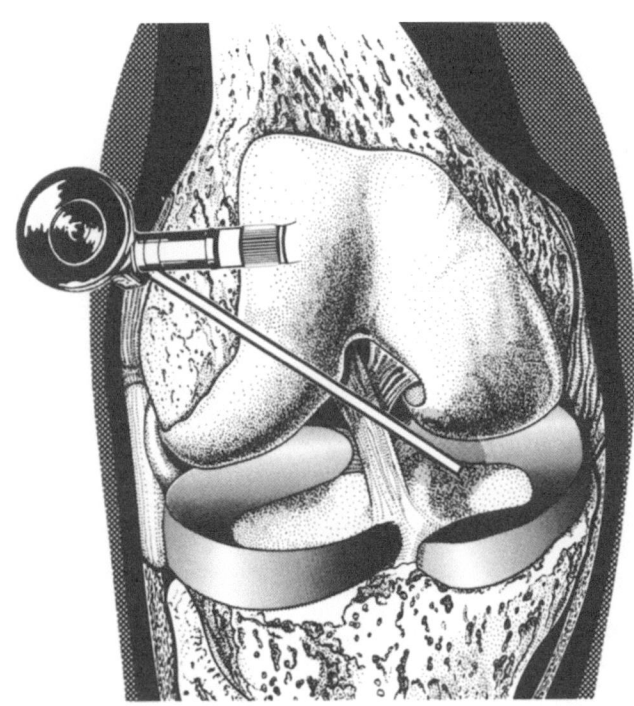

Abb. 11-36. Einstellung des medialen Gelenkkompartments (Lichtkabel zeigt nach medial). Zur Vergrößerung des medialen Gelenkspaltes wird ein Valgusdruck in leichter Flexion (maximal 10°-Flexion) ausgeübt. (Aus [637])

Bei sehr straffen Gelenken bereitet schon die Einstellung des dorsalen Meniskussegmentes Probleme, das Hinterhorn ist dann meist nicht einzusehen. Das Arthroskop wird dann in Richtung Pars intermedia (mittleres Meniskussegment) vorgeschoben, der Unterschenkel außenrotiert und der mediale Gelenkspalt in leichter Flexion (5–10°) aufgeklappt. Mit Hilfe dieses Manövers ist es meist möglich, den größten Anteil des hinteren Meniskussegmentes einzusehen. Eine zu starke Flexion von z. B. 30–40° bewirkt eine beugungsbedingte Zurückverlagerung des Meniskus, so daß sich die dorsalen Anteile der Inspektion entziehen.

Der intakte Innenmeniskus zeigt einen scharfen, gleichmäßigen freien Rand und ist fast in seiner gesamten Ausdehnung unter Aufklappung des medialen Gelenkspaltes zu inspizieren (Abb. 11-37 und 11-38). Kleine Undulationen in den hinteren Meniskusanteilen besitzen meist keinen pathologischen Wert. Palpatorisch müssen jedoch Rupturen in diesen Bereichen ausgeschlossen werden (Abb. 11-39). Auffällige pathologische Veränderungen wie Radiärrupturen, Längsrupturen, Meniskuszungen und komplexe degenerative Veränderungen sowie Korbhen-

kelläsionen stellen sich meist schon inspektorisch dar (Abb. 8-5 d, 11-40 bis 11-42 b). Nach Legen eines medialen Instrumentenzugangswegs prüft man mit dem Tasthaken die Festigkeit des Meniskusgewebes und des meniskosynovialen

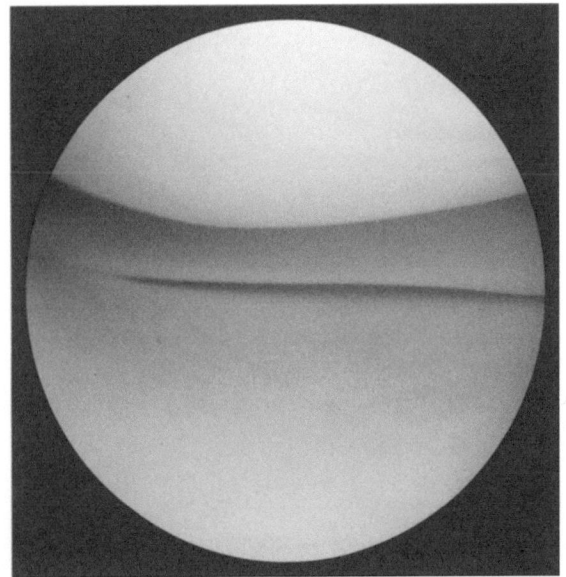

Abb. 11-37. Intakter Innenmeniskus

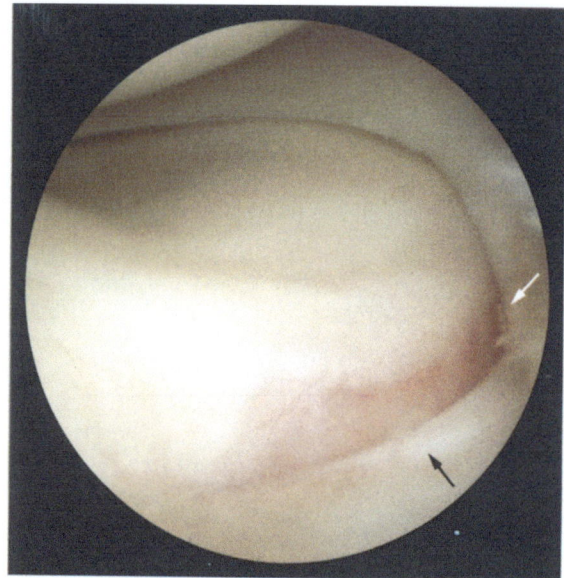

Abb. 11-38. Intakter Innenmeniskus im Bereich der Pars intermedia. Der anteriore Meniskusanteil *(Pfeil)* verläßt das mediale Tibiaplateau. Mit dem Tasthaken muß eine Hypermobilität des anterioren Meniskusabschnittes ausgeschlossen werden

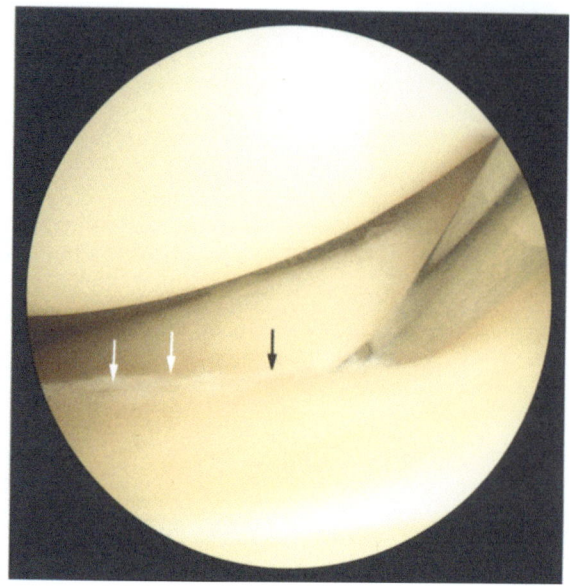

Abb. 11-40. Hinterer Längsriß *(Pfeile)*, Palpation mit dem Tasthaken

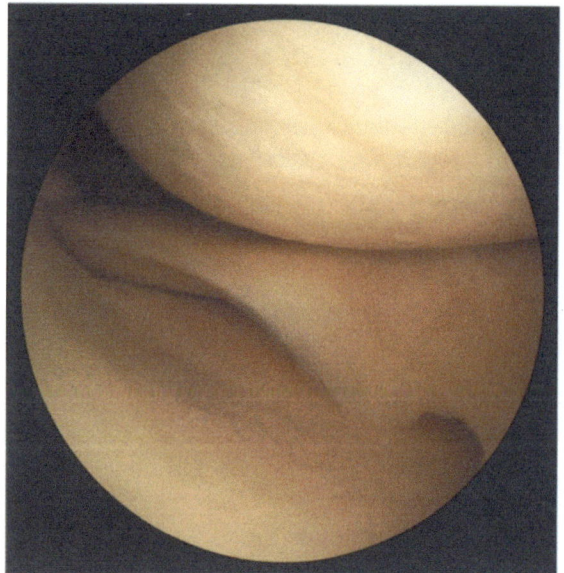

Abb. 11-39. Kleine Undulation im hinteren Meniskusanteil bei
gleichzeitig deutlicher Aufklappbarkeit des medialen Gelenkspaltes. Durch Palpation mit dem Tasthaken muß ein hinterer Längsriß
ausgeschlossen werden

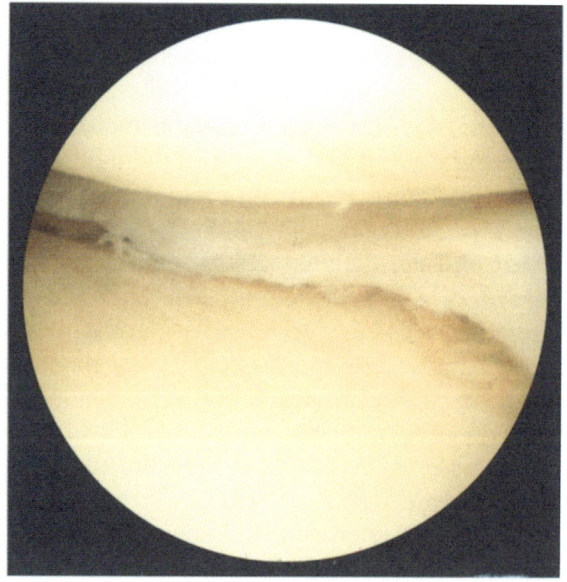

Abb. 11-41. Leichte degenerative Auffaserung des freien Meniskus-
randes

Übergangs. Durch Anheben des Meniskus werden submeniskeale Läsionen wie Horizontal-
oder inkomplette inferiore Längsrupturen auf-

gedeckt. Die Meniskusoberfläche wird unter
Druck palpiert, um versteckte Läsionen zu erkennen und die Konsistenz des Meniskusgewe-

bes zu beurteilen. Faserige harte Areale weisen auf eine alte Ruptur oder degenerative Veränderungen hin, die noch nicht zu einer manifesten Ruptur geführt haben. Liegt eine inferiore inkomplette Längsruptur vor, hebt sich der freie Meniskusrand unter dem Druck des Tasthakens vom Tibiaplateau ab.

Ein sehr kleiner medialer Meniskus kann dazu verleiten, sich mit der Feststellung „intakter, aber kleiner medialer Meniskus" zufriedenzugeben. In extrem seltenen Fällen findet sich eine kongenitale Hypoplasie des medialen Meniskus [672a]. Häufig liegt aber bei einem derartigen Befund eine Korbhenkelläsion vor. Die Situation klärt sich, wenn nach Zurückziehen des Arthroskops der in die Fossa intercondylaris luxierte Meniskusanteil (Korbhenkel) sichtbar wird (Abb. 11-42 a) und mit dem Tasthaken die Reposition bzw. Reluxation möglich ist.

Liegt gleichzeitig eine Ruptur des vorderen Kreuzbandes vor, muß nicht nur der von vorne sichtbare Teil des medialen Meniskus inspiziert werden. Vielmehr muß auch eine basisnahe Läsion des Innenmeniskushinterhorns im Bereich seiner Aufhängung (Rampenläsion) ausgeschlossen werden. Um diesen Bereich einsehen zu können, muß das Arthroskop in den dorsomedialen Rezessus vorgeschoben werden. Hierfür stellt der Untersucher zunächst auf dem Monitor folgendes Dreieck ein:

unten: mediales Tibiaplateau,
medial: die zur Area intercondylaris gerichtete Seite des medialen Femurkondylus mit dem Fettkörper, der den Ursprung des hinteren Kreuzbandes bedeckt,
lateral: vorderes und hinteres Kreuzband.

Dann wird das Arthroskop vorsichtig bei fast gestrecktem Knie in posteriore Richtung vorgeschoben. Dieses Vorschieben kann sich schwierig gestalten, falls arthrotische Veränderungen oder Ausziehungen der Eminentia intercondylaris vorliegen. Eventuell muß die Optik dann gegen den stumpfen Trokar ausgetauscht werden, um erstere nicht zu beschädigen. Ist der dorsomediale Rezessus erreicht, wird das Kniegelenk auf 80° gebeugt, um direkt das Innenmeniskushinterhorn bzw. seine Aufhängung zu sehen. Im unteren Aufhängungsbereich finden sich bei äl-

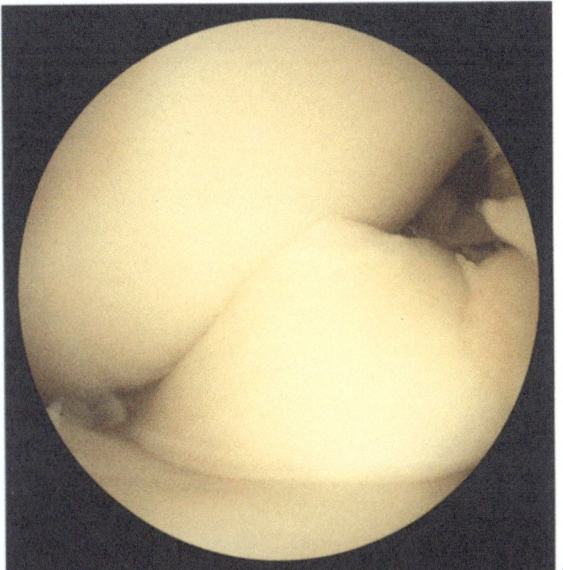

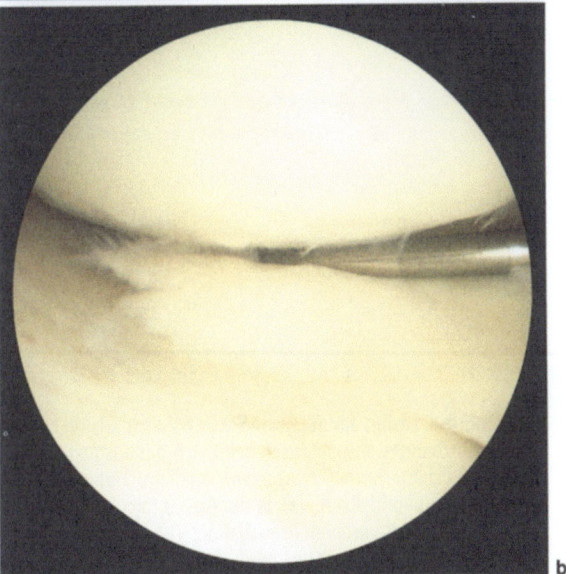

Abb. 11-42 a. Korbhenkelläsion des Innenmeniskus. Der Korbhenkel ist in das mediale Gelenkkompartment eingeschlagen. **b** Meniskuszunge mit degenerativen Veränderungen

teren Rupturen des vorderen Kreuzbandes nicht selten partielle oder komplette Ablösungen, die mit keiner anderen Untersuchungstechnik visualisierbar sind (Abb. 11-43). Bei dieser direkten Einstellung des Innenmeniskushinterhorns kann auch eine 70° Weitwinkeloptik hilfreich sein. Alternativ bietet sich ein kleiner Spiegel an, der durch den dorsomedialen Zugang eingeführt wird. Manchmal ist es auch möglich, den Spiegel über den medialen Rezessus in den

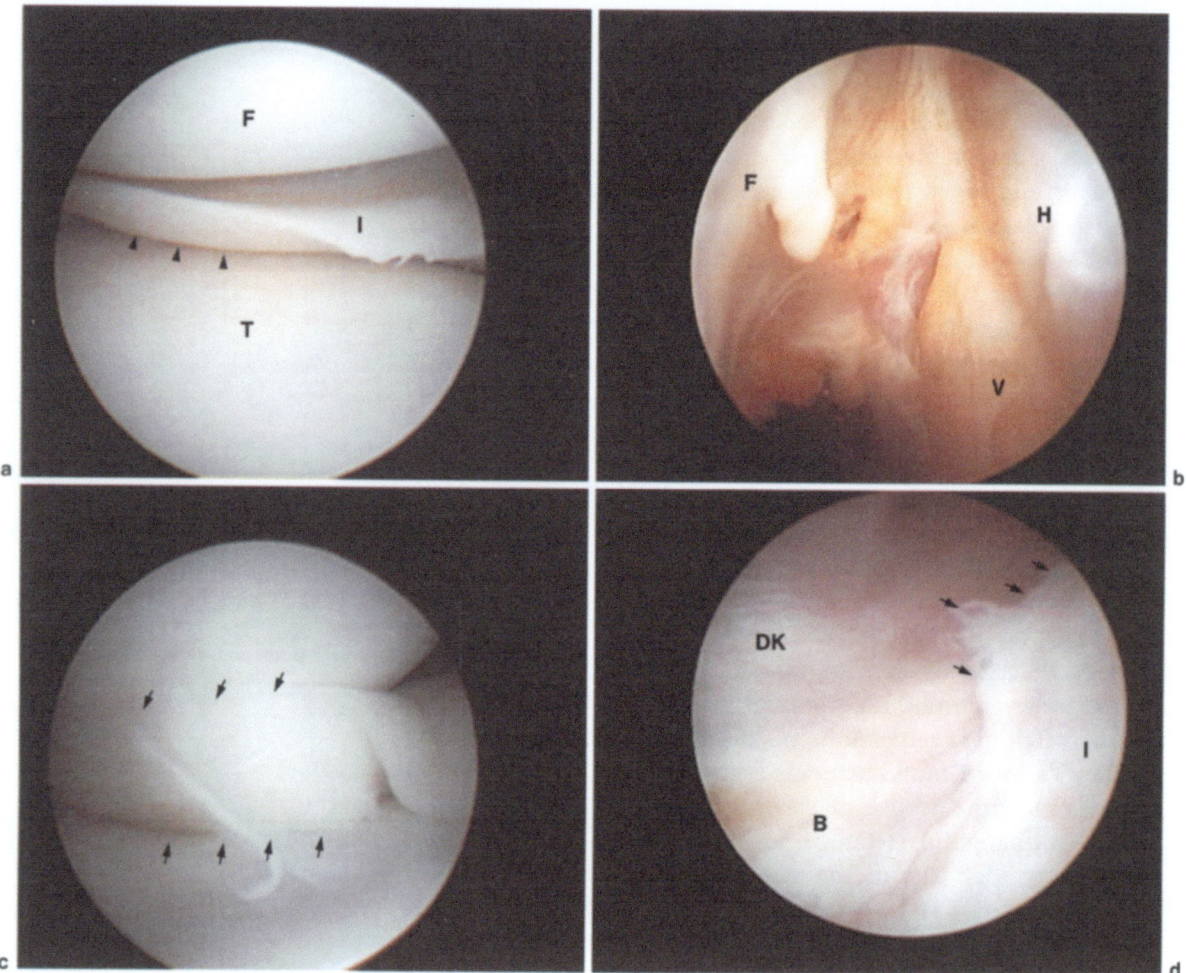

Abb. 11-43 a-d. Läsion am Innenmeniskus bei alter Läsion des vorderen Kreuzbandes. Inspektorisch zeigt sich ein ausgewalztes Innenmeniskushinterhorn *(Pfeilspitzen)*, mediales Tibiaplateau *(T)*, medialer Femurkondylus *(F)* (**a**). In der Area intercondylaris finden sich Restfasern des vorderen Kreuzbandes *(V)*, die auf das hintere Kreuzband *(H)* aufgewachsen sind (**b**). Beim arthroskopischen Lachman-Test findet sich bei der anterioren Tibiaverschiebung ein Subluxieren des Innenmeniskushinterhornrisses *(Pfeile)* (**c**). Dieses

entspricht dem vom Patienten beklagten Blockierungsphänomen. Bei der Inspektion des dorsomedialen Rezessus (dorsomediale Kapsel *DK*, Boden des dorsomedialen Rezessus *B*) zeigt sich die Aufhängung des Innenmeniskushinterhorns. Hier findet sich eine Auffransung *(Pfeile)*, die auf den Abriß bzw. die instabilitätsbedingte Lockerung des gesamten Innenmeniskushinterhornkomplexes *(I)* hinweist (**d**)

dorsomedialen Gelenkraum vorzuschieben. Mit dieser Technik läßt sich die Rampe inspizieren und Rupturen, die sonst nicht entdeckt werden, sicher ausschließen (Abb. 11-22). Findet sich eine derartige Läsion (Rampenläsion), sollte man diese mit einer arthroskopischen Naht (All-inside-Technik) versorgen (s. Abb. 11-10). Ebenfalls sollte das rupturierte vordere Kreuzband rekonstruiert werden, da sonst die Meniskusnaht wieder gefährdet ist.

11.6.5.3
Mediales femorotibiales Gelenk

Knorpelveränderungen im Bereich der Femurkondylen und des Tibiaplateaus sind in der Regel mehr dorsal im Bereich der Hauptbelastungszone lokalisiert. Die Inspektion der Femurkondylen erfolgt daher bei gebeugtem Kniegelenk (Abb. 11-44).

Degenerative Veränderungen mit Knochenglatzen und Osteophyten sind arthrosko-

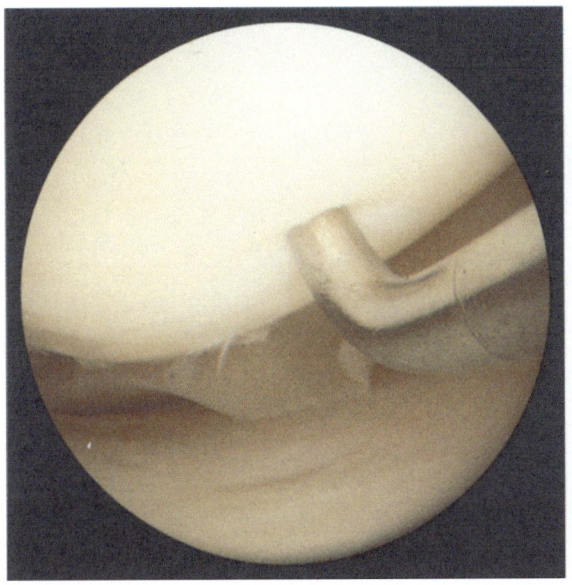 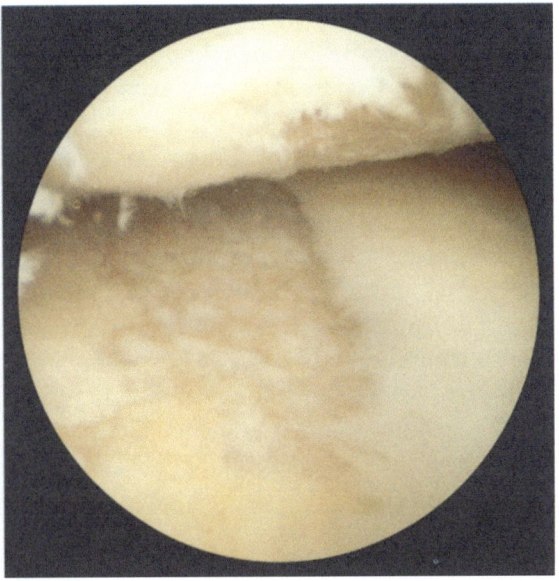

Abb. 11-44. Knorpelerweichung (Chondromalazie Grad I) am medialen Femurkondylus. Auf dem medialen Tibiaplateau bleibt die durch Palpation mit dem Tasthaken hervorgerufene Delle bestehen

Abb. 11-45. Schwere degenerative Veränderungen mit Knochenglatze am medialen Femurkondylus und Tibiaplateau bei Varusgonarthrose

pisch leicht darzustellen (Abb. 11-45); sie sind zudem häufig mit pathologischen Veränderungen der Menisken und der Synovialis verbunden.

Es ist immer wieder überraschend, wie ausgedehnt die Knorpeldefekte bei einem Genu varum sein können, obwohl der Patient nur über minimale oder gar keine Beschwerden klagt. Wesentlich erscheint uns, daß bei den diagnostizierten Knorpelschäden versucht wird, eine kausale Kette herzustellen. Häufig führen Fehlstellungen oder Instabilitäten zu Knorpelschäden an typischen Stellen (z. B. instabilitätsbedingte Knorpelschäden bei Insuffizienz des vorderen Kreuzbandes). Die Therapie der Knorpelläsionen sollte sich dabei zunächst an den mechanisch behinderten Anteilen, z. B. an in das Gelenk ragenden Knorpelschuppen, orientieren. Gleichzeitig ist es wichtig, die Ursache des Knorpelschadens zu eruieren und, wenn möglich, zu behandeln. Zumindest sollten dem Patienten weitere Therapiemaßnahmen, z. B. eine Rekonstruktion des vorderen Kreuzbandes oder eine Korrekturosteotomie, empfohlen werden.

Um Knorpelläsionen am medialen Femurkondylus komplett darzustellen, muß das Knie-

gelenk aus gestreckter Position auf 90°, besser auf 120°, gebeugt werden. In den extensionsnahen Stellungen sind die anterioren Knorpelbereiche, hier insbesondere Veränderungen im Bereich der Grenzrinne (Sulcus terminalis), zu erkennen. Mehr dorsal gelegene Knorpelschäden, wie sie häufig bei Varusfehlstellungen anzutreffen sind, zeigen sich dagegen erst, wenn das Kniegelenk auf 60–90° gebeugt wird.

Bei den Knorpelläsionen ist insbesondere darauf zu achten, in welchem Bereich des medialen Femurkondylus sie lokalisiert sind. Liegen sie an der lateralen Hälfte des Kondylus, (nahe der Eminentia), sind sie sehr häufig ursächlich durch eine Insuffizienz des vorderen Kreuzbandes bedingt. Durch die erhöhte pathologische Tibiabewegung gerät der der Eminentia zugewandte Teil des medialen Femurkondylus mit dieser in Kontakt.

Eminentianahe Knorpelläsionen zeigen, daß das Gelenk mit der Instabilität nicht zurecht kommt. In den Frühstadien sind feine Querfissuren entsprechend den Spaltlinien des Knorpels am medialen Femurkondylus zu erkennen. In den späteren Stadien finden sich Krater bis hin zu ausgedehnten Knochenglatzen. An der medialen Hälfte des medialen Femurkondylus lokalisierte Knorpelläsionen sind dagegen eher degenerativer Genese, z. B. bei Achsenfehlstellungen.

Die Lokalisation der Knorpelläsionen ist nicht nur im Hinblick auf die operative Versorgung von Rupturen des vorderen Kreuzbandes, sondern auch für die arthroskopische Induktion der Ersatzknorpel (Faserknorpel) von Bedeutung. Die Induktion von Ersatzknorpel durch eine subchondrale Abrasion ist bei instabilitätsbedingten Knorpelschäden wesentlich erfolgversprechender, wenn in gleicher Sitzung eine Rekonstruktion des vorderen Kreuzbandes vorgenommen wird.

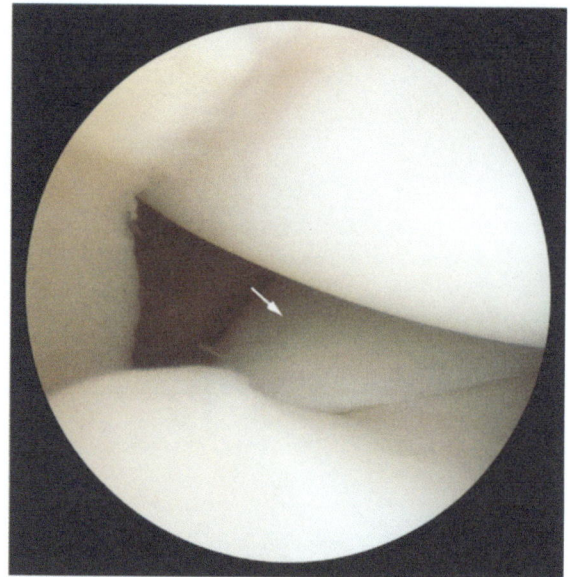

Abb. 11-46. Direkt einsehbares intaktes Innenmeniskushinterhorn *(Pfeil)* nach Passage der Area intercondylaris medial des vorderen Kreuzbandes

11.6.6
Area intercondylaris

Die Area intercondylaris mit vorderem Kreuzband und vorgelagerter Plica infrapatellaris wird durch Zurückziehen des Arthroskops erreicht (Lichtkabel zeigt weiterhin nach medial).

Kann das Innenmeniskushinterhorn vom medialen Gelenkkompartment her nur schwer eingesehen werden, ist es direkt erreichbar, indem man das Arthroskop medial des vorderen Kreuzbandes vorsichtig nach dorsal in Richtung der dorsalen Kapsel schiebt (Abb. 11-46 und 11-47). Mit dem Tasthaken kann es durch einen hohen medialen, nahe dem Lig. patellae gelegten Instrumentenzugang palpiert werden.

In der Area intercondylaris können einzelne, aber auch zahlreiche freie Gelenkkörper unterschiedlicher Größe lokalisiert sein (Abb. 11-48).

11.6.6.1
Plica infrapatellaris

Die variabel ausgeprägte Plica infrapatellaris (Abb. 11-49) erstreckt sich vom Dach der Fossa intercondylaris zum Hoffa-Fettkörper. Versperrt eine hypertrophierte Plica die Sicht auf das vordere Kreuzband, kann sie vom Unerfahrenen sogar für das vordere Kreuzband gehalten werden (Abb. 11-50).

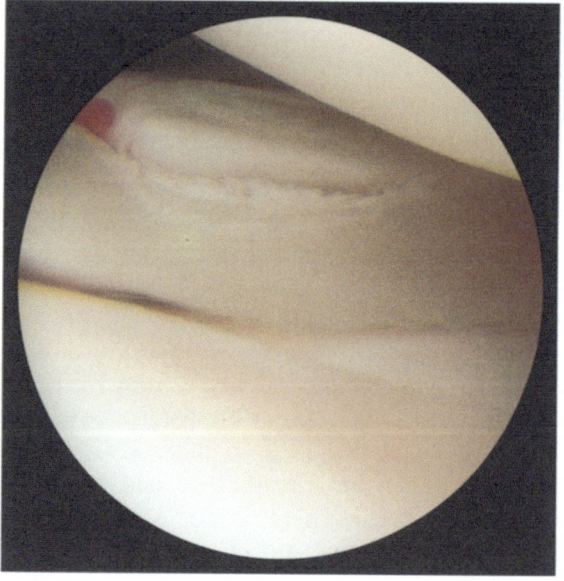

Abb. 11-47. Blutauflagerung auf Innenmeniskushinterhorn und hinterer Längsriß

11.6.6.2
Vorderes Kreuzband

Die arthroskopische Beurteilung des vorderen Kreuzbandes ist nicht nur dann schwierig, wenn

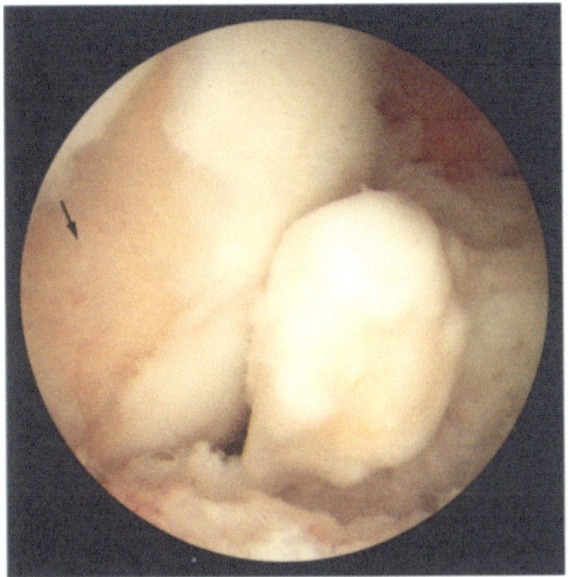

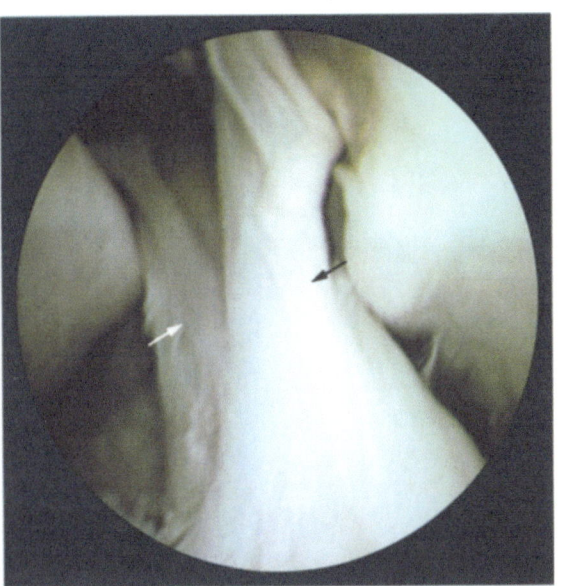

Abb. 11-48. Großer freier Gelenkkörper in der Area intercondylaris bei alter Osteochondrosis dissecans. Am medialen Femurkondylus befindet sich das Mausbett *(Pfeil)*

Abb. 11-50. Bei oberflächlicher Inspektion kann eine Plica infrapatellaris *(Pfeil)* fälschlicherweise als vorderes Kreuzband angesehen werden. Letzteres ist weiter dorsal lokalisiert *(weißer Pfeil)*

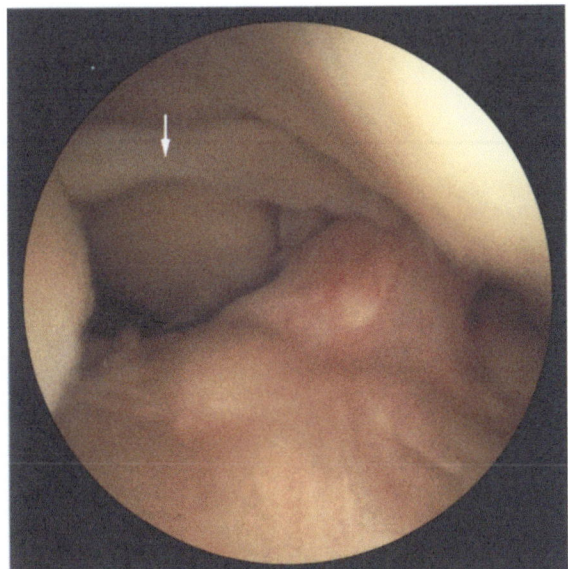

Abb. 11-49. Die Plica infrapatellaris *(Pfeil)* verläuft separat vom vorderen Kreuzband

die Sicht durch eine hypertrophierte Plica infrapatellaris verdeckt ist. Die Plica wird dann durch Zurückziehen des Arthroskops nach lateral passiert und das vordere Kreuzband von lateral her inspiziert oder mit dem Tasthaken zur Seite ge-

halten. Bei der arthroskopischen Untersuchung des vorderen Kreuzbandes sollte man sich immer vergegenwärtigen, daß das vordere Kreuzband von der Innenseite des lateralen Femurkondylus entspringt. Oft sieht das Kreuzband in seinem distalen und intermediären Verlauf völlig normal aus, obwohl es von seinem Ursprungsbereich komplett abgelöst ist. In diesen Fällen kann es relativ fest auf dem hinteren angewachsen sein.

In der Regel ist das vordere Kreuzband aber einfach darstellbar und mit einem Tasthaken auf seine Kontinuität und sein Spannungsverhalten hin beurteilbar. Da femoral gelegene Rupturen überwiegen, empfiehlt sich die Inspektion der ursprungsnahen Zone. Hierzu wird das Arthroskop leicht in Richtung Unterschenkel gekippt und das Lichtkabel nach unten eingestellt, die Blickrichtung ist nach kranial in die Fossa intercondylaris gerichtet.

Bei frischen Verletzungen sind bei makroskopisch intaktem vorderen Kreuzband häufig Unterblutungen des Synovialschlauches, der das vordere Kreuzband von ventral bedeckt, anzutreffen (Abb. 11-51a). Bei frischen Rupturen müssen die einzelnen Fasern mit dem Tasthaken anatomisch zugeordnet werden. Sowohl kom-

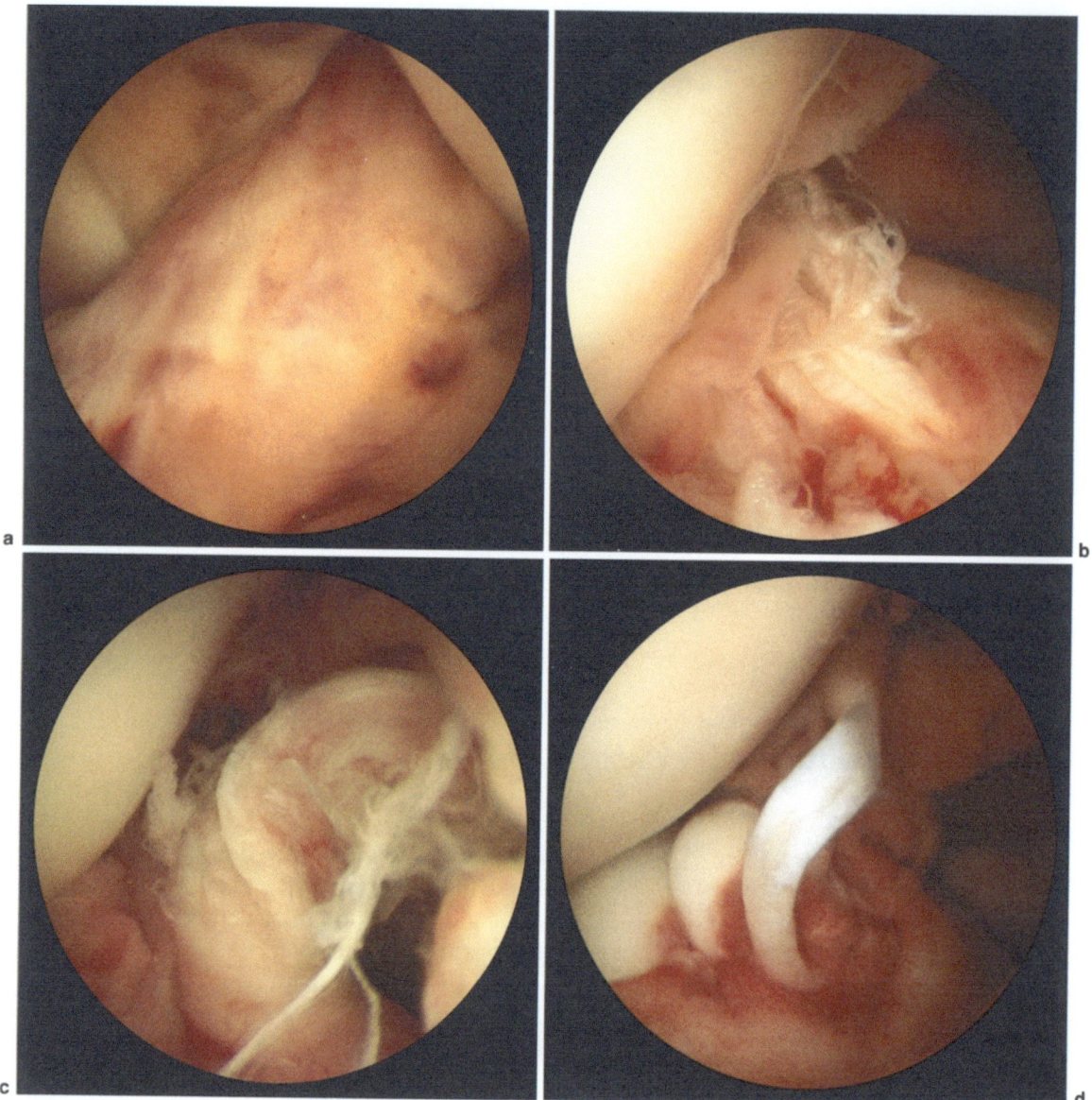

Abb. 11-51 a-d. Unterblutungen des Synovialüberzugs des vorderen Kreuzbandes nach Hyperextensionstrauma (**a**). Inspektorisch Teilruptur des vorderen Kreuzbandes. Eine komplette Ruptur kann nur durch Palpation mit dem Tasthaken ausgeschlossen werden (**b**). Fri-sche komplette Ruptur des vorderen Kreuzbandes (**c**). Ruptur des vorderen Kreuzbandes (3 Wochen zurückliegendes Trauma) mit Begleitsynovitis (**d**)

plette als auch Teilrupturen mit pilzartig vorquellenden Bandfasern kommen vor [501] (Abb. 11-51b, c). Manchmal behindern eine Begleitsynovitis (Abb. 11-51 d) oder eine Aufquellung des Hoffa-Fettkörpers die Inspektion.

Sehr häufig ist die Arthroskopie des frisch verletzten Kniegelenkes (Hämarthros) mit Ruptur des vorderen Kreuzbandes problematisch. Nicht selten endet die arthroskopische Befunderhebung mit der Diagnose „Teilruptur des vorderen Kreuzbandes". In Anbetracht der therapeutischen Konsequenzen (verzögert primäre Versorgung) ist daher die Indikation zur Arthroskopie beim frischen Hämarthros bei klinisch nachgewiesener Ruptur des vorderen Kreuzbandes differenziert zu stellen (s. Abschn. 11.9.1).

Alte Teil- und Komplettrupturen imponieren durch das kolbenförmige Aussehen der rupturierten Fasern (Abb. 11-52). Diese können in das mediale oder laterale Gelenkkompartment einschlagen und hierdurch eine meniskusähnliche Einklemmungssymptomatik hervorrufen.

Bei der arthroskopischen Darstellung des vorderen Kreuzbandes ist es wichtig, den Ursprung eindeutig darzustellen, da in diesem Bereich die meisten Rupturen lokalisiert sind.

Es muß festgestellt werden, ob noch Restfasern zum Ursprung ziehen oder ob eine Narbe entstanden ist. Möglicherweise zieht aber nur noch eine schlaffe Narbe zum Ursprung des vorderen Kreuzbandes. Es ist daher obligat, diesen Bereich eindeutig arthroskopisch darzustellen. Am einfachsten ist dies möglich, indem das Kniegelenk nicht in die komplette Viererposition, sondern in die sog. „Halb-Vier-Position" umgelagert wird. Hierbei wird der Unterschenkel des zu arthroskopierenden Beines auf den Unterschenkel des kontralateralen Beines gelegt. In dieser Position kann von kaudal der Ursprung des vorderen Kreuzbandes beurteilt werden. Nicht selten zeigt sich, daß eine kräftige Bandstruktur zwar in diese Richtung zieht, kurz vor dem originären Ursprung aber in Richtung hinteres Kreuzband abbiegt. Dieser Bereich sollte daher mit dem Tasthaken gezielt palpiert werden. Häufig können Narben oder ein Rest des synovialen Überzuges ein intaktes Kreuzband vortäuschen. Es ist ebenfalls hilfreich, in der sog. „Halb-Vier-Position" noch einmal eine anteriore Tibiabewegung auszulösen. Dieses Vorgehen entspricht der extensionsnahen vorderen Schubladenprüfung (Lachman-Test). Dabei muß kontrolliert werden, ob sich die Bandstrukturen wirklich unter dem Schubladenstreß anspannen.

Eine trügerische Situation kann bei gleichzeitiger Insuffizienz bzw. Ruptur des hinteren Kreuzbandes vorliegen. In der Ausgangsstellung findet sich ein erschlafftes ungespanntes vorderes Kreuzband, das bei oberflächlicher Betrachtung insuffizient erscheinen kann. Die Palpation mit dem Tasthaken zeigt ein deutlich elongiertes

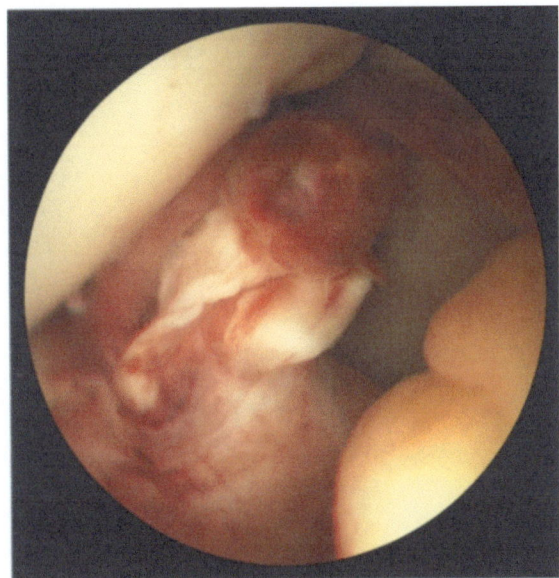

Abb. 11-52. Kolbenförmige Auftreibung von Fasern des vorderen Kreuzbandes (Trauma vor 5 Wochen)

Band. Löst man eine vordere Schubladenbewegung aus, spannt sich das vermeintlich insuffiziente vordere Kreuzband an. In diesen Fällen ist es erforderlich, genau zu prüfen, ob das vordere Kreuzband wirklich von seinem originären Ursprung entspringt. Gleichfalls muß unbedingt eine Läsion des hinteren Kreuzbandes ausgeschlossen werden (s. Abschn. 11.6.6.3).

Bei chronischen Bandinstabilitäten mit Ruptur des vorderen Kreuzbandes ergeben sich manchmal Probleme bei der Inspektion der Gelenkkompartmente, wenn sich instabilitätsbedingt Tibia und Femur gegeneinander vertwisten.

Wird ein Kniegelenk, bei dem ursprünglich klinisch eine Ruptur des vorderen Kreuzbandes bestanden hat (positiver Lachman-Test mit weichem Anschlag), verzögert primär operiert (6–8 Wochen nach der Verletzung), zeigt sich in einigen Fällen, daß der Kreuzbandrest über eine Narbe auf dem hinteren Kreuzband und/oder am lateralen Femurkondylus angewachsen ist (Abb. 11-53). Zeigt sich bei der klinischen bzw. der Narkoseuntersuchung ein positiver Lachman-Test mit festem Anschlag, klagt der Patient meist über keine Instabilitätsphänomene. Finden sich während der Arthroskopie keine insta-

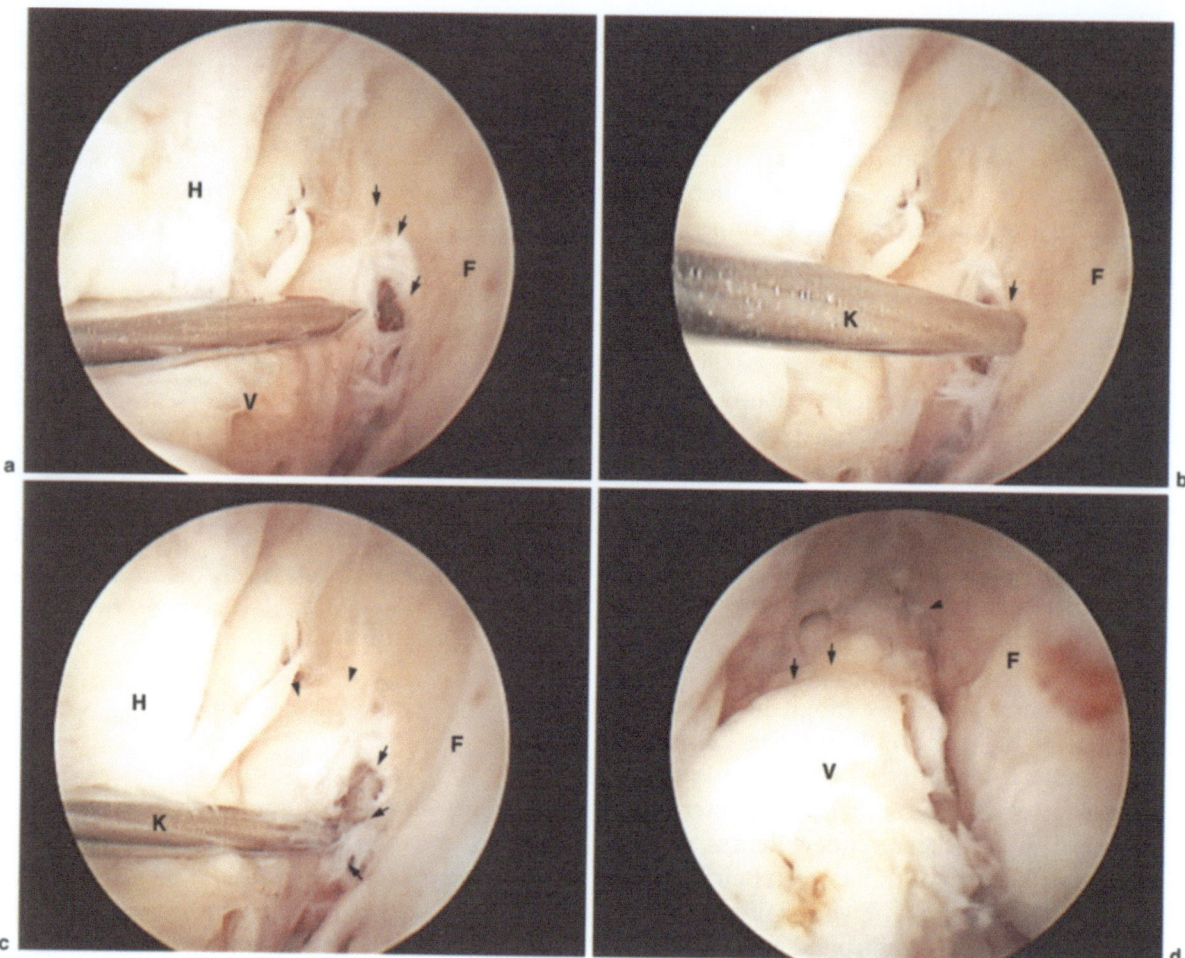

Abb. 11-53 a–d. 6 Wochen nach kompletter Ruptur des vorderen Kreuzbandes bei 26jährigem Patienten. Bei der ersten klinischen Untersuchung fand sich ein positiver Lachman-Test mit weichem Anschlag, und dem Patienten wurde eine Rekonstruktion des vorderen Kreuzbandes empfohlen. Bei der präoperativen Narkoseuntersuchung fand sich ein zweifach positiver Lachman-Test, jedoch mit Anschlag. Arthroskopisch zeigte sich ein zum lateralen Femurkondylus *(F)* ziehendes Narbengewebe *(Pfeile)*, Teil des vorderen Kreuzbandes *(V)* (**a**). Das Ursprungsareal des vorderen Kreuzbandes wird mit einem Kirschner-Draht *(K)* angebohrt *(Pfeil)* (**b**). Insgesamt erfolgten 5 Anbohrungen zur Narbeninduktion (**c**). Nach der Anbohrung stellt sich der noch vorhandene Kreuzbandstrang dar, der zumindest mit großen Anteilen zum originären Ursprung zieht *(Pfeilspitze)*. In seinem Verlauf erkennt man Konturunregelmäßigkeiten mit leichten Vorwölbungen *(Pfeile)*, die auf die abgelaufene Läsion hinweisen (**d**). Fettkörper vor dem Ursprung des hinteren Kreuzbandes *(H)*

bilitätsbedingten Schäden, sehen wir zunächst von einer Kreuzbandrekonstruktion ab und bohren den Ursprung des vorderen Kreuzbandes zur Narbeninduktion an.

Als instabilitätsbedingte Schäden sind zu werten:

1. Knorpelschäden am medialen Femurkondylus (eminentianah)

2. Innenmeniskusläsion (inkompletter oder kompletter basisnaher hinterer Längsriß, Korbhenkelläsion)

3. Rampenläsion am Innenmeniskus (Lockerung oder Riß)

4. Außenmeniskusläsion (inkompletter, kompletter Längsriß, Korbhenkelläsion)

5. Außenmeniskusvorderhornläsion (Auffaserung)

6. Notchveränderungen (Einengung, Osteophyten, gotische Fossa)
7. Laterale Hyperpression der Patella

Der Patient wird jedoch darauf aufmerksam gemacht, daß die entstehende Narbe keineswegs ein intaktes vorderes Kreuzband ersetzt. Sollte er ein Instabilitätsgefühl verspüren bzw. sollten instabilitätsbedingte Meniskus- oder Knorpelschäden auftreten, muß eine Kreuzbandrekonstruktion empfohlen werden.

Arthroskopien nach Rekonstruktion des vorderen Kreuzbandes können indiziert sein bei:

1. Bewegungseinschränkung
2. Insuffizienz des Kreuzbandersatzes (Abb. 11-54)
3. Schwellneigung
4. Schmerzen
5. Einklemmungen oder Blockierungsphänomenen (Abb. 11-55)

Generell muß festgestellt werden, daß die primäre Diagnostik der Ruptur des vorderen Kreuzbandes durch den Lachmann-Test und den Pivot-Shift-Test erfolgt (s. Kap. 3). Mit der klinischen Untersuchung ist die Funktion, mit der Arthroskopie ist dagegen „nur" die Morphlogie des Kreuzbandes

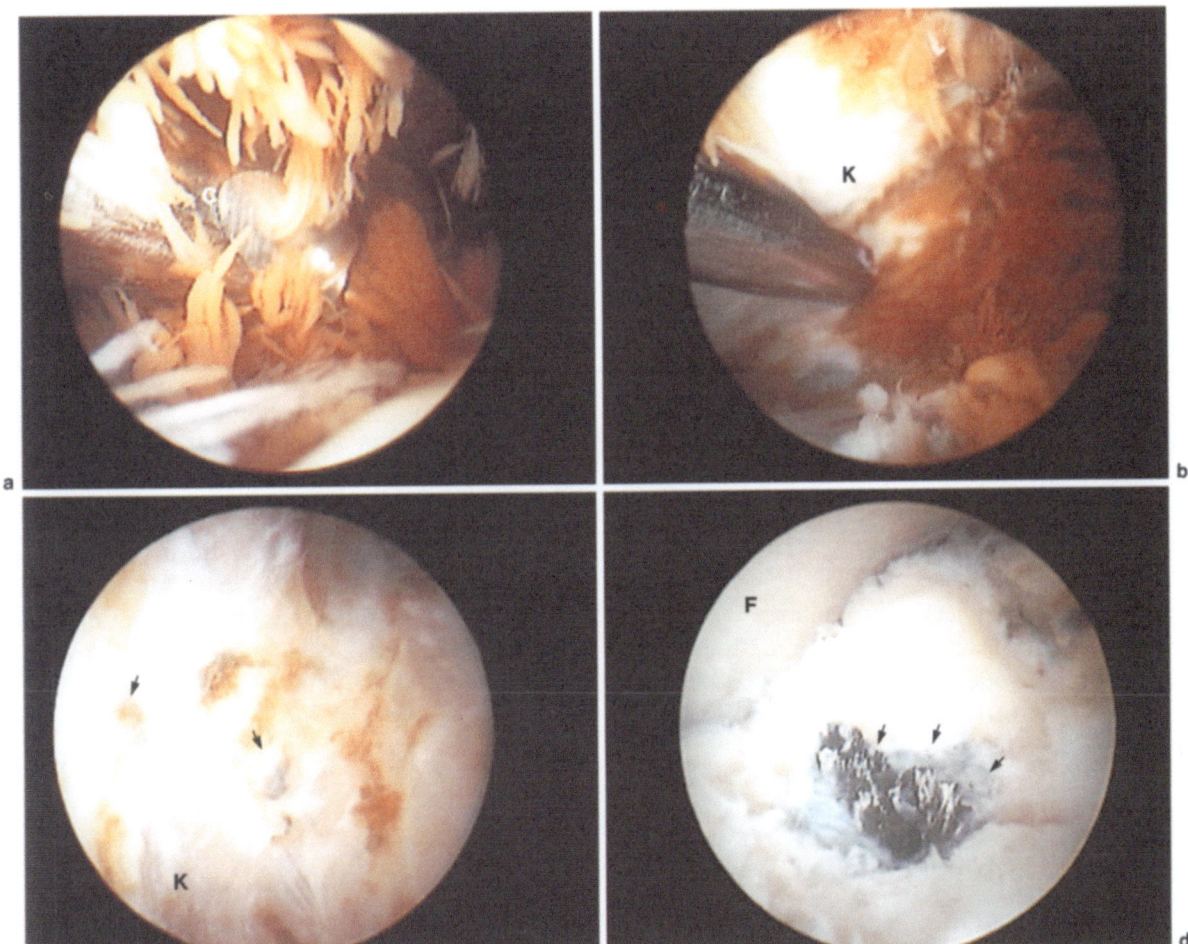

Abb. 11-54 a-d. 22jähriger Patient mit rezidivierender Schwellneigung 4 Jahre nach Naht und Augmentation des vorderen Kreuzbandes. Als Augmentationsmaterial wurde ein Kohlefaserband verwendet. Intraoperativ zeigt sich eine ausgeprägte dunkelbraune Synovialitis (Kohlefasersynovialitis). Zur besseren Übersicht erfolgt eine Synovektomie mit dem Shaver (S) (**a**). Hierbei läßt sich dann die Kapsel (K) erkennen (**b**). Es finden sich jedoch immer noch kleine kohlefaserhaltige Granulome (Pfeile) (**c**). Im Bereich der Area intercondylaris liegt der Austritt des tibialen Bohrkanals für das Kohlefaserband (Pfeile) sehr weit anterior (**d**). In Anbetracht der instabilen Situation wurde dem Patienten eine erneute Rekonstruktion des vorderen Kreuzbandes empfohlen

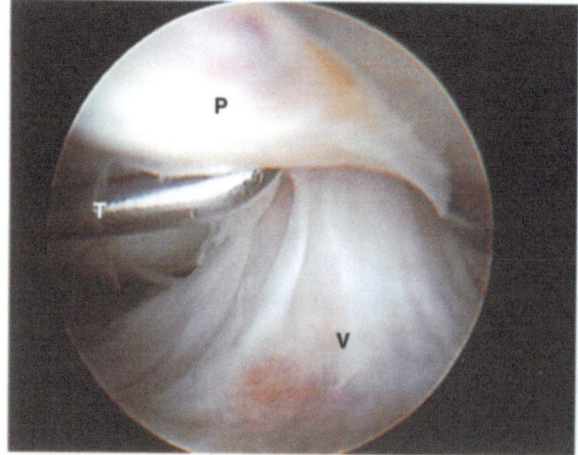
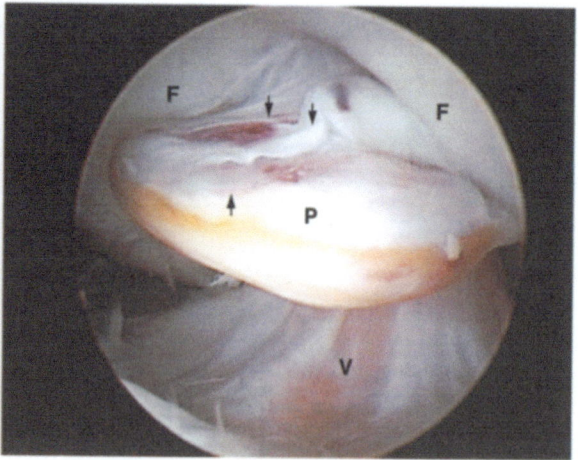

Abb. 11-55 a, b. 5 Monate nach Rekonstruktion des vorderen Kreuzbandes klagte der Patient über intermittierende Einklemmungserscheinungen und ein Streckdefizit, so daß ein Zyklopssyndrom (s. Abb. 2-25) vermutet wurde. Arthroskopisch fand sich aber eine fibrosierte Struktur, die im anterioren Gelenkbereich „herumpendelte" und Kontakt zum Ursprungsbereich der Plica infrapatellaris aufwies. Mit dem Tasthaken (T) konnte das vernarbte Gewebe (P) vom rekonstruierten vorderen Kreuzband (V) leicht abgehoben werden. Eine Verbindung besteht nicht. Femur (F) (**a**). Auf dem vernarbten Gewebe finden sich zahlreiche Unterblutungen und Hämatome (Pfeile), die auf die intermittierenden Einklemmungen bei der Streckung bzw. das Einschlagen in das mediale und/oder laterale Kompartment zurückzuführen sind (**b**)

beurteilbar. Trotz eines arthroskopisch „intakt" aussehenden vorderen Kreuzbandes oder einer Kreuzbandstruktur, z. B. nach Naht oder Refixation, kann die Funktion insuffizient sein, was sich in einem positiven Pivot-Shift-Test und einem positiven Lachmann-Test ohne festen Anschlag äußert. Schildert der Patient gleichzeitig ein subjektives Instabilitätsgefühl („sich nicht verlassen können") muß das vordere Kreuzband funktionell als insuffizient eingestuft werden. In diesen Fällen muß trotz Vorliegen einer arthroskopisch nachweisbaren, scheinbar intakten vorderen Kreuzbandstruktur, dem Patienten dieser Sachverhalt erklärt und eine Rekonstruktion des vorderen Kreuzbandes empfohlen werden.

11.6.6.3
Hinteres Kreuzband

Die arthroskopische Beurteilung des hinteren Kreuzbandes gestaltet sich schwierig, da es sich nur bedingt arthroskopisch darstellen läßt. Es kann inspiziert werden, indem das Arthroskop in den dorsomedialen Rezessus vorgeschoben und anschließend langsam zurückgezogen wird. Hier zeigt sich dann eine weißliche Struktur, die dem hinteren Kreuzband entspricht. Ist der Arthroskopzugang relativ weit kranial angelegt und finden sich im Bereich des hinteren Kreuzbandes keine Vernarbungen, kann versucht werden, auch den Ursprungsbereich einzustellen. Hier zeigt sich, daß das hintere Kreuzband auf der Rückfläche der Tibia ansetzt.

Auch bei frischen Rupturen, die erst 8–10 Tage zurückliegen, kann sich die arthroskopische Diagnostik sehr schwierig gestalten, da es innerhalb weniger Tage nach der Verletzung zu einer synovialen Abdeckelung der Rupturzone kommt. In diesen Fällen empfiehlt es sich, da eine primäre Versorgung angestrebt wird, das hintere Kreuzband arthroskopisch eindeutig darzustellen. Hierzu wird der Fettkörper, der dem Ursprung des hinteren Kreuzbandes aufliegt, mit dem Shaver partiell reseziert. In vielen Fällen sind erst dann Unterblutungen des Synovialschlauches zu erkennen, falls eine proximale Ruptur vorliegt. Nach unserer Erfahrung findet sich ein Großteil der Rupturen im distal-intermediären bzw. distalen Bereich. Daher ist nach einer Unterblutung auch mehr distal zu suchen. Die rupturierten Fasern können mit dem Tasthaken, der über einen hohen medialen Instrumentenzugang eingeführt wird, erreicht werden. Es ist dabei zu beachten, daß der Instrumentenzugang möglichst nahe dem Lig. patellae angelegt wird. Alternativ besteht die Möglichkeit, das hintere Kreuzband über den dorsomedialen Zugang zu inspizieren (zur Anlage des dorsomedialen Zuganges s. Abschn. 11.4.2.3).

Bei einer alten Läsion des hinteren Kreuzbandes gestaltet sich die arthroskopische Diagnostik ebenfalls nicht unproblematisch. Nicht selten finden sich nur indirekte Hinweise auf eine Insuffizienz des hinteren Kreuzbandes. Bei der ersten groben Inspektion zeigt sich meist ein „fast normales" hinteres Kreuzband. Das vordere Kreuzband erscheint dagegen deutlich gelockert, da der Unterschenkel in einer spontanen hinteren Schublade liegt. Aus diesem Grunde wird bei Patienten häufig entweder die Ruptur des hinteren Kreuzbandes nicht beachtet und die Diagnose in Richtung „Elongation bzw. Insuffizienz des vorderen Kreuzbandes" korrigiert oder bei klinisch nachweisbarer Insuffizienz des hinteren Kreuzbandes ebenfalls eine Insuffizienz des vorderen angenommen. Das elongierte vordere Kreuzband, daß sich unter einer vorderen Schubladenbewegung anspannt, muß daher unbedingt als indirekter Hinweis auf eine Insuffizienz des hinteren Kreuzbandes eingestuft werden.

Wesentlich mehr Informationen als die reine Inspektion bietet die arthroskopisch kontrollierte Funktionsprüfung des hinteren Kreuzbandes durch Auslösung einer hinteren und vorderen Schubladenbewegung. Bei über 50 % der von uns mit einer arthroskopischen Rekonstruktion des hinteren Kreuzbandes versorgten Patienten (n = 38) fand sich ein „paradoxer Effekt" des Restes bzw. der Narbe des hinteren Kreuzbandes. Bei Prüfung der vorderen Schublade zeigte sich eine Anspannung dieser Kreuzbandreste. Bei Auslösung der hinteren Schublade spannten sich dagegen keine Fasern an. Während der hinteren Schubladenauslösung werden daher die vermeintlichen Anteile des hinteren Kreuzbandes mit dem Tasthaken unterfahren, um die Spannung bzw. Nichtanspannung während der Schubladenprüfung festzustellen.

Manchmal verschwinden nach einer Läsion auch die Fasern des hinteren Kreuzbandes. Arthroskopisch findet sich dann ein „leerer dorsaler Gelenkbereich".

11.6.7
Laterales Gelenkkompartment

Zur Inspektion des lateralen Gelenkkompartments wird das Arthroskop auf das laterale Dreieck, das vom lateralen Femurkondylus, lateralen Tibiaplateau und vorderen Kreuzband gebildet wird, eingestellt (Abb. 11-56). Unter Beibehaltung dieser Einstellung wird das Bein in die sog. „Viererposition" umgelagert (Abb. 11-57). Hierzu wird das Kniegelenk gebeugt und der Unterschenkel auf den Oberschenkel des kontralateralen Beines gelegt.

11.6.7.1
Lateraler Meniskus

Ist die Viererposition erreicht, blickt man zuerst auf das Außenmeniskushinterhorn (Abb. 11-58). Ebenso können die mittleren und ventralen Meniskussegmente, der freie Meniskusrand (Abb. 11-59), der Vorderhornbereich und der Hiatus popliteus mit der Sehne des M. popliteus inspiziert werden.

Ebenso wie am Innenmeniskus sind auch am Außenmeniskus sämtliche pathologischen Ver-

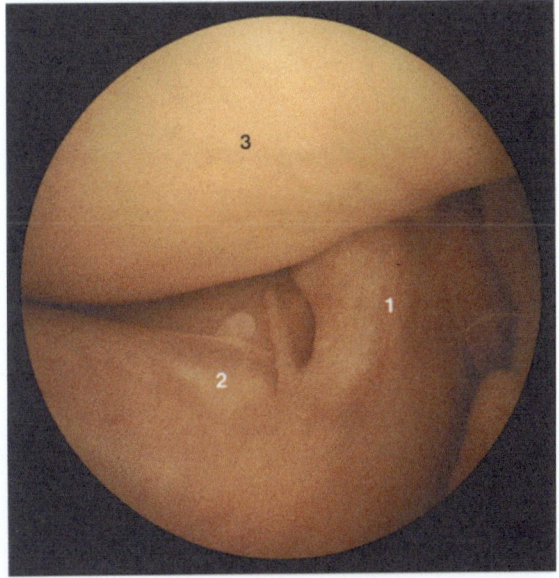

Abb. 11-56. Einstellung des lateralen Dreiecks; medial: vorderes Kreuzband *(1)*, kaudal: Außenmeniskusvorderhorn *(2)* und laterales Tibiaplateau, laterokranial: lateraler Femurkondylus *(3)*

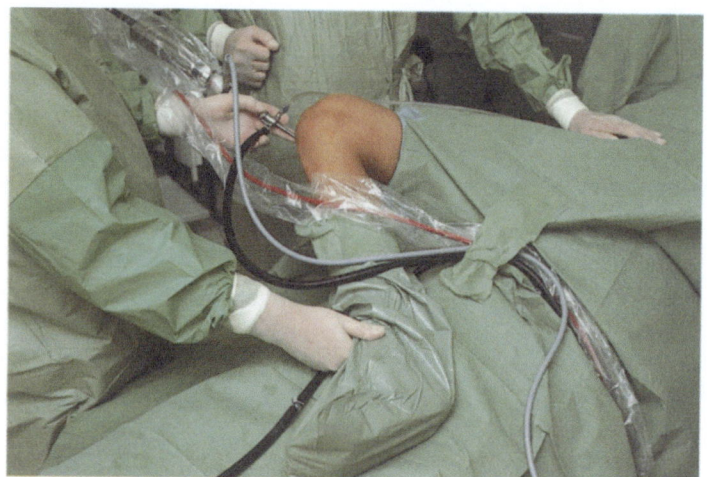

Abb. 11-57. Lagerung des Beines in Viererposition. Das Lichtkabel zeigt nach medial und liegt tangential zum Gelenkspalt. Durch manuellen Druck auf die mediale Gelenkseite wird der Varusdruck verstärkt und der laterale Gelenkanteil vermehrt aufgeklappt

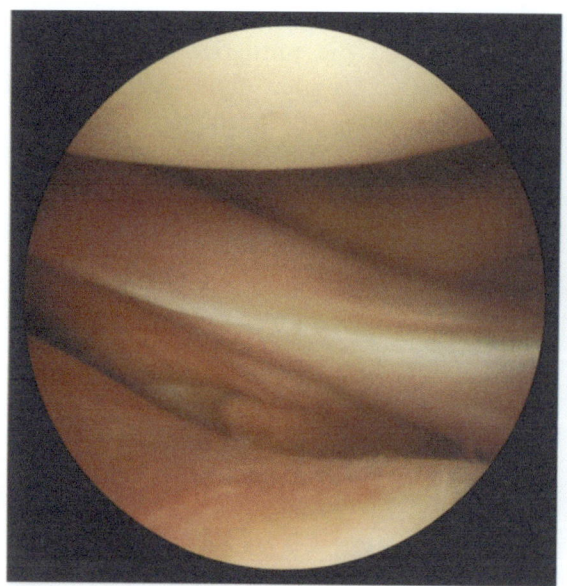

Abb. 11-58. Hinterhorn des Außenmeniskus

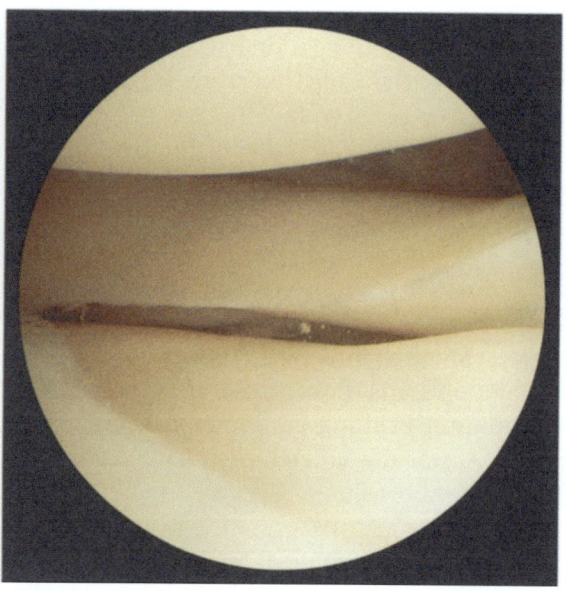

Abb. 11-59. Übersicht über einen intakten Außenmeniskus

änderungen zu finden (Abb. 11-60 u. Abb. 11-61). Dieser weist jedoch eine höhere Mobilität als der Innenmeniskus auf. Eine Luxation ventral des lateralen Femurkondylus ist beim gesunden Meniskus aber nicht möglich. Bei Läsionen des Außenmeniskus muß abgewogen werden, ob die arthroskopisch sichtbare Läsion auch wirklich für die Beschwerden im lateralen Gelenkkompartment verantwortlich ist.

Soll der Außenmeniskus gezielt palpiert werden, braucht der Zugang für Arthroskop und Tasthaken nicht gewechselt zu werden. Der instrumentelle mediale Zugang wird dafür etwas proximaler angelegt. Ein zu kaudal unmittelbar über der Meniskusebene gewählter suprameniskealer Zugang behindert das reibungslose Einführen des Tasthakens in das laterale Gelenkkompartment. Der Tasthaken kann auch durch

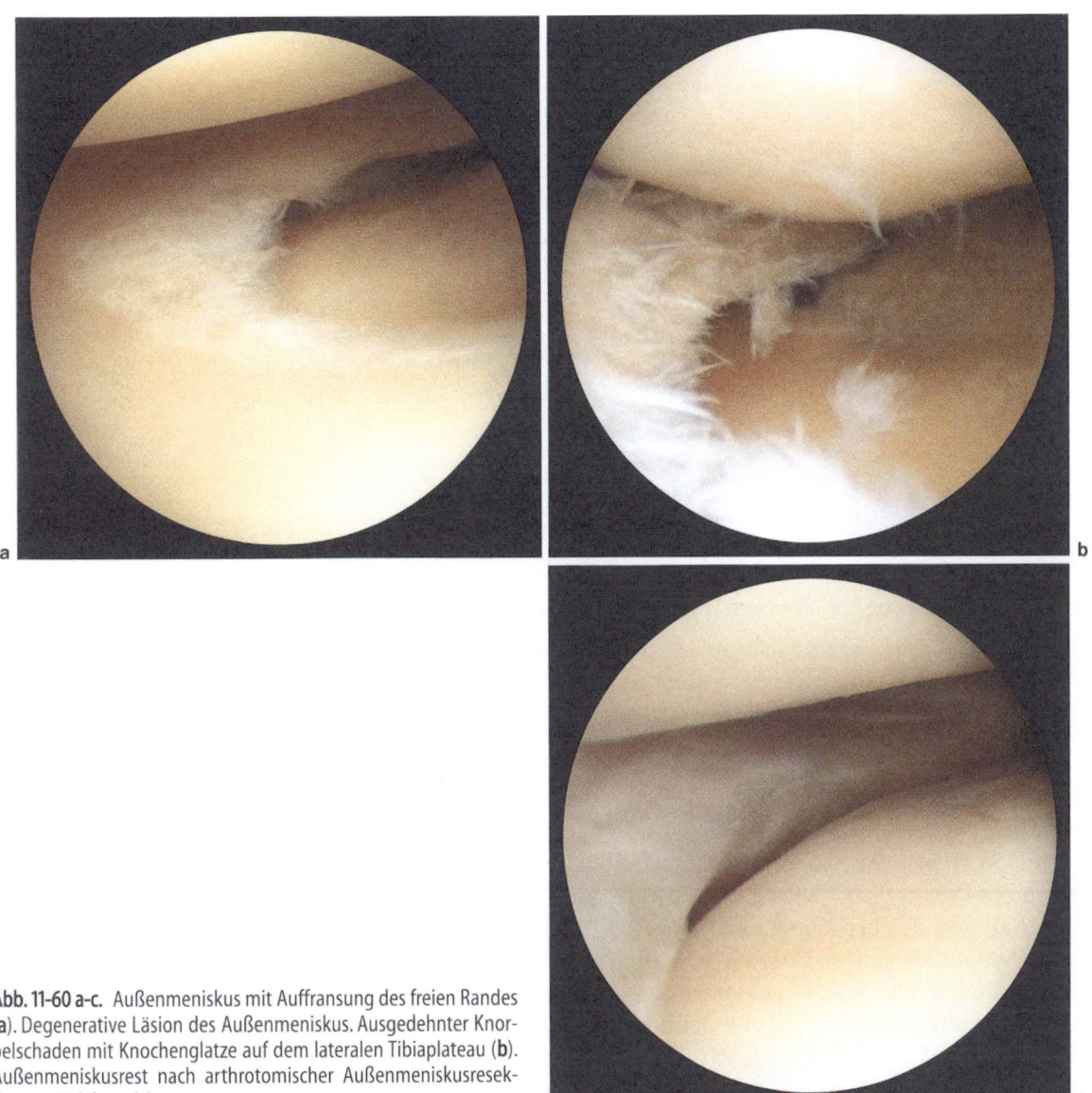

Abb. 11-60 a-c. Außenmeniskus mit Auffransung des freien Randes (**a**). Degenerative Läsion des Außenmeniskus. Ausgedehnter Knorpelschaden mit Knochenglatze auf dem lateralen Tibiaplateau (**b**). Außenmeniskusrest nach arthrotomischer Außenmeniskusresektion vor 18 Jahren (**c**)

die Eminentia intercondylaris nach kranial gegen den lateralen Femurkondylus abgedrängt werden.

Bei Schmerzen auf der lateralen Gelenkseite, die zur Indikation der Arthroskopie geführt haben, sollte man daher äußerst zurückhaltend vorgehen. Das Vorgehen am Außenmeniskus wird aus der Mechanik des lateralen Gelenkkompartments erklärlich. Hier stehen sich 2 konvexe Gelenkpartner gegenüber, so daß mechanische Blockierungserscheinungen bei Aussenmeniskusläsionen eher selten sind. Instabile Meniskusanteile werden daher meist in Richtung der Kapsel gedrängt. Häufiger sind Insertionstendopathien der lateralen anatomischen Strukturen (M. biceps femoris, M. popliteus, Tractus iliotibialis, M. vastus lateralis), Knorpelläsionen und Rupturen des vorderen Kreuzbandes für Schmerzen im lateralen Gelenkbereich verantwortlich.

Eine leichte Aufrauhung oder Auffransung des freien Randes ist am Außenmeniskus fast

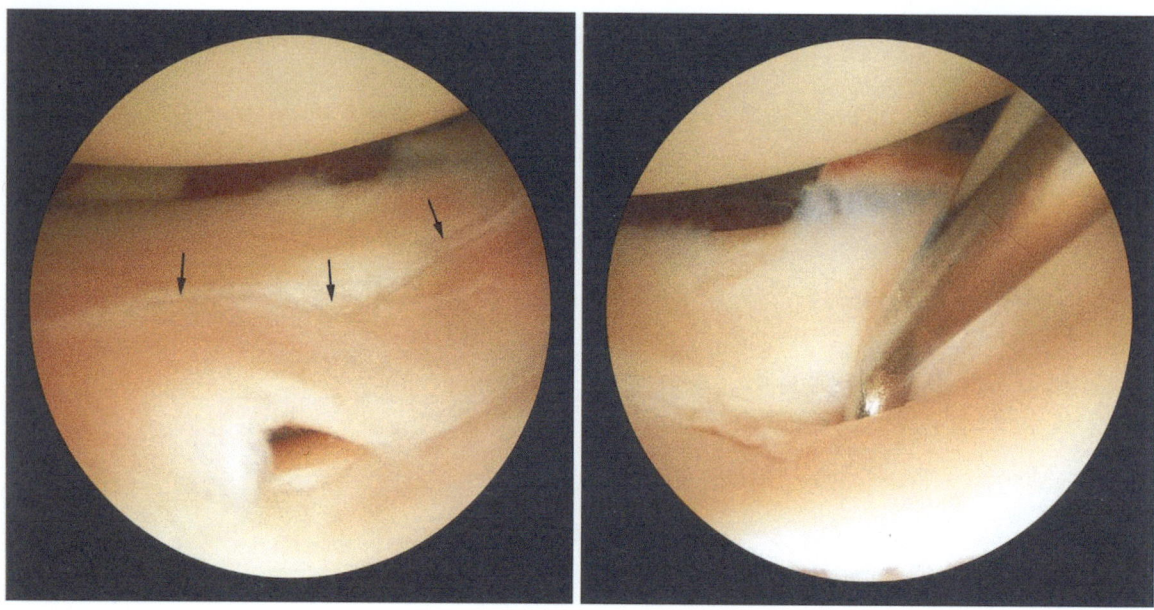

Abb. 11-61 a, b. Längsruptur des Außenmeniskus *(Pfeile)* (a). Die Ausdehnung wird palpatorisch bestimmt (b)

ein Normalbefund. Insbesondere degenerative Veränderungen sollten sehr zurückhaltend therapiert werden. Vom Aufbau her ist der Außenmeniskus wesentlich voluminöser und substanzhaltiger als der Innenmeniskus. Wird mit einer Außenmeniskusresektion begonnen, gerät man schnell in die Zone 2 des Meniskus, wo sich relativ lockeres Meniskusgewebe befindet. Dies führt meist zu ausgedehnteren Resektionen als ursprünglich geplant. Gerade dem Außenmeniskus kommt aber im lateralen Gelenkkompartment im Hinblick auf degenerative Veränderungen besondere Bedeutung zu. Verdeutlicht wird dies durch die Tatsache, daß bei Patienten, die vor mehr als 10 Jahren eine subtotale oder komplette Außenmeniskusresektion erhielten, in nahezu 100% der Fälle eine laterale Kompartmentarthrose nachzuweisen ist (vgl. Abb. 4-3).

Lediglich instabile Meniskusanteile, wie z.B. eine Außenmeniskuszunge (Abb. 11-62), ein degenerativ zerfaserter alter Längsriß, ein Ganglion, ein rupturierter Scheibenmeniskus oder eine alte Korbhenkelläsion, sollten mit einer partiellen Meniskusresektion behandelt werden. Ein intakter Scheibenmeniskus wird zunächst belassen.

Frische Rupturen, wie etwa ein inkompletter Längsriß, der häufig im Zusammenhang mit einer Ruptur des vorderen Kreuzbandes zu finden ist, sollten konservativ bzw. durch Anfrischung behandelt werden. Bei einem kompletten Längsriß oder einer Korbhenkelruptur sollte eine arthroskopische Refixation erfolgen. In den anterioren Meniskusbereichen geschieht dieses mit einer Outside-in-Technik, im Bereich des Aussenmeniskushinterhornes ist dagegen eine All-inside-Technik zu empfehlen (Abb. 11-63). Längsrupturen im Bereich des Außenmeniskushinterhornes müssen immer an eine Läsion des vorderen Kreuzbandes denken lassen.

11.6.7.2
Hiatus popliteus

Besondere Beachtung verdient die dorsolateral gelegene Region des Hiatus popliteus mit der Poplitussehne (Abb. 11-64). Im Hiatus können sich freie Gelenkkörper befinden, die erst nach Hervorluxation mit dem Tasthaken sichtbar werden. In seltenen Fällen ist die Poplitussehne isoliert verletzt (s. Abb. 2-47).

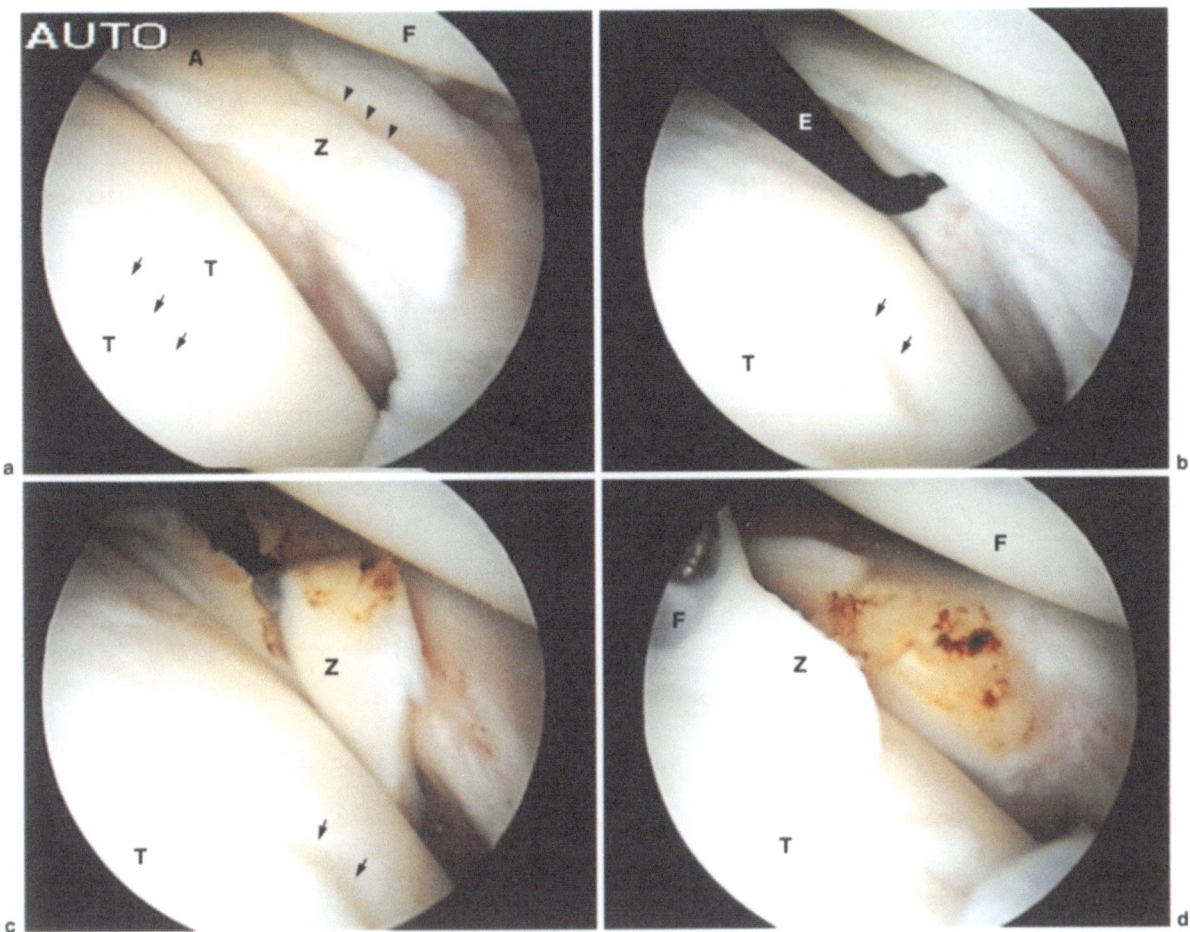

Abb. 11-62 a-d. Entfernung einer Meniskuszunge, die bei einem 26 jährigen Sportler (Tennisspieler) zu intermittierenden Blockierungen geführt hat. Es findet sich eine Außenmeniskuszunge *(Z)*, Außenmeniskus *(A)*. Die Rißzone *(Pfeilspitzen)* erstreckt sich in Richtung der Meniskusbasis. Auf dem lateralen Tibiaplateau *(T)* zeigen sich Knorpelriefen *(Pfeile)*, die aus den intermittierenden Ein-

klemmungserscheinungen resultieren **(a)**. Einführen des HF-Messers *(E)* **(b)**. Subtotale Durchtrennung des Zungenansatzes **(c)**. Entfernen der Meniskuszunge mit der Faßzange *(F)* **(d)**. Auf dem Videoprint zeigt sich fast ein „dreidimensionaler Effekt", da die Randkonturen mit Hilfe des Digivideo (s. Abb. 11-7) angehoben wurden. Gleichzeitig wurde eine 3-Chip-Kamera verwendet

11.6.7.3
Laterales femorotibiales Gelenk

Knorpelläsionen finden sich relativ häufig im Bereich des lateralen Tibiaplateaus, hier bevorzugt in der Nähe der Eminentia intercondylaris. Kleine querverlaufende Fissuren, aber auch Chondromalazien höheren Grades werden nicht selten als „Zufallsbefund" festgestellt. Liegen keine Beschwerden im Bereich des lateralen Gelenkkompartments vor, sollte auf eine umfangreiche arthroskopische Therapie dieser Knorpelveränderungen verzichtet werden. Lediglich abgehobene, mechanisch behindernde Knorpel-

anteile werden entfernt. Seltener finden sich Knorpelläsionen im Bereich des lateralen Femurkondylus. Nach Patellaluxationen stößt man auf osteochondrale Absprengungen aus dem dorsolateralen Teil des lateralen Femurkondylus. Der Ort dieser Absprengung ist jedoch schwierig arthroskopisch einzustellen, da er relativ weit dorsal liegt.

Bei Vorliegen einer veralteten Läsion des vorderen Kreuzbandes sollte unbedingt der Bereich der lateralen Grenzrinne inspiziert und palpiert werden. Hier finden sich häufig intraossäre Veränderungen (Bone-bruises), wie MR-tomographische Untersuchungen zeigen (Abb. 7-9)

[218 a, 385 b, 616 a, b]. Der Knorpelbelag im Bereich der Grenzrinne kann normal oder erweicht sein. Manchmal liegen auch kraterförmige Knorpeldefekte im Bereich der lateralen Grenzrinne. Die Einstellung dieser Grenzrinne ist aber nicht unproblematisch, da das Kniegelenk hierfür nur minimal gebeugt werden darf.

Nach Beendigung des Untersuchungsgangs wird das Bein in die Ausgangsstellung zurückgelegt, der Instrumentenzugang angelegt, das Gelenk gezielt palpiert und, falls möglich, die weiteren operativen Maßnahmen arthroskopisch durchgeführt.

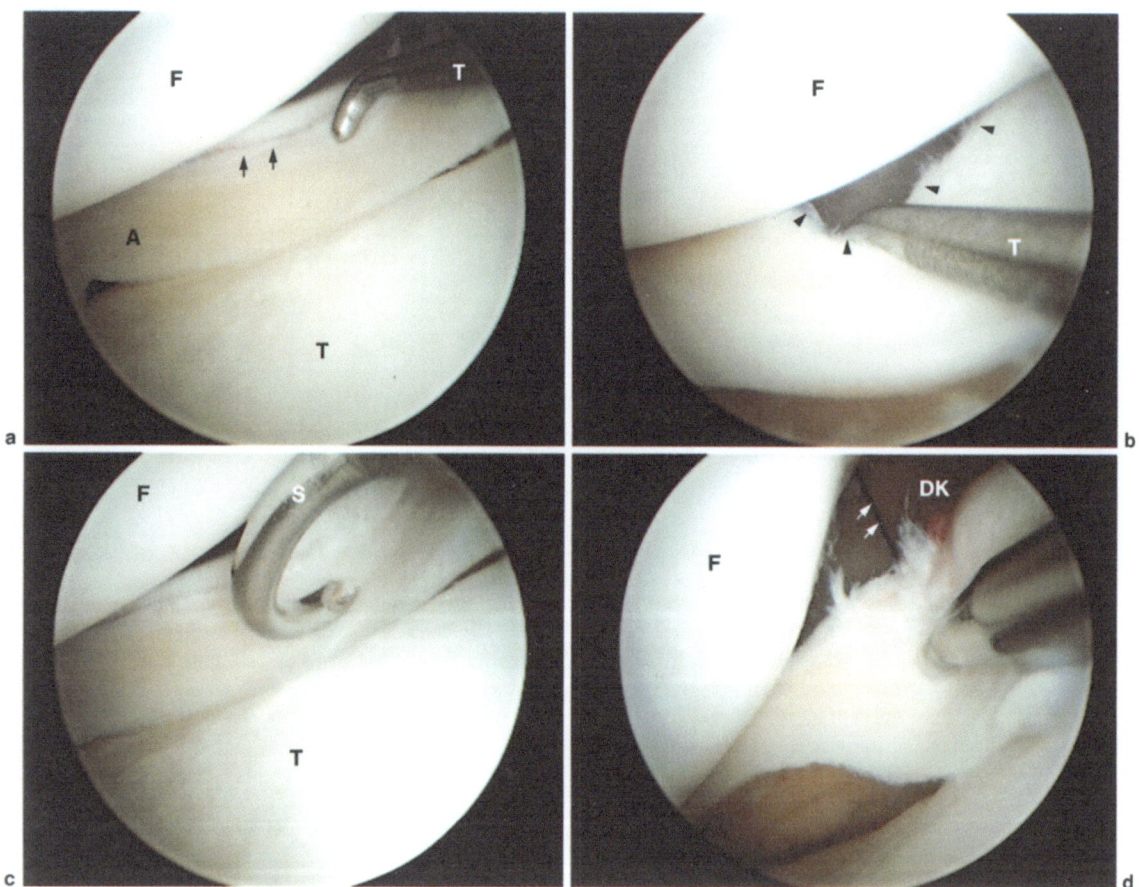

Abb. 11-63 a-l. Kompletter hinterer Längsriß des Außenmeniskus und Ruptur des vorderen Kreuzbandes bei einer 21 jährigen Patientin. Palpatorisch zeigt sich ein kompletter Längsriß *(Pfeil)*; Außenmeniskus *(A)*, laterales Tibiaplateau *(T)*, lateraler Femurkondylus *(F)*, Tasthaken *(T)* **(a)**. Der abgerissene Meniskusteil läßt sich mit dem Tasthaken fast komplett subluxieren *(Pfeilspitzen)* **(b)**. Zur Naht Einführen des Suture-Hooks *(S)* **(c)**. Durchstechen des abgerissenen Meniskusanteiles sowie der Meniskusbasis, wobei die Spitze des Nahtinstruments die dorsolaterale Kapsel *(DK)* nicht tangiert. Vorschieben des eingelegten Fadens *(Pfeile)* **(d)**. Nach Fassen des freien Fadenendes und Herausziehen aus dem Instrumentenzugang Entfernen des Suture-Hooks. Dann Einführen des Knotenschiebers *(K)*, wobei zunächst einmal beide Fäden durch das Loch des Knotenschiebers geführt werden, um eine Weichteilbrücke, die das Verknoten des Fadens verhindern würde, auszuschließen **(e)**. Vorschieben der gelegten Knoten mit dem Knotenschieber **(f)**. Nach mehreren Knoten **(g)** wird der Faden mit einer kleinen arthroskopischen Schere oder einem Punch abgeschnitten und eine weitere Naht mit dem Suture-Hook gelegt. Nach Vorschieben des Fadens, ist dieser *(Pfeil)* wieder im dorsolateralen Rezessus zu erkennen **(h)**. Bei der Meniskusnaht mit der All-inside-Technik werden die dorsolaterale Kapsel und die dorsolateral gelegenen Strukturen, einschließlich des N. peronaeus, sicher geschont. Ob und in welchem Ausmaß die Außenmeniskusbasis bei den Knoten aber mitgefaßt worden ist, läßt mit einem kleinen speziellen Spiegel überprüfen. Dieser wird über den medialen Instrumentenzugang in den dorsolateralen Rezessus eingeführt. Die dorsal der Knoten liegenden Fadenteile *(Pfeilspitzen)* können im Spiegel *(Sp)* erkannt werden **(i, j, k)**. Bei jeder Naht wurde die Basis mitgefaßt. Mit keiner anderen Technik, auch nicht mit einer 70° Optik, ist diese Kontrolle möglich. Anschließend erfolgt die Stabilitätsprüfung mit dem Tasthaken *(T)* **(l)**

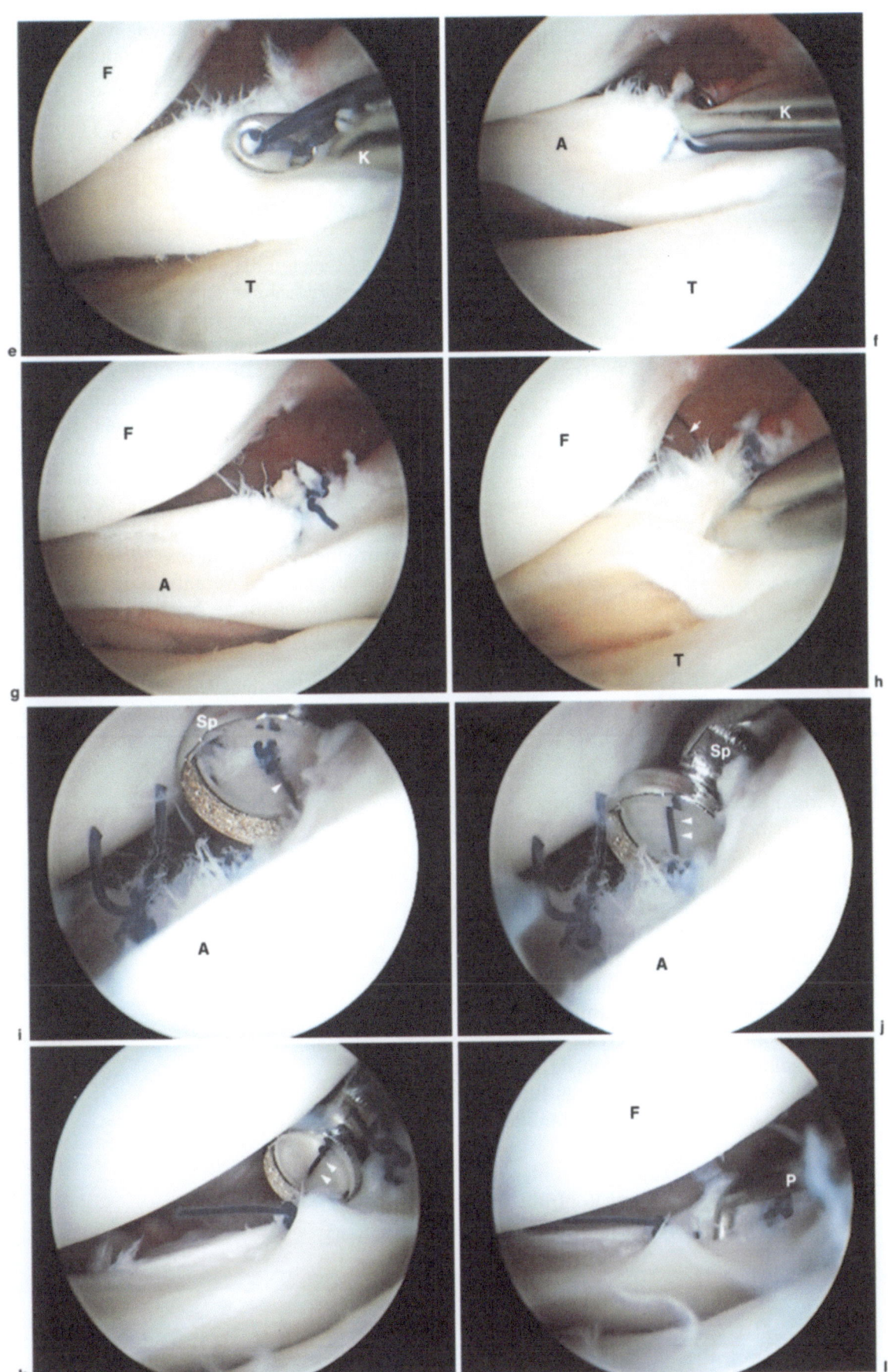

Abb. 11-63 e–l. (Legende s. S.456)

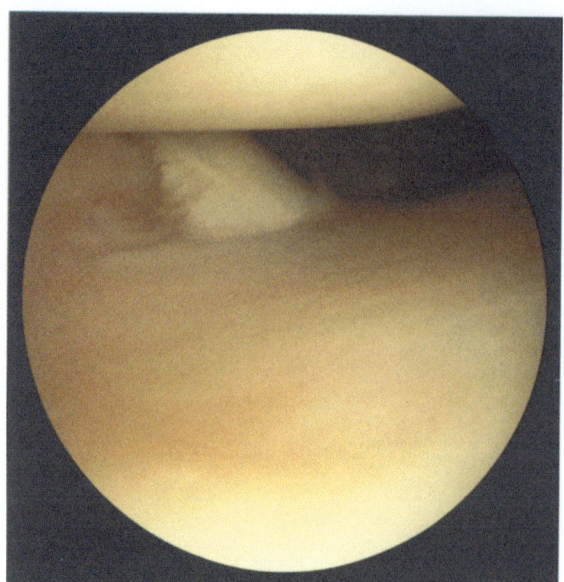

Abb. 11-64. Inspektion der Popliteussehne. Das laterale Tibiaplateau ist nicht zu sehen. Es liegt ein kompletter lateraler Scheibenmeniskus vor

11.7
Problemsituationen

Im Verlauf einer Arthroskopie können zahlreiche Probleme auftreten, die eine reibungslose Untersuchung be- oder sogar verhindern.

Ist die Videokamera defekt, fällt die Umstellung auf die konventionelle Arthroskopietechnik gewöhnlich schwer. Dieses Risiko läßt sich durch die regelmäßige Wartung und sorgfältige Handhabung der stoßempfindlichen Kamera verringern. Eine zu starke Abknickung des Kamerakabels im Übergangsbereich Kabel-Videokamera sollte vermieden werden, da dort bevorzugt Kabeldefekte auftreten, die zu Bildstörungen, selten sogar zum kompletten Bildausfall führen können.

Um Problemen vorzubeugen, sollten neben der regelmäßigen Pflege und Kontrolle des Instrumentariums folgende Grundregeln beachtet werden:

– Keine erzwungene Passage von knöchern begrenzten Wegen.

– Intraartikuläre Handhabung mit Instrumenten nur unter Kontrolle bei optimalen Sichtverhältnissen.

11.7.1
Yellow-out / White-out

Diese Bezeichnungen beschreiben Zustände, die auf dem Bildschirm durch ein mehr oder weniger homogenes weißlich-gelbes Bild ohne erkennbare anatomische Struktur gekennzeichnet sind (Abb. 11-65). Besonders der arthroskopisch Unerfahrene hat sich des öfteren mit einem „Yellow-out" oder „White-out" auseinanderzusetzen.

Diese Situation beruht auf operationstechnischen Fehlern; keinesfalls ist sie dem Verfahren anzulasten.

Für einen Yellow-out bzw. White-out können mehrere Ursachen verantwortlich sein (Tabelle 11-5). Die häufigste Ursache neben der falschen Einführung des Arthroskops ist die schlecht oder ungünstig eingestellte Optik. Man muß sich daher stets vergegenwärtigen, daß bei Verwendung einer 30°-Winkeloptik und nach oben zeigendem Lichtkabel die Blickrichtung

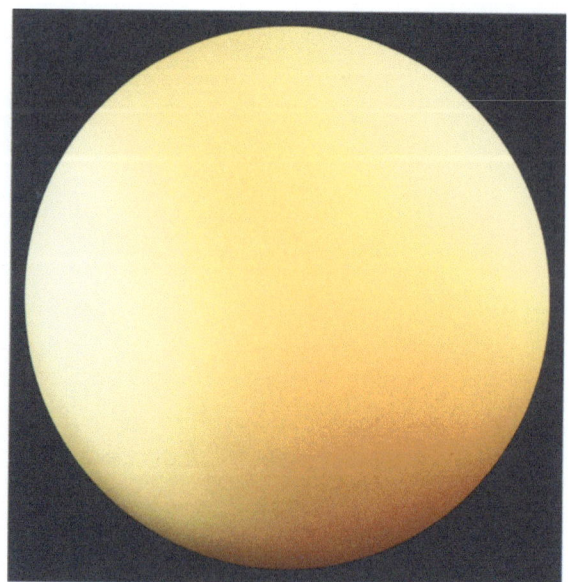

Abb. 11-65. Yellow-out

Tabelle 11-5. Mögliche Ursachen eines Yellow-out

1. Falsches Einführen des Arthroskops
2. Falsch eingestellte Optik
3. Vergessenes Anstellen des Spülflüssigkeitszulaufs
4. Erschöpfter Spülflüssigkeitsvorrat
5. Verwachsungsbriden
6. Synovitis

um 30° nach unten gerichtet ist. Durch Drehen des gesamten Arthroskops klärt sich bei einem Yellow-out die Situation dann oft von selbst, wenn die Optik versehentlich gegen die Gelenkkapsel oder den Hoffa-Fettkörper gerichtet war.

11.7.2
Red-out

Liegt ein Hämarthros vor, entleert sich nach Einführung der Trokarhülse und Entfernen des Trokars blutige Flüssigkeit. Das Einführen der Optik zu diesem Zeitpunkt würde auf dem Monitor ein homogenes rötliches Bild (red-out) ohne erkennbare Strukturen hervorrufen. Es empfiehlt sich daher zuerst die sorgfältige Spülung des Gelenkraumes, bis sich keine blutige Flüssigkeit mehr absaugen läßt.

Entsteht während der Arthroskopie ein Red-out, wird durch wiederholtes Spülen in der beschriebenen Weise versucht, wieder ausreichende Sichtverhältnisse zu erreichen. Auch durch Erhöhung des Spülflüssigkeitsdruckes (Regulierung der Rollenpumpe, Höherhängen der Beutel) oder Legen einer großlumigen Zulaufkanüle in den oberen Rezessus kann man versuchen, das Gelenk schneller aufzufüllen und durchzuspülen bzw. mit dem erhöhten intraartikulären Spülflüssigkeitsdruck dem Blutaustritt entgegenzuwirken.

Liegt ein alter blutiger Gelenkerguß vor, finden sich intraartikulär oft Blutkoagel, die sich nicht einfach absaugen lassen. Auch hier sollte man primär versuchen, diese durch die Trokarhülse abzusaugen. Liegt das Koagel vor der zu inspizierenden Struktur, z. B. vor dem vorderen Kreuzband, kann man es mit dem Tasthaken lösen und zur Seite schieben oder, falls es die instrumentelle Ausstattung zuläßt, mit einer klei-

nen Faßzange oder dem motorisierten Instrumentarium (Shaver) extrahieren.

11.7.3
Extravasation von Flüssigkeit

Werden Synovialis und Lamina fibrosa weit, die Haut dagegen zu wenig geschlitzt, behindert der Flüssigkeitsaustritt in das Subkutangewebe das Einführen der Instrumente. Nach Beendigung der Arthroskopie ist das Kniegelenk in diesem Bereich deutlich aufgebläht.

Eine Extravasation ist zwar intraoperativ störend, postoperative Komplikationen ergeben sich jedoch in der Regel nicht, da schon in den ersten Stunden und Tagen die Flüssigkeit resorbiert wird. Bei sehr ausgeprägter Extravasation kann auf die Hautnaht des Instrumenten- und Arthroskopzugangs verzichtet werden, damit sich der Verband an der Resorption der Flüssigkeit beteiligen kann [146].

11.8
Komplikationen

Die Arthroskopie ist bekanntlich ein komplikationsarmes Verfahren. Mögliche Komplikationen sollten aber bekannt sein (Tabelle 11-6).

Die am meisten gefürchtete, wenn auch seltene Komplikation ist die intraartikuläre Infektion, deren Häufigkeit nach Literaturangaben 0,01–0,1% beträgt [91, 123, 129]. Daher ist das streng aseptische Vorgehen Grundvoraussetzung bei der diagnostischen und operativen Arthroskopie. Der Gelenkbinnenraum ist vor allen unnötigen äußeren Einflüssen zu schützen.

Ein zu forsches intraartikuläres Manipulieren mit Arthroskop, Tasthaken oder Operationsinstrument kann zu Knorpelläsionen führen. Daher muß auf eine sorgfältige Operationstechnik und kontrollierte Instrumentenführung geachtet werden. Dies gilt auch für das Einführen der Trokarhülse, da mit ihr tiefe Knorpelläsionen gesetzt werden können (Abb. 11-66). Iatrogene Knorpelläsionen werden in zahlreichen Studien über Komplikationen bei der Arthroskopie nicht berücksichtigt. Dabei muß zugegeben werden,

Tabelle 11-6. Mögliche Komplikationen bei der Arthroskopie

1. Infektion
2. Instrumentelle (iatrogene) Läsionen von Knorpel, Bandstrukturen, Menisken
3. Einschleppung von Fremdpartikeln (z. B. Teilen der Inzisionsfolie)
4. Nervenläsion (R. infrapatellaris nervi sapheni)
5. Kompartmentsyndrom
6. Ergußbildung
7. Hämarthros
8. Tourniquetsyndrom
9. Thrombembolie
10. Synoviale Fistel
11. Algodystrophie (Morbus Sudeck)
12. Intraartikuläre Verwachsungen
13. Seltene Komplikationen
    - Verletzung der A. poplitea
    - Fistel zwischen Bursa praepatellaris und intraartikulärem Raum [237]
    - Osteomyelitis, Meningokokkenarthritis und Bakteriämie [93]
    - Ruptur der Bursa des M. semimembranosus [74]
    - Pneumoskrotum [274] bei Arthroskopie unter Gas
    - Aneurysma der A. genus lateralis inferior [419]
    - Hernie des Hoffa-Fettkörpers [394]
    - Tödliche Luftembolie [231]
    - Femurfraktur

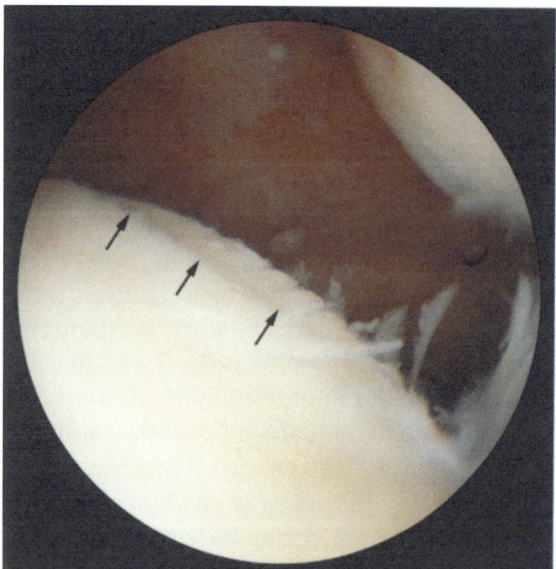

Abb. 11-66. Tiefe iatrogene Knorpelläsion *(Pfeile)* im medialen Teil der Trochlea femoris nach forciertem Einführen der Trokarhülse mit versehentlich eingesetztem spitzen Trokar. (Aus [637])

daß eine derartige Erfassung auch schwer möglich ist, gleichzeitig aber festgestellt werden, daß iatrogene Knorpelläsionen die häufigste Komplikation darstellen. So treten nahezu bei jeder Arthroskopie, auch wenn sie von einem erfahrenen Arthroskopiker durchgeführt wird, kleinste Knorpelläsionen auf. Inwieweit diese Läsionen aber wirklich pathologische Bedeutung erlangen, ist nicht eindeutig zu bestimmen. Extreme Fälle iatrogener Knorpelläsionen treten mit zunehmender Verbreitung der arthroskopischen Operationen vermehrt auf, da diese Operationen auch zunehmend von unerfahrenen Arthroskopikern durchgeführt werden.

Iatrogene Bandverletzungen können bei vorgeschädigtem, aber auch bei intaktem Bandapparat besonders bei älteren Patienten durch einen zu stark ausgeübten Varus- bzw. Valgusstreß auftreten. Ebenso können Teil- in Komplettrupturen überführt werden. Persistierende Schmerzen oder langanhaltende Probleme nach „iatrogener" Innenbandruptur sind selten. In einigen ausgewählten Fällen wird sogar das mediale Seitenband bzw. die dorsomediale Kapsel subsynovial, arthroskopisch kontrolliert, durchtrennt (mediale Ligamentotomie). Die Indikation hierfür stellt sich bei einem sehr engen medialen Gelenkspalt und gleichzeitig vorliegender Innenmeniskushinterhornläsion. In diesen Fällen heilt das durchtrennte mediale Seitenband, insbesondere bei gleichzeitigem genu varum, wesentlich problemloser als iatrogene Knorpelschäden, die bei einer „erzwungenen" Innenmeniskusresektion entstehen können.

Iatrogene Meniskusverletzungen sind bei einem zu tief angelegten Instrumenten- oder Arthroskopzugang möglich. Besonders das Schlitzen der fibrösen Gelenkkapsel mit dem spitzen Skalpell unter unzureichenden Sichtbedingungen ist ein Verletzungsrisiko.

Um iatrogene Läsionen zu vermeiden, sollten folgende Regeln eingehalten werden:

1. Instrumentelle Manöver nur unter arthroskopischer Sichtkontrolle.
2. Instrumente nie mit Gewalt im intraartikulären Raum bewegen.
3. Während sich ein Instrument intraartikulär befindet, darf die Gelenksposition nur langsam und mit Vorsicht geändert werden.

4. Bei unzureichendem oder ungünstigem Instrumentenzugang sollte ein neuer zusätzlicher Zugang gelegt werden, bevor tiefgreifende Knorpelläsionen durch erzwungene Instrumentenbewegungen entstehen.

Lagerungsbedingt können Schäden im Bereich des N. peronaeus communis und N. cutaneus femoralis lateralis auftreten. Medial und tief angelegte Instrumentenzugänge gefährden den R. infrapatellaris nervi sapheni.

Nach frischen komplexen Bandverletzungen (trockenes Gelenk) ist die Indikation zur Arthroskopie differenziert zu stellen, da durch den Flüssigkeitseinstrom in die Unterschenkelmuskulatur ein Kompartmentsyndrom provoziert werden kann.

Leichte, mechanisch bedingte Irritationen der Zugangswege führen manchmal zu lokalen Hautrötungen, die sich meist nach 1–2 Wochen spontan zurückbilden.

Zur Prophylaxe eines postoperativen Ergusses nach umfangreichen arthroskopischen Operationen legen wir nach Beendigung der Arthroskopie durch die noch intraartikulär liegende Trokarhülse eine 10er Redon-Drainage ein. Diese wird am 1., spätestens aber am 2. postoperativen Tag entfernt. Ein postoperativ angelegter elastokompressiver Verband dient ebenfalls der Ergußprophylaxe.

Bei der Arthroskopie handelt es sich zwar um ein komplikationsarmes, nicht aber um ein komplikationsloses Verfahren, wie die Studie von Sherman et al. [591] zeigt, in der über 2600 diagnostische und operative Arthroskopien erfaßt wurden. Unter die ermittelte Komplikationsrate von 8,2% (!) fallen aber auch kleine und kleinste Komplikationen wie leichte Wundheilungsstörungen und postoperative Hämatome im Bereich der Zugangswege. Die niedrigste Komplikationsrate war bei der rein diagnostischen Arthroskopie zu verzeichnen, die höchste bei älteren Patienten (> 50 Jahre) und einer Tourniquetdauer von mehr als 60 min, unabhängig vom operativen Eingriff.

Nach Dick et al. [129] sind iatrogene Knorpelläsionen mit 2% die häufigsten Komplikationen bei der diagnostischen Arthroskopie. Ernste Komplikationen wurden bei den untersuchten

3714 diagnostischen Arthroskopien nicht beobachtet.

Delee [123] berichtete über eine multizentrische Studie und wertete 118 590 Arthroskopien mit insgesamt 930 Komplikationen (0,78%) aus. Aktuellere Studien wurden von Small [608, 609] vorgestellt. In der größten bisher vorliegenden Studie des „Committe on Complications of the Arthroscopy Association of North America" wurden 395 566 Arthroskopien, davon 375 069 Kniearthroskopien erfaßt. Die Komplikationsrate betrug insgesamt 0,56% (Tabelle 11-7). Der Nachteil dieser riesigen Studie liegt in der retrospektiven Erfassung der Ergebnisse. Dabei dürfte die Anzahl der Komplikationen als zu niedrig, die Anzahl der Arthroskopien als zu hoch eingeschätzt worden sein [608]. 1988 wurden die Ergebnisse einer prospektiven Studie vorgestellt, an der die 21 renommiertesten Arthroskopiker Amerikas beteiligt waren [609]. Insgesamt wurden 10 262 Arthroskopien erfaßt, davon 8741 Kniearthroskopien. Es traten insgesamt 173 Komplikationen auf (= 1,68%) (Tabelle 11-8).

Tabelle 11-7. Auswertung von 2215 Komplikationen bei 395 566 Arthroskopien. (Nach Small [608])

Anästhesiologische Komplikationen	83
Instrumentenbruch	398
Bandverletzungen	160
Femurfrakturen	3
Nervenverletzungen	234
Gefäßverletzungen	12
Infektionen	289
Thrombembolien	752
Dystrophien	190
Sonstige	94

Tabelle 11-8. Auswertung von 173 Komplikationen (100%) bei 10 262 arthroskopischen Operationen. (Nach [608])

Hämarthros, Hämatome	60,1%
Infektionen	12,1%
Thromboembolien	6,9%
Anästhesiologische Komplikationen	6,4%
Instrumentenbruch	2,9%
Reflexdystrophien	2,3%
Bandverletzungen	1,2%
Frakturen	0,6%
Nervenverletzungen	0,6%
Sonstige	6,9%
	100,0%

11.9
Indikation zur diagnostischen Arthroskopie

Die Indikation zur diagnostischen Arthroskopie wird nur nach Ausschöpfung sämtlicher klinischer Untersuchungsverfahren und Tests gestellt. Die Arthroskopie dient neben der Diagnosestellung (Tabelle 11-9) auch der Erfassung von Begleitschäden und der Operationsplanung (Tabelle 11-10).

Da eine Arthroskopie kein sehr traumatisierender Eingriff ist und zudem nur geringe Zeit beansprucht, führen wir sie vor jeder Bandrekonstruktion zur Erfassung von Begleitverletzungen durch. Diese lassen möglicherweise einen anderen Zugang, falls keine arthroskopische Rekonstruktion geplant ist, günstiger erscheinen. Nicht selten finden sich klinisch stumme Meniskusläsionen, die arthroskopisch durch eine partielle Meniskusresektion behandelt werden.

Ist eine Korrekturosteotomie geplant, wird vorher der Knorpelzustand des Gelenkanteiles beurteilt, der nach der Achsenkorrektur die Belastung zu tragen hat. Finden sich dort tiefgreifende Knorpelveränderungen, sind die Erfolgsaussichten der größeren operativen Maßnahme

Tabelle 11-9. Indikationen zur diagnostischen Arthroskopie

1. Hämarthros unklarer Genese
2. Rezidivierende therapieresistente Schmerzen
3. Rezidivierende Gelenkergüsse
4. Hämarthros bei alter Knieinstabilität
5. Rezidivierende Gelenkblockaden unklarer Genese

Tabelle 11-10. Diagnostische Indikationen zur Erfassung von Begleitschäden und Operationsplanung

1. Traumatische Patelluxation (Erfassung von Knorpelläsionen)
2. Baker-Zysten (Ursachenklärung)
3. Mediale Instabilität mit intraartikulärem Erguß (Meniskus- oder Kreuzbandbeteiligung ?)
4. Vor Bandrekonstruktionen bei chronischer Instabilität (Knorpelschäden?, Meniskusläsion?)
5. Vor Korrekturosteotomien (Beurteilung des Knorpelzustandes)

wesentlich reduziert. Die postoperative Mobilisierung sollte um so kürzer sein, je ausgedehnter die Knorpelschäden sind [470].

Bei einer Baker-Zyste sind, besonders bei älteren Patienten, arthroskopisch oft gravierende intraartikuläre Läsionen zu finden, die für die gesteigerte Synoviaproduktion verantwortlich sind und damit die Zyste unterhalten [535]. Die alleinige chirurgische Zystenexstirpation stellt daher nicht die kausale Therapieform dar, weil hiermit nur das Symptom der intraartikulären Grunderkrankung beseitigt wird.

11.9.1
Arthroskopie beim frischen Hämarthros

Die Indikation zur Arthroskopie muß beim frischen posttraumatischen Hämarthros im Hinblick auf die zu treffenden therapeutischen Konsequenzen bei der Versorgung einer Ruptur des vorderen Kreuzbandes überdacht werden. Viele Jahre wurde gefordert, daß ein posttraumatisches Hämarthros sofort nahezu notfallmäßig durch eine Arthroskopie abzuklären ist. Es ist festzustellen, daß in über 70 % der Fälle eine Ruptur des vorderen Kreuzbandes für ein Hämarthros ursächlich verantwortlich ist. Die zweithäufigste Ursache sind Patelluxationen. Damit können in über 90 % der Fälle die Ursachen für das Hämarthros bei unauffälligem Röntgenbefund allein durch die klinische Untersuchung (Lachman-Test spezifisch für Ruptur des vorderen Kreuzbandes, Fairbank-Test spezifisch für Patelluxation) erkannt werden.

Die meisten Rupturen des vorderen Kreuzbandes wurden oft als rein proximale Rupturen eingestuft. Die genaue Analyse zeigte jedoch, daß es sich vorwiegend um intermediär proximale Rupturen handelte. Dies erklärt auch die zahlreichen insuffizienten Ergebnisse nach alleiniger Naht des vorderen Kreuzbandes. Es wird daher eine suffiziente Stabilisierung gefordert, was z. B. durch eine Rekonstruktion des vorderen Kreuzbandes mit dem mittleren Drittel des Lig. patellae (bone-tendon-bone) oder der Semitendinosussehne erfolgen kann (s. Kap. 3.17).

Ein wesentlicher Faktor bei einer Rekonstruktion des vorderen Kreuzbandes ist jedoch der Zeitpunkt der operativen Versorgung (s. Kap. 3.16). Zahlreiche Untersuchungen [461a, 590d, 690a] haben gezeigt, daß der optimale Zeitpunkt der Versorgung mit einer primären Rekonstruktion des vorderen Kreuzbandes zwischen der 4. und 8. Woche nach dem Unfall liegt. Deshalb kann die Indikation zur Arthroskopie des Hämarthros bei gleichzeitig klinisch nachgewiesener Ruptur (positiver Lachman-Test mit weichem Anschlag) nicht aus dem Grunde der primären Versorgung dieser Verletzung gestellt werden.

Es muß daher die Frage aufgeworfen werden, welchen Sinn die Akutarthroskopie beim frisch verletzten vorderen Kreuzband hat. Es ist aber logisch, daß bei der Arthroskopie eines Hämarthros und gleichzeitig rupturiertem vorderen Kreuzband die Schäden erfaßt werden sollen, die einer primären Versorgung bedürfen. Als primär versorgungsbedürftige Läsionen sind aufzuführen:

1. Ruptur des hinteren Kreuzbandes
2. Ruptur des M. popliteus
3. Distale mediale Seitenbandruptur
4. Korbhenkelläsion des Innen- und/oder Außenmeniskus

Ruptur des hinteren Kreuzbandes. Die frische Ruptur des hinteren Kreuzbandes ist durch die klinische Untersuchung nur schwierig zu diagnostizieren (s. Kap. 3.7). Hughston [299] stellt fest, daß trotz eines rupturierten hinteren Kreuzbandes der hintere Schubladentest bei einer frischen Verletzung negativ ausfallen kann. Eine ausgedehnte spontane hintere Schublade und ein positiver Godfrey-Test sind nur bei ausgedehnten Kapsel-Band-Zerreißungen festzustellen (s. Abb. 3-8). Der aktive Quadrizeps-Neutralwinkel-Test nach Daniel et al. [117] ist nicht allen Untersuchern bekannt und nicht einfach zu interpretieren (s. Abb. 3-53). Bei gleichzeitig vorliegender Ruptur des vorderen Kreuzbandes bzw. einem Hämarthros ist das hintere Kreuzband bei der Arthroskopie nur äußerst schwer zu inspizieren; v. a. die genaue Rißlokalisation kann nicht eindeutig bestimmt werden (s. oben).

Da die Rekonstruktionen des hinteren Kreuzbandes bei chronischen posterioren Instabilitäten bestenfalls nur zu 60–70 % zufriedenstellende Ergebnisse zeigen, wird hier die primäre Naht favorisiert. Anzustreben ist die arthroskopische Naht mit Hilfe eines speziellen Nahtinstrumentariums (Suture-Hook, s. Abb. 3-67) und gleichzeitiger Augmentation.

Ruptur des M. popliteus. Die Läsion des M. popliteus ist klinisch lediglich am Druckschmerz im dorsolateralen Gelenkspaltbereich festzustellen. Liegt gleichzeitig eine vermehrte laterale Aufklappbarkeit vor, bedingt durch die Läsion der dorsolateralen und lateralen Kapsel-Band-Strukturen, kann wegen der diffusen Schmerzen oft kein differenzierter Befund erhoben werden. Bei gleichzeitiger Ruptur des vorderen Kreuzbandes vertwistet zudem das laterale Kompartment, was dazu führt, daß der M. popliteus arthroskopisch nur schwer einzustellen ist. Therapeutisch kommt bei Rupturen der Popliteussehne die Refixation bzw. Naht in Betracht. Chronische posterolaterale Instabilitäten mit Beteiligung des M. popliteus und des posterolateralen Kapselecks gelten als die am schwersten zu therapierenden Kapsel-Band-Verletzungen des Kniegelenkes.

Distale mediale Seitenbandruptur. Das mediale Seitenband rupturiert sehr selten im distalen Bereich. Bei dieser Rißlokalisation kann der proximale Bandteil jedoch über den Pes anserinus schlagen und damit keinen Kontakt mehr zu den übrigen distalen Bandanteilen aufweisen.

Arthroskopisch zeigt sich eine Erweiterung des meniskotibialen Abstandes, der Meniskus hebt sich unter Valgusstreß vom medialen Tibiaplateau ab. Therapeutisch sollte in diesen Fällen die offene Naht bzw. die Refixation des medialen Seitenbandes angestrebt werden. Eine arthroskopische Behandlung der distalen Innenbandruptur ist nicht bekannt.

Korbhenkelläsion. Bei der frischen Ruptur des vorderen Kreuzbandes ist eine Korbhenkelläsion relativ selten. Lediglich bei länger zurückliegenden Kreuzbandläsionen sind Korbhenkelrupturen häufig. Wesentlich häufiger kommen inkomplette bzw. komplette Längsrisse am Außenmeniskushinterhorn vor, so daß sich

Shelbourne u. Nitz [590 c] veranlaßt sahen, die Triade nach O'Donoghue (unhappy triad) zu korrigieren. Am häufigsten ist eine Kombinationsverletzung von vorderem Kreuzband, medialem Seitenband und Außenmeniskushinterhorn (s. Abb. 11-63). Der Innenmeniskus ist entgegen der weit verbreiteten Meinung nur selten betroffen.

In den meisten Fällen läßt sich eine Korbhenkelläsion durch die federnde Streckhemmung klinisch diagnostizieren. Die arthroskopische Befunderhebung gestaltet sich einfach. Die Therapie besteht in der arthroskopischen Refixation oder Resektion.

Es läßt sich feststellen, daß bei einer frischen Ruptur des vorderen Kreuzbandes die Therapie heute unabhängig von der Lokalisation der Ruptur ist, gleichzeitig aber primär versorgungspflichtige Läsionen bei der Akutarthroskopie nur schwer oder überhaupt nicht zu erkennen sind. Daher wird von uns bei klinisch nachgewiesener frischer Ruptur des vorderen Kreuzbandes und dem Verdacht auf Begleitläsionen eine MR-Tomographie veranlaßt. Hierbei ist die Fragestellung an den Radiologen aber nicht auf die Ruptur des vorderen Kreuzbandes gerichtet, da diese bereits klinisch mit dem Lachman-Test nachgewiesen worden ist. Vielmehr muß gezielt nach dem Zustand des hinteren Kreuzbandes, des M. popliteus, der Menisken und des medialen Seitenbandes gefragt werden.

Dieses Management bei frischer Ruptur des vorderen Kreuzbandes führt zu einer weiteren Verminderung der diagnostischen Arthroskopien.

Das beschriebene Vorgehen beim Hämarthros und bei einer Läsion des vorderen Kreuzbandes besagt jedoch nicht, daß eine Arthroskopie beim Hämarthros nicht mehr indiziert ist. Im Zweifelsfall sollte man sich für ein arthroskopisches Vorgehen entscheiden. Die Indikation zur Arthroskopie ist aber u. E. nicht allein aus der Tatsache gerechtfertigt, das Gelenk von Blut zu reinigen. Durch eine geeignete physikalische Therapie (Lymphdrainagen) und gleichzeitige Mobilisation des Gelenkes können die meisten blutigen Gelenkergüsse innerhalb weniger Tage zur Resorption gebracht werden (vgl. auch Kap. 2.5.3).

11.10 Kontraindikationen zur Arthroskopie

Da die Arthroskopie kein lebensrettender Eingriff ist, sollte der Patient dafür in einem optimalen Gesundheitszustand sein. Eine internistische und anästhesiologische Vorbereitung ist bei älteren Patienten zu empfehlen, da bei ihnen sowohl die lokale als auch die systemische Komplikationsrate erhöht ist [591].

Kontraindikationen für eine Arthroskopie sind:

- nicht abgeheilte Hautwunden im Knie- und Beinbereich,
- infizierte Hauteffloreszenzen im Kniebereich (s. Abb. 2-20 a),
- knöcherne Ankylose.

Relative Kontraindikationen sind:

- frische, ausgedehnte Kapsel-Band-Verletzung (Gefahr des Kompartmentsyndroms),
- grippale Infekte und sonstige das Allgemeinbefinden beeinträchtigende Erkrankungen.

Ist eine Arthroskopie bei einem frischen ausgedehnten Kapsel-Band-Schaden indiziert, sollte sie von einem erfahrenen und schnellen Operateur unter möglichst geringem Flüssigkeitsdruck durchgeführt werden.

Nahezu sämtliche arthroskopischen Operationen können auch ambulant durchgeführt werden. Hierzu ist zu fordern, daß derjenige, der ambulant operiert, auch das gesamte Spektrum der arthroskopischen Operationen beherrschen muß.

Neben den allgemeinen Kontraindikationen zur Arthroskopie (s. oben) müssen für die ambulante Arthroskopie auch die psychosozialen Begleitumstände des Patienten berücksichtigt werden. Eine Kontraindikation für einen ambulanten Eingriff besteht z. B. auch dann, wenn der Patient alleine lebt und sich in den ersten Tagen nach der Operation niemand um ihn kümmern kann.

11.11
Möglichkeiten der arthroskopischen Chirurgie

Die Arthroskopie ist schon lange nicht mehr nur ein rein diagnostisches, sondern heute in erster Linie ein operatives Verfahren mit der Möglichkeit, den Patienten bei minimaler Morbidität adäquat zu behandeln [5, 91, 110, 147, 193, 208, 213, 219, 246, 325, 400, 440, 505, 582, 592].

Seit Watanabe im Mai 1962 eine kleine Meniskuszunge arthroskopisch entfernte, hat sich die operative Arthroskopie sprunghaft entfaltet [499]. Die Entwicklung kleiner und zugleich stabiler Operationsinstrumente hat viele arthroskopische Operationsverfahren ermöglicht. Heute sind daher nahezu sämtliche intraartikulären Veränderungen arthroskopisch behandelbar. Ausgedehnte Arthrotomien werden bei gleichzeitig verkürzter Rehabilitationszeit vermieden (Tabellen 11-11 und 11-12).

11.12
Dokumentation

Die Dokumentation der intraoperativen Befunde sowie der durchgeführten operativen Maßnahmen ist gerade bei der Arthroskopie wichtig, da im nachhinein keine Kontrolle der intraartikulären Befunde mehr möglich ist. Man unterscheidet die schriftliche Dokumentation von der

Tabelle 11-12. Spektrum der möglichen arthroskopischen Operationen

1. Meniskus
   - Partielle Meniskektomie
   - Subtotale Meniskektomie
   - Totale Meniskektomie
   - Meniskusrefixation
2. Kreuzband (vorderes und hinteres)
   - Naht (partielle Ruptur)
   - Naht (komplette Ruptur)
   - Plastischer Ersatz
3. Knorpel
   - Knorpelglättung
   - Subchondrale Abrasionschondroplastik
   - Pridie-Bohrung
4. Entfernung freier Gelenkkörper
5. Fixation osteochondraler Fragmente
6. Osteochondrosis dissecans
7. Spaltung des lateralen Retinakulums (lateral release)
8. Synovia
   - Biopsie
   - Partielle Synovektomie
   - Totale Synovektomie
9. Resektion der Plica mediopatellaris
10. Metallentfernung
11. Raffung oder Naht des medialen Retinakulums
12. Arthrolyse
13. Tumorentfernung
14. Empyem
    - Synovektomie
    - Lavage
    - Débridement (Entfernung von Fibrinauflagerungen)
15. Osteosynthese (Tibiakopf)

Bilddokumentation. Eine Kombination beider Dokumentationsarten sollte angestrebt werden. Insbesondere bei ambulanten Operationen sollte die Dokumentation möglichst kurz nach der Operation komplett sein, um den reibungslosen Informationsfluß zwischen Operateur und nachbehandelndem Kollegen sowie dem Physiotherapeuten zu gewährleisten.

11.12.1
Schriftliche Dokumentation

Der klassische Operationsbericht ist nach wie vor die gebräuchlichste Form der schriftlichen Dokumentation. Nicht selten sind derartige Berichte länger als eine Schreibmaschinenseite.

Tabelle 11-11. Vorteile arthroskopischer Operationstechniken

1. Geringe Morbidität
2. Kurzer Krankenhausaufenthalt oder ambulant durchführbar
3. Kurze Arbeitsunfähigkeit
4. Kleine Komplikationsrate
5. Keine Störung der Propriozeption
6. Kleinste Narben
7. Mitbehandlung von Begleitverletzungen
8. Kontrollierte Operationsmöglichkeit in schlecht zugänglichen Gelenkregionen (z.B. Meniskushinterhornbereiche)

Dieses macht es erforderlich, will sich der nach-behandelnde Kollege über die Befunde und die Operation informieren, die ganze Seite detail-liert zu lesen. Eine standardisierte Auswertung der Befunde ist im nachhinein kaum möglich, da vom Operateur nicht selten zahlreiche subjek-tive Begriffe für die Befunde verwendet werden. Daher wurden zahlreiche Befundbögen und Operationsprotokolle entwickelt, in denen die Befunde und die durchgeführten operativen Maßnahmen mit Hilfe eines Ankreuzsystems markiert werden müssen. Um diese Bögen auf 2 DIN-A4-Seiten zu beschränken, werden vielfach Diagnosen, Therapiebeschreibungen und Nach-behandlungsanweisungen mit Abkürzungen versehen, die den nachbehandelnden Kollegen, z. B. dem Hausarzt, nicht bekannt sind. Dieses Vorgehen führt nicht selten zu Verständigungs-problemen und Mißverständnissen.

Aus diesem Grunde haben wir eine compu-terunterstützte Erstellung eines Operationspro-tokolls entwickelt.

Um eine möglichst einfache Bedienung zu er-möglichen, wurde eine Lösung im Rahmen von Microsoft Windows und einem Oberflächen-gestaltungsprogramm gewählt. Nach dem Pro-grammstart wird der Untersucher zu den einzel-nen Programmteilen geführt. Zunächst werden im Ausgangsmenü die Stammdaten des Patien-ten abgefragt (Name, Adresse, Geburtsdatum etc.), dann die Narkoseuntersuchung (Stabili-tätsprüfung, Bewegungsausmaß) und die Nar-koseparameter (Vollnarkose, Teilnarkose). Zur Befund- und Therapiedokumentation erscheint ein Diagnose-, Therapie- und Nachbehand-lungsmenü, das sich an den einzelnen anatomi-schen Strukturen orientiert. Wurde z. B. eine In-nenmeniskusläsion festgestellt, erscheint nach Antippen des Meniskusfeldes ein weiteres Menü, in dem die verschiedenen Rißformen und Loka-lisationen vorgegeben werden. Durch Anklicken mit der Maus wird der Befund auf den Bogen übernommen. In gleicher Weise werden die The-rapiemaßnahmen sowie die Nachbehandlungs-empfehlungen eingetragen. Auf dem Doku-mentationsbogen erscheinen somit die patholo-gischen Veränderungen, die durchgeführten the-rapeutischen Maßnahmen sowie die Nach-behandlungsempfehlungen (Termin der Fädenent-fernung, Zeitpunkt der Vollbelastung, Kran-

kengymnastik, Lymphdrainage, evtl. Schienen-behandlung etc.), aber auch Empfehlungen zum weiteren Vorgehen. Die Befunde und Therapie-maßnahmen werden anschließend vom Opera-teur handschriftlich in ein Knieschema einge-zeichnet. Dieses unterstreicht den individuellen Charakter der Dokumentation (Abb. 11-67).

Nachdem der Dokumentationsbogen am Computer erstellt wurde, wird dieser gespei-chert, ausgedruckt und anschließend 5 mal ko-piert, um jeweils ein Exemplar für die Kran-kenakte, die wissenschaftliche Dokumentation, den Hausarzt, den Patienten und den nachbe-handelnden Physiotherapeuten zur Verfügung stellen zu können. Der Patient soll „seinen" Dokumentationsbogen bei allen ärztlichen Konsultationen mitbringen.

11.12.2
Bilddokumentation

Die Arthroskopie lebt von den „arthroskopi-schen Bildern", daher sollte unbedingt auch eine Bilddokumentation angestrebt werden.

Eine direkte Aufnahme des arthroskopischen Bildes ist z. B. mit einer Spiegelreflexkamera mit einem speziellen Objektiv, das direkt auf die arthroskopische Optik aufgesetzt wird, mög-lich. Dieses Vorgehen führt jedoch häufig zu Sterilitätsproblemen. Arthroskopische Operati-onstechniken sind mit dieser zeitaufwendigen Technik kaum zu dokumentieren. Benötigt wird hierzu auch eine Lichtquelle mit eingebau-ter, synchronisierter TTL-Steuerung. Nach der Photodokumentation muß der Operateur nicht selten den Operationskittel wechseln und er-neut eine chirurgische Händedesinfektion durchführen, bevor er die arthroskopische Ope-ration weiterführen kann. Es ist aber auch mög-lich, das Monitorbild zu photographieren, was aber häufig zu unbefriedigenden Ergebnissen führt.

Eine weitere Möglichkeit besteht in der Videoaufnahme der gesamten Operation. Strebt man eine möglichst optimale Bildqualität an, empfiehlt sich ein Videorecorder mit dem semi-professionellen U-Matic-Videosystem. Aber auch das S-VHS-System hat zunehmende Ver-breitung gefunden. Für eine reine Patientendo-

Arthroskopische Operation - Kniegelenk

Patient:				-A95
Straße:				
PLZ / Ort:				Erguß
Geburtsdatum:		Narkose	☒ ITN ☐ spinal	☒ serös
				☐ blutig
OP-Datum:	27.06.1995	Blutleere	☐ Ja ☒ Nein	☐ trüb
Zugänge: al am pm		Blutsperre	☐ Ja ☒ Nein	☐ kein

distal   rechts

Verletzte Seite: rechts

Stabilitätsprüfung

	Bewegungsumfang		
prä OP	0	15	120
post OP	0	0	140

Lachman-Test	☐ I ☒ II ☐ III	Anschlag	☐ fest ☒ weich ☐ unsi.
Pv.-shift ☐ 0 ☐ gl ☒ I ☐ II ☐ III	reversed Pivot-shift		☐ Ja ☒ Nein

					links	KT 1000 :	rechts
med. Aufkl. 0°	☐ I ☐ II ☐ III	20°	☐ I ☐ II ☐ III				
lat. Aufkl. 0°	☐ I ☐ II ☐ III	20°	☒ I ☐ II ☐ III		6 mm		12 mm
vord. SL 90° IR	☐ I ☐ II ☐ III	NR	☐ I ☐ II ☐ III	AR	☐ I ☐ II ☐ III		
hint. SL 90° IR	☐ I ☐ II ☐ III	NR	☐ I ☐ II ☐ III	AR	☐ I ☐ II ☐ III		

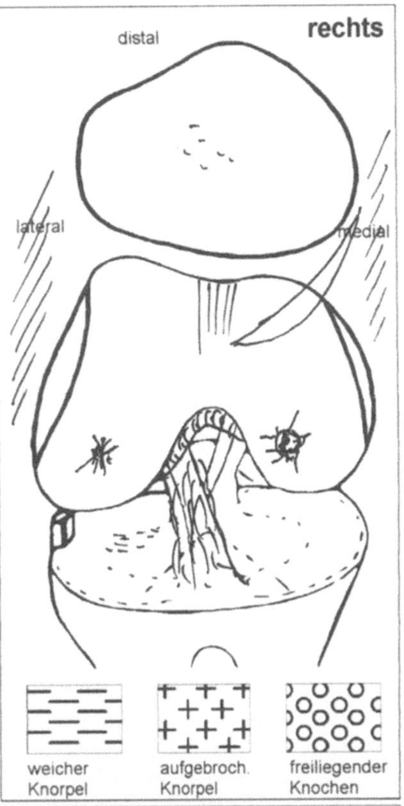

Diagnose
vorderes Kreuzband: Elongation, Zustand nach Naht, Einengung der Notch,
Innenmeniskus: Korbhenkelriß,
medialer Femurkondylus: Chondromalacie II°, sternförmiger Riß,
lateraler Femurkondylus: sternförmiger Riß,
Plica mediopatellaris: ohne klinische Bedeutung,
Synovialitis: feinzottig,
Außenmeniskus: Längsriß, inkomplett

weicher Knorpel   aufgebroch. Knorpel   freiliegender Knochen

Meniskusläsion
Außenmeniskus   Innenmeniskus

Therapie
Innenmeniskus: Refixation (outside / inside), Refixation (all inside), mit zwei Nähten, Anfrischung,
vorderes Kreuzband: Debridement der Fossa,
medialer Femurkondylus: Knorpelglättung,
lateraler Femurkondylus: Knorpelglättung,

Photodokumentation: Bild beim Patienten (bitte zu jeder Konsultation mitbringen)

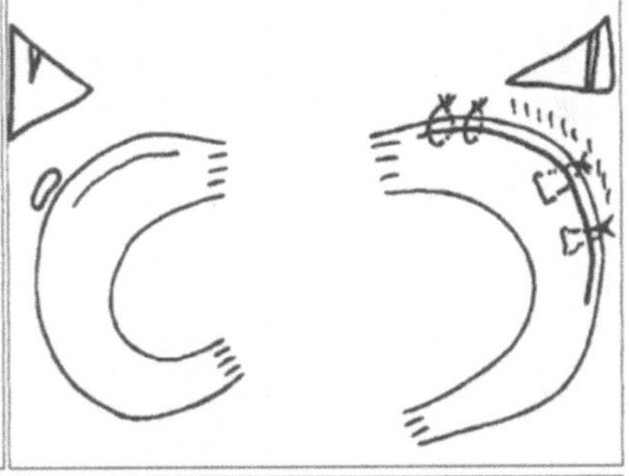

Nachbehandlung
Mecronschiene 20° für 4 Wochen, Pendelübungen mehrmals täglich erlaubt
Teilbelastung 1/2 Körpergewicht für 2 Wochen, Unterarmgehstützen für 2 Wochen,
danach Übergang zu Vollbelastung,
Aufschulung der Ischiocruralmuskulatur, bei Anschwellung des Gelenkes
Lymphdrainage empfohlen,
Fädenentfernung am 4.-6. postop. Tag,
vermeiden der tiefen belastenden Hocke für 3 Monate. VKB-Plastik dringend
empfohlen !!

Gemeinschaftspraxis

Dr. med. G. Ebner, Orthopäde
Dr. med. H. J. Eichhorn, Orthopäde
Dr. med. H. Fett, Orthopäde
Priv.-Doz. Dr. med. M. Strobel, Chirurg
Dr. med. R. Bertagnoli, Orthopäde
Hebbelstraße 14a, Tel. 0 94 21 / 99 57 - 0
94315 Straubing

Straubing, 27.06.1995

Abb. 11-67. Dokumentationssystem Straubing. Arthroskopische Operation am Kniegelenk

kumentation ist das bekannte VHS-System qualitativ ausreichend und gleichzeitig kostengünstig. Wegen der weiten Verbreitung dieses Systems können Videokassetten bei Bedarf dem Patienten mitgegeben werden.

Es ist natürlich möglich, jede Arthroskopie auf einem Videofilm zu dokumentieren. Als Nachteile sind die große Lagerhaltung von Videokassetten zu nennen; gleichzeitig ist es aufwendig, ein Video zu durchsuchen, um eine bestimmte Stelle zu beurteilen. Daher hat die Dokumentation mit einem Videoprinter, der eine einfache und preisgünstige Dokumentation bietet, zunehmende Verbreitung gefunden. Auf dem Videoprint kann der arthroskopische Befund als Einzelbild oder als 4 er-Split (s. Abb. 11-7 , 11-9,

11-43, 11-53, 11-54 und 11-62) oder auch als 16 er-Split (Abb. 11-68) wiedergegeben werden. Somit kann auch der gesamte Operationsverlauf auf einem Videoprint dokumentiert werden.

Als Standarddokumentation bietet sich der 4 er-Split an. Auf dem Bild sollte jeweils der therapiebedürftige Befund vor und nach der Therapie dokumentiert werden. Ebenso ist es zu empfehlen, die Befunde zu dokumentieren, die möglicherweise die Prognose entscheidend beeinflussen, zur Indikation der Arthroskopie geführt haben oder noch weitere Operationen oder sonstige Konsequenzen nach sich ziehen. Mit Hilfe des Videoprints kann aber auch der gesamte Operationsablauf in einzelnen Schritten dokumentiert werden (Abb. 11-9).

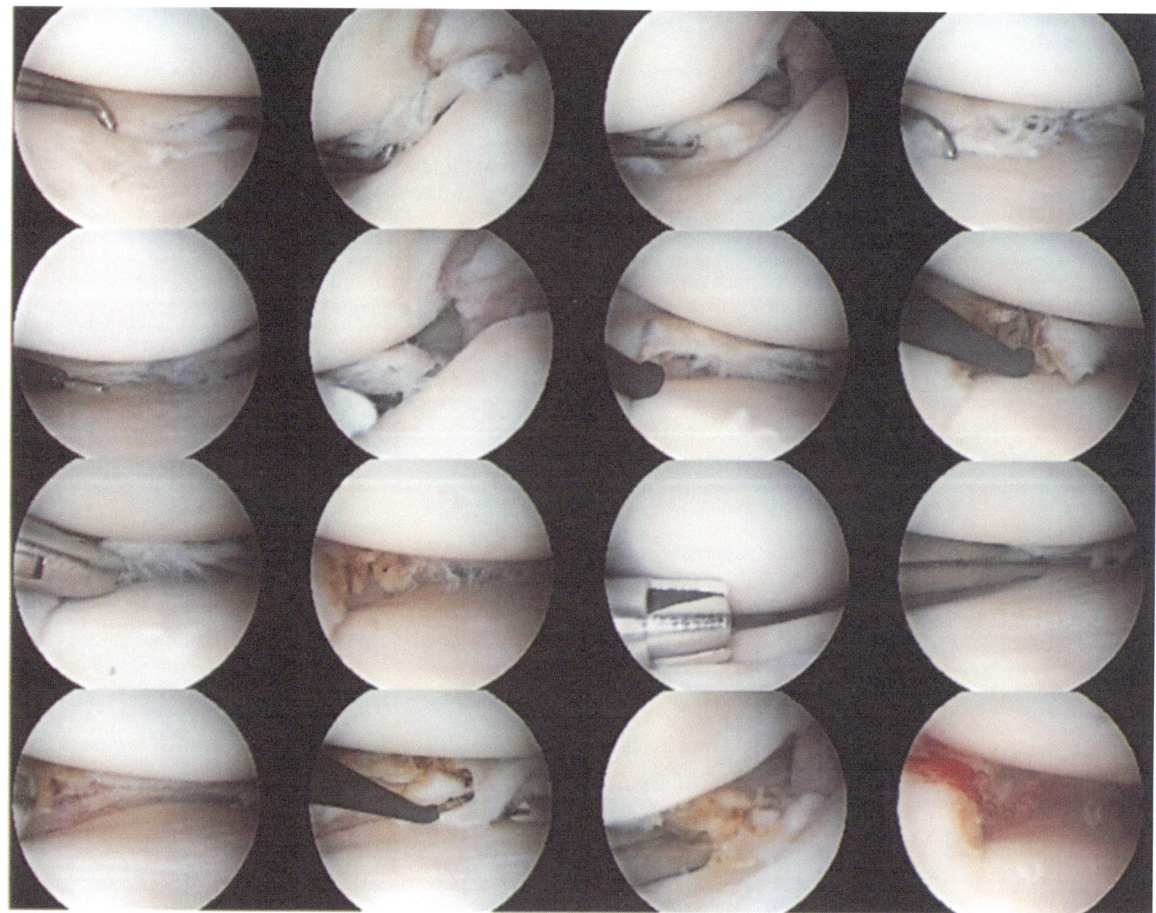

Abb. 11-68. Videoprint einer arthroskopischen Innenmeniskusresektion im 16 er-Split. Die einzelnen Operationsschritte sind dokumentiert

Die Videoprints können dem Patienten als visuelle Dokumentation des intraartikulären Befundes mitgegeben werden. Diese werden vom Patienten aufgehoben, zumal er angehalten wird, sie ebenso wie den Dokumentationsbogen bei jedem Arztbesuch mitzubringen, (s. oben). Damit können sich sowohl der Hausarzt als auch der weiterbehandelnde Physiotherapeut oder der Operateur auch im nachhinein noch ein genaues Bild von den pathologischen Veränderungen und den durchgeführten operativen Maßnahmen machen.

Der gravierende Nachteil dieser Dokumentationsart liegt jedoch darin, daß eine Speicherung der Bildinformation nicht erfolgt. Somit ist im nachhinein keine Bearbeitungsmöglichkeit, z. B. um bestimmte Stellen hervorzuheben, möglich. Geht das Bild verloren, gibt es keine Möglichkeit mehr, die Bildinformation wieder zu gewinnen oder zu rekonstruieren.

Die Weiterentwicklung der Computertechnologie hat es ermöglicht, daß Videosignale in Echtzeit digitalisiert werden können und auf dem Computermonitor als „laufendes Bild" vorliegen. Hierzu sind spezielle Videokarten, wie z. B. *Screen-Machine II* (Firma Fast, München), notwendig. Mit Hilfe dieser Karten können aus dem laufenden Videobild Einzelbilder als Datei festgehalten werden (Grabberfunktion). Das Bild kann anschließend als Datei abgespeichert und mit Hilfe von speziellen Grafikprogrammen nachbearbeitet sowie mit Beschriftungen und Markierungen versehen werden (s. Abb. 11-10, 11-22 und 11-70). Somit kann die gesamte Bildinformation auch im nachhinein, z. B. für wissenschaftliche Anforderungen, genutzt werden. Die unbearbeiteten oder bearbeiteten Einzelbilder können dann wiederum als Videoprint oder besser als Dia ausgegeben werden. Wird eine möglichst hohe Bildqualität angestrebt, ist ein Diabelichter mit einer hohen Zeilenauflösung zu empfehlen, z. B. *LFR Mark II* (Abb. 11-69). Die Belichtung eines Dias benötigt ca. 30–45 s. Durch eine spezielle dynamische Fokussierung wird mit diesem Diabelichter eine außergewöhnliche Bildschärfe bis in die Bildecken ermöglicht. Auf diese Weise lassen sich nicht nur Bilder der Arthroskopie, sondern auch am Computer mit Grafikprogrammen erstellte Texte, Tabellen und Grafiken für wissenschaftli-

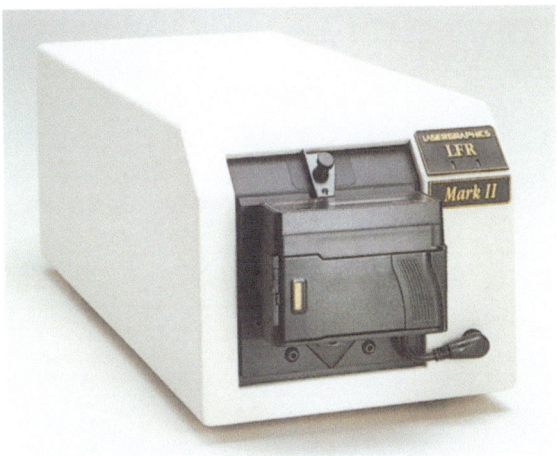

Abb. 11-69. LFR Mark II Diabelichter mit Auflösung von 4000 Zeilen (Fa. Polaroid, Offenbach a. M.)

che Vorträge oder Weiterbildungsveranstaltungen als Dia herstellen (Abb. 11-70).

Mit Hilfe von Archivierungsprogrammen ist eine bildorientierte, aber auch stichwortorientierte Speicherung der Einzelbilder möglich.

11.13 Ausblick

Die durch die arthroskopische Chirurgie bedingte geringere Morbidität des Patienten führt zu einer zunehmenden Akzeptanz von ambulanten Eingriffen. Daher werden arthroskopische Operationen einschließlich der Rekonstruktion des vorderen Kreuzbandes heute zunehmend ambulant durchgeführt.

Bei frischen Frakturen, z. B. Tibiakopffrakturen, wird die Arthroskopie sicherlich eine zunehmende Indikation finden. Es hat sich gezeigt, daß die intraartikulären Läsionen besonders des Knorpels und der ligamentären Strukturen oft wesentlich ausgeprägter sind, als es dem Röntgenbild zu entnehmen ist. Häufig finden sich Knorpelabscherungen im lateralen Gelenkkompartment sowie nicht selten gleichzeitig Verletzungen des vorderen und/oder hinteren Kreuzbandes, obwohl die laterale Tibiakopffraktur auf

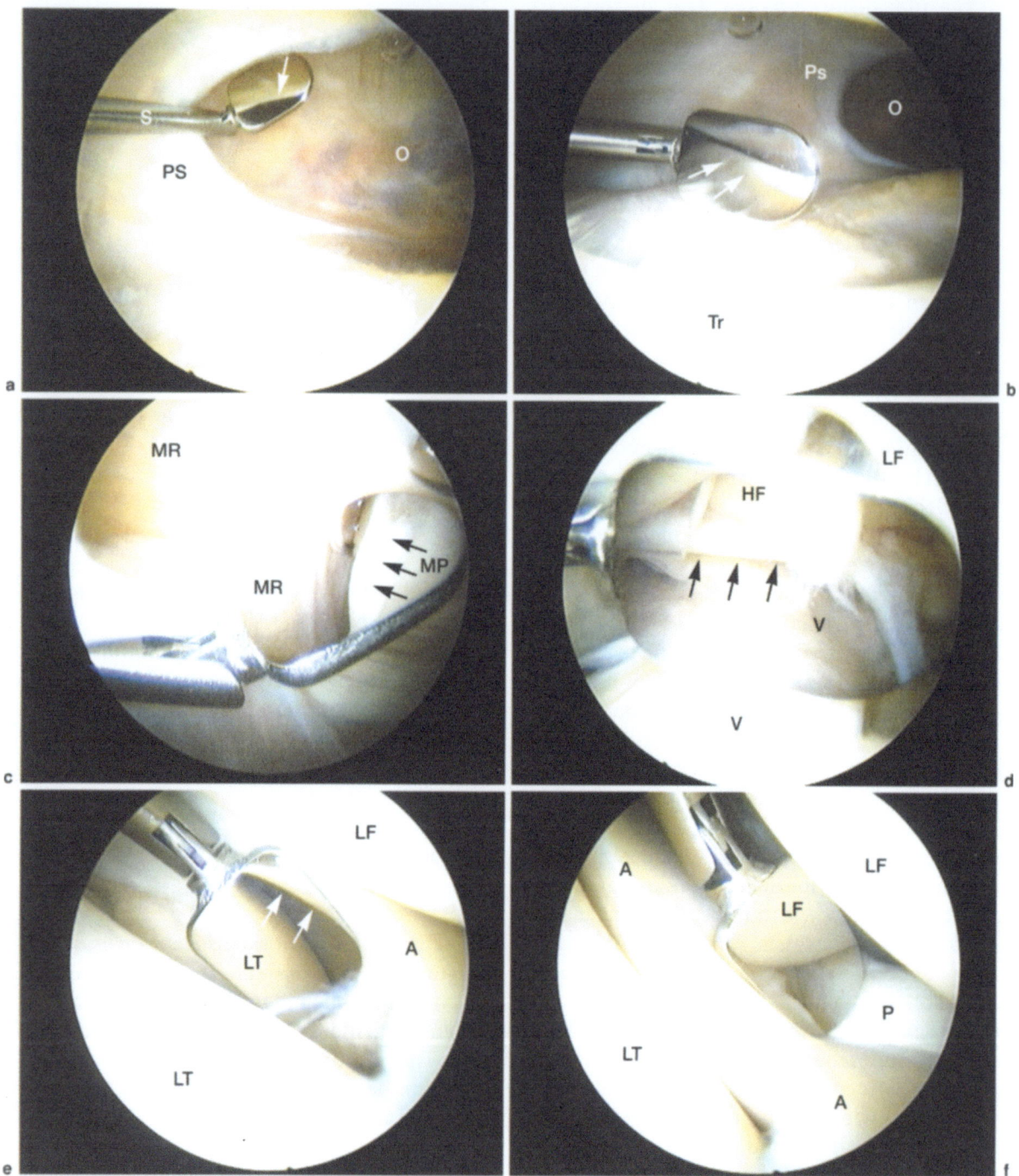

Abb. 11-70 a-f. Inspektion mit dem Spiegel. Der am Ende kippbare Spiegel *(S)* wird durch den medialen Instrumentenzugang in den oberen Rezessus *(O)* eingeführt. Der dorsal der Plica superior *(PS)* liegende Bereich wird inspiziert *(Pfeil)* (**a**). Der Übergang Trochlea femoris *(TF)* zur Synovia *(Pfeile)* (**b**), wie auch Knorpelveränderungen *(Pfeile)* an der medialen Patellafacette *(MP)* lassen sich in ihrer Ausdehnung manchmal besser mit dem Spiegel darstellen. Mediales Retinakulum *(MR)* (**c**). Wird der Spiegel vor das vordere Kreuz-band gehalten, stellen sich Anteile des Hoffa-Fettkörpers *(HF)* und das Lig. transversum genu *(Pfeile)* dar. Vorderes Kreuzband *(V)*, late-raler Femurkondylus *(LF)* (**d**). Die Unterfläche *(Pfeile)* des Aus-senmeniskus *(A)* sowie die anterioren submeniskeal gelegenen An-teile des lateralen Tibiaplateaus *(LT)* sind ebenfalls sichtbar (**e**). Die dorsalen Bereiche des lateralen Femurkondylus und Teile der Pop-liteussehne *(P)* sind manchmal mit Hilfe des Spiegels besser be-urteilbar (**f**)

dem Röntgenbild als relativ „einfache Fraktur" erscheint. Das wesentliche Problem bei den gelenknahen Frakturen besteht darin, daß Patienten mit einer radiologisch nachgewiesenen frischen Fraktur natürlich nicht mehr detailliert klinisch hinsichtlich der Kapsel-Band-Verletzung untersucht werden, um eine weitere Dislokation der knöchernen Fragmente zu vermeiden. Gleichzeitig kann bei der Arthroskopie die Osteosynthese der Tibiakopffraktur arthroskopisch unterstützt werden.

In zahlreichen angloamerikanischen Ländern findet z.Z. die sog. „Office-Arthroskopie" (d.h. Arthroskopie in der Praxis) eine zunehmende Verbreitung. Diese Arthroskopie wird in der Praxis bzw. in der Ambulanz durchgeführt. Eine sehr kleine Optik wird dabei in das Kniegelenk eingeführt, um intraartikuläre Veränderungen zu diagnostizieren. Die Arthroskopie mit derart kleinen Optiken (Durchmesser 1,8–2,7 mm) soll eine ähnlich geringe Morbidität aufweisen wie z.B. eine Kniepunktion.

Zur Praxisarthroskopie ist keine Vollnarkose notwendig, eine Lokalanästhesie der Einstichstelle reicht aus.

Ebenfalls ist zu bedenken, daß bei Verwendung von kleinen Optiken die optische Auflösung nicht die Bildqualität der „traditionellen Arthroskopie" erreicht. Gleichzeitig sind diese Optiken wesentlich empfindlicher, so daß bei regelmäßiger Verwendung mit einem hohen Verschleiß bzw. mit entsprechenden Ausfällen zu rechnen ist. Schließlich ist zu berücksichtigen, daß bei der Arthroskopie in der Arztpraxis oder im ambulanten Untersuchungszimmer sicherlich nicht der hohe Sterilitätsstandard erreicht wird, der im Operationssaal möglich ist.

Terminologie und Definitionen

12 Terminologie und Definitionen

Zum gegenseitigen Verständnis ist eine einheitliche, gleichzeitig allgemein gültige und verständliche Nomenklatur und Terminologie bei der Beschreibung von Tests, Gelenkpositionen und Bewegungen, die am gesunden und verletzten Knie auftreten, notwendig.

Vielfach werden verschiedene Termini für ein und denselben Zustand verwendet, oder es wird unter einem Begriff unterschiedliches verstanden. Aus dieser Problematik resultiert, daß einerseits die klinischen Tests und deren Ergebnisse oft nicht eindeutig definiert werden, andererseits die Diagnosestellung einer Knieverletzung nach dem pathologischen Ausfall des Laxizitätstests formuliert wird. So findet man immer wieder Diagnosen wie „vordere Schubladeninstabilität" oder „Valgusinstabilität". Derartige Diagnosen sind nicht hilfreich, da sie weder die verletzten anatomischen Strukturen benennen, noch über den Funktionszustand des Kniegelenkes Auskunft geben. Die Diagnose einer Bandverletzung sollte immer unter Angabe der verletzten anatomischen Strukturen formuliert werden [235, 495].

Es ist der besondere Verdienst von Noyes, Grood u. Torzilli [495], die Problematik der unterschiedlichen Definitionen und Termini aufgegriffen zu haben. Diese Arbeitsgruppe analysierte die wichtigsten in englischer Sprache erschienenen Artikel über Kniebandverletzungen und katalogisierte die verwendeten Termini. Diese wurden dann untereinander, aber auch mit den Definitionen aus medizinischen Lexika sowie allgemeinen und technischen Wörterbüchern verglichen. Das Ergebnis dieser wertvollen Arbeit wurde nach Durchsicht vom International Knee Documentation Committee of the America Orthopaedic Society for Sports Medicine (AOSSM) und der European Society of Knee Surgery and Arthroscopy (ESKA) als „The Definitions and Terms for Motion and Position of the Knee and Injuries of the Ligaments" 1989 publiziert [495]. Die folgenden Definitionen orientieren sich im wesentlichen an dieser Veröffentlichung.

12.1 Laxizität

Definition (aus [495]):
1. Slackess or lack of tension (a characteristic of a ligament) and
2. looseness, referring to a normal or abnormal range of motion of a joint.

Der Begriff Laxizität besitzt in der orthopädisch-chirurgischen Literatur 2 Bedeutungen, die zu Unklarheiten führen können. Bezieht man den Begriff auf ein Ligament, wird unter Laxizität (Laxheit) der Zustand der Bandlockerung oder der entspannte Zustand verstanden. Hierbei bleibt zu bedenken, daß durch eine Positionsveränderung des Gelenkes, z. B. durch Rotation, Ligamente gespannt und gelockert werden können. Wird der Begriff auf ein Gelenk bezogen, unterscheidet man eine anomale (erhöhte, pathologische) von einer normalen, physiologischen Laxizität. Eine erhöhte Laxizität kann angeboren (z. B. Kollagensynthesestörung, vgl. Tabelle 3-2) oder erworben sein (z. B. durch eine Verletzung).

Daß die Grenzen zwischen einer normalen und anomalen Laxizität nicht eindeutig definiert sind, ist ein weiteres Problem. Daher verwenden wir den Begriff der Laxizität dann, wenn das Ausmaß der „Gelenklockerheit" erfaßt oder beschrieben werden soll. Das Ausmaß der Laxizität wird durch die Laxizitätsparameter bestimmt (s. Tabelle 3-3).

Bei der Laxizitätsprüfung wird die erhöhte Beweglichkeit der Tibia gegen die Femurkondylen unter Einwirkung einer Kraft aufgedeckt und die Endposition (z. B. subluxierte Stellung) erfaßt [494]. Die Laxizität eines Gelenkes wird mit verschiedenen passiven, aktiven und apparativen Tests ermittelt.

Im deutschsprachigen Raum verwendet man den Begriff der Laxizität (Synonym: Laxität) noch zurückhaltend. Bei der Diagnostik des Kapsel-Band-Apparates wird meist von Stabilitätstests, Stabilitätsprüfung oder Stabilitätsdiagnostik gesprochen. Der Ausdruck der Laxizitätsprüfung (Laxizitätstests) sollte aber, will man sich exakt ausdrücken, bevorzugt werden. Ähnlich wie der Begriff der *Instabilität* (s. unten) ist auch der Terminus *Stabilität* eher ein subjektiver Parameter zur Beschreibung des Kniezustandes durch den Patienten oder den Untersucher. Er sollte daher mehr im übergeordneten Sinn verwendet werden.

12.1.1
Passive Laxizitätstests

Der Untersucher übt hierbei eine Kraft auf das Gelenk aus, um Tibia und Femur gegeneinander zu bewegen bzw. zu verschieben. Während der Krafteinwirkung sollte der Patient die Muskulatur möglichst maximal entspannen. Das Testergebnis wird als

1 + = 0– 5 mm/° pathologische Beweglichkeit
2 + = 6–10 mm/° pathologische Beweglichkeit
3 + = mehr als 10 mm/° pathologische Beweglichkeit

eingestuft. Wie problematisch diese subjektive Einschätzung ist, zeigen jedoch eigene Untersuchungen (s. Kap. 9.3). Darüber hinaus wird der Anschlag am Ende der Tibiabewegung (Tibiaverschiebung) beurteilt. Ein *weicher Anschlag* wird von einem *harten Anschlag* unterschieden (vgl. Kap. 3.1.2.4). Bei den passiven Laxizitätstests ist die Größe der einwirkenden Kraft individuell vom Untersucher abhängig und damit nicht definiert.

Beispiele für passive Laxizitätstests:
– Valgustest (mediale Aufklappbarkeit),
– Varustest (laterale Aufklappbarkeit),
– vorderer Schubladentest in 90° Flexion,
– Lachman-Test.

12.1.2
Aktive Laxizitätstests

Bei den aktiven Laxizitätstests provoziert der Patient durch Anspannung einzelner Muskeln oder Muskelgruppen die Bewegung (Verschiebung) der Tibia gegen das Femur. Der Untersucher beobachtet während der Muskelkontraktion die Tibiaverschiebung oder nimmt sie palpatorisch wahr. Der Charakter des Endpunktes ist bei diesen Tests nicht bestimmbar. Vorteile dieser Tests sind die einfache Ausführung und die Schmerzlosigkeit für den Patienten.

Beispiele für aktive Laxizitätstests:
– aktiver Lachman-Test,
– aktiver Quadrizepstest in 90° Flexion,
– Quadrizeps-Neutralwinkel-Test.

Wie bei den passiven Laxizitätstests basiert die Quantifizierung auf dem Eindruck des Untersuchers. Eine Einteilung in die Grade 1 + , 2 + und 3 + ist anzustreben, aber nicht immer einfach. Die einwirkende Kraft, die zur Verschiebung der Tibia führt, ist nicht definiert.

12.1.3
Apparative Laxizitätstests

Das Ausmaß der Laxizität kann mit Hilfe einer Meßapparatur (vgl. Kap. 9) ermittelt oder auf einem Röntgenbild (gehaltene Röntgenaufnahmen, s. Kap. 6.11) festgehalten werden.

Je nach Halteapparatur werden unterschiedlich viele Laxizitätsparameter (vgl. Tabelle 3-3) berücksichtigt bzw. definiert. Neben einer definierten Einstellung von Flexion und Tibiarotation ist es bei zahlreichen Apparaturen möglich, die auf das Kniegelenk einwirkende Kraft zu messen.

Man kann a priori nicht davon ausgehen, daß ein Patient mit einer ausgeprägten, pathologisch erhöhten Laxizität auch durch diese Laxizität funktionell beeinträchtigt ist. Somit ist das Ausmaß der Laxizität zwar ein wichtiger, aber nur ein indirekter Parameter für den Funktionszustand des Kniegelenkes und das subjektive Wohlbefinden des Patienten.

12.2
Instabilität

Definition (aus [495]):
A condition of a joint characterizised by an abnormal increased range of motion (mobility) due to injury to the ligaments, capsule, menisci, cartilage or bone.

In der Literatur wird der Begriff Instabilität unterschiedlich benutzt. Er wird verwendet, um ein Symptom zu beschreiben oder um einen Zustand zu charakterisieren. So kann sich der Begriff Instabilität auf verschiedene Gegebenheiten beziehen: Es kann ein völliges Unsicherheitsgefühl (komplettes Giving-way), ein partielles oder intermittierendes Unsicherheitsgefühl (intermittierendes Giving-way) oder aber ein subjektives, vom Patienten beschriebenes Gefühl der Unsicherheit gemeint sein. Bei allen Zuordnungen sind die genauen Umstände, unter denen das störende Ereignis auftritt (z. B. beim Laufen, Gehen, Springen oder bei Verdrehbewegungen), nicht berücksichtigt.

Wir verwenden den Begriff „Instabilität" im übergeordneten Sinn, z. B. bei der Beschreibung des subjektiven, vom Patienten geschilderten Empfindens nach einem Trauma („ich habe das Gefühl, daß der Unterschenkel nach vorne weggeht oder ich im Knie umknicke") **und** gleichzeitig einer pathologisch erhöhten Laxizität (positiver Ausfall der Laxizitätstests).

Beim alleinigen positiven Ausfall eines oder mehrerer Laxizitätstests (s. oben) kann man nicht unbedingt davon ausgehen, daß auch eine Instabilität besteht. Es ist allgemein bekannt, daß nicht alle Patienten mit einem rupturierten vorderen Kreuzband über ein Unsicherheitsgefühl klagen, obwohl bei der klinischen Untersuchung zahlreiche Laxizitätstests positiv sind.

Es sollte vermieden werden, Giving-way-Perioden mit dem Begriff „Instabilität" zu beschreiben, was aber immer noch vielfach geschieht. Der Begriff „Instabilität" sollte ebenfalls nicht verwendet werden, um den anatomischen Zustand eines Bandes zu beschreiben. Der Ausdruck „Instabilität des vorderen Kreuzbandes" ist leider noch immer eine häufige Diagnose [494].

12.3
Bewegung

Unter Bewegung (motion) eines Körpers versteht man den Vorgang der Positionsveränderung (Ortsveränderung). Das Ausmaß der Ortsveränderung kann als Distanz, die der Körper während der Bewegung zurücklegt, bzw. als Verschiebung (displacement) zwischen Ausgangspunkt und Endpunkt, quantifiziert werden. Es existieren 2 Bewegungstypen:

1. Rotation (Bewegung um eine Achse) und
2. Translation (Bewegung auf einer Ebene).

12.4
Verschiebung

Definition (aus [495]):
The net effect of motion. The change in position of a body or particle between two points along its path without regard to the path followed.

Der Ausdruck Verschiebung (displacement) beschreibt das Ausmaß der Ortsveränderung eines Körpers. Die Bewegung eines rigiden Körpers (z. B. der Tibia) besteht aus einer Positionsveränderung und einer Veränderung der Orientierung. Die Veränderung der Position resultiert aus einer Translation, die neue Orientierung aus einer Rotation des Körpers. Die Maßeinheit für die Translation ist Meter, die Rotation wird in Winkelgraden gemessen. Um die Verschiebung zu bewirken, muß eine Kraft auf das Kniegelenk einwirken. Das Ausmaß der Verschiebung hängt von der Kraftgröße, der Kraftrichtung und vom Applikationspunkt der Kraft ab.

Bei der Beschreibung eines Testergebnisses spricht man häufig von einem *positiven Schubladentest,* im klinischen Alltag oft nur von einer *„vorderen Schublade"* oder einer *„hinteren Schublade".* Die durch die einwirkende Kraft provozierte Ortsveränderung der Tibia wird meist nicht detailliert bezeichnet. Um die bei den Schubladentests hervorgerufene Ortsveränderung der Tibia zu beschreiben, verwendet man im deutschsprachigen Raum die Begriffe *Schubladenbewegung, Schubladenausmaß,* besser aber *Tibiabewegung* oder *Tibiaverschiebung.* Bei diesen Begriffen ist es wichtig, daß man sie von den Termini der Translation und Rotation unterscheidet (s. unten). So ist z. B. das Resultat eines vorderen Schubladentests eine anteriore Tibiaverschiebung (Synonym: vordere Schubladenbewegung, anteriore Tibiabewegung). Das Ausmaß dieser Ortsveränderung kann als gering, mittelgradig oder groß eingestuft werden.

Die komplexe Bewegung der anterioren bzw. posterioren Tibiaverschiebung (vorderen bzw. hinteren Schubladenbewegung) besteht aus Translationen und Rotationen in den 6 Freiheitsgraden. Eine genaue Differenzierung der einzelnen Rotations- und Translationskomponenten ist aber mit einfachen Meßinstrumenten, wie den Händen des Untersuchers, nur unzureichend möglich (s. Kap. 12.5).

12.4.1
Rotation

Definition (aus [495]):
A type of motion or displacement in which all points on a body move about an axis as a center or a motion in which one point is fixed. The axis is commonly termed the axis of rotation.

Während der Rotation bewegen sich die Punkte eines Körpers um eine Achse (Rotationsachse) und verändern ihre Position mit verschiedenen Geschwindigkeiten. Die Geschwindigkeit der Punkte ist um so größer, je weiter sie vom Drehpunkt entfernt sind.

Als Rotation am Kniegelenk werden Bewegungen um die 3 Achsen bezeichnet (vgl. Abb. 3-1). Rotationsbewegungen sind:

- Abduktion/Adduktion (sagittale Achse),

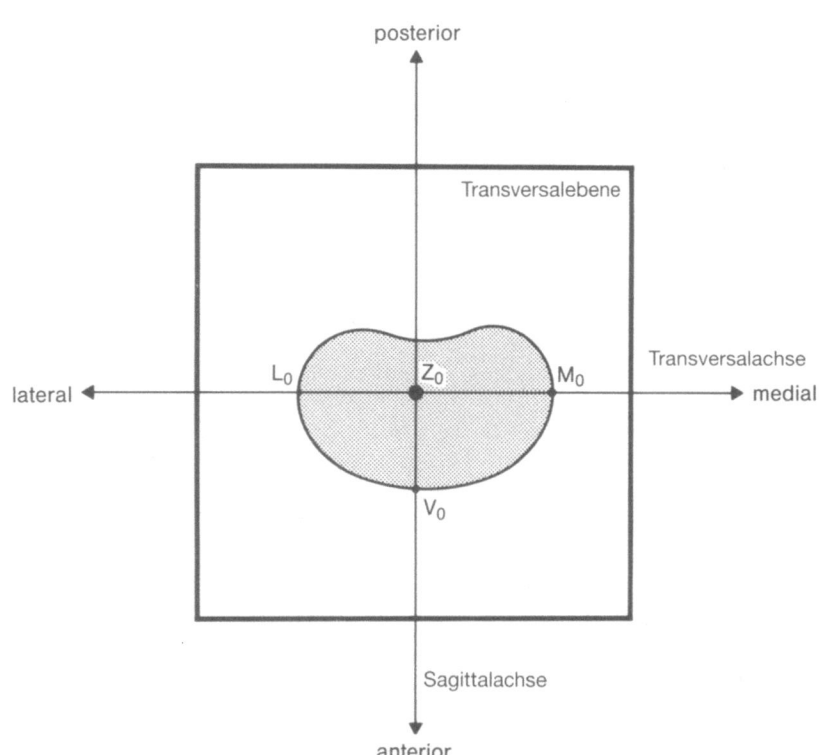

Abb. 12-1. Ausgangsstellung (schematisches Modell): Ansicht von kranial auf die Transversalebene und den Tibiakopf. Der zentrale Tibiabereich *(Z_o)*, oft auch Lokalisation der Rotationsachse, liegt im Kreuzungspunkt der Transversal-, Sagittal- und Vertikalachse. Ein lateraler *(L_o)* und ein medialer Tibiapunkt *(M_o)* liegen auf der Transversalachse. Der anteriorste Tibiapunkt *(V_o)* liegt auf der Sagittalachse. Von dieser Stellung ausgehend werden theoretisch mögliche Translationen und Rotationen der Tibia beschrieben

– Flexion und Extension (transversale Achse) und

– Innen-/Außenrotation (vertikale Achse) (Abb. 12-1 und 12-2).

Die Maßeinheit für die Rotation ist Grad.

12.4.2
Translation

Definition (aus [495]):
A type of motion or displacement of a rigid body in which all lines attached to it remain parallel to their original orientation.

Die Translation beschreibt eine Bewegung, bei der sich sämtliche Punkte eines rigiden Körpers parallel zu einer Linie auf einer Ebene (Translationsebene) um die gleiche Distanz in die gleiche Richtung bewegen. Sämtliche Punkte bewegen sich mit der gleichen Geschwindigkeit.

Übertragen auf das Kniegelenk spricht man von einer Translation, wenn sich mediale und laterale Tibiaanteile, z. B. gleich weit nach ventral (anteriore Translation) oder nach posterior (posteriore Translation) bewegen (Abb. 12-3 und 12-4). Als Bezugspunkt, an dem das Ausmaß der Translation bestimmt wird, dient meist die Mitte der Tibia, also der Bereich der Eminentia intercondylaris (Abb. 12-3 und 12-4).

Will man die Bewegungen des medialen bzw. lateralen Gelenkkompartments beschreiben, spricht man auch von einer Translation des medialen bzw. lateralen Kompartments (s. unten).

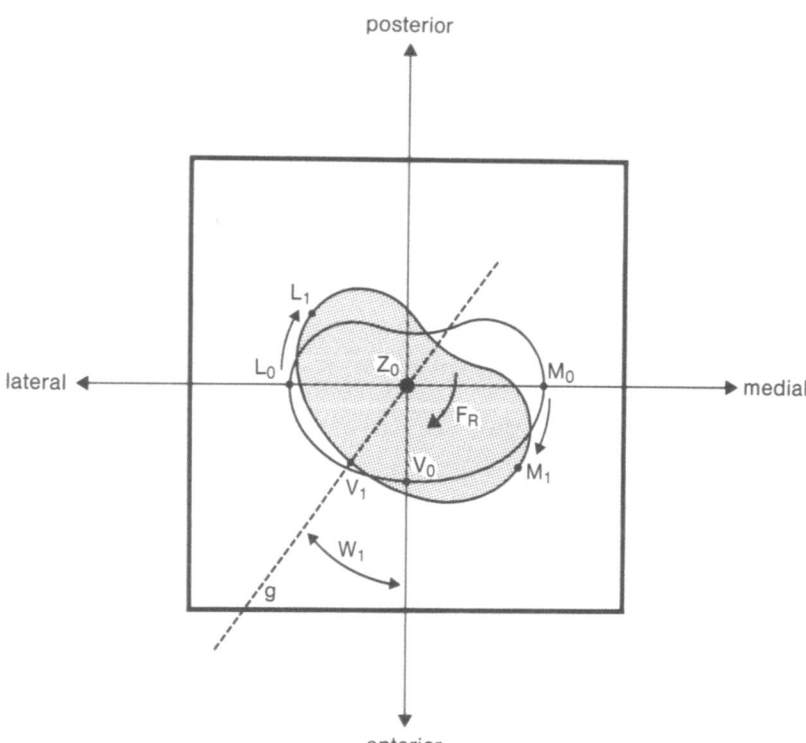

Abb. 12-2. Außenrotation, ausgelöst durch die Kraft F_R. Medial gelegene Punkte *(M_0)* wandern nach anterior *(M_1)*, lateral gelegene *(L_0)* wandern dagegen nach posterior *(L_1)*. Die Lage des zentralen Tibiapunktes *(Z_0)* verändert sich nicht. In diesem Fall ist die Rotationsachse im Punkt Z_0 lokalisiert. Das Ausmaß der Rotation wird durch den zwischen der Sagittalachse und der Geraden g, die durch V_1 und Z_0 verläuft, eingeschlossenen Winkel *(W_1)* bestimmt

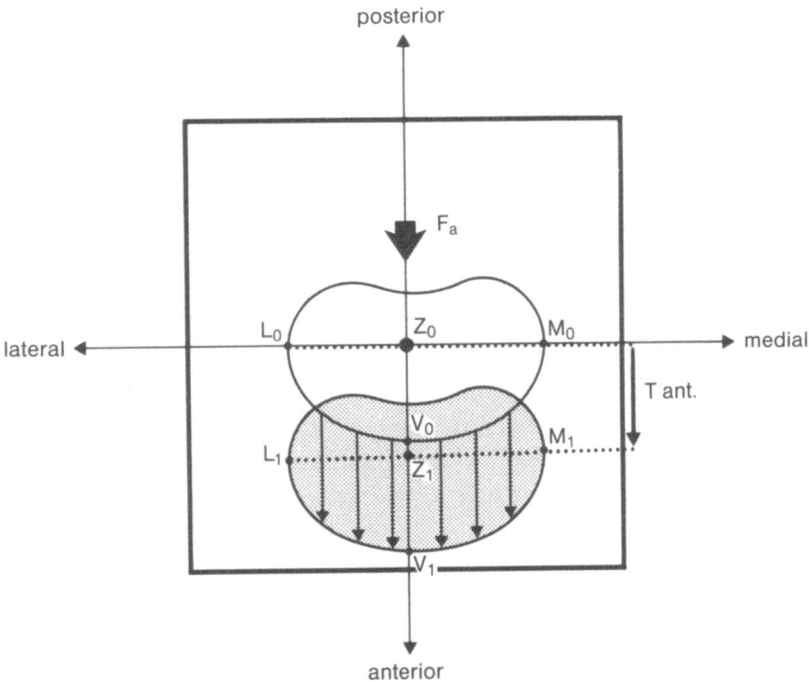

Abb. 12-3. Anteriore Translation. Unter der anterioren Kraft F_a werden sämtliche Tibiapunkte *(Z_0, M_0, L_0, V_0)* um die gleiche Strecke *(Pfeile)* nach anterior verschoben *(Z_1, M_1, L_1, V_1)*. Das Ausmaß der anterioren Translation *(T ant.)* läßt sich einfach ermitteln

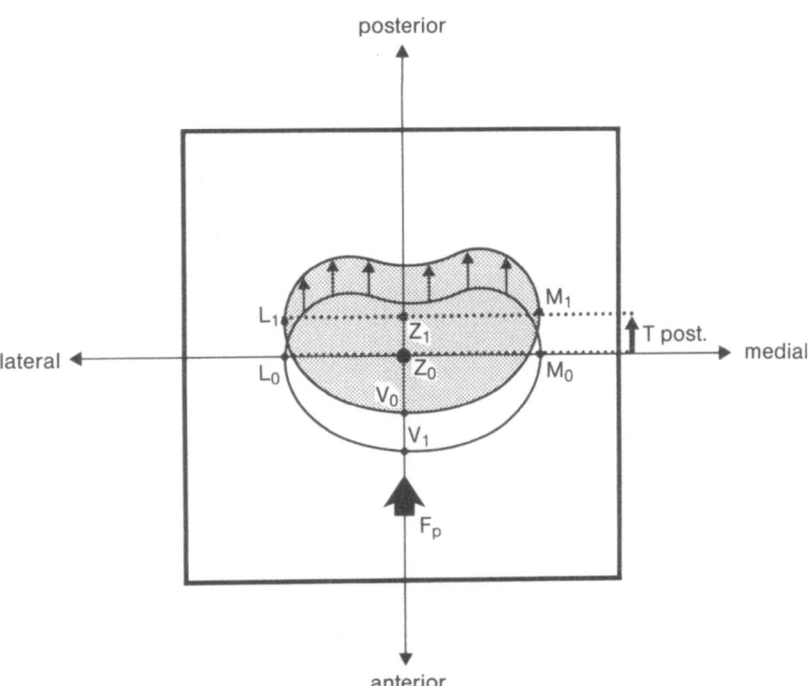

Abb. 12-4. Posteriore Translation. Unter der posterior gerichteten Kraft F_p werden sämtliche Tibiapunkte *(Z_0, M_0, L_0, V_0)* um die gleiche Strecke *(Pfeile)* auf der Transversalebene nach posterior verschoben *(Z_1, M_1, L_1, V_1)*. Das Ausmaß der hinteren Translation *(T post.)* ist einfach zu ermitteln

12.5
Gekoppelte Verschiebungen und Bewegungen

Definition (aus [495]):
A displacement or motion in one or more degrees of freedom that is caused by a load (force or moment) applied in another degree of freedom.

Am gesunden, besonders aber am bandverletzten Kniegelenk führt unserer Meinung nach *jede* einwirkende Kraft zu gekoppelten Verschiebungen (gekoppelten Bewegungen, coupled displacement).

Eine anterior gerichtete Kraft, wie sie z.B. beim vorderen Schubladentest oder dem Lachman-Test auf das Kniegelenk einwirkt, führt zu einer anterioren Tibiaverschiebung (Synonym: vordere Schubladenbewegung; anterior displacement). Diese anteriore Bewegung setzt sich aus mehreren Bewegungskomponenten zusammen (Abb. 12-5 und 12-6). Selbst bei intaktem Bandzustand resultiert nicht nur eine reine anteriore Translation des Tibiakopfes, sondern gleichzeitig auch eine Innenrotation als Bewegung in einem anderen Freiheitsgrad. Darüber hinaus ist es leicht vorstellbar, daß die zunehmende Anspannung der Bandstrukturen unter der einwirkenden Kraft zu einer Abstandsverkleinerung von Tibiaplateau und Femurkondylen führt, also eine Kompression der Gelenkpartner (= proximale Translation) bewirkt.

Das Ausmaß von anteriorer Translation unter anterior gerichteter Kraft und das Ausmaß der gekoppelten Bewegungen (z.B. mediale Translation, Außenrotation, laterale Translation oder Innenrotation) sind abhängig von Flexion, vorgegebener Unterschenkelrotation bei Testbe-

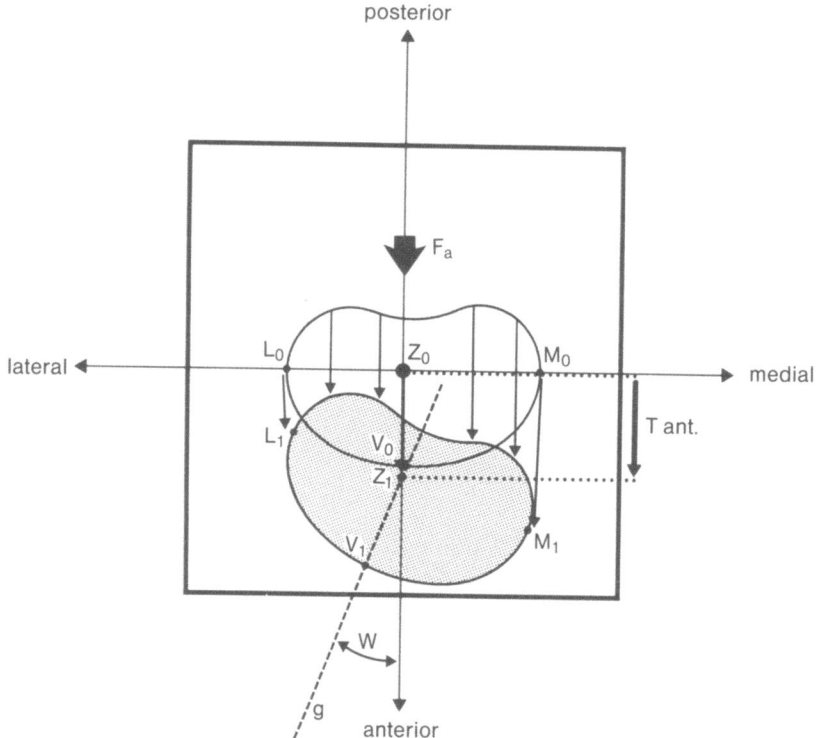

Abb. 12-5. Gekoppelte Bewegungen unter anteriorer Kraftapplikation Fa. Sämtliche Tibiapunkte *(Z_o, L_o, M_o, V_o)* werden unterschiedlich weit nach anterior verschoben *(Z_1, L_1, M_1, V_1)*. Die anteriore Translation *(T ant.)* wird durch die anteriore Verschiebung des zentralen Tibiapunktes *(Z_o)* bestimmt. Der Winkel zwischen der Sagittalachse und der Geraden g, die durch Z_1 und V_1 verläuft, bestimmt den Rotationswinkel W. Es liegen eine anteriore Translation und zusätzlich eine Außenrotation der Tibia als gekoppelte Bewegung vor

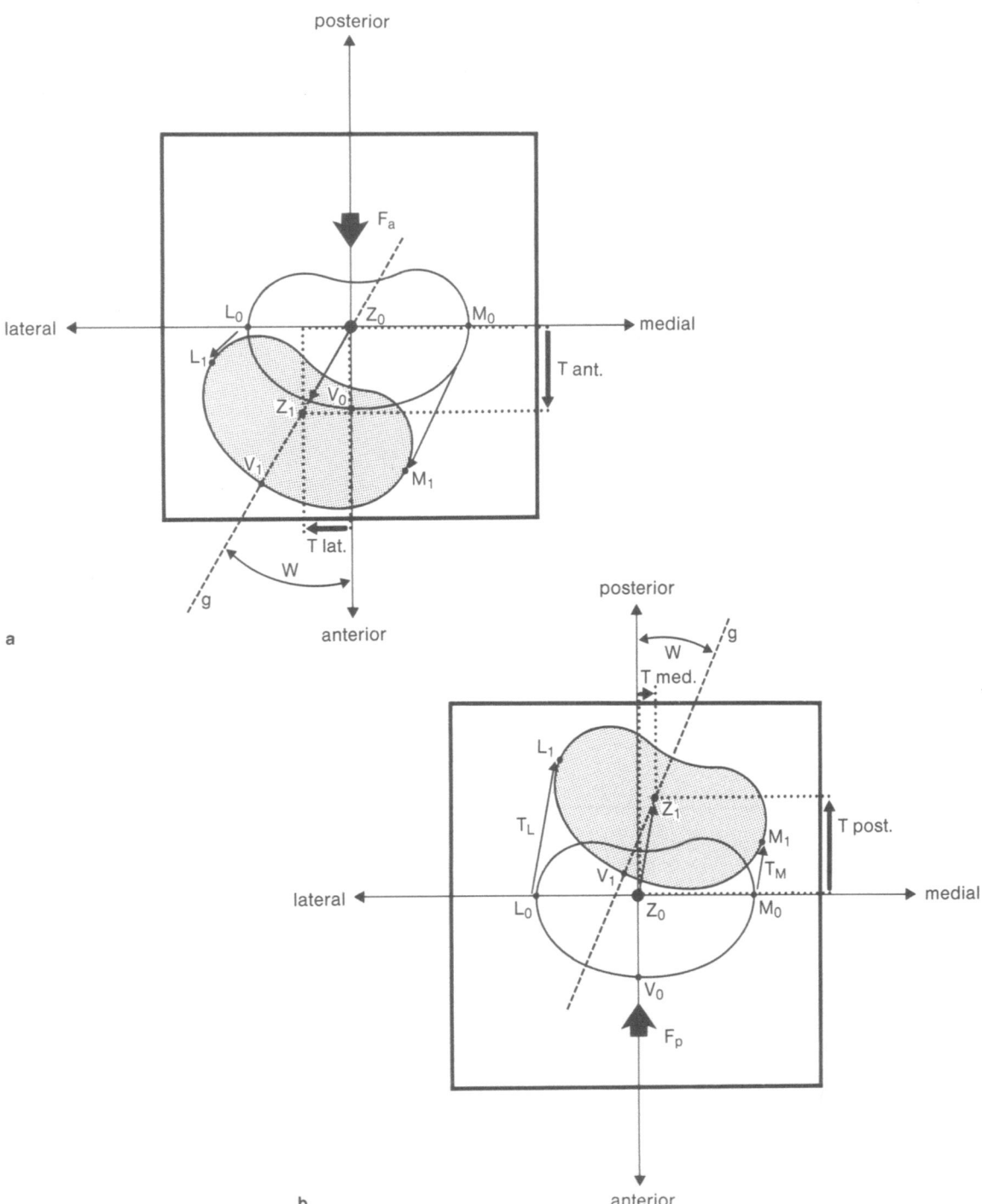

Abb. 12-6 a, b. Beispiele für gekoppelte Bewegungen unter anteriorer Kraftapplikation. **a** Sämtliche Tibiapunkte (Z_o, L_o, M_o, V_o) wandern unterschiedlich weit nach anterior und gleichzeitig auch nach lateral (Z_1, L_1, M_1, V_1). Die anteriore Verschiebung des Tibiamittelpunktes (Z_1) setzt sich aus einer anterioren Translation *(T ant.)* und einer lateralen Translation *(T lat.)* zusammen. Der Winkel W zwischen der Sagittalachse und der Geraden g bestimmt das Rotationsausmaß. Das Ausmaß der anterioren Verschiebung von medialen und lateralen Tibiaanteilen ist unterschiedlich. Es liegt eine anteriore Translation und als gekoppelte Bewegungen eine laterale Translation und eine Außenrotation vor. **b** Entsprechend umgekehrte Verhältnisse können sich bei einer posterior gerichteten Krafteinwirkung F_p ergeben, z. B. beim hinteren Schubladentest. Es zeigt sich eine posteriore Translation und gleichzeitig, als gekoppelte Verschiebung, eine mediale Translation und Außenrotation. Die posteriore Verschiebung (hintere Schubladenbewegung) des zentralen Tibiapunktes von Z_o nach Z_1 setzt sich dabei aus einer posterioren *(T post.)* und medialen *(T med.)* Translation (gekoppelte Verschiebung) zusammen. Das Ausmaß der posterioren Verschiebung von medialem (T_M) und lateralem (T_L) Tibiapunkt ist unterschiedlich

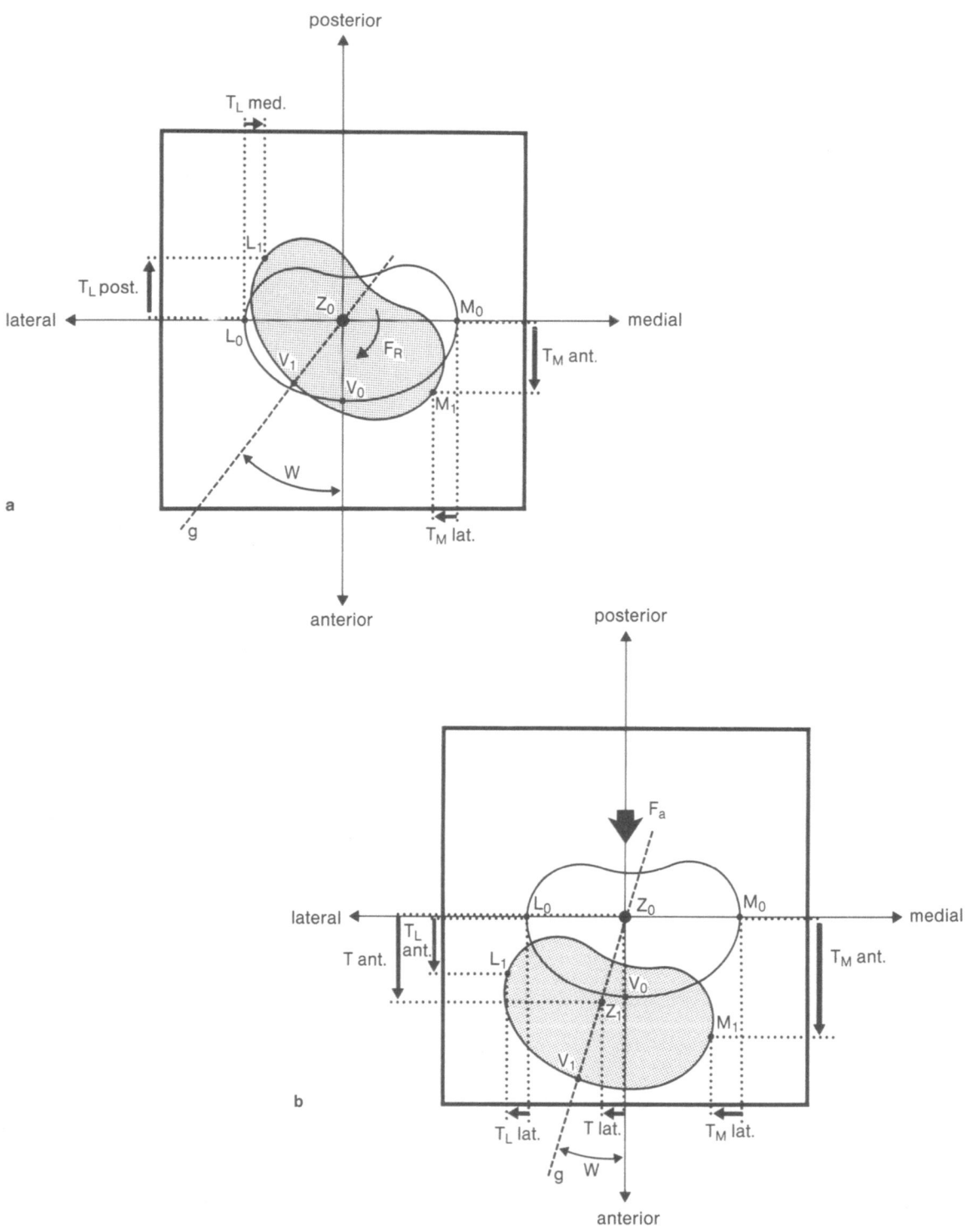

Abb. 12-7 a, b. Zerlegung der Rotation in einzelne Translationen. **a** Bei der Außenrotation wandern medial gelegene Punkte (z.B. *M₀*) auf der Transversalebene nach anterior *(M₁)*, lateral gelegene *(L₀)* wandern dagegen nach posterior *(L₁)*. Die Lage der Rotationsachse *(Z₀)* verändert sich nicht. Die Verschiebung (Bewegung) des medialen Punktes M₀ nach M₁ während der Rotationsbewegung läßt sich in eine anteriore *(TM ant.)* und eine laterale *(TM lat.)* Translation zerlegen. Für den lateralen Punkt L₀ trifft gleiches zu. Hier läßt sich die posteriore Bewegung in eine mediale *(TL med.)* und posteriore *(TL post.)* Translation unterteilen. **b** Bei gekoppelten Verschiebungen treten Translationen und Rotationen in mehreren Freiheitsgraden auf. Nicht nur für den Tibiamittelpunkt *(Z₀)* lassen sich die jeweiligen Translationen *(T ant. und T lat.)* angeben, sondern auch für die medialen *(M₀)* *(Translation TM ant. und TM lat.)* und lateralen *(Lo) (Translation TL ant. und TL lat.)* Tibiapunkte

ginn, von der Größe der einwirkenden Kraft und nicht zuletzt vom Ausmaß der Bandläsion (Abb. 12-5 bis 12-7).

Bewegt sich unter der anterior gerichteten Kraft beim vorderen Schubladentest die Tibia nach anterior, sollte man von einer vorderen Schubladenbewegung oder einer anterioren Tibiaverschiebung sprechen. Es hat sich aber auch der Terminus der „anterioren Translation" eingebürgert. So wird von einer anterioren Translation der Tibia bei positivem Ausfall des vorderen Schubladentests gesprochen (vgl. Abb. 12-3). Als Meßpunkt für die Translation dient in diesen Fällen meist die Eminentia intercondylaris.

Bei der Gleichsetzung der Bezeichnung „Verschiebung" mit „Translation" bleiben die gleichzeitig ablaufenden gekoppelten Verschiebungen unberücksichtigt. Der Begriff der Translation wird von uns daher im Zusammenhang mit der klinischen Laxizitätsprüfung bewußt zurückhaltend benutzt. Ist es bei Untersuchungsverfahren, wie z. B. bei gehaltenen Röntgenaufnahmen oder bei der apparativen Laxizitätsdiagnostik (s. Kap. 9) möglich, die einzelnen Translations- und Rotationskomponenten exakt zu erfassen, sollten die Termini der Translation und Rotation verwendet werden.

Jede Krafteinwirkung auf das Kniegelenk bewirkt u. E. sehr komplexe Verschiebungen der Tibia gegen das Femur. Selbst mit komplizierten Meßapparaturen, die Bewegungen in allen 6 Freiheitsgraden registrieren, lassen sich unter Laborbedingungen die komplexen Bewegungen und Verschiebungen während eines Laxizitätstests nur annähernd erfassen. Bei den klinischen Laxizitätstests muß der Untersucher mit seinen Händen die verschiebende Kraft auf den Unterschenkel aufbringen. Dabei soll die Kraft z. B.

beim vorderen Schubladentest genau nach anterior gerichtet sein. Gleichzeitig soll der Untersucher die resultierende Komplexbewegung der Tibia registrieren. Er kann zwar relativ einfach die primäre Bewegung, z. B. beim vorderen Schubladentest die anteriore Verschiebung, erfassen, nicht aber eindeutig bestimmen, ob diese Bewegung genau den definierten Anforderungen einer Translation (s. oben) entspricht, oder ob zusätzlich eine Innen- oder Außenrotation (Bewegung um die Vertikalachse) oder sogar noch weitere Bewegungen in anderen Freiheitsgraden vorliegen, z. B. eine mediale Translation oder eine axiale Kompression. Trotzdem sollte der Untersucher sich bemühen, gekoppelte Bewegungen (coupled displacements) zu erfassen, indem er z. B. die Verschiebungen des medialen und lateralen Gelenkkompartments beim vorderen Schubladentest getrennt zu registrieren versucht. Feagin [159] hat hierzu ein Vorgehen beschrieben, bei dem der Untersucher Tibia und Femur mit einer speziellen Handhaltung fixiert (vgl. Abb. 3-12). Hierbei kann der Untersucher neben der anterioren Translation auch die rotatorische Reaktion der Tibia erfassen, bzw. die Translation des medialen und lateralen Tibiakompartments angeben (Abb. 12-7). Man spricht in diesem Zusammenhang auch von anteriorer Translation des lateralen bzw. medialen Gelenkkompartments (compartmental translation).

Aus den genannten Gründen muß man bei den Laxizitätstests und der Benutzung der im klinischen Alltag häufig gebräuchlichen Begriffe der vorderen (hinteren) Schubladenbewegung und der medialen (lateralen) Aufklappbarkeit bedenken, daß neben der Bewegung (Translation, Rotation) in dem zu prüfenden Freiheitsgrad immer gekoppelte Bewegungen in anderen Freiheitsgraden ablaufen.

Literatur

1. Abbott LC, Saunders JB, Bost FC, Anderson CE (1944) Injuries of the ligaments of the knee. J Bone Joint Surg [Am] 26: 503–521
2. Abdon P, Asanson M, Turner S (1988) Total meniscectomy in children: A long-term follow-up study. In: Müller W, Hackenbruch W (eds) Surgery and arthroscopy of the knee. Springer, Berlin Heidelberg New York Tokyo, pp 366–368
3. Acufex Microsurgical Inc (1987) The Knee Signature System – KSS. Norwood, USA
4. Adam G, Bohndorf K, Prescher A, Krasny R, Gümther RW (1988) Der hyaline Gelenkknorpel in der MR-Tomographie des Kniegelenkes bei 1, 5 T. Fortschr Röntgenstr 148: 648–651
5. Aglietti P, Buzzi R, Bassi PB (1988) Arthroscopic partial meniscectomy in the anterior cruciate deficient knee. Am J Sports Med 16: 597–602
5 a. Aichroth PM, Patell DV (1992) Osteochondritis dissecans of the knee: an overview. In: Aichroth PM, Cannon WD (eds) Knee surgery – current practice. Deutscher Ärzteverlag, Köln pp 414–426
6. Aisen AM, McCune WJ, MacGuire AM, Carson PL, Silver TM, Jafri SZ, Martel W (1984) Sonographic evaluation of the cartilage of the knee. Radiology 153: 781–784
6 a. Akeson WH (1990) The response of ligaments to stress modulation and overview of the ligament healing response. In: Daniel DM, Akeson WH, O'Connor JJ (eds) Knee ligaments. Structure, function, injury, and repair. Raven, New York Tokyo, pp 315–327
6 b. Al-Duri Z (1992) Jumper's knee. In: Aichroth PM, Cannon WD (eds) Knee surgery – current practice. Deutscher Ärzteverlag, Köln, pp 736–741
6 c. Al-Duri Z (1992) Relation of the fibular head sign to other signs of anterior cruciate ligament insufficiency. Clin Orthop 275: 220–225
7. Allen PR, Debaham RA, Swan AV (1984) Late degenerative changes after meniscectomy. J Bone Joint Surg [Br] 66: 666–671
8. Allum RL, Jones JR (1987) Acute traumatic haemarthrosis of the knee. J Bone Joint Surg [Br] 69: 160
9. Anderson AF, Lipscomb B (1986) Clinical diagnosis of meniscal tears. Description of a new manipulative test. Am J Sports Med 14: 291–293
10. Anderson AF, Lipscomb B, Liudahl KJ, Addlestone RB (1987) Analysis of the intercondylar notch by computed tomography. Am J Sports Med 15: 547–552
10 a. Anderson AF, Lipscomp AB (1987) Analysis of rehabilitation techniques after anterior cruciate ligament reconstruction. Am J Sports Med 15: 408
10 b. Anderson AF, Lipscomp AB (1989) Preoperative instrumented testing of anterior and posterior knee laxity. Am J Sports Med 17: 387–392
10 c. Anderson K, Woitys EM, Loubert PV, Miller RE (1992) A biomechanical evaluation of taping and bracing in reduing knee joint translation and rotation. Am J Sports Med 20: 416–421
10 d. Andersson CH, Good L, Odensten M, Gillquist J (1989) Surgical or nonsurgical treatment of acute rupture of the anterior cruciate ligament-A randomized study with long-term follow-up. Am J Sports Med 17: 710
10 e. Andersson CH, Odensten M, Good L, Gillquist J (1989) Surgical or nonsurgical treatment of acute rupture of the anterior cruciate ligament-A randomized study with long-term follow-up. J Bone Joint Surg [Am] 71: 965–974
11. Andrew BL (1954) The sensory innervation of the medial ligament of the knee joint. J Physiol 123: 241–250
12. Andrews JR, McLoad WD, Ward T, Howard K (1977) The cutting mechanism. Am J Sports Med 5: 111–121
13. Andrews JR (1985) The classification of the knee ligament instability. Orthop Clin North Am 16: 69–82
14. Appel M, Gradinger R (1989) Die Architektur des Kreuzbandaufbaus. Prakt Sporttrauma Sportmed 5: 12–16
14 a. Arlet V, Jarzem P, Lenczner E (1990) Chronic posterior cruciate insufficiency: A functional evaluation. J Bone Joint Surg [Br] 72: 541
15. Arms SW, Pope MH, Johnson RJ, Fischer RA, Arvidson I, Eriksson E (1984) The biomechanics of anterior cruciate ligament rehabilitation and reconstruction. Am J Sports Med 12: 8–18
16. Arnoczky SP (1983) Anatomy of the anterior cruciate ligament. Clin Orthop 172: 19–25
17. Arnoczky SP, Warren RF (1983) The microvasculature of the meniscus and its response to injury. Am J Sports Med 11: 131–140
18. Arnoczky SP (1985) Blood supply to the anterior cruciate ligament and supporting structures. Orthop Clin North Am 16: 15–28
19. Arnoczky SP (1985) The blood supply of the meniscus and its role in healing and repair. In: Finerman G (ed) Symposium of sports medicine: The knee. Mosby, St. Louis, pp 94–110
20. Arnold JA, Coker TP, Heaton LM, Park JP, Harris WD (1979) Natural history of anterior cruciate ligament tears. Am J Sports Med 7: 305–313
21. Arthornthurasook A, Gaew-Im K (1988) Study of the infrapatellar nerve. Am J Sports Med 16: 57–59
22. Bach BR, Warren RF (1988) Radiographic indicators of anterior cruciate ligament injury. In: Feagin JA (ed) The crucial ligaments. Diagnosis and treatment of

ligamentous injuries about the knee. Churchill Livingstone, New York, pp 317–327

23. Bach BR, Warren RF, Wickiewicz TL (1988) The pivot shift phenomenon: Results and description of a modified clinical test for anterior cruciate ligament insufficiency. Am J Sports Med 16: 571–576

23 a. Bach BR, Warren RF, Flynn WM, Kroll M, Wickiewicz TR (1990) Arthrometric evaluation of knees that have a torn anterior cruciate ligament. J Bone Joint Surg [Am] 72: 1299–1306

23 b. Bach BR, Daluga DJ, Mikosz R, Andriacchi TP, Seidl R (1992) Force displacement characteristics of the posterior cruciate ligament. Am J Sports Med 20: 67–72

23 c. Bach BR (1993) Graft selection for posterior cruciate ligament surgery. In: Drez D, DeLee JC (eds) Oper Tech Sports Med 1: 104–109

24. Bachelin P, Bedat P, Moret O, Fritschy D (1988) Active Lachman test. A radiological control in intercondylar eminence fractures and ACL tears in children. Presented at 3rd Congress of European Society of Knee Surgery and Arthroscopy, Amsterdam

24 a. Baker BE, Van Hanswyk E, Orthotist C, Bogosian SP, Werner FW, Murphy D (1987) A biomecanical study of the static stabilizing effect of knee braces on medial stability. Am J Sports Med 15: 566–570

24 b. Baker BE, VanHanswyk E, Orthotist C, Bogosian SP, Werner FW, Murphy D (1989) The effect of knee braces on lateral impact loading of the knee. Am J Sports Med 17: 182–186

25. Balkfors B (1982) The course of knee-ligament injuries. Acta Orthop Scand (Suppl) 198

25 a. Ballmer PM, Jakob RP (1988) The nonoperative treatment of isolated complete tears of the medial collateral ligament of the knee. A prospective study. Arch Orthop Trauma Surg 107: 273–276

26. Bandi W (1981) Die retropatellaren Kniegelenksschäden, 2. Aufl. Huber, Stuttgart

26 a. Barber-Westin SD, Noyes FR (1993) The effect of rehabilitation and return to activity on anterior-posterior knee displacements after anterior cruciate ligament reconstruction. Am J Sports Med 21: 264–270

27. Bargar WL, Moreland JR, Markolf KL, Shoemaker SC, Amstutz HC, Grant TT (1980) In vivo stability testing of post-meniscectomy knees. Clin Orthop 150: 247–252

28. Bargar WL, Moreland JR, Markolf KL, Shoemaker SC (1983) The effect of tibia-foot rotatory position on the anterior drawer test. Clin Orthop 173: 200–203

28 a. Barrack RL, Skinner HB, Brunet ME, Cook SD (1984) Joint kinesthesia in the highly trained knee. Am J Sports Med 24: 18–20

28 b. Barrack RL, Skinner HB, Cook SD (1984) Proprioception of the knee joint. Paradoxical effect of training. Am J Phys Med 63: 175–181

29. Barrack RL, Skinner HB, Buckley SL (1989) Proprioception in the anterior cruciate deficient knee. Am J Sports Med 17: 1–6

29 a. Barrack RL, Buckley SL, Bruckner JD, Kneisl JS, Alexander AH (1990) Partial versus complete acute anterior cruciate ligament tears. The result of nonoperative treatment. J Bone Joint Surg [Br] 72: 622–624

29 b. Barrack RL, Skinner HB (1990) The sensory function of knee ligaments. In: Daniel DM, Akeson W, O'Connor J (eds) Knee ligaments. Structure, function, injury, and repair. Raven, New York Tokyo, pp 95–114

30. Barton TM, Torg JS, Das M (1984) Posterior cruciate ligament insufficiency. A review to the literature. Sports Med 1: 419–430

30 a. Barton TM, Torg JS (1985) Natural history of the posterior cruciate ligament deficient knee. Am J Sports Med 13: 439

31. Barucha E (1960) Unsere Erfahrungen über den Wert des Rauberschen Röntgenzeichens bei der Meniskusdiagnose. Monatsschr Unfallheilkd 63: 370

32. Basmajian JV, Lovejoy H (1971) Functions of the popliteus muscle in man. J Bone Joint Surg [Am] 53: 557–562

33. Baugher WH, Warren RF, Marshall JL, Joseph A (1984) Quadriceps atrophy in the anterior cruciate insufficient knee. Am J Sports Med 12: 192–195

34. Baumgartl F (1964) Das Kniegelenk. Springer, Berlin Heidelberg New York

34 a. Baumgartl F, Thiemel G (1993) Untersuchung des Kniegelenkes. Thieme, Stuttgart New York

34 b. Beard DJ, Kyberd PJ, Fergusson CM, Dodd CA (1993) Proprioception after rupture of the anterior cruciate ligament. J. Bone Joint Surg [Br] 75: 311–315

35. Beaufils P, Ceolin JL, Perreau M (1988) Medial meniscal cysts: A report on 32 cases. Presented at 3rd Congress of European Society of Knee Surgery and Arthroscopy, Amsterdam

35 a. Beck C, Drez D, Young J, Cannon WD, Stone ML (1986) Instrumented testing of functional knee braces. Am J Sports Med 14: 253–256

36. Behfar AS, Refior HJ (1986) Arthroskopie des kindlichen Kniegelenkes. Z Orthop Grenzgeb 124: 751–754

37. Bellier G, Dupont JY (1988) Lateral discoid meniscus in children: Pathology and treatment. Presented at 3rd Congress of European Society of Knee Surgery and Arthroscopy, Amsterdam

38. Benedetto KP (1984) Die Technik der arthroskopischen Kreuzbandplastik. Chirurg 55: 756–769

39. Benedetto KP (1985) Der Ersatz des vorderen Kreuzbandes mit dem vasculär gestielten zentralen Drittel des Lig. patellae. Unfallchirurg 88: 189–197

40. Benedetto KP, Glötzer W, Künzel KH, Gaber O (1985) Die Gefäßversorgung der Menisken, morphologische Grundlagen für die Refixation. Acta Anat 124: 88–92

41. Benedetto KP (1986) Indikation zur Arthroskopie bei Verletzungen der Kapselbandstrukturen am Kniegelenk. Hefte Unfallheilkd 181: 772–776

42. Benninghoff A, Goerttler K (1981) Lehrbuch der Anatomie des Menschen, Bd I. Urban & Schwarzenberg, München

42 a. Berns GS, Howell SM (1993) Roofplasty requirements in vitro for different tibial hole placements in anterior cruciate ligament reconstruction. Am J Sports Med 21: 292–298

43. Bertin KC, Marlowe Goble E (1983) Ligament injuries associated with physeal fractures about the knee. Clin Orthop 177: 188–195

43 a. Biedert RM, Lobenhoffer P, Stauffer E, Latterman C (1994) Occurrence and distribution of free nerve endings in the distal iliotibial tract system of the knee. Abstract, ACL Study Group 13.–19. 3. 1994 Ischgl (Austria)

44. Bircher E (1921) Die Arthroendoskopie. Zentralbl Chir 48: 1460–1461

45. Bircher E (1933) Über Binnenverletzungen des Kniegelenkes. Langenbecks Arch Klin Chir 177: 290–350

46. Bird MDT, Sweet MBE (1988) Canals in the semilunar meniscus: brief report. J Bone Joint Surg [Br] 70: 839

47. Blaimont P, Klein P, Alameh M, Van Elegem P (1988) The function of hamstrings: A pathogenic hypothesis of femoropatellar osteoarthritis. In: Müller W, Hackenbruch W (eds) Surgery and arthroscopy of the knee. Springer, Berlin Heidelberg New York Tokyo, pp 55–57

48. Blauth W (1961) Die Sudecksche Dystrophie des Kniegelenkes. Arch Orthop Unfallchir 53: 231–249

49. Blauth W, Karpf P (1981) Grundlagen der klinischen Untersuchung des Kniegelenkes. Prakt Orthop 11: 37–53

50. Blauth W, Hassenpflug J (1983) Die Arthrographie bei Strecksteifen des Kniegelenkes. Z Orthop 121: 706–713

51. Blauth W, Helm C (1988) Vordere Kreuzbandrupturen – ein diagnostisches Problem? Unfallchirurg 91: 358–365

52. Blazina ME (1978) Isolated tear of the anterior cruciate ligament. In: Schulitz KP, Krahl H, Stein WH (eds) Late reconstruction of injured ligaments of the knee. Springer, Berlin Heidelberg New York, pp 22–32

52 a. Blick S, Daniel DM (1989) The quadriceps-ACL interaction. Am J Sports Med 17: 705

53. Bloier B (1987) Ultraschalldiagnostik am Seitenbandapparat des Kniegelenkes bei Varus-Valgus-Streß. In: Stuhler T, Feige A (Hrsg) Ultraschalldiagnostik des Bewegungsapparats. Springer, Berlin Heidelberg New York Tokyo, S 297–302

54. Blumensaat C (1938) Die Lageabweichungen und Verrenkungen der Kniescheibe. Ergeb Chir Orthop 31: 149–223

55. Blumensaat C (1956) Der heutige Stand des Sudeck-Syndroms. Hefte Unfallheilkd 51: 1–225

55 a. Boeree NR, Ackroyd CE (1992) Magnetic resonance imaging of anterior cruciate ligament rupture. A new diagnostic sign. J Bone Joint Surg [Br] 74: 614–616

56. Böhler J (1943) Röntgenologische Darstellung von Kreuzbandverletzungen. Chirurg 16: 136–138

56 a. Bonamo JJ, Fay C, Firestone T (1990) The conservative treatment of the anterior cruciate deficient knee. Am J Sports Med 18: 618–623

56 b. Bongartz G, Pauli T (1990) Gelenke. (S. 106–136) In: Peters PE, Matthiaß HH, Reiser M (Hrsg) Magnetresonanztomographie in der Orthopädie. Enke, Stuttgart (Bücherei des Orthopäden, Bd 56)

57. Boniface RJ, Fu FH, Ilkhanipour K (1986) Objective anterior cruciate ligament testing. Orthopedics 9: 391–393

58. Bonnarens FO, Drez D (1987) Clinical examination of the knee for anterior cruciate ligament laxity. In: Jackson DW, Drez D (eds) The anterior cruciate deficient knee. Mosby, St. Louis, pp 72–89

59. Bonnel F, Mansat CH, Jaeger JH (1986) The three-dimensional active rotatory stabilization of the knee. Surg Radiol Anat 8: 37–42

60. Bousquet G (1972) Le diagnostic des laxités chronique du genou. Rev Chir Orthop (Suppl) 58

60 a. Bovens AM, van Baak MA, Vrencken JG, Wijnen JA, Verstappen FT (1990) Variability and reliability of joint measurements. Am J Sports Med 18: 58–63

61. Boyd IA, Roberts TDM (1953) Proprioceptive discharges from stretch- receptors in the knee-joint of the cat. J Physiol 122: 38–58

62. Boyd IA (1954) The histological structure of the receptors in the knee- joint of the cat correlated with their physiological response. J Physiol 124: 476–488

63. Bradley GW, Shives TC, Samuelsen KM (1979) Ligament injuries in the knees of children. J Bone Joint Surg [Am] 61: 588–591

64. Bradley J, Fitzpatrick D, Daniel D, Shercliff, O'Connor J (1988) Orientation of the cruciate ligament in the sagittal plane. J Bone Joint Surg [Br] 70: 94–99

65. Brantigan OC, Voshell AF (1941) The mechanics of the ligaments and the menisci of the knee joint. J Bone Joint Surg [Am] 23: 44–66

66. Brantigan OC, Voshell AF (1943) The tibial collateral ligament: its function, its bursae and its relation to the medial meniscus. J Bone Joint Surg [Am] 25: 121–131

67. Braus H, Elze C (1954) Anatomie des Menschen, Bd I. Springer, Berlin Göttingen Heidelberg

68. Brna JA, Hall RF (1984) Acute monoarticular herpetic arthritis. J Bone Joint Surg [Am] 66: 623

69. Brody DM (1980) Running injuries. Clin Symp 32: 1–36

69 a. Browne JE, Barnthouse CD, Redhair R, Bolander M (1991) User comparison of the KSS instrumented system. Am J Sports Med 19: 538

70. Brühlmann-Keller H, Kieser CH, Züllig R (1986) Arthrographie und Arthroskopie in der Meniskusdiagnostik. Unfallchirurg 89: 547–550

71. Brühlmann H (1986) Ökonomie der Meniskusdiagnostik. In: Tiling TH (Hrsg) Arthroskopische Meniskuschirurgie (Fortschritte in der Arthroskopie Bd 2). Enke, Stuttgart, S 28–29

72. Bruns P (1892) Die Luxation des Semilunarknorpels des Kniegelenkes. Bruns Beitr Klin Chir 9: 435–464

73. Bryant JT, Cooke TDV (1988) A biomechanical function of the ACL: Prevention of medial translation of the tibia. In: Feagin JA (ed) The crucial ligaments. Diagnosis and treatment of ligamentous injuries about the knee. Churchill Livingstone, New York, pp 235–242

73 a. Buckley SL, Barrack RL, Alexander AH (1989) The natural history of conservatively treated partial anterior cruciate ligament tears. Am J Sports Med 17: 221–225

74. Bunker TD (1983) Ruptured semimembranosus bursa – A complication of arthroscopy. A short case report. Injury 15: 182–183

74 a. Burks R, Daniel MD, Losse G (1984) The effect of continuous passive motion on anterior cruciate ligament reconstruction stability. Am J Sports Med 12: 323–327

75. Burman MS (1931) Arthroscopy or the direct visualisation of joints. An experimental cadaver study. J Bone Joint Surg [Am] 13: 669–695

76. Burman MS, Finkelstein H, Mayer I (1934) Arthroscopy of the knee joint. J Bone Joint Surg [Am] 16: 255–268

77. Burri C, Mutschler W (1982) Das Knie – Verletzungen, Verletzungsfolgen, Erkrankungen. Hippokrates, Stuttgart

77 a. Burroughs P, Dahners LE (1990) The effect of enforced exercise on the healing of ligament injuries. Am J Sports Med 18: 376–378

77 b. Buseck MS, Noyes FR (1991) Arthroscopic evaluation of meniscal repairs after anterior cruciate ligament reconstruction and immediate motion. Am J Sports Med 19: 489–494

78. Butler DL, Noyes FR, Grood ES (1980) Ligamentous restraints to anterior- posterior drawer in the human knee. A biomechanical study. J Bone Joint Surg [Am] 62: 259–270

79. Cailliet R (1984) Knee pain and disability, 2nd edn. Davies, Philadelphia

80. Calville MR, Lee CL, Ciullo JV (1986) The Lenox Hill brace. An evaluation of effectiveness in treating knee instability. Am J Sports Med 14: 257–261

80 a. Cameron M, Fu FH, Schneider M, Pässler H, Evans C (1994) Synovial fluid cytokinine concentrations in the anterior cruciate ligament-deficient knee. Possible prognostic indicators. Abstract, ACL Study Group 13.–19. 3. 1994 Ischgl (Austria)

80 b. Cannon WD, Vittori JM (1991) The role of arthroscoopic debridement after anterior cruciate ligament reconstruction. Arthroscopy 7: 344–349

81. Casscells SW (1979) The arthroscope in the diagnosis of disorders of the patellofemoral joint. Clin Orthop 144: 45–50

82. Casscells SW, Fellows B, Axe MJ (1983) Another young athlete with intermittent claudication. Am J Sports Med 11: 180–182

83. Castaing J, Burdin PH, Mougin M (1972) Les conditions de la stabilité passive du genou. Rev Chir Orthop (Suppl) 58: 34–48

84. Casteleyn PP, Handelberg F, Opdecam P (1988) Traumatic haemarthrosis of the knee. J Bone Joint Surg [Br] 70: 404–406

85. Cavlak Y, Heufers D (1979) Die beidseitige Ruptur der Quadricepssehne, ein seltenes Krankheitsbild. Aktuell Traumatol 9: 373–375

86. Cerabona F, Sherman MF, Bonamo JR, Sklar J (1988) Patterns of meniscal injury with acute anterior cruciate ligament tears. Am J Sports Med 16: 603–609

87. Cerulli G, Ceccarini A, Alberti P, Caraffa A (1985) Study of the mechano-receptors of the human menisci. Presented at 4th Congress of the Society of knee, Salzburg

88. Cerulli G, Ceccarini A, Alberti PF, Caraffa A, Caraffa G (1988) Mechanoreceptors of some anatomical structures of the human knee. In: Müller W, Hackenbruch W (eds) Surgery and arthroscopy of the knee. Springer, Berlin Heidelberg New York Tokyo, pp 50–54

89. Cerulli G, Caraffa A, Bensi G, Buompadre V (1988) Biochemical neuromorphological and mechanical studies on ACL. Presented at 3rd Congress of European Society of Knee Surgery and Arthroscopy, Amsterdam

90. Chapman JA (1985) Popliteal artery damage in closed injuries of the knee. J Bone Joint Surg [Br] 67: 420–423

91. Chassaing V, Parier J (1988) Arthroskopie des Kniegelenkes – Diagnostik und operative Therapie. Deutscher Ärzteverlag, Köln

92. Childress HM (1957) Diagnosis of posterior lesions of the medial meniscus. Desciption of a new test. Am J Surg 93: 782–784

93. Christopher GW, Jurik JA, Janecki CJ, Haake PW, Riley GJ, Chessin GN (1982) Meningococcae arthritis, bacteriaemia and osteomyelitis following arthroscopy. Report of a case. Clin Orthop 171: 127–130

93 a. Clancy WG, Ray JM, Zoltan BJ (1985) Acute third degree anterior cruciate ligament injury: A prospective study of conservative nonoperative treatment and operative treatment with repair and patella tendon augmentation. Am J Sports Med 13: 435–436

94. Clark FJ, Burgess PR (1975) Slowly adapting receptors in cat knee joint: Can they signal joint angles? J Neurophysiol 38: 1448–1463

95. Cohn AK, Mains DB (1979) Popliteal hiatus of the lateral meniscus. Am J Sports Med 4: 222–226

95 a. Colville MR, Bowman RR (1993) The significance of isometer measurements and graft position during anterior cruciate ligament reconstruction. Am J Sports Med 21: 832–835

96. Contzen H (1975) Diagnostik beim instabilen Kniegelenk. Hefte Unfallheilkd 125: 80

97. Cooper DE, Delee JC, Ramamurthy S (1989) Reflex sympathetic dystrophy of the knee. J Bone Joint Surg [Am] 71: 365–369

97 a. Cooper DE (1991) Tests for posterolateral instability of the knee in normal subjects. J Bone Joint Surg [Am] 73: 30–36

97 b. Cooper DE (1991) Tests for posterolateral instability of the knee in normal subjects. Results of examination under anesthesia. J Bone Joint Surg [Am] 73: 30–36

98. Cotta H, Puhl W, Niethard FU (1982) Der Einfluß des Hämarthros auf den Knorpel der Gelenke. Unfallchirurgie 8: 145–151

98 a. Coupens SD, Yates CK, Sheldon C, Ward C (1992) Magnetic resonance imaging evaluation of the patellar tendon after use its central one-third for anterior cruciate ligament reconstruction. Am J Sports Med 20: 332–335

98 b. Covey DC, Sapega AA (1993) Injuries of the posterior cruciate ligament. J Bone Joint Surg [Am] 75: 1376–1386

98 c. Cosgarea AJ, DeHaven KE, Lovelock JE (1994) The surgical treatment of arthrofibrosis of the knee. Am J Sports Med 22: 184–191

99. Crawford E, Dewer M, Aichroth PM (1987) The Westminster cruciometer for measurement anterior cruciate instability. J Bone Joint Surg [Br] 69: 159

100. Cross MJ, Powell JF (1984) Long-term follow-up of posterior cruciate ligament rupture: A study of 116 cases. Am J Sports Med 12: 292–297

101. Cross MJ, Schmidt DR, Mackie IG (1987) A no-touch test for the anterior cruciate ligament. J Bone Joint Surg [Br] 69: 300

102. Cross MJ, Roger GJ, Bokor D, Sorrenti S (1989) Dynamic cruciate tester as a diagnostic tool for the assessment of laxity of the anterior cruciate ligament. J Bone Joint Surg [Br] 71: 162

102 a. Cross MJ, Crichton KJ (1990) Untersuchung des verletzten Kniegelenkes. Thieme, Stuttgart New York

103. Crowninshield R, Pope MH, Johnson RJ (1976) An analytical model of the knee. J Biomech 9: 397–405

104. Crowninshield R, Pope MH, Johnson R, Miller R (1976) The impedance of human knee. J Biomech 9: 529–535

105. Czerniecki JM, Lippert F, Olerud JE (1988) A biomechanical evaluation of tibiofemoral rotation in anterior cruciate deficient knees during walking and runing. Am J Sports Med 16: 327–331

106. Daffner RH, Tabas JH (1987) Trauma oblique radiographs of the knee. J Bone Joint Surg [Am] 69: 568–572

106 a. Dahlstedt LJ, Dalen N (1989) Knee laxity in cruciate ligament injury. Value of examination under anesthesia. Acta Orthop Scand 60: 181–184

106 b. Dahners LE, Gilbert JA, Lester GE, Taft TN, Payne LZ (1988) The effect of a nonsteroidal antiinflammatory drug on the healing of ligaments. Am J Sports Med 16: 641–646

107. Dahners L (1989) Factors influencing ligament healing. Presented at 1st International Symposium on Sporttraumatology „The knee of sportsmen", Bopfingen 9.–10.6.1989

108. Dandy DJ (1981) Arthroscopic surgery of the knee. Churchill Livingstone, Edinburgh

109. Dandy DJ, Pusey RJ (1982) The long-term results of unrepaired tears of the posterior ligament. J Bone Joint Surg [Br] 64: 92–941

110. Dandy DJ, Griffiths D (1989) Lateral release for recurrent dislocation of the patella. J Bone Joint Surg [Br] 71: 121–125

110 a. Dandy DJ, Rao NS (1990) Benign synovioma causing internal derangement of the knee. J Bone Joint Surg [Br] 72: 641–642

111. Daniel DM, Malcom LL, Losse G, Stone ML, Burks R, Morgan J (1983) The active anterior drawer test. Annual meeting of the AAOS, Anaheim, California

112. Daniel DM, Stone ML, Sachs R, Malcom LL, Losse G, Burks R, Barnett P (1984) Instrumented measurement of acute ACL disruption. Annual meeting of the AAOS, Atlanta, Georgia

113. Daniel DM, Malcom LL, Losse G, Stone ML, Sachs R, Burks R (1985) Instrumented measurement of anterior laxity of the knee. J Bone Joint Surg [Am] 67: 720–726

114. Daniel DM, Stone ML, Sachs R, Malcom LL (1985) Instrumented measurement of the anterior knee laxity in patients with acute anterior cruciate ligament disruption. Am J Sports Med 13: 401–407

115. Daniel DM, Biden EN (1987) The language of knee motion. In: Jackson DW, Drez D (eds) The anterior cruciate deficient knee. Mosby, St. Louis Washington Toronto, pp 1–16

116. Daniel DM, Stone ML (1988) Diagnosis of knee ligament injury: Tests and measurements of joint laxity. In: Feagin JA (ed) The crucial ligaments. Diagnosis and treatment of ligamentous injuries about the knee. Churchill Livingstone, New York, pp 287–300

117. Daniel DM, Stone ML, Barnett P, Sachs R (1988) Use of the quadriceps active test to diagnose posterior cruciate-ligament disruption and measure posterior laxity of the knee. J Bone Joint Surg [Am] 70: 386–391

117 a. Daniel DM, Stone ML (1990) Instrumented measurement of knee motion. In: Daniel DM, Akeson W, O'Connor J (eds) Knee ligaments. Structure, function, injury, and repair. Raven, New York Tokyo, pp 421–426

117 b. Daniel DM (1991) Assessing the limits of knee motion. Am J Sports Med 19: 139–147

118. Davies GJ, Malone T, Bassett FH (1980) Knee examination. Phys Ther 60: 1565–1574

118 a. Deakon R, Johnson D (1989) Arthroscopic cruciate ligament reconstruction with the Gore-Tex prosthetic ligament: A preliminary report. J Bone Joint Surg [Br] 71: 349

119. Dehaven KE (1982) Principles of triangulation for arthroscopic surgery. In: Metcalf R (ed) Symposium on Arthroscopic Knee Surgery. Orthop Clin North Am 13/2: 329–336

120. Dejour H, Walch G (1987) Die chronischen hinteren Instabilitäten. Orthopäde 16: 149–156

121. Dejour H, Chambat P, Walch G, Ranger R (1988) The diagnostic and prognostic value of the „active radiologic Lachman". In: Müller W, Hackenbruch W (eds) Surgery and arthroscopy of the knee. Springer, Berlin Heidelberg New York Tokyo, p 84

122. Delee JC, Curtis R (1983) Anterior cruciate ligament insufficiency in children. Clin Orthop 172: 112–118

123. Delee JC (1985) Complications of arthroscopy and arthroscopic surgery. Results of a national survery. Arthroscopy 1: 214–220

124. Denti M, Bonizzoni C, Ramondetta V, Peretti G (1988) Magnetic resonance imaging of the knee: normal and pathological imaging and correlations with arthroscopy. In: Müller W, Hackenbruch W (eds) Surgery and arthroscopy of the knee. Springer, Berlin Heidelberg New York Tokyo, pp 649–654

124 a. Deutsch AL, Shellock FG, Mink JH (1993) Imaging of the patellofemoral joint: emphasis on advanced techniques. In: Fox JM, Del Pizzo W (eds) The patellofemoral joint. McGraw Hill, New York, pp 75–103

125. Dexel M, Langlotz M (1979) Radiologische Diagnostik der chronischen Knieinstabilitäten. In: Morscher E (Hrsg) Funktionelle Diagnostik in der Orthopädie, Enke, Stuttgart

126. Dexel M (1979) Die Klassifikation der chronischen Knieinstabilitäten. In: Morscher E (Hrsg) Funktionelle Diagnostik in der Orthopädie, Enke, Stuttgart

127. Dexel M, Langlotz M (1980) Radiologische Diagnostik der Rotationsinstabilitäten am Kniegelenk. Orthop Prax 10: 336–342

128. Dexel M, Suezawa Y, Rodriguez M (1982) Diagnostik der frischen Bandverletzung am Kniegelenk des Erwachsenen. Orthop Prax 12: 26–32

129. Dick W, Glinz W, Henche HR, Ruckstuhl J, Wruhs O, Zollinger H (1978) Komplikationen der Arthroskopie. Arch Trauma Surg 92: 69–73

130. Dickhaut SC, Delee JC (1982) The discoid lateralmeniscus syndrome. J Bone Joint Surg [Am] 64: 1068–1073

131. Dihlmann W (1987) Gelenke - Wirbelverbindungen, 3rd edn. Thieme, Stuttgart New York

132. Dingerkus MD, Jochum M, Fritz H, Bernett P (1987) Möglichkeiten der biochemischen Differenzierung von Reizergüssen am Kniegelenk. Sportverletzung Sportschaden 2: 86–90

132 a. Dodds JA, Keene JS, Graf BK, Lange RH (1991) Results of knee manipulations after anterior cruciate ligament reconstructions. Am J Sports Med 19: 283–287

133. Donaldson WF, Warren RF, Wickiewicz T (1985) A comparison of acute anterior cruciate ligament examinations. Initial versus examination under anesthesia. Am J Sports Med 13: 5–10

133 a. Doucette SA, Goble EM (1992) The effect of exercise on patellar tracking in lateral patellar compression syndrome. Am J Sports Med 20: 434–440

133 b. Dowd GSE, Bentley G (1992) Anterior knee pain. In: Aichroth PM, Cannon WD (eds) Knee surgery - current practice. Deutscher Ärzteverlag, Köln, pp 724–735

133 c. Drez D, Paine RM, Neuschwander DC, Young JC (1991) In vivo measurement of anterior tibial translation using continuous passive motion devices. Am J Sports Med 19: 381–383

134. Driessen JJ, van der Werken C, Nicolai JPA, Crul JF (1983) Clinical effects of regional intravenous guanethidine (Ismelin) in reflex sympathetic dystrophy. Acta Anaesthesiol Scand 27: 505–509

135. Dubs L (1984) Bandlaxizität und Sport – ein ätiologischer Beitrag zum femoropatellären Schmerzsyndrom. Orthopäde 13: 46–51

136. Dubs L, Gschwend N (1988) General joint laxity. Arch Orthop Trauma Surg 107: 65–72

137. Dühmke E, Gremmel H (1976) Röntgendarstellung des verletzten Kniegelenkes. Chir Prax 20: 105–124

137 a. Duncan KH, Wheeler DK (1990) Staple migration simulating lateral meniscus injury. Am J Sports Med 18: 211–213

138. Dupont JY (1988) The jerk test in external rotation in anterior cruciate ligament-deficient knees. In: Müller W, Hackenbruch W (eds) Surgery and arthroscopy of the knee. Springer, Berlin Heidelberg New York Tokyo, pp 71–81

139. Dupont JY, Bellier G, Rodriguez F, Texier G, Houles JP (1988) The behaviour of the remaining patella tendon after harvesting of anterior cruciate ligament reconstruction. An ultrasonographic study. Application to the treatment of patellar tendonitis. Presented at 3rd Congress of European Society of Knee Surgery and Arthroscopy, Amsterdam

140. Dustmann HO, Puhl W, Schulitz KP (1971) Knorpelveränderungen beim Hämarthros unter besonderer Berücksichtigung der Ruhigstellung. Arch Orthop Unfallchir 71: 148–159

141. Dye SF (1988) An evolutionary perspective. In: Feagin JA (ed) The crucial ligaments. Diagnosis and treatment of ligamentous injuries about the knee. Churchill Livingstone, New York, pp 161–172

141 a. Dye SF, Chew MH (1993) The use of scintigraphy to detect increased osseous metabolic activity about the knee. J Bone Joint Surg [Am] 75: 1388–1406

141 b. Dye SF, Shifflett S, Chew M, Vaupel G (1994) Restoration of osseaus homeostasis after anterior cruciate ligament reconstruction. Abstract, ACL Study Group 13.–19. 3. 1994 Ischgl (Austria)

141 c. Dye SF (1994) Knee as biologic transmission/envelope of load acceptance. A rational paradigm of function. Abstract, ACL Study Group 13.–19. 3. 1994 Ischgl (Austria)

142. Eady JL, Cardenas CD, Sopa D (1982) Avulsion of the femoral attachment of the anterior cruciate ligament in a seven-year-old child. J Bone Joint Surg [Am] 64: 1376–1378

142 a. Eder K (1993) Prävention und Rehabilitation von Schäden am Bewegungsapparat. In: Steinbrück K (Hrsg) Sportverletzungen und Überlastungsschäden. Ciba Geigy Verlag Basel

143. Edholm P, Lindahl O, Lindholm B, Myrnerts R, Ollson KE, Wennberg E (1976) Knee instability. An orthoradiographic study. Acta Orthop Scand 47: 658–663

144. Edixhoven PH (1983) Measurement of the drawer sign of the knee in patients. Acta Orthop Scand 54: 951–959

144 a. Edixhoven P, Huiskes R, De Graaf R (1989) Anteroposterior drawer measurements in the knee using an instrumented test device. Clin Orthop 247: 232–242

144 b. Edixhoven P, Huiskes R, De Graaf R, Van Rens TJG, Slooff TJ (1987) Accuracy and reproducibility of instrumented knee drawer tests. J Orthop Res 5: 378–387

145. Eichhorn J, Weber A (1987) Die sonographische Darstellung des Laufs der Patella im Gleitlager. In: Stuhler T, Feige A (Hrsg) Ultraschalldiagnostik des Bewegungsapparats. Springer Berlin Heidelberg New York Tokyo, S 282–291

146. Eichhorn J, Strobel M (1988) Problemsituationen bei der Arthroskopie. In: Chassaing V, Parier J (Hrsg) Arthroskopie des Kniegelenkes – Diagnostik und operative Therapie. Deutscher Ärzteverlag, Köln, S 143–145

147. Eichhorn J, Strobel M (1988) Erweiterte Indikationen zur Arthroskopie. In: Chassaing V, Parier J (Hrsg) Arthroskopie des Kniegelenkes – Diagnostik und operative Therapie. Deutscher Ärzteverlag, Köln, S 151–155

148. Eiskjar S, Larsen ST, Schmidt MB (1988) The significance of hemarthrosis of the knee in children. Arch Orthop Trauma Surg 107: 96–98

148 a. Ekelund AL (1990) Bilateral nerve entrapment in the popliteal space. Am J Sports Med 18: 108

149. Ellison AE (1985) Embrology, anatomy and function of the anterior cruciate ligament. Orthop Clin North Am 16: 3–14

149 a. Emery M, Moffroid M, Boerman J, Fleming B, Howe J, Pope M (1989) Reliability of force/displacement measures in a clinical device designed to measure ligamentous laxity at the knee. J Orthop Sports Phys Ther 10: 441–447

149 b. Eppley RA (1993) Medial patellar subluxation. In: Fox JM, Del Pizzo W (eds) The patellofemoral joint. McGraw Hill, New York, pp 149–156

150. Erlemann R, Pollmann H, Reiser M, Almeida P, Peters PE (1987) Stadieneinteilung der hämophilen Osteoarthropathie mit dem Pettersson-Score. Fortschr Röntgenstr 147: 521–526

151. Evans PJ, Bell GD, Frank C (1989) Prospective evaluation of the McMurray test. J Bone Joint Surg [Br] 71: 350

151 a. Evans PJ, Bell GD, Frank C (1993) Prospective evaluation of the McMurray test. Am J Sports Med 21: 604–608

152. Fabbriciani C, Oransky M (1988) Anatomy of the popliteus muscle and posterolateral structures. In: Müller W, Hackenbruch W (eds) Surgery and arthroscopy of the knee. Springer, Berlin Heidelberg New York Tokyo, pp 58–60

153. Fahrer H, Rentsch HU, Gerber NJ, Beyeler C, Hess CW, Grünig B (1988) Knee effusion and reflex inhibition of the quadriceps. J Bone Joint Surg [Br] 70: 635–638

154. Faro Medical Technologies Inc., 2875 Sabourin, Quebec H4S 1M9, Canada

155. Farquharson MA, Osborne AH (1983) Partial rupture of the anterior cruciate ligament of the knee. J Bone Joint Surg [Br] 65: 32–34

156. Feagin JA, Curl WC (1976) Isolated tear of the anterior cruciate ligament: 5 years follow-up study. Am J Sports Med 4: 95–100

157. Feagin JA, Cabaud HE, Curl WL (1982) The anterior cruciate ligament. Clin Orthop 164: 54–58

158. Feagin JA (1985) Mechanism of injury and pathology of the anterior ligament injuries. Orthop Clin North Am 16: 41–45

159. Feagin JA (1988) Principles of diagnosis and treatment. In: Feagin JA (ed) The crucial ligaments. Diagnosis and treatment of ligamentous injuries about the knee. Churchill Livingstone, New York, pp 3–136

160. Felsenreich F (1935) Radiologische Darstellung pathologischer Beweglichkeit des Kniegelenkes nach Kreuzbandverletzungen. Zentralbl Chir 6: 320

161. Ferretti A, Ippolito E, Mariani P, Puddu G (1983) Jumper's knee. Am J Sports Med 11: 58–62

162. Feretti A (1986) Epidemiology of jumper's knee. Sports Med 3: 289–295

163. Ferguson AB, McMaster JH (1973) Isolated posteromedial capsular lesion of the knee. J Bone Joint Surg [Am] 55: 1316

163 a. Ferris BD, Jackson AM (1990) Congenital snapping knee. J Bone Joint Surg [Br] 72: 453–456

164. Fetto JF, Marshall JL (1979) Injury to the anterior cruciate ligament producing the pivot-shift sign. J Bone Joint Surg [Am] 61: 710–714

165. Fetto JF, Marshall JL (1980) The natural history and diagnosis of anterior cruciate ligament insufficiency. Clin Orthop 147: 29–38

165 a. Ficat RP, Hungerford DS (1977) Disorders of the patello-femoral joint. Mason, Paris New York Barcelona

166. Ficat RP, Philippe J, Hungerford DS (1979) Chondromalacia patellae. A system of classification. Clin Orthop 144: 55–62

167. Fick R (1904) Handbuch der Anatomie und Mechanik der Gelenke unter Berücksichtigung der bewegenden Muskeln, Teil I: Anatomie der Gelenke. Fischer, Jena, S 341–394

168. Fick R (1911) Handbuch der Anatomie und Mechanik der Gelenke unter Berücksichtigung der bewegenden Muskeln, Teil II: Spezielle Gelenk- und Muskelmechanik. Fischer, Jena, S 521–593

169. Finochietto R (1930) El signo del salto. Press Med Argent

170. Finochietto R (1935) Semilunar cartilages of the knee. The „Jump Sign". J Bone Joint Surg [Am] 17: 916

171. Finsterbush A, Friedman B (1975) The effect of sensory denervation on rabbit's knee joints. J Bone Joint Surg [Am] 57: 949–955

172. Finsterbush A, Frankl U, Mann G (1989) Fat pad adhesion to partially torn anterior cruciate ligament: A cause of knee locking. Am J Sports Med 17: 92–95

173. Fischer LP, Guyot J, Gonon GP, Carret JP, Dahan P (1978) The role of the muscles and ligaments in the stabilisation of the knee joint. Anat Clin 1: 43–54

174. Fischer RA, Arms SW, Johnson RJ, Pope MH (1985) The functional relationship of the posterior ligament to the medial collateral ligament of the human knee. Am J Sports Med 13: 390–397

175. Fischer V, Matzen K, Bruns H (1976) Arthroseauslösende Faktoren der Meniskektomie. Z Orthop 114: 735–737

175 a. Flandry F, Hunt JP, Terry GC, Hughston JC (1991) Analysis of subjective knee complaints using visual analog scales. Am J Sports Med 19: 112–118

176. Floyd A, Phillips P, Khan MRH, Webb JN, McInnes A, Hughes SPF (1987) Recurrent dislocation of the patella. J Bone Joint Surg [Br] 69: 790–793

177. Forgon M, Szentpetery J (1961) Über angeborene Kniegelenksverrenkungen. Arch Orthop Unfallchir 52: 599–606

177 a. Forster IW, Warren-Smith CD, Tew M (1989) Is the KT-1000 ligament arthrometer reliable? J Bone Joint Surg [Br] 71: 843–847

178. Fowler PJ (1980) Classification and early diagnosis of the knee joint instability. Clin Orthop 147: 15–21

179. Fowler PJ, Messieh S (1989) Isolated posterior cruciate ligament injuries in athletes. J Bone Joint Surg [Br] 71: 350

179 a. Fowler PJ, Lubliner JA (1989) The predictive value of five clinical signs in the evaluation of meniscus pathology. Arthroscopy 5: 184–186

179 b. Fowler PJ, Messieh S (1989) Isolated posterior cruciate ligament injuries in athletes. J Bone Joint Surg [Br] 71: 350

179 c. France EP, Paulos LE, Jayaraman G, Rosenberg TD (1987) The biomechanics of lateral knee bracing. Part 2: Impact response of the braced knee. Am J Sports Med 15: 430–438

180. Franke K (1981) Klassifikation der chronischen Kapselbandinstabilitäten des Kniegelenkes, Teil I: Anatomie und Diagnostik. Beitr Orthop Trauma 28: 125–140

181. Frankel VH, Burstein AH, Brooks DB (1971) Biomechanics of internal derangement of the knee. J Bone Joint Surg [Am] 53: 945–962

181 a. Franklin JL, Rosenberg TD, Paulos LE, France EP (1991) Radiographic assessment of instability of the knee due to rupture of the anterior cruciate ligament. J Bone Joint Surg [Am] 73: 365–372

182. Freeman MAR, Wyke B (1966) Articular contributions to the limb muscle reflexes. Br J Surg 53: 61–69

183. Freeman MAR, Wyke B (1967) The innervation of the knee joint. An anatomical and histological study of the cat. J Anat 101: 505–532

184. Freising S (1986) Irritation des Nervus saphenus als Ursache von Schmerzen im Kniegelenk. Unfallchirurg 89: 321–325

184 a. Friden T, Egund N, Lindstrand A (1993) Comparison of symptomatic versus nonsymptomatic patients with chronic anterior cruciate ligament insufficiency. Am J Sports Med 21: 389–393

185. Friederich N, O'Brien W, Müller W, Henning C, Jackson R (1988) Functional anatomy of the cruciate ligaments and their substitutes, part II: The posterior cruciate ligament. Presented at 3rd Congress of European Society of Knee Surgery and Arthroscopy, Amsterdam

186. Frik K (1932) Röntgenuntersuchungen am Kniegelenk. Fortschr Röntgenstr 46: 155

186 a. Frisch H (1993) Programmierte Untersuchung des Bewegungsapparates, 5. Aufl Springer, Berlin Heidelberg New York Tokyo

187. Fritschy D (1988) Jumper's knee and ultrasonography. Am J Sports Med 16: 637–640

187 a. Fritschy D, Daniel DM, Rossman, Rangger C (1993) Bone imaging after acute hemarthrosis. Knee Surg Sports Traumatol Arthrosc 1: 20–27

188. Fujimoto A, Mori Y, Kuroki Y, Yamamoto R, Hino H, Okumo H (1988) The natural history of anterior knee pain in japanese adolescents. In: Müller W, Hackenbruch W (eds) Surgery and arthroscopy of the knee. Springer, Berlin Heidelberg New York Tokyo, pp 447–451

189. Fukubayashi T, Torzilli PA, Shermann MF, Warren RF (1982) An in vitro biomechanical evaluation of the anterior-posterior motion of the knee. J Bone Joint Surg [Am] 64: 258–264

189 a. Fulkerson JP, Shea KP (1990) Disorders of patellofemoral alignement. J Bone Joint Surg [Am] 72: 1424–1429

189 b. Fulkerson JP, Hungerford DS (1990) Disorders of the patellofemoral joint. Williams & Wilkins, Baltimore Hong Kong London Sydney

189 c. Fulkerson JP, Cautilli RA (1993) Chronic patellar instability: subluxation and dislocation. In: Fox JM, Del Pizzo W (eds) The patellofemoral joint. McGraw Hill, New York, pp 135–147

190. Fullerton LR, Andrews JR (1984) Mechanical block to extension following augmentation of the anterior cruciate ligament. Am J Sports Med 12: 166–168

191. Furman W, Marshall JL, Girgis FG (1976) The anterior cruciate ligament. J Bone Joint Surg [Am] 58: 179–185

192. Gäde EA (1980) Ein Meßgerät zur objektiven Feststellung der Instabilität des Kniegelenkes. Orthop Prax 10: 850–853

193. Gainor BJ (1984) Installation of continous tube irrigation in the septic knee at arthoscopy. Clin Orthop 183: 96–98

194. Gallimore GW, Harms SE (1986) Knee injuries: High-resolution MR imaging. Radiology 160: 457–461

195. Galway R, Beaupre A, McIntosh DL (1972) Pivot-Shift – A clinical sign of symptomatic anterior cruciate insufficiency. J Bone Joint Surg [Br] 54: 763–764

196. Galway R, McIntosh DL (1980) The lateral pivot-shift: A symptom and sign of anterior cruciate ligament insufficiency. Clin Orthop 147: 45–50

197. Gamble JG, Edwards CC, Max SR (1984) Enzymatic adaptation in ligaments during immobilization. Am J Sports Med 12: 221–228

198. Gamble JG (1986) Symptomatic dorsal defect of the patella in a runner. Am J Sports Med 14: 425–427

199. Gardner E (1944) The distribution and termination of nerves in the knee joint of the cat. J Comp Neurol 80: 11–32

200. Gardner E (1948) The innervation of the knee joint. Anat Rec 101: 109–130

200 a. Garrick JG, Requa RK (1987) Prophylactic knee bracing. Am J Sports Med 15: 471–476

201. Gasco J, Del Pino JM, Gomar-Sancho F (1987) Double patella. J Bone Joint Surg [Br] 69: 602–603

202. Gaudernak T (1982) Der posttraumatische Hämarthros des Kniegelenkes – arthroskopische Abklärung der Ursachen. Unfallchirurgie 8: 159–169

203. Gaudernak T, Heine H, Arbogast R (1983) Elektronenmikroskopische Befunde an makroskopischen intakten Kreuzbändern beim Hämarthros. Unfallheilkunde 86: 170–172

203 a. Gaudernak T (1992) Die instabile Kniescheibe. Maudrich, Wien München Bern

204. Geisl H (1983) Beidseitige, simultane, spontane und subkutane Quadricepssehnenruptur. Aktuel Traumatol 13: 201–204

204 a. Geissler WB, Whipple TL (1993) Intraarticular abnormalities in association with posterior cruciate ligament injuries. Am J Sports Med 21: 846–849

205. Gerngross H, Sohn CH, Griesbeck F (1986) Meniskussonographie und Arthroskopie – Experimentelle Untersuchungen am Leichenknie. Vortrag 50. Jahrestagung der Deutschen Gesellschaft für Unfallheilkunde, Berlin

206. Gerngross H (1987) Persönliche Mitteilung

207. Gillquist J, Hagberg G (1978) Findings at arthroscopy and arthrography in knee injuries. Acta Orthop Scand 49: 398–402

208. Gillquist J, Hamberg P, Lysholm J (1982) Endoscopic partial and total meniscectomy. A comparative study with a short term follow up. Acta Orthop Scand 53: 975–979

208 a. Giove TP, Miller SJ, Kent BE, Sanford TL, Garrick JG (1983) Non-operative treatment of the torn anterior cruciate ligament. J Bone Joint Surg [Am] 65: 184–192

209. Girgis FG, Marshall JL, Al Monajem H (1975) The cruciate ligaments of the knee joint. Clin Orthop 106: 216–231

210. Glancy WG, Keene JS, Goletz TH (1984) Symptomatic dislocation of the anterior horn of the medial meniscus. Am J Sports Med 12: 57–64

210 a. Glasgow SG, Gabriel JP, Sapega AA, Glasgow MT, Torg JS (1993) The effect of early versus late return to vigorous activities on the outcome of anterior cruciate ligament reconstruction. Am J Sports Med 21: 243–248

211. Glashow JL, Katz R, Schneider M, Scott WN (1989) Double-blind assessment of the value of magnetic resonance imaging in the diagnosis of anterior cruciate and meniscal lesions. J Bone Joint Surg [Am] 71: 113–119

211 a. Glashow JL, Friedman MJ (1991) Diagnosis of knee ligament injuries: magnetic resonance imaging. In: Scott WN (ed) Ligament and extensor mechanism injuries of the knee. Mosby, St. Louis Baltimore Boston Chicago London, pp 121–134

212. Glinz W (1980) Diagnostische Arthroskopie und arthroskopische Operationen am Kniegelenk. Huber, Bern Stuttgart Wien

213. Glinz W (1986) Arthroskopische Meniskusresektion: Resultate 1–7 Jahre nach der Operation. In: Tiling T (Hrsg) Arthroskopische Meniskuschirurgie. Enke, Stuttgart (Fortschritte in der Arthroskopie, Bd 2), S 61–71

213 a. Glousman R, Shields C, Kerlan R et al. (1988) Gore-Tex prosthetic ligament in anterior cruciate-deficient knees. Am J Sports Med 16: 321–326

214. Gobelet C (1984) Algoneurodystrophie. Sandorama 5: 4–11

214 a. Glückert K, Kladny B, Blank-Schäl A, Hofmann (1992) MRI of the knee joint with a 3-D gradient echo sequence. Arch Orthop Trauma Surg 112: 5–14

215. Goldfuss AJ, Morehouse CA, Leveau BF (1973) Effect of muscular tension on knee stability. Med Sci Sports 5: 267–271

216. Gollehon DL, Torzilli P, Warren RF (1987) The role of the posterolateral and cruciate ligaments in the stability of the human knee. J Bone Joint Surg [Am] 69: 233–242

217. Goodfellow J, Hungerford DS, Zindel M (1976) Patellofemoral joint mechanics and pathology. J Bone Joint Surg [Br] 58: 287–291

217 a. Gomez MA, Woo SL, Amiel D, Harwood F, Kitabayashi L, Matyas JR (1991) The effects of increased tension on healing medial collateral ligaments. Am J Sports Med 19: 347–354

218. Graf B (1987) Isometric placement of substitute for the anterior cruciate ligament. In: Jackson DW, Drez D (eds) The anterior cruciate deficient knee. Mosby, St. Louis, pp 102–113

218 a. Graf BK, Cook DA, De Smet AA, Keene JS (1993) „Bone bruises" on magnetic resonance imaging evaluation of anterior cruciate ligament injuries. Am J Sports Med 21: 220–223

219. Grana WA, Connor S, Hollingsworth S (1982) Partial arthroscopic meniscectomy: a preliminary report. Clin Orthop 164: 78–83

220. Grana WA, Hinkley B, Hollingsworth S (1984) Arthroscopic evaluation and treatment of patellar malalignment. Clin Orthop 186: 122–128

221. Grana WA, Muse G (1988) The effect of exercise on laxity in the anterior cruciate ligament deficient knee. Am J Sports Med 16: 586–588

221 a. Grifka J, Bernsmann K, Hillen R (1993) Sonographische Stabilitätsdiagnostik des Kniegelenkes. In: Leubrocks R, Salis-Saglio (eds) Jahrbuch der Orthopädie. Biermann, Münster

221 b. Grifka J, Richter J (1992) Meniskussonographie. Enke, Stuttgart (Bücherei des Orthopäden, Bd 60)

221 c. Grifka J, Richter J, Gumtau M (1994) Klinische und sonographische Meniskusdiagnostik. Orthopäde 23: 102–111

222. Grigg P, Hoffman AH, Fogarty KE (1982) Properties of Golgi-Mazzoni afferents in the cat knee joint capsule, as revealed by mechanical studies of isolated joint capsule. J Neurophysiol 47: 31–40

223. Grood ES, Hefzy MS, Lindenfeld TL, Noyes FR (1988) Isometric points of the posterior cruciate ligament. In: Müller W, Hackenbruch W (eds) Surgery and arthroscopy of the knee. Springer, Berlin Heidelberg New York Tokyo, pp 252–253

224. Grood ES, Noyes FR (1988) Diagnosis of knee ligament injuries: Biomechanical precepts. In: Feagin JA (ed) The crucial ligaments. Diagnosis and treatment of ligamentous injuries about the knee. Churchill Livingstone, New York, pp 245–260

225. Grood ES, Stowers SF, Noyes FR (1988) Limits of movement in the human knee. Effect of sectioning the posterior cruciate ligament and posterolateral structures. J Bone Joint Surg [Am] 70: 88–97

226. Grood ES, Hefzy MS, Lindenfield TN (1989) Factors affecting the region of most isometric femoral attachments, part I: The posterior cruciate ligament. Am J Sports Med 17: 197–207

227. Grosch H (1975) Die Röntgendiagnostik von Seitenbandschäden am Kniegelenk. Radiol Diagn (Berl) 16: 869–873

227 a. Gross ML, Grover JS, Bassett LW, Seeger LL, Finerman GAM (1992) Magnetic resonance imaging of the posterior cruciate ligament. Am J Sports Med 20: 732–737

228. Gross U (1982) Posttraumatische Gelenksteife (pathomorphologische Gesichtspunkte). Unfallchirurgie 8: 251–260

229. Grüber J, Wolter D, Lierse W (1986) Der vordere Kreuzbandreflex (LCA-Reflex). Unfallchirurg 89: 551–554

230. Grüber J, Wolter D, Lierse W (1988) In vivo study on the proprioceptive function of the knee ligaments. Presented at 3rd Congress of European Society of Knee Surgery and Arthroscopy, Amsterdam

231. Grünwald J, Bauer G, Wruhs O (1987) Tödliche Komplikation bei Arthroskopie im gasförmigen Medium. Unfallchirurg 90: 97

232. Gurtler RA, Stine R, Torg JS (1987) Lachman test evaluated – quantification of a clinical observation. Clin Orthop 216: 141–150

233. Gylys-Morin VM, Hajek PC, Sartoris DJ, Resnick D (1987) Articular cartilage defects: Detectability in cadaver knees with MR. AJR 148: 1153–1157

234. Hackenbruch W, Henche HR (1981) Diagnostik und Therapie von Kapselbandläsionen am Kniegelenk. Eular, Bern

235. Hackenbruch W, Müller W (1987) Untersuchung des Kniegelenkes. Orthopäde 16: 100–112

236. Hackethal KH (1958) Das Sudecksche Syndrom. Hüthig, Heidelberg

237. Hadied AM (1984) An unusual complication of arthroscopy: a fistula between the knee and the praepatellar bursa. J Bone Joint Surg [Am] 66: 624

238. Hafner K, Meuli HC (1975) Röntgenuntersuchung in der Orthopädie. Huber, Bern

238 a. Halbrecht JL, Jackson DW (1992) Office arthroscopy: a diagnostic alternative. Arthroscopy 8: 320–326

239. Hallen LG, Lindahl O (1965) The lateral stability of the knee joint. Acta Orthop Scand 36: 179–191

240. Hallen LG, Lindahl O (1965) Rotation in the knee joint in experimental injury to the ligaments. Acta Orthop Scand 36: 400–407

241. Haller W, Gradinger R, Reiser M (1986) Ergebnisse der magnetischen Resonanz (MR)-Tomographie bei der Nachuntersuchung von Kreuzbandtransplantaten. Unfallchirurg 89: 375–379

242. Haller W, Gradinger R, Lehner K (1989) Die Aussagekraft der MR-Tomographie bei Kreuzbandverletzungen. Prakt Sporttrauma Sportmed 5: 42–46

243. Hallisey MJ, Doherty N, Bennett WF, Fulkerson JP (1987) Anatomy of the junction of the vastus lateralis tendon and the patella. J Bone Joint Surg [Am] 69: 545–549

244. Halperin N, Handel D, Fisher S, Agasi M, Copeliovitch L (1983) Anterior cruciate ligament insufficiency syndrome. Clin Orthop 179: 179–184

245. Halperin N, Oren Y, Hendel D, Nathan N (1987) Semimembranosus tenosynovitis: operative results. Arch Orthop Trauma Surg 106: 281–284

246. Hamberg P, Gillquist J, Lysholm J (1984) A comparison between arthroscopic meniscectomy and modified open meniscectomy. J Bone Joint Surg [Br] 66: 189–192

247. Hang Y (1983) Biomechanics of the knee joint in normal and pathological gait. An electrogoniometric study. J Form Med Assoc 82: 169–189

248. Hanks GA, Joyner DM, Kalenak A (1981) Anterolateral rotatory instability of the knee. Am J Sports Med 9: 225–232

248 a. Hanten WP, Pace MB (1987) Reliability of measuring anterior laxity of the knee joint using a knee ligament arthrometer. Phys Ther 67: 357–359

249. Hansphal RS, Older MW, Cardoso TP (1984) The medial shelf: an anatomical, clinical and pathological study. J Bone Joint Surg [Br] 66: 280

250. Harding ML, Steingold RF, Howard L, Aitken W, Stephen RO (1987) Measurement of the knee laxity. J Bone Joint Surg [Br] 69: 159

251. Harms SE, Muschler G (1986) Three-dimensional MR imaging of the knee using surface coils. J Comput Assist Tomogr 10: 773–777

252. Harner CD, Fu FH, Mason GC, Wissinger HA, Rabin BS (1989) Cidexinduced synovitis. Am J Sports Med 17: 96–102

252 a. Harter RA, Osterning LR, Singer KM (1989) Instrumented Lachman test for the evaluation of anterior laxity after reconstruction of the anterior cruciate ligament. J Bone Joint Surg [Am] 71: 975–983

252 b. Harner CD, Paulos LE, Greenwald AE, Rosenberg TD, Cooley VC (1994) Detailed analysis of patients with bilateral anterior cruciate ligament injuries. Am J Sports Med 22: 37–43

253. Hartung F (1955) Über Ganglienbildung am medialen Kniegelenksmeniskus. Arch Orthop Unfallchir 47: 149

254. Hassenpflug J, Blauth W, Rose D (1985) Zum Spannungsverhalten von Transplantaten zum Ersatz des vorderen Kreuzbandes – zugleich ein Beitrag zur Kritik an der „Over-the-top"-Technik. Unfallchirurg 85: 151–158

255. Hassler H, Jakob RP (1981) Ein Beitrag zur Ursache der anterolateralen Instabilität des Kniegelenkes. Eine Studie an 20 Leichenknien unter besonderer Berücksichtigung des Tractus iliotibialis. Arch Orthop Trauma Surg 98: 45–50

256. Haupt PR (1981) Isolierter Riß des vorderen Kreuzbandes. Arthroskopischer Nachweis. Chir Prax 28: 305–309

257. Haupt PR, Büsing CM, Duspiva W (1986) Isolierte Ruptur des vorderen Kreuzbandes. Unfallchirurg 89: 280–283

258. Hawe W, Dörr A, Bernett P (1989) Sonographische Befunde am verletzten hinteren Kreuzband. Prakt Sporttrauma Sportmed 5: 28–31

259. Hawkins RJ, Bell RH, Anisette G (1986) Acute patellar dislocations. Am J Sports Med 14: 117–120

260. Heckman JD, Alkire CC (1984) Distal patellar pole fractures. Am J Sports Med 12: 424–428

260 a. Hefti F, Drobny T, Hackenbruch W, Kipfer W, Holzach P (1990) Evaluation von Knieinstabilitäten. In: Jakob RP, Stäubli HU (Hrsg) Kniegelenk und Kreuzbänder. Anatomie, Biomechanik, Klinik, Rekonstruktion, Komplikationen, Rehabilitation. Springer, Berlin Heidelberg New York Tokyo, S 138–142

260 b. Hefti FL, Kress A, Fasel J, Morscher EW (1991) Healing of the transected anterior cruciate ligament in the rabbit. J Bone Joint Surg [Am] 73: 373–383

261. Hefzy MS, Grood ES, Noyes F (1989) Factors affecting the region of most isometric femoral attachments, part II: The anterior cruciate ligament. Am J Sports Med 17: 208–216

262. Hegglin R, Siegenthaler W (Hrsg) (1980) Differentialdiagnose innerer Krankheiten, 14. Aufl. Thieme, Stuttgart New York

263. Hehne HJ, Riede UN, Hausschild G, Schlageter M (1981) Tibio-femorale Kontaktflächenmessung nach experimentellen partiellen und subtotalen Meniskektomien. Z Orthop 119: 54–59

264. Hehne HJ (1983) Das Patellofemoralgelenk. Enke, Stuttgart

265. Heijboer MP, Post PJM, van Oostayen JA, Lameris JS (1988) Ultrasonography in patellar tendinitis. Presented at 3rd Congress of European Society of Knee Surgery and Arthroscopy, Amsterdam

266. Hejgaard N, Sandberg H, Hede A, Jacobsen K (1984) The course of differently treated isolated ruptures of the anterior cruciate ligament as observed by prospective stress radiography. Clin Orthop 182: 236–241

267. Helfet AJ (1982) Disorders of the knee, 2nd edn. Lippincott, Philadephia

268. Heller L, Langman J (1964) The meniscofemoral ligaments of the human knee. J Bone Joint Surg [Br] 46: 307–313

269. Helzel MV, Schindler G, Gay B (1987) Sonographische Messung der Gelenkknorpeldicke über den tragenden Femurkondylenanteilen. Vergleich zur Arthrographie und Pneumarthrocomputertomographie. In: Stuhler T, Feige A (Hrsg) Ultraschalldiagnostik des Bewegungsapparats. Springer, Berlin Heidelberg New York Tokyo, S 276–281

270. Hempfling H (1985) Systematik der Plicae am oberen Recessus. In: Hofer H (Hrsg) Fortschritte in der Arthroskopie. Enke, Stuttgart

271. Hempfling H (1987) Farbatlas der Arthroskopie großer Gelenke. Fischer, Stuttgart

272. Henche HR (1974) Indikation, Technik und Resultate der Arthroskopie nach Traumatisierung des Kniegelenkes. Orthopäde 3: 178–183

273. Henche HR, Holder J (1988) Die Arthroskopie des Kniegelenkes. 2. Aufl. Springer, Berlin Heidelberg New York Tokyo

274. Henderson CE, Hopson CN (1982) Pneumoscrotum as a complication of arthroscopy. J Bone Joint Surg [Am] 64: 1238–1240

275. Henning CE, Lynch MA, Glick KR (1985) An in vivo strain gage study of elongation of the anterior cruciate ligament. Am J Sports Med 13: 22–26

275 a. Hepp WR (1982) Zur Bestimmung der Dysplasie des Femoropatellargelenkes. Z Orthop 120: 259–267

276. Hepp WR (1983) Radiologie des Femoro-Patellargelenkes. Enke, Stuttgart

276 a. Hepp WR (1986) Die Dystophie der Kniescheibe. Orthop Praxis 22: 222–229

277. Hermann G, Berson BL (1984) Discoid medial meniscus: Two cases of tears presenting as locked knee due to athletic trauma. Am J Sports Med 12: 74–76

277 a. Hermans GPH, Rutgers V, Schaap GR (1991) Results of two different operative procedures in chronic disabling PCL deficient knees. Am J Sports Med 19: 542

278. Hertel P, Schweiberer L (1975) Biomechanik und Pathophysiologie des Kniebandapparates. Hefte Unfallheilkd 125: 1–16

279. Hertel P (1980) Verletzung und Spannung von Kniebändern. Hefte Unfallheilkd 124: 1–91

280. Hertel P, Schweiberer L (1980) Die Akutarthroskopie des Kniegelenkes als diagnostischer und therapeutischer Eingriff. Unfallheilkunde 83: 233–240

280 a. Herzog RJ (1993) Die Diagnose von Bänderläsionen im Kniegelenk mittels Kernspintomographie. Sportverletz Sportschaden 7: 17–22

280 b. Herzog RJ, Silliman JF, Hutton K, Rodkey WG, Steadman JR (1994) Measurements of the intercondylar notch by plain film radiography and magnetic resonance imaging. Am J Sports Med 22: 204–210

281. Hey-Groves E (1919) The crucial ligaments of the knee-joint: their function, rupture and the operative treatment of the same. Br J Surg 7: 505–515

282. Hierholzer G, Ludolph E (1977) Diagnostik von Bandverletzungen am Kniegelenk. Langenbecks Arch Chir 345: 445–449

282 a. Higgins RW, Steadman JR (1987) Anterior cruciate ligament repairs in world class skiers. Am J Sports Med 15: 439–447

283. Highgenboten CL (1982) Arthroscopic synovectomy. In: Metcalf R (ed) Symposium on Arthroscopic Knee Surgery. Orthop Clin North Am 13/2: 399–406

284. Highgenboten CL, Jackson A (1988) The reliability of the genucom knee analysis system. In: Müller W, Hackenbruch W (eds) Surgery and arthroscopy of the knee. Springer, Berlin Heidelberg New York Tokyo, pp 107–110

284 a. Highgenboten CL, Jackson A, Meske NB (1989) Genucom, KT-1000, and Stryker knee laxity measuring device comparisons. Device reproducibility and interdevice comparison in asymptomatic subjects. Am J Sports Med 17: 743–746

284 b. Hillard-Sembell D (1989) Dynamic evaluation of the ACL deficient knee in slow walk and jog: With a comparison of five braces. Am J Sports Med 17: 713

285. Hipp E, Karpf PM, Mang W (1979) Akute Sportverletzungen des Kniegelenkes. Unfallheilkunde 82: 143–154

285 a. Hirokawa S, Solomonow M, Lu Y, Lou ZP, D'Ambrosia R (1992) Anterior-posterior and rotational displacement of the tibia elicited by quadrieps contraction. Am J Sports Med 20: 299–307

286. Hohlbach G, Kiffner E, Liepe B (1981) Bilaterale, simultane, spontane und subkutane Quadrizepssehnenruptur. Aktuel Traumatol 11: 234–237

286 a. Holmes JC, Pruitt AL, Whalen NJ (1993) Iliotibial band syndrome in cyclists. Am J Sports Med 21: 419–424

287. Holz U, Weller S (1975) Entstehung und Diagnostik der frischen Bandverletzung. Hefte Unfallheilkd 125: 17–25

288. Holz U, Wentzensen A (1980) Einteilung und klinische Diagnostik der Kapselbandverletzungen am Kniegelenk. Unfallchirurgie 6: 86–93

289. Hönigschmied J (1893) Leichenexperimente über die Zerreißung der Bänder im Kniegelenk. Dtsch Z Chir 36: 587–620

290. Hooper GJ (1986) Radiological assessment of anterior cruciate ligament deficiency. J Bone Joint Surg [Br] 68: 292–296

291. Hördegen KM (1970) Technik und Indikation gehaltener Röntgenaufnahmen. Röntgenpraxis 23: 221–236

291 a. Howe JG, Johnson RJ, Kaplan MJ, Fleming B, Jarvinen M (1991) Anterior cruciate ligament reconstruction using quadriceps patellar tendon graft, part I: Longterm followup. Am J Sports Med 19: 447–457

291 b. Howell SM (1990) Anterior tibial translation during a maximum quadriceps contraction: Is it clinically significant? Am J Sports Med 18: 573–578

291 c. Howell SM, Clark JA, Farley TE (1991) A rationale for predicting anterior cruciate graft impingement by the intercondylar roof. Am J Sports Med 19: 276–282

291 d. Howell SM, Taylor MA (1993) Failure of reconstruction of the anterior cruciate ligament due to impingement by the interondylar roof. J Bone Joint Surg [Am] 75: 1044–1055

291 e. Howell SM, Barad SJ (1994) Knee extension and its relationship to the slope of the intercondylar roof: implications for positioning the tibial tunnel in anterior cruciate ligament reconstructions. Abstract, ACL Study Group 13.–19. 3. 1994 Ischgl (Austria)

291 f. Hresko MT, Kasser JR (1989) Physeal arrest about the knee associated with non-physeal fractures in the lower extremitiy. J Bone Joint Surg [Am] 71: 699–703

292. Hsieh HH, Walker PS (1976) Stabilizing mechanism of the loaded and unloaded knee joint. J Bone Joint Surg [Am] 58: 87–93

293. Hughston JC (1968) Subluxation of the patella. J Bone Joint Surg [Am] 50: 1003–1025

294. Hughston JC (1969) The posterior cruciate ligament in knee joint stability. J Bone Joint Surg [Am] 51: 1045–1046

295. Hughston JC, Eilers AF (1973) The role of the posterior oblique ligament in repairs of acute medial (collateral) ligament tears of the knee. J Bone Joint Surg [Am] 55: 923–940

296. Hughston JC, Andrews JR, Cross MJ, Moschi A (1976) Classification of knee ligament instabilities. Part I: The medial compartement and cruciate ligaments. Part II: The lateral compartement. J Bone Joint Surg [Am] 58: 159–179

297. Hughston JC, Norwood LA (1980) The posterolateral drawer test and external recurvatum test for posterolateral rotatory instability of the knee. Clin Orthop 147: 82–87

298. Hughston JC, Deese M (1988) Medial subluxation of the patella as a complication of lateral retinacular release. Am J Sports Med 16: 383–388

299. Hughston JC (1988) The absent posterior drawer test in some acute posterior cruciate ligament tears of the knee. Am J Sports Med 16: 39–43

299 a. Hughston JC (1993) Extensor mechanism exmanination. In: Fox JM, Del Pizzo W (eds) The patellofemoral joint. McGraw Hill, New York, pp 63–74

299 b. Hutton RS (1994) Neuromuskuläre Grundlagen des Stretchings. In: Komi PV (Hrsg) Kraft und Schnellkraft im Sport. Deutscher Ärzte-Verlag, Köln, pp 41–50

300. Imai N, Tomatsu T, Okamoto H, Nakamura Y (1989) Clinical and roentgenological studies on malalignment disorders of the patello-femoral joint. Part III: Lesions of the patella cartilage and subchondral bone associated with patello-femoral malalignment. Jpn Orthop Assoc 63: 1–17

300 a. Imhoff A, Buess E, Hodler J, Schreiber A (1994) Relevanz der kernspintomographischen Meniskusdiagnostik in Korrelation zur Arthroskopie. Orthopäde 23: 117–124

301. Insall J, Goldberg V, Salvati E (1972) Recurrent dislocation and the high riding patella. Clin Orthop 88: 67–69

302. Irvine GB, Dias JJ, Finlay DBL (1987) Segond fractures of the lateral tibial condyle. J Bone Joint Surg [Br] 69: 613–614

303. Iversen BF, Stürup J, Jacobson K (1988) Stress radiographic comparison of drawer symptoms measured in 90 ° versus 15 ° of knee flexion (the Lachman position). In: Müller W, Hackenbruch W (eds) Surgery and arthroscopy of the knee. Springer, Berlin Heidelberg New York Tokyo, pp 91–92

304. Jackson RW, Marans HJ, Glossop N, Willowdale M (1987) Anterior cruciate ligament insufficiency – a three-dimensional motion analysis. Am J Sports Med 15: 388

305. Jackson DW, Jennings LD, Maywood RM, Berger PE (1988) Magnetic resonance imaging of the knee. Am J Sports Med 16: 29–38

305 a. Jackson DW, Glasser SI (1994) Tibial tunnel placement in ACL reconstruction. Arthroscopy 10: 124–131

306. Jackson RW (1988) The torn ACL: Natural history of untreated lesions and rationale for selective treatment. In: Feagin JA (ed) The crucial ligaments. Diagnosis and treatment of ligamentous injuries about the knee. Churchill Livingstone, New York, pp 341–348

306 a. Jackson RW, Kunkel SS, Taylor GJ (1991) Lateral retinacular release for patellofemoral pain in the older patient. Arthroscopy 7: 283–286

307. Jacobsen K (1976) Landmarks of the knee joint of the lateral radiograph during rotation. RÖFO 125: 399–344

308. Jacobsen K (1976) Stress radiographical measurement of the anteroposterior, medial and lateral instability of the knee joint. Acta Orthop Scand 47: 335–344

309. Jacobsen K (1977) Radiologic technique for measuring instability of the knee joint. Acta Radiol Diagn (Stockh) 18: 113–125

310. Jacobsen K (1978) Demonstration of rotatory instability in injured knees by stress radiography. Acta Orthop Scand 49: 195–204

311. Jacobsen K (1981) Gonylaxometry – stress radiographic measurement of passive stability in the knee joints of normal subjects and patients with ligament injuries. Acta Orthop Scand (Suppl) 194: 1–261

312. Jäger M, Hayd J, Kuzmany J (1973) Klinische und röntgenologische Untersuchungen zur Frage der Sportfähigkeit nach operierten Kniebandschäden. Sportarzt Sportmed 24: 60–63

313. Jäger M, Wirth CJ (1978) Kapselbandläsionen – Biomechanik, Diagnostik, Therapie. Thieme, Stuttgart New York

314. Jäger M, Wirth CJ (1978) Die veraltete anteromediale Kniegelenksinstabilität. Unfallheilkunde 81: 172–177

315. Jäger R, Hassenpflug J (1981) Über die Mechanik des Pivot-shift Zeichens. In: Jäger M, Hackenbroch MH, Refior HJ (Hrsg) Kapselbandläsionen des Kniegelenkes. Thieme, Stuttgart New York, S 104–108

316. Jakob RP, Segesser B (1980) Quadriceps-Dehnungsübungen – ein neues Konzept der Tendinosen des Streckapparates am Kniegelenk (Jumper's knee). Orthopäde 9: 201–206

317. Jakob RP, Hassler H, Staeubli HU (1981) Observations on rotatory instability of the lateral compartement of the knee – experimental studies on the functional anatomy and the pathomechanism of the true and reversed pivot-shift sign. Acta Orthop Scand (Suppl) 191: 1–30

318. Jakob RP (1987) Indikation, Behandlung und Evaluation bei chronischer vorderer Kreuzband-Instabilität. Orthopäde 16: 130–139

319. Jakob RP, Stäubli HU, Deland JT (1987) Grading the pivot shift. J Bone Joint Surg [Br] 69: 294–299

320. Jakob RP, Stäubli HU, Deland J (1988) Grading the pivot shift: an objective system with treatment implications. In: Müller W, Hackenbruch W (eds) Surgery and arthroscopy of the knee. Springer, Berlin Heidelberg New York Tokyo, pp 69–70

321. James SL (1978) Surgical anatomy of the knee. In: Schultz KP, Krahl H, Stein WH (eds) Late reconstructions of injured ligament of the knee. Springer, Berlin Heidelberg New York, pp 3–18

322. Janik B (1955) Kreuzbandverletzungen des Kniegelenkes. De Gruyter, Berlin

322 a. Jannson KA, Highgenboten CL, Meske NB, Jackson AW (1991) KT-1000 arthrometer: Conscious versus unconscious patient test results using 15, 20, and 30 pounds of force. Am J Sports Med 19: 537–541

323. Jend HH, Schöttle H, Bahnsen J, Crone-Münzebrock W (1986) Achsenanalyse bei Patienten mit Patellaluxation. Unfallchirurgie 12: 263–270

323 a. Jennings AG, Seedhom BB (1994) Proprioception in the knee and reflex hamstring contraction latency. J. Bone Joint Surg [Br] 76: 491–494

324. Jensen KU, Strich W, Hille E (1989) Dynamische Veränderungen des Patellagleitweges unter isolierter M. vastus medialis Stimulation. Arthroskopie 2: 8–15

324 a. Jerosch J, Lahm A, Castro WHM, Assheuer J (1992) Möglichkeiten der Kernspintomographie in der Diagnostik der Osteochondrosis dissecans des Kniegelenkes. Sportverletz Sportschaden 6: 14–19

324 b. Johnson DH, Bidner SM (1991) Arthroscopic reconstruction of the anterior cruciate ligament with Gore-Tex graft. Am J Sports Med 19: 540

324 c. Johnson DP, Eastwood DM, Witherow PJ (1993) Symptomatic synovial plicae of the knee. J Bone Joint Surg [Am] 75: 1485–1496

325. Johnson LL (1986) Diagnostic and surgical arthroscopy, 3rd edn. Mosby, St. Louis

325 a. Johnson RJ, Eriksson E, Haggmark T, Pope MH (1984) Five- to ten-year follow-up evaluation after reconstruction of the anterior cruciate ligament. Clin Orthop 183: 122–140

326. Jonasch E (1958) Untersuchungen über die Form der Eminentia intercondyloidea tibiae im Röntgenbild. RÖFO 89: 81–85

327. Jonasch E (1958) Zerreißung des äußeren und inneren Knieseitenbandes. Hefte Unfallheilkd 59: 1–88

328. Jonasch E (1960) Zur Differentialdiagnose der medialen Meniskuszysten des Kniegelenkes. Arch Orthop Unfallchir 52: 338–340

329. Jonasch E (1964) Das Kniegelenk. De Gruyter, Berlin

330. Jones D, Tanzer T, Mowbray AS, Galway HR (1983) Studies of dynamic ligamentous instability of the knee by elektrogoniometric means. Prosthet Orthot Int 7: 165–173

330 a. Jonsson H, Kärrholm J, Elmqvist LG (1989) Kinematics of active knee extension after tear of the anterior cruciate ligament. Am J Sports Med 17: 796–802

331. Jonsson T, Peterson L (1982) Objective registration of the anterior stability of the knee. Int J Sports Med [Ab-

stract Service: XXII. Weltkongreß für Sportmedizin Wien vom 28.6.–4.7.1982]

332. Jonsson T, Althoff B, Peterson L, Renström P (1982) Clinical diagnosis of ruptures of the anterior cruciate ligament. Comparative study of the Lachman test and the anterior drawer sign. Am J Sports Med 10: 100–102

332 a. Jonsson T, Peterson L, Renström P, Althoff B, Myrhage R (1989) Augmentation with the longitudinal patellar retinaculum in the repair of an anterior cruciate ligament rupture. Am J Sports Med 17: 401–407

333. Jorgensen U, Sonneholm S, Lauridsen F, Rosenklint A (1987) Long-term follow-up of the meniscectomy in athletes. J Bone Joint Surg [Br] 69: 80–83

333 a. Jung M (1991) Analyse infiltrierter Plasmafaktoren beim akuten Kniegelenkserguß. Inaugural-Dissertation, Westfälische Wilhelms-Universität Münster

334. Jung T, Rodriguez M, Augustiny N, Friedrich N, Schulthess G (1988) 1.5 T-MRI, Arthrographie und Arthroskopie in der Evaluation von Knieläsionen. Fortschr Röntgenstr 148: 390–393

335. Jurist KA, Otis JC (1985) Anteroposterior tibiofemoral displacements during isometric extension efforts. The role of external load and knee flexion angle. Am J Sports Med 13: 254–258

336. Kaelin A, Hulin PH, Carlioz H (1986) Congenital aplasia of the cruciate ligaments. J Bone Joint Surg [Br] 68: 827–828

337. Kalenak A, Morehouse CA (1975) Knee stability and knee ligament injuries. JAMA 234: 1143–1145

338. Kamprad F, Hasert V (1972) Traumatische Kreuzbandveränderungen und ihre Darstellung im Röntgenbild. Beitr Orthop 19: 419–425

339. Kannus P, Järvinen M (1988) Knee ligament injuries in adolescents. J Bone Joint Surg [Br] 70: 772–776

340. Kannus P, Järvinen M, Paakkala T (1988) A radiological scoring scale for evaluation of posttraumatic osteoarthritis after knee ligament injuries. Int Orthop 12: 291–297

340 a. Kannus P (1989) Nonoperative treatment of grade 2 and 3 sprains of the lateral ligament compartment of the knee. Am J Sports Med 17: 83–88

341. Kapandji IA (1970) The physiology of joints, vol II. Churchill Livingstone, Edinburgh

342. Kaplan EB (1958) The iliotibial tract. J Bone Joint Surg [Am] 40: 817–832

343. Kaplan EB (1961) The fabellofibular and short lateral ligaments of the knee joint. J Bone Joint Surg [Am] 43: 169–179

343 a. Kaplan N, Wickiewicz TL, Warren RF (1990) Primary surgical treatment of anterior cruciate ligament ruptures. A long-term follow-up study. Am J Sports Med 18: 354–358

343 b. Karlsson J, Kälebo P, Goksor L, Thomee R, Swärd L (1992) Partial rupture of the patellar ligament. Am J Sports Med 20: 390–395

344. Karpf PM (1977) Anatomische Grundlagen als Voraussetzung für die Diagnose der Knieverletzungen beim Skifahren. Fortschr Med 95: 191–194

345. Karpf PM, Mang W, Hackenbruch W (1980) Hypermobilität des Kniegelenkes nach dorsalen Kapselbandläsionen. Orthop Prax 10: 154–158

346. Kärrholm J, Selvik G, Elmquist LG, Hansson LI (1988) Instability of the anterior cruciate deficient knee. In:

Müller W, Hackenbruch W (eds) Surgery and arthroscopy of the knee. Springer, Berlin Heidelberg New York Tokyo, pp 104–106

347. Kärrholm J, Selvik G, Elmquist LG, Hansson LI, Jonsson H (1988) Three-dimensional instability of the anterior cruciate deficient knee. J Bone Joint Surg [Br] 70: 777–783

348. Kastert J (1953) Die Verwachsung des Kniegelenkfettkörpers als eigenständiges Krankheitsbild. Chirurg 24: 390–394

349. Katz JW, Fingeroth RJ (1986) The diagnostic accuracy of ruptures of the anterior cruciate ligament comparing the Lachman test, the anterior drawer sign and the pivot shift test in acute and chronic knee injuries. Am J Sports Med 14: 88–91

350. Katz MM, Hungerford DS (1987) Reflex sympathetic dystrophy affecting the knee. J Bone Joint Surg [Br] 69: 797–803

350 a. Kaufman KR, An K, Litchy WJ, Morrey BF, Chao EYS (1991) Dynamic joint forces during isokinetic exercise. Am J Sports Med 19: 305–316

351. Kean DM, Preston BJ, Roebuck EJ, McKim TH, Hawkes RC, Holland GN, Phil M, Moore WS (1983) Nuclear magnetic resonance imaging of the knee: examples of normal anatomy and pathology. Br J Radiol 56: 355–364

351 a. Keene JS, Amalfitano JN, Clancy WG, McBeath AA, Narechania RG (1980) Surgical injury to the lateral aspect of the knee. A comparison of transverse and vertical knee incisions. Am J Sports Med 8: 93–97

352. Keene GCR, Paterson RS (1987) Anterior cruciate instability: meniscal and chondral damage. J Bone Joint Surg [Br] 69: 162

352 a. Keller PM, Shelbourne KD, McCarroll JR, Rettig AC (1993) Nonoperatively treated posterior cruciate ligament injuries. Am J Sports Med 21: 132–136

353. Kelly DW, Carter VS, Jobe FW, Kerlan RK (1984) Patellar and quadriceps tendon ruptures – jumper's knee. Am J Sports Med 12: 375–380

354. Kennedy JC, Fowler JP (1971) Medial and lateral instability of the knee – an anatomical and clinical study using stress machines. J Bone Joint Surg [Am] 53: 1257–1270

355. Kennedy JC, Weinberg MW, Wilson AS (1974) The anatomy and function of the anterior cruciate ligament. J Bone Joint Surg [Am] 56: 223–235

356. Kennedy JC (1978) Classification of knee joint instability resulting from ligamentous damage. In: Schulitz KP, Krahl H, Stein WH (eds) Late reconstruction of injured ligaments of the knee. Springer, Berlin Heidelberg New York, pp 19–21

357. Kennedy JC (1978) Anterior subluxation of the lateral tibial plateau In: Schulitz KP, Krahl H, Stein WH (eds) Late reconstruction of injured ligaments of the knee. Springer, Berlin Heidelberg New York, pp 94–97

358. Kennedy JC (1979) The injured adolescent knee. Williams & Wilkins, Baltimore

359. Kerlan RK, Glousman RE (1988) Tibial collateral ligament bursitis. Am J Sports Med 16: 344–346

360. Khasigian HA, Evanski PM, Waugh TR (1978) Body type and rotational laxity of the knee. Clin Orthop 130: 228–232

360 a. King JB (1987) An analysis of the Stryker knee laxity recorder. J Bone Joint Surg [Br] 69: 160

360 b. King JB (1989) An alternative to Lachman. Am J Sports Med 17: 701

360 c. King JB, Kumar SJ (1989) The Stryker knee arthrometer in clinical practice. Am J Sports Med 17: 649–650

361. Kirchmayr L (1920) Das Röntgenbild als diagnostisches Hilfsmittel bei der Zerreißung der Kniegelenksbänder. RÖFO 27: 425–426

362. Klein J, Tiling TH, Röddecker K (1986) Vergleichende Untersuchung der arthroskopischen Meniskektomie unter Wasser und unter Gas. In: Tiling T (Hrsg) Arthroskopische Meniskuschirurgie. Enke, Stuttgart (Fortschritte in der Arthroskopie, Bd 2) S 50–53

363. Klein KK (1962) An instrument for testing the medial and lateral ligament stability of the knee. Am J Surg 104: 768–772

364. Klein W, Huth F (1980) Arthroskopie und Histologie von Kniegelenkserkrankungen. Schattauer, Stuttgart New York

365. Klein W (1983) The medial shelf of the knee. A follow-up study. Arch Orthop Trauma Surg 102: 67–72

366. Klein W, Schulitz KP (1983) Arthroscopic meniscectomy: Technique, problems, complications and follow-up results. Arch Orthop Trauma Surg 101: 231–237

367. Kliemann L (1952) Die spontane Abbildung des wirklichen Kniegelenkspaltes. RÖFO 76: 602–606

368. Knopp W, Muhr G, Hesoun H, Neumann K (1986) Konservative oder operative Therapie nach Patellaluxation. Unfallchirurg 89: 463–472

368 a. Kobayashi S, Terayama K (1993) Quantitative stress radiography for diagnosis of anterior cruciate ligament deficiency. Arch Orthop Trauma Surg 112: 109–112

369. Koenig F (1889) Lehrbuch der speciellen Chirurgie, 5. Aufl, Bd III. Hirschwald, Berlin

370. Kohn D, Brückl R, Lobbenhofer P (1985) Kurze technische Mitteilung: Videotechnik und Sterilität bei der Arthroskopie. Z Orthop 123: 897–898

370 a. Kolowich PA, Paulos LE, Rosenberg TD, Farnsworth S (1990) Lateral release of the patella: indications and contraindications. Am J Sports Med 18: 358–365

370 b. Komi PV (Hrsg) Kraft und Schnellkraft im Sport. Deutscher Ärzte-Verlag, Köln 1994

371. König H, Sauter R, Schmitt R (1986) Kernspintomographische Diagnostik von Gelenkveränderungen. Fortschr Röntgenstr 145: 43–48

372. König H, Skalej M, Höntzsch, Aicher K (1988) Kernspintomographie von Knorpel-Knochen-Transplantaten im Kniegelenk: Transplantat-Morphologie und Versuch einer quantitativen Beurteilung der Knorpelschäden. Fortschr Röntgenstr 148: 176–182

373. Krahl H (1980) Jumper's knee – Ätiologie, Differentialdiagnose und therapeutische Möglichkeiten. Orthopäde 9: 193–197

374. Krause W (1874) Histologische Notizen. Centralblatt medicinische Wissenschaften 12: 401–403

375. Kreusch-Brinker R, Friedebold G (1987) Indikationen, Technik und Gefahren der intraartikulären Injektionsbehandlung am Knie. Unfallchirurgie 13: 241–248

376. Krömer K (1942) Der verletzte Meniskus. Maudrich, Wien

377. Kujala UM, Kvist M, Heinonen O (1985) Osgood-Schlatter's disease in adolescent athletes. Am J Sports Med 13: 236–241

378. Kujala UM, Kvist M, Österman K (1986) Knee injuries in athletes. Sports Med 3: 447–460

378 a. Kujula UM, Aalto T, Österman K, Dahlström S (1989) The effect of volleyball playing on the knee extensor mechanism. Am J Sports Med 17: 766–769

378 b. Kujala UM, Nelimarkka O, Koskinen SK (1992) Relationship between the pivot shift and the configuration of the lateral tibial plateau. Arch Orthop Trauma Surg 111: 228–229

379. Kunitsch G, Oestern HJ, Meyer G (1983) Die Wertigkeit der Kniearthrographie. Röntgenblätter 33: 48–56

379 a. Kurosaka M, Yoshiya S, Yamada M, Hirohata K (1992) Lateral synovial plica syndrome. A case report. Am J Sports Med 20: 92–94

379 b. Kurosawa H, Yasuda K, Yamakoshi K, Kamiya A, Kaneda K (1991) An experimental evaluation of isometric placement for extraarticular reconstructions of the anterior cruciate ligament. Am J Sports Med 19: 384–388

379 c. Kurosawa H, Yasuda K, Yamakoshi KI, Kamiya A, Kaneda K (1991) An experimental evaluation of isometric placement for extraarticular reconstructions of the anterior cruciate ligament. Am J Sports Med 19: 384–388

379 d. Kurzweil PR, Zambetti GJ, Hamilton WG (1988) Osteochondritis dissecans in the lateral patellofemoral groove. Am J Sports Med 16: 308–310

379 e. Kwasny O, Schabus R, Wagner M, Plenk H (1988) Recent rupture of the anterior cruciate ligament: Clinical results of treatment by reinsertion and allogenic augmentation. In: Müller W, Hackenbruch W (eds) Surgery and arthroscopy of the knee. Springer, Berlin Heidelberg New York Tokyo, pp 155–159

380. Lambiris E, Stoboy H (1981) Thermographie bei Osteosynthesen und Totalendoprothesen des Kniegelenkes mit und ohne Infektion. Z Orthop 119: 521–524

381. Langlotz M, Dexel M (1980) Wie zuverlässig ist die intraoperative Untersuchung des medialen Meniskushinterhorns? Diskrepanz zwischen Arthrographie und Arthrotomie. Z Orthop 118: 868–873

381 a. LaPrade RF, Burnett QM (1994) Femoral intercondylar notch stenosis and correlation to anterior cruciate ligament injuries. Am J Sports Med 22: 198–203

382. Larson RL (1983) Physical examination in the diagnosis of rotatory instability. Clin Orthop 172: 38–44

383. Last RJ (1948) Some anatomical details of the knee joint. J Bone Joint Surg [Br] 30: 383–688

384. Last RJ (1950) The popliteus muscle and the lateral meniscus. J Bone Joint Surg [Br] 32: 93–99

385. Latosiewicz R, Popko J, Wasilewski A, Puchalski Z (1986) Gonylaxometrische Untersuchung der Kniestabilität – Technik und Anwendung. Beitr Orthop Traumatol 33: 420–424

385 a. Lechner CT, Dahners LE (1991) Healing of the medial collateral ligament in unstable rat knees Am J Sports Med 19: 508–512

385 b. Lee JK, Yao L (1989) Ocult intraosseous fracture: magnetic resonance appearence versus age of injury. Am J Sports Med 17: 620–623

386. Lemaire M (1967) Ruptures anciennes du ligament croisé antérieur du genou. J Chir (Paris) 93: 311–320

387. Lemaire M, Miremad C (1983) Anteromedial instability of the knee. Physiology, clinical features and radiological diagnosis. Rev Chir Orthop 69: 3–16

388. Lenggenhager K (1940) Über Genese, Symptomatologie und Therapie des Schubladensymptoms des Kniegelenkes. Zentralbl Chir 67: 1810–1825

388 a. Lephart SM, Kocher MS, Harner CD, Fu FH (1993) Quadriceps strength and functional capacity after anterior cruciate ligament reconstruction. Am J Sports Med 21: 738–743

389. Lerat JL, Moyen B, Dupre La Tour L, Mainetti E, Lalain JJ, Brunet-Gued E (1988) Measure of laxities by stress radiography and by KT 1000 arthrometer. In: Müller W, Hackenbruch W (eds) Surgery and arthroscopy of the knee. Springer, Berlin Heidelberg New York Tokyo, pp 85–90

390. Leven H (1977) Determination of the sagittal instability of the knee joint. Acta Radiol Diagn (Stockh) 18: 689–697

391. Leven H (1978) Radiologic determination of rotational instability of the knee joint. Acta Radiol Diagn (Stockh) 19: 599–608

392. Levy IM, Torzilli PA, Gould JD, Warren RF (1989) The effect of lateral meniscectomy on the motion of the knee. J Bone Joint Surg [Am] 71: 401–406

393. Lewis SL, Pozo JL, Muirhead-Allwood WFG (1989) Coronal fractures of the lateral femoral condyle. J Bone Joint Surg [Br] 71: 118–120

394. Lindenbaum BL (1981) Complications of knee joint arthroscopy. Clin Orthop 160: 158

395. Lindgren PG, Rauschning W (1979) Clinical and arthrographic studies on the valve mechanism in communicating popliteal cysts. Arch Orthop Trauma Surg 95: 245–250

396. Lingg G, Hering L (1984) Computertomographie und pathogenes Potential der Plica parapatellaris medialis. RÖFO 140: 561–566

396 a. Liorzou G (1990) Le genou ligamentaire. Springer, Berlin Heidelberg New York

397. Lipscomb B, Anderson AF (1986) Tears of the anterior cruciate ligament in adolescents. J Bone Joint Surg [Am] 68: 19–28

398. Lobenhoffer P, Posel P, Witt S, Piehler J, Wirth CJ (1987) Distal femoral fixation of the iliotibial tract. Arch Orthop Trauma Surg 106: 285–290

399. Locker B, Beguin J, Vielpeau C, Loyau G (1988) Pigmented villonodular synovitis of the knee: Advantages of arthroscopy. In: Müller W, Hackenbruch W (eds) Surgery and arthroscopy of the knee. Springer, Berlin Heidelberg New York Tokyo, pp 661–665

400. Löhnert J, Raunest J (1985) Arthroskopische Chirurgie des Kniegelenkes. Regensberg & Biermann, Münster

401. Löhnert J, Raunest J (1988) Zur Ätiologie und Pathogenese der Baker- Zyste. Aktuel Chir 23: 21–26

402. Loos WC, Fox JM, Blazina ME, Del Pizzo W, Friedman MJ (1981) Acute posterior cruciate ligament injuries. Am J Sports Med 9: 86–92

403. Losee RE, Johnson TR, Southwick W (1978) Anterior subluxation of the lateral tibial plateau. J Bone Joint Surg [Am] 60: 1915–1030

404. Losee RE (1983) Concepts of the pivot-shift. Clin Orthop 172: 45–51

405. Losee RE (1985) Diagnosis of chronic injury to the anterior cruciate ligament. Orthop Clin North Am 16: 83–97

406. Losee RE (1988) The pivot shift. In: Feagin JA (ed) The crucial ligaments. Diagnosis and treatment of ligamentous injuries about the knee. Churchill Livingstone, New York, pp 301–315

407. Lowe PJ, Saunders GAB (1977) Knee analyser: an objective method of evaluating mediolateral stability of the knee. Med Biol Eng Comput 15: 548–552

408. Lucie HS, Wiedel JD, Messner DG (1984) The acute pivot shift: clinical correlation. Am J Sports Med 12: 189–191

409. Ludolph E, Hierholzer G (1980) Anatomie und Biomechanik des Kapselbandapparates am Kniegelenk. Unfallchirurgie 6: 79–85

410. Lukoschek M, Burr DB, Boyd RD, Schaffler MB, Radin EL (1988) Arthrotomie – präarthrotischer Faktor? Aktuel Traumatol 18: 163–167

410 a. Lukoschek M, Schiltenwolf M, Loew M (1991) „Jogger-Knie" – ein Fall von Lyme Arthritis. Dtsch Z Sportmed 42: 74–76

411. Lysens RJ, Renson LM, Ostyn MS, Stalpaert G (1983) Intermittent claudication in young athletes: Popliteal artery entrapment syndrome. Am J Sports Med 11: 177–179

412. Lyu SR, Wu JJ (1989) Snapping syndrome caused by the semitendinosus tendon. J Bone Joint Surg [Am] 71: 303–305

413. MacDonald DA, Hutton JF, Kelly IG (1989) Maximal isometric patellofemoral contact force in patients with anterior knee pain. J Bone Joint Surg [Br] 71: 296–299

414. Macnicol MF (1986) The problem knee. Heinemann, London

415. Maddox PA, Garth WP (1986) Tendinitis of the patellar ligament and quadriceps (jumper's knee) as an initial presentation of hyperparathyroidism. J Bone Joint Surg [Am] 68: 288–292

415 a. Maffulli N, Binfiels PM, King JB, Good CJ (1993) Acute haemarthrosis of the knee in athletes. J Bone Joint Surg [Br] 75: 945–949

416. Mains DB, Andrews JR, Stonecipher T (1977) Medial and anterior-posterior ligament stability of the human knee, measured with a stress apparatus. Am J Sports Med 5: 144–153

416 a. Maltry JA, Noble PC, Woods GW, Alexander JW, Feldman GW, Tullos HS (1989) External stabilization of the anterior cruciate ligament deficient knee during rehabilitation. Am J Sports Med 17: 550–554

417. Manco LG, Kavanaugh JH, Lozman J, Colman ND, Bilfield BS, Fay JJ (1987) Diagnosis of meniscal tears using high-resolution computed tomography. J Bone Joint Surg [Am] 69: 498–502

418. Mandelbaum BR, Finerman GAM, Reicher MA, Hartzman S, Bassett LW, Gold RH, Rauschning W (1986) Magnetic resonance imaging as a tool for evaluation of traumatic knee injuries. Am J Sports Med 14: 361–370

418 a. Mann G, Finsterbush A, Frankl U, Yarom J, Matan Y (1991) A method of diagnosing small amounts of fluid in the knee. J Bone Joint Surg [Br] 73: 346–347

419. Manning MP, Marshall JH (1987) Aneurysm after arthroscopy. J Bone Joint Surg [Br] 69: 151

420. Marcacci M, Gentili R, Felli L (1979) Alcune osservazioni di anatomia funzionale del compartimento posteriore del ginocchio umano (legamento popliteo obliquo). Ital J Sports Traumatol 1: 269–273

420 a. Marder RD, Raskind JR, Carroll M (1991) Prospective evaluation of athroscopically assisted anterior cruciate ligament reconstruction. Patellar tendon versus semitendinosus and gracilis tendons. Am J Sports Med 19: 478–484

421. Markolf KL, Mensch JS, Amstutz HC (1976) Stiffness and laxity of the knee, the contributions of the supporting structures. J Bone Joint Surg [Am] 58: 583–594

422. Markolf KL, Graff-Radford A, Amstutz HC (1978) In vivo knee stability – a quantitative assessment using an clinical testing apparatus. J Bone Joint Surg [Am] 60: 664–674

423. Markolf KL, Girgis FG, Zelko RR (1981) The role of joint load in knee instability. J Bone Joint Surg [Am] 63: 570–585

424. Markolf KL (1984) Measurement of knee stiffness and laxity in patients with documented absence of the anterior cruciate ligament. J Bone Joint Surg [Am] 66: 242–253

425. Markolf KL (1987) Quantitative examination for anterior cruciate laxity. In: Jackson DW, Drez D (eds) The anterior cruciate deficient knee. Mosby, St. Louis, pp 90–101

426. Markolf KL, Amstutz HC (1987) The clinical relevance of instrumented testing for ACL insufficiency. Experience with the UCLA Clinical Knee Testing Apparatus. Clin Orthop 223: 198–207

426 a. Markolf KL, Gorek JF, Kabo M, Shapiro MS (1990) Direct measurement of resultant forces in the anterior cruciate ligament. J Bone Joint Surg [Am] 72: 557–567 292.

426 b. Markolf KL, Pattee GA, Strum GM, Gallick GS, Sherman OH, Dorey FJ (1989) Instrumented measurements of laxity in patients who have a Gore-Tex anterior cruciate ligament substitute. J Bone Joint Surg [Am] 71: 887–893

427. Marshall JL, Girgis FG, Zelko RR (1972) The biceps femoris tendon and its functional significance. J Bone Joint Surg [Am] 54: 1444–1450

428. Marshall JL, Rubin R (1977) Knee ligament injuries – a standardized and therapeutic approach. Orthop Clin North Am 8: 641–668

429. Marshall JL, Fetto JF, Botero PM (1977) Knee ligament injuries: a standardized evaluation method. Clin Orthop 123: 115–129

430. Martens MA, Mulier JC (1981) Anterior subluxation of the lateral tibial plateau. Arch Orthop Trauma Surg 98: 109–111

430 a. Martens M, Libbrecht P, Burssens A (1989) Surgical treatment of the iliotibial band friction syndrome. Am J Sports Med 17: 651–654

430 b. Matsumoto K, Hukuda S, Ogata M (1990) Juxta-articular bone cysts at the insertion of the pes anserinus. J Bone Joint Surg [Am] 72: 286–290

431. Marymont JV, Lynch MA, Henning CE (1983) Evaluation of meniscus tears of the knee by radionuclide imaging. Am J Sports Med 11: 432–435

432. Mayer L, Burman MS (1939) Arthroscopy in the diagnosis of meniscal lesions of the knee joint. Am J Surg 43: 501–511

433. Mayer PJ, Micheli LJ (1979) Avulsion of the femoral attachment of the posterior cruciate ligament in an eleven-year-old boy. J Bone Joint Surg [Am] 61: 431–432

434. Mayfield GW (1977) Popliteus tendon tenosynovitis. Am J Sports Med 5: 31–36

434 a. McCarroll JR, Rettig AC, Shelbourne KD (1988) Anterior cruciate ligament injuries in the young athlete with open physes. Am J Sports Med 16: 44–47

434 b. McCarroll JR, Shelbourne KD, Rettig AC, Griffin RS (1989) ACL reconstructions in the older patient. Am J Sports Med 17: 716

435. McCoy GF, Hannon DG, Barr RJ, Templeton J (1987) Vascular injury associated with low-velocity dislocations of the knee. J Bone Joint Surg [Br] 69: 285–287

436. McCoy GF, McCrea JD, Beverland DE, Kernohan WG, Mollan RAB (1987) Vibration arthrography as a diagnostic aid in diseases of the knee. J Bone Joint Surg [Br] 69: 288–293

437. McCrea JD, McCoy GF, Kernohan WG, McClelland CJ, Moolan R (1985) Moderne Tendenzen in der Phonoarthrographie. Z Orthop 123: 13–17

438. McCrea JD, McCoy GF, Kernohan WG, McClelland CJ, Moolan R (1985) Vibrationsarthrographie in der Diagnostik von Kniegelenkskrankheiten. Z Orthop 123: 18–22

439. McCullough RW, Gandsman EJ, Litchman HE, Schatz SL (1988) Dynamic bone scintigraphy in osteochondritis dissecans. Int Orthop 12: 317–322

440. McGinty JB, McCarthy JC (1981) Endoscopic lateral release: A preliminary report. Clin Orthop 158: 120–125

441. McGinty JB (1982) Arthroscopic removal of loose bodies. In: Metcalf R (ed) Symposium on Arthroscopic Knee Surgery. Orthop Clin North Am 13/2: 313–328

442. McIntosh DL, Darby TA (1976) Lateral substitution reconstruction. J Bone Joint Surg [Br] 58: 142

443. McLean ID (1989) Isolated intra-articular popliteus tendon rupture. J Bone Joint Surg [Br] 71: 166

444. McLoad WD, Moschi A, Andrews JR, Hughston JC (1977) Tibial plateau topography. Am J Sports Med 5: 13–18

445. McMaster JH, Weinert CR, Scranton P (1974) Diagnosis and management of isolated anterior cruciate ligament tears. J Trauma 14: 230–235

446. McMaster JH (1975) Isolated posterior cruciate ligament injury: literature review and case reports. J Trauma 15: 1025–1029

447. McPhee IB, Fraser JG (1981) Stress radiography in acute ligamentous injuries of the knee. Injury 12: 383–388

448. Menschik A (1974) Mechanik des Kniegelenkes, Teil 1. Z Orthop 112: 481–495

449. Menschik A (1975) Mechanik des Kniegelenkes, Teil 2. Z Orthop 113: 388–400

450. Menschik A (1974) Mechanik des Kniegelenkes, Teil 3. Sailer, Wien

451. Menschik A (1984) Grundsätzliches zur Kinematik und Selbstverwirklichung der unbekannten biologischen Bewegungssysteme unter besonderer Berücksichtigung des Kniegelenkes. Hefte Unfallheilkd 167: 23–47

452. Menschik A (1985) Persönliche Mitteilung

453. Menschik A (1988) The theory of movement and the modern mode of thought in biology. In: Müller W, Hackenbruch W (eds) Surgery and arthroscopy of the knee. Springer, Berlin Heidelberg New York Tokyo, pp 3–11

454. Menschik A (1988) Biometrie. Springer, Berlin Heidelberg New York Tokyo

455. Menschik A (1989) Persönliche Mitteilung

455 a. Merchant AC (1991) Extensor mechanism injuries: classification and diagnosis. In: Scott WN (ed) Ligament and extensor mechanism injuries of the knee. Mosby, St. Louis Baltimore Boston Chicago London, pp 173–182

455 b. Merchant AC (1993) The lateral patellar compression syndrome. In: Fox JM, Del Pizzo W (eds) The patellofemoral joint. McGraw Hill, New York, pp 157–168

456. Merk H (1986) Einsatzmöglichkeiten der Sonographie am Bewegungsapparat. Beitr Orthop Traumatol 33: 347–354

456 a. Meske N, Highgenboten C, Jackson A (1988) A comparison of instrumented knee laxity test devices. Med Sci Sports Exerc 20: 37

457. Meyer H (1853) Die Mechanik des Kniegelenks. Müllers Archiv

458. Meyers MH (1975) Isolated avulsion of the tibial attachment of the posterior cruciate ligament of the knee. J Bone Joint Surg [Am] 57: 669–672

458 a. Micheli LJ (1993) Patellofemoral disorders in children. In: Fox JM, Del Pizzo W (eds) The patellofemoral joint. McGraw Hill, New York, pp 105–121

459. Minkhoff J, Shermann O, Bonamo J, Goldman A, Schlesinger I, Firooznia H, Rafii M, Golimbu C (1988) MRI: An assessment of its diagnostic capabilities as it pertains to the knee. Presented at 3rd Congress of European Society of Knee Surgery and Arthroscopy, Amsterdam

460. Mirbey J, Besancenot J, Chambers RT, Durey A, Vichard P (1988) Avulsion fractures of the tibial tuberosity in the adolescent athlete. Am J Sports Med 16: 336–340

461. Mohr W (1987) Pathologie des Bandapparates: Sehnen, Sehnenscheiden, Faszien, Schleimbeutel. Springer, Berlin Heidelberg New York Tokyo

461 a. Mohtadi NGH, Webster-Bogaert S, Fowler PJ (1991) Limitation of motion following anterior cruciate ligament reconstruction. Am J Sports Med 19: 620–625

461 b. Mok DWH (1989) Non-operative managment of grade 3 medial collateral ligament injury. J Bone Joint Surg [Br] 71: 339

462. Molitor PJA, Dandy DJ (1989) Permanent anterior dislocation of the proximal tibiofibular joint. J Bone Joint Surg [Br] 71: 240–241

463. Moller BN, Krebs B, Jurik AG (1986) Patellar height and patellofemoral congruence. Arch Orthop Trauma Surg 104: 380–381

463 a. Molnar TJ (1993) Patellofemoral rehabilitation. In: Fox JM, Del Pizzo W (eds) The patellofemoral joint. McGraw Hill, New York, pp 291–304

464. Moore TH, Meyers MH (1977) Apparatus to position knees for varus-valgus stress roentgenogramms. J Bone Joint Surg [Am] 59: 984

465. Moraldo M, Schleberger R (1986) Die Behandlung des arthroskopisch gesicherten basisnahen hinteren Längsrisses des Innen- und Außenmeniskus durch Ruhigstellung. In: Tiling T (Hrsg) Arthroskopische Meniskuschirurgie. Enke, Stuttgart, (Fortschritte in der Arthroskopie, Bd 2) S 115–116

465 a. More RC, Karras BT, Neiman R, Fritschy D, Woo SL, Daniel DM (1993) Hamstrings – an anterior cruciate ligament protagonist. Am J Sports Med 21: 231–237

465 b. Moyes ST, Crawford EJP, Aichroth PM (1990) Evaluation of the Acufex KSS arthrometer and comparison with the Westminster cruciometer. J Bone Joint Surg [Br] 72: 167–168

466. Muhr G, Wagner M (1981) Kapsel-Band-Verletzungen des Kniegelenkes – Diagnostikfibel. Springer, Berlin Heidelberg New York

467. Müller W (1975) Die Rotationsinstabilität am Kniegelenk. Hefte Unfallheilkd 125: 51–68

468. Müller W (1979) Neuere Aspekte der funktionellen Anatomie des Kniegelenkes. Hefte Unfallheilkd 129: 131–137

469. Müller W (1980) Allgemeine Diagnostik und Soforttherapie bei Bandverletzungen am Kniegelenk. Unfallheilkunde 83: 389–397

470. Müller W (1982) Das Knie – Form, Funktion und ligamentäre Wiederherstellungschirurgie. Springer, Berlin Heidelberg New York Tokyo

471. Müller W (1984) Pathophysiologie des Kniegelenkes. Hefte Unfallheilkd 167: 48–60

472. Müller W, Biedert R, Hefti F, Jakob RP, Munzinger U, Stäubli HU (1988) OAK knee evaluation – A new way to assess knee ligament injuries. Clin Orthop 232: 37–50

472 a. Müller W, Biedert R, Hefti F, Jakob RP, Munzinger U, Stäubli HU (1990) OAK-Kniedokumentation: Ein neuer Weg zur Beurteilung von ligamentären Knieverletzungen. In: Jakob RP, Stäubli HU (Hrsg) Kniegelenk und Kreuzbänder. Anatomie, Biomechanik, Klinik, Rekonstruktion, Komplikationen, Rehabilitation. Springer, Berlin Heidelberg New York Tokyo, S 127–137

472 b. Muneta T, Yamamoto H, Takakuda K, Sakai H, Furuya K (1993) Effects of postoperative immobilisation on the reconstructed anterior cruciate ligament. Am J Sports Med 21: 305–313

473. Munzinger U, Dubs L, Buchmann R (1985) Das femoropatellare Schmerzsyndrom. Orthopäde 14: 247–260

474. Mysnyk C, Wroble RR, Foster T, Albright JP (1986) Prepatellar bursitis in wrestlers. Am J Sports Med 14: 46–54

475. Nagel DA, Burton DS, Manning J (1977) The dashboard knee injury. Clin Orthop 126: 203–208

476. Nakajima N, Kondo M, Kurosawa H, Fukubayashi T (1979) Insufficiency of the anterior cruciate ligament. Review of 118 cases. Arch Orthop Trauma 95: 233–240

477. Nakamura T, Kurosawa H, Kawahara H, Watari K, Miyashita H (1986) Muscle fibre atrophy in the quadriceps in knee-joint disorders. Arch Orthop Trauma Surg 105: 163–169

478. Naver L, Aalberg JR (1985) Avulsion of the popliteus tendon. Am J Sports Med 13: 423–424

478 a. Neuschwander DC, Drez D, Paine RM, Young JC (1990) Comparison of anterior laxity measurements in anterior cruciate deficient knees with two instumented testing devices. Orthopedics 13: 299–302

479. Nicholas JA (1973) The five-one-reconstruction for anteromedial instability for the knee. J Bone Joint Surg [Am] 55: 899–922

480. Nicholas JA (1978) Report of the commitee on research and education. Am J Sports Med 6: 295–306

480 a. Nichols C, Johnson RJ (1991) Cruciate ligaments: nonoperative treatment. In: Scott WN (ed) Ligament and extensor mechanism injuries of the knee. Mosby, St. Louis Baltimore Boston Chicago London, pp 227–238

481. Niederdöckl U, Höllwarth M (1982) Zur Problematik des unklaren Hämarthros des Kniegelenkes im Kindesalter. Unfallchirurgie 8: 155–158

482. Nielsen S, Ovesen J, Rasmussen O (1985) The posterior cruciate ligament and rotatory knee instability. Arch Orthop Trauma Surg 104: 53–56

483. Nielsen S, Helmig P (1986) The static stabilizing function of the popliteus tendon in the knee. Arch Orthop Trauma Surg 104: 357–362

484. Nielsen S, Helmig P (1986) Posterior instability of the knee joint – an experimental study. Arch Orthop Trauma Surg 105: 121–125

485. Noesberger B (1975) Untersuchung des Kniegelenkes. Hefte Unfallheilkd 125: 86–95

486. Noesberger B (1981) Grundlagen der Diagnostik frischer und veralteter Kapselbandläsionen des Kniegelenkes. In: Jäger M, Hackenbroch MH, Refior HJ (Hrsg) Kapselbandläsionen des Kniegelenkes. Thieme, Stuttgart New York, S 78–87

486 a. Nonweiler DE, DeLee JC (1994) The diagnosis and treatment of medial subluxation of the patella after lateral retinacular release. Am J Sports Med 22: 680–686

487. Norwood LA, Cross MJ (1977) The intercondylar-shelf and the anterior cruciate ligament. Am J Sports Med 5: 171–176

488. Norwood LA, Cross MJ (1979) Anterior cruciate ligament, functional anatomy of its bundles in rotatory instabilities. Am J Sports Med 7: 23–26

489. Nottage WM, Sprague NF, Auerbach BJ, Shahriaree H (1983) The medial patellar plica syndrome. Am J Sports Med 11: 211–214

489 a. Noulis GC (1875) Entorse du genou. Derenne A (ed) Paris

490. Noyes FR, Grood ES, Butler DL, Raterman L (1980) Knee ligament test. What do they really mean? Phys Ther 60: 1578–1581

491. Noyes FR, Mooar PA, Matthews DS (1983) The symptomatic anterior cruciate deficient knee. Part I: The long-term functional disability in athletically active individuals. J Bone Joint Surg [Am] 65: 154–162

492. Noyes FR (1985) The variable functional disability of the anterior cruciate ligament – deficient knee. Orthop Clin North Am 16: 47–67

493. Noyes F, Grood E, Stowers S (1985) A biomechanical analysis of knee ligament injuries producing posterolateral subluxation. Presentation at the 4th Congress of Society of knee, Salzburg 12.–17.5.1985

494. Noyes FR, Grood ES (1988) Diagnosis of knee ligament injuries: Clinical concepts. In: Feagin JA (ed) The crucial ligaments. Diagnosis and treatment of ligamentous injuries about the knee. Churchill Livingstone, New York, pp 261–285

495. Noyes FR, Grood ES, Torzilli PA (1989) The definitions of terms for motion and position of the knee and injuries of the ligaments. J Bone Joint Surg [Am] 71: 465–472

495 a. Noyes FR, Barber SD, Mangine RE (1990) Bone-patellar ligament-bone and fascia lata allografts for reconstruction of the anterior cruciate ligament. J Bone Joint Surg [Am] 72: 1125–1136

495 b. Noyes FR, Barber SD, Mangine RE (1991) Abnormal lower limb symmetry determined by function hop tests after anterior cruciate ligament rupture. Am J Sports Med 19: 513–516

495 c. Noyes FR, Cummings JF, Grood ES, Walz-Hasselfeld KA, Wroble RR (1991) The diagnostic of knee motion limits, subluxations, and ligament injury. Am J Sports Med 19: 163–171–334

495 d. Noyes FR, Grood ES, Cummings JF, Wroble RR (1991) An analysis of the pivot shift phenomenon. The knee motions and subluxations induced by different examiners. Am J Sports Med 19: 148–155

496. Nyga W (1970) Röntgendarstellung von Kreuzbandverletzungen des Kniegelenkes. Z Orthop Grenzgeb 107: 340–344

496 a. Oberlander MA, Shalvoy, Hughston JC (1993) The accuracy of the clinical knee examination documented by arthroscopy. Am J Sports Med 21: 773–778

496 b. O'Brien SJ, Warren RF, Pavlov H, Panariello R, Wickiewicz TL (1991) Reconstuction of the chronically insufficient anterior cruciate ligament with the central third of the patellar ligament. J Bone Joint Surg [Am] 73: 278–286

496 c. O'Brien SJ, Warren RF, Wickiewicz TL, Rawlins BA, Allen AA, Panariello R, Kelly AM (1991) The iliotibial band lateral sling procedure and its effect on the results of anterior cruciate ligament reconstruction. Am J Sports Med 19: 21–25

497. O'Brien W, Friederich N, Müller W, Henning C, Jackson R (1988) Functional anatomy of the cruciate ligaments and their substitutes. Part I: The anterior cruciate ligament. Presented at 3rd Congress of European Society of Knee Surgery and Arthroscopy, Amsterdam

498. O'Connor B, McConnaughey S (1978) The structure and innervation of cat knee menisci and their relation to a „sensory hypothesis" of meniscal function. Am J Anat 153: 431–442

499. O'Connor's textbook of arthroscopic surgery. (1984) Shahriaree H (ed) Lippincott, Philadelphia

500. Odenstein M, Gillquist J (1985) Functional anatomy of the anterior cruciate ligament and a rationale for reconstruction. J Bone Joint Surg [Am] 67: 257–262

501. Odenstein M, Lysholm J, Gillquist J (1985) The course of partial anterior cruciate ligament ruptures. Am J Sports Med 13: 183–186

502. O'Donoghue DH (1950) Surgical treatment of fresh injuries to the major ligaments of the knee. J Bone Joint Surg [Am] 32: 721–738

503. O'Donoghue DH (1961) Injury to the ligaments of the knee. Am J Orthop 3: 46–52

504. Ogata K, McCarthy JA, Dunlap J, Manske PR (1988) Pathomechanics of posterior sag of the tibia in posterior cruciate deficient knees. Am J Sports Med 16: 630–636

504 a. Ogata K, McCarthy JA (1992) Measurements of length and tension patterns during reconstruction of the

posterior cruciate ligament. Am J Sports Med 20: 351–355

504 b. Ogata K (1994) Painful bipartite patella. J Bone Joint Surg [Am] 76: 573–578

505. Ogilivie-Harris DJ, Jackson RW (1984) The arthroscopic treatment of chondromalazia patellae. J Bone Joint Surg [Am] 66: 660–665

506. Ogilivie-Harris DJ, Roscoe M (1987) Reflex sympathetic dystrophy of the knee. J Bone Joint Surg [Br] 69: 804–806

506 a. Ohkoshi Y, Yasuda K, Kaneda K, Wada T, Yamanaka (1991) Biomechanical analysis of rehabilitation in the standing position. Am J Sports Med 19: 605–611

507. Oliver JH, Coughlin LP (1987) Objective knee evaluation using the genucom knee analysis system. Am J Sports Med 15: 571–578

507 a. O'Neill DB, Micheli LJ, Warner FG (1992) Patellofemoral stress. A prospective analysis of exercise treatment in adolescents and adults. Am J Sports Med 20: 151–156

508. Osternig LR, Bates BT, James SL, Larson RL (1978) Rotary mechanics after pes anserinus transplant. Am J Sports Med 6: 173–179

508 a. Oswald MH, Christen S, Jakob RP (1990) Der Schubladensimulator: Ein praxisnahes Übungsgerät der anteroposterioren Verschieblichkeit des Kniegelenks. In: Jakob RP, Stäubli HU (Hrsg) Kniegelenk und Kreuzbänder. Anatomie, Biomechanik, Klinik, Rekonstruktion, Komplikationen, Rehabilitation. Springer, Berlin Heidelberg New York Tokyo, S 201–205

509. Otto R, Menninger H (1977) Die Diagnose von Weichteilprozessen der Knieregion mit Hilfe der Xerographie. Röntgenblätter 30: 79–83

509 a. Overbeck J, Winckler S (1992) Isolierte traumatische Caput-fibulae-Luxation nach ventral. Chirurg 63: 521–522

509 b. Owens TC (1994) Posteromedial pivot shift of the knee: A new test for rupture of the posterior cruciate ligament. J Bone Joint Surg [Am] 76: 532–539

510. Paar O, Fürbringer W, Bernett P (1984) Verletzungen des Innenmeniskus- Hinterhorns und des hinteren Schrägbandes. Chirurg 55: 49–52

511. Paar O, Reiser M, Bernett P (1985) Stellenwert der Arthrographie in der Diagnostik unklarer Kniebeschwerden – Erfahrungen zur Läsion der Meniskusansatzzone. Unfallchirurg 88: 452–456

512. Pagenstecher A (1903) Die isolierte Zerreißung der Kreuzbänder des Kniegelenkes. Dtsch Med Wochenschr 47: 872–875

513. Palmer I (1938) On the injuries to the ligaments of the knee joint: A clinical study. Acta Chir Scand (Suppl) 53: 1–283

514. Palmer I (1958) Pathophysiology of the medial ligament of the knee joint. Acta Chir Scand 115: 312–318

515. Parolie JM, Bergfeld JA (1986) Long-term results of nonoperative treatment of isolated posterior cruciate ligament injuries in the athlete. Am J Sports Med 14: 35–38

516. Pässler H, Henkemeyer H, Burri C (1972) Funktionelle Behandlung nach Bandnaht und -plastik am Kniegelenk. Langenbecks Arch Chir Suppl Chir Forum: 51–53

517. Pässler H, März S (1986) Der radiologische Lachman-Test – eine einfache und sichere Methode zum Nachweis von Kreuzbandschäden. Unfallchirurgie 12: 295–300

518. Pässler H (1989) Persönliche Mitteilung

518. Pässler HH, Michel D (1992) How new is the Lachman test? Am J Sports Med 20: 95–98

518 a. Pässler H, Michel D (1990) Persönliche Mitteilung

519. Patel D (1981) Proximal approaches of arthroscopic surgery of the knee. Am J Sports Med 9: 296–303

519 a. Patel DV, Aichroth PM (1992) Osteonecrosis of the knee: an overview. In: Aichroth PM, Cannon WD (eds) Knee surgery – current practice. Deutscher Ärzteverlag, Köln, pp 450–455

520. Patel D (1982) Superior lateral approach to the arthroscopic meniscectomy. In: Metcalf R (ed) Symposium on Arthroscopic Knee Surgery. Orthop Clin North Am 13/2: 299–306

520 a. Pattee GA, Fox JM, Del Pizzo W, Friedman MJ (1989) Four to ten year followup of unreconstructed anterior cruciate ligament tears. Am J Sports Med 17: 430–435

521. Paulos LE, Rosenberg TD, Drawbert, Manning J, Abbott P (1987) Infrapatellar contracture syndrome. Am J Sports Med 15: 331–341

521 a. Paulos LE, Pinkowski JL (1993) Patella infera. In: Fox JM, Del Pizzo W (eds) The patellofemoral joint. McGraw Hill, New York, pp 205–215

522. Pavlow H, Hirschy JC, Torg JS (1979) Computed tomography of the cruciate ligaments. Radiology 132: 389–393

522 a. Perrin DH (1993) Isokinetic exercise and assessment. Human Kinetics

523. Peterson L, Pitman MI, Gold J (1984) The active pivot shift: the role of the popliteus muscle. Am J Sports Med 12: 313–317

524. Pfeil E (1981) Das Femoropatellargelenk. Barth, Leipzig

525. Pförringer W (1982) Hämarthros und Kreuzbänder – biomechanische Untersuchungen. Unfallchirurgie 8: 353–367

526. Pförringer W (1982) Hämarthros und Kreuzbänder – morphologische Untersuchungen. Unfallchirurgie 8: 368–378

527. Poigenfürst J (1960) Technik und Bedeutung gehaltener Röntgenbilder. Chir Prax 4: 467–488

528. Poigenfürst J (1973) Gehaltene Röntgenaufnahmen. Orthop Prax 3: 45–63

529. Polly DW, Callaghan JJ, Sikes RA, McCabe JM, McMahon K, Savory CG (1988) The accuracy of selective magnetic imaging compared with the findings of arthroscopy of the knee. J Bone Joint Surg [Am] 70: 192–198

530. Pope MH, Crowninshield R, Miller R, Johnson R (1976) The static and dynamic behavior of the human knee in vivo. J Biomech 9: 449–452

531. Pope MH, Johnson RJ, Brown DW, Tighe C (1979) The role of the musculature in injuries of the medial collateral ligament. J Bone Joint Surg [Am] 61: 398–402

531 a. Pressel G (1982) Der chronische Meniskusschaden als Berufskrankheit. Bau-Berufsgenossenschaft Frankfurt

531 b. Puddu G, Cipolla M, Cerullo G, Paulis F (1993) Tendinitis. In: Fox JM, Del Pizzo W (eds) The patellofemoral joint. McGraw Hill, New York, pp 177–192

532. Pun WK, Chow SP, Chan KC, Ip FK, Leong JCY (1988) Effusions in the knee in elderly patients who were

operated on for fracture of the hip. J Bone Joint Surg [Am] 70: 117–118

533. Quellet R, Levesque HP, Laurin CA (1969) The ligamentous stability of the knee. Can Med Assoc J 100: 45–50

534. Rauber A (1944) Ein wenig bekanntes Röntgensymptom bei älteren Meniskusaffektionen. Z Orthop 37: 1–4

535. Rauschning W, Lindgren PG (1979) The clinical significance of the valve mechanism in communicating popliteal cysts. Arch Orthop Trauma Surg 95: 251–256

536. Ravelli A (1949) Zum Röntgenbild des menschlichen Kniegelenkes. RÖFO 71: 614–619

537. Ray JM, Clancy WG, Lemon RA (1988) Semimembranosus tendinitis: An overlooked cause of medial knee pain. Am J Sports Med 16: 347–351

538. Rehm KE, Schultheis KH, Ecke H (1986) Technik und Indikation der arthroskopischen Kreuzbandplastik. Hefte Unfallheilkd 181: 805–809

539. Reichelt A (1983) Die klinische Diagnostik des retropatellaren Knorpelschadens. In: Küsswetter W, Reichelt A (Hrsg) Der retropatellare Knorpelschaden. Thieme, Stuttgart New York

539 a. Reicher MA, Hartzmann S, Duckwiler GR, Bassett LW, Anderson LJ, Gold RH (1986) Menical injuries: Detection using MR imaging. Radiology 166: 753–757

540. Reider B, Clancy W, Langer LO (1984) Diagnosis of cruciate ligament injury using single contrast arthrography. Am J Sports Med 12: 451–454

541. Reiser M, Rupp N, Karpf PM (1980) Die Darstellung der Kreuzbänder durch die xeroradiographische Tomographie. RÖFO 132: 316–319

542. Reiser M, Rupp N, Karpf PM, Feuerbach ST, Paar O (1982) Erfahrungen mit der CT-Arthrographie der Kreuzbänder des Kniegelenkes. RÖFÖ 137: 372–379

543. Reiser M, Rupp N, Pfänder K, Schepp S, Lukas P (1986) Die Darstellung von Kreuzbandläsionen durch die MR-Tomographie. RÖFO 145: 193–198

544. Reiser M, Lehner K, Zacher J, Rupp N, Heizer K, Weigert F (1986) MR- Tomographie bei Gelenkerkrankungen. Darstellung der normalen und verdickten Synovialmembran. Röntgenpraxis 39: 300–305

545. Reiser M, Bongartz G, Erlemann R, Strobel M, Pauly T, Gebert K, Stoeber U, Peters PE (1988) Magnetic resonance in cartilaginous lesions of the knee with three-dimensional gradient-echo imaging. Skeletal Radiol 17: 465–471

545 a. Reiser M (1989) Persönliche Mitteilung

546. Renström P, Arms SW, Stanwyck TS, Johnson RJ, Pope MH (1986) Strain within the anterior cruciate ligament during hamstring and quadriceps activity. Am J Sports Med 14: 83–87

547. Resnik D, Niwayama G (eds) (1988) Diagnosis of bone and joint disorders. Saunders, Philadelphia London Toronto

547 a. Richmond JC, Assal MA (1991) Arthroscopic management of arthrofibrosis of the knee, including infrapatellar contraction syndrome. Arthroscopy 7: 144–147

548. Richter H (1948) Muskulär bedingte Knieschmerzen. Chirurg 19: 451–458

549. Ricklin P (1976) Spätergebnisse nach Meniskektomie. Hefte Unfallheilkd 129: 51–58

550. Ricklin P, Rüttimann A, Del Buono MS (1980) Die Meniskusläsion. Thieme, Stuttgart New York

550 a. Riederman R, Wroble RR, Grood ES, VanGinkel L, Shaffer BL (1991) Reproducibility of the Knee Signature System. Am J Sports Med 19: 660–664

550 b. Rijke AM, Perrin DH, Goitz HT, McCue FC (1994) Instrumented arthrometry for diagnosing partial versus complete anterior cruciate ligament tears. Am J Sports Med 22: 294–298

551. Rippstein J (1983) Prospekt Firma F Scholz X-ray Corp Needham Heights, MA (USA)

552. Ritchey SJ (1960) Ligamentous disruption of the knee. A review with analysis of 28 cases. US Armed Forces Med J 11: 167–176

553. Ritter U (1952) Zur Klinik und Röntgendiagnose der Meniskusverkalkungen. Chirurg 23: 22–27

554. Robert (1855) Untersuchungen über Anatomie und Mechanik des Kniegelenkes. Rickersche Buchhandlung, Giessen

554 a. Robins AJ, Newman AP, Burks RT (1993) Postoperative return of motion in al and medial ligament injuries. Am J Sports Med 21: 20–25

555. Rodriguez M, Suezawa Y, Jacob HAC (1981) Experimentelle Untersuchungen zur Diagnose des Kapselbandapparates. In: Jäger M, Hackenbroch MH, Refior HJ (Hrsg) Kapselbandläsionen des Kniegelenkes. Thieme, Stuttgart New York, S 93–97

556. Röhr E (1988) Kniegelenksonographie. Thieme, Stuttgart New York

556 a. Romano VM, Graf BK, Keene JS, Lange RH (1993) Anterior cruciate ligament reconstruction. The effect of tibial tunnel placement on the range of motion. Am J Sports Med 21: 415–418

556 b. Romanoff ME, Cory P, Kalenak A, Keyser GC, Marshall WK (1989) Saphenous nerve entrapment at the adductor canal. Am J Sports Med 17: 478–481

557. Rombold C (1936) Osteochondritis dissecans of the patella. A case report. J Bone Joint Surg [Am] 18: 230–231

557 a. Rosenberg KM, Whitacker JH (1991) Bilateral infrapatellar tendon rupture in a patient with jumper's knee. Am J Sports Med 19: 94–95

558. Rosenberg TD, Rasmussen GL (1984) The function of the anterior cruciate ligament during anterior drawer and Lachman's testing. Am J Sports Med 12: 318–322

559. Rosenberg TD, Paulos LE, Parker RD, Coward DB, Scott SM (1988) The forty- five-degree posteroanterior flexion weight-bearing radiograph of the knee. J Bone Joint Surg [Am] 70: 1479–1483

559 a. Rosenberg TD, Franklin JL, Baldwin NG, Nelson KA (1990) Extensor mechanism morbidity associated with patellar tendon graft harvest for anterior cruciate ligament reconstruction. Am J Sports Med 18: 560

560. Ross KR, Glasgow MMS (1984) The suprapatellar plica. J Bone Joint Surg [Br] 66: 280

561. Ross RF (1932) A quantitative study of rotation of the knee joint in man. Anat Rec 52: 209–223

561 a. Roth JH, Kennedy JC, Lockstadt H, McCallum CL, Cunning LA (1985) Polypropylene braid augmented and nonaugmented intraarticular anterior cruciate ligament reconstruction. Am J Sports Med 13: 321–336

561 b. Roth JH, Bray RC, Best TM, Cunning LA, Jacobson RP (1988) Posterior cruciate ligament reconstruction by

transfer of the medial gastrocnemius tendon. Am J Sports Med 16: 21–28

562. Rovere GD, Nichols AW (1985) Frequency, associated factors and treatment of breaststroker's knee in competitive swimmers. Am J Sports Med 13: 99–104

562 a. Rovere GD, Adair DM (1985) Medial synovial shelf plica syndrome. Treatment by intraplical steroid injection. Am J Sports Med 13: 382–386

562 b. Rubinstein RA, Shelbourne KD (1993) Diagnosis of posterior cruciate ligament injuries and indications for nonoperative and operative treatment. Oper Tech Sports Med 1: 99–103

563. Ruetsch H, Morscher E (1977) Measurement of the rotatory stability of the knee joint. In: Chapchal G (ed) Injuries of the ligaments and their repair. Thieme, Stuttgart New York, S 116–122

563 a. Ryan JB, Wheeler JH, Hopkinson WJ, Arciero RA, Kolowkowski KR (1991) Quadriceps contusions. Am J Sports Med 19: 299–304

563 b. Sachs RA, Daniel DM, Stone ML, Garfein RF (1989) Patellofemoral problems after anterior cruciate ligament reconstruction. Am J Sports Med 17: 760–765

564. Sandberg R, Balkfors B (1988) Reconstruction of the anterior cruciate ligament. A 5-year follow-up. Acta Orthop Scand 59: 288–293

565. Sandholzer K, Häfele H (1988) Röntgenologisches Zeichen der vorderen Kreuzbandinsuffizienz. Sportverl Sportschaden 4: 106–111

566. Sandow MJ, Goodfellow JW (1985) The natural history of the anterior knee pain in adolescents. J Bone Joint Surg [Br] 67: 36–38

567. Sarkar K, Buckley C, Uhthoff (1986) Liposarcoma simulating a baker's cyst: a case study. Arch Orthop Trauma Surg 105: 316–319

568. Satku K, Chew CN, Seow H (1984) Posterior cruciate ligament injuries. Acta Orthop Scand 55: 26–29

568 a. Satku K, Kumar VP, Chaha PB (1990) Stress fractures around the knee in elderly patients. J Bone Joint Surg [Br] 72: 918–922

569. Schabus R, Wagner M (1984) Chirurgische Anatomie des Kniegelenkes. Hefte Unfallheilkd 167: 10–22

570. Schaer H (1938) Der Meniskusschaden. Thieme, Leipzig

571. Scharf W, Schabus R, Wagner M (1981) Das laterale Kapselzeichen. Unfallheilkunde 84: 518–523

572. Scharf W, Weinstabl R, Orthner E (1985) Anatomische Unterscheidung und klinische Bedeutung zweier verschiedener Anteile des M. vastus medialis. Acta Anat 123: 108–111

573. Scharf W, Weinstabl R, Firbas W (1986) Anatomische Untersuchungen am Streckapparat des Kniegelenkes und ihre klinische Relevanz. Unfallchirurg 89: 456–462

574. Scheuba G (1978) Die gehaltene Aufnahme. Telos, Griesheim

574 a. Schickendantz MS, Weiker GG (1993) The predictive value of radiographs in the evaluation of unilateral and bilateral anterior cruciate ligament injuries. Am J Sports Med 21: 110–113

575. Schlepckow P, Ernst HU (1988) Congenital absence of cruciate ligaments: clinical, radiological and arthroscopic aspects. In: Müller W, Hackenbruch W (eds) Surgery and arthroscopy of the knee. Springer, Berlin Heidelberg New York Tokyo, pp 116–120

576. Schlüter K, Becker R (1954) Fehlform des äußeren Meniskus als Ursache des schnappenden Kniegelenkes. Chirurg 25: 499–505

577. Schmid A, Schmid F (1988) Objektivierbarkeit des Lachman-Testes durch Arthro-Sonographie. Unfallchirurg 91: 70–76

578. Schmidt M, Thiel HJ, Lohkamp F, Bisping B (1982) Diagnostischer Aussagewert der Arthrographie des Kniegelenkes. Schnetztor, Konstanz

579. Schmitt O, Mittelmaier H (1978) The biomechanical significance of the vastus medialis and lateralis muscles. Arch Orthop Trauma Surg 91: 291–295

580. Schuler M, Naegele M, Lienemann A, Münch O, Siuda S, Hahn D, Lissner J (1987) Die Wertigkeit der hochauflösenden CT und der Kernspintomographie im Vergleich zu den Standardverfahren bei der Diagnostik von Meniskusläsionen. Fortschr Röntgenstr 146: 391–397

581. Schulitz KP, Hille E, Kochs W (1983) The importance of the mediopatellar synovial plica for the chondromalazia patellae. Arch Orthop Trauma Surg 102: 37–44

582. Schulitz KP, Klein W, Hille E (1985) Meniskektomie – totale, partielle, offene oder geschlossene Operation? Z Orthop 123: 837–840

583. Schultz RA, Müller DC, Kerr CS, Micheli L (1984) Mechanoreceptors in human cruciate ligaments. An histological study. J Bone Joint Surg [Am] 66: 1072–1076

584. Schutzer SF, Gossling HR (1984) The treatment of reflex sympathetic dystrophy syndrome. J Bone Joint Surg [Am] 66: 625–629

585. Schutte MJ, Dabezies EJ, Zimny ML, Happel LT (1987) Neural anatomy of the human anterior cruciate ligament. J Bone Joint Surg [Am] 69: 243–247

586. Schwarz C, Blazina ME, Sisto DJ, Hirsh LC (1988) The results of operative treatment of osteochondritis dissecans of the patella. Am J Sports Med 16: 522–529

587. Sciuk J (1989) Persönliche Mitteilung

587 a. Sgaglione NA, Warren RF, Wickiewicz TL, Gold DA, Panariello RA (1990) Primary repair with semitendinosus tendon augmentation of acute anterior cruciate ligament injuries. Am J Sports Med 18: 64–73

588. Segond P (1879) Recherches cliniques et expérimentales sur les épanchements sanguins du genou par entorse. Prog Med 7: 297–299, 319–321, 340–341, 379–381, 400–401, 419–421

589. Seybold K (1988) Szintigraphische Infektdiagnostik mit monoklonalen Antigranulozyten-Antikörpern. Nuklearmedizin 2: 101–108

589 a. Shapiro MS, Markolf KL, Finerman GA, Mitchell PW (1991) The effect of section of the medial collateral ligament on force generated in the anterior cruciate ligament. J Bone Joint Surg [Am] 73: 248–256

589 b. Shelbourne KD, Rettig AC, McCarrol JR, Bisesi MA, Vogel A, Kuhn D (1987) Functional ability in athletes with an anterior cruciate ligament deficiency. Am J Sports Med 15: 391–392

590. Shelbourne DK, Benedict F, McCarroll JR, Rettig AC (1989) Dynamic posterior shift test. An adjuvant in evaluation of posterior tibial subluxation. Am J Sports Med 17: 275–277

590 a. Shelbourne KD, Nitz P (1990) Accelerated rehabilitation after anterior cruciate ligament reconstruction. Am J Sports Med 18: 292–299

590 b. Shelbourne KD, Whitaker HJ, McCarrol JR, Rettig AC, Hirschman LD (1990) Anterior cruciate ligament injury: Evaluation of intraarticular reconstruction of acute tears without repair. Two to seven year followup of 155 athletes. Am J Sports Med 18: 484–489

590 c. Shelbourne KD, Nitz PA (1991) The O'Donoghue triad revisited. Am J Sports Med 19: 474–477

590 d. Shelbourne KD, Wilckens JH, Mollabashy A, DeCarlo M (1991) Arthrofibrosis in acute anterior cruciate ligament reconstruction. The effect of timing of reconstruction and rehabilitation. Am J Sports Med 19: 332–336

590 e. Shelbourne KD, Porter DA (1992) Anterior cruciate ligament-medial collateral liagment injury: nonoperative management of the medial collateral ligament tears with anterior cruciate ligament reconstruction. A preliminary report. Am J Sports Med 20: 283–286

590 f. Shelbourne KD, Johnson GE (1993) Locked buckethandle meniscal tears in the knees with chronic anterior cruciate ligament deficiency. Am J Sports Med 21: 779–782

590 g. Shelbourne KD, Wilckens JH (1993) Intraarticular anterior cruciate ligament reconstruction in the symptomatic arthritic knee. Am J Sports Med 21: 685–689

590 h. Shelbourne KD, Martini DJ, McCarroll JR, VanMeter CD (1994) Correlation of joint line tenderness and meniscus pathology in patients with acute anterior cruciate ligament tears. Abstract, ACL Study Group 13.–19. 3. 1994 Ischgl (Austria)

591. Sherman OH, Fox JM, Snyder SJ, Del Pizzo W, Friedman MC, Ferkel RD, Lawley MJ (1986) Arthroscopy – „No-problem surgery". J Bone Joint Surg [Am] 68: 256–265

591 a. Sherman OH, Markolf KL, Ferkel RD (1987) Measurements of anterior laxity in normal and anterior cruciate absent knees with two instrumented test devices. Clin Orthop 215: 156–161

592. Shibata T, Shiraoka K, Takubo N (1986) Comparison between arthroscopic and open synovectomy for the knee in rheumatoid arthritis. Arch Orthop Trauma Surg 105: 257–262

593. Shino K, Ohta N, Horibe S, Ono K (1984) In vivo measurement of a-p instability in the ACL-disrupted knees and in the postoperative knees. Trans Orthop Res Soc 9: 394–396

594. Shino K, Horibe S, Ono K (1987) The voluntarily evoked posterolateral drawer sign in the knee with posterolateral instability. Clin Orthop 215: 179–186

595. Shino K, Inoue M, Horibe S, Nakamura H, Ono K (1987) Measurement of anterior instability of the knee. J Bone Joint Surg [Br] 69: 608–613

595 a. Shino K, Inoue M, Horibe S, Hamada M, Ono K (1990) Reconstuction of the anterior cruciate ligament using allogeneic tendon. Long-term followup. Am J Sports Med 18: 457–465

596. Shoemaker SC, Markolf KL (1982) In vivo rotatory knee stability. J Bone Joint Surg [Am] 64: 208–216

597. Shoemaker SC, Markolf KL (1986) The role of the meniscus in the anteriorposterior stability of the loaded anterior cruciate deficient knee. J Bone Joint Surg [Am] 68: 71–78

597 a. Shoemaker SC, Daniel DM (1990) The limits of knee motion. In vitro studies. In: Daniel DM, Akeson WH, O'Connor JJ (eds) Knee ligaments. Structure, function, injury, and repair. Raven, New York Tokyo, pp 153–161

598. Siebert W, Kohn D, Siebert B, Wirth CJ (1988) Was kann die Infrarot- Thermographie bei der Diagnostik und Therapiekontrolle am Kniegelenk leisten? Orthop Prax 18: 321–323

599. Siebert W, Kohn D, Münch EO, Wirth CJ (1988) Was kann die Thermographie bei der Diagnose der Chondropathia patellae leisten? Orthop Prax 18: 143–144

600. Silva I, Siler DM (1988) Tears of the meniscus as revealed by magnetic resonance imaging. J Bone Joint Surg [Am] 70: 199–202

601. Simonsen O, Jensen J, Mouritsen P, Lauritzen J (1984) The accuracy of clinical examination of injury in the knee joint. Injury 16: 96–101

601 a. Sitler M, Ryan CJ, Hopkinson W, Wheeler J, Santomier J, Kolb R, Polley D (1990) The efficacy of a prophylactic knee brace to reduce knee injuries in football. Am J Sports Med 18: 310–315

602. Skalej M, Klose U, Küper K (1988) Optimierte Untersuchungstechnik von Meniskopathien durch kernspintomographisches 3 D-imaging bei 1,5 Tesla. Fortschr Röntgenstr 148: 183–188

602 a. Skalley T, Terry GC, Teitge RA (1993) The quantitative measurement of normal passive medial and lateral patellar motion limits. Am J Sports Med 21: 728–732

602 b. Skinner HB, Barrack RL, Cook SD (1984) Age-related decline in proprioception. Clin Orthop 184: 208–211

602 c. Skinner HB, Wyatt MP, Stone ML, Hodgdon JA, Barrack RL (1986) Exercise-related knee joint laxity. Am J Sports Med 14: 30–34

603. Skoff H (1985) Verletzungen des vorderen Kreuzbandes: ein offenes Kapitel? Orthopäde 14: 64–68

604. Skoglund S (1973) Joint receptors and kinaesthesis. In: Iggo A (ed) Somatosensory system, vol 2. Springer, Berlin Heidelberg New York, pp 111–136

605. Slocum DB, Larson RL (1966) Rotatory instability of the knee. J Bone Joint Surg [Am] 48: 1221

606. Slocum DB, Larson RL (1968) Rotatory instability of the knee. J Bone Joint Surg [Am] 50: 211–225

607. Slocum DB, James SL, Larson RL, Singer KM (1976) Clinical test for anterolateral instability of the knee. Clin Orthop 118: 63–69

608. Small NC (1986) Complications in arthroscopy: The knee and other joints. Arthroscopy 2: 253–258

609. Small NC (1988) Complications in arthroscopic surgery performed by experienced arthroscopists. Arthroscopy 4: 215–221

610. Smillie IS (1985) Kniegelenksverletzungen. Enke, Stuttgart

610 a. Snyder-Mackler L, De Luca PF, Williams PR, Eastlack ME, Bartolozzi AR (1994) Reflex inhibition of the quadriceps femoris muscle after injury or reconstruction of the anterior cruciate ligament. J. Bone Joint Surg [Am] 76: 555–560

611. Sodem SA (1985) Computerized Accurate Ligament Tester C.A.L.T. Sodemsystems, Genf

612. Sommerlath KG, Gillquist J (1988) Evaluation of sagittal knee instability with two measuring devices. Communication at 3rd Congress of European Society of Knee Surgery and Arthroscopy, Amsterdam

612 a. Sommerlath KG (1989) The importance of the meniscus in unstable knees. A comparative study. Am J Sports Med 17: 773–777

612 b. Sommerlath KG, Gillquist J (1989) Mechanical stability tests. Am J Sports Med 17: 708

612 c. Sommerlath KG, Lysholm J, Gillquist J (1991) The long-term course after treatment of the acute anterior cruciate ligament ruptures. A 9 to 16 year follow-up. Am J Sports Med 19: 156–162

613. Sonnenschein A (1952) Biologie, Pathologie und Therapie der Gelenke dargestellt am Kniegelenk. Schwabe, Basel

614. Soudry M, Lanir A, Angel D, Roffman M, Kaplan N, Mendes DG (1986) Anatomy of the normal knee as seen by magnetic resonance imaging. J Bone Joint Surg [Br] 68: 117–120

615. Souryal TO, Moore HA, Evans JP (1988) Bilaterality in anterior cruciate ligament injuries: Associated intercondylar notch stenosis. Am J Sports Med 16: 449–454

616. Southmayd W, Quigley TB (1982) The forgotten popliteus muscle. Clin Orthop 164: 9–12

616 a. Speer KP, Spritzer CE, Goldner LJ, Garrett WE (1991) Magnetic resonance imaging of traumatic knee articular cartilage injuries. Am J Sports Med 19: 396–402

616 b. Speer KP, Spritzer CE, Bassett FH, Feagin JA, Garrett WE (1992) Osseous injury associated with acute tears of the anterior cruciate ligament. Am J Sports Med 20: 382–390

617. Sprague NF (1981) Arthroscopic debridement for degenerative knee joint disease. Clin Orthop 160: 118–123

618. Sprague RB, Tipton CM, Flatt AE, Asprey GM (1966) Evaluation of a photographic method for measuring leg abduction and adduction. J Am Phys Ther Assoc 46: 1068–1078

619. Sprague RB, Asprey GM (1965) Photographic method for measuring knee stability: a preliminary report. J Am Phys Ther Assoc 45: 1055–1058

619 a. Stanitski CL (1993) Anterior pain syndromes in the adolescent. J Bone Joint Surg [Am] 75: 1407–1416

620. Stankovic P, Zürcher K, Stuhler TH, Heise A (1979) Zur Röntgendiagnostik von Kapselbandschäden am Kniegelenk. Chirurg 50: 658–660

621. Stäubli HU, Jakob RP, Noesberger B (1981) Experimentelle Grundlagen zur Diagnostik der posterolateralen Knierotationsinstabilität. In: Jäger M, Hackenbroch MH, Refior HJ (Hrsg) Kapselbandläsionen des Kniegelenkes. Thieme, Stuttgart New York, S 109–116

622. Stäubli HU, Jakob RP, Noesberger B (1988) Translation and rotation in knee instability: a prospective stress radiographic analysis with the knee in extension. In: Müller W, Hackenbruch W (eds) Surgery and arthroscopy of the knee. Springer, Berlin Heidelberg New York Tokyo, pp 82–83

622 a. Stäubli HU (1990) Stressradiography. Measurements of knee motion limits. In: Daniel DM, Akeson WH, O'Connor JJ (eds) Knee ligaments. Structure, function, injury, and repair. Raven, New York Tokyo, pp 449–459

622 b. Stäubli HU, Jakob RP (1990) Aktuelle Technik der gehaltenen Röntgenaufnahmen in Extensionsnähe. In: Jakob RP, Stäubli HU (Hrsg) Kniegelenk und Kreuzbänder. Anatomie, Biomechanik, Klinik, Rekonstruktion, Komplikationen, Rehabilitation. Springer, Berlin Heidelberg New York Tokyo, S 180–187

622 c. Stäubli HU, Jakob RP (1990) Posterior instability of the knee near extension. A clinical and stress radiographic analysis of acute injuries of the posterior cruciate ligament. J Bone Joint Surg [Br] 72: 225–230

622 d. Stäubli HU, Jakob RP (1990) Ventrale Subluxation des Kniegelenks bei chronischer Insuffizienz des vorderen Kreuzbandes: Ein Vergleich von Arthrometrie und simultan gehaltenen Röntgenaufnahmen mittels KT-1000. In: Jakob RP, Stäubli HU (Hrsg) Kniegelenk und Kreuzbänder. Anatomie, Biomechanik, Klinik, Rekonstruktion, Komplikationen, Rehabilitation. Springer, Berlin Heidelberg New York Tokyo, S 188–194

622 e. Staubli HU, Jakob RP (1991) Anterior knee motion analysis. Measurement and simultaneous radiography. Am J Sports Med 19: 172–177

623. Stedtfeld HW, Strobel M (1983) Ein neues Haltegerät zur Anfertigung gehaltener Röntgenaufnahmen des Kniegelenkes. Unfallheilkunde 86: 230–235

624. Stedtfeld HW, Strobel M (1983) Zur Wahl gehaltener Ausmeßverfahren für gehaltene Röntgenaufnahmen des Kniegelenkes. Unfallheilkunde 86: 463–471

625. Stedtfeld HW, Strobel M (1984) Beitrag zur Frage der posteromedialen Instabilität des Kniegelenkes. Unfallheilkunde 87: 290–297

626. Steinbrück K (1987) Epidemiologie von Sportverletzungen – 15-Jahres- Analyse einer sportorthopädischen Ambulanz. Sportverl Sportschaden 1: 2–12

627. Steinbrück K, Wiehmann JC (1988) Untersuchung des Kniegelenks – Wertigkeit klinischer Befunde unter arthroskopischer Kontrolle. Z Orthop 126: 289–295

628. Steiner ME, Grana WA, Chillag K, Schelberg-Karnes E (1986) The effect of exercise on anterior-posterior knee laxity. Am J Sports Med 14: 24–29

628 a. Steiner ME, Brown C, Zarins B, Brownstein B, Koval PS, Stone P (1990) Measurement of anterior-posterior displacement of the knee. A comparison of the results with instrumented devices and with clinical examinations. J Bone Joint Surg [Am] 72: 1307–1315

629. Steinmann B, Gitzelmann R (1984) Vererbte Krankheiten mit Bandlaxizität. Orthopäde 13: 9–18

630. Stickland A (1984) Examination of the knee joint. Phys Ther 70: 144–150

630 a. Stoller DW (1992) Magnetic resonance imaging of the knee. In: Aichroth PM, Cannon WD (eds) Knee surgery – current practice. Deutscher Ärzteverlag, Köln, pp 14–37

630 b. Stoller W, Markolf KL, Zager SA, Shoemaker SC (1983) The effects of exercise, ice, and ultrasonography on torsional laxity of the knee. Clin Orthop 174: 172–180

631. Stoltze D, Harms J, Böttger E, Heckl RW (1982) Der Knieschmerz als Erstsymptom bei retroperitonealen Raumforderungen. Z Orthop 120: 10–13

631 a. Stone JW, Guhl JF (1992) Osteochondritis dissecans. In: Aichroth PM, Cannon WD (eds) Knee surgery – current practice. Deutscher Ärzteverlag, Köln, pp 427–442

632. Strobel M, Stedtfeld HW (1986) Die gehaltene Röntgenuntersuchung des Kniegelenkes – eine Bestandsaufnahme. Unfallchirurg 89: 272–279

633. Strobel M, Stedtfeld HW, Stenzel H (1986) Die mikroprozessorgestützte dreidimensionale Darstellung von Kapselbandinstabilitäten des Kniegelenkes. Hefte Unfallheilkd 181: 144–150

634. Strobel M, Stedtfeld HW, Neumann HS (1988) Ein aktiver klinischer Test zur Differenzierung einer hinteren Schublade bei sagittaler Instabilität. Chir Prax 38: 227–234

635. Strobel M, Eichhorn J (1988) Komplikationen bei der Arthroskopie. In: Chassaing V, Parier J (Hrsg) Arthroskopie des Kniegelenkes – Diagnostik und operative Therapie. Deutscher Ärzteverlag, Köln

636. Strobel M, Stedtfeld HW, Stenzel H (1987) Pathomechanik der anteromedialen Rotationsinstabilität des Kniegelenkes in ihren verschiedenen Verletzungsgraden. Hefte Unfallheilkd 189: 119–128

637. Strobel M, Eichhorn J, Schießler W (1989) Arthroskopische Untersuchung des Kniegelenkes. Deutscher Ärzteverlag, Köln

637 a. Strobel M, Neumann HS (1995) Instrumentelle Stabilitätsbestimmung des Kniegelenkes – Experimentelle und klinische Untersuchungen. Hefte Unfallheilkd (im Druck)

638. Stuhler TH (1978) Funktionelle Stenose: Pathogenetisches Prinzip des Ganglions. Arch Orthop Trauma Surg 93: 43–48

639. Suezawa J, Rodriguez M, Jakob HAC, Dexel M (1981) Schonende Streßaufnahmen bei frischen Knietraumen. Orthop Prax 11: 909–913

640. Sutker AN, Barber FA, Jackson DW, Pagliano JW (1985) Iliotibial band syndrome in distance runners. Sports Med 2: 447–451

641. Swiontkowski MF, Schlehr F, Sanders R, Limbird TA, Pou A, Collins JC (1988) Direct, real time measurement of meniscal blood flow. Am J Sports Med 16: 429–433

642. Sylvin LE (1975) A more exact measurement of the sagittal stability of the knee joint. Acta Orthop Scand 46: 1008–1011

643. Takagi K (1933) Practical experiences using Takagi's arthroscope. J Jap Orthop Assoc 8: 132

644. Takagi K (1939) The arthroscope. J Jap Orthop Assoc 14: 359–441

645. Tamea CD, Henning CE (1981) Pathomechanics of the pivot-shift maneuver. An instant center analysis. Am J Sports Med 9: 31–37

646. Tegner Y, Lysholm J, Gillquist J (1988) Evaluation of knee ligament injuries. In: Müller W, Hackenbruch W (eds) Surgery and arthroscopy of the knee. Springer, Berlin Heidelberg New York Tokyo, pp 123–129

647. Teichert G (1955) Beitrag zur Röntgenbildanalyse des Kniegelenkes. Röntgenblätter 8: 4–8

648. Teitge RA (1988) Stress x-rays for patellofemoral instability. Communication at 3rd Congress of European Society of Knee Surgery and Arthroscopy, Amsterdam

648 a. Teitz CC, Harrington RM (1992) Patellar stress fracture. Am J Sports Med 20: 761–765

649. Tegner Y, Lysholm J, Lysholm M, Gillquist J (1986) A performance test to monitor rehabilitation and evaluate anterior cruciate ligament injuries. Am J Sports Med 14: 156–159

650. Terry GC (1985) Associated joint pathology in the anterior cruciate ligament – deficient knee. Orthop Clin North Am 16: 29–39

651. Terry GC, Hughston JC, Norwood LA (1986) The anatomy of the iliopatellar band and the iliotibial tract. Am J Sports Med 14: 39–45

652. Thomas NP, Jackson AM, Aichroth PM (1985) Congenital absence of the anterior cruciate ligament. J Bone Joint Surg [Br] 67: 572–575

653. Thurner J, Marcacci M, Felli L (1981) Kinästhesie. Z Orthop 119: 301–305

654. Tibone JE, Antich TJ, Perry J, Moynes D (1988) Functional analysis of untreated and reconstructed posterior cruciate ligament. Am J Sports Med 16: 217–223

655. Tiling T, Nasse GV, Sattel W, Schmid A (1984) Der arthroskopische Befund beim Hämarthros bei frischer und alter vorderer Kreuzbandruptur. Langenbecks Arch Chir 364: 329–330

656. Tiling T (1986) Operative Arthroskopie beim Hämarthros des Kniegelenkes. Hefte Unfallheilkd 181: 782–784

657. Tiling T, Röddecker K (1986) Knieinstabilität und Meniskusschaden. In: Tiling T (Hrsg) Arthroskopische Meniskuschirurgie. Enke, Stuttgart (Fortschritte in der Arthroskopie, Bd 2) S 101–107

658. Tillmann B, Blauth M, Schleicher A (1981) Zugverspannungen der Patella In: Jäger M, Hackenbroch MH, Refior HJ (Hrsg) Kapselbandläsionen des Kniegelenkes. Thieme, Stuttgart New York, S 68–73

659. Tittel K, Kotter M, Schauwecker F (1984) Zur Messung von Kniegelenksinstabilitäten in sagittaler Richtung. Unfallchirurg 10: 316–321

660. Toft J (1985) Die arthroskopische vordere Kreuzbandplastik mit Dacron und Lyodura in „over-the-top"-Technik. In: Hofer H (Hrsg) Fortschritte in der Arthroskopie. Enke, Stuttgart, S 167–171

661. Torg JS, Conrad W, Kalen V (1976) Clinical diagnosis of anterior cruciate ligament instability in the athletes. Am J Sports Med 4: 84–91

662. Torzilli P, Greenberg RL, Insall J (1981) An in vivo biomechanical evaluation of anterior-posterior motion of the knee – roentgenographic measurement technique, stress machine and stable population. J Bone Joint Surg [Am] 63: 960–968

663. Townsend MA, Izak M, Jackson RW (1977) Total motion knee goniometry. J Biomech 10: 183–193

664. Tretter H (1928) Beiträge zur Biomechanik des Kniegelenkes. Dtsch Z Chir 212: 93–100

665. Trickey EL (1968) Rupture of the posterior cruciate ligament of the knee. J Bone Joint Surg [Br] 50: 334

666. Trickey EL (1978) Instability of the knee joint. J Bone Joint Surg [Br] 60: 4–5

667. Trickey EL (1980) Injuries of the posterior cruciate ligament. Clin Orthop 147: 76–81

668. Trillat A (1962) Lésions traumatique du ménisque interne du genu. Classement anatomique et diagnostic clinique. Rev Chir Orthop 48: 551–563

669. Trillat A (1978) Posterolateral instability. In: Schultz KP, Krahl H, Stein WH (eds) Late reconstructions of injured ligaments of the knees. Springer, Berlin Heidelberg New York, pp 99–103

670. Tudisco C, Conteduca F, Puddu G (1988) Synovial hemangioma of the meniscal wall simulating a meniscal cyst. Am J Sports Med 16: 191–192

671. Turner DA, Prodromos CC, Petasnick JP, Clark JW (1985) Acute injury of the ligaments of the knee: magnetic resonance evaluation. Radiology 154: 717–722

672. Turner PG, Grinshaw PN (1987) Measurement of the instability of unstable knees. J Bone Joint Surg [Br] 69: 160

672 a. Twyman RS, Ferris BD (1991) Congenital hypoplasia of the medial meniscus. Arthroscopy 7: 148–150

673. Valentin B (1961) Die erste Beschreibung der Kniegelenksmeniskusläsion. Arch Orthop Unfallchir 52: 666–670

674. Van Dijk R (1983) The behaviour of the cruciate ligaments of the human knee. Universität Nijmegen, Niederlande

675. Vanni M (1986) Die normale Anatomie der Kniescheibe im hohen Lebensalter. Z Orthop Grenzgeb 124: 201–204

676. Vaubel J (1938) Die Endoskopie des Kniegelenkes. Zentralbl Rheumaforsch 1: 210–213

677. Volkov VS (1971) Apparatus for determing rupture of the anterior cruciate ligament. Vestn Khir 106: 135–137

678. Vollbrecht (1898) Über umschriebene Binnenverletzungen des Kniegelenkes. Bruns Beitr Klin Chir 21: 216–283

679. Vollmar J, Benz K (1960) Der Knieanprall und seine Verletzungen bei Auto- und Motorradfahrern. Arch Orthop Unfallchir 52: 438–459

680. Wagner M, Schabus R (1980) Anatomie des Kniegelenkes. Hollinek, Wien

681. Wagner M, Schabus R (1981) Das laterale Pivot-shift Phänomen. Untersuchungen am Leichenknie nach artifiziellen Kapselbandläsionen. In: Jäger M, Hackenbruch MH, Refior HJ (Hrsg) Kapselbandläsionen des Kniegelenkes. Thieme, Stuttgart New York, S 98–103

682. Waldrop JI, Broussard TS (1984) Disruption of the anterior cruciate ligament in a three-year-old child. J Bone Joint Surg [Am] 66: 1113–1114

683. Walker DM, Kennedy JC (1980) Occult knee ligament injuries associated with femoral shaft fractures. Am J Sports Med 8: 172–174

684. Walsh ME, Bennet GC, Gaballa M (1988) McMurray's test and joint laxity in the normal child. J Bone Joint Surg [Br] 70: 857

685. Wang JB, Walker PS (1974) Rotatory laxity of the human knee joint. J Bone Joint Surg [Am] 56: 161–170

686. Wang JB, Rubin RM, Marshall JL (1975) A mechanism of isolated anterior cruciate ligament rupture. J Bone Joint Surg [Am] 57: 411–413

687. Wang JK, Johnson KA, Ilstrup DM (1985) Sympathetic blocks for reflex sympathetic dystrophy. Pain 23: 13–17

688. Warren LF, Marshall JL, Girgis FG (1974) The prime static stabilizer of the medial side of the knee. J Bone Joint Surg [Am] 56: 665–674

689. Warren LF, Marshall JL (1979) The supporting structures and layers on the medial side of the knee. J Bone Joint Surg [Am] 61: 56–62

690. Warren LF (1985) Initial evaluation and management of acute anterior cruciate ligament ruptures. In: Finerman G (ed) American Academy of Orthopedic Surgeons. Symposium on Sportsmedicine, The knee. Mosby, St. Louis, pp 212–221

690 a. Wasilewski SA, Covall DJ, Cohen S (1993) Effect of surgical timing on recovery and associated injuries after anterior cruciate ligament reconstruction. Am J Sports Med 21: 338–342

690 b. Watanabe AT, Carter BC, Teitelbaum GP, Bradley WG (1989) Common pitfalls in magnetic resonance imaging of the knee. J Bone Joint Surg [Am] 71: 857–862

691. Watanabe M, Takeda S (1953) On the popularization of arthroscopy. J Jap Orthop Assoc 27: 258

692. Watanabe M (1954) The development and present status of the arthroscope. J Jap Med Instr 25: 11

693. Watanabe M, Takeda S, Ikeuchi H (1957) Atlas of arthroscopy. Igaku Shoin, Tokyo

694. Weatherwax JR (1981) Anterior drawer sign. Clin Orthop 154: 318–319

695. Weber M (1983) Das Pterygium. Enke, Stuttgart

696. Weber W, Weber E (1836) Mechanik der menschlichen Gehwerkzeuge. Dieterichsche Buchhandlung, Göttingen

697. Weh L (1988) Die überdehnte Kniescheibensehne beim Patellaspitzensyndrom. Sportverl Sportschaden 2: 26–34

698. Weh L (1989) Ursachen des „vorderen Knieschmerzes". Arthroskopie 2: 2–7

699. Weller S, Köhnlein E (1962) Die Traumatologie des Kniegelenkes. Thieme, Stuttgart

700. Wentzlik G (1952) Mechanisierung der „gehaltenen Aufnahme" nach Böhler unter Berücksichtigung der Strahlenschutzvorschriften. Teil 1: gehaltene Aufnahme des Kniegelenkes. Röntgenblätter 5: 162–168

701. White BF, Brown DW, Hundal M, Johnson RJ, Pope MH (1979) Knee impedance testing machine. Med Instrum 13: 227–231

702. White BF, Brown DG, Johnson RJ, Pope MH (1979) In vivo laxity testing of the knee. Anterior displacement test. Trans Orthop Res Soc 4: 255

703. Wiberg G (1941) Roentgenographic and anatomical studies on the femoropatellar joint. With special reference to chondromalacia patellae. Acta Orthop Scand 12: 319–323

704. Wilcke KH (1933) Endoskopie des Kniegelenkes an der Leiche. Bruns Beitr Klin Chir 169: 75–83

704 a. Wilson BJ, Scranton PE (1990) Combined reconstruction of the anterior cruciate ligament in competitive athletes. J Bone Joint Surg [Am] 72: 742–748

705. Winkel D, Vleeming A, Fisher S, Mejer OG, Vroege C (1985) Nichtoperative Orthopädie der Weichteile des Bewegungsapparates, Teil 2: Diagnostik. Fischer, Stuttgart

706. Winkel D, Hirschfeld P (1988) Orthopädische Medizin, Bd 2: Das Knie, 2. Aufl. Perimed, Erlangen

707. Wirth CJ, Artmann M (1974) Verhalten der Roll-Gleitbewegung des belasteten Kniegelenkes bei Verlust und Ersatz des vorderen Kreuzbandes. Arch Orthop Unfallchir 78: 356–361

708. Wirth CJ, Artmann M (1975) Diagnostische Probleme bei frischen und veralteten Kreuzbandverletzungen des Kniegelenkes. Arch Orthop Unfallchir 81: 333–340

709. Wirth CJ, Küsswetter W (1978) Die isolierte Ruptur des vorderen Kreuzbandes. Arch Orthop Unfallchir 91: 239–242

710. Wirth CJ, Jäger M (1981) Röntgenologische Diagnostik der Kapselbandläsionen. Röntgenpraxis 34: 399–409

711. Wirth CJ, Häfner H (1981) Biomechanische Aspekte und klinische Wertigkeit des Lachman-Testes bei der Diagnostik von Kreuzbandverletzungen. Orthop Prax 11: 904–908

712. Wirth CJ, Jäger M, Kolb M (1984) Die komplexe vordere Knie-Instabilität. Thieme, Stuttgart New York

713. Wirth CJ, Kolb M (1985) Hämarthros und „isolierte" vordere Kreuzbandläsion. Unfallchirurg 88: 419–423

714. Wirth CJ, Rodriguez M, Milachowski KA (1988) Meniskusnaht – Meniskusrefixation. Thieme, Stuttgart New York

714 a. Wirz P, Schneider B, Jakob RP (1990) Herstellung mechanischer Kniemodelle für die Ausbildung. In: Jakob RP, Stäubli HU (Hrsg) Kniegelenk und Kreuzbänder. Anatomie, Biomechanik, Klinik, Rekonstruktion, Komplikationen, Rehabilitation. Springer, Berlin Heidelberg New York Tokyo, S 221–230

715. Witt AN, Jäger M, Refior HJ, Wirth CJ (1977) Das instabile Kniegelenk – Grundlagenforschung, Diagnose, Therapie. Arch Orthop Unfallchir 88: 49–63

716. Wojtys E, Wilson M, Buckwalter K, Braunstein E, Martell W (1987) Magnetic resonance imaging of the hyaline cartilage and intraarticular pathology. Am J Sports Med 15: 455–463

716 a. Woo SLY, Horibe S, Ohland KJ, Amiel D (1990) The response of ligaments to injury. Healing of the collateral ligaments. In: Daniel DM, Akeson WH, O'Connor JJ (eds) Knee ligaments. Structure, function, injury, and repair. Raven, New York Tokyo, pp 351–364

716 b. Woo SLY, Young EP, Kwan MK (1990) Fundamental studies in knee ligament mechanics. In: Daniel DM, Akeson WH, O'Connor JJ (eds) Knee ligaments. Structure, function, injury, and repair. Raven, New York Tokyo, pp 115–134

716 c. Woo SLY, Young EP, Ohland KJ, Marcin JP, Horibe S, Lin HC (1990) The effects of transection of the anterior cruciate ligament on healing of the medial collateral ligament. A biomechanical study of the knee in dogs. J Bone Joint Surg [Am] 72: 382–392

717. Woods GW, Stanley RF, Tullos HS (1979) Lateral capsular sign: x-ray clue to a significant knee instability. Am J Sports Med 7: 27–33

717 a. Woods GA, Indelicato PA, Prevot TJ (1991) The Gore-Tex anterior cruciate ligament prosthesis. Two versus three year results. Am J Sports Med 19: 48–55

718. Worth RM, Kettelkamp DB, Defalque RJ, Duane KU (1984) Saphenous nerve entrapment. Am J Sports Med 12: 80–81

718 a. Wroble RR, Grood ES, Noyes FR, Schmitt DJ (1990) Reproducibility of Genucom knee analysis system testing. Am J Sports Med 18: 387–395

718 b. Wroble RR, Van Ginkel LA, Grood ES, Noyes FR, Shaffer BL (1990) Repeatability of the KT-1000 arthrometer in a normal population. Am J Sports Med 18: 396–399

718 c. Yack HJ, Collins CE, Whieldon TJ (1993) Comparison of closed and open kinematic chain exercise in the anterior cruciate ligament-deficient knee. Am J Sports Med 21: 49–54

718 d. Yaru NC, Daniel DM, Penner D (1992) The effect of tibial attachment site on graft impingement in an anterior cruciate ligament reconstruction. Am J Sports Med 20: 217–220

719. Yasuda K, Majima T (1988) Intra-articular ganglion blocking extension of the knee. J Bone Joint Surg [Br] 70: 837

720. Youmans WT (1978) The so called „isolated" anterior cruciate ligament tear or anterior cruciate ligament syndrome: a report of 32 cases with some observation on treatment and its effect on result. Am J Sports Med 6: 26–30

721. Zarins B, Rowe CR, Harris BA, Watkins MP (1983) Rotational motion of the knee. Am J Sports Med 11: 152–156

722. Zelko RR (1982) The Lachman sign vs the anterior drawer sign in the diagnosis of acute tears of the anterior cruciate ligament. Orthop Trans 6: 45–49

722 a. Zentano B, Hunter RE (1991) Instrumented knee testing using the KT-1000 arthrometer. Am J Sports Med 19: 537

723. Zimny ML, Schutte M, Dabezies E (1986) Mechanoreceptors in the human anterior cruciate ligament. Anat Rec 214: 204–209

724. Zippel H (1973) Meniskusverletzungen und Meniskusschäden. Barth, Leipzig

Sachverzeichnis

Springer-Verlag und Umwelt

Als internationaler wissenschaftlicher Verlag sind wir uns unserer besonderen Verpflichtung der Umwelt gegenüber bewußt und beziehen umweltorientierte Grundsätze in Unternehmensentscheidungen mit ein.

Von unseren Geschäftspartnern (Druckereien, Papierfabriken, Verpackungsherstellern usw.) verlangen wir, daß sie sowohl beim Herstellungsprozeß selbst als auch beim Einsatz der zur Verwendung kommenden Materialien ökologische Gesichtspunkte berücksichtigen.

Das für dieses Buch verwendete Papier ist aus chlorfrei bzw. chlorarm hergestelltem Zellstoff gefertigt und im pH-Wert neutral.

FSC
www.fsc.org

MIX
Papier aus verantwortungsvollen Quellen
Paper from responsible sources
FSC® C105338

If you have any concerns about our products,
you can contact us on
ProductSafety@springernature.com

In case Publisher is established outside the EU,
the EU authorized representative is:
Springer Nature Customer Service Center GmbH
Europaplatz 3, 69115 Heidelberg, Germany

Printed by Libri Plureos GmbH
in Hamburg, Germany